现代脊柱外科学

（第三版）

MODERN SPINE SURGERY

(3rd)

主 编 赵定麟

副主编 （按姓氏笔画排序）

严力生 吴德升 沈 强 陈德玉

赵 杰 侯铁胜 袁 文 倪 斌

4

胸、腰、骶尾椎疾患

（按姓氏笔画排序）

主 编 叶晓健 匡 勇 侯铁胜 袁 文

副主编 马 辉 刘宝戈 祝建光 钱海平

世界图书出版公司

上海 · 西安 · 北京 · 广州

图书在版编目(CIP)数据

现代脊柱外科学 / 赵定麟主编 . — 3 版 . — 上海：上海世界图书出版公司，2017.1
ISBN 978-7-5192-0949-0

Ⅰ . ①现… Ⅱ . ①赵… Ⅲ . ①脊椎病 – 外科学 Ⅳ . ① R681.5

中国版本图书馆 CIP 数据核字 (2016) 第 087856 号

出 版 人：陆　琦
责任编辑：金　博
装帧设计：姜　明

现代脊柱外科学（第三版）
赵定麟　主编

上海世界图书出版公司 出版发行
上海市广中路88号
邮政编码 200083
上海界龙艺术印刷有限公司印刷
如发现印装质量问题，请与印刷厂联系
（品管部电话：021-58925888）
各地新华书店经销

开本：889 × 1194　1/16　印张：240.75　字数：5 760 000
2017 年 1 月第 1 版　2017 年 1 月第 1 次印刷
ISBN 978-7-5192-0949-0 / R · 367
定价：3980.00元
http://www.wpcsh.com

《现代脊柱外科学》（第三版）编写人员

按姓氏笔画排序

主　　编　赵定麟

副 主 编　严力生　吴德升　沈　强　陈德玉　赵　杰　侯铁胜　袁　文　倪　斌

特邀作者　王予彬　朱丽华　刘大雄　李也白　李国栋　张文明
　　　　　　周天健　侯春林　党耕町　富田胜郎　Kenji Hannai

主编助理　于　彬　刘忠汉　李　国　鲍宏玮

参编作者

丁　浩　于　彬　于凤宾　万年宇　川原范夫　马　敏　马　辉　马小军　王　冰　王　亮
王　晓　王　霆　王义生　王予彬　王占超　王成才　王向阳　王良意　王秋根　王素春
王海滨　王继芳　王新伟　亓东铎　牛惠燕　尹华斌　石　磊　卢旭华　叶晓健　田海军
史国栋　史建刚　匡　勇　吕士才　吕国华　朱　亮　朱　炯　朱丽华　朱宗昊　朱海波
刘　林　刘　洋　刘　菲　刘大雄　刘志诚　刘忠汉　刘宝戈　刘洪奎　刘祖德　刘晓光
刘晓伟　刘雁冰　刘锦涛　池永龙　许　鹏　许国华　许建中　纪　方　孙　伟　孙京文
孙钰岭　孙梦熊　孙韶华　严力生　杨　操　杨立利　杨兴海　杨述华　杨建伟　杨胜武
杨海松　杨维权　杨惠林　李　华　李　国　李　侠　李　博　李　雷　李也白　李立钧
李国栋　李宝俊　李建军　李临齐　李盈科　李铁锋　李增春　肖建如　吴志鹏　吴晓东
吴德升　邱　勇　何志敏　何海龙　沙卫平　沈　彬　沈　强　沈晓峰　沈海敏　张　丹
张　伟　张　振　张　颖　张文林　张文明　张玉发　张世民　张兴祥　张志才　张帮可
张秋林　张彦男　张继东　张清港　陆爱清　陈　宇　陈红梅　陈利宁　陈峥嵘　陈德玉
陈德纯　邵增务　范善钧　林　研　林在俊　林浩东　罗旭耀　罗卓荆　罗益滨　金根洋
金舜瑢　周　杰　周　晖　周　跃　周　强　周天健　周许辉　孟祥奇　赵　杰　赵　鑫
赵卫东　赵长清　赵定麟　郝跃东　胡玉华　胡志前　胡志琦　战　峰　钮心刚　侯　洋
侯春林　侯铁胜　俞鹏飞　姜　宏　祝建光　袁　文　袁红斌　袁琼英　顾庆国　党耕町
钱海平　倪　斌　徐　辉　徐　燕　徐成福　徐华梓　徐荣明　徐海涛　郭永飞　郭群峰
席秉勇　唐伦先　海　涌　黄　权　黄宇峰　黄其衫　章祖成　梁　伟　蒋家耀　富田胜郎
谢幼专　鲍宏玮　蔡郑东　臧鸿声　廖心远　缪锦浩　潘孟骁　戴力扬　藏　磊　Giovanni
Kenji Hannai　Luc F. De Waele

第四卷

编写人员

按姓氏笔画排序

主　　编　叶晓健　匡　勇　侯铁胜　袁　文

副 主 编　马　辉　刘宝戈　祝建光　钱海平

主编助理　赵　鑫　赵长清

参编作者

于　彬　马　辉　王　冰　王　亮　王向阳
王海滨　王新伟　卢旭华　叶晓健　史建刚
匡　勇　吕国华　朱宗昊　刘忠汉　刘宝戈
刘晓光　池永龙　许建中　孙钰岭　严力生
李　华　李　国　李立钧　李建军　吴德升
沈　强　张玉发　陈　宇　陈德玉　陈德纯
林　研　罗卓荆　周　跃　周　强　周天健
赵　杰　赵　鑫　赵长清　赵定麟　侯铁胜
祝建光　袁　文　钱海平　倪　斌　黄其衫
谢幼专　鲍宏玮　潘孟骁　Giovanni　Kenji Hannai
Luc F. De Waele

第三版前言

当今是互联网的时代，也是各行各业都向互联网靠拢和攀亲的时代，“互联网 +”已成为时尚的代名词。

由于信息传递的方式变了，速度也快了，手续也简化了，只要打开手机或电脑，一切都历历在目，好不快捷清晰，而且形象逼真。由于这一现状，当今执笔写文章、写书，甚至阅读书本和看报的人也少了！用电脑著书立说的人也未见增加！尤其是富有朝气的中青年一代受其影响更甚。在此情况下要想下功夫完成一部专著的修订与增删工作可真是今非昔比了。当年的应约撰稿者大多是提前，至少是按时交稿；当前却成了明日黄花，往事只好存在浓浓的记忆和回味之中了！

说也奇怪，世上诸事往往说不清、道不明！譬如使用互联网，什么都快了！但是患颈椎病的速度也快了；在 20 世纪数十年间大学生中患颈椎病者不足 1%，可自从电脑、手机、游戏机等出现后，患颈椎病的人数像各种设施更新换代一样，迅速增加，自新纪元开始后在大学生中颈椎病的发生率逐年上升，数年前从 2% 到 5% 已令人惊讶！但 2014 年的统计，每百位大学生中颈椎病发病率已超过 25%，达 27% 之多！此种直线上升速度比 iPad 的更新换代还快！像与网速、宽带竞赛一般，仅仅 15 年，以超越 20 倍的速度直线上升怎不让人震惊！过去在青少年中难以遇到的肩颈腰背痛患者，目前也是成倍地增加！

大家千万不要误会，我并非老拔贡，而且对新生事物的认知一向走在前面。例如当年在长征医院骨科主持工作时，全院第一台传真机在骨科，我们率先购置了打印材料的四通机和复印机，电脑问世后，我们也是在全院率先鼓励全科医生购置个人电脑，并在经济上予以无息贷款支持……同样，我也每天上网了解天下大事，用微信、用 4G 手机等均和年轻人一样，包括在网上、在手机上查地图、找航班、选物和购物等等；但我从不玩游戏，也确实没有时间去网聊；微信主要是用于传递 X 线片、CT 和 MR 等会诊资料和国际信息交流。我的颈椎虽用了 80 年尚属正常，究其原因，大概是每当我浏览网页或看手机时都是采取平视体位。即便是主刀手术时，也是在操作间歇择机仰颈；如此每天低头的时间也就有限了，从而也保护了自己。

任何事物都有正反两面，尤其是新生事物，在接受它的同时应加以全面了解，并力求掌握分寸，这也就是“度”；在分享网络便捷和快乐的同时，且勿忘乎所以。当你天天埋头在屏幕下、长时间陶醉在视听享受的梦幻时，你的颈椎椎间盘由于长时间屈颈（低头）而处于高压状态下岂能不退变。时间越长、压力越大，持续愈久，退变就越严重。也就是说，此种持续长时间低头就是颈椎病高发的罪魁祸首。

虽然不能将“低头族”与“颈椎病”画等号，但天长日久地持续下去也就“基本如此”了。这也是老子所讲的“福祸相依”吧！试想，在年纪轻轻的学子中就有 1/4 人群在风华正茂时患上颈椎病，毕业后步入社会再继续维持如此生活工作习惯（性），大概到了 30 多岁中青年期时发病率至少再增加一倍。那么到了壮年，正是事业有成、步入成功人士群体时岂不都成了脊柱病患者了！未老先衰！届时何来生活质量，想去旅游也只好心有余而力不足，更不要说登山下海了！当然“梦游”还是可行的！

鉴于上述情况，即便是为了年轻一代，我们也必须下定决心，在广泛开展科普知识宣传的同时，努力完成《现代脊柱外科学》（第三版）修订和补充工作，并从“互联网 +”的角度审视诸多相关问题，以求降低脊柱伤病患者的发生率，提高自愈率；尤其针对低头族人群，对长时间埋头弯腰工作生活、学习者提出告诫：为了您和你们的亲人，更是为了您的未来，请抬（仰）起头，挺起胸！无论是上网看文件、看手机都务必把页面向上提升到可以保持仰颈、两眼平视的状态下阅读，力求减轻颈椎间隙内压，达到防患于未然之目的。当然，您一定要任性也没关系。我国的脊柱外科水平处于世界领先地位，届时您需要手术也会替您安排床位和主刀医师，欢迎光临！哈！哈！笑话而已。相信每个人都会珍惜自己的健康、提高生活质量和对未来美好的期待！愿与您共勉之。

本书的雏形源自 1983 年定稿、1984 年 5 月由上海科学技术文献出版社出版的《脊柱外科临床研究》一书。之后又在同一出版社出版了《颈椎病》（1987 年完稿、1988 年 2 月出版，责任编辑是王慧娟女士）和《下腰痛》（1990 年元月完稿，同年 8 月出版，责任编辑仍是王慧娟女士）；此两本书除简装本外，另有一批高标准的精装本。这在当年缺书、少刊物、纸张紧张的年代十分难得，难怪当我将《颈椎病》（精装本）（全为道林纸、硬壳）送给重庆三军大黎鳌教授请他指教时，他十分惊讶地说：“多少年见不到如此精美的出版物了！”

5 年后更为精致的《现代脊柱外科学》正式出版，此书完稿于 1995 年春节，正式出版发行为次年 11 月，有 50 多位中外学者参与撰写，全书内容除涵盖颈椎病、下腰痛和脊椎损伤外，凡与脊柱外科有关的基本理论和临床专题，包括先天畸形、炎症、肿瘤、外伤、退变和劳损等涉及脊柱外科临床的课题几乎都纳入本书，期望能为当年异军突起的脊柱外科贡献一分力量。本书的责任编辑是陆琦女士，一位富有创新精神的女强人。主编助理由老军医、老编辑和撰稿人刘大雄主任担任；全书 139 万字，图文并茂，绘图员都是新中国成立前上海美专毕业、新中国成立后数十年间一直在中国人民解放军第二军医大学绘图室从事教学绘图工作的宋石清老师等担当。每幅图不仅精美，而且与人体结构的形状和比例相一致，确保了其科学性和真实性。

1996 年时一本百余万字的精装巨著能够出版确非易事。首印 3000 册，很快售罄，之后又接二连三的加印。1996 年前的专业出版物甚少，但一批批医科大学毕业生陆续进入临床，从住院医师、住院总医师和主治医师，一般在 10 年后就会面临专科的选择。当年脊柱外科是刚刚从骨科中脱颖而出的新型专业学科，临床患者又多，不少中年资医师都期望专攻脊柱外科。在此前提下，急需一本脊柱外科专著；正好本书问世，这无疑是雪中送炭。因此，后来每当我遇到许多已是主任级（或专家级）同道们时，他们就对我半开玩笑半安慰地说：“我（们）当年都是看着您写的书长大的……”欣喜和惭愧之余，想想也是。1996 年的年轻医师，20 年后的今天当然是老医师、老专家了！在那百废待兴的断层年代，除了上课的讲义外，几乎找不到新的出版物，而这些医师每时每刻都要面临各式各样脊柱疾病患者！我国又是人口大国，多数大中城市医院每天都有各种疑难杂症患者前来求医问药，而在当年，脊柱外科专业又是新兴学科。因此，由 50 多位富有临床经验、处理过各种疑难杂症的专业人士撰写的理论专著当然有利于各位医师们对涉及脊柱各种伤患进行系统、全面的了解。读者可以在翻阅中获取知识，亦可根据临床需要反复与临床病例进行核对，以期最后能为痛苦的患者指点迷津，使其早日康复，重返工作生活岗位。

本书的指导思想是“学以致用”，因此，在内容上采取理论结合实际、文图并重的方式，加之绝大多数论著出自本专业专家之手，当然更适合解决本土病例的实际问题和久拖未愈的各种疑难杂症。对各种专题在阐述中除了重点强调认症、诊断、鉴别诊断和防治原则外，更要明白无误地让读者知晓实施治疗的具体方法，包括手术步骤等均按照恩师屠开元教授教导："要让年轻医师看着你的书不仅可以确定诊断，还要能顺利完成手术操作，真正解决实际问题……”他这种源自德国留学时期的理念也传递了临床医生的务实精神和学以致用的基本观念，并通过我们再传播下去！在此前提下，《现代脊柱外科学》（第三版）各章内容也都本着这种“学以致用和学即可用”的原则，凡涉及手术或各类技术操作等问题尽可能地详加阐述；不仅让读者看得懂并在操作时心中有数，而且对操作中可能发生的意外或容易误解之处均反复提醒，以确保患者的安全。

近年国外翻译专著盛行，虽有其特点，但由于译文在确切表达上十分困难，尤其是一词多义时常会误读、误解，进而影响阅读效率和对内容的判定，加之国情不同、技术条件差异和译者的临床水平等因素常使读者的收益大打折扣。当然如果您对专题需要深入探索，尤其是准备开展实验性或临床性课题前就必须博览群书，拓宽思路，拜读世界各国尤其是欧美先进国家各种专题原文资料，其内容不仅丰富，而且技术先进，尤以斯堪的纳维亚（Scandinavian）地区文献更为超前，以原版为主。记得我在 20 世纪 60 年代初准备撰写股骨颈骨折文献综述时，就利用年假时间在中国人民解放军第二军医大学图书馆（曾接收了上海巴士德研究所大量原版图书）整整待了两周，中午馆员休息时我就被锁在馆内继续工作，先后查阅了 150 篇以上原文专著，包括 1900 年以前的原版资料，受益颇丰。但要解决临床难题，仍以国内文献为主，尽管少、陈旧、纸张泛黄发脆，但内容紧接地气，十分有益。

在漫长的岁月中，1996 年出版的《现代脊柱外科学》确实发挥了它的历史作用，在此应该向各位撰稿人、出版者、发行者表示由衷的谢意！当年大家的辛苦为今日我国脊柱外科的发展与繁荣起到了添砖加瓦的作用。潺潺涓水汇成大河，大海！同道们的齐心协力成就了祖国的强盛。为了保证脊柱外科学能与时俱进，我们在 2004 年经修正补充后出版发行了《现代脊柱外科学》（第二版），全书从百余万字增补到 280 万字，整整翻了一倍。《现代脊柱外科学》（第二版）由陆琦女士和冯文兵先生任责任编辑。现在又过了 10 年，由于医学的发展，与之伴随的工程学、材料学、影像学等等又上了一个新的台阶，为了尽可能保持本书的实用性、先进性和科学性，我们又汇集了多位专家对本书加以增删和补充，以适应脊柱外科继续前进之需要。在此期间我们发现一些老照片，在怀念既往岁月的同时，选择十余张具有纪念意义的留影附在文中，期望心中的恩师、前辈、挚友、国际友人和合作者共同见证时代的步伐和曾经的梦想与追求。由于当年条件的限制，失去的画面更多！只能用文字补充了。

在《现代脊柱外科学》（第二版）前言中，我曾建议作为一个成熟的骨科医师，尤其希望专门从事难度较高、风险更大、在国外被称为“大医生（big doctor）”的脊柱外科医师，除了要掌握医学本科、大外科学和其他相关学科的理论知识（如神经内科、神经外科、影像学科、电生理技术等）之外，还应具备一定素质。在严格自我要求下，以勤奋为基础，开动脑筋，不断创新，并在服务患者的实践中寻找问题，解决问题，走创新之路。我在20世纪70年代后期所开始的各种颈椎、胸腰椎伤患的诊断、治疗以及各种术式的设计等也可以说都是被疑难疾病“逼”出来的；无临床实践就遇不到难题，何来解题和发明呢？这也就是“时势造英雄”的医道解读吧！此外，在平日生活、工作和学习中更要注意对个人悟性的培养，包括“举一反三”“活学活用”“一点就破”等能力，此既与先天相关，又来自后天知识的积累。当今世界的教育界都在对青少年一代强调“多学知识”的理念，只有知识爆炸了，才华才能溢出来。而且书读多了，写作能力也就自然提升。

10年后的今天，“互联网+”的时代，我更相信勤奋、创新、实践和悟性对每一位学者的重要性，尤其是将要步入“资深专家”的行列时更需如此。当然，如再具备“三无精神”（no Sunday,no Holiday, no Birthday）则必成大器。当前社会已今非昔比，共识者不乏其人，真正能做到的恐怕要百里挑一了！可是“江山易改，本性难移”，我虽已是耄耋之年，天天要干活的习性已根深蒂固，除非哪天真得不行了，那就只好老老实实了！哈！哈！ 80年也算够本了！

我是“九一八”国难后的1935年元月出生（农历应为1934年12月），在动荡与战乱中读过小学、私塾和中学，1950年从开封高中跳入哈尔滨医科大学，1956年毕业分配到当年在上海的解放军军事医学科学院，后又转至同年成立的上海急症外科医院（隶属于解放军总后勤部，是新组建的三个直属医院之一，另两个是北京整形科医院和北京阜外医院），师承屠开元教授，当年裘法祖教授和盛志勇教授等亦在此指导工作，使我们初出茅庐的青年学子获益匪浅。

地处上海市中心汉口路的急症外科医院成立于1956年6月，原址在上海滩著名的惠（汇）中旅馆，也是解放军医学科学院外科所的研究基地（所长为沈克非教授）；1958年医科院迁至北京，上海急症外科医院则由中国人民解放军第二军医大学托管。因该院只有普外科（以急腹症为主）和创伤科（主为骨折及颅脑外伤等）两个专业，难以完成医本科生的临床实习和全科教学要求。此时恰逢上海同济医院全院奉命内迁至武汉地区。1959年年底，上海急症外科医院就顺理成章地从汉口路迁至凤阳路上海同济医院旧址（原址留做宿舍，后被置换改建），仍沿用“上海同济医院”院名（同济为上海四大名医院之一，另三院为仁济、中山、华山）。至1968年因众所周知的时代原因更名为上海长征医院；更名后不久就奉令调往西安古都（中国人民解放军第四军医大学从西安奉令调至重庆，中国人民解放军第三军医大学调至上海，呈三角形走马灯式换防），6年后又返回原地。人受折腾是小，所有科研记录资料、实验标本、病理切片、X线片、临床病历以及图书都不准随迁，以致多年心血付诸东流，至今仍深感心痛。我多年前日以继夜地用India ink和让工厂特意加工精制的超细钡粉灌注的一批大型肢体标本，以及特制的微观显微标本切片和影像学资料再也找不到了！专题文章刚开始发表首篇，余稿再也无法延续下去。大家也只好面对现实，重新开始。当年在这条路上走过的人，深知当年的处境何等艰难心酸！但能够平平安安、健健康康活下来就是最大的胜利，也是对社会、对单位、对家庭最好的报答；所以有人说，灾难也是一种收获。不管怎么讲，从1950年起能够渡过那么多关口，人健在，这就是命！是命运的安排，尤其是能够和大家一步步地走入大发展的国家盛宴大厅，实现中国梦的时代，每位老朋友们再相聚时都深有感触，真是来之不易！在珍惜之同时，也深深羡慕青年一代能与时俱进，步伐一致！

作为交班者，我们除了尽力继续发挥余热外，也应回报社会，尤其对我们的接班者，在庆幸他们茁壮成长的同时，也应给予适当鼓励，因此设立骨科学术发展基金的念头也就应运而生。

不少朋友知道我在 1992 年当大家都对“股票认购证”心存疑虑之际，我以支援国家改革开放之心用 3000 元之本金认购 100 张上海证券公司股票认购证，既是支持国家建设的善举，也是投资；没想到一系列政策的推广使本来收益平平的 3000 元认购证突然升值达百万元。这就是我的第一桶金，也是我后来能资助幼子赵杰出国深造的经济基础（另一半由他哥哥支付，这样可以直接在美国医院做进修医师参与临床工作）。有了股票就要操作，正好让专职在股市大户室炒股的大女儿和做金融工作的小女儿帮我操作理财。股市风云多变，二十多年间经历了各种风暴、股灾，但至今仍有相当结余。金钱来自社会，也应该回报社会，加之在我八十华诞之日，各位同道、同事、学生和子女们在欢庆同时送给我的礼金也有数十万之巨，应该将其放在一起设置一个“青年骨科医师学术发展奖励基金”，以求鼓励年轻人中的佼佼者。当然具体落实到哪个单位、操作程序及相应安排等等均在操办中，相信不久即可实现。

正当本书收尾时，于 2015 年 10 月 22 日我突然被授予有突出贡献的“终身成就奖”，表彰我“在 40 年前突破禁区首创颈椎前路扩大性减压术获得成功，确立了我国颈椎外科的国际地位……”在此，深感社会、组织和大家对我既往工作的认可和鼓励，今后当继续努力回报各位的深情厚谊。

最后衷心感谢为本书再版的各位作者们，并感激你们的家人和各位助理人员促使本书得以顺利完成！

谢谢大家！谢谢受本书牵累的协作者和你们的家人！

赵定麟

2015 年 11 月 12 日于上海

第二版前言

十年前，《脊柱外科学》一书问世，承蒙同道们的厚爱，曾多次加印。但随着医学专业的不断发展，临床诊断及治疗水平的日新月异，一本新的脊柱外科专著更为大家所期盼，尤其是年轻的专科医师总希望在案边能有一本与国际诊治水平接轨的脊柱外科方面专著以备参考。加之近年来脊柱外科学方面的新理论、新技术和新型设计不断涌现，对来自不同国家和不同学派的观点亦有加以归纳、确认的必要。基于上述认识，本书在经过将近一年的准备、撰写及反复修改后终于今日面世，以期起抛砖引玉之功效，盼有更多新著出版，并望同道们予以指教。

众所周知，由于我国经济的高速发展，全社会卫生条件的改善及全民健康水平的提高，在我国人均寿命延长这一喜讯到来之同时，退变性疾患也开始与日俱增，真是“福祸相依”；在诸多退变疾患中，尤以人体负荷沉重的大梁——脊柱的退行性变之发病率更高，以致引发一系列与退变直接相关或间接相关的各种伤患，其中最为多发的颈椎病、椎间盘脱出症及椎节不稳症等几乎见于半数以上中老年人群，其次是人生晚年发生的骨质疏松及各种在脊柱上发生或转移的肿瘤亦非少见；此类随年龄增加而发生或加重的病变必将增加诊治上的难度，并将影响疗效及预后。

与我国经济高速发展之同时，我国的工农业、交通运输业以及竞技性体育事业等亦获得蓬勃发展。在此状态下，因外伤所引起的脊柱骨折、脱位甚至伤及脊髓的病例亦呈逐年上升趋势。特别是家用汽车的普及和高速公路的网络化，更增加了脊柱受损的概率，其中病情严重的脊髓伤者中有 40% 的病例源于此类意外。实际上，逐年递增的致伤率更能反映出这一客观现实。

另一方面，当前我国人民生活水平已普遍提高，并有一批中产阶级出现；在这网络普及、信息瞬间传递的 WTO 时代，在对当代科技发展现状了如指掌之同时，人们对医疗技术水平的理解和要求亦已开始与国际接轨，尤其是上网一族。在此前提下，对专科临床医生的要求也必然更高；因此作为拯救患者于痛苦之中的医师势必更应深入掌握当代医学发展的现状与相关技术，以适应当今整体社会的共同发展。

鉴于以上诸多因素，一本现代化的脊柱外科学专著也就应运而生。我们企图以此书作为骨科临床医师，尤其是对脊柱外科兴趣颇浓之年轻医师们的案边书，以备随时翻阅及查询，并为临床病例的诊断、治疗及预防提供依据。

本书在编写过程中，除强调科学性与新颖性外，在内容上力求全面；除与脊柱外科相关的解剖学基础、生物力学、影像学、麻醉学等加以阐述外，我们更为重视的是脊柱外科的临床部分，包括发病机制、临床特点、诊断依据，与诸相关疾患的鉴别要点、治疗原则、手术程序、并发症的防治以及预防等，尽可能地加以详述，使每位临床医师展卷有益;并对其中容易发生误解及操作失误之处加以提醒，以求防患于未然。

本书属于“外科学”范畴,因此在倡导“动脑”之同时,亦强调“动手”能力的训练与指点。当然，全能式人才更为社会所需，但此种能想、能作、能讲、能写、能研的天才、地才、全才者毕竟是少数，尤其是同时具有创新精神的精英更属罕见；但罕见并非不见，愿各位临床医师都能向此方向发展。事实上，天才式的人物绝非是天生的，大多是随着社会生活的延续和业务活动的积累而逐渐形成。在诸多成功因素中，“勤奋”(diligent) 尤为重要；当然，diligent 的前提必然是三无精神，即 no Sunday，no Holiday，no Birthday，这也是本人所一向倡导、并身体力行的基本原则。

我们并不提倡苦行僧主义，但一个受患者欢迎的脊柱外科医生必然要有吃苦精神。美国政府规定每位医师每周工作时间不能超过 50 小时，也从另一侧面反映出一个医生成长过程的现状；尽管世界各国的发展是不平衡的，但条件优越、设备先进的美国医师每周尚需工作 50 小时以上，作为发展中国家的我们更应奋力追赶，努力超越。作者在美国等先进国讲学及学术交流时曾亲眼看见每位临床骨科医生大多在早晨 7 时前进入病房处理患者，8 时左右进入手术室，持续工作到晚上 8 时还下不了班（离不开手术室或病房）。这种勤奋精神对一个创业者是非常需要的。当然你还要量力而行，切勿勉强。行行出状元，你并非非要干外科医生不行；但你如果一旦决定要做一个称职的临床专家就必然要辛苦在前，几乎每天都要泡在病房中，包括节假日。

其次，一个成功的外科临床专家还应该学会不断创新 (create)，除了接受他人的新见解、新技术外，更应活学活用，外为中用，并在不断总结临床经验的基础上，创造出具有中国特色的新理论与新技术。此种创新精神不仅可促进自身发展，更能使中华民族在脊柱外科领域中获得长足的发展。因此，本书对国人的新见解、新设计等均持欢迎态度。事实上，我国的临床外科水平并不低于欧美国家，尤其是近年来随着 WTO 时代的到来，无保密可言的医疗技术与最新设计完全处于公开化和商业化状态。我们当然用不到客气，花钱买我们需要的东西；十余年前由美国设计生产的 TFC(颈椎界面内固定器) 就是首先在我国用于临床 (1995)。我国是一个人口大国，按绝对人口计算，中国外科医生拥有更多的临床病例和医疗资源，当然也具有更多的临床诊治（包括手术操作技术）机遇与经验。因此，在脊柱外科领域超越世界水平并非不可能，事实上我国的颈椎外科水平，无论是从诊断角度，或是手术技术均处于世界一流水平。曾有一位在沪施术的外籍颈椎患者返回美国纽约后、经该国医师复查时，当看到颈部沿皮纹淡淡一条 3 ~ 3.5 cm 长之横切口时，竟说“如此小切口，不可能做颈椎手术”。但当他复查 X 光片后，却惊呼“perfect”。手巧、心细，这是我们中国人的骄傲。一个 3 ~ 4 cm 的横切口可以顺利完成 3 ~ 4 节颈椎前路扩大减压 + 内固定术；这在欧美国家认为是不可思议之举，但东方人可以。因此，当我们看到自己不足之处的同时，更应发掘我们的优势、强项，促使我们早日立于世界先进之林，并力争成为先进之首。

第三,一个成功的外科医师，也必然是一个实践 (practice) 者，因为作为我们服务对象的人，是生物界最为复杂的生命体，几乎每个在正常状态下的人都是一个有别于其他人的另一型号，含有不可复制的密码;更不用说在患病、负伤之时。因此，要想对每个不同型号的伤患者做到判断正确和处理（含手术）合理，除了不断地实践、更多的实践外，别无他法可供选择。也只有如此，方有解读和破译各个不同密码的可能性。因此，我们在提倡多读书的同时，更强调“实践”，在使自己成为高级医师的同时，也是一个能动手的高级手术师（技师），即目前众所瞩目的“双师”人物。否则，你就是读破万卷书也仍然无济于事，更不会治好患者。个别高职（学）位缺乏实践经验者，竟会在手术台上找不到椎管；颈椎前路减压时竟将环锯旋至 4.7 cm 深度；甚至在术中将正常脊髓组织误认为是肿瘤加以切除……此并非笑话，更不是耸人听闻的“故事新编”。没有实践经验的“纸上谈兵者”、“到处插一脚者”和“脚插多行者”，我们当然劝其切勿随意处置患者，以免在延误患者病情之同时，自己也会陷入医疗纠纷之中。因此，必需再次强调：实践，是一个成功的外科医师必由之路。

第四，已经在临床上经历过长期磨炼的脊柱外科专科医师，在处理各种常见伤患之同时，更应不畏艰难，争取对为数不多、但却十分痛苦的疑难杂症病例予以帮助，特别是那些诊断不清，久治无效，甚至已施术多次至今未愈者。一个人的悟性 (comprehension) 固然重要，但更应重视理论上的升华和精湛技术的修炼，在对疑难病例认真检查和仔细观察的基础上，首先是明确诊断（或拟诊），再确定有无手术适应证，需否翻修术或功能重建术。我们曾多次面对已施术三次、四次，甚至五次、六次之多的难题。由于患者痛苦，影响正常生活，并强烈要求再次手术时；作为主治医生责无旁贷，唯有“知难而上”一条道。在强烈责任感的驱使下去处理每一疑难病例；先是大胆假设、认真设计和充分准备，再落实到手术全程中，术中对每一步骤操作都要细心、耐心；宁慢十分，不抢一秒。我们曾对一例已施术五次的腰椎病例第六次施术，术中持续操作 7 个多小时，终于攻克难题，使患者获得满意恢复。每成功一例，都是对大家的鼓舞，尽管在既往 50 年的临床生涯中尚属顺利，但从不敢预卜未来，我们仍感如履薄冰，视每次手术为第一次，小心，谨慎，认真。并愿与大家共克难关。

衷心感谢大家多年的合作和帮助。趁本书出版之际，仅以个人之见解与同道们共勉之；不当之处，尚请各位见谅，并给予指正。

赵定麟

2006 年 6 月 20 日

写于上海长征医院

完稿于同济大学东方（医院）定麟骨科

第一版前言

近年来世界各国脊柱外科正以迅猛之势高速发展，我国亦不例外。随着高、精、尖新颖设备的不断问世，对各种伤患的诊断率明显提高，并促进脊柱外科治疗技术的发展，加之各种新型器材及植入物的研制成功，从而使大量既往认为无法治疗的伤患今日已有起死回生之术。鉴于这一认识，本书特邀请在不同专题上具有特长的专家执笔，以期集各家之长、客观地反映我国在各个专题上的最新水平。本书仅个别新技术邀请国外学者撰写。

本书分为概论、颈椎疾患、腰骶椎疾患、脊椎脊髓伤及其他等五篇、四十章加以阐述。在概论篇中，除有关脊椎的解剖及生物力学外，对脊椎伤患的诊断学基础及脊髓受损的定位诊断等作了较详细的介绍，此对初学者至关重要。在颈椎及腰骶椎两篇脊椎疾患中，较细致地介绍了各种常见的病变，对较少见之疾患亦加以介绍，可作为临床医师参考之用。脊椎脊髓伤一篇虽仅有六章，但内容较为全面。第五篇是将不属于以上四篇之专题归在一起，因其内容较多，也显得有点杂乱。本书原则上每个专题一章，但个别内容较多的题目则分为两章，以便平衡各章节之篇幅。

本书力求全面、新颖和实用，因此在内容上尽可能地包罗脊椎外科的方方面面；在诊断治疗技术上多与国际水平接轨。事实上，我国的临床技术水平并不低于欧美先进国家，这也是本书以国内专家撰写为主的原因。为了易使年轻读者掌握有关内容，本书在文字上深入浅出，并注重文图并茂，使读者一目了然，以便于临床工作的开展而有利于广大脊椎伤病患者。但由于我们水平有限，不当之处在所难免，尚请各位同道给予指正为盼。

衷心感谢为本书早日出版给予大力帮助的朋友们和同道们，感谢周旭平医师、张莹医师、王岚副教授和邱淑明工程师为本书的文字处理及编写做了大量的工作，感谢宋石清画师为本书的制图所给予的全力支持，同时更应感谢鼓励、支持与促进本书出版的同道们。

谢谢大家。

赵定麟

1995 年春节于上海

目 录

第一卷 脊柱外科总论

第一篇

基本概念 3

第一章 脊柱外科发展史 4

第一节 脊柱疾病非手术治疗史 4

一、古代及19世纪前概况 4

二、19世纪后概况 4

第二节 脊柱疾病的手术治疗史 5

一、首例矫形手术起自19世纪中叶 5

二、脊柱融合术于1911年首次完成 6

三、1920年脊柱矫形石膏固定架等开始用于临床 6

四、脊柱前路手术始于1934年 `6

五、Harrington系统诞生于1947年 6

六、Cobb提出降低假关节发生率（1952） 7

七、探讨千斤顶型固定器（1955） 7

八、Moe强调小关节融合的重要作用（1958） 7

九、Risser征于1958年提出 7

十、Harrington系统的不断改进 7

十一、小关节融合技术的改进（1970） 8

十二、Luque棒的出现（1973） 8

十三、Denis的脊柱三柱理论（1983） 8

十四、Wisconsin系统出现（1984） 8

十五、皮下穿棒技术（1984） 8

十六、自从CT、MR的出现，脊柱外科发展如虎添翼 8

十七、微创脊柱外科已全面展开 9

第三节 我国脊柱外科的兴起、发展与未来展望 9

一、随着西医骨科的出现与发展而逐渐促使我国脊柱外科的形成与进步 9

二、我国脊柱外科首篇论文发表于1951年 10

三、首例枕颈部手术（1950） 10

四、对颈椎病的认识始于20世纪50年代末 10

五、颈椎根治性减压术（1976） 10

六、颈椎非融合技术起自中国（1979） 11

七、首次全国脊柱外科学术大会于1982年在贵阳召开 11

八、首届颈椎病专题研讨会（1983） 11

九、成立脊柱外科学组（1985） 12

十、第二届全国颈椎病座谈会（1992） 13

十一、全国第三届颈椎病研讨会（2008） 13

十二、脊柱内固定物不断创新与推广应用 13

十三、脊柱微创外科 13

十四、未来展望 14

（张继东）

第二章 脊柱、脊髓的应用解剖 15

第一节 脊柱的大体解剖 15

一、颈椎 15

二、胸椎 18

三、腰椎 20

四、骶尾椎 22

五、椎骨之间的连接 22

第二节 脊髓、脊神经根的大体解剖与血供 24

一、脊髓概述 24

二、脊髓大体解剖 25

三、脊髓内部结构 26

四、脊髓生理功能 27

五、脊神经 28

六、脊髓血供 30

第三节 上颈椎的大体解剖 33

一、上颈椎概述 33

二、上颈椎骨骼特点 33

三、上颈椎连接 33
第四节　下颈椎的大体解剖 34
一、下颈椎概述 34
二、下颈椎骨骼特点 34
三、下颈椎连结 35
第五节　胸腰椎的大体解剖 36
一、胸腰椎段脊柱概述 36
二、下腰椎解剖与其生理特点 36
三、胸腰椎段平面与脊髓分节的关系 40
第六节　骶尾部及骨盆的大体解剖 41
一、骶尾部解剖特点 41
二、骨盆解剖特点 41
第七节　附着至脊柱的主要肌群与生理功能 44
一、附着至脊柱的主要肌群 44
二、脊柱运动功能 45
三、脊柱负载作用 45
四、脊柱对脊髓和内脏的保护功能 45
五、脊柱是维持人体体形的支柱 46
（卢旭华　刘忠汉　杨海松　王良意　王　亮）
第三章　脊柱运动学与其生物力学特点 48
第一节　概述与颈椎运动学 48
一、颈椎运动学概述 48
二、颈椎运动范围 48
三、颈椎活动的共轭特征 50
四、颈椎旋转运动中心 51
第二节　胸椎与腰椎椎节的运动学 52
一、胸椎运动学 52
二、腰椎运动学 52
第三节　脊柱的生物力学 53
一、椎间盘概述 53
二、椎体载荷 55
三、椎节后部骨结构 55
四、韧带概述 56
五、肋骨框架生物力学功能 56
六、肌肉概述 56
第四节　脊髓的生物力学 57
一、脊髓概述 57
二、脊髓具有自我调节与保护功能 57
三、脊髓长度与截面变化 57
四、软膜与齿状韧带的作用 58
第五节　脊柱损伤的生物力学 59
一、脊柱损伤概述 59
二、颈椎损伤 59
三、胸腰椎损伤 62
第六节　脊柱内固定的生物力学 64
一、颈椎内固定 64
二、胸腰椎内固定 68
三、椎间融合器系统 71
第七节　脊柱非融合技术的生物力学 73
一、人工椎间盘置换 73
二、人工髓核假体置换术 74
三、后路动态固定系统 75
四、棘突间撑开系统 75
五、人工小关节置换 78
六、结（联）合非融合技术 78
七、脊柱非融合技术展望 79
（杨海松　王良意　郭永飞　陈德玉）
第四章　脊柱伤患病例的临床检查 81
第一节　病史采集 81
一、一般病例的病史采集 81
二、颈椎伤病患者的病史采集 83
三、下腰椎退变患者的病史特点 84
第二节　脊柱外科常见病例的体格检查 85
一、一般性全身检查 85
二、脊柱外科局部检查 85
第三节　脊柱伤患病例常规临床检查 86
一、脊柱一般检查 86
二、脊柱功能活动及测量 92
（刘忠汉　郭永飞　张继东）
第四节　脊柱伤患病例的特殊试验检查 94
一、前屈旋颈试验 94
二、椎间孔挤压试验 94
三、椎间孔分离试验 94
四、颈脊神经根张力试验 94
五、上肢后伸试验 95
六、前斜角肌加压试验 95
七、旋颈试验 95
八、双侧颈静脉加压试验 95
九、屈颈试验 95
十、儿童腰部伸展试验 96
十一、腰部伸展加压试验 96
十二、拾物试验 96
十三、床边试验 96
十四、“4”字试验 96
十五、骨盆挤压分离试验 97
十六、直腿抬高试验 98
十七、髋过伸试验 98
十八、下肢内旋试验 98

十九、下肢外旋试验 98
二十、托马斯征 98
第五节 脊柱外科神经系统检查 99
一、感觉障碍 99
二、运动障碍 100
三、反射 101
四、其他检查 104
第六节 全身主要肌肉肌力检查 105
一、上肢及颈肩部肌力检查 105
二、躯干部肌力检查 108
三、下肢肌力检查 109
第七节 严重脊柱创伤患者的检查 114
一、严重脊柱伤患的一般检查 114
二、严重脊柱伤患的全身快速检查 114
三、严重脊柱伤患的各主要系统（部位）快速检查 114
四、严重脊柱伤患的其他检查 115
第八节 脑脊液检查 116
一、脑脊液的采集 117
二、脑脊液动力学检查 119
三、脑脊液实验室检查 120
第九节 脑血流图 122
一、脑血流图原理与目的 122
二、脑血流图描记方法 122
三、脑血流图临床判定及其意义 122
第十节 诱发电位 123
一、诱发电位概述 123
二、躯体感觉诱发电位 123
三、视觉诱发电位 126
四、脑干听觉诱发电位 128
（张继东 徐 燕 姜 宏 赵定麟）
第十一节 肌电图 129
一、肌电图概述 129
二、肌电图记录分析 130
三、正常肌电图 130
四、异常肌电图 131
第十二节 神经传导速度测定 133
一、神经传导速度概述 133
二、运动神经传导速度测定 133
三、感觉神经传导速度测定 133
四、神经传导速度异常 135
五、脊神经刺激 135
六、F-波 135
七、H-反射 136
（周 晖）
第十三节 脊柱风湿性疾病的常用实验室检查 137
一、脊柱风湿性疾病的一般实验室检查 137
二、自身抗体 137
三、特殊基因的检测 140
（林 研 刘忠汉）
第五章 脊柱之影像学检查 142
第一节 脊柱X线平片检查 142
一、脊柱X线检查临床意义 142
二、脊柱X线摄影方法 142
三、脊柱X线平片一般观察与描述 142
四、脊柱各个部位X线平片观察与描述 143
第二节 脊柱体层摄影与计算机断层摄影检查 151
一、体层摄影 151
二、电子计算机体层摄影（CT） 152
第三节 磁共振成像 153
一、磁共振成像概述 153
二、磁共振成像原理 153
三、磁共振成像临床应用 154
四、磁共振成像对脊椎伤病诊断更为重要 154
第四节 脊髓造影 156
一、脊髓造影概述 156
二、脊髓造影病例选择 156
三、造影剂选择 156
四、脊髓造影方法 156
五、液状造影剂造影结果判定 157
六、气体造影的影像分析 159
七、假阳性与假阴性 159
八、造影后并发症及造影失败的原因分析 161
（于 彬 刘忠汉 赵定麟）
第五节 椎间盘穿刺及造影技术 161
一、椎间盘穿刺及造影技术概述 161
二、腰椎椎间盘穿刺及造影技术 162
三、颈椎椎间盘穿刺及造影技术 163
第六节 脊柱血管造影 164
一、椎动脉造影 164
二、选择性脊髓动脉造影 166
三、脊椎静脉造影 167
四、选择性静脉造影 168
第七节 硬膜外及脊神经根造影术 169
一、硬膜外造影 169

二、脊神经根造影术 170
第八节 放射性核素骨显像检查 171
一、放射性核素骨显像成像原理 171
二、放射性显像剂的种类 171
三、放射性核素骨显像临床应用与判定 172
（刘忠汉 于 彬 杨海松 赵定麟）

第二篇

脊柱与脊髓节段及根性、丛性和干性痛的判定、定位与诊断 175

第一章 脊柱与脊髓的定位 176

第一节 脊柱与脊髓的节段差数与体表标志判定 176
一、脊髓定位标志判定概述 176
二、脊髓与脊柱两者在节段上的差数 176
三、脊柱的表面标志 176
第二节 脊髓横断面上受损部位判定 177
一、运动障碍 177
二、感觉障碍 178
三、脊髓半切损害 178
四、脊髓全切（横）断损害 178
五、各种疾患脊髓受累断面概况 179
（杨海松 王 亮 卢旭华）

第二章 脊神经根及脊髓损伤节段定位 180

第一节 脊神经根受损部位及相应表现 180
一、脊神经根受累时根性痛的放射部位 180
二、脊神经根受累性质、相应部位及命名 180
第二节 脊髓各段受损定位及临床表现 181
一、颈段脊髓受损节段定位及临床表现 181
二、胸段脊髓受损节段定位及临床表现 182
三、腰骶段脊髓受损节段定位及临床表现 182
（王 亮 杨海松 卢旭华）

第三章 颈、胸、腰等脊神经根损伤的定位诊断 184

第一节 颈段脊神经的定位诊断 184
一、C_1脊神经 184
二、C_2脊神经 184
三、C_3脊神经 185
四、C_4脊神经 185
五、C_5脊神经 185
六、C_6脊神经 185
七、C_7脊神经 185
八、C_8脊神经 185
第二节 胸段脊神经根的定位诊断 187
一、T_1脊神经 187
二、T_2~T_{12}脊神经 187
第三节 腰段脊神经根的定位诊断 188
一、L_1~L_3脊神经 188
二、L_4脊神经 188
三、L_5脊神经 189
四、S_1脊神经 189
（卢旭华 张帮可 王 亮 杨海松）

第四章 颈臂部与腰骶部根性痛、干性痛与丛性痛 191

第一节 颈臂部的根性痛、干性痛及丛性痛 191
一、三种臂痛概述 191
二、三种臂痛病因学 191
三、三种臂痛临床特点 192
四、三种臂痛鉴别诊断 193
第二节 腰骶段根性痛、干性痛及丛性痛 194
一、腰骶段根性痛、干性痛及丛性痛概述 194
二、腰骶段根性痛、干性痛及丛性痛症状特点及其病理解剖学基础 194
三、腰骶段根性痛、干性痛及丛性痛临床误诊原因分析 195
四、腰骶段根性痛、干性痛及丛性痛发生率及其在门诊情况下的快速诊断要点 196
（郭群峰 卢旭华）

第五章 上肢干性神经痛 197

第一节 肩胛背神经干 197
一、肩胛背神经干概述 197
二、肩胛背神经干临床特点 197
三、肩胛背神经干诊断与鉴别诊断 198
四、肩胛背神经干损伤治疗 198
第二节 胸长神经干 199
一、胸长神经干解剖特点 199
二、胸长神经干临床特点 199
三、胸长神经干诊断与鉴别诊断 199
四、胸长神经干治疗 199
第三节 肩胛上神经干 200
一、肩胛上神经干解剖特点 200
二、肩胛上神经干病因 200
三、肩胛上神经干临床特点 200

四、肩胛上神经干诊断与鉴别诊断 200
五、肩胛上神经干损伤治疗 200
第四节　正中神经干 201
一、正中神经干解剖特点 201
二、正中神经干常见致病部位 201
第五节　尺神经干 203
一、尺神经干解剖特点 203
二、肘管综合征 204
三、尺管综合征 204
第六节　桡神经干 205
一、桡神经干解剖特点 205
二、桡神经干病因 206
三、桡神经干临床特点 206
四、桡神经干诊断与鉴别诊断 207
五、桡神经干损伤治疗 207
第七节　副神经干和腋神经干 207
一、副神经干 207
二、腋神经干 207
（卢旭华　张　伟　周　杰）
第六章　腰骶部及下肢干性神经痛 209
第一节　股神经干 209
一、股神经干解剖特点 209
二、股神经干致伤机制 209
三、股神经干临床特点 210
四、股神经干诊断 211
五、股神经干鉴别诊断 211
六、股神经干损伤治疗 211
第二节　闭孔神经干 211
一、闭孔神经干解剖特点 211
二、闭孔神经干致伤机制 212
三、闭孔神经干症状与诊断 212
四、闭孔神经干治疗 213
第三节　阴部（生殖股）神经干 213
一、阴部神经干解剖特点 213
二、阴部神经干致伤机制 214
三、阴部神经干临床特点 214
四、阴部神经干诊断 214
五、阴部神经干治疗 214
第四节　髂腹股沟神经干 214
一、髂腹股沟神经干解剖特点 214
二、髂腹股沟神经干致伤机制 215
三、髂腹股沟神经干临床特点 215
四、髂腹股沟神经干诊断 215
五、髂腹股沟神经干治疗 215
第五节　股外侧皮神经干 215
一、股外侧皮神经干解剖特点 215
二、股外侧皮神经干致伤机制 216
三、股外侧皮神经干临床特点及诊断 216
四、股外侧皮神经干治疗 216
第六节　臀上皮神经干 216
一、臀上皮神经干解剖特点 216
二、臀上皮神经干致伤机制 216
三、臀上皮神经干临床特点及诊断 217
四、臀上皮神经干治疗 217
第七节　尾神经丛 217
一、尾神经丛解剖特点 217
二、尾神经丛致伤机制 217
三、尾神经丛临床特点 218
四、尾神经丛诊断 218
五、尾神经丛治疗 218
（林　研　赵卫东　刘晓伟　赵定麟）
第三篇
脊柱伤患手术麻醉、围手术期处理、护理及中医传统疗法 219
第一章　脊柱外科手术麻醉 220
第一节　脊柱外科手术麻醉概述 220
第二节　脊柱手术常用麻醉药 220
一、局部麻醉药 220
二、安定镇静类药 221
三、麻醉性镇痛药 222
四、静脉全身麻醉药 222
五、吸入性全身麻醉药 223
六、骨骼肌松弛药及其他麻醉辅助用药 223
第三节　围手术期处理 224
一、术前检查与全身准备 224
二、脊柱外科麻醉术中监测 229
三、脊柱外科患者术后疼痛的处理 235
第四节　脊柱外科择期手术的麻醉 240
一、脊柱外科手术特点 240
二、术前麻醉访视和病情估计 241
三、麻醉方法选择和术中监测 242
四、常见脊柱手术的麻醉 243
第五节　脊柱急症创伤手术的麻醉 248
一、脊柱创伤手术概述 248

二、脊柱创伤手术指征 248
三、脊柱创伤手术探查时机 249
四、脊柱创伤手术麻醉相关问题 249
五、脊柱创伤病理生理 249
六、脊髓损伤治疗 250
七、脊髓损伤后并发症及处理 250
八、脊髓损伤手术麻醉 251
九、颈椎损伤气道处理 253
（王成才 李盈科 袁红斌）

第二章 脊柱患者围手术期处理 256

第一节 心功能的评估 256
一、术前心功能检测 256
二、术中心功能的维持 259
三、术后心功能的监测 259
第二节 呼吸功能的评估 260
一、术前呼吸功能检测 260
二、术中呼吸功能维持 260
三、术后呼吸功能监测 260
四、呼吸衰竭患者术后机械通气使用 261
第三节 围手术期营养支持与水、电解质平衡 264
一、围手术期营养支持 264
二、围手术期水、电解质平衡 266
第四节 围手术期抗生素的应用 266
一、围手术期抗生素应用概述 266
二、脊柱抗菌素应用基本原则 267
三、脊柱预防性用药 267
四、脊柱感染治疗性用药 268
第五节 脊柱围手术期镇痛及镇静管理 269
一、镇痛药物治疗 269
二、非药物治疗 270
三、镇痛治疗期间对器官功能监测 270
四、脊柱术后危重患者的ICU镇静管理 271
第六节 围手术期深静脉血栓和致死性肺栓塞 273
一、脊柱围手术期PE发病特点 273
二、根据临床情况判断可能性 273
三、结合心电图、胸部X线片、动脉血气分析等基本检查做出初步判断 274
四、对可疑PE患者合理安排进一步检查以明确或除外诊断 274
五、脊柱围手术期PE的治疗 274
六、脊柱围手术期PE的预防 275
（牛惠燕 唐伦先）

第三章 凝血与血小板功能分析仪在脊柱外科及骨科的应用 277

第一节 Sonoclot分析仪工作原理 277
一、Sonoclot分析仪概述 277
二、Sonoclot分析仪工作原理简介 278
三、Sonoclot分析仪曲线标记过程 278
四、标记曲线与凝血过程关系 279
第二节 Sonoclot分析仪的特点及相关设备对比 281
一、本仪器检验不同于常规凝血检验 281
二、Sonoclot分析仪与TEG对比 282
三、各种检测仪对比观察 283
第三节 凝血与血小板分析仪的临床意义与实际应用 284
一、Sonoclot分析仪临床意义 284
二、Sonoclot分析仪实际应用 284
（鲍宏玮 孙京文）

第四章 脊柱骨折及伤患术后应激性溃疡 286

第一节 应激性溃疡概述、流行病学及发病机制 286
一、应激性溃疡概述 286
二、应激性溃疡流行病学 286
三、骨折后SU的发病因素 287
四、应激性溃疡发病机制 288
第二节 应激性溃疡的病理、临床症状及诊断 290
一、应激性溃疡病理改变 290
二、应激性溃疡临床症状 290
三、应激性溃疡诊断 291
第三节 应激性溃疡的治疗、预防与护理要求 292
一、应激性溃疡治疗 292
二、应激性溃疡预防 293
三、应激性溃疡护理要求 294
（刘 菲 刘雁冰 袁琼英）

第五章 脊柱伤患护理学 297

第一节 颈椎伤病的概述及非手术疗法护理 297
一、概述 297
二、颈椎非手术疗法的作用 297
三、颈椎非手术疗法的种类与护理 297
第二节 颈椎伤病的手术疗法与护理 299
一、概述 299
二、颈椎手术简介 299

三、术前护理 299
四、术中护理 300
五、术后护理 300
六、颈椎手术常见术后并发症的观察与处理 301
第三节 颈椎伤病的预防与康复 303
一、概述 303
二、颈椎伤病的预防 303
三、颈椎伤病的康复 303
第四节 腰椎伤病的非手术疗法与护理 306
一、基本疗法 306
二、牵引 306
三、手法操作 307
四、石膏技术 307
第五节 腰椎伤病的手术疗法、预防、康复与护理 308
一、腰椎手术简介 308
二、腰椎手术围手术期护理 308
三、腰椎手术常见术后并发症的观察与护理 309
四、腰椎伤病的预防 309
五、腰椎伤病的康复 310
（徐 燕 陈红梅）
第六章 传统中医疗法诊治脊柱伤患的临床应用 312
第一节 脊柱伤病的中医概论 312
一、概述 312
二、中医疗法的临床作用与意义 312
三、祖国医学已逐渐融入现代医学 312
（姜 宏）
第二节 胸腰椎骨折中医疗法 313
一、胸腰椎骨折中医疗法概述 313
二、胸腰椎骨折中医疗法分型 313
三、胸腰椎骨折三期中医疗法 315
四、胸腰椎骨折中医手法复位 316
五、腰背肌功能锻炼 317
六、中医药治疗胸腰椎骨折临床研究进展 318
（孟祥奇 姜 宏）
第三节 脊髓损伤中医疗法 320
一、脊髓损伤中医疗法概述 320
二、脊髓损伤中医疗法辨证分型分期 320
三、脊髓损伤中医治疗 321
四、脊髓损伤中医治疗进展 322
（沈晓峰 姜 宏）
第四节 颈椎病中医疗法 323
一、颈椎病中医疗法概述 323
二、颈椎病中医疗法常规分型 323
三、颈椎病中医辨证分型 326
四、颈椎病中医治疗 326
五、颈椎病术后中药治疗 328
六、颈椎病中医治疗进展 328
（刘锦涛 姜 宏）
第五节 腰椎间盘突出症中医疗法 329
一、腰椎间盘突出症中医疗法概述 329
二、腰椎间盘突出症分型 329
三、腰椎间盘突出症中医辨证分型 331
四、腰椎间盘突出症中医治疗 332
五、中医综合治疗在腰椎间盘突出后重吸收中的运用 341
六、腰椎间盘突出症中医临床举例 343
七、腰椎间盘突出症中医治疗进展 343
第六节 腰椎管狭窄症和腰椎滑脱症中医疗法 349
一、腰椎管狭窄症和腰椎滑脱症中医概述 349
二、腰椎管狭窄症和腰椎滑脱症中医分型 350
三、腰椎管狭窄症和腰椎滑脱症辨证分型 351
四、腰椎管狭窄症和腰椎滑脱症中医治疗 351
五、腰椎管狭窄症和腰椎滑脱症中医治疗进展 352
（俞鹏飞 姜 宏）
第七节 强直性脊柱炎中医疗法 353
一、强直性脊柱炎中医概述 353
二、强直性脊柱炎中医治疗全身症状 354
三、强直性脊柱炎中医治疗局部表现 354
四、强直性脊柱炎中医治疗中实验室检查 355
五、强直性脊柱炎中医治疗中影像学检查 355
六、强直性脊柱炎中医辨证分型 355
七、强直性脊椎炎中医治疗 356
八、强直性脊柱炎中医研究进展 357
（刘锦涛 姜 宏）
第八节 腰椎手术失败综合征 358
一、腰椎手术失败综合征概述 358
二、腰椎手术失败综合征辨证分型 358
三、腰椎手术失败综合征中医治疗 359
四、腰椎手术失败综合征中医治疗进展 360
（沈晓峰 姜 宏）
第四篇
与脊柱伤患相关之临床技术 363
第一章 脊柱手术术中X线检查 364

第一节　脊柱手术术中X线检查设备　364
一、脊柱手术术中X线机概述　364
二、C-臂X线机　364
三、推移式X线机　365
四、便携式X线摄片机　365
第二节　X线使用的原则与手术导航仪　366
一、严格对X线进行防护　366
二、操作平稳　367
三、严格无菌操作　367
四、手术导航仪　367
五、新型3D造影式导航系统用床　367
（于　彬　刘忠汉　林　研）

第二章　脊柱术中患者的体位、术野准备及消毒　368
第一节　脊柱手术术中体位与术野准备　368
一、患者的体位　368
二、避免骨突部受压　368
三、避免神经牵拉意外及压迫　368
第二节　施术局部（术野）的准备　369
一、施术局部术野准备概述　369
二、皮肤表面准备　369
三、术中消毒　369
四、消毒范围　369
五、特殊部位皮肤及开放性伤口消毒　370
六、铺单　370
第三节　脊柱术野铺单　371
一、颈椎手术仰卧、俯卧及侧卧位铺单　371
二、胸腰椎手术仰卧、俯卧及侧卧位铺单　374
三、战伤与批量手术时铺单要求与特点　374
（林　研　马　敏　刘忠汉）

第三章　脊柱伤患植骨术　376
第一节　脊柱植骨术概述、适应证及自体骨移植术　376
一、脊柱植骨术概述　376
二、植骨的适应证　376
三、移植骨来源　376
四、自体骨移植　376
五、自体骨移植优点与缺点　377
六、带血管蒂自体骨的临床应用　377
第二节　同种异体骨、人工骨及替代材料等　378
一、同种异体骨移植　378
二、人工骨　378
三、植骨替代材料的临床应用　378
第三节　常用植骨技术的种类与病例选择　380
一、松质骨碎片（块）植骨　380
二、大块整段骨移植　380
三、镶嵌植骨　380
四、H形植骨　380
五、髓内植骨　380
六、其他植骨术式　380
第四节　常用植骨骨块（条）切取术手术方式（法）　381
一、髂骨植骨块切取手术方法　381
二、腓骨移植切取手术方法　383
三、胫骨植骨块切取手术方法　384
四、松质骨的切取方法　385
（沈　彬　刘　林　赵定麟）

第四章　脊柱伤患的石膏技术　386
第一节　石膏绷带技术概述　386
一、石膏术临床疗效及优点　386
二、石膏术适应证与禁忌症　387
三、石膏术准备工作　387
四、石膏技术操作分类　387
五、包扎石膏注意事项　388
六、石膏固定患者护理　388
七、石膏绷带一般包扎方法　389
第二节　脊柱常用的石膏技术及新型石膏　391
一、颌-颈石膏　391
二、头-颈-胸石膏　392
三、石膏背心　392
四、石膏床　394
五、新型石膏简介　395
（卢旭华　王　亮　赵定麟）

第五章　脊柱现代支具技术　397
第一节　脊柱支具的基本概况　397
一、脊柱支具定义与概述　397
二、支具的历史及国内应用概况　397
三、支具的基本作用　399
四、支具分类　399
五、支具命名　400
六、支具室基本设施　400
第二节　支具处方与支具技师工作模式　402
一、支具处方　402
二、支具技师工作模式　403
第三节　脊柱支具的应用及注意事项　404
一、颈围及颈托　404

二、先天性脊柱侧凸治疗支具 404
三、用于胸腰椎伤患支具 404
四、用于截瘫支具 406
五、用于小儿麻痹后遗症支具 406
六、支具佩戴常见问题及处理 406
（王予彬 战 峰 郝跃东 刘大雄）
第四节 新型充气式胸腰椎固定背心（马甲） 407
一、新型充气式胸腰椎固定背心概述 407
二、新型充气式胸腰椎固定背心材料制作、测试与型号 408
三、新型充气式胸腰椎固定背心使用方法 410
四、新型充气式胸腰椎固定背心治疗效果 411
五、新型充气式胸腰椎固定背心设计特点 412
（严力生 鲍宏玮 钱海平 罗旭耀）
第六章 脊柱伤患牵引术 414
第一节 脊柱牵引疗法的原理、用具与分类 414
一、牵引疗法原理 414
二、牵引所需用具 415
三、牵引分类 418
第二节 脊柱伤患常用之牵引术 418
一、颅骨牵引术 418
二、头部吊带牵引 419
三、胸腰椎悬吊牵引 420
四、骨盆悬吊牵引 420
五、骨盆带牵引 421
第三节 牵引患者的观察、护理及功能锻炼 421
一、牵引患者的观察 421
二、牵引下功能锻炼 423
三、牵引患者护理 423
（蒋家耀 王 亮 石 磊 卢旭华）
第七章 脊柱外科应急性（类）手术 425
第一节 静脉切开术 425
一、静脉切开术适应证 425
二、静脉切开术麻醉 425
三、静脉切开术手术步骤 425
第二节 中心静脉压测定 426
一、适应证 426
二、麻醉 426
三、手术步骤 426
第三节 动脉输血 428
一、适应证 428
二、麻醉 428
三、手术步骤 428
四、注意事项 429
第四节 气管切开术 430
一、气管切开术概述 430
二、气管切开术适应证 430
三、气管切开术麻醉 431
四、气管切开术手术步骤 431
五、特种情况下气管切开术 433
第五节 胸内心脏按摩术 434
一、胸内心脏按摩术要领与要求 434
二、胸内心脏按摩术适应证 434
三、胸内心脏按摩术手术步骤 434
四、术后处理 437
（刘忠汉 马 敏 卢旭华 赵定麟）
第八章 脊柱伤患术前及术中采血与输血和输血反应 438
第一节 脊柱伤患术前与术中采血 438
一、术前采血 438
二、术中采血 439
第二节 术中与术后自体输血 440
一、术中与术后自体输血概述 440
二、术中与术后自体输血技术使用 440
三、术中与术后自体输血优劣评估 441
四、术中与术后自体输血注意事项 442
第三节 输血反应及处理 443
一、输血反应概述 443
二、输血发热反应 443
三、输血过敏反应 444
四、输血溶血反应 444
五、大量输血后反应 444
六、其他如空气栓塞、细菌污染反应 445
（张 振 林 研）
第九章 脊髓显微外科 446
第一节 显微镜手术的基本操作 446
一、体位 446
二、椎弓切除术 446
三、硬膜外静脉丛的止血 446
四、硬膜的切开 446
五、蛛网膜的切开 447
六、脊髓表面的止血操作 447
七、脊髓血管的观察 447

八、后根的观察 448
九、齿状韧带的观察 448
十、后正中沟的观察 448
第二节 显微镜手术的临床应用 448
一、神经鞘瘤的手术 448
二、脑脊膜瘤的手术 449
三、髓内肿瘤的手术 449
第三节 婴、幼儿时期脊椎脊髓疾病的显微外科 449
一、疾病治疗的范围 449
二、术前准备 450
三、术前检查 450
四、手术操作 450
第四节 青少年脊髓疾病的显微外科 452
一、青少年手术的一般注意事项 452
二、不同疾病的显微外科适应证 452
第五节 青壮年脊椎脊髓疾病的显微外科 455
一、概述 455
二、肿瘤性疾病 455
三、脊髓动静脉畸形 456
四、颈椎病 456
五、椎间盘突出 456
六、后纵韧带骨化 457
第六节 脊椎脊髓显微外科有关技术 457
一、椎体、椎弓的显露 457
二、椎弓切除和硬膜外的处理 458
三、硬膜的切开和硬膜内操作 458
（周天健）

索引

西文及西文字母开头的名词（短语）索引
中文专业名词及短语索引

第二卷 脊柱脊髓损伤

第一篇

枕寰、枕颈与上颈椎损伤 465
第一章 枕寰部损伤 466
第一节 枕寰部损伤概述、致伤机制、分型及诊断 466
一、枕寰部损伤概述 466
二、枕寰部损伤致伤机制 466
三、枕寰部损伤临床分型 466
四、枕寰部损伤诊断 467
第二节 枕寰部损伤的治疗 468
一、枕寰部损伤治疗基本原则 468
二、枕骨骨瓣翻转枕颈融合术 469
三、枕颈内固定系统或枕颈鲁氏棒内固定术 472
四、寰椎后弓切除加枕颈融合术 473
五、枕颈（寰）关节损伤之预后 474
（倪 斌 刘洪奎 王新伟 赵定麟）
第三节 经皮后路C_1、C_2关节突螺钉内固定术 475
一、概述 475
二、病例选择、手术器械及术前准备 475
三、手术方法 476
四、术后处理 481
五、并发症防治 481
六、临床举例 482
第四节 经皮前路C_1、C_2关节突螺钉内固定术 484
一、概述 484
二、病例选择 484
三、器械及术前准备 484
四、手术方法 486
五、术后处理 491
六、并发症防治 491
七、临床举例 492
第五节 经皮齿状突螺钉内固定术 495
一、病例选择 495
二、手术器械及术前准备 495
三、手术方法 496
四、术后处理 499
五、并发症防治 499
六、临床举例 500

第六节 经皮颈椎椎弓根螺钉内固定术 503
一、概述 503
二、病例选择及手术器械 503
三、术前准备 503
四、手术方法 504
五、术后处理 508
六、并发症防治 508
七、临床举例 508
（池永龙）

第二章 寰枢椎单纯性骨折 511
第一节 寰椎骨折 511
一、寰椎骨折概述 511
二、寰椎骨折致伤机制 511
三、寰椎骨折分型 513
四、寰椎骨折临床表现 513
五、寰椎骨折诊断 513
六、寰椎骨折治疗 514
七、寰椎骨折预后 516
第二节 枢椎齿状突骨折 516
一、枢椎齿状突骨折致伤机转 516
二、枢椎齿状突骨折分型 517
三、枢椎齿状突骨折临床表现 518
四、枢椎齿状突骨折诊断依据 518
五、齿状突不连的判定 518
六、枢椎齿状突骨折非手术疗法 518
七、枢椎齿状突骨折手术疗法 518
（倪 斌 刘洪奎 袁 文 陈德玉 赵 杰 赵定麟）

第三章 寰枢椎脱位及骨折脱位 523
第一节 单纯性寰枢椎脱位 523
一、单纯性寰枢椎脱位致伤机制 523
二、单纯性寰枢椎脱位临床表现 523
三、单纯性寰枢椎脱位诊断 523
四、单纯寰枢脱位治疗 526
第二节 伴齿状突骨折的寰枢椎前脱位 535
一、伴齿状突骨折致伤机制 535
二、伴齿状突骨折临床表现 535
三、伴齿状突骨折诊断 535
四、伴齿状突骨折治疗 536
五、齿状突愈合时间 539
第三节 伴齿状突骨折的寰枢椎后脱位 540
一、伴齿状突骨折致伤机制 540
二、伴齿状突骨折临床表现 540
三、伴齿状突骨折诊断 540
四、伴齿状突骨折治疗 541
（倪 斌 袁 文 陈德玉 赵 杰 赵定麟）
第四节 CT监测下经皮穿刺寰枢椎侧块关节植骨融合术 542
一、寰枢椎不稳定手术概述 542
二、局部解剖学复习与观测 543
三、寰枢椎不稳定手术疗法 543
四、临床举例 545
五、本术式特点 546
（刘晓光 党耕町）

第四章 枢椎椎弓（Hangman）骨折 548
第一节 枢椎椎弓根骨折致伤机制、分型与临床表现 548
一、Hangman骨折致伤机制 548
二、Hangman骨折分型 548
三、Hangman骨折临床表现 549
第二节 枢椎椎弓骨折的诊断与治疗 550
一、Hangman骨折诊断依据 550
二、Hangman骨折治疗 550
三、枢椎其他部位损伤 553
（罗旭耀 钮心刚 严力生 赵定麟）

第五章 上颈椎手术并发症及翻修术 555
第一节 上颈椎手术术中并发症 555
一、上颈椎手术概述 555
二、上颈椎手术术中神经损伤 555
三、上颈椎手术术中血管损伤 556
四、上颈椎手术术中硬膜撕裂 556
五、上颈椎手术术中食管损伤 557
六、上颈椎手术术中其他损伤 557
第二节 上颈椎手术术后并发症 558
一、脑脊液漏 558
二、高位脊髓神经损伤 558
三、切口感染 558
四、植入骨融合术失败引起枕颈、或C_1、C_2融合术失败致骨不融合及假关节形成 559
五、其他 559
（倪 斌 袁 文 陈德玉 赵 杰 赵定麟）
第三节 上颈椎翻修术的基本概念、原因、手术确认及一般原则 559
一、上颈椎翻修术基本概念 559
二、上颈椎翻修术原因 560
三、上颈椎翻修术原因的判定 560
四、上颈椎翻修术的确认 560

五、上颈椎翻修术的基本原则与要求 562
六、上颈椎翻修手术的要点 562
第四节 上颈椎翻修术常选用的术式 563
一、枕颈融合（减压）术 563
二、寰枢椎翻修融合术 565
第五节 上颈椎翻修手术并发症 570
一、脑脊液漏 570
二、神经功能恶化 570
三、内置物和植骨块断裂、移位 570
四、植骨不愈合或延迟愈合 570
五、感染 570
（赵 杰 陈德玉 赵定麟）

第六章 上颈椎微创手术 571
第一节 上颈椎前路颈动脉三角区的内窥镜微创技术 571
一、脊柱内窥镜技术概述 571
二、病例选择及术前准备 571
三、术前一般准备 572
四、术前器械准备 572
五、麻醉与体位 572
六、具体操作步骤 573
七、操作注意事项 576
八、术后处理 576
九、并发症防治 576
十、临床举例 577
第二节 经枕颈后外侧显微外科技术 581
一、枕颈后外侧显微外科技术概述 581
二、病例选择 581
三、术前准备 581
四、麻醉与体位 581
五、具体操作步骤 582
六、操作注意事项 584
七、术后处理 584
八、并发症防治 584
九、临床举例 585
（池永龙）

第二篇

下颈椎损伤 589

第一章 下颈椎损伤概述、分型及诊断要点 590
第一节 下颈椎损伤概述及分型(类)概述 590
一、下颈椎损伤概述 590
二、下颈椎损伤分型（类）概述 590
第二节 下颈椎损伤的分型 592
一、下颈椎部分损伤 592
二、下颈椎完全损伤 596
第三节 下颈椎损伤的诊断要点 598
一、重视临床 598
二、有目的的选用影像学技术 598

第二章 下颈椎常见各型骨折脱位的诊断与治疗 600
第一节 颈椎椎体楔形、压缩性骨折 600
一、颈椎椎体楔形、压缩性骨折概述 600
二、下颈椎椎体压缩性骨折临床表现与诊断 600
三、下颈椎椎体压缩性骨折治疗 601
第二节 下颈椎椎体爆裂性骨折 603
一、下颈椎椎体爆裂性骨折概述 603
二、下颈椎椎体爆裂性骨折临床表现与诊断 603
三、下颈椎椎体爆裂性骨折治疗 604
四、下颈椎椎体爆裂性骨折预后 606
第三节 下颈椎前方半脱位 608
一、下颈椎前方半脱位概述 608
二、下颈椎前方半脱位临床特点 608
三、视伤情采取相应治疗措施 609
第四节 颈椎单侧及双侧小关节脱位 610
一、颈椎单侧及双侧小关节脱位概述 610
二、颈椎单侧及双侧小关节脱位临床表现 610
三、颈椎单侧及双侧小关节脱位诊断 610
四、颈椎单侧及双侧小关节脱位治疗 611
第五节 下颈椎后脱位 613
一、下颈椎后脱位概述 613
二、下颈椎后脱位诊断 613
三、下颈椎后脱位治疗 613
（钮心刚 罗旭耀 严力生 赵定麟）

第三章 下颈椎过伸性损伤 615
第一节 下颈椎过伸伤概述、发生机制与临床表现 615
一、下颈椎过伸伤概述 615
二、下颈椎过伸伤致伤机制 615
三、下颈椎过伸伤临床表现 617
第二节 下颈椎过伸伤诊断、鉴别诊断与治疗原则 618
一、下颈椎过伸伤诊断 618
二、下颈椎过伸伤鉴别诊断 618
三、下颈椎过伸伤治疗原则 619

第三节　下颈椎过伸伤治疗　619
一、下颈椎过伸伤急性期治疗　619
二、下颈椎过伸伤手术疗法　620
三、下颈椎过伸伤后期及晚期病例　620
第四节　下颈椎过伸伤临床举例　621
一、下颈椎过伸伤临床举例（一）　621
二、下颈椎过伸伤临床举例（二）　621
三、下颈椎过伸伤临床举例（三）　622
四、下颈椎过伸伤临床举例（四）　622
五、下颈椎过伸伤临床举例（五）　623
（倪　斌　钮心刚　严力生　赵定麟）
第四章　钩椎关节病或外伤性钩椎关节病（创伤性颈脑综合征）　624
第一节　钩椎关节病概述、病因、诊断与鉴别诊断　624
一、钩椎关节病概述　624
二、钩椎关节病致病因素　624
三、钩椎关节病临床表现　624
四、钩椎关节病影像学表现　624
五、钩椎关节病诊断　625
六、钩椎关节病鉴别诊断　625
第二节　钩椎关节病治疗及预后　626
一、钩椎关节病非手术疗法　626
二、钩椎关节病手术疗法　626
三、钩椎关节病预后　627
（倪　斌　罗旭耀　严力生　赵定麟）
第五章　下颈椎其他损伤　628
第一节　下颈椎棘突、横突及关节突骨折　628
一、下颈椎棘突骨折　628
二、下颈椎横突骨折　628
三、下颈椎关节突骨折　629
第二节　下颈椎椎板骨折、幸运骨折及无明显损伤的脊髓损伤　629
一、下颈椎椎板骨折　629
二、幸运性下颈椎损伤　629
三、下颈椎无明显骨折脱位的脊髓损伤　630
第三节　下颈椎病理性损伤、迟发性颈髓损伤及幼儿颈髓损伤　631
一、下颈椎病理性骨折的诊治特点　631
二、迟发性颈髓损伤　631
三、幼儿颈髓损伤的特点　631
（罗旭耀　钮心刚　严力生　赵定麟）
第六章　下颈椎损伤的手术疗法　633
第一节　术前准备、病例选择及手术入路　633
一、下颈椎损伤术前准备　633
二、下颈椎损伤病例及手术入路选择　633
三、颈椎前方入路及术野消毒铺单　634
四、颈椎后方入路及术野消毒铺单　637
第二节　颈椎前路手术实施及各种术式　639
一、颈前路手术病例的选择　639
二、颈椎前路减压术实施中的要点　640
三、颈椎前路髓核切除术　640
四、颈椎前路开放复位椎节融合术　641
五、颈椎前路椎体次全切除术　642
六、颈椎椎体全切术　643
七、颈椎椎节融合固定术　644
第三节　颈椎后路手术的实施及各种术式　644
一、颈椎后路手术概述　644
二、颈椎后路手术病例选择　644
三、颈椎后路手术各种术式　645
四、颈椎后路常用术式实施与选择　646
第四节　颈椎前后路同时（期）施术及临床举例　648
一、颈椎前后路同期施术概述　648
二、颈椎前后路同期施术病例选择　648
三、颈椎前后路同期施术手术实施　649
四、颈椎前后路同期施术临床举例　649
第五节　下颈椎创伤术后病例翻修术　653
一、概述　653
二、下颈椎翻修术适应证　653
三、下颈椎翻修术前对病情需进行综合评价　654
四、下颈椎外伤翻修术之基本原则　655
第六节　颈椎外伤前路及前后路翻修手术技术要求　656
一、前路手术入路　656
二、取出前次手术内植物　657
三、前路减压操作　657
四、植骨融合及内固定　657
五、重建颈椎生理曲度　657
六、术后处理　658
七、下颈椎损伤病例后路或前后路同时翻修术　658
（赵定麟　赵　杰　陈德玉　林　研　赵卫东）
第三篇
胸腰椎损伤　663
第一章　胸、腰段脊柱脊髓伤的致伤机制、分型分类及功能判定　664

第一节　胸腰椎损伤机制及暴力分型　664
一、胸腰椎致伤机制　664
二、胸腰椎损伤暴力分型　665
第二节　胸腰椎损伤伤情分类及临床常用之诊断　668
一、Denis的三柱分类及损伤机制　668
二、Wolter三级四等份分类法　673
三、依据骨折稳定程度之分类　673
四、涉及脊柱骨折稳定性之分类　673
五、对不稳定型脊柱骨折的分度　673
六、临床上常选用的诊断名称　675
第三节　脊柱脊髓神经损伤的分类定位、分级及鉴别　679
一、脊髓神经损伤的分类　679
二、脊髓受损平面的临床判定　683
三、脊髓损伤的神经功能分级　684
四、各种神经损伤的鉴别　686
五、脊髓反射功能的鉴别　689
（李增春　李　侠　于　彬）
第二章　胸腰椎损伤的治疗原则　690
第一节　稳定型胸腰椎损伤的治疗原则　690
一、胸腰椎椎体单纯性、楔形压缩性骨折　690
二、腰椎横突骨折　695
三、腰椎棘突骨折　695
第二节　不稳定型胸腰椎损伤的治疗原则　696
一、胸腰椎椎体爆（炸）裂性骨折　696
二、胸腰椎椎体严重楔形压缩骨折、伴或不伴小关节半脱位者　697
三、胸腰椎伸展型骨折　699
四、Chance骨折　699
五、胸腰椎椎体间关节脱位（或椎节骨折脱位）　701
六、椎弓根峡部骨折　702
第三节　合并脊髓损伤的胸腰椎骨折的基本概念与治疗原则　704
一、脊髓损伤之基本概念　704
二、脊髓损伤部位　705
三、脊髓损伤的临床表现　706
四、脊髓损伤的临床经过及神经学特征　709
五、脊髓损伤的基本治疗原则　714
六、脊髓完全性损伤之治疗　715
七、脊髓不全性损伤之治疗　715
（李增春　李　侠　于　彬　赵定麟）
第四节　当代脊柱脊髓损伤治疗的进展　717
一、概述　717
二、再生治疗策略　717
三、药物治疗　722
四、未来的期望　723
（刘忠汉　李增春　于彬　赵定麟）
第三章　胸腰椎骨折脱位之手术疗法　724
第一节　胸腰椎骨折脱位手术的基本概念　724
一、胸腰椎骨折脱位手术概述　724
二、胸腰椎前路手术特点　724
三、胸腰椎前路手术病例选择　725
四、胸腰椎腰椎后路手术特点　725
五、胸腰椎后路手术病例选择　726
六、胸腰椎前后路同时施术　726
七、胸腰椎手术时机选择　726
八、对老年胸腰椎骨折患者在治疗上应持积极态度　727
第二节　胸腰椎前路手术入路　727
一、前路经胸腔手术入路麻醉与体位　727
二、经胸手术操作步骤及入路　727
三、经胸入路显露施术椎节前侧方　733
四、前路经腹膜外入路麻醉与体位　733
五、前路腹膜外手术入路操作步骤　733
第三节　胸腹前路手术常用术式　737
一、开放复位及切骨减压术　737
二、椎节内植骨及其他撑开固定技术　738
三、界面固定植入物的应用　745
四、闭合切口　746
第四节　胸腰椎骨折脱位后方手术入路　751
一、胸腰椎骨折胸腹后路手术特点　751
二、胸腰椎骨折手术病例选择与手术时机　751
三、胸腰椎骨折后路手术内固定植入物种类　752
四、胸腰椎骨折脱位后入路操作步骤　753
第五节　胸腰椎损伤后路常用术式　756
一、胸腰椎开放复位固定术　756
二、保留棘突之胸腰椎后路常规椎板切除减压术　758
三、胸腰椎扩大性椎板切除减压术　760
四、胸腰椎蛛网膜下腔切开探查术　761
五、胸腰椎椎弓根钉技术　763
六、胸腰椎陈旧性骨折手术疗法　767
七、胸腰椎侧后方椎管次环状减压术　767
八、清洗术野闭合切口　767
九、胸腰椎术后并发症　770
十、胸腰椎椎弓根钉技术临床举例　772

第六节 人工椎体植入术与胸腰椎病理性骨折 779
一、人工椎体植入术概述 779
二、人工椎体构造 779
三、人工椎体型号与配套工具 780
四、人工椎体手术方法 780
五、胸腰椎病理性骨折病因 782
六、胸腰椎病理骨折的临床症状与诊断 783
七、胸腰椎病理性骨折治疗 783
（赵 杰 陈德玉 王新伟 赵定麟）
第七节 腰椎骨折后经皮椎体成形技术及球囊成形术 786
一、腰椎骨折后经皮椎体成形技术（PVP）病例选择与器械准备 786
二、经皮成形术的手术方法与注意事项 787
三、经皮成形术的术后处理与并发症 789
四、PVP病例介绍 790
五、球囊扩张椎体后凸成形技术 791
六、PKP病例介绍 795
（徐华梓 王向阳）
第八节 胸椎骨折电视－胸腔镜下（VATS/EMI－VATS）减压、植骨及内固定术 797
一、VATS/EMI-VATS概述 797
二、VATS/EMI-VATS手术适应证 797
三、VATS/EMI-VATS手术禁忌症 797
四、VATS/EMI-VATS术前准备 797
五、VATS/EMI-VATS手术方法 798
六、VATS/EMI-VATS操作注意事项 802
七、VATS/EMI-VATS术后处理 804
八、VATS/EMI-VATS并发症防治 804
九、VATS/EMI-VATS临床举例 804
（池永龙）
第九节 胸腰椎损伤晚期病例的处理与次全环状减压术 807
一、胸腰椎损伤晚期病例概述 807
二、胸腰椎损伤晚期病例解剖特点 807
三、胸腰椎损伤晚期病例手术病例选择 808
四、胸腰椎损伤晚期病例手术入路 808
五、胸腰椎次全环状减压术特种手术器械 809
六、胸腰椎次全环状减压术具体实施 811
七、胸腰椎次全环状减压术术后处理 816
八、胸腰椎损伤其他术式 817
（赵定麟 陈德玉 严力生 罗旭耀）
第十节 脊髓损伤后膀胱功能重建技术现状 820
一、脊髓损伤后膀胱功能重建技术历史回顾 820
二、膀胱功能障碍对脊髓损伤患者的影响 820
三、脊髓损伤膀胱功能障碍类型 821
四、脊髓损伤后膀胱功能重建目标 821
五、脊髓损伤后膀胱功能障碍的一般性治疗及膀胱、尿道的结构性手术 821
六、选择性骶神经根切断术治疗脊髓损伤后痉挛性膀胱 822
七、人工膀胱反射弧重建术 824
八、骶神经前根电刺激排尿术 829
（侯春林 林浩东）
第四章 胸腰椎爆裂型骨折的处理 831
第一节 胸腰椎爆裂型骨折概述、致伤机制与治疗原则 831
一、胸腰椎爆裂型骨折概述 831
二、胸腰椎爆裂型骨折致伤机制 831
三、胸腰椎爆裂型骨折治疗原则 833
四、胸腰椎爆裂型骨折非手术疗法 833
五、胸腰椎爆裂型骨折手术疗法 833
第二节 胸腰椎爆裂骨折之手术疗法 834
一、胸腰椎爆裂骨折手术疗法的目的与临床要求 834
二、胸腰椎爆裂骨折减压愈早愈好，必须彻底 834
三、恢复椎管高度与椎管形态 835
四、有效固定与制动 835
五、胸腰椎爆裂骨折手术疗法的实施 835
六、胸腰椎爆裂型骨折并发症 837
七、胸腰椎爆裂型骨折临床举例 838
第三节 几种特殊类型椎体爆裂性骨折及其特点与处理 842
一、无神经损伤的爆裂型骨折 842
二、儿童爆裂型骨折 842
三、低位爆裂型骨折 842
四、病理性爆裂型骨折 845
五、跳跃式胸腰段爆裂骨折 846
六、合并椎间盘突出之爆裂性骨折 848
（赵 杰 陈德玉 谢幼专 赵长清 李 华 赵 鑫 杨建伟 赵定麟）
第五章 胸腰椎损伤并发症及翻修术 851
第一节 胸腰椎损伤术后并发症及翻修手术基本概念 851
一、胸腰椎损伤并发症概述 851

二、胸腰椎损伤术后并发症原因 851
三、胸腰椎损伤术后并发症初步判定 851
四、胸腰椎损伤并发症术前评价指标 852
第二节 胸腰椎损伤再手术目的、基本原则及病例选择 853
一、胸腰椎损伤再手术目的 853
二、胸腰椎损伤再手术基本原则 853
三、胸腰椎损伤再手术病例选择 854
第三节 胸腰椎翻修术的手术操作要点及术后处理 855
一、胸腰椎翻修术一般操作要点 855
二、重建腰椎生理曲度、高度与稳定性 855
三、胸腰椎翻修术术后处理 855
四、加强康复治疗 856
第四节 胸腰椎翻修术临床举例 856
（赵 杰 陈德玉 林 研 倪春鸿 赵卫东 赵定麟）

第六章 胸腰段创伤经皮微创技术 866
第一节 胸腰段创伤前路微创外科技术 866
一、胸腰段创伤经皮微创技术概述 866
二、胸腰段创伤经皮微创技术病例选择 866
三、胸腰段创伤经皮微创技术手术方法 866
四、胸腰段创伤经皮微创技术术后处理 868
五、胸腰段创伤经皮微创技术防治并发症 868
六、胸腰段创伤经皮微创技术临床举例 869
第二节 腹腔镜下腰椎骨折手术技术 870
一、腹腔镜下腰椎骨折手术技术概述 870
二、腹腔镜下腰椎骨折手术技术病例选择 870
三、腹腔镜下腰椎骨折手术技术术前准备 870
四、腹腔镜下腰椎骨折手术技术手术步骤 870
五、腹腔镜下腰椎骨折手术技术术后处理 873
六、腹腔镜下腰椎骨折手术技术并发症防治 873
七、腹腔镜下腰椎骨折手术技术临床举例 874
第三节 经皮胸腰椎骨折椎弓根螺钉内固定术 876
一、经皮胸腰椎骨折椎弓根螺钉内固定术概述 876
二、经皮胸腰椎骨折椎弓根螺钉内固定术病例选择 876
三、经皮胸腰椎骨折椎弓根螺钉内固定术手术器械 877
四、经皮胸腰椎骨折椎弓根螺钉内固定术术前准备 878
五、经皮胸腰椎骨折椎弓根螺钉内固定术手术方法 878
六、经皮胸腰椎骨折椎弓根螺钉内固定术术后处理 883
七、经皮胸腰椎骨折椎弓根螺钉内固定术并发症防治 884
八、经皮胸腰椎骨折椎弓根螺钉内固定术临床举例 887
（池永龙）

第七章 脊髓损伤术后康复 891
第一节 脊髓损伤术后康复基本概述 891
一、脊髓损伤术后康复概述 891
二、脊髓损伤功能恢复训练中物理治疗 891
三、脊髓损伤早期物理治疗 891
四、脊髓损伤离床后物理治疗 895
第二节 脊髓损伤功能恢复训练中的作业治疗 898
一、作业治疗概述 898
二、作业治疗实施步骤 898
三、颈髓损伤作业治疗 900
四、截瘫作业治疗 901
五、驾驶汽车训练 901
第三节 脊髓损伤功能训练中的动作训练 901
一、动作训练概述 901
二、关节活动范围（ROM）的训练 901
三、肌力增强训练 902
四、保持坐位姿势训练 902
五、翻身动作 904
六、起坐动作训练 905
七、支撑动作 906
八、移动与转移动作 907
九、轮椅驱动 907
十、步行 910
十一、饮食、美容、写字动作 918
十二、更衣动作训练 918
（周天健 李建军）

第四篇
骨盆骨折及骶髂关节和骶尾部损伤 921

第一章 骨盆骨折 922
第一节 骨盆骨折之基本概念 922
一、骨盆骨折概述 922

二、骨盆的功能 922
三、骨盆的骨性结构 922
四、骨盆的生物力学 923
五、盆腔脏器 924
六、盆腔内血管 924
七、盆腔内神经 924
八、骨盆骨折的分类 925
第二节 骨盆骨折的诊断、合并伤及治疗要点 925
一、骨盆骨折的诊断 925
二、骨盆骨折合并伤的判定 926
三、骨盆骨折的治疗要点 927
第三节 骨盆环稳定或基本稳定的骨折（A型）治疗 928
一、骨盆边缘撕脱骨折 928
二、髂骨翼骨折 928
三、单一的耻骨水平支或下支骨折 928
四、S_{2-3}以下的横断骨折 929
五、单侧耻骨上下支骨折 930
六、耻骨联合轻度分离 930
七、骶髂关节半脱位 930
八、双侧耻骨上下支骨折 930
第四节 骨盆环旋转不稳定、纵向稳定型骨折（B型）的治疗 931
一、B型骨盆骨折概述 931
二、分离型骨盆骨折 931
三、压缩型（内旋型）骨盆骨折 931
第五节 骨盆环旋转与纵向均不稳定型骨折（C型）的治疗 933
一、概述 933
二、明确伤情 934
三、治疗 934
（张秋林）
第六节 骨盆骨折的外固定支架治疗技术 937
一、依据骨盆骨折的特点选择外固定架的合理性 937
二、骨盆外固定支架治疗骨盆骨折的原理 937
三、骨盆骨折外固定支架病例选择 938
四、骨盆外固定支架操作技术 938
五、骨盆外固定支架治疗的优缺点 941
六、骨盆外固定架术后处理及并发症 941
七、骨盆外固定架临床举例 942
（张秋林）
第七节 经骶髂关节拉力螺钉固定骨盆后环及骶髂关节损伤 944
一、骶髂关节拉力螺钉固定概述 944
二、骶髂拉力螺钉固定的解剖学基础 944
三、骨盆骨折复位 944
四、骶髂拉力螺钉的置入 945
五、拉力螺钉手术并发症 948
六、临床举例 948
（张秋林 纪 方 王秋根）
第八节 骶骨骨折合并神经损伤的微创治疗技术 949
一、骶骨骨折合并神经损伤概述 949
二、骶骨骨折类型与神经损伤的关系 949
三、骶骨骨折合并神经损伤的病理分型与解剖 950
四、骶骨骨折复位固定方式对神经损伤修复的影响 951
五、骶骨骨折合并神经损伤的手术减压治疗 953
（张秋林 纪 方 王秋根）
第九节 骨盆骨折合并伤及开放性骨盆骨折的治疗 954
一、骨盆骨折合并伤概述 954
二、并发大出血与休克 954
三、骨盆骨折合并脏器损伤 955
四、开放性骨盆骨折的处理 956
第十节 骨盆骨折所致尿道损伤的尿道修补术与尿道会师术 957
一、尿道损伤修补术与尿道会师术概述 957
二、前尿道损伤修补术 957
三、尿道会师术 959
四、后尿道损伤修补术 959
（张秋林 纪 方 王秋根 赵定麟）
第二章 骶髂关节及骶尾部损伤 963
第一节 骶髂关节损伤 963
一、髂骶关节损伤概述 963
二、骶髂关节应用解剖 963
三、骶髂关节损伤致伤机理 963
四、骶髂关节扭伤或半脱位之临床表现 963
五、骶髂关节损伤诊断 964
六、骶髂关节损伤非手术疗法 964
七、骶髂关节损伤手术治疗 965
第二节 骶骨骨折概述、临床表现及诊断 967
一、骶骨骨折概述 967

二、骶骨骨折致伤机制 967
三、骶骨骨折类型及特点 967
四、骶骨骨折临床表现 969
五、骶骨骨折诊断 969
第三节 骶骨骨折治疗及预后 970
一、骶骨骨折一般治疗原则 970
二、几种特殊类型骶骨骨折及其处理 970
三、骶骨骨折预后 972
（严力生 钮心刚 罗旭耀）
第四节 尾骨骨折、脱位的致伤机制、分类、临床与诊断 972
一、尾骨骨折与脱位概述 972
二、尾骨骨折与脱位致伤机制 972
三、尾骨骨折与脱位分类 972
四、尾骨骨折与脱位临床表现 973
五、尾骨骨折与脱位诊断 973
第五节 尾骨骨折、脱位的治疗、预后与尾痛症 973
一、尾骨骨折与脱位非手术疗法治疗 973
二、尾骨骨折与脱位手术疗法 973
三、尾骨骨折与脱位预后 975
四、尾痛症 975
（李增春 李 侠 刘忠汉 于 彬）

第五篇

其他损伤 977

第一章 小儿、老人及无骨折损伤 978
第一节 小儿脊髓损伤 978
一、小儿脊髓损伤概述 978
二、小儿脊髓损伤特点与发生率 978
三、小儿脊髓损伤致伤原因 979
四、小儿脊髓损伤诊断 979
五、小儿脊髓损伤治疗 980
（李也白 李 雷 陈利宁）
第二节 高龄脊髓损伤 980
一、高龄脊髓损伤概述 980
二、高龄脊柱、脊髓损伤者特点 980
三、年轻脊髓损伤者同样可以进入老龄化社会 980
四、高龄脊髓损伤的并发症 982
五、高龄脊髓损伤的诊断 982
六、高龄脊髓损伤的治疗 982
（陈利宁 李也白 李 雷）
第三节 无明显骨折脱位型颈髓损伤 983
一、无骨折脱位型颈髓损伤概述 983
二、无骨折脱位型颈髓损伤发生机制 983
三、无骨折脱位型颈髓损伤临床表现 984
四、无骨折脱位型颈髓损伤临床经过 985
五、无骨折脱位型颈髓损伤基础疾患 985
六、无骨折脱位型颈髓损伤诊断 986
七、无骨折脱位型颈髓损伤治疗 986
（李 雷 陈利宁 李也白）
第四节 运动与训练损伤 986
一、运动与训练损伤概述 986
二、运动训练伤致伤内在因素 987
三、运动训练伤致伤外在因素 987
四、运动训练伤损伤分类 988
五、运动训练伤预防原则 988
六、运动训练伤治疗 988
（鲍宏玮 于 彬）
第二章 特殊性脊髓损伤 991
第一节 触电性脊髓损伤 991
一、触电性脊髓损伤概述 991
二、触电性脊髓损伤症状 991
三、触电性脊髓损伤诊断 991
四、触电性脊髓损伤治疗 992
（李也白 李 雷 陈利宁）
第二节 颈椎术前及术中医源性脊髓损伤 992
一、医源性脊髓损伤概述 992
二、诊断过程中发生医源性脊髓损伤的原因 992
三、源于麻醉过程中脊髓损伤原因 993
四、术中发生脊髓损伤原因 993
第三节 颈椎手术术后医源性脊髓损伤 994
一、术后医源性脊髓损伤概述 994
二、颈深部血肿形成 994
三、喉头痉挛 994
四、椎节不稳 994
五、C_5瘫痪 995
六、扩大椎管的塌陷 995
七、椎管扩大术后再次狭窄 995
八、经验谈 995
九、治疗 995
（李 雷 李也白 陈利宁）
第四节 脊柱脊髓火器伤之基本概念 995
一、脊柱火器伤概述 995
二、脊柱火器伤发生率与死亡率 996

三、脊柱火器伤损伤特点 996
四、脊柱火器伤诊断 997
第五节 脊柱火器伤的治疗 998
一、脊柱火器伤常规救治程序及措施 998
二、脊柱脊髓清创术的要点 998
三、火器性脊髓损伤的处理 999
四、不完全性脊髓火器损伤的处理 999
五、脊柱火器伤药物治疗 999
六、脊柱火器伤椎管异物存留的处理 999
七、脊柱火器伤术后处理 1000
八、脊柱火器伤的主要并发症及处理 1000
（郭永飞 史建刚）
第三章 椎动脉损伤及脊髓梗死颈源性心绞痛 1002
第一节 椎动脉损伤 1002
一、与椎动脉相关局部解剖复习 1002
二、椎动脉致伤原因 1002
三、椎动脉损伤症状及发生机制 1003
四、椎动脉损伤诊断 1003
五、椎动脉损伤治疗 1003
六、椎动脉损伤临床举例 1004
第二节 脊髓梗死 1005
一、脊髓梗死概述 1005
二、脊髓梗死病因与特点 1005
三、脊髓梗死MR所见 1005
四、脊髓梗死治疗 1006
第三节 颈源性心绞痛 1006
一、颈源性心绞痛概述 1006
二、颈源性心绞痛诊断要点 1006
三、颈源性心绞痛治疗 1006
四、颈源性心绞痛临床举例 1006
（周天健）
第四章 老年骨质疏松症伴脊柱骨折 1008
第一节 老年骨质疏松症的概述、分型、临床表现与检测 1008
一、骨质疏松症概述 1008
二、老年骨质疏松症分型 1008
三、老年骨质疏松症临床表现 1008
四、骨量检测 1009
第二节 老年骨质疏松症的预防和治疗原则 1009
一、老年骨质疏松症预防为主 1009
二、老年骨质疏松症药物治疗 1010
三、老年骨质疏松症手术治疗 1010
第三节 老年骨质疏松椎体压缩骨折的经皮椎体后凸成形术（PKP） 1012
一、PKP概述 1012
二、PKP手术适应证、禁忌症和手术时机选择 1012
三、PKP手术方法 1013
四、PKP术后处理 1014
五、PKP有关技术问题的讨论 1014
六、PKP应用前景 1016
（刘大雄 杨维权）
第五章 颈部软组织损伤 1018
第一节 颈部软组织损伤之基本概念 1018
一、颈部软组织损伤概述 1018
二、颈部软组织损伤颈部分区 1018
三、颈部软组织损伤分类 1018
第二节 颈部常见的软组织损伤 1019
一、颈部软组织损伤基本概念 1019
二、急性颈部软组织损伤 1019
三、慢性颈部软组织损伤 1020
四、颈部勒伤 1020
第三节 严重型颈部创伤 1021
一、严重型颈部创伤临床表现与特点 1021
二、严重型颈部创伤诊断 1022
三、严重型颈部创伤急救与治疗 1023
第四节 颈部血管损伤 1027
一、颈部血管损伤概述 1027
二、颈部动脉损伤处理 1027
三、颈椎根部或胸廓处血管伤 1028
四、颈部静脉损伤 1028
五、颈部血管伤术后处理 1029
（胡志前）
索引
西文及西文字母开头的名词（短语）索引
中文专业名词及短语索引

第三卷 颈椎疾患

第一篇

颈椎不稳症与颈椎椎间盘突出症 1033

第一章 颈椎不稳症 1034

第一节 颈椎不稳症概述及发病因素 1034

一、脊椎不稳症概述 1034

二、上颈椎不稳症发病因素 1034

第二节 上颈椎不稳症 1036

一、上颈椎不稳症概述 1036

二、上颈椎不稳症临床主要特点 1037

三、上颈椎不稳症影像学特点 1037

四、上颈椎不稳症诊断 1038

五、上颈椎不稳症鉴别诊断 1039

六、上颈椎不稳症治疗 1039

七、上颈椎不稳症预后判定 1041

第三节 下颈椎不稳症 1042

一、下颈椎不稳症概述 1042

二、下颈椎不稳症解剖学基础 1042

三、下颈椎不稳症致病因素 1042

四、下颈椎不稳症临床特点 1043

五、下颈椎不稳症影像学特点 1043

六、下颈椎不稳症诊断与鉴别诊断 1044

七、下颈椎不稳症治疗 1044

八、下颈椎不稳症预后 1047

（赵 杰 陈德玉 侯铁胜 赵卫东 赵定麟）

第二章 颈椎椎间盘突出症或急性颈椎椎间盘突出症 1048

第一节 颈椎椎间盘突出症概述、病因学、临床表现及影像学特点 1048

一、颈椎椎间盘突出症概述 1048

二、颈椎椎间盘突出症病因学 1048

三、颈椎椎间盘突出症临床表现 1048

四、颈椎椎间盘突出症影像学特点 1050

第二节 颈椎椎间盘突出症诊断与鉴别诊断 1051

一、颈椎椎间盘突出症诊断 1051

二、颈椎椎间盘突出症鉴别诊断 1052

第三节 颈椎椎间盘突出症治疗 1052

一、颈椎椎间盘突出症非手术疗法 1052

二、颈椎椎间盘突出症手术疗法 1053

（陈德玉 吴德升 王新伟 廖心远 赵定麟）

第二篇

颈椎病 1057

第一章 颈椎病的概况 1058

第一节 颈椎病的定义与自然转归史 1058

一、颈椎病定义 1058

二、颈椎病自然转归史 1058

第二节 颈椎病的病理解剖学 1059

一、颈椎病概述 1059

二、颈椎椎间盘退行性变 1059

三、韧带-椎间盘间隙的出现与血肿形成 1060

四、椎体边缘骨刺形成 1061

五、颈椎其他部位的退变 1062

六、发育性颈椎椎管狭窄 1062

七、慢性劳损 1062

八、头颈部外伤、咽喉部感染及畸形等 1062

第三节 颈椎病的发病机制 1062

一、颈椎病发病的主要因素 1062

二、颈椎病发病的促成因素 1063

（赵 杰 严力生 赵长清 赵定麟）

第二章 颈椎病的分型 1066

第一节 颈椎病简易分型 1066

一、颈椎病简易分型概述 1066

二、颈椎病简易分型标准 1067

第二节 颈型颈椎病 1067

一、颈型颈椎病诊断标准 1067

二、颈型颈椎病发病机理 1067

三、颈型颈椎病临床特点 1068

四、颈型颈椎病影像学检查 1068

五、颈型颈椎病鉴别诊断 1069

六、颈型颈椎病治疗原则 1070

七、颈型颈椎病预后 1070

第三节 神经根型颈椎病 1071
一、根型颈椎病诊断标准（2008） 1071
二、根型颈椎病发病机理 1071
三、根型颈椎病临床特点 1071
四、根型颈椎病影像学检查 1073
五、根型颈椎病鉴别诊断 1074
六、根型颈椎病治疗原则 1079
七、根型颈椎病预后 1079
第四节 脊髓型颈椎病 1081
一、脊髓型颈椎病诊断标准（2008） 1081
二、脊髓型颈椎病发病机制 1081
三、脊髓型颈椎病临床特点 1082
四、脊髓型颈椎病影像学改变 1084
五、脊髓型颈椎病鉴别诊断 1085
六、脊髓型颈椎病治疗原则 1090
七、脊髓型颈椎病预后 1091
第五节 椎动脉型颈椎病 1094
一、椎动脉型颈椎病诊断标准（2008） 1094
二、椎动脉型颈椎病发病机理 1094
三、椎动脉型颈椎病临床特点 1095
四、椎动脉型颈椎病影像学改变 1099
五、椎动脉型颈椎病鉴别诊断 1100
六、椎动脉型颈椎病治疗原则 1101
七、椎动脉型颈椎病预后 1101
第六节 食管压迫型颈椎病 1102
一、食管压迫型颈椎病诊断标准（2008） 1102
二、食管型颈椎病发病机理 1102
三、食管型颈椎病临床特点 1102
四、食管型颈椎病影像学改变 1103
五、食管型颈椎病鉴别诊断 1103
六、食管型颈椎病治疗原则 1103
七、食管型颈椎病预后 1104
第七节 混合型颈椎病 1104
一、混合型颈椎病诊断标准（2008） 1104
二、混合型颈椎病特点 1104
三、混合型颈椎病鉴别诊断 1106
四、混合型颈椎病治疗特点 1106
第八节 简易分型颈椎病中某些类型的争论、共议与共识 1107
一、概述 1107
二、关于交感型颈椎病 1107
三、关于其他两型（颈椎失稳型与脊髓前中央动脉受压型）颈椎病 1108
四、其他型颈椎病结论 1111
五、其他型颈椎病手术治疗问题 1111
第九节 颈椎病专科分期（型）概况 1111
一、颈椎病专科分期（型）概述 1111
二、颈椎病专科分期（型）建议 1111
第十节 专科分型之一：颈椎间盘症期 1112
一、颈椎间盘症期概述 1112
二、单纯性椎间盘症 1112
三、椎间盘突出症 1113
四、颈椎间盘脱出症 1113
第十一节 专科分型之二：骨源性颈椎病 1115
一、骨源性颈椎病概述 1115
二、骨源性颈椎病分型 1116
第十二节 专科分型之三：脊髓变性期 1121
一、脊髓变性期概述 1121
二、脊髓变性期诊断标准 1121
三、脊髓变性期预后 1122
第十三节 影像学显示颈椎退变而无临床症状者如何判断 1122
一、影像学基本认识 1122
二、此组病例影像显示颈椎退变的特点 1122
三、长期随访结果 1123
四、此组病例在处理时注意的问题 1123
（赵定麟 侯铁胜 陈德玉 袁 文 严力生 赵 杰）
第三章 颈椎病的非手术疗法及预防 1125
第一节 颈椎病非手术疗法的基本概念 1125
一、颈椎病非手术疗法临床意义 1125
二、颈椎病非手术疗法基本要求 1126
三、颈椎病常用的非手术疗法 1127
四、颈椎病非手术疗法实施过程中症状或体征加重的原因 1128
五、“第三届全国颈椎病专题座谈会纪要”（2008）关于“颈椎病非手术治疗问题”内容 1128
第二节 颈椎应保持良好的睡眠、工作与生活体位 1129
一、改善与调整睡眠体位具有重要意义 1129
二、重视枕头 1129
三、重视睡眠姿势 1131
四、注意对床铺的选择 1132
五、消除其他影响睡眠的因素 1133
六、纠正与改变工作中的不良体位 1133
七、注意纠正在日常生活与家务劳动中的

不良体位 1134
第三节 颈部的制动与固定 1134
一、颈部的制动与固定概述 1134
二、颈部的制动与固定基本原理 1134
三、颈部的制动与固定临床意义 1135
四、颈部制动与固定方式之一：牵引疗法 1135
五、颈部固定与制动方式之二：颈围、支架与报警式颈围 1143
六、颈部固定与制动方式之三：颈部石膏 1145
七、手法、封闭疗法及体育疗法等 1146
第四节 颈椎病的康复疗法及心理疗法 1149
一、颈椎病康复疗法概述 1149
二、康复疗法对颈椎病治疗作用的原理 1150
三、治疗颈椎病的手法与物理疗法 1150
四、颈椎病的运动疗法 1152
五、颈椎病的心理疗法 1153
第五节 颈椎病的预防 1153
一、家庭生活与工作岗位中的预防 1153
二、重视并注意预防头颈部外伤 1155
三、积极开展科普教育 1156
四、积极治疗咽喉部炎症 1156
（陈德玉 袁 文 赵 杰 吴德升 赵定麟）
第四章 颈椎病的手术疗法 1158
第一节 颈椎病手术疗法的概述、病例选择、麻醉、入路、体位、病节显露及定位 1158
一、颈椎病前路手术概述 1158
二、颈椎病前路手术病例选择 1158
三、颈椎前路手术麻醉 1162
四、颈椎前路手术入路 1162
五、颈椎前路手术体位 1163
六、颈椎前路手术切口选择 1164
七、显露椎体前方 1166
八、施术椎节定位 1169
第二节 颈椎间盘切除术 1170
一、常规颈椎间盘切除术病例选择 1170
二、常规颈椎间盘切除术操作程序 1171
三、前路经皮颈椎间盘切除术概述及病例选择 1176
四、经皮颈椎间盘切除术操作程序 1176
第三节 颈椎前路椎体间关节融合术 1177
一、颈椎前路椎体间融合术概述 1177
二、颈椎前路椎体间融合术手术适应证 1177
三、颈椎前路椎体间融合术特种器械 1177
四、颈椎前路椎体间融合术术式之一：带深度指示器的直角凿切骨+局部旋转植骨术 1177
五、颈椎前路椎体间融合术术式之二：环锯切骨及柱状植骨法 1180
六、颈椎前路椎体间融合术术式之三：U形凿法 1183
七、颈椎前路椎体间融合术术式之四：钻头法 1183
八、颈椎前路椎体间融合术界面固定融合术 1183
九、颈椎前路椎体间融合术术后处理 1183
（赵定麟 张文明 吕世才 侯铁胜 范善钧 张文林 臧鸿声 陈德玉 赵 杰 严力生）
第四节 颈椎前路直视下切骨减压术 1185
一、颈椎前路直视下切骨减压术概述 1185
二、颈椎前路直视下切骨减压术适应证 1185
三、颈椎前路直视下切骨减压术术式及操作步骤简介 1186
四、颈椎前路直视下切骨减压术环锯法 1186
五、颈椎前路直视下切骨减压术凿刮法 1189
六、颈椎前路直视下切骨减压术磨钻法 1193
第五节 颈椎椎体次全切术、椎体全切除术及多椎节开槽减压术 1193
一、颈椎椎体次全切术概述 1193
二、颈椎椎体次全切术特种器械 1193
三、颈椎椎体次全切术术式 1194
四、颈椎椎体全切术术式 1197
五、闭合切骨窗口 1197
六、颈椎椎体全切术术后处理 1201
七、颈椎椎体全切术术式特点及注意事项 1201
八、颈椎多椎节开槽减压术 1202
九、对各种术式的选择与判定 1203
第六节 颈椎前路侧前方减压术 1204
一、颈椎前路侧前方减压术手术病例选择 1204
二、颈椎前路侧前方减压术手术体位、显露与特种器械 1204
三、颈椎前路侧前方减压术手术步骤 1205
四、颈椎前路侧前方减压术闭合切口 1208
五、颈椎前路侧前方减压术术后处理 1208
第七节 颈椎前路经椎间隙（单节段）潜式切骨减压术 1209
一、单椎节潜式切骨减压术概述 1209
二、经椎间隙单节段深部潜式切骨减压术 1209
第八节 颈椎前路经一个椎节同时行双椎节或三椎节的潜式减压术 1213

一、概述 1213
二、手术适应证 1213
三、手术步骤 1213
四、手术关键点 1215
五、本手术特点 1215
第九节 经椎体中部的Y形潜式切骨减压术 1218
一、手术适应证 1218
二、手术步骤 1218
三、本手术特点 1219
（赵定麟 陈德玉 袁 文 李国栋 严力生 赵 杰 张玉发 林 研）
第十节 用椎板咬骨钳切除椎管前方深部骨赘（严力生）技术 1220
一、前路颈椎间盘切除减压术探索概述 1220
二、常规施行颈前路经椎间隙减压方法 1220
三、本手术解剖要点 1220
四、本手术方法 1220
五、本手术操作要点 1221
六、本手术临床举例 1223
（严力生 鲍宏玮）
第十一节 颈椎前路手术施术要求、术中对各种技术难题处理与应变措施 1225
一、对施术病节处理上的基本要求 1225
二、增加植入物稳定性避免Cage滑出 1228
三、对跳跃式致压病变可酌情处理 1233
四、对脊髓有液化灶者应及早处理 1234
五、颈椎前路减压数年后对椎管后方致压病变的影响 1235
（赵定麟 陈德玉 袁 文 李国栋 严力生 赵 杰 张玉发 林 研）
第十二节 如何突破禁区 1236
一、突遇难题 1236
二、试图解题 1237
三、有了预案 1237
四、临阵换将 1237
五、突破禁区 1238
六、连续作战 1239
七、皆大欢喜 1239
八、2015年10月被授予“终身成就奖” 1240
九、将更强大 1240
（赵定麟）
第五章 与颈椎病相关的疾患和手术疗法 1241
第一节 颈段脊髓前中央动脉症候群概况 1241
一、脊髓前中央动脉症候群概述 1241
二、脊髓前中央动脉解剖学特点 1241
三、累及脊髓前中央动脉病理解剖和病理生理因素 1243
四、颈椎脊髓前中央动脉症候群临床特点 1243
五、颈椎脊髓前中央动脉症候群诊断 1244
六、颈椎脊髓前中央动脉症候群鉴别诊断 1245
第二节 颈段脊髓前中央动脉症候群治疗 1246
一、脊髓前中央动脉症候群治疗以非手术疗法为主 1246
二、脊髓前中央动脉症候群手术疗法 1246
三、脊髓前中央动脉症候群病例选择 1246
四、脊髓前中央动脉症候群麻醉与体位 1246
五、脊髓前中央动脉症候群施术步骤 1246
六、脊髓前中央动脉症候群术后处理 1247
七、脊髓前中央动脉症候群临床举例 1247
（赵定麟 陈德玉 严力生 林 研 张玉发 赵卫东 于 彬 刘忠汉）
第三节 微创介入治疗颈椎外科技术 1253
一、微创介入技术概述 1253
二、经皮激光颈椎间盘汽化减压术 1253
三、经皮颈椎间盘髓核成形术 1255
（王向阳 林 研）
第四节 MED颈前路减压植骨内固定术 1257
一、MED技术概述 1257
二、MED病例选择、器械及术前准备 1258
三、MED手术方法 1258
四、MED操作注意事项 1261
五、MED术后处理 1262
六、MED并发症防治 1262
七、MED临床举例 1262
（池永龙）
第六章 颈椎病术后翻修术及其他相关手术 1264
第一节 颈椎病翻修术之基本概念 1264
一、颈椎病翻修术概述 1264
二、影响颈椎病前路手术疗效因素概况 1264
三、减压不充分为主要原因 1264
四、植骨块移位或不融合 1265
五、Cage技术使用不当为又一原因 1265
六、其他原因 1265
第二节 颈椎病翻修术的原因、指征、

术前准备及处理原则 1265
一、颈椎病术后翻修原因 1265
二、颈椎病翻修术指征 1266
三、颈椎病翻修术术前准备 1266
四、颈椎病再手术病例处理基本原则 1266
五、颈椎病翻修术临床举例 1267
第三节 颈椎病翻修术术式选择与相关问题 1268
一、脊髓或神经根受残留组织压迫 1268
二、假关节形成 1269
三、颈椎相邻节段的退变 1270
四、颈椎术后不稳或后凸畸形 1271
五、颈椎病翻修术临床举例 1272
（陈德玉 赵 杰 沈 强 赵定麟）
第四节 颈椎病术后需再手术病例成功要点 1278
一、颈椎病再手术原因 1278
二、颈椎病再手术影像学检查 1278
三、颈椎病再手术病例处理基本原则 1278
四、与颈椎病再手术有关的问题 1279
（严力生 李国栋 陈 宇 陈德玉）
第五节 生物型可吸收颈椎前路钉板系统 1280
一、生物型可吸收颈椎前路钉板系统概述 1280
二、生物型可吸收颈椎前路钉板系统元件设计 1280
三、生物型可吸收颈椎前路钉板系统适应证与禁忌症 1280
四、生物型可吸收颈椎前路钉板系统手术操作 1280
五、生物型可吸收颈椎前路钉板系统临床应用 1283
（王新伟 陈 宇 杨海松 陈德纯）

第七章 我对颈椎病的认知与相关历史资料 1285

第一节 颈椎病的基本概念与意义 1285
一、前言 1285
二、颈椎病的基本概念与定义 1286
第二节 颈椎病的自然转归史与病理解剖特点 1288
一、颈椎病的自然转归史 1288
二、颈椎病的病理解剖学特点 1288
第三节 颈椎病的发病机制、诊断与治疗 1290
一、颈椎病的发病机制 1290
二、颈椎病的诊断与治疗 1291
第四节 临床有争议的热门话题 1291
一、热门话题之一：颈椎致压骨切除术——前路？后路？ 1291
二、热门话题之二：颈椎切骨减压后的椎节——融合！非融合！ 1292
三、热门话题之三：切口的选择 1292
四、热门话题之四：在诊断上有两种颈椎病特殊类型，即钩椎关节（椎动脉型）颈椎病和脊髓前中央动脉症候群需加以重视并予以合理治疗。 1293
五、热门话题之五：提醒大家重视术后处理与对患者的密切观察。 1294
（赵定麟）
第五节 第一届颈椎病专题座谈会纪要 1294
一、颈椎病的命名和定义 1294
（王秋泰）
二、颈椎病的解剖和力学基础 1295
（彭裕文）
三、颈椎病的发病机理 1296
（彭裕文）
四、颈椎病的患病率和分型 1297
（胡汉达 王秋泰）
五、颈椎病的检查诊断方法 1298
（赵定麟）
六、颈椎病的非手术疗法 1299
（张长江）
七、颈椎病的手术方法 1300
（董方春）
第六节 第二届颈椎病专题座谈会纪要 1302
一、颈椎病的定义及诊断原则 1302
二、关于颈椎病的分型 1302
三、关于颈椎病的手术治疗问题 1304
四、关于非手术治疗问题 1304
五、关于颈椎病病情及疗效评价的标准问题 1305
六、对今后工作的建议 1306
（孙 宇 陈琪福）
第七节 第三届全国颈椎病专题座谈会纪要 1307
一、颈椎病的定义 1308
二、颈椎病的分型及诊断标准 1308
三、颈椎病的非手术治疗问题 1310
四、颈椎病的手术治疗问题 1310
五、关于颈椎病病情及疗效评价的标准问题 1312
（李增春 陈德玉 吴德升 赵 杰 王新伟 卢旭华 郭永飞 于 彬 刘忠汉 赵定麟）

第三篇

颈椎椎管狭窄症、颈椎后路手术并发症及翻修术 1315

第一章 颈椎椎管狭窄症的概述、病因学、临床表现及诊断 1316
第一节 颈椎椎管狭窄症概述与病因学 1316
一、颈椎椎管狭窄症概述 1316
二、颈椎椎管狭窄症病因学 1316
第二节 国人颈椎椎管矢状径标准值及其与发病关系的临床观测 1318
一、国人颈椎椎管矢状径的标准值 1318
二、颈椎矢状径值与发病关系 1319
第三节 颈椎椎管狭窄症的临床表现 1321
一、颈椎椎管狭窄症临床症状概述 1321
二、感觉障碍 1321
三、运动障碍 1321
四、肌肉萎缩 1321
五、反射障碍 1321
六、颈椎椎管狭窄症其他临床表现 1322
第四节 颈椎椎管狭窄症的诊断依据、鉴别诊断与预后 1322
一、颈椎椎管狭窄症诊断概述 1322
二、颈椎椎管狭窄症诊断依据 1322
三、颈椎椎管狭窄症鉴别诊断 1323
四、颈椎椎管狭窄症预后 1323
（吴德升 张兴祥 沙卫平 赵定麟）
第二章 颈椎椎管狭窄症的治疗 1325
第一节 颈椎椎管狭窄症疗法的概述及选择 1325
一、颈椎椎管狭窄症疗法概述 1325
二、颈椎椎管狭窄症非手术疗法 1325
三、颈椎椎管狭窄症手术疗法 1325
第二节 颈椎椎管狭窄症手术疗法概况 1327
一、颈椎椎管狭窄症手术疗法概述 1327
二、颈椎椎管狭窄症具体病例选择 1327
三、颈椎椎管狭窄症手术体位及切口 1327
四、颈椎椎管狭窄症手术暴露棘突及椎板 1329
五、颈椎椎管狭窄症手术定位 1331
第三节 颈椎椎管狭窄症各种常用的术式 1331
一、颈椎半椎板切除术 1331
二、颈椎半椎板切除椎管成形术 1334
三、颈椎常规双侧椎板切除（减压）探查术 1335
四、颈椎后路扩大性椎板切除（减压）术 1338
五、单（侧方）开门式椎管成形术 1339
六、双（正中）开门式椎管成形术 1342
七、颈椎后路“Z”字成形术 1343
八、棘突漂浮（悬吊式）及黄韧带椎管成形术 1343
第四节 先天发育性与继发性颈椎椎管狭窄症及伴颈椎病各种术式（前路、后路及前后路）与临床举例 1344
一、严重型颈椎椎管狭窄症前路减压+融合术及陈德玉术式要点及临床举例 1344
二、颈椎椎管狭窄症后路减压+固定术者 1354
三、颈椎椎管狭窄症伴颈椎病行前、后路施减压术者 1358
（陈德玉 袁 文 倪 斌 严力生 吴德升 赵定麟）
第三章 颈椎后路翻修术 1362
第一节 颈椎后路翻修术概述及早期翻修术 1362
一、颈椎后路翻修术概述 1362
二、早期翻修术病例选择与手术指征 1362
第二节 颈椎后路手术晚期翻修术 1363
一、复发或出现新的症状 1363
二、脊髓功能障碍症状的进展 1363
三、椎板切除术后不稳 1364
四、颈椎正常生理弧度消失或出现后凸畸形 1364
五、后路重建失败 1364
六、术后迟发感染 1364
七、翻修术前必要的影像学资料 1365
第三节 颈椎后路翻修术手术疗法、并发症及临床举例 1365
一、翻修术术前准备 1365
二、颈椎后路翻修术的手术技巧 1365
三、颈椎后路翻修术的并发症 1365
四、颈椎后路翻修术临床举例 1366
（赵 杰 沈 强 丁 浩 陈德玉 谢幼专 林 研 赵定麟）

第四篇

颈胸段后纵韧带与黄韧带骨化症 1371

第一章 颈椎后纵韧带骨化症（OPLL） 1372

第一节 颈椎后纵韧带骨化症（OPLL）的概述、历史简介、特点、发病率、病因及病理特点 1372
一、颈椎OPLL概述 1372
二、颈椎OPLL历史简介 1372
三、颈椎OPLL一般特点 1372
四、颈椎OPLL发病率 1373
五、颈椎OPLL病因学 1373
六、颈椎OPLL病理解剖特点 1373
第二节 颈椎后纵韧带骨化症的临床特点及分型 1374
一、颈椎OPLL临床症状特点 1374
二、颈椎OPLL分型 1375
三、颈椎后纵韧带骨化的影像学表现 1378
四、颈椎OPLL的Ranawat分类系统 1379
（陈 宇 王新伟 石 磊 陈德玉）
第三节 颈椎后纵韧带骨化症的诊断及鉴别诊断 1380
一、颈椎OPLL诊断 1380
二、颈椎OPLL鉴别诊断 1381
（陈 宇 王新伟 潘孟骁 陈德玉）
第四节 颈椎后纵韧带骨化症的治疗概述、疗效及预后 1383
一、颈椎OPLL治疗概述 1383
二、颈椎OPLL非手术疗法 1383
三、颈椎OPLL手术疗法 1383
四、颈椎OPLL手术疗效及预后 1383
五、影响颈椎OPLL患者疗效的相关因素 1387
（王新伟 陈 宇 陈德玉）
第五节 颈椎后纵韧带骨化症的前路手术疗法及陈德玉术式 1389
一、前路经椎间隙减压植骨融合内固定术 1389
二、前路椎体次全切除减压植骨融合内固定术 1392
（陈德玉 陈 宇 王新伟）
第六节 颈椎后纵韧带骨化症的后路手术疗法 1396
一、颈椎OPLL后路手术疗法概述 1396
二、颈椎椎管成形术 1396
三、颈椎椎板切除植骨融合内固定术 1400
（陈德玉 陈 宇 王新伟）
第七节 颈椎后纵韧带骨化症合并椎间盘突出手术治疗 1402
一、颈椎OPLL合并椎间盘突出症诊断 1402
二、颈椎OPLL合并椎间盘突出症手术方式 1403
三、颈椎OPLL合并椎间盘突出症临床举例 1403
四、颈椎OPLL合并椎间盘突出症基本认识 1405
（陈德玉 陈 宇 杨海松）
第八节 颈椎后纵韧带骨化合并椎间不稳的手术疗法 1406
一、颈椎OPLL合并椎间不稳诊断 1406
二、颈椎OPLL合并椎间不稳手术方式 1406
三、颈椎OPLL合并椎间不稳典型病例 1406
四、颈椎OPLL合并椎间不稳基本认识 1407
（陈德玉 陈 宇 王新伟）
第九节 颈椎后纵韧带骨化症伴脊髓损伤的临床特点及治疗 1408
一、颈椎OPLL伴脊髓损伤概述 1408
二、颈椎OPLL伴脊髓损伤临床特点 1409
三、颈椎OPLL伴脊髓损伤围手术期管理 1409
四、颈椎OPLL伴脊髓损伤治疗方案 1409
五、颈椎OPLL伴脊髓损伤并发症及防治 1411
（陈德玉 陈 宇 何志敏）
第十节 颈椎后纵韧带骨化症手术并发症 1411
一、颈椎OPLL手术并发症概述 1411
二、脑脊液漏 1412
三、神经功能障碍 1412
四、轴性痛 1413
五、植骨及内固定相关并发症 1413
六、声音嘶哑、吞咽困难、呼吸困难 1413
七、血肿 1413
（陈 宇 顾庆国 王新伟）
第十一节 临床举例 1414
（陈德玉 严力生 赵 杰 王新伟 赵定麟）
第二章 颈椎黄韧带骨化症（OLF） 1431
第一节 颈椎黄韧带骨化症（OLF）概述、病因及病理特点 1431
一、颈椎OLF概述 1431
二、颈椎黄韧带大体解剖与生理功能 1431
三、颈椎OLF病因学 1432
四、颈椎OLF病理特点 1432
第二节 颈椎黄韧带骨化症的临床与影像学特点 1433
一、颈椎OLF临床特点 1433
二、颈椎OLF影像学特点 1434
第三节 颈椎黄韧带骨化症的诊断与鉴别诊断 1436
一、颈椎OLF诊断 1436

二、颈椎OLF鉴别诊断 1436
第四节 颈椎黄韧带骨化症的治疗及预后 1437
一、颈椎OLF非手术治疗 1437
二、颈椎OLF手术治疗 1437
三、颈椎OLF预后 1439
第五节 临床举例 1440
（倪 斌 陈德玉 陈 宇
王占超 沈 强 赵定麟）

第五篇

颈椎的融合与非融合技术 1449

第一章 颈椎融合技术 1450
第一节 颈椎前路传统的融合技术 1451
一、取自体髂骨的颈椎融合术 1451
二、自体胫骨或自体腓骨的颈椎融合术 1452
三、颈椎手术中局部骨块利用技术 1452
四、其他方式的椎节融合术 1454
第二节 颈椎前路界面内固定融合术 1454
一、界面固定概述 1454
二、界面内固定用于脊柱外科的基本原理 1454
三、用于颈椎前路手术界面内固定的材料与形状 1455
四、界面内固定的临床应用 1457
五、界面内固定注意事项 1457
六、界面内固定技术特点 1460
七、界面内固定临床病例选择 1460
八、界面内固定临床举例 1462
第三节 颈椎人工椎体 1467
一、颈椎人工椎体概述 1467
二、颈椎人工椎体设计 1467
三、颈椎人工椎体病例选择 1467
四、颈椎人工椎体术前准备与手术步骤 1468
五、颈椎人工椎体术后处理 1469
六、其他人工椎体设计 1469
七、颈椎人工椎体临床举例 1469
（赵定麟 王新伟 陈德玉 赵 杰）

第二章 颈椎非融合技术 1472
第一节 颈椎椎节非融合技术之一：记忆合金颈椎椎体间人工关节 1472
一、材料选择 1472
二、形状设计 1473
三、病例选择 1473
四、施术过程 1475
五、术后观察 1476
六、并发症 1478
七、本设计特点 1478
第二节 颈椎椎节非融和技术之二：记忆合金颈椎人工椎间盘 1479
一、椎间盘材料与设计 1479
二、病例选择 1480
三、施术过程 1480
四、术后观察 1481
五、并发症 1481
六、讨论 1484
（赵定麟 张文明 吕士才 张文林 万年宇 刘大雄
王义生 陈德玉 袁 文 严力生 赵 杰）
第三节 颈椎人工椎间盘现状 1485
一、颈椎人工椎间盘现状概述 1485
二、适用人工椎间盘的病例选择 1485
三、不宜选择或需慎重选择者 1485
四、施术步骤 1487
五、定期随访观察 1490
六、并发症 1490
七、临床举例 1491
（赵定麟 倪 斌 陈德玉 王新伟
严力生 赵 杰）

第三章 对颈椎融合与非融合技术的认识及笔者观点 1500
第一节 对颈椎融合与非融合技术的认识 1500
一、颈椎融合与非融合技术概述 1500
二、共识的观念 1500
三、争议的焦点 1501
第二节 笔者个人观点 1520
一、历史背景及结论 1520
二、对比与评价 1521
三、最佳病例选择 1522
（赵定麟）

第六篇

颈椎手术并发症、疗效变坏、术中难题解码及颈椎病的康复和预防 1525

第一章 颈椎前路手术并发症 1526
第一节 颈椎前路手术术前并发症（伤）及防治 1526

一、颈椎前路手术并发症概述 1526
二、颈椎手术前损伤概况及防治措施 1526
三、术前损伤的防治措施 1527
第二节 颈椎前路手术暴露过程中并发（症）伤及其防治 1528
一、颈椎前路手术概述 1528
二、喉返神经损伤 1528
三、食管损伤 1529
四、气管损伤 1529
五、颈部血管损伤 1530
六、喉上神经、舌下神经及迷走神经损伤 1530
七、胸膜损伤 1531
八、霍纳氏综合征（Horner's Syndrome） 1531
九、其他损伤 1531
第三节 颈椎前路手术操作（包括切骨减压清除病变及内固定）时的并发症（伤）及其防治 1532
一、颈椎前路手术操作概述 1532
二、切骨减压过程中手术工具（器械）引起的损伤概况 1532
三、吸引器头对脊髓的损伤 1536
四、器械坠入椎间隙误伤脊髓 1537
五、冲洗时压力过大所致的脊髓损伤 1537
六、内固定或植骨块误伤 1537
七、椎动脉的误伤 1538
八、对颈脊神经根的损伤 1539
九、硬膜破裂及脑脊液漏 1540
十、椎静脉损伤 1540
十一、睡眠性窒息 1540
第四节 颈椎前路手术后早期并发症及其防治 1540
一、术后早期并发症概述 1540
二、喉头痉挛 1541
三、颈深部血肿 1541
四、食管瘘 1543
五、植骨块滑脱或植入过深 1544
六、植骨块骨折 1546
七、脑脊液漏 1546
第五节 颈椎前路手术后后（晚）期并发症 1547
一、术后晚期并发症概述 1547
二、颈椎前路钛（钢）板的松动、断裂与滑脱 1548
三、界面内固定器所致并发症 1551
四、人工椎体所致并发症 1552
五、人工椎间盘滑出 1553
六、骨愈合不良、假关节形成、成角畸形及骨折 1553
七、颈部切口感染 1554
八、髂嵴取骨部残留痛 1555
九、邻近椎节的退变问题 1556
十、颈前部皮肤疤痕直线性挛缩 1556
第六节 颈椎手术后C_5神经麻痹 1558
一、C_5神经麻痹概述 1558
二、C_5神经麻痹临床症状 1558
三、前方手术C_5神经根损伤机制 1558
四、后方减压术C_5神经根损伤机制 1558
五、C_5神经麻痹症状特点 1559
六、C_5神经麻痹预防 1559
七、C_5神经麻痹治疗 1560
（赵　杰　倪　斌　陈德玉　李临齐　王新伟　赵定麟）
第二章 颈椎后路手术并发症及其防治 1561
第一节 颈椎后路手术并发症概述及手术暴露过程中损伤 1561
一、颈椎后路手术并发症概述 1561
二、颈椎后路手术暴露过程中的损伤 1561
第二节 颈椎后路手术显露椎管后损伤 1564
一、颈椎后路手术损伤概述 1564
二、硬膜损伤 1564
三、颈脊神经根损伤 1565
四、脊髓损伤 1565
五、V-Ⅱ段椎动脉及脊神经根损伤 1566
六、V-Ⅲ段椎动脉损伤 1566
七、睡眠性窒息 1566
第三节 颈椎后路手术术后并发症 1567
一、颈深部血肿 1567
二、脑脊液漏 1568
三、植骨块滑脱 1568
四、C_5脊神经根麻痹 1569
五、植入物失效 1570
六、切口感染 1570
七、皮肤压迫坏死 1571
八、切口裂开 1571
九、颈椎不稳 1571
十、颈椎成角畸形 1571
十一、假关节形成 1571
（陈德玉　袁　文　吴德升　廖心远　赵定麟）

第三章 颈椎手术疗效不佳和变坏原因分析及处理对策 1572
第一节 以诊断及手术为主的因素 1572
一、术后疗效不佳原因概述 1572
二、诊断因素 1572
三、手术入路选择不当 1572
四、术式选择不当 1572
五、手术操作 1573
第二节 手术后及其他相关因素与处理对策 1574
一、假关节形成 1574
二、施术椎节相邻节段退变的加剧 1574
三、融合椎节骨质增生 1574
四、椎节植骨融合处骨块塌陷与下沉 1575
五、其他各种相关因素 1575
六、处理对策 1576
（赵定麟 沈 强 陈德玉 倪 斌 赵 杰）
第四章 颈椎前路手术施术要求及术中对各种技术难题处理与应变措施 1579
第一节 颈椎前路施术的基本要求 1579
一、恢复施术椎节的高度与曲度 1579
二、对病变椎节致压物务必彻底减压 1580
三、切口微创化 1580
第二节 增加植入物的稳定性，避免Cage滑出 1583
一、选择防滑设计产品 1583
二、术中发现钛板长度不足时的处理 1584
三、术中对骨质疏松病例内固定尤应小心 1586
四、对椎节狭窄者可采取撑开措施 1587
第三节 对跳跃式致压病变可酌情处理 1587
一、基本认识 1587
二、临床举例 1587
第四节 对病程较长、脊髓有液化灶者应及早处理 1588
一、基本认识 1588
二、临床举例 1589
第五节 颈椎前路减压数年后对椎管后方致压病变的影响 1590
一、基本认识 1590
二、临床观察 1590
三、临床举例 1590
（赵定麟 陈德玉 袁 文 李国栋 范善钧 赵 杰 张玉发 林 研）
第五章 颈椎病康复疗法 1592
第一节 颈椎病康复疗法的意义与作用 1592
一、颈椎病康复疗法的临床意义 1592
二、康复疗法对颈椎病的治疗作用 1592
第二节 颈椎病的手法与物理疗法 1593
一、颈椎病康复疗法概述 1593
二、按摩疗法 1593
三、物理疗法 1594
第三节 颈椎病的运动与心理疗法等 1596
一、运动疗法 1596
二、心理疗法 1597
三、其他疗法 1597
（王新伟 陆爱清 王素春）
第六章 颈椎病的预防 1598
第一节 家庭生活与工作岗位中的预防 1598
一、颈椎病预防概述 1598
二、避免不良睡眠体位 1598
三、预防工作中不良体位 1599
第二节 重视并注意预防头颈部外伤及其他预防措施 1601
一、头颈部外伤预防概述 1601
二、力求减少外伤强度 1601
三、外伤后力争早期诊断 1602
四、积极开展科普教育 1602
五、积极治疗咽喉部炎症 1603
六、其他方面 1603
（何志敏 陈德纯 石 磊 陈德玉）

索引

西文及西文字母开头的名词（短语）索引
中文专业名词及短语索引

第四卷　胸、腰、骶尾椎疾患

第一篇

胸椎疾患　1607

第一章　胸椎椎管狭窄症　1608
第一节　胸椎椎管狭窄症基本概念　1608
一、胸椎椎管狭窄症概述　1608
二、胸椎椎管狭窄症病理解剖特点　1608
三、胸椎椎管狭窄症发病机理　1609
四、胸椎椎管狭窄症临床表现　1609
五、胸椎椎管狭窄症影像学检查　1610
第二节　胸椎椎管狭窄症诊断、分型、鉴别诊断及非手术疗法　1611
一、胸椎椎管狭窄症诊断　1611
二、胸椎椎管狭窄症分型　1612
三、胸椎椎管狭窄症鉴别诊断　1612
四、胸椎椎管狭窄症非手术疗法　1613
第三节　胸椎椎管狭窄症手术疗法　1613
一、胸椎椎管狭窄症治疗基本原则　1613
二、胸椎椎管狭窄症术式简介　1613
三、胸椎椎板切除及椎管扩大减压术的麻醉与体位　1613
四、胸椎椎管狭窄症减压术手术步骤　1613
五、蛛网膜下腔探查术　1615
六、椎节固定及植骨融合　1616
七、闭合切口　1616
八、胸椎椎管狭窄症术后处理　1617
九、胸椎椎管狭窄症临床举例　1617
（侯铁胜　陈德玉　赵　杰　祝建光　赵定麟）
第二章　胸椎椎间盘突出症　1619
第一节　胸椎椎间盘突出症基本概念　1619
一、胸椎椎间盘突出症概述　1619
二、胸椎椎间盘突出症病因　1619
三、胸椎椎间盘突出症分型　1620
第二节　胸椎椎间盘突出症临床症状特点、诊断与鉴别诊断　1621
一、胸椎椎间盘突出症临床症状特点　1621
二、胸椎椎间盘突出症诊断　1621
三、胸椎椎间盘突出症鉴别诊断　1622
（罗卓荆）
第三节　胸椎椎间盘突出症治疗、预后与临床举例　1623
一、胸椎椎间盘突出症治疗概述　1623
二、胸椎椎间盘突出症非手术疗法　1623
三、胸椎椎间盘突出症手术疗法　1623
四、胸椎椎间盘突出症预后　1625
五、胸椎椎间盘突出症临床举例　1626
（袁　文　倪　斌　马　辉　赵长清）
第四节　胸腔镜下VATS/EMI-VATS胸椎间盘摘除术　1628
一、胸腔镜下VATS/EMI-VATS胸椎间盘摘除术概述　1628
二、胸腔镜下VATS/EMI-VATS胸椎间盘摘除术病例选择及术前准备　1628
三、胸腔镜下VATS/EMI-VATS胸椎间盘摘除术手术步骤　1629
四、胸腔镜下VATS/EMI-VATS胸椎间盘摘除术操作注意事项　1630
五、胸腔镜下VATS/EMI-VATS胸椎间盘摘除术术后处理　1631
六、胸腔镜下VATS/EMI-VATS胸椎间盘摘除术并发症防治　1631
七、胸腔镜下VATS/EMI-VATS胸椎间盘摘除术临床举例　1631
（池永龙）
第五节　扩大操作口的胸腔镜下脊柱前路手术　1633
一、扩大操作口镜下手术概述　1633
二、扩大操作口镜下手术适应证及禁忌症　1633
三、扩大操作口镜下手术器械　1633
四、扩大操作口镜下手术方法　1634
五、扩大操作口镜下手术临床应用　1639
（池永龙）
第三章　胸椎后纵韧带骨化症　1643
第一节　胸椎后纵韧带骨化症（TOPLL）基本概念　1643
一、TOPLL概述　1643
二、TOPLL发病机制　1643

三、TOPLL临床表现 1643
四、TOPLL诊断 1643
第二节 胸椎后纵韧带骨化症手术疗法 1645
一、TOPLL手术基本原则 1645
二、TOPLL后路手术 1645
三、TOPLL前路手术 1647
四、TOPLL前后路联合分期手术 1649
五、TOPLL临床举例 1649
（Kenji Hannai 倪 斌 王新伟 刘晓光 赵定麟）
第四章 胸椎黄纵韧带骨化症 1654
第一节 胸椎黄韧带骨化症基本概念 1654
一、OLF概述 1654
二、OLF解剖学特点 1654
三、OLF遗传和种族差异 1654
四、OLF病因学 1655
五、OLF发病机制 1656
第二节 胸椎黄韧带骨化症临床表现、影像学检查及病理学检查 1656
一、OLF临床表现 1656
二、OLF影像学检查 1656
三、OLF病理学检查 1660
第三节 胸椎黄韧带骨化症诊断、鉴别诊断及治疗 1661
一、OLF诊断 1661
二、OLF鉴别诊断 1662
三、OLF治疗 1662
（倪 斌 赵 杰 谢幼专 马 辉 赵长清 陈德玉 赵定麟）
第四节 胸椎黄韧带骨化症临床举例 1664
第五节 胸椎黄韧带骨化症手术并发症及处理 1671
一、OLF疗效概述 1671
二、OLF脊髓神经功能改善不明显或恶化 1671
三、OLF硬脊膜损伤导致脑脊液漏 1671
四、深静脉血栓 1672
（陈德玉 卢旭华 王海滨 潘孟骁 王 亮 赵定麟）
第二篇
腰椎椎管狭窄症 1675
第一章 先天发育性及继发性腰椎椎管狭窄症 1676
第一节 腰椎椎管狭窄症基本概念 1676
一、腰椎椎管狭窄症定义 1676
二、腰椎椎管狭窄症概述 1676
三、腰椎椎管狭窄症发病机制 1677
第二节 腰椎椎管狭窄症主要分类 1679
一、先天发育性椎管狭窄症 1679
二、后天获得性椎管狭窄症 1680
第三节 腰椎椎管狭窄症病理解剖特点 1682
一、腰椎椎管狭窄症病理解剖概述 1682
二、三大临床症状病理生理学基础 1682
三、其他症状病理生理学基础 1683
第四节 腰椎椎管狭窄症诊断、鉴别诊断及非手术疗法 1684
一、腰椎椎管狭窄症诊断 1684
二、腰椎椎管狭窄症鉴别诊断 1688
三、腰椎管狭窄症非手术疗法 1689
第五节 腰椎椎管狭窄症手术疗法 1689
一、腰椎椎管狭窄症手术病例选择 1689
二、腰椎椎管狭窄症临床上常用术式及其选择 1689
三、腰椎椎管狭窄症手术指征 1691
四、腰椎椎管狭窄症麻醉、体位、切口及显露 1692
五、腰椎椎管狭窄症手术步骤 1692
六、腰椎椎管狭窄症非融合技术应用 1694
七、腰椎椎管狭窄症术后处理 1694
八、腰椎椎管狭窄症手术注意事项 1694
九、腰椎椎管狭窄症临床举例 1694
（袁 文 陈德玉 叶晓健 赵 杰 王新伟 赵定麟）
第六节 多次复发、多次翻修的严重型腰椎椎管狭窄症处理 1701
一、基本概况 1701
二、复发因素 1702
三、再手术治疗原则 1702
四、临床举例 1702
（陈德玉 卢旭华 赵定麟）
第二章 先天发育性与继发性颈腰综合征 1706
第一节 先天发育性与继发性颈腰综合征基本概念 1706
一、先天发育性与继发性颈腰综合征概述 1706
二、先天发育性与继发性颈腰综合征发病机理 1707
三、先天发育性与继发性颈腰综合征临床特点 1708

四、先天发育性与继发性颈腰综合征影像学特点 1709
五、其他 1709
第二节 颈腰综合征诊断、鉴别诊断与非手术疗法 1710
一、颈腰综合征诊断 1710
二、颈腰综合征鉴别诊断 1711
第三节 颈腰综合征治疗 1712
一、颈腰综合征非手术疗法 1712
二、颈腰综合征手术疗法 1712
三、颈腰综合征术后处理 1713
四、颈腰综合征预后 1713
第四节 腰椎综合征临床举例 1713
（侯铁胜 赵 杰 叶晓健 陈德玉 赵定麟）

第三篇

腰椎间盘突出症 1725

第一章 腰椎间盘突（脱）出症基本概念 1726

第一节 腰椎间盘突（脱）出症定义、概述、发病率及发病因素 1726
一、腰椎间盘突出症定义 1726
二、腰椎间盘突出症概述 1726
三、腰椎间盘突出症发病率 1726
四、腰椎间盘突出症发病主因 1727
五、腰椎间盘突出症发病诱因 1728
第二节 腰椎间盘突出症病理改变、分型与转归 1728
一、腰椎间盘突出症病理改变 1728
二、腰椎间盘突出症分型 1731
三、脱（突）出髓核之转归 1735
第三节 腰椎间盘突出症临床表现及体征 1737
一、腰椎间盘突出症临床表现 1737
二、腰椎间盘突出症一般体征 1738
三、腰椎间盘突出症特殊体征 1740
第四节 腰椎间盘突出症影像学检查及其他检查 1742
一、腰椎间盘突出症影像学检查概述 1742
二、腰椎平片 1742
三、CT检查 1743
四、腰椎核磁共振（MR）检查 1745
五、腰椎脊髓、椎间盘及硬膜外造影 1746
六、腰椎其他检查 1748
（叶晓健 匡 勇）

第二章 腰椎间盘突出症诊断与鉴别诊断 1749

第一节 腰椎间盘突出症诊断 1749
一、腰椎间盘突出症诊断概述 1749
二、一般病例诊断 1749
三、各种特定类型椎间盘突出症诊断 1749
四、腰椎间盘定位诊断 1750
第二节 腰椎间盘突出症鉴别诊断 1752
一、腰椎间盘突出症鉴别诊断基本要领 1752
二、腰椎间盘突出症与各相关疾病鉴别 1752

第三章 腰椎间盘突（脱）出症治疗 1756

第一节 腰椎间盘突出症非手术疗法 1756
一、腰椎间盘突出症治疗概述 1756
二、腰椎间盘突出症非手术疗法病例选择 1756
三、腰椎间盘突出症非手术疗法具体措施 1756
第二节 腰椎间盘突出症之手术疗法的病例选择、麻醉、体位、定位 1758
一、腰椎间盘突出症手术病例选择 1758
二、腰椎间盘突出症手术麻醉 1759
三、腰椎间盘突出症手术体位 1759
四、腰椎间盘突出症手术定位 1759
第三节 腰椎间盘突出症后路手术 1760
一、腰后路手术适应证 1760
二、腰后路手术麻醉及体位 1760
三、传统腰椎间盘切除后路术式 1760
四、腰后路手术术中疑难病例处理 1762
第四节 腰椎后路手术术中致病因素处理 1765
一、伴有椎间盘源性腰痛者 1765
二、伴有腰椎滑脱者 1765
三、伴有腰椎椎管狭窄者 1766
四、腰骶椎节无病变者 1767
第五节 椎管探查及椎节融合固定术 1769
一、椎管探查 1769
二、椎节融合固定术 1769
第六节 腰椎后路环锯法切除椎间盘及腰椎后路非融合技术 1772
一、环锯法（或经黄韧带）切除椎间盘 1772
二、腰椎后路非融合术 1773
第七节 腰椎前路手术 1775
一、经腹膜外前路腰椎间盘摘除术 1775
二、经腹膜外腰椎椎节切除及人工椎间盘植入术 1776
三、经皮穿刺腰椎间盘切除术 1776
第八节 极外侧型腰椎间盘突出症 1777

一、极外侧型腰椎间盘突出症概述 1777
二、极外侧型腰椎间盘突出症临床解剖特点 1777
三、极外侧型腰椎间盘突出症临床症状和体征 1778
四、极外侧型腰椎间盘突出症影像学检查 1778
五、极外侧型腰椎间盘突出症诊断与鉴别诊断 1779
六、极外侧型腰椎间盘突出症非手术治疗 1780
七、极外侧型腰椎间盘突出症手术治疗 1780
（赵　杰　赵长清　赵　鑫　马　辉　谢幼专　匡　勇　李　华　赵定麟）
第九节　腰椎后路显微外科技术 1781
一、概述 1781
二、病例选择、术前准备、麻醉与体位 1782
三、手术步骤 1782
四、术后处理 1786
五、并发症防治 1786
六、临床举例 1788
第十节　微创TLIF在腰椎手术中应用 1789
一、微创TLIF技术概述 1789
二、微创TLIF手术适应证及禁忌症 1790
三、微创TLIF手术技术 1791
四、微创TLIF术后康复及并发症处理 1793
第十一节　经皮椎间孔镜技术（PELD） 1795
一、PELD概述 1795
二、PELD发展史 1795
三、YESS与THESSYS技术主要异同 1796
四、穿刺技术的改变演绎着内镜治疗理念的改变 1797
五、THESSYS及Maxmore技术的穿刺置管过程 1799
（祝建光　刘忠汉　于　彬）
第十二节　经皮腰椎间盘髓核成形术 1809
一、病例选择及基本器械 1809
二、手术步骤 1809
三、操作细节及程序 1810
四、操作注意事项 1812
五、术后处理 1812
六、并发症防治 1813
七、临床举例 1813
（王向阳　林　研）
第十三节　经皮激光腰椎间盘汽化减压术 1814
一、病例选择及器材 1814
二、操作步骤 1814
三、术后处理 1815
四、并发症防治 1815
五、临床举例 1816
（王向阳　黄其衫）
第十四节　脊髓镜应用 1818
一、脊髓镜应用概述 1818
二、脊髓镜检查适应证 1818
三、脊髓镜检查方法与临床应用 1818
四、脊髓镜临床应用时病变判定 1818
五、脊髓镜优点 1819
六、脊髓镜存在问题 1819
（周天健）
第四篇
腰椎椎间盘源性腰痛 1821
第一章　腰椎椎间盘源性腰痛基本概念及非手术疗法 1822
第一节　腰椎椎间盘源性腰痛基本概念 1822
一、腰椎椎间盘源性腰痛概述 1822
二、下腰部解剖特点 1822
三、下腰椎退变较其他椎节为早 1824
四、其他解剖特点促使下腰痛各组病变的病理解剖学基础 1825
第二节　下腰部生物力学特点 1825
一、脊柱自身的承荷作用 1825
二、脊柱自身的稳定 1825
三、腰椎间盘的功能 1826
四、腰椎间盘及椎骨内的压力测定 1826
第三节　腰椎椎间盘源性腰痛的诊断、非手术疗法和预防 1829
一、腰椎椎间盘源性腰痛诊断 1829
二、腰椎椎间盘源性腰痛鉴别诊断 1829
三、腰椎椎间盘源性腰痛非手术疗法 1829
四、腰椎椎间盘源性腰痛预防 1829
（赵　杰　陈德玉　林　研　赵定麟）
第二章　腰椎椎间盘源性腰痛的前路非融合手术疗法 1836
第一节　腰椎椎间盘源性腰痛前路非融合技术临床病例选择 1836
一、TLDR概述 1836
二、TLDR手术适应证 1836
三、TLDR手术禁忌症 1836
四、TLDR具体病例选择 1837
第二节　腰椎前路非融合技术操作步骤 1837

一、麻醉 1837
二、切口 1838
三、暴露腹直肌鞘 1838
四、暴露术野 1838
五、退变间隙处理：切除椎间隙组织 1839
六、人工假体置放 1839
七、术后处理 1840
第三节 腰椎前路非融合技术并发症及评述 1841
一、TLDR并发症概述 1841
二、TLDR并发症相关因素 1841
三、评述TLDR手术疗法 1841
（刘宝戈 Giovanni Luc F.De Waele）
第三章 腰椎椎间盘源性腰痛其他疗法 1844
第一节 腰椎经皮椎间盘内电热疗法 1844
一、椎间盘内电热疗法概述 1844
二、椎间盘源性下腰痛手术病例选择及器械 1844
三、椎间盘源性下腰痛手术步骤 1845
四、椎间盘源性下腰痛术后处理 1846
五、椎间盘源性下腰痛并发症防治 1846
（王向阳）
第二节 人工髓核置换术治疗腰椎间盘突出症及相关问题 1847
一、人工髓核置换术概述 1847
二、人工髓核构造与型号 1847
三、人工髓核置换术实施 1848
四、人工髓核置换术预后及相关问题 1851
五、人工髓核置换术结束语 1853
（周 强 许建中）

第五篇

退变性下腰椎不稳症 1855

第一章 退变性下腰椎不稳症基本概念 1856
第一节 退变性下腰椎不稳症概述、病理生理、发病机制及分期 1856
一、退变性下腰椎不稳症概述 1856
二、退变性下腰椎不稳症病理生理 1856
三、下腰椎不稳症发病机制及分期 1857
第二节 退变性下腰椎不稳症临床症状、体征、影像学特点及诊断 1858
一、退变性下腰椎不稳症临床症状 1858
二、退变性下腰椎不稳症体征 1858
三、退变性下腰椎不稳症影像学特点 1859
四、退变性下腰椎不稳症诊断 1862
（匡 勇 叶晓健 史建刚）
第二章 退变性下腰椎不稳症的治疗 1863
第一节 退变性下腰椎不稳症传统治疗 1863
一、退变性下腰椎不稳症非手术疗法 1863
二、退变性下腰椎不稳症手术疗法的基本认识 1863
三、退变性下腰椎不稳症腰椎后路手术 1864
第二节 腰椎后路传统植骨融合术 1867
一、Hibbs脊柱后路融合术 1867
二、H形脊柱后路植骨融合术 1867
三、脊柱后路横突间融合术 1867
四、脊柱后路棘突正中劈开植骨融合术 1868
五、脊柱后路小关节植骨融合术 1869
第三节 合并椎间盘突出之腰椎不稳症后路减压+椎间隙融合术 1869
一、概述 1869
二、病例选择 1869
三、手术步骤 1869
第四节 退变性下腰椎不稳症之椎弓根钉与非融合治疗技术 1872
一、下腰椎椎弓根钉+局部植骨融合术 1872
二、椎弓根钉技术 1873
三、局部植骨材料 1873
四、椎弓根钉技术治疗下腰椎不稳症临床举例 1873
五、腰椎后路Dynesys技术示意图 1875
（侯铁胜 叶晓健 史建刚）
第三章 退变性下腰椎不稳症之腰椎前路手术 1876
第一节 常规腰椎前路手术 1876
一、麻醉与体位 1876
二、切口 1876
三、显露椎节前方 1877
四、保护或结扎邻近血管 1878
五、腰椎前路髓核摘除术 1878
六、自体局部凿骨及椎节植骨融合术 1879
七、其他植骨方式 1880
八、腰椎前路椎节融合器（Cage）技术 1882
九、腰椎前路人工椎间盘植入 1883
十、其他技术 1883
十一、术后处理 1883
（赵 杰 严力生 李 华 赵 鑫 赵长清 谢幼专 赵定麟）

第二节　腹腔镜下腰椎间融合技术　1883

一、腹腔镜微创脊柱外科技术简介　1883

二、腹腔镜前路腰椎融合术病例选择及术前准备　1884

三、手术方法之一：经腹腔镜腰椎椎体间BAK融合术（L_5~S_1）　1885

四、手术方法之二：经腹膜后腹腔镜腰椎椎体间BAK融合术（L_4~L_5以上椎间隙）　1887

五、腹腔镜下腰椎间融合技术术后处理　1888

六、腹腔镜下腰椎间融合技术并发症防治　1888

七、腹腔镜下腰椎间融合技术临床举例　1889

（吕国华　王　冰）

第六篇

退变性腰椎滑脱症　1891

第一章　退变性腰椎滑脱症基本情况　1892

第一节　退变性腰椎滑脱症概述　1892

一、退变性腰椎滑脱症定义　1892

二、退变性腰椎滑脱症概况　1892

三、退变性腰椎滑脱症解剖学特征　1892

四、退变性腰椎滑脱症致病因素　1893

五、退变性腰椎滑脱症诱发因素　1894

六、退变性腰椎滑脱症病理学特征　1894

七、退变性腰椎滑脱症分型　1895

第二节　退变性腰椎滑脱症临床表现、影像学改变及诊断　1897

一、退变性腰椎滑脱症临床表现　1897

二、退变性腰椎滑脱症影像学改变　1898

三、退变性腰椎滑脱症诊断　1900

第二章　退变性腰椎滑脱症治疗　1902

第一节　退变性腰椎滑脱症之非手术治疗及手术疗法基本认识　1902

一、退变性腰椎滑脱症治疗概述　1902

二、退变性腰椎滑脱症非手术疗法　1902

三、退变性腰椎骨脱症手术疗法基本认识　1903

第二节　退变性腰椎滑脱症后路手术疗法　1904

一、单纯腰椎后路植骨融合术　1904

二、椎弓峡部植骨融合固定术　1904

三、腰椎后路减压、复位及椎弓根螺钉固定术　1906

四、腰椎后路椎体间融合植骨内固定术（PLIF）　1907

五、经关节突入路行腰后路椎体间融合术（TLIF）　1909

第三节　退变性腰椎滑脱前路及前后路手术疗法　1912

一、腰椎前路椎体间融合术　1912

二、腰椎前后联合入路手术　1915

三、腰椎双节段椎弓根钉技术　1915

四、其他技术　1916

五、术后处理　1916

第四节　退变性腰椎滑脱症临床举例　1917

（赵　杰　陈德玉　林　研　严力生　张玉发　李立钧　赵定麟）

第七篇

腰椎韧带骨化症与腰椎小关节疾病　1925

第一章　腰椎韧带骨化症　1926

第一节　腰椎后纵韧带骨化症　1926

一、腰椎后纵韧带骨化症概述　1926

二、腰椎后纵韧带骨化症发病率　1926

三、腰椎后纵韧带骨化症临床特点　1926

四、腰椎后纵韧带骨化症影像学检查　1926

五、腰椎后纵韧带骨化症鉴别诊断　1927

六、腰椎后纵韧带骨化症外科治疗　1928

第二节　腰椎黄韧带骨化症　1929

一、腰椎黄韧带骨化症发病率　1929

二、腰椎黄韧带骨化症临床特点　1930

三、腰椎黄韧带骨化症影像学检查　1930

四、腰椎黄韧带骨化症外科治疗　1930

（陈　宇　陈德玉　孙钰岭　陈德纯）

第二章　腰椎小关节疾病　1932

第一节　腰椎小关节不稳症　1932

一、腰椎小关节不稳症概述　1932

二、腰椎小关节不稳症病因学　1932

三、腰椎小关节不稳症临床症状与体征　1933

四、腰椎小关节不稳症影像学检查　1933

五、腰椎小关节不稳症诊断　1933

六、腰椎小关节不稳症治疗　1933

第二节　腰椎退变性小关节损伤性关节炎　1934

一、腰椎退变性小关节损伤性关节炎概述　1934

二、腰椎退变性小关节损伤性关节炎病因学　1934

三、腰椎退变性小关节损伤性关节炎症状与体征　1934

四、腰椎退变性小关节损伤性关节炎影像学检查 1935
五、腰椎退变性小关节损伤性关节炎诊断 1935
六、腰椎退变性小关节损伤性关节炎治疗 1935
（严力生　李　国　钱海平　鲍宏玮　赵定麟）

第八篇

腰椎手术并发症及各种翻修性手术 1937

第一章　腰椎术后并发症 1938

第一节　腰椎手术并发症基本概况 1938
一、腰椎手术并发症概述 1938
二、腰椎手术并发症发生率 1938
第二节　腰椎手术过程中所致并发症及预防 1939
一、椎节定位错误 1939
二、腰椎手术术中神经根损伤 1940
三、腰椎手术脊髓或马尾伤 1940
四、腰椎手术血管脏器伤 1940
五、腰椎手术硬膜损伤 1941
六、腰椎手术压迫疮与褥疮 1941
七、腰椎手术体位性失血（休克） 1941
第三节　腰椎手术术后并发症 1941
一、腰椎手术内固定失败 1941
二、腰椎手术髂骨取骨所致并发症 1942
三、腰椎手术发热反应及感染 1942
四、腰椎手术并发椎间盘炎 1944
五、腰椎手术并发肠梗阻 1944
六、脑脊液漏及囊肿形成 1944
七、腰椎手术并发马尾综合征 1945
八、腰椎手术并发继发性蛛网膜炎 1945
九、腰椎手术并发椎节不稳 1945
十、腰椎手术并发异物反应 1945
十一、腰椎手术并发血肿形成 1947
（赵　杰　沈　强　谢幼专　赵　鑫　马　辉　赵长清　李　华　赵定麟）

第二章　腰椎翻修术概述及术前准备 1948

第一节　腰椎翻修术基本概况 1948
一、腰椎翻修术概述 1948
二、腰椎翻修术术前需详细询问病史 1948
三、腰椎翻修术术前全面体格检查 1949
四、腰椎翻修术术前针对性影像学检查 1949
五、判定腰椎手术失败原因 1949
第二节　腰椎翻修手术方案选择及并发症处理 1950
一、腰椎翻修术手术指征 1950
二、腰椎翻修术手术入路的选择 1950
三、腰椎翻修术术中应遵循的原则 1950
四、腰椎翻修术并发症处理 1951
（匡　勇　祝建光　钱海平）

第三章　腰椎间盘疾患再手术及临床举例 1952

第一节　因腰椎间盘疾患再施术病例 1952
一、再发性椎间盘突出症 1952
二、邻节退变加剧引发同类病变 1954
三、溶核手术后复发者 1955
四、植骨及内植物操作不当致失败的翻修 1955
五、因继发性不稳症的翻修 1956
六、术后血肿或碎骨块致压的翻修 1957
七、腰椎人工髓核或椎间融合器植入术后滑出再手术 1957
第二节　因腰椎椎管狭窄症再手术病例 1959
一、因腰椎椎管狭窄症再手术概述 1959
二、减压区边缘切除不够 1959
三、椎管减压后继发后凸畸形 1959
四、植骨和内植入物失败 1960
五、腰椎继发性不稳 1960
六、邻近节段退变 1960
七、其他 1960
（侯铁胜　匡　勇　李临齐　马　辉　赵　杰　赵定麟）

第四章　腰椎退行性疾患术后翻修术 1962

第一节　腰椎退变疾患再手术基本概况 1962
一、腰椎退变疾患再手术概述 1962
二、腰椎退变疾患再手术影响因素 1962
三、腰椎退变疾患再手术翻修原因 1963
第二节　腰椎退变性疾患再手术实施 1963
一、腰椎退变翻修术术前准备 1963
二、腰椎退变翻修术处理基本原则 1964
三、腰椎退变翻修术手术指征 1964
四、腰椎退变翻修术术式选择 1965
第三节　腰椎退变性疾患再手术临床举例 1967
（匡　勇　侯铁胜　祝建光　钱海平　赵定麟）

第五章　腰椎滑脱症和畸形术后病例翻修手术 1972

第一节　腰椎滑脱症和畸形再手术基本概况 1972
一、腰椎滑脱和腰椎畸形翻修术概述 1972

二、腰椎滑脱和腰椎畸形翻修术后翻修术指征 1972
三、腰椎滑脱和腰椎畸形翻修术晚期翻修手术指征 1973
四、腰椎滑脱和腰椎畸形翻修术重视术前影像学检查 1975
五、腰椎滑脱和腰椎畸形翻修术术前准备 1976
六、腰椎滑脱和腰椎畸形翻修术后路手术手术技巧 1976
七、腰椎滑脱和腰椎畸形翻修术后路手术并发症 1976
第二节 腰椎畸形、滑脱症翻修术临床举例 1977
（赵 杰 陈德玉 袁 文 倪 斌 谢幼专 马 辉 赵 鑫 赵长清 李 华 赵定麟）

第九篇

颈、胸、腰椎手术其他并发症 1985

第一章 与手术直接相关的并发症 1986
第一节 脊柱脊髓手术体位的并发症及其对策 1986
一、脊柱脊髓手术体位的并发症概述 1986
二、脊柱脊髓手术体位及其并发症基本概况 1986
三、颈椎后路手术 1986
四、颈椎前路手术 1987
五、胸椎后路手术 1987
六、胸椎前路手术 1987
七、腰椎后路手术 1988
八、腰椎前路手术 1989
第二节 头-骨盆骨性牵引的并发症 1989
一、头-骨盆牵引并发症概述 1989
二、头-骨盆骨性牵引优点及其适应证 1989
三、头-骨盆骨性牵引器械脊柱牵引并发症 1990
四、骨盆钉与头颅钉并发症 1992
五、其他并发症 1992
六、治疗 1993
第三节 术中血管、神经并发症 1993
一、术中血管、神经并发症概述 1993
二、脊柱畸形后路内置物手术术中并发症 1993
三、脊柱先天性侧凸矫正术术中并发症 1994
四、颈椎手术前路入路术中并发症 1994
五、颈椎后侧入路术中并发症 1995
六、腰椎后方入路术中并发症 1995
七、腰椎前路固定术术中并发症 1996
八、胸腰段脊柱前路术中并发症 1996
第四节 脊椎手术后脑脊液漏 1997
一、脊椎手术后脑脊液漏概述 1997
二、脊椎手术后脑脊液漏发生率 1997
三、脊椎手术后脑脊液漏局部解剖复习 1998
四、容易并发脑脊液漏的手术操作及其预防措施 1998
五、脑脊液漏术后早期诊断及治疗 1999
六、术后脊液漏经皮蛛网膜下腔引流术病例选择 1999
七、经皮蛛网膜下腔引流术实际操作技术 2000
第五节 胸椎手术术后并发气胸和乳糜胸 2001
一、气胸病理形态 2001
二、气胸症状与判定 2001
三、气胸治疗 2002
四、乳糜胸相关解剖和生理 2002
五、乳糜胸病理特点 2002
六、乳糜胸症状与诊断 2003
七、乳糜胸治疗 2003
八、胸导管损伤致乳糜胸典型病例介绍 2003
第六节 髂骨取骨部位并发长期疼痛的病因及防治 2004
一、髂骨取骨并发症概述 2004
二、髂骨前部取骨后取骨部位疼痛概况及原因 2004
三、取骨处疼痛预防和治疗 2004
四、髂骨后部取骨后疼痛概况与原因 2006
五、髂骨后部取骨后疼痛预防和治疗 2006
第七节 术后深部静脉血栓并发症的防治 2007
一、DVT并发症防治概述及发生率 2007
二、发生DVT危险因素 2007
三、DVT诊断 2008
四、DVT预防方法 2008
五、DVT治疗 2008

第二章 与内固定相关并发症 2009
第一节 脊椎固定术对相邻椎节的不良影响 2009
一、脊椎固定术对相邻椎节影响概述 2009
二、颈椎固定术后对邻接椎体的影响 2009
三、腰椎固定术后对邻接椎体的影响 2010
四、脊椎固定术对相邻椎节影响发生机制及处理对策 2010
第二节 腰椎退行性病变器械内固定并发症 2011
一、腰椎退行性病变器械内固定并发症概述 2011

二、腰椎退行性病变器械内固定并发症分类 2011
三、腰椎退行性病变器械内固定并发症发生率 2011
四、腰椎退行性病变器械内固定并发症与术式相关性 2012
五、预防并发症对策之一：明确手术适应证 2012
六、预防并发症对策之二：明确引发术中并发症因素 2012
七、积极防治术后各种并发症 2013
八、注意其他并发症 2014
第三节 脊椎（移）植骨和内固定术后并发症 2015
一、脊椎植骨和内固定术后并发症概述 2015
二、移植骨滑脱移位概况 2015
三、颈椎前路固定术 2015
四、经前路腰椎固定术概况 2016
五、腰前路施术术中对策 2016
六、腰前路手术术后处理与外固定 2016
七、腰椎经后路进入椎体固定术（PLIF） 2016
八、内固定器械滑脱移位 2016
第四节 脊柱脊髓术后感染 2017
一、脊柱脊髓术后感染概述 2017
二、脊柱术后感染发生率 2017
三、脊柱术后感染分类 2019
四、脊柱脊髓术后感染诊断 2020
五、脊柱脊髓术后感染预防 2020
六、脊柱脊髓术后感染治疗 2021
七、脊柱术后感染时高压氧疗法 2022
八、脊柱金属内置物术后感染持续灌洗术 2022
九、腰椎后方金属内置物术后创口感染的开放砂糖疗法 2024
第三章 影响全身重要器官组织的并发症 2026
第一节 脊柱术后精神并发症处理 2026
一、脊柱术后精神并发症处理概述 2026
二、脊柱术后精神紊乱分类 2026
三、脊柱术后精神症状处理 2027
第二节 脊柱术后消化及呼吸系统并发症及其防治 2028
一、脊柱术后并发症概述 2028
二、脊柱术后消化道并发症 2028
三、脊柱术后呼吸道并发症 2028
第三节 脊柱术后泌尿系统并发症及其对策 2029
一、与留置导尿管有关的问题 2029
二、排尿障碍及其对策 2030
三、尿失禁及其对策 2030
四、尿路结石 2030
第四节 脊柱术后并发肺栓塞及早期治疗 2031
一、脊柱术后并发肺栓塞概述 2031
二、急性肺血栓栓塞治疗方法分类 2031
三、呼吸循环管理 2031
四、抗凝疗法 2031
五、溶栓疗法 2032
六、下腔静脉支架 2032

（周天健 李建军）

索引

西文及西文字母开头的名词（短语）索引
中文专业名词及短语索引

第五卷 脊柱畸形与特发性脊柱侧凸

第一篇

先天发育性和遗传性畸形 2037
第一章 脊椎先天发育性畸形 2038
第一节 脊柱先天发育性畸形概述及胚胎发生学分类 2038
一、脊柱先天发育性畸形概述 2038
二、脊柱先天发育性畸形胚胎发生学分类 2038
第二节 各类脊柱畸形治疗和预后的关系 2039
一、先天性异常治疗和预后的关系概述 2039
二、变形类畸形 2039
三、分裂类畸形 2040
四、遗传外观类畸形 2040
五、发育异常类畸形 2040

（张世民 刘大雄）

第二章　脊柱先天发育性畸形的发生　2041
第一节　脊柱先天发育性畸形发生的基本概况　2041
一、脊柱先天发育性畸形发生的概述　2041
二、脊柱先天发育性畸形发生机制　2041
三、脊柱先天发育性畸形在致畸机制方面的研究与分类　2041
四、脊柱先天发育性畸形在胚胎发育方面的致畸因素　2042
第二节　脊柱先天发育性畸形的其他致畸因素　2042
一、脊柱先天发育性畸形发病原因的遗传因素　2042
二、脊柱先天发育性畸形发病原因的环境因素　2042
三、脊柱先天发育性畸形发病原因的发育性因素　2043
（张世民　刘大雄）
第三章　先天发育性畸形的预防和治疗原则　2044
第一节　先天发育性畸形的预防　2044
一、先天发育性畸形遗传咨询　2044
二、先天发育性畸形产前诊断　2044
三、先天发育性畸形产前诊断的步骤　2045
第二节　先天发育性畸形的治疗　2045
一、先天发育性畸形基因治疗的基本概念　2045
二、先天发育性畸形基因治疗过程与前景　2045
三、先天发育性畸形脊柱外科治疗基本要求与治疗方案　2046
四、先天发育性畸形的手术治疗　2046
（张世民　刘大雄）
第二篇
枕颈部畸形　2047
第一章　枕颈段畸形　2048
第一节　枕颈段畸形的概况与治疗原则　2048
一、枕颈段畸形概述　2048
二、枕颈段畸形发生学及其分类　2048
三、枕颈段畸形种类　2049
四、枕颈段畸形治疗基本原则　2050
五、枕颈段畸形临床举例　2050
第二节　颅底凹陷症　2052
一、颅底凹陷症概述　2052
二、颅底凹陷症病因　2052
三、颅底凹陷症临床症状　2053
四、颅底凹陷症影像学检查　2054
五、颅底凹陷症诊断　2055
六、颅底凹陷症鉴别诊断　2055
七、颅底凹陷症治疗　2055
第三节　枕骨–寰椎先天性融合畸形　2058
一、枕骨–寰椎先天性融合畸形病理变化　2058
二、枕骨–寰椎先天性融合畸形病理解剖　2058
三、枕骨–寰椎先天性融合畸形临床表现　2059
四、枕骨–寰椎先天性融合畸形诊断　2059
五、枕骨–寰椎先天性融合畸形治疗原则　2060
第四节　寰–枢关节先天畸形性脱位　2060
一、寰–枢关节先天畸形性脱位概述　2060
二、寰–枢关节先天畸形性脱位病因　2060
三、寰–枢关节先天畸形性脱位诊断　2061
四、寰–枢关节先天畸形性脱位治疗原则与要求　2061
五、经口腔或切开下颌骨的上颈椎前路手术　2067
六、枕骨骨瓣翻转自体髂骨移植枕颈融合术　2071
七、颈后路枕颈融合术螺钉–钛板内固定技术　2072
八、枕颈融合钉棒内固定术　2073
第五节　枢椎齿状突发育畸形　2075
一、枢椎齿状突发育畸形概述　2075
二、枢椎齿状突发育畸形病因及病理　2075
三、枢椎齿状突发育畸形分型　2076
四、枢椎齿状突发育畸形临床表现　2079
五、枢椎齿状突发育畸形诊断依据　2079
六、枢椎齿状突发育畸形治疗原则　2080
第六节　寰椎沟环畸形　2081
一、寰椎沟环畸形概述　2081
二、寰椎沟环畸形病因及病理解剖学改变　2081
三、寰椎沟环畸形临床特点　2082
四、寰椎沟环畸形诊断　2082
五、寰椎沟环畸形鉴别诊断　2083
六、寰椎沟环畸形治疗原则　2083
七、寰椎沟环切除（开）术　2083
（沈　强　刘祖德　朱　亮　丁　浩　许国华　周许辉　缪锦浩　赵定麟）
第七节　寰枢椎后路融合术　2084
一、寰枢椎后路融合术适应证　2084
二、寰枢椎后路融合术手术前准备　2084
三、寰枢椎后路融合术手术方法的选择　2084
四、枕颈畸形手术中注意事项　2095
（沈　强　刘祖德　陈德玉　倪　斌　严力生　赵　杰　刘洪奎　赵定麟）
第八节　经口腔枕颈部显微技术　2096

一、经口腔枕颈部显微技术概述 2096
二、经口腔枕颈部显微技术病例选择及术前准备 2097
三、经口腔枕颈部显微技术手术方法 2097
四、经口腔枕颈部显微技术术后处理 2100
五、经口腔枕颈部显微技术并发症防治 2101
六、经口腔枕颈部显微技术临床举例 2102
（池永龙）

第二章　颈部畸形 2105

第一节　颈椎先天融合（短颈）畸形 2105
一、短颈畸形概述 2105
二、短颈畸形致病原因 2105
三、短颈畸形临床特点 2105
四、短颈畸形影像学特点 2106
五、短颈畸形诊断 2107
六、短颈畸形治疗 2108
七、短颈畸形预后 2110
第二节　先天性斜颈 2110
一、先天性斜颈概述 2110
二、先天性斜颈发病原因 2110
三、先天性斜颈临床特点 2111
四、先天性斜颈诊断 2111
五、先天性斜颈鉴别诊断 2112
六、先天性斜颈治疗原则与要求 2112
七、胸锁乳突肌腱切断术及其他术式 2112
（范善钧　沈　强　赵定麟）
第三节　颈肋畸形及胸廓出口综合征 2115
一、颈肋畸形及胸廓出口综合征概述 2115
二、颈肋畸形及胸廓出口综合征病理解剖特点 2116
三、颈肋畸形及胸廓出口综合征临床特点 2117
四、颈肋畸形及胸廓出口综合征诊断 2118
五、颈肋畸形及胸廓出口综合征鉴别诊断 2118
六、颈肋畸形及胸廓出口综合征治疗原则 2118
七、颈肋切除和（或）斜角肌切断减压术 2119
八、经腋下第一肋骨切除术 2122
第四节　颈椎半椎体及其他畸形 2124
一、颈椎半椎体畸形概述 2124
二、颈椎半椎体畸形诊断 2124
三、颈椎半椎体畸形治疗 2125
四、颈椎半椎体畸形预后 2125
第五节　颈椎后凸畸形 2125
一、颈椎后凸畸形概述 2125
二、颈椎后凸畸形生物力学基础 2125
三、颈椎后凸畸形常见致畸原因 2127
四、颈椎后凸畸形分类 2128
五、颈椎后凸畸形诊断依据 2128
六、颈椎后凸畸形保守治疗 2129
七、颈椎后凸畸形外科治疗 2129
第六节　颈椎椎弓裂 2133
一、颈椎椎弓裂概述 2133
二、颈椎椎弓裂病因 2133
三、颈椎椎弓裂临床表现和诊断 2133
四、颈椎椎弓裂治疗 2134
第七节　颈椎其他先天畸形 2135
一、颈椎脊椎裂 2135
二、颈椎椎体扁平畸形 2135
（刘祖德　沈　强　丁　浩　周许辉
缪锦浩　朱　亮　朱宗昊　赵定麟）

第三章　胸、腰及腰骶部畸形 2138

第一节　胸腰段半椎体畸形 2138
一、胸腰段半椎体畸形基本概念 2138
二、胸腰段半椎体畸形分型 2138
三、胸腰段半椎体畸形临床症状特点 2139
四、胸腰段半椎体畸形诊断 2140
五、胸腰段半椎体畸形治疗 2140
第二节　胸腰骶段椎体纵裂及蝴蝶椎体畸形 2142
一、椎体纵裂畸形 2142
二、蝴蝶椎体畸形 2142
第三节　胸腰骶段移行（脊）椎畸形 2142
一、胸腰骶段移行椎畸形基本概念 2142
二、移行椎体的发生 2142
三、胸腰骶段移行椎畸形分型 2143
四、胸腰骶段移行椎畸形症状学及其发生原理 2143
五、胸腰骶段移行椎畸形鉴别诊断 2143
六、胸腰骶段移行椎畸形治疗 2144
第四节　胸腰骶段脊椎裂 2144
一、胸腰骶段脊椎裂概述 2144
二、胸腰骶段脊椎裂病因学 2144
三、胸腰骶段脊椎裂分类 2145
四、胸腰骶段显性脊椎裂诊断与治疗 2147
五、胸腰骶段隐性脊椎裂诊断与治疗 2147
第五节　椎骨附件畸形 2148
一、第 3 腰椎横突过长畸形 2148
二、关节突畸形 2149
三、棘突畸形 2149

四、椎板畸形 2150
第六节 短腰畸形 2150
一、短腰畸形病理解剖特点 2150
二、短腰畸形检查 2150
三、短腰畸形诊断 2151
四、短腰畸形治疗 2151
第七节 其他腰骶部畸形 2151
一、椎骨融合畸形 2151
二、腰骶椎不发育 2151
三、骶椎发育不良 2151
四、先天发育性腰椎椎管狭窄症 2151
（沈 强 赵 杰 丁 浩 朱 亮 赵定麟）
第四章 其他波及脊柱畸形的疾患 2153
第一节 先天发育性高位肩胛骨 2153
一、先天发育性高位肩胛骨概述 2153
二、先天发育性高位肩胛骨病因 2153
三、先天发育性高位肩胛骨病理 2153
四、先天发育性高位肩胛骨临床表现 2154
五、先天发育性高位肩胛骨影像学改变 2154
六、先天发育性高位肩胛骨诊断与鉴别诊断 2155
七、先天发育性高位肩胛骨治疗 2155
第二节 先天性半侧肥大 2157
一、先天性半侧肥大概述 2157
二、先天性半侧肥大病因 2157
三、先天性半侧肥大分类 2157
四、先天性半侧肥大临床表现 2157
五、先天性半侧肥大诊断与鉴别诊断 2158
六、先天性半侧肥大治疗 2158
第三节 进行性骨干发育不良 2158
一、进行性骨干发育不良概述 2158
二、进行性骨干发育不良病因及病理 2158
三、进行性骨干发育不良临床表现及检查 2158
四、进行性骨干发育不良诊断 2158
五、进行性骨干发育不良治疗 2159
第四节 致密性骨发育障碍 2159
一、致密性骨发育障碍概述 2159
二、致密性骨发育障碍病因及病理 2159
三、致密性骨发育障碍临床表现及检查 2159
四、致密性骨发育障碍诊断 2160
五、致密性骨发育障碍治疗 2160
第五节 先天性肌缺如 2160
一、先天性肌缺如概述 2160
二、先天性肌缺如病因 2160
三、先天性肌缺如临床表现 2160
四、先天性肌缺如诊断 2160
五、先天性肌缺如治疗 2160
（沈 强 戴力扬 朱 亮 赵定麟）
第三篇
特发性脊柱侧凸 2161
第一章 特发性脊柱侧凸基本概念 2162
第一节 特发性脊柱侧凸分类 2162
一、非结构性侧凸 2162
二、结构性脊柱侧凸 2162
第二节 特发性脊柱侧凸的病理及病因 2164
一、特发性脊柱侧凸病理 2164
二、特发性脊柱侧凸病因 2165
第三节 特发性脊柱侧凸的诊断 2168
一、特发性脊柱侧凸病史 2168
二、特发性脊柱侧凸体检 2168
三、特发性脊柱侧凸X线检查 2169
四、特发性脊柱侧凸X线测量 2170
五、特发性脊柱侧凸成熟度的鉴定 2172
六、特发性脊柱侧凸实验室检查 2172
七、特发性脊柱侧凸肺功能检查 2172
（邱 勇）
第二章 特发性脊柱侧凸分类（型） 2173
第一节 婴儿型特发性脊柱侧凸 2173
一、婴儿型特发性脊柱侧凸概述 2173
二、婴儿型特发性脊柱侧凸特点 2173
三、婴儿型特发性脊柱侧凸发病机制 2173
四、婴儿型特发性脊柱侧凸诊断 2174
五、婴儿型特发性脊柱侧凸治疗 2174
第二节 少儿型特发性脊柱侧凸 2175
一、少儿型特发性脊柱侧凸概述 2175
二、少儿型特发性脊柱侧凸特点 2175
三、少儿型特发性脊柱侧凸诊断 2175
四、少儿型特发性脊柱侧凸治疗 2176
五、婴儿型及少儿型脊柱侧弯的手术选择 2176
第三节 青少年型特发性脊柱侧凸 2179
一、青少年型特发性脊柱侧凸概述 2179
二、青少年型特发性脊柱侧凸治疗 2179
（邱 勇）
第三章 特发性脊柱侧凸的治疗 2181
第一节 特发性脊柱侧凸的治疗目的、

原则与非手术治疗 2181
一、特发性脊柱侧凸的治疗目的 2181
二、特发性脊柱侧凸的治疗原则 2181
三、特发性脊柱侧凸的非手术治疗 2181
第二节 特发性脊柱侧凸手术治疗的基本要求 2183
一、特发性脊柱侧凸手术治疗概述 2183
二、特发性脊柱侧凸手术矫形基本原理 2183
三、特发性脊柱侧凸可矫正度的评估 2183
四、特发性脊柱侧凸手术入路 2184
五、特发性脊椎侧凸植骨融合 2185
第三节 特发性脊柱侧凸的矫形术 2186
一、特发性脊柱侧凸后路矫形手术 2186
二、特发性脊柱侧凸前路矫形手术 2187
三、特发性脊柱侧凸融合范围选择 2187
四、特发性脊柱侧凸前路矫形固定融合范围选择 2187
五、特发性脊柱侧凸后路固定融合范围选择 2187
（邱 勇）

第四章 Lenke分型研究进展 2189
第一节 Lenke分型概述及分型步骤 2189
一、Lenke分型概述 2189
二、Lenke分型步骤 2190
第二节 脊柱侧凸分型系统的建立对AIS术前评估及手术策略制定的临床意义 2194
一、概述 2194
二、Lenke1型 2194
三、Lenke2型 2196
四、Lenke3型 2197
五、Lenke4型 2198
六、Lenke5型 2198
七、Lenke6型 2199
第三节 特发性脊柱侧凸前路矫形固定融合范围选择 2200
一、概述 2200
二、经胸腹膜后和胸膜后入路 2200
三、短节段融合术 2200
四、结论 2200
（邱 勇）

第五章 青少年特发性脊柱侧凸 2201
第一节 青少年特发性脊柱侧凸概述、临床分类及分型 2201
一、青少年特发性脊柱侧凸概述 2201
二、青少年特发性脊柱侧凸临床分类 2201
三、青少年特发性脊柱侧凸分型 2202
第二节 青少年特发性脊柱侧凸自然史 2207
一、青少年特发性脊柱侧凸概述 2207
二、青少年特发性脊柱侧凸年龄因素 2207
三、青少年特发性脊柱侧凸骨骼因素 2208
四、青少年特发性脊柱侧凸性别因素 2209
五、青少年特发性脊柱侧凸的程度 2209
六、青少年特发性脊柱侧凸类型 2209
七、青少年特发性脊柱侧凸椎体的旋转 2209
第三节 青少年特发性脊柱侧凸非手术疗法之支具治疗 2211
一、支具治疗原理 2211
二、支具治疗适应证 2211
三、支具治疗的疗效评价 2211
第四节 青少年特发性脊柱侧凸手术治疗 2212
一、青少年特发性脊柱侧凸后路手术 2212
二、青少年特发性脊柱侧凸前路矫形术 2213
三、青少年特发性脊柱侧凸后路矫形术 2213
（邱 勇）

第六章 特发性胸椎侧凸前路矫正术 2219
第一节 特发性侧凸前路矫正术概述及传统前路矫形手术 2219
一、特发性侧凸前路矫正术概述 2219
二、特发性脊柱侧凸传统开放前路矫形手术 2220
第二节 特发性脊柱侧凸传统前路手术技术与并发症 2220
一、特发性脊柱侧凸传统开放前路矫形术 2220
二、胸腔镜下胸椎侧凸前路矫形术及胸腔镜辅助下小切口胸椎侧凸前路矫形术 2220
三、特发性脊柱侧凸传统开放前路矫形术并发症 2220
（邱 勇）

第七章 严重脊柱侧凸畸形的治疗 2221
第一节 严重脊柱侧凸畸形治疗概述及术前准备 2221
一、概述 2221
二、术前一般性准备 2221
三、术前的前期准备性手术 2222
第二节 严重型脊柱侧凸畸形后路矫正术原则及方法 2225
一、严重型脊柱侧凸畸形融合水平选择 2225

二、严重型脊柱侧凸畸形矫正方法 2225
三、严重型脊柱侧凸畸形凸侧胸廓成形术 2226
四、严重型脊柱侧凸畸形凹侧胸廓抬高术 2226
第三节 严重型脊柱侧凸畸形手术治疗 2227
一、后凸型脊柱侧凸的生物力学特征 2227
二、前方支撑融合时的入路选择 2227
三、后凸型脊柱侧凸的支撑区域选择 2227
四、后凸型脊柱侧凸的手术原则 2227
五、严重脊柱侧凸畸形手术疗法临床结果 2228
第四节 矫正严重侧凸时的主要并发症及预防措施 2228
一、神经并发症 2228
二、呼吸功能障碍 2229
三、假关节 2229
四、矫正丢失 2229
五、肠系膜上动脉综合征 2229
六、平衡失偿 2230
（邱 勇）
第八章 脊柱侧凸微创治疗技术 2232
第一节 脊柱侧凸微创治疗基本概念 2232
一、脊柱侧凸微创治疗简介与历史回顾 2232
二、胸段脊柱的解剖特点 2232
第二节 脊柱侧凸微创治疗术前准备、麻醉与术中监护 2236
一、脊柱侧凸微创治疗术前准备 2236
二、脊柱侧凸微创治疗麻醉 2236
三、脊柱侧凸微创治疗术中监护 2236
第三节 脊柱侧凸胸腔镜下前方松解手术 2238
一、脊柱侧凸胸腔镜手术器械 2238
二、脊柱侧凸胸腔镜下前方施术手术适应证和禁忌症 2239
三、脊柱侧凸胸腔镜下前方施术锁孔选择 2239
四、胸腔镜下手术操作 2240
五、脊柱侧凸胸腔镜下手术并发症 2241
六、脊柱侧凸胸腔镜下手术疗效评估 2242
第四节 特发性胸椎侧凸胸腔镜下矫形术 2243
一、特发性胸椎侧凸胸腔镜下矫形术适应证和禁忌症 2243
二、特发性胸椎侧凸胸腔镜下矫形术锁孔选择 2244
三、特发性胸椎侧凸胸腔镜下矫形术手术操作 2244
四、精确置入椎体螺钉的解剖标记 2246
五、特发性胸椎侧凸胸腔镜下矫形术并发症 2246
六、特发性胸椎侧凸胸腔镜下矫形术疗效评估 2246
第五节 胸腔镜辅助下小切口胸椎侧凸前路矫形术 2248
一、胸腔镜辅助下小切口胸椎侧凸前路矫形术背景资料 2248
二、胸腔镜辅助下小切口胸椎侧凸前路矫形术手术方法 2248
三、胸腔镜辅助下小切口胸椎侧凸前路矫形术疗效评估 2248
四、小切口胸腰椎侧凸前路矫形手术 2251
五、传统手术入路与小切口下保护膈肌的手术入路比较 2251
（邱 勇）
第六节 电视－胸腔镜下（VATS/EMI-VATS）胸椎侧弯松解、矫正及内固定术 2252
一、电视－胸腔镜下（VATS/EMI-VATS）胸椎侧弯松解、矫正及内固定术概述 2252
二、电视－胸腔镜下（VATS/EMI-VATS）胸椎侧弯松解、矫正及内固定术病例选择及术前准备 2252
三、电视－胸腔镜下（VATS/EMI-VATS）胸椎侧弯松解、矫正及内固定术手术方法 2254
四、电视－胸腔镜下（VATS/EMI-VATS）胸椎侧弯松解、矫正及内固定术术后处理 2259
五、电视－胸腔镜下（VATS/EMI-VATS）胸椎侧弯松解、矫正及内固定术并发症防治 2259
六、电视－胸腔镜下（VATS/EMI-VATS）胸椎侧弯松解、矫正及内固定术病例介绍 2260
（池永龙）
第九章 成人脊柱侧凸畸形矫正术 2263
第一节 成人脊柱侧凸前路松解术 2263
一、成人脊柱侧凸前路松解术应用解剖 2263
二、成人脊柱侧凸前路松解术病例选择 2265
三、成人脊柱侧凸前路松解术术前准备与麻醉 2265
四、成人脊柱侧凸前路松解术手术步骤 2265
五、成人脊柱侧凸前路松解术手术可能发生的意外 2267
六、成人脊柱侧凸前路松解术临床经验简介 2268
（海 涌 藏 磊）
第二节 成人胸椎脊柱侧凸前路松解术 2268
一、成人胸椎脊柱侧凸前路松解术手术入路应用解剖 2268
二、成人胸椎脊柱侧凸前路松解术体位与节段入路选择 2269

三、成人胸椎脊柱侧凸前路松解术手术入路 2269
四、成人胸椎脊柱侧凸前路松解术临床经验简介 2271
第三节 成人腰椎脊柱侧凸前路松解术 2271
一、成人腰椎脊柱侧凸前路松解术腰椎入路应用解剖 2271
二、成人腰椎脊柱侧凸前路松解术体位 2271
三、成人腰椎脊柱侧凸前路松解术手术入路过程 2272
四、避免手术入路意外损伤 2272
五、手术经验简介 2272
（海 涌 李宝俊）
第四节 成人胸腰椎脊柱侧凸前路松解术 2273
一、成人胸腰椎脊柱侧凸前路松解术手术入路应用解剖 2273
二、成人胸腰椎脊柱侧凸前路松解术体位 2274
三、成人胸腰椎脊柱侧凸前路松解术手术入路过程 2274
四、成人胸腰椎脊柱侧凸前路松解术手术入路意外 2276
五、成人胸腰椎脊柱侧凸前路松解术手术经验简介 2276
第五节 脊柱侧凸前后路联合松解矫形术 2276
一、脊柱侧凸前后路联合松解矫形术体位 2276
二、脊柱侧凸前后路联合松解矫形术手术入路过程 2277
三、脊柱侧凸前后路联合松解矫形术手术经验简介 2281
（海 涌 藏 磊）
第十章 复杂严重型侧凸手术治疗 2282
第一节 复杂严重型脊柱侧凸之手术治疗 2282
一、复杂严重型脊柱侧凸概述 2282
二、复杂严重型脊柱侧凸临床举例 2282
（邱 勇 朱丽华）
第二节 一期实施三种手术治疗重度僵直性脊柱侧后凸成角畸形 2291
一、概述 2291
二、临床举例 2291
三、注意事项 2294
四、对本术式的认识 2294
五、本术式优点及缺点 2294
六、结论 2294
（刘祖德 张清港）
第十一章 先天性半椎体所致的脊柱侧凸畸形 2295
第一节 先天性半椎体所致脊柱侧凸的基本概况 2295
一、先天性半椎体侧凸畸形概述 2295
二、先天性半椎体侧凸畸形分类 2295
第二节 先天性半椎体所致脊柱侧凸畸形的治疗 2297
一、非手术治疗 2297
二、手术治疗 2297
（沈 强 丁 浩 朱 亮）
第十二章 先天性脊柱后凸畸形 2301
第一节 先天性脊柱后凸畸形概述、分型及治疗原则 2301
一、先天性脊柱后凸畸形概述 2301
二、先天性脊柱后凸畸形分型 2301
三、先天性脊柱后凸畸形治疗原则 2302
第二节 先天性脊柱后凸畸形手术疗法 2302
一、概述 2302
二、后路融合术 2302
三、前后路联合融合术 2302
四、脊髓受压者手术治疗 2302
（杨 操 杨述华）
第四篇
非特发性脊柱侧凸 2305
第一章 神经纤维瘤病侧凸 2306
第一节 神经纤维瘤病侧凸概述、临床表现、诊断及病理改变 2306
一、神经纤维瘤病侧凸概述 2306
二、神经纤维瘤病侧凸临床表现 2306
三、神经纤维瘤病周围型诊断标准 2306
四、神经纤维瘤病侧凸病理改变 2308
五、神经纤维瘤病侧凸影像学改变 2309
第二节 神经纤维瘤病侧凸治疗 2311
一、概述 2311
二、非营养不良性脊柱侧凸治疗 2311
三、营养不良性脊柱侧凸治疗 2312
四、脊柱侧后凸伴脊髓受压 2312
五、神经纤维瘤侧凸术后处理 2313
六、神经纤维瘤侧凸手术并发症 2313

第三节　神经纤维瘤病伴发脊柱侧凸（NF-1）之手术治疗　2313
一、NF-1手术治疗概述　2313
二、NF-1手术治疗典型病例一　2313
三、NF-1手术治疗典型病例二　2313
（邱　勇　朱丽华）
第四节　早发型侵及脊柱之神经纤维瘤　2315
一、早发型侵及脊柱之神经纤维瘤概述　2315
二、早发型侵及脊柱之神经纤维瘤典型病例　2315
（刘志诚　刘忠汉　亓东铎）
第五节　神经纤维瘤病伴颈椎后凸畸形的外科治疗　2316
一、神经纤维瘤病伴颈椎后凸畸形概述　2316
二、神经纤维瘤病伴颈椎后凸畸形发病率　2316
三、神经纤维瘤病伴颈椎后凸畸形病因学　2316
四、神经纤维瘤病伴颈椎后凸畸形临床表现　2317
五、神经纤维瘤病伴颈椎后凸畸形手术指征　2317
六、颈椎截骨术的应用　2317
七、神经纤维瘤病伴颈椎后凸畸形临床举例　2318
（刘　洋　袁　文　陈德玉）
第二章　Marfan综合征脊柱侧凸　2320
第一节　Marfan综合征脊柱侧凸基本概念　2320
一、Marfan综合征脊柱侧凸概述　2320
二、Marfan综合征脊柱侧凸发病率　2320
三、Marfan综合征脊柱侧凸发病机制　2320
四、Marfan综合征脊柱侧凸临床表现（临床诊断）　2321
五、Marfan综合征脊柱侧凸诊断标准　2322
六、Marfan综合征脊柱侧凸影像学特征　2322
第二节　Marfan综合征伴发脊柱畸形　2323
一、Marfan综合征伴发脊柱畸形概述　2323
二、Marfan综合征伴发脊柱侧凸　2323
三、类Marfan综合征伴发脊柱侧凸　2324
第三节　Marfan综合征脊柱侧凸的治疗　2324
一、Marfan综合征脊柱侧凸非手术治疗　2324
二、Marfan综合征脊柱侧凸手术治疗　2325
（邱　勇）
第三章　神经肌肉性脊柱侧凸　2329
第一节　神经肌肉性脊柱侧凸基本概念　2329
一、神经肌肉性脊柱侧凸病因和病理　2329
二、神经肌肉性脊柱侧凸临床表现和诊断　2329
第二节　神经肌肉性侧凸畸形治疗　2333
一、神经肌肉性侧凸畸形非手术治疗　2333
二、神经肌肉性侧凸畸形手术治疗　2333
（邱　勇）
第四章　骨、软骨发育不良与成骨不全性脊柱侧凸　2341
第一节　骨、软骨发育不良性脊柱侧凸　2341
一、骨、软骨发育不良性脊柱侧凸概述　2341
二、骨、软骨发育不良性脊柱侧凸遗传学基础　2341
三、骨、软骨发育不良性脊柱侧凸临床表现　2342
四、脊柱畸形治疗　2343
第二节　成骨不全性脊柱侧凸畸形　2345
一、成骨不全性脊柱侧凸畸形概述　2345
二、成骨不全性脊柱侧凸畸形诊断　2345
三、成骨不全性脊柱侧凸畸形——分型　2346
四、成骨不全性脊柱侧凸畸形临床难题　2347
五、成骨不全性脊柱侧凸畸形治疗　2347
六、常见脊柱畸形　2347
（邱　勇）
第五章　脊柱侧凸伴发Chiari畸形之处理　2348
第一节　脊柱侧凸伴发Chiari畸形基本概念　2348
一、脊柱侧凸伴发Chiari畸形概述　2348
二、Chiari畸形（伴脊髓空洞）一般临床特征　2348
三、脊柱侧凸伴发Chiari畸形临床特点　2348
四、脊柱侧凸伴发Chiari畸形的治疗策略　2349
第二节　脊柱侧凸伴发Chiari畸形枕颈手术中的临床问题　2350
一、枕大孔减压　2350
二、脊髓空洞分流　2350
三、枕颈融合　2350
四、Chiari畸形手术并发症　2350
五、脊柱侧凸手术的疗效　2351
（邱　勇）
第六章　其他病因所致脊柱侧凸　2352
第一节　脑瘫伴脊柱侧凸　2352
一、脑瘫伴脊柱侧凸发病原因　2352
二、脑瘫伴脊柱侧凸临床表现　2352
三、脑瘫伴脊柱侧凸治疗　2352
第二节　Friedreich共济失调伴脊柱侧凸　2354
一、Friedreich共济失调伴脊柱侧凸病因　2354
二、Friedreich共济失调伴脊柱侧凸临床表现与诊断　2355
三、Friedreich共济失调伴脊柱侧凸治疗　2355
第三节　脊髓空洞症伴脊柱侧凸　2356
一、脊髓空洞症伴脊柱侧凸病因　2356

二、脊髓空洞症伴脊柱侧凸临床表现 2356
三、脊髓空洞症伴脊柱侧凸治疗 2357
第四节 脊肌萎缩症伴脊柱侧凸 2358
一、脊肌萎缩症伴脊柱侧凸病因 2358
二、脊肌萎缩症伴脊柱侧凸分型 2359
三、脊肌萎缩症伴脊柱侧凸临床表现 2359
四、脊肌萎缩症伴脊柱侧凸治疗 2359
第五节 Duchenne和Becker肌营养不良伴脊柱侧凸 2361
一、肌营养不良伴脊柱侧凸病因 2361
二、肌营养不良伴脊柱侧凸临床表现 2362
三、肌营养不良伴脊柱侧凸治疗 2362
第六节 脊髓灰质炎伴脊柱侧凸 2363
一、脊髓灰质炎伴脊柱侧凸病因 2363
二、脊髓灰质炎伴脊柱侧凸分型 2363
三、脊髓灰质炎伴脊柱侧凸临床表现 2363
四、脊髓灰质炎伴脊柱侧凸治疗 2364
第七节 进行性神经性腓骨肌萎缩伴脊柱侧凸 2364
一、进行性神经性腓骨肌萎缩伴脊柱侧凸病因 2364
二、进行性神经性腓骨肌萎缩伴脊柱侧凸临床表现 2365
三、进行性神经性腓骨肌萎缩伴脊柱侧凸治疗 2365
第八节 家族性自主神经机能异常症伴脊柱侧凸 2365
一、家族性自主神经机能异常症伴脊柱侧凸病因 2365
二、家族性自主神经机能异常症伴脊柱侧凸临床表现 2365
三、家族性自主神经机能异常症伴脊柱侧凸治疗 2365
第九节 先天性多关节挛缩症伴脊柱侧凸 2366
一、先天性多关节挛缩症伴脊柱侧凸病因 2366
二、先天性多关节挛缩症伴脊柱侧凸临床表现 2366
三、先天性多关节挛缩症伴脊柱侧凸治疗 2366
（邱 勇）

第七章 退行性脊柱侧凸 2371
第一节 退行性脊柱侧凸概述、发病机制及病因学 2371
一、退行性脊柱侧凸概述 2371
二、退行性脊柱侧凸发病机制 2371
三、退行性脊柱侧凸病因学 2371
（徐荣明 孙韶华）
第二节 退行性脊柱侧凸分型、治疗与手术并发症 2372
一、退行性脊柱侧凸分型 2372
二、退行性脊柱侧凸治疗原则 2373
三、退行性脊柱侧凸手术并发症 2374
（李立钧 孙韶华）
第三节 退行性脊柱侧凸临床表现、影像学特征与临床举例 2375
一、退行性脊柱侧凸临床表现 2375
二、退行性脊柱侧凸影像学特征 2376
三、退变性脊柱侧凸临床举例 2377
（李立钧 严力生 鲍宏玮）

第五篇

脊髓与脊髓血管畸形及病变 2385

第一章 脊髓畸形 2386
第一节 脊髓延髓空洞症 2386
一、脊髓延髓空洞症概述 2386
二、脊髓延髓空洞症病因与病理 2386
三、脊髓延髓空洞症分型 2386
四、脊髓延髓空洞症临床特点 2387
五、脊髓延髓空洞症诊断 2387
六、脊髓延髓空洞症鉴别诊断 2388
七、脊髓延髓空洞症治疗原则 2389
八、脊髓空洞引流术 2389
九、脊髓延髓空洞症临床举例 2390
第二节 脊髓圆锥栓系综合征 2394
一、脊髓圆锥栓系综合征概述 2394
二、脊髓圆锥栓系综合征胚胎解剖学因素 2394
三、脊髓圆锥栓系综合征分型 2394
四、脊髓圆锥栓系综合征病因学 2394
五、脊髓圆锥栓系综合征诊断 2395
六、脊髓圆锥栓系综合征鉴别诊断 2397
七、脊髓圆锥栓系综合征治疗原则 2398
八、脊髓圆锥栓系综合征终丝切断术 2398
九、椎体切除椎节缩短术 2399
第三节 脊髓蛛网膜囊肿 2399
一、脊髓蛛网膜囊肿概述 2399
二、脊髓蛛网膜囊肿病因及类型 2399
三、脊髓蛛网膜囊肿病理 2400

四、脊髓蛛网膜囊肿临床表现 2400
五、脊髓蛛网膜囊肿辅助检查 2401
六、脊髓蛛网膜囊肿诊断 2402
七、脊髓蛛网膜囊肿鉴别诊断 2402
八、脊髓蛛网膜囊肿治疗原则 2402
第四节 脊髓肠源性囊肿 2403
一、脊髓肠源性囊肿概述 2403
二、脊髓肠源性囊肿病因 2403
三、脊髓肠源性囊肿病理及分类 2403
四、脊髓肠源性囊肿临床特点 2403
五、脊髓肠源性囊肿辅助检查 2404
六、脊髓肠源性囊肿诊断 2404
七、脊髓肠源性囊肿鉴别诊断 2404
八、脊髓肠源性囊肿治疗 2405
（杨胜武 徐华梓 徐 辉）
第二章 脊髓动静脉畸形（AVM） 2406
第一节 脊髓血管解剖复习与发病机制 2406
一、脊髓的血循环系统概况 2406
二、脊髓动脉系 2406
三、脊髓静脉系 2408
四、脊髓血管畸形发病机制 2409
第二节 脊髓动静脉畸形（AVM）的分类与诊断 2410
一、历史背景 2410
二、血管解剖与AVM分类 2410
三、当前临床AVM的分类 2410
四、脊髓血管畸形诊断 2413
第三节 脊髓血管畸形的治疗 2414
一、脊髓动静脉畸形的手术治疗 2414
二、脊髓动静脉畸形的人工栓塞术 2415
三、脊髓AVM外科手术病例的选择 2416
四、脊髓AVM血管内手术适应证的界定 2418
五、并发症的预防及早期发现 2419
（徐华梓 杨胜武）
第三章 脊髓缺血性病变 2421
第一节 脊髓缺血基本概念 2421
一、脊髓缺血概况 2421
二、脊髓血管的解剖及循环动态 2421
三、脊髓缺血的监测 2422
四、脊髓缺血时的代谢 2422
第二节 脊髓前（中央）动脉综合征 2423
一、脊髓前中央动脉综合征概述 2423
二、脊髓前中央动脉综合征发病原因 2423
三、脊髓前中央动脉综合征临床特征 2424
四、脊髓前中央动脉综合征MR所见 2425
五、脊髓前中央动脉综合征病理 2425
六、脊髓前中央动脉综合征诊断 2426
七、脊髓前中央动脉综合征治疗 2428
第三节 脊髓后动脉综合征 2428
一、脊髓后动脉综合征概述 2428
二、脊髓的血管 2428
三、脊髓后动脉综合征 2430
四、脊髓后动脉综合征临床举例 2431
五、后索障碍问题 2431
（周天健 李建军）
第四节 脊髓根动脉及沟动脉缺血症候群 2432
一、脊髓根动脉缺血症概述 2432
二、向颈段脊髓供血之根动脉缺血症候群 2433
三、向胸腰段脊髓供血的大根动脉缺血症候群 2434
四、下部附加前根脊髓动脉缺血症候群 2435
五、沟动脉缺血症候群 2436
（沈 强 刘祖德 赵定麟）
第四章 脊髓出血性病变 2437
第一节 脊髓出血的基本概念 2437
一、脊髓出血性病变概况 2437
二、脊髓出血性病变出血MR信号的变化 2437
三、脊髓髓内出血 2438
四、脊髓出血性病变治疗 2440
五、脊髓出血性病变临床举例 2440
第二节 蛛网膜下腔出血 2441
一、蛛网膜下腔出血概述 2441
二、脊髓动静脉畸形的分类及发病频率 2441
三、蛛网膜下腔出血症状 2441
四、蛛网膜下腔出血诊断 2442
五、蛛网膜下腔出血影像学诊断 2442
六、蛛网膜下腔出血治疗原则 2443
七、蛛网膜下腔出血人工栓塞术 2443
八、蛛网膜下腔出血手术疗法 2444
第三节 脊髓硬膜外出血 2444
一、脊髓硬膜外出血概述 2444
二、脊髓硬膜外出血流行病学 2444
三、脊髓硬膜外出血发病原因 2444
四、脊髓硬膜外出血病理改变 2445
五、脊髓硬膜外出血临床症状 2445
六、脊髓硬膜外出血一般诊断 2446
七、脊髓硬膜外出血影像学诊断 2446

八、脊髓硬膜外出血治疗 2447
九、脊髓硬膜外出血临床举例 2449
（周天健　李建军）

第五章　脊椎、脊髓的栓塞术 2450
第一节　栓塞术的基本概念与临床应用 2450
一、栓塞术概述 2450
二、栓塞术临床应用 2450
第二节　脊椎、脊髓栓塞术的手术技巧 2451
一、脊椎、脊髓栓塞术概况 2451
二、栓塞术的效果 2452
三、脊椎、脊髓栓塞术手术要点 2452
四、脊椎、脊髓栓塞术临床举例 2453
五、脊椎、脊髓栓塞术临床判定 2454
（周天健　李建军）

索引
西文及西文字母开头的名词（短语）索引
中文专业名词及短语索引

第六卷　脊柱骨盆肿瘤、炎症、韧带骨化和其他脊柱疾患

第一篇
脊柱肿瘤 2459

第一章　脊柱肿瘤分类及诊断 2460
第一节　脊柱肿瘤分类 2460
一、原发性脊柱肿瘤 2460
二、转移性脊柱肿瘤 2460
三、椎管内肿瘤 2460
第二节　脊柱肿瘤的诊断与鉴别诊断 2461
一、脊柱肿瘤临床表现 2461
二、脊柱肿瘤实验室检查 2462
三、脊柱肿瘤影像学检查 2462
四、脊柱肿瘤病理检查 2463
五、脊柱肿瘤鉴别诊断 2463
第三节　脊柱肿瘤治疗的基本要求 2464
一、脊柱肿瘤治疗概述 2464
二、脊柱肿瘤治疗原则 2464
三、脊柱肿瘤外科治疗 2464
四、脊柱肿瘤放射治疗 2464
五、脊柱肿瘤化学治疗 2464
第二章　原发性脊柱肿瘤及治疗原则 2466
第一节　原发性脊柱肿瘤基本概念 2466
一、原发性脊柱肿瘤概述 2466
二、原发性脊柱肿瘤分类 2466
三、原发性脊柱肿瘤临床表现 2468
四、原发性脊柱肿瘤辅助检查 2468
第二节　脊柱肿瘤治疗原则 2468
一、脊柱肿瘤概述 2468
二、脊柱原发性良性肿瘤和瘤样病变的治疗原则 2468
三、脊柱原发恶性肿瘤的治疗原则 2468
四、脊柱转移瘤的治疗原则 2469
五、脊柱肿瘤的药物治疗 2469
六、脊柱肿瘤的放射治疗 2469
七、脊柱肿瘤的微创治疗 2469
八、脊柱肿瘤的手术治疗 2470
第三节　脊柱肿瘤的手术分期与全脊椎（体）切除术 2471
一、Enneking外科分期 2471
二、三个国际性肿瘤机构提出脊柱肿瘤的WBB手术分期法（1996） 2471
三、全脊椎（体）切除术 2472
四、全脊椎（体）切除术并发症 2472
五、脊柱稳定性重建 2473
（邵增务　张彦男）

第三章　脊柱骨与软骨良性肿瘤 2475
第一节　脊柱骨样骨瘤 2475
一、脊柱骨样骨瘤概述 2475
二、脊柱骨样骨瘤病理 2475
三、脊柱骨样骨瘤临床表现 2475
四、脊柱骨样骨瘤辅助检查 2475
五、脊柱骨样骨瘤诊断 2476

六、脊柱骨样骨瘤治疗 2476
第二节 脊柱骨母细胞瘤 2476
一、脊柱骨母细胞瘤概述 2476
二、脊柱骨母细胞瘤病理 2476
三、脊柱骨母细胞瘤临床表现 2477
四、脊柱骨母细胞瘤辅助检查 2477
五、脊柱骨母细胞瘤诊断 2477
六、脊柱骨母细胞瘤治疗 2477
第三节 脊柱骨软骨瘤 2478
一、脊柱骨软骨瘤概述 2478
二、脊柱骨软骨瘤病理 2478
三、脊柱骨软骨瘤临床表现 2478
四、脊柱骨软骨瘤辅助检查 2478
五、脊柱骨软骨瘤治疗 2479
第四节 软骨母细胞瘤 2479
一、软骨母细胞瘤概述 2479
二、软骨母细胞瘤病理 2479
三、软骨母细胞瘤临床表现 2480
四、软骨母细胞瘤辅助检查 2480
五、软骨母细胞瘤治疗 2480
（杨兴海 肖建如）
第四章 脊柱瘤样病变 2483
第一节 嗜酸性肉芽肿 2483
一、嗜酸性肉芽肿概述 2483
二、嗜酸性肉芽肿病理 2483
三、嗜酸性肉芽肿临床表现 2483
四、嗜酸性肉芽肿辅助检查 2483
五、嗜酸性肉芽肿诊断 2483
六、嗜酸性肉芽肿治疗 2484
第二节 动脉瘤样骨囊肿 2484
一、动脉瘤样骨囊肿概述 2484
二、动脉瘤样骨囊肿病理 2484
三、动脉瘤样骨囊肿临床表现 2485
四、动脉瘤样骨囊肿影像学检查 2485
五、动脉瘤样骨囊肿诊断 2485
六、动脉瘤样骨囊肿治疗 2485
第三节 孤立性骨囊肿 2486
一、孤立性骨囊肿概述 2486
二、孤立性骨囊肿病理 2486
三、孤立性骨囊肿临床表现 2486
四、孤立性骨囊肿影像学表现 2486
五、孤立性骨囊肿治疗 2486
第四节 纤维结构不良 2486
一、纤维结构不良概述 2486
二、纤维结构不良病理 2487
三、纤维结构不良临床表现 2487
四、纤维结构不良辅助检查 2487
五、纤维结构不良治疗 2487
（李 博 肖建如）
第五章 脊柱血管瘤 2490
第一节 脊柱血管瘤的概述与检查 2490
一、脊柱血管瘤概述 2490
二、脊柱血管瘤发病率及发病部位 2490
三、脊柱血管瘤病理 2490
四、脊柱血管瘤临床表现 2490
五、脊柱血管瘤辅助检查 2491
第二节 脊椎血管瘤的诊断与治疗 2492
一、脊椎血管瘤诊断与鉴别诊断 2492
二、脊椎血管瘤治疗 2492
（尹华斌 肖建如）
第六章 脊柱骨巨细胞瘤 2496
第一节 脊柱骨巨细胞瘤概述与检查 2496
一、脊柱骨巨细胞瘤概述 2496
二、脊柱骨巨细胞瘤病理 2496
三、脊柱骨巨细胞瘤临床表现与检查 2497
四、脊柱骨巨细胞瘤辅助检查 2497
第二节 脊柱骨巨细胞瘤诊断、鉴别诊断与治疗 2498
一、脊柱骨巨细胞瘤诊断 2498
二、脊柱骨巨细胞瘤鉴别诊断 2498
三、脊柱骨巨细胞瘤治疗 2498
四、脊柱骨巨细胞瘤预后 2499
（吴志鹏 肖建如）
第七章 脊柱常见恶性肿瘤 2502
第一节 脊柱软骨肉瘤 2502
一、脊柱软骨肉瘤概述 2502
二、脊柱软骨肉瘤病理 2502
三、脊柱软骨肉瘤临床表现 2502
四、脊柱软骨肉瘤辅助检查 2503
五、脊柱软骨肉瘤治疗 2503
第二节 脊柱骨髓瘤 2504
一、脊柱骨髓瘤概述 2504
二、脊柱骨髓瘤病理 2504
三、脊柱骨髓瘤临床表现 2504
四、脊柱骨髓瘤辅助检查 2504

五、脊柱骨髓瘤治疗 2506
第三节 脊柱恶性淋巴瘤 2506
一、脊柱恶性淋巴瘤概述 2506
二、脊柱恶性淋巴瘤病理 2506
三、脊柱恶性淋巴瘤临床表现 2506
四、脊柱恶性淋巴瘤辅助检查 2507
五、脊柱恶性淋巴瘤治疗 2507
（王 霆 胡志琦 肖建如）

第八章 脊髓肿瘤的基本概念 2510
第一节 脊髓肿瘤的分布与病理特点 2510
一、脊髓肿瘤概述 2510
二、脊髓肿瘤发生率 2510
三、脊髓外硬脊膜内肿瘤 2511
四、硬脊膜外肿瘤 2511
五、脊髓内肿瘤 2512
第二节 脊髓肿瘤的分类与发病机制 2513
一、脊髓肿瘤起源分类 2513
二、脊髓肿瘤病理特点分类 2513
三、脊髓肿瘤生长部位分类 2514
四、肿瘤在脊髓的高度或平面分类 2514
五、脊髓肿瘤发病机制 2514
第三节 脊髓肿瘤的临床表现与辅助检查 2515
一、脊髓肿瘤临床表现概述 2515
二、脊髓肿瘤神经刺激期临床表现 2515
三、脊髓部分受压期临床表现 2515
四、脊髓性瘫痪期临床表现 2517
五、辅助检查之一：脑脊液检查 2517
六、辅助检查之二：放射性同位素扫描 2518
第四节 脊髓肿瘤的影像学检查 2518
一、脊髓肿瘤X线平片检查 2518
二、脊髓肿瘤脊髓造影检查 2519
三、选择性脊髓动脉造影检查 2519
四、脊髓肿瘤CT扫描检查 2519
五、脊髓肿瘤MR检查 2520
第五节 脊髓肿瘤的诊断、鉴别诊断与预后判定 2523
一、脊髓肿瘤诊断概况 2523
二、脊髓肿瘤平面纵位诊断 2524
三、脊髓肿瘤横位诊断 2524
四、脊髓肿瘤鉴别诊断 2525
五、脊髓肿瘤预后 2526
（李也白 徐华梓 杨胜武）

第九章 椎管内肿瘤 2527
第一节 椎管内肿瘤概述与分类 2527
一、椎管内肿瘤概述 2527
二、椎管内肿瘤分类 2527
第二节 神经鞘瘤 2528
一、神经鞘瘤概述 2528
二、神经鞘瘤发生机理 2528
三、神经鞘瘤病理变化 2529
四、神经鞘瘤临床表现 2529
五、神经鞘瘤辅助检查 2530
六、神经鞘瘤诊断 2531
七、神经鞘瘤鉴别诊断 2531
八、神经鞘瘤治疗基本原则 2532
九、神经鞘瘤手术疗法 2532
第三节 脊膜瘤 2532
一、脊膜瘤概述 2532
二、脊膜瘤病因 2533
三、脊膜瘤演变过程 2533
四、脊膜瘤病理 2535
五、脊膜瘤影像学检查 2536
六、脊膜瘤诊断 2537
七、脊膜瘤鉴别诊断 2537
八、脊膜瘤治疗 2538
第四节 神经胶质瘤 2539
一、脊髓胶质瘤概述 2539
二、神经胶质瘤病因 2539
三、神经胶质瘤病理 2539
四、神经胶质瘤临床表现 2540
五、神经胶质瘤影像学检查 2540
六、神经胶质瘤的诊断 2541
七、神经胶质瘤鉴别诊断 2541
八、神经胶质瘤治疗 2542
九、神经胶质瘤临床举例 2542
（徐华梓 李也白 杨胜武）
第五节 椎管内脂肪瘤 2543
一、椎管内脂肪瘤概述 2543
二、椎管内脂肪瘤病理 2543
三、椎管内脂肪瘤临床症状 2543
四、椎管内脂肪瘤影像学检查 2543
五、椎管内脂肪瘤诊断与鉴别诊断 2543
六、椎管内脂肪瘤治疗 2544
七、椎管内脂肪瘤预后 2544
（黄 权 肖建如）

第十章　脊柱转移肿瘤　2545
第一节　脊柱转移肿瘤概述、病理及临床表现　2545
一、脊柱转移性肿瘤概述　2545
二、脊柱转移性肿瘤病理　2545
三、脊柱转移性肿瘤临床表现　2546
第二节　脊柱转移肿瘤影像学表现、病理组织活检、实验室检查与诊断　2546
一、脊柱转移肿瘤影像学表现　2546
二、脊柱转移肿瘤病理组织活检　2548
三、脊柱转移肿瘤实验室检查　2548
四、脊柱转移肿瘤诊断　2548
第三节　脊柱转移肿瘤治疗　2549
一、脊柱转移肿瘤外科治疗　2549
二、脊柱转移肿瘤放射治疗　2551
二、脊柱转移肿瘤放射治疗　2551
四、脊柱转移肿瘤临床举例　2552
（张　丹　肖建如）
第十一章　脊柱肿瘤外科手术特点　2555
第一节　脊柱肿瘤外科分期　2555
一、Enneking分期　2555
二、WBB分期　2556
第二节　脊柱肿瘤切除方式　2557
一、基于Enneking分期　2557
二、基于WBB分期　2557
三、脊柱肿瘤椎体成形术　2558
四、脊柱肿瘤全椎节切除术　2558
（杨兴海　肖建如）
第十二章　胸腰段恶性肿瘤动脉栓塞术　2562
第一节　选择性动脉栓塞术　2562
一、选择性动脉栓塞术概述　2562
二、脊髓与脊椎的血运供应　2562
三、原发脊柱骨肿瘤发病情况　2562
四、继发脊柱骨肿瘤发病情况　2563
五、经皮选择性动脉血管内栓塞术简介　2563
六、导管及栓塞材料　2564
七、血管内栓塞术操作方法　2565
第二节　选择性节段性动脉栓塞在脊柱肿瘤治疗中的应用　2565
一、选择性节段性动脉栓塞治疗目的　2565
二、栓塞技术分类　2566
三、治疗方式选择之一：良性骨肿瘤的最终治疗　2566
四、治疗方式选择之二：姑息治疗　2567
五、治疗方式选择之三：脊柱肿瘤栓塞后全椎体切除术　2568
（章祖成　王继芳　赵定麟）
第十三章　后路大块全脊椎切除术治疗原发肿瘤（或孤立性脊椎转移癌）2569
第一节　椎体全切术的基本概念　2569
一、椎体全切术概述　2569
二、脊柱肿瘤的外科分期（VST）　2569
三、椎体全切术手术适应证　2571
第二节　根治性大块脊椎切除的手术技术　2571
一、术前三日，采用选择性血管造影，栓塞肿瘤的　2571
二、第一步，椎板大块切除，后路脊柱固定　2571
三、第二步，椎体大块切除，脊椎假体置换（脊柱重建）　2572
四、全脊椎切除的历史背景　2574
五、大块全脊椎切除的概念与技术　2574
六、大块全脊椎切除术结论　2575
（富田胜郎　川原范夫　徐成福　刘祖德）
第十四章　脊柱肿瘤手术临床举例　2576
第一节　椎管内肿瘤　2576
一、神经鞘瘤　2576
二、脊膜瘤　2585
三、其他肿瘤　2588
第二节　椎体肿瘤　2593
一、原发性椎体肿瘤基本概念　2593
二、原发性椎体肿瘤临床举例　2593
三、原发性椎体附件肿瘤基本概念　2614
四、原发性椎体附件肿瘤临床举例　2614
第三节　脊柱转移瘤　2617
一、脊柱转移瘤基本概念　2617
二、脊柱转移瘤临床举例　2617
（陈德玉　陈　宇　郭永飞　赵　杰　林　研　刘忠汉　赵定麟）
第十五章　骶骨肿瘤　2625
第一节　骶骨脊索瘤　2625
一、骶骨脊索瘤概述与病因　2625
二、骶骨脊索瘤病理　2625
三、骶骨脊索瘤临床表现　2626

四、骶骨脊索瘤辅助检查 2626
五、骶骨脊索瘤诊断与鉴别诊断 2626
六、骶骨脊索瘤治疗 2627
第二节 骶骨骨巨细胞瘤 2627
一、骶骨巨细胞瘤临床表现 2627
二、骶骨巨细胞瘤影像学检查 2627
三、骶骨骨巨细胞瘤治疗 2628
第三节 骶骨肿瘤外科治疗 2629
一、骶骨肿瘤术前准备 2629
二、骶骨肿瘤前后联合入路途径 2629
三、骶骨肿瘤外科治疗策略 2630
四、与手术相关的问题 2630
（林在俊 肖建如）
第四节 高位骶骨肿瘤切除后稳定性重建 2631
一、ISOLA钉棒系统固定 2631
二、改良的Galveston 技术 2632
三、骶骨前后路联合重建 2632
四、骶骨定制型假体重建 2632
五、骶骨异体骨重建 2633
六、术式的优点 2633
（邵增务 张志才）
第十六章 神经纤维瘤 2635
第一节 神经纤维瘤的基本概念 2635
一、神经纤维瘤的分型 2635
二、发生于椎管内的神经纤维瘤 2635
（严力生 罗旭耀 鲍宏玮 陈德玉）
第二节 皮下浅在病变型神经纤维瘤 2637
一、皮下浅在病变型神经纤维瘤概 2637
二、皮下浅在病变型神经纤维瘤典型病例 2637
第三节 肢体型神经纤维瘤 2639
一、肢体型神经纤维瘤概述 2639
一、肢体型神经纤维瘤概述 2639
三、肢体型神经纤维瘤典型病例 2639
第四节 家族性神经纤维瘤 2640
一、家族性神经纤维瘤概述 2640
二、家族性神经纤维瘤典型病例 2640
（刘志诚 刘忠汉 亓东铎）
第十七章 脊柱（椎）肿瘤翻修术 2645
第一节 脊柱肿瘤翻修术基本概念 2645
一、脊柱肿瘤翻修术概述 2645
二、脊柱肿瘤翻修术的特殊性与难度 2646
三、脊柱肿瘤翻修术的基本原则与要求 2646
第二节 脊柱肿瘤翻修术病例选择与术前准备 2647
一、脊柱肿瘤翻修术病例选择 2647
二、脊柱肿瘤翻修术术前全面了解病情 2647
三、脊柱肿瘤翻修术术前自身状况评估 2647
四、脊柱肿瘤翻修术术前影像学评估 2648
五、脊柱肿瘤翻修术其他评估 2649
第三节 脊柱肿瘤翻修术的实施与术式选择 2649
一、肿瘤复发伴神经功能损害 2649
二、颈椎肿瘤切除术后不稳或反曲畸形 2649
三、颈椎肿瘤翻修术 2650
四、胸、腰段肿瘤翻修术 2650
五、骶椎肿瘤翻修术 2650
六、脊柱肿瘤翻修术临床举例 2650
（陈德玉 卢旭华 王新伟 杨兴海 赵定麟）

第二篇

骨盆肿瘤 2653
第一章 骨盆肿瘤总论 2654
第一节 骨盆肿瘤概述及骨盆解剖特点 2654
一、骨盆肿瘤概述 2654
二、骨盆大体解剖及其特点 2654
第二节 骨盆肿瘤的发病率、临床表现及影像学检查 2655
一、骨盆肿瘤的发病率 2655
二、骨盆肿瘤的临床表现 2656
三、骨盆肿瘤各种影像学检查 2656
第三节 骨盆肿瘤的临床、病理检查 2658
一、骨盆肿瘤的临床与影像学诊断 2658
二、骨盆肿瘤病理检查 2659
第四节 骨盆肿瘤术前栓塞的进展及应用 2660
一、概述 2660
二、骨盆肿瘤术前栓塞的进展 2660
三、骨盆血管造影之解剖学基础 2661
四、导管及栓塞材料 2661
五、骨盆血管的造影方法 2662
六、骨盆血管造影表现 2662
七、术前栓塞肿瘤动脉的时间 2663
八、血管栓塞的副作用及并发症 2664
第二章 骨盆肿瘤手术疗法 2665
第一节 保肢与截肢之争 2665

一、保肢与截肢之争概述 2665
二、技术进步促使保肢可行 2665
三、首例保肢术起自1978年steel医师 2665
四、近20年来保肢技术快速发展 2666
五、严格掌握截肢手术适应证 2666
第二节 肿瘤外科分期和手术方式选择 2666
一、肿瘤外科分期概述 2666
二、肿瘤外科分期的意义 2666
三、肿瘤外科分期类型 2667
第三节 内骨盆切除术 2668
一、内骨盆切除分型 2668
二、骨盆手术术前准备、切口、显露与分区 2669
三、Ⅰ型 2670
四、Ⅱ型 2671
五、Ⅲ型 2671
六、半骨盆截肢术 2672
七、骶骨肿瘤切除 2676
八、术后处理及康复 2683
第三章 骨盆切除术后的重建 2684
第一节 骨盆切除重建概述 2684
一、骨盆切除问题的提出 2684
二、骨盆切除重建术势在必行 2684
三、骨盆切除四大重建方式 2684
四、骨盆切除术式视病情而定 2684
第二节 Ⅰ型：髂骨重建 2685
第三节 Ⅱ型：髋臼旷置、融合与重建 2686
一、髋臼旷置、融合与重建概述 2686
二、旷置 2687
三、融合 2687
四、植骨重建 2689
五、人工假体重建骨盆 2690
第四节 Ⅲ型：坐骨与耻骨截除术后的重建 2693
一、对骨盆环稳定性影响小者无需重建术 2693
二、其他无需骨盆重建手术的病例 2693
三、髋臼切除>1/3或后部髋臼被切除则需重建 2693
第五节 骨盆重建术临床举例 2693
第四章 骨盆肿瘤手术并发症及其防治 2697
第一节 概述及切口皮瓣坏死 2697
一、骨盆肿瘤术后并发症概述 2697
二、骨盆肿瘤术后切口皮瓣坏死 2697
第二节 骨盆肿瘤术后其他并发症 2698
一、骨盆肿瘤术后感染 2698
二、骨盆肿瘤术后神经损伤 2698
三、骨盆肿瘤术后血管损伤 2699
四、骨盆肿瘤术后泌尿系统并发症 2699
五、骨盆肿瘤术后阳痿 2699
六、骨盆肿瘤术后腹壁疝和切口疝 2699
七、骨盆肿瘤术后血栓栓塞 2699
第三节 截肢与骨盆重建手术并发症 2700
一、截肢并发症 2700
二、骨盆重建手术并发症 2700
（蔡郑东 孙梦熊 孙 伟 马小军）
第三篇
脊柱炎症性疾病 2705
第一章 脊柱结核 2706
第一节 脊柱结核的概述、病因及病理改变 2706
一、脊柱结核概述 2706
二、脊柱结核病因学 2706
三、脊柱结核病理改变 2707
第二节 脊柱结核的临床表现与检查 2710
一、脊柱结核临床表现 2710
二、脊柱结核实验室检查 2711
三、脊柱结核影像学检查 2711
第三节 脊柱结核的诊断与鉴别诊断 2714
一、脊柱结核诊断 2714
二、脊柱结核鉴别诊断 2714
（王 晓 李临齐 张玉发 赵定麟）
第四节 脊柱结核的基本治疗 2716
一、脊柱结核治疗概述 2716
二、脊柱结核基本疗法 2716
三、脊柱结核全身与病变局部的制动 2716
四、脊柱结核药物疗法 2717
五、脊柱结核手术治疗病例的选择 2717
第五节 脊柱结核常见手术种类 2718
一、概述 2718
二、脊柱椎节前路病灶清除术 2718
三、脊柱结核后路病灶清除及融合术 2730
四、脊柱结核前路融合术 2732
五、脊柱结核脊髓减压术 2732
六、脊柱结核联合手术 2732
七、脊柱结核手术后处理 2733
八、脊柱结核康复治疗 2733
九、脊柱结核治愈标准 2733
十、脊柱结核预后 2733

（张玉发　李临齐　王　晓　赵定麟）

第六节　胸腰段结核前路显微外科技术　2734

一、概述　2734

二、病例选择　2734

三、手术步骤方法　2734

四、术后处理　2736

五、防治并发症　2736

六、临床举例　2737

（池永龙）

第七节　腹腔镜下腰椎结核前路手术技术　2738

一、概述　2738

二、病例选择及术前准备　2738

三、手术步骤　2739

四、术后处理　2741

五、并发症防治　2741

六、临床举例　2741

（吕国华　王　冰）

第二章　脊柱化脓性感染　2745

第一节　化脓性脊柱炎病因、病理及临床特点　2745

一、化脓性脊柱炎概述　2745

二、化脓性脊柱炎病因学　2745

三、化脓性脊柱炎病理解剖特点　2745

四、化脓性脊柱炎临床症状特点　2747

（沈海敏　李临齐　朱　炯　赵定麟）

第二节　化脓性脊柱炎分型与影像学检查　2747

一、化脓性脊柱炎分型　2747

二、化脓性脊柱炎影像学检查　2748

第三节　化脓性脊柱炎诊断、鉴别诊断与治疗　2749

一、化脓性脊柱炎诊断　2749

二、化脓性脊柱炎鉴别诊断　2749

三、化脓性脊柱炎治疗　2750

第四节　感染性椎间盘炎　2750

一、感染性椎间盘炎病因学　2750

二、感染性椎间盘炎病理解剖与临床特点　2750

三、感染性椎间盘炎影像学改变　2752

四、感染性椎间盘炎诊断　2752

五、感染性椎间盘炎鉴别诊断　2753

六、感染性椎间盘炎治疗　2753

七、感染性椎间盘炎预后　2754

（李临齐　林　研　王新伟　赵定麟）

第三章　脊柱其他感染性疾患　2757

第一节　脊柱梅毒和脊柱雅司　2757

一、脊柱梅毒　2757

二、脊柱雅司　2758

（沈海敏　朱　炯　赵定麟）

第二节　霉菌性脊柱炎　2758

一、霉菌性脊柱炎病因学　2758

二、霉菌性脊柱炎病理解剖改变　2758

三、霉菌性脊柱炎临床症状特点　2759

四、霉菌性脊柱炎影像学特点　2759

五、霉菌性脊柱炎诊断与鉴别诊断　2759

六、霉菌性脊柱炎治疗　2759

第三节　脊柱包囊虫感染性疾患　2759

一、脊柱包囊虫感染性疾患感染途径　2759

二、脊柱包囊虫疾患病理解剖所见　2760

三、脊柱包囊虫疾患临床症状　2760

四、脊柱包囊虫疾患诊断与鉴别诊断　2760

五、脊柱包囊虫疾患治疗　2761

（朱　炯　沈海敏　赵定麟）

第四节　布氏杆菌脊柱炎　2761

一、布氏杆菌脊柱炎病源学与致病途径　2761

二、布氏杆菌脊柱炎病理解剖改变　2761

三、布氏杆菌脊柱炎临床症状特点　2762

四、布氏杆菌脊柱炎影像学特点　2762

五、布氏杆菌脊柱炎诊断与鉴别诊断　2762

六、布氏杆菌脊柱炎治疗　2763

第五节　伤寒性脊柱炎　2764

一、伤寒性脊柱炎病因学　2764

二、伤寒性脊柱炎病理解剖改变　2764

三、伤寒性脊柱炎临床症状　2764

四、伤寒性脊柱炎诊断与鉴别诊断　2764

五、伤寒性脊柱炎治疗　2764

（胡玉华　孙钰岭　李临齐　赵定麟）

第四篇

韧带骨化病　2767

第一章　脊柱韧带骨化病的概述及生物学研究　2768

第一节　脊柱韧带骨化病的基本概况　2768

一、脊柱韧带骨化病概述　2768

二、脊柱韧带及其病变　2768

三、脊椎韧带骨化病发病机制　2770

四、韧带骨化病临床目前认知　2771

第二节　脊柱韧带骨化病的相关基因　2771

一、概述　2771

二、核苷焦磷酸酶　2772

三、瘦素受体基因 2772
四、胶原蛋白基因 2772
五、其他 2773
第三节 脊柱韧带骨化病与代谢紊乱 2773
一、概述 2773
二、钙磷代谢 2774
三、糖代谢 2774
第四节 脊柱韧带骨化病相关的细胞因子 2775
一、骨形态发生蛋白及转化生长因子 2775
二、结缔组织生长因子/Hcs24 2775
三、其他因子 2776
第五节 脊柱韧带骨化病相关的动物模型 2776
一、概述 2776
二、tww小鼠 2776
三、Zuck肥胖大鼠 2777
（张 颖 刘 洋 陈 宇）
第六节 Npps基因多态性在汉族人群中与颈椎后纵韧带骨化的相关性研究 2778
一、概述 2778
二、人类Npps基因及其编码的核苷酸焦磷酸酶 2778
三、Npps基因多态性在汉族人群中与颈椎后纵韧带骨化发病率、骨化进展的相关性研究 2781
（何志敏 陈 宇 卢旭华 陈德玉）
第七节 缝隙连接Cx43在颈椎后纵韧带骨化进展中的信号传递作用 2786
一、概述 2786
二、缝隙连接蛋白Connexin43及其在成骨分化中的作用 2786
三、Connexin43在颈椎后纵韧带骨化中的作用 2787
（杨海松 陈 宇 卢旭华）
第八节 几丁糖对颈椎后纵韧带骨化进展的抑制作用研究 2789
一、概述 2789
二、几丁糖及其主要作用 2789
三、TGF-β1在OPLL发生过程中的作用 2790
四、几丁糖对OPLL进展的抑制作用及其机制 2790
（缪锦浩 陈 宇 卢旭华）
第二章 脊柱韧带骨化病的自然史 2799
第一节 脊柱韧带骨化病的自然史 2799
一、概述 2799
二、形成期 2799
三、进展期 2800
四、转归期 2800
第二节 影响脊柱韧带骨化病自然史的相关因素 2801
一、概述 2801
二、局部因素 2801
三、系统因素 2803
第三节 脊柱韧带骨化病术后的骨化进展 2804
一、外科干预对脊柱韧带骨化进展的影响 2804
二、术后骨化进展的原因 2804
三、预防术后骨化进展的对策 2805
第四节 脊柱韧带骨化病自然史研究的临床意义 2805
一、选择正确的手术时机 2805
二、选择安全有效的术式 2806
（何志敏 陈 宇 卢旭华）
第三章 脊柱韧带骨化病术中辅助检测设备的应用 2809
第一节 脊柱韧带骨化病术中诱发电位监测 2809
一、概述 2809
二、唤醒试验 2809
三、术中SEP监护 2809
四、运动诱发电位 2812
（吴晓东 陈 宇）
第二节 脊柱韧带骨化病术中超声诊断学的应用 2814
一、概述 2814
二、术中超声技术 2815
三、IOUS在OPLL手术中的应用 2815
四、IOUS的局限性 2817
（陈 宇 胡志琦）
第三节 计算机辅助下脊柱韧带骨化的外科治疗 2818
一、计算机辅助手术导航系统概述 2818
二、CT引导下的计算机导航技术在胸椎OPLL外科治疗中应用 2818
三、CT引导下的计算机导航技术在胸椎OLF外科治疗中应用 2820
（陈 宇 李铁锋）
第四章 脊柱韧带骨化病手术的术前准备及麻醉 2824
第一节 脊柱韧带骨化病手术的术前准备 2824
一、麻醉特点 2824
二、术前麻醉访视 2825

三、病情估计 2825
四、麻醉方法的选择 2826
五、术中监测 2826
第二节 脊柱韧带骨化病手术的麻醉 2827
一、脊柱侧凸畸形矫正术的麻醉 2827
二、颈椎韧带骨化病手术的麻醉 2829
三、胸椎后纵韧带骨化症手术麻醉 2830
四、腰椎韧带骨化手术的麻醉 2831
五、脊柱韧带骨化伴外伤患者的麻醉 2831
（李盈科 王成才）
第五章 硬膜囊骨化的诊断和治疗 2834
第一节 颈椎后纵韧带骨化合并硬膜囊骨化 2834
一、颈椎后纵韧带骨化合并硬膜囊骨化的影像学特点 2834
二、颈椎后纵韧带骨化合并硬膜囊骨化的手术治疗 2837
三、临床举例 2839
第二节 胸椎后纵韧带骨化、黄韧带骨化合并硬膜囊骨化 2840
一、影像学特点 2840
二、手术治疗 2842
（陈 宇 陈德玉 杨立利）
第三节 硬脊膜损伤和脑脊液漏的处理 2843
一、OPLL继发脑脊液漏发生率 2843
二、脑脊液漏继发并发症 2843
三、OPLL继发脑脊液漏的特征 2843
四、脑脊液漏的处理措施 2844
五、脑脊液漏的预防 2845
（于凤宾 陈 宇）
第六章 脊柱韧带骨化病的术后护理及康复 2849
第一节 脊柱韧带骨化病的术后护理 2849
一、术后早期处理 2849
二、术后24h后处理 2851
三、基础护理 2853
四、并发症的预防和处理 2854
第二节 脊柱韧带骨化病的术后康复 2857
一、康复训练 2857
二、高压氧治疗 2857
（田海军 陈 宇）
第七章 串联型脊柱韧带骨化病 2860
第一节 串联型脊柱韧带骨化病概述 2860
一、流行病学 2860
二、诊断 2861
三、治疗 2862
（陈 宇 刘晓伟 陈德玉）
第二节 一期手术治疗颈、胸椎串联型韧带骨化病 2868
一、临床特点 2868
二、手术方法 2868
三、临床疗效及并发症 2869
四、临床举例 2870
（陈德玉 陈 宇 廖心远）

第五篇

脊柱其他疾患 2875
第一章 脊柱骨质疏松症 2876
第一节 脊柱骨质疏松症概况 2876
一、脊柱骨质疏松症概述 2876
二、脊柱骨质疏松症发生率 2876
三、脊柱骨质疏松症危害性 2876
第二节 脊柱骨质疏松症病因及分类 2877
一、脊柱骨质疏松症病因 2877
二、脊柱骨质疏松症病因学分类 2881
第三节 脊柱骨质疏松症临床表现与检查 2882
一、脊柱骨质疏松症症状与体征 2882
二、脊柱骨质疏松症辅助检查 2883
第四节 脊柱骨质疏松症诊断及鉴别诊断 2888
一、脊柱骨质疏松症诊断 2888
二、脊柱骨质疏松症鉴别诊断 2888
第五节 脊柱骨质疏松症治疗原则及治疗方法 2889
一、脊柱骨质疏松症治疗原则 2889
二、脊柱骨质疏松症治疗方法 2889
第六节 经皮球囊扩张成形术治疗骨质疏松性脊柱骨折 2893
一、经皮球囊扩张成形术概述 2893
二、经皮球囊扩张成形术手术病例选择 2893
三、经皮球囊扩张成形术术前准备与操作 2895
四、充填剂与止痛机理 2901
五、KP临床疗效和并发症 2901
六、KP存在问题及应用前景 2904
（杨惠林 王良意 金根洋 张兴祥 李盈科）

第七节　脊柱骨质疏松症临床举例　2904
（李立钧　刘忠汉　于　彬）

第二章　强直性脊柱炎　2911

第一节　强直性脊柱炎基本概况　2911
一、强直性脊柱炎概述　2911
二、强直性脊柱炎流行病学　2911
三、强直性脊柱炎发病机制与病理改变　2911
四、强直性脊柱炎临床特点　2912
第二节　强直性脊柱炎实验室检查、影像学特点、诊断及治疗原则　2914
一、强直性脊柱炎实验室检查　2914
二、强直性脊柱炎影像学改变　2914
三、强直性脊柱炎诊断　2916
四、强直性脊柱炎鉴别诊断　2917
五、强直性脊柱炎治疗原则　2917
第三节　强直性脊柱炎的治疗　2918
一、强直性脊柱炎科普教育　2918
二、强直性脊柱炎体疗　2918
三、强直性脊柱炎物理治疗　2918
四、强直性脊柱炎药物治疗　2918
五、强直性脊柱炎手术治疗基本概念　2919
（梁　伟　严力生　张玉发　赵定麟）
第四节　强直性脊柱炎手术疗法　2919
一、强直性脊柱炎手术病例选择　2919
二、强直性脊柱炎术前准备　2919
三、强直性脊柱炎麻醉选择　2920
四、驼背的矫正手术种类　2920
五、脊柱楔形截骨术　2921
六、多节段椎弓楔形截骨术　2923
七、经椎间孔的楔形脊柱截骨术　2924
八、经椎弓根的椎弓椎体楔形脊柱截骨术　2925
第五节　近年来对截骨矫正术术式的改良　2925
一、截骨程度改进　2925
二、截骨平面上移　2925
三、多方向截骨　2926
四、颈椎截骨术　2926
五、脊柱截骨术内固定方法改进　2926
第六节　强直性脊柱炎临床举例　2927
（赵　杰　谢幼专　梁　伟　张玉发　赵定麟）

第三章　肥大性（增生性）脊椎炎及休门氏病　2934

第一节　肥大性（增生性）脊椎炎的病因及特点　2934
一、肥大性脊椎炎概述　2934
二、肥大性脊椎炎病因学　2934
三、肥大性脊椎炎临床特点　2935
四、肥大性脊椎炎体征特点　2935
五、肥大性脊椎炎影像学特点　2935
第二节　肥大性脊椎炎的诊断、鉴别诊断与治疗　2937
一、肥大性脊椎炎诊断　2937
二、肥大性脊椎炎鉴别诊断　2937
三、肥大性脊椎炎治疗目的与要求　2939
四、肥大性脊椎炎非手术疗法的选择与实施　2939
五、肥大性脊椎炎手术疗法　2940
（席秉勇　刘忠汉　于　彬　亓东铎　赵定麟）
第三节　休门氏病概况　2941
一、休门氏病（Scheuermann）概述　2941
二、休门氏病之自然史　2941
三、休门氏病临床表现　2941
四、休门氏病之X线影像学特征　2942
五、休门氏病诊断　2942
第四节　休门氏病治疗　2943
一、休门氏病非手术治疗　2943
二、休门氏病手术治疗　2943
（沈海敏　朱　炯　赵定麟）

第四章　骶髂关节疾病及臀部其他疾患　2948

第一节　退变性骶髂关节炎　2938
一、退变性骶髂关节炎概述及病因　2938
二、退变性骶髂关节炎临床表现　2949
三、退变性骶髂关节炎诊断与鉴别诊断　2949
四、退变性骶髂关节炎的治疗　2950
第二节　髂骨致密性骨炎、腰骶部脂肪疝及髂骨炎　2950
一、髂骨致密性骨炎　2950
二、腰骶部脂肪疝　2951
三、耻骨炎　2952
（王新伟　顾庆国　梁　伟　赵定麟）

第五章　继发性粘连性蛛网膜炎　2953

第一节　继发性粘连性蛛网膜炎的基本概念　2953
一、继发性粘连性蛛网膜炎概述　2953
二、继发性粘连性蛛网膜炎的病因及病理学　2953
第二节　继发性粘连性蛛网膜炎的诊断与治疗　2956

一、继发性粘连性蛛网膜炎的诊断 2956
二、继发性粘连性蛛网膜炎的鉴别诊断 2957
三、继发性粘连性蛛网膜炎的治疗 2957
四、继发性粘连性蛛网膜炎的预后 2957
（张玉发　王新伟　梁　伟　赵定麟）

第六章　腰椎小关节炎性不稳症及小关节囊肿 2958
第一节　腰椎小关节炎性不稳症概况 2958
一、腰椎小关节炎性不稳症概述 2958
二、腰椎小关节炎性不稳症的病因学 2958
三、腰椎小关节炎性不稳症的临床症状与体征 2958
四、腰椎小关节炎性不稳症的影像学检查 2959
第二节　腰椎小关节炎性不稳症的诊断与治疗 2959
一、腰椎小关节炎性不稳症的诊断 2959
二、腰椎小关节炎性不稳症的治疗 2959
第三节　腰骶部小关节囊肿 2960
一、腰骶部小关节囊肿概述 2960
二、腰骶部小关节囊肿的诊断 2960
三、腰骶部小关节囊肿的治疗 2960
四、腰骶部小关节囊肿手术要领 2960
（李国栋　严力生）

第七章　慢性劳损性肩颈胸背部筋膜纤维织炎 2962
第一节　慢性劳损性肩颈胸背部筋膜纤维炎基本概况 2962
一、慢性劳损性肩颈胸背部筋膜纤维炎概述 2962
二、慢性劳损性肩颈胸背部筋膜纤维炎之发病机理 2962
三、慢性劳损性肩颈胸背部筋膜纤维炎的病理解剖特点 2963
四、慢性劳损性肩颈胸背部筋膜纤维炎的临床特点 2963
第二节　慢性劳损性肩颈胸背部筋膜炎的诊断与治疗 2964
一、慢性劳损性肩颈胸背部筋膜纤维炎的诊断 2964
二、慢性劳损性肩颈胸背部筋膜纤维炎的鉴别诊断 2964
三、慢性劳损性肩颈胸背部筋膜纤维炎的治疗基本原则 2964
四、慢性劳损性肩颈胸背部筋膜纤维炎的非手术疗法 2964
五、慢性劳损性肩颈胸背部筋膜纤维炎的手术疗法 2965
（王新伟　张玉发　梁　伟　赵定麟）

第八章　脊髓前角灰质炎后遗症 2966
第一节　脊髓前角灰质炎之临床特点 2966
一、脊髓前角灰质炎概述 2966
二、脊髓前角灰质炎的病因学 2966
三、脊髓前角灰质炎的病理特点 2966
四、脊髓前角灰质炎的临床表现 2967
五、脊髓前角灰质炎诊断 2969
第二节　脊髓前角灰质炎临床处理 2969
一、脊髓前角灰质炎应以预防为主 2969
二、脊髓前角灰质炎各期处理原则 2969
三、对脊髓前角灰质炎后遗症的治疗 2969
【附一】脊髓前角灰质炎后遗症常用之术式 2970
一、肌腱、筋膜切断及延长术 2970
二、肌或肌腱移植术 2974
三、关节固定术 2982
四、截骨术 2983
五、骨阻挡（滞）术 2984
（金舜瑢　沈　强　卢旭华　丁　浩　朱宗昊　赵定麟）
【附二】脊髓灰质炎后遗症术后康复 2985
一、概述 2985
二、儿麻矫治的术后康复 2985
三、儿麻后期综合征的康复问题概况 2986
四、儿麻后期综合征的临床表现 2986
五、儿麻后期综合征的康复计划与措施 2987
（周天健）

第九章　痉挛性脑瘫 2990
第一节　痉挛性脑瘫的基本概况 2990
一、痉挛性脑瘫概述 2990
二、痉挛性脑瘫病因 2990
三、痉挛性脑瘫临床类型 2991
第二节　痉挛性脑瘫选择性脊神经后根切断术 2993
一、手术原理 2993
二、选择性后根切断术手术适应证与禁忌症 2995
三、选择性后根切断术手术要点 2995
四、选择性后根切断术手术并发症 2996
五、选择性后根切断术出院后的康复训练 2996
（章祖成　王秋根）
【附】脑瘫的术后康复 2997
一、脑瘫患儿手术前康复 2997
二、脑瘫类型与手术方法的评估 2997

三、脑瘫术后康复 3001
（周天健）

第十章 氟骨症、石骨症、骨斑点症及甲状旁腺功能亢进（HPT）性骨质疏松症 3003

第一节 氟骨症 3003
一、氟骨症病因学 3003
二、氟骨症形成机制 3003
三、氟骨症临床表现及血氟测定 3004
四、氟骨症X线表现 3004
五、氟骨症诊断 3005
六、氟骨症鉴别诊断 3006
七、氟骨症预防 3007
八、氟骨症内科治疗 3007
九、氟骨症外科手术治疗 3007
（黄宇峰 刘忠汉 林 研）

第二节 石骨症 3008
一、石骨症概述 3008
二、石骨症病因 3008
三、石骨症临床表现 3008
四、石骨症实验室检查 3008
五、石骨症放射线表现 3008
六、石骨症诊断与鉴别诊断 3009
七、石骨症治疗 3009
八、石骨症典型病例 3009
（刘志诚 亓东铎 刘忠汉）

第三节 骨斑点症 3013
一、骨斑点症概述 3013
二、骨斑点症病理与临床特点 3013
三、骨斑点症诊断 3013
四、骨斑点症鉴别诊断 3013
五、骨斑点症治疗 3014
六、骨斑点症预后 3014
七、骨斑点症并发症 3014
八、骨斑点症临床举例 3014
（刘志诚 亓东铎 刘忠汉）

第四节 甲状旁腺功能亢进(HPT)性骨质疏松症 3016
一、甲状旁腺功能亢进性骨质疏松症概述 3016
二、甲状旁腺功能亢进性骨质疏松症患病率 3016
三、甲状旁腺功能亢进性骨质疏松症临床表现 3016
四、甲状旁腺功能亢进性骨质疏松症实验室检查 3017
五、甲状旁腺功能亢进性骨质疏松症X线表现 3018
六、甲状旁腺功能亢进性骨质疏松症诊断 3018
七、甲状旁腺功能亢进性骨质疏松症治疗 3018
八、甲状旁腺功能亢进性骨质疏松症临床举例 3019
（陈 宇 王良意 杨立利 何志敏 杨海松 陈德玉）

索引
西文及西文字母开头的名词（短语）索引
中文专业名词及短语索引

第四卷

胸、腰、骶尾椎疾患

第一篇　胸椎疾患　1607

第二篇　腰椎椎管狭窄症　1675

第三篇　腰椎间盘突出症　1725

第四篇　腰椎椎间盘源性腰痛　1821

第五篇　退变性下腰椎不稳症　1855

第六篇　退变性腰椎骨脱症　1891

第七篇　腰椎韧带骨化症与腰椎小关节疾病　1925

第八篇　腰椎手术并发症及各种翻修性手术　1937

第九篇　颈、胸、腰椎手术其他并发症　1985

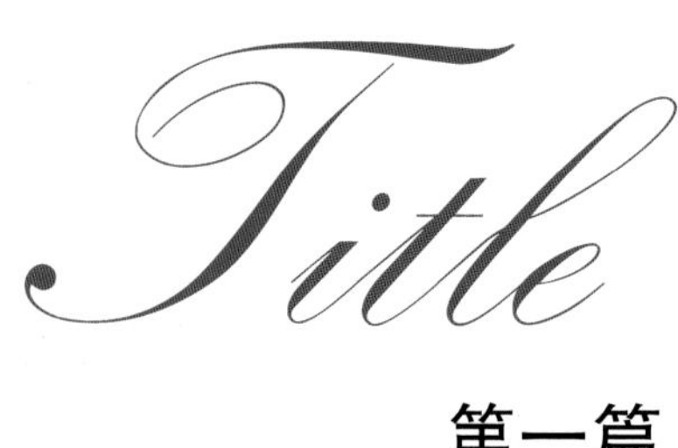

第一篇

胸椎疾患

第一章　胸椎椎管狭窄症　1608

第二章　胸椎椎间盘突出症　1619

第三章　胸椎后纵韧带骨化症　1643

第四章　胸椎黄纵韧带骨化症　1654

第一章　胸椎椎管狭窄症

第一节　胸椎椎管狭窄症基本概念

一、胸椎椎管狭窄症概述

在先天发育性脊椎椎管狭窄症中，胸椎管狭窄症远较腰椎和颈椎少见。但近年来随着诊断技术的发展和认识水平的提高，加之，因人口老龄化继发性病例随着年龄的老化而递增，因此被确诊的病例逐渐增多，应引起大家重视。

本病多见于中年男性，其病因主要来自发育性胸椎椎管狭窄和后天退行性变所致的综合性因素。

二、胸椎椎管狭窄症病理解剖特点

（一）胸椎特点

胸椎共 12 节，从 T_1 到 T_{12} 其解剖结构大致相似（图 4-1-1-1-1），椎管矢径较小，易因病理或外伤而使椎管内的胸髓受累；且胸段内脊髓占全长 60% 以上（图 4-1-1-1-2），因此胸椎伤病更易波及脊髓。

（二）主要病理因素

其常见的病理解剖因素主要有以下几点。

【椎板增厚】

骨质不仅坚硬，且厚度可达 8~10mm，甚至更厚。

【黄韧带肥厚】

正常人胸段黄韧带的厚度一般为 3~4mm（图 4-1-1-1-3），而此类病例其厚度可达 6~10mm。且在术中可发现黄韧带有不同程度骨化，而骨化后的黄韧带常与椎板融合成一整块骨板，以致椎板增厚到 12mm 以上。

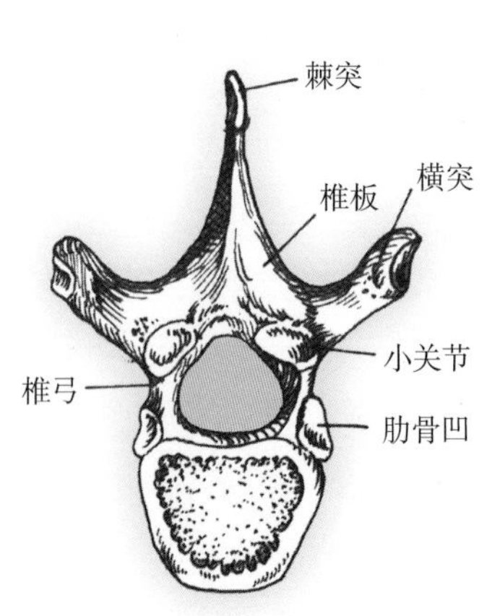

图 4-1-1-1-1　胸椎的大体解剖上方观示意图

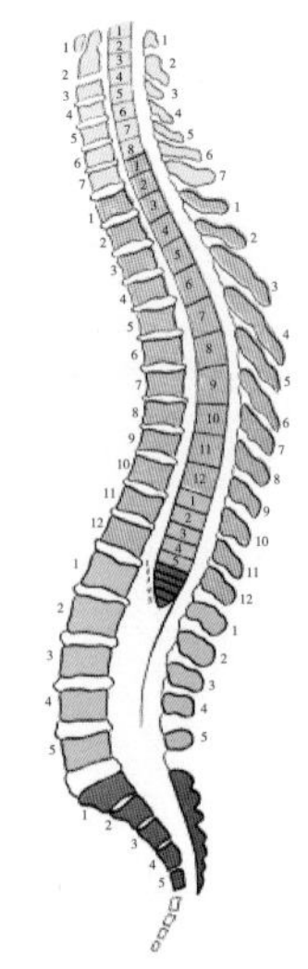

图 4-1-1-1-2　胸段椎管内脊髓占全长 60% 以上示意图

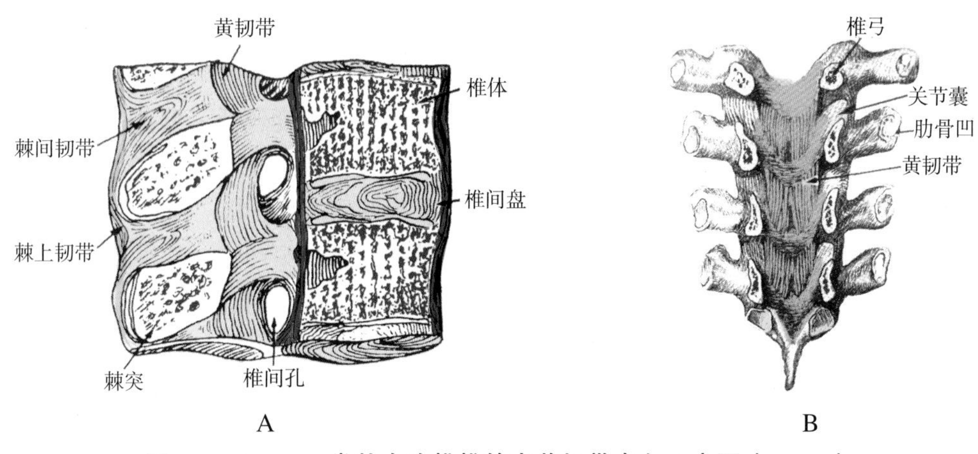

图 4-1-1-1-3 正常状态胸椎椎管内黄韧带走向示意图（A、B）

A. 矢状位观；B. 后方剖面观

【关节突起变异】

可有增生、肥大，向椎管内聚，特别是上关节突向椎管内增生前倾，以致对脊髓后侧方形成压迫。

【椎板夹角变小】

在椎板增厚同时，左右两侧椎板在棘突前方形成的夹角明显为小，严重时可达 80°~90°，从而加重了椎管狭窄的程度。

【硬膜外间隙消失】

胸椎硬膜外脂肪本来较少，于椎管狭窄后硬膜外脂肪消失而易引起椎管内静脉丛之瘀血，从而更加剧了椎管狭窄的程度。

三、胸椎椎管狭窄症发病机理

从前述之病理改变可以看出，构成胸椎管后壁及侧后壁（关节突）的骨及纤维组织，均有不同程度增厚，以致向椎管内占位而使椎管狭窄，压迫脊髓及其血管等。在多椎节胸椎管狭窄病例中，每一椎节的不同部位，其狭窄程度并不一致。以上关节突的上部最重，在下关节突起部位则内聚及向椎管内占位较少，压迫脊髓较轻。多椎节病例则显示蜂腰状或冰糖葫芦状压迫（亦可称为佛珠状压痕）。MR 及脊髓造影可清晰地显示此种狭窄形态。

除上述胸椎椎管狭窄退变的病理改变外，还可发现椎间隙变窄，椎体前缘、侧缘及后缘有骨赘形成，并向椎管内突出，加重对脊髓的压迫。

此外，胸椎后纵韧带骨化（Thoracic Ossification of Posterior Longitudinal Ligament，TOPLL），亦可引起胸椎管狭窄，其特点是增厚并骨化的后纵韧带可达数毫米，并向椎管方向突出压迫脊髓。其可以是单节，亦可为多椎节。

脊柱氟骨症亦可致胸椎椎管狭窄，原因是患者有长期饮用高氟水史，血氟、尿氟增高，血钙、尿钙及碱性磷酸酶亦增高，且检查时可发现其骨质变硬，韧带退变和骨化，可引起广泛严重椎管狭窄，X 线片显示脊椎骨质密度增高有助诊断与鉴别诊断。

原发的先天性胸椎管狭窄之病例较少见，其病理解剖显示椎弓根短粗，椎管前后径（矢状径）狭小，于年幼时脊髓在其中尚能适应，成年后可因轻微胸椎管退变或其他致胸椎损伤等诱因，均可构成压迫脊髓的诱因而出现症状，且症状较重，治疗上难度大。

四、胸椎椎管狭窄症临床表现

（一）一般症状

胸椎管狭窄症发病年龄多在中年。其好发部位为下胸椎，主要位于 $T_{7\sim11}$ 节段，但上胸段，甚至 T_1、T_2 段亦可遇到。

本病发展缓慢，起初多表现下肢麻木、无力、发凉、僵硬及不灵活。双侧下肢可同时发病，也可一侧下肢先出现症状，然后累及另一下肢。约半数患者有间歇跛行，行走一段距离后症状加重，需弯腰或蹲下休息片刻方能再走。较重者站立及行走不稳，需持双拐或扶墙行走，严重者截瘫。胸腹部有束紧感或束带感，胸闷、腹胀，如病变平面高而严重者有呼吸困难。半数患者有腰背痛，有的时间长达数年，仅有 1/4 的患者伴腿痛，疼痛多不严重。大小便功能障碍出现较晚，主为解大小便无力，尿失禁少见。患者一旦发病，多呈进行性加重，缓解期少而短。病情发展速度快慢不一，快者数月即发生截瘫。

（二）体检所见

物理检查可发现多数患者呈痉挛步态，行走缓慢。脊柱多无畸形，偶有轻度驼背、侧弯。下肢肌张力增高，肌力减弱。膝及踝反射亢进。髌阵挛和踝阵挛阳性。巴彬斯基（Babinski）征、欧本汉（Oppenheim）征、革登（Gordon）征、察多克（Chaddock）征阳性。如椎管狭窄平面很低，同时有胸腰椎管狭窄或伴有神经根损害时，则可表现为软瘫，即肌张力低，病理反射阴性。腹壁反射及提睾反射减弱或消失。胸部及下肢感觉减退或消失，胸部皮肤感觉节段性分布明显，准确的定位检查有助于确定椎管狭窄的上界。部分患者胸椎压痛明显，压痛范围较大，棘突叩击痛，并有放射痛，伴有腿痛者直腿抬高受限。

五、胸椎椎管狭窄症影像学检查

（一）X 线平片检查

X 线平片上可显示不同程度的退变性征象，其范围大小不一。椎体骨质增生可以很广泛，亦可 1~2 节，椎弓根短而厚。后关节大多显示增生肥大、内聚，上关节突前倾。椎板增厚，椎板间隙变窄。有时后关节间隙及椎板间隙模糊不清，密度增高。部分平片显示椎间隙变窄，少数病例有前纵韧带骨化、椎间盘钙化、椎管内钙化影或椎管内游离体。其中侧位片上可发现肥大增生的关节突突入椎管，这是诊断本症的重要依据。

平片上较为突出的另一征象为黄韧带骨化和后纵韧带骨化。在正位片上显示椎板间隙变窄或模糊不清，密度增加。侧位片，特别是断层片可显示椎板间隙平面由椎管后壁形成向椎管内占位的三角形骨影。轻者呈钝角，由上下椎板向中间骨化，中间密度较低；重者近似等边三角形，密度高，接近关节的密度。数节段黄韧带骨化时，椎管后壁呈大锯齿状，“锯齿”尖端与椎间隙相对，椎管在此处狭窄严重。约半数患者平片有后纵韧带骨化征象，椎间隙与椎体后缘有纵行带影突入椎管。黄韧带和后纵韧带骨化可发生于各节段胸椎，但越向下，其发生率越高，且病变程度也越重。

此外，有个别患者可显示脊椎畸形，包括圆背畸形、脊椎分节不全、脊椎隐裂，棘突分叉及侧弯畸形等。颈椎及腰椎 X 线片有时也有退行性变征象，以及后纵韧带、黄韧带、颈韧带或前纵韧带等骨化征。

（二）CT 扫描检查

CT 扫描对本病诊断与定位至关重要，但定位要准确，范围要适当，否则易漏诊。CT 扫描可清晰显示胸椎管狭窄的程度和椎管各壁的改变。椎体后壁增生、后纵韧带骨化、椎弓根变短、椎板增厚、黄韧带增厚及骨化等，均可使椎管矢状径变小，椎弓根增厚内聚使横径变短，后关节增生、肥大及关节囊增厚骨化使椎管呈三角形或三叶草形。但在检查中应避免假象，CT 扫描应与椎管长轴成垂直角度，尤其是对多节段扫描时，如与椎管长轴不成垂直而稍有倾斜时，则显示的椎管矢状径较实际情况更为狭窄。

（三）磁共振成像（MR）检查

这是一种无损害性检查。现有取代脊髓造影的趋势。其显示脊髓信号清晰，可观察脊髓受压及有无内部改变，以便与脊髓内部病变或肿瘤相鉴别。胸椎椎管狭窄在 MR 上的改变，纵切面成像可见后纵韧带骨化，黄韧带骨化，脊髓前后间隙缩小甚或消失，并有椎间盘突出者，可显示突出部位压迫脊髓，横切面则可见关节突起肥大增生与黄韧带增厚等，但不如 CT 清晰。

（四）其他检查

【奎肯试验及化验检查】

腰穿时可先作奎氏试验，多数呈不全梗阻或

完全梗阻，小部分患者无梗阻。脑脊液检查，蛋白多数升高，细胞计数偶有增多，葡萄糖和氯化物正常，细胞学检查无异常。本项检查大多与脊髓造影同时进行。

【脊髓造影】

脊髓造影可确定狭窄的部位及范围，为手术治疗提供比较可靠的资料。常选用腰穿逆行造影，头低足高位观察造影剂流动情况。完全梗阻时只能显示椎管狭窄的下界，正位片常呈毛刷状，或造影从一侧或两侧上升短距离后完全梗阻。侧位片呈鸟嘴状，常能显示主要压迫来自后方或前方。不完全梗阻时可显示狭窄的全程，受压部位呈节段状时充盈缺损。症状较轻或一侧下肢症状重者，正侧位观察或摄片难以发现病变时，从左右前斜位或左右后斜位水平观察或投照可显示后外侧或前外侧充盈缺损，即病变部位。小脑延髓池穿刺亦可酌情选用。

【大脑皮质诱发电位（CEP）检查】

刺激双下肢胫后神经或腓总神经，头皮接收。不完全截瘫或完全截瘫病例，其CEP均有改变，波幅峰值下降以至消失，潜伏期延长。椎板减压术后，CEP出现波峰的恢复，截瘫明显好转。因此，CEP不但可以用于术前检查脊髓损害情况，且术后CEP波峰的出现，预示着脊髓恢复较好。

【化验检查】

如血沉、类风湿因子、碱性磷酸酶、血钙及血磷、氟化物检查正常，这些检查有鉴别诊断意义。应常规检查血糖、尿糖，后纵韧带骨化有时合并糖尿病，未经治疗会增加手术危险性。

第二节　胸椎椎管狭窄症诊断、分型、鉴别诊断及非手术疗法

一、胸椎椎管狭窄症诊断

本病的诊断并不很困难，在接诊下肢截瘫患者时，应想到胸椎管狭窄症。诊断本症主要依据下列几点。

（一）一般症状

多为中年人，发病前无明确原因，逐渐出现下肢麻木、无力、僵硬不灵活等早期瘫痪症状，为慢性进行性，可因轻度外伤而加重。

（二）清晰的X线片

显示胸椎退变、增生，特别注意侧位片上有关节突起肥大、增生、突入椎管，侧位断层片上有无OYL和（或）TOPLL。并排除脊椎的外伤及破坏性病变。

（三）CT扫描

可见关节突关节肥大向椎管内突出，椎弓根短，OYL或OPLL致椎管狭窄（图4-1-1-2-1）。

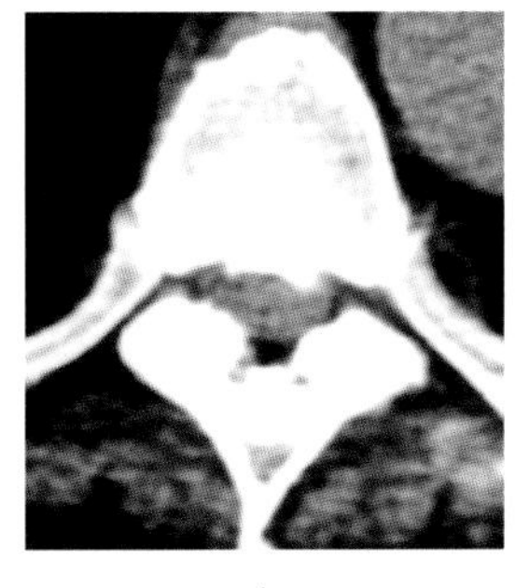
A

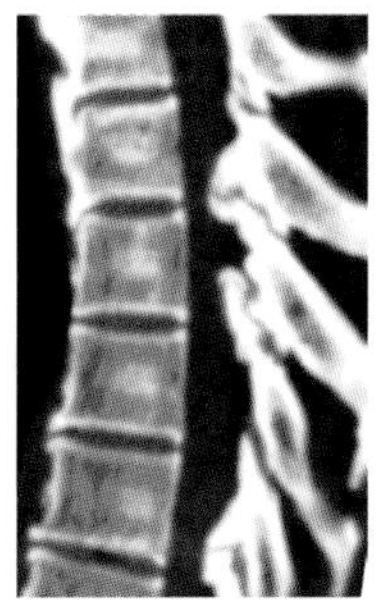
B

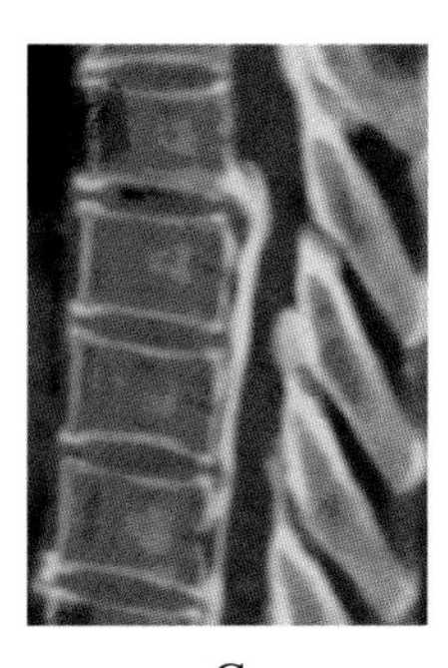
C

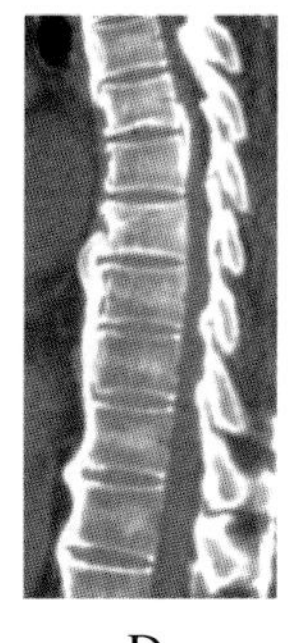
D

图4-1-1-2-1　临床举例　胸椎管狭窄症（A~D）

A. CT横断位观；B. CT矢状位重建显示黄韧带骨化致椎管狭窄；C. CT矢状位重建提示后纵韧带骨化致椎管狭窄；D. 另一例胸椎椎管狭窄CT扫描所见

（四）MR 检查

显示椎管狭窄，脊髓受压征（图 4-1-1-2-2）。

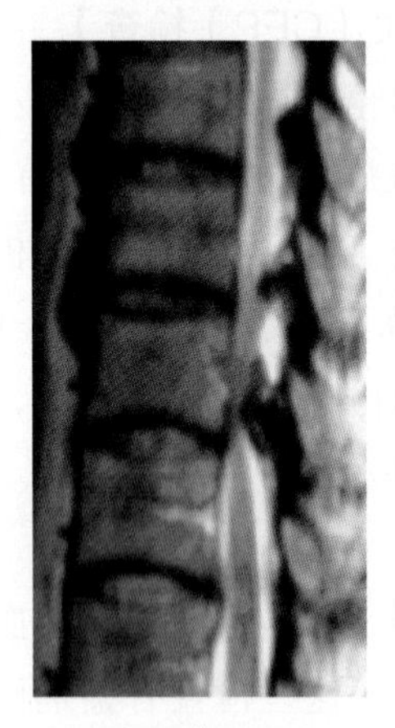

A

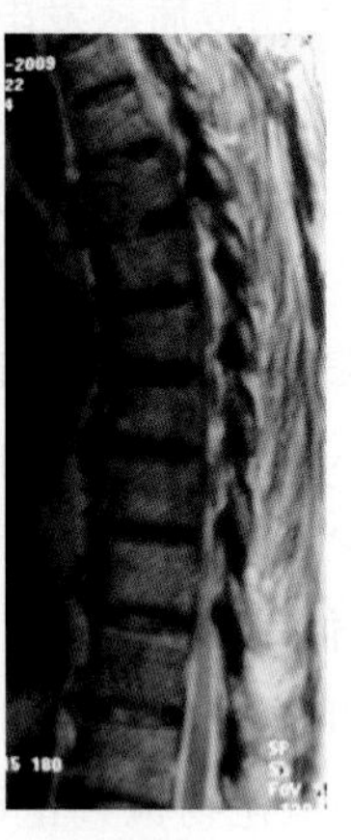

B

图 4-1-1-2-2 临床举例 胸椎椎管狭窄 MR 表现（矢状位观）（A、B）

A. MR T_2 加权显示胸椎黄韧带骨化致椎管狭窄；B. 另例 MR T_2 加权患者

（五）脊髓造影

呈不完全梗阻或完全梗阻。不完全梗阻者呈节段性狭窄改变，压迫来自后方肥大的关节突和（或）OYL，或前方的 OPLL。

二、胸椎椎管狭窄症分型

根据胸椎椎管狭窄症的病理，包括狭窄的平面范围以及压迫主要来自何方有所不同，对其治疗方法也不相同。为了指导治疗，选择正确的治疗方法，有必要进行临床分型。

（一）单椎关节型

椎管狭窄病理改变限于一个椎间及关节突关节。截瘫平面，X 线关节突肥大等表现，脊髓造影、CT 等改变，均在此同一平面。约占病例的 1/3。

（二）多椎关节型

胸椎管狭窄病理改变，累及连续的多个椎节，本组中多为 5~7 个椎节，约占病例的 1/3。此组病例的临床截瘫平面多在狭窄段的上界，脊髓造影完全梗阻者多在狭窄段的下界，不全梗阻则显示其多椎节狭窄，而狭窄段全长椎节数的确定，主要根据 X 线侧位片上关节突肥大增生突入椎管的椎节数，或由造影完全梗阻为下界，截瘫平面为上界计算其椎节数。CT 及 MR 可清晰显示狭窄段，可加以选择。

（三）跳跃型

此型较为少见，上胸椎有三个椎节狭窄，中间二个椎节无狭窄，下胸又有三个椎节狭窄，即 $T_{2\sim4}$，$T_{8\sim10}$ 狭窄都在胸椎。截瘫平面在上胸椎者，为不完全瘫，下段狭窄较严重，截瘫也较重，脊髓造影显示不全梗阻。椎管狭窄全长的决定由于上胸椎 X 片照的不够清晰，主要依据 CT，从手术减压情况看，上胸椎 CT 有假象，其显示的狭窄比实际更窄，系投照角度倾斜所致。

此外，尚有部分病例合并有胸段椎间盘突出或 OPLL，有的学者建议将其列为另外两型。

三、胸椎椎管狭窄症鉴别诊断

本病需与以下疾患进行鉴别。

（一）胸椎间盘突出症

本病患者的症状与体征与胸椎间盘突出症的症状相似，但临床表现多变，发病较急，常为突发性，无典型的综合征。CT 脊髓造影（CTM）及核磁共振（MR）均有利于二者之鉴别。一般不难作出正确的诊断。

（二）脊髓空洞症

本病多见于青年人，好发于颈段及上胸段，其发展缓慢，病程长，有明显而持久的感觉分离，痛温觉消失，触觉和深感觉保存，蛛网膜下腔无梗阻，脑脊液蛋白含量一般正常，MR 显示脊髓内有破坏灶。

（三）椎管内肿瘤

本病患者表现为进行性加重的脊髓受压症状，腰椎穿刺检查脑脊液，可发现蛋白增加程度远比胸椎管狭窄患者要明显，常常超过 1000mg/L（100mg/dl）。脊髓造影的特殊形态（如倒杯状、梭形等）和 CT 脊髓造影、核磁共振常可做出明确诊断。此外，胸椎转移性肿瘤全身情况很差，可能找到原发灶。

（四）其他

本病尚需与外伤性硬膜外血肿、单侧后关节突骨折、蛛网膜囊肿、胸椎结核、脊髓蛛网膜炎及中毒引起的脊髓病等相鉴别。

此外，尚应除外脊髓侧索硬化症，其主要表现为较为严重的上运动神经元和下运动神经元损害症状，却无感觉障碍。

四、胸椎椎管狭窄症非手术疗法

与颈椎及腰椎椎管狭窄症患者基本一致，以休息、避免剧烈运动及意外为主，并投予活血化瘀及维生素 B 族药物，可适当予以物理治疗等。

第三节　胸椎椎管狭窄症手术疗法

一、胸椎椎管狭窄症治疗基本原则

胸椎管狭窄至今尚无有效的非手术疗法，因此，症状明显、已影响患者生活工作者，大多数学者认为手术减压是解除压迫恢复脊髓功能的唯一有效方法。因此，诊断一经确立，即应尽早手术治疗，特别是对脊髓损害发展较快者更需及早手术；一旦脊髓出现变性，则后果不佳，且易造成完全瘫痪。

二、胸椎椎管狭窄症术式简介

本病常用的术式为胸椎后路全椎板切除减压术，其可直接解除椎管后壁的压迫，减压后脊髓轻度后移，间接缓解前壁的压迫。减压范围可按需要向上下延长，在直视下手术操作较方便和安全。合并有旁侧型椎间盘突出者可同时摘除髓核。但本手术易引起脊髓损伤，甚至出现完全性截瘫，因此，在操作上一定要小心，切忌误伤。

三、胸椎椎板切除及椎管扩大减压术的麻醉与体位

（一）麻醉

可选用局部浸润麻醉或全身麻醉，目前以后者多用。

（二）手术体位

可用俯卧位或侧卧位，俯卧位较为常用。卧时姿势为头部略低，髋关节稍屈，使骶部位于较高的平面，以减少切开脊膜后脑脊液流失。在上胸部和骨盆下各放柔软有弹性的垫枕一个，以保证腹部的自由呼吸运动。在踝部亦放垫枕一个，使膝部微屈，避免膝部发生过伸性损伤。

侧卧位一般取右侧位。患者上肢前伸，右腋下（右侧卧）放一垫枕，使右臂架空，免受压迫，右腿伸直，左腿髋关节稍屈曲。此体位的优点是术野引流较好，血液和脑脊液能自行流出。缺点是脊椎不易放直，因而手术切口常易偏离中线。

四、胸椎椎管狭窄症减压术手术步骤

（一）切口

沿背部中线棘突作直线切口，其位置以病变为中心，其范围视病变的大小、定位的准确程度和患者的肥胖程度而定。通常至少应包括损害上下各一个椎体。在肥胖患者中，应适当扩大（图 4-1-1-3-1）。

（二）显露椎板

切开皮肤和皮下脂肪，直至棘上韧带。这时助手应紧压切口两旁，控制出血。止血后，切口向两侧牵开，然后将椎旁肌肉与棘突、椎板分离（图 4-1-1-3-2）。由于在椎旁肌肉与脊椎骨骼之间有静脉丛，损伤后止血麻烦，故分离肌肉时应紧贴骨骼施行。先将棘上韧带中线切开，直至棘突，然后用骨衣剥离器将切开的棘上韧带自棘突向两旁剥离，再沿棘突向深处剥离（图 4-1-1-3-3）。如觉棘上韧带不易从棘突上剥离，可紧挨棘突尖端在其两旁将胸背筋膜切开。这时往往有血管（肋间动脉的末梢分支）切断，应即电凝止血。棘突两侧为背棘肌、多裂肌、棘间肌及其肌腱，将其与棘突和椎板分离。分离范围向两侧直至横突根部，将关节突暴露（图 4-1-1-3-4）。肌肉自棘突椎板剥离后常有出血，可用热盐水纱布塞入肌肉与骨骼之间压迫止血。如有较大的动脉出血不能用此法止住，可在下一步牵开肌肉时用电刀止血。此出血血管大多为肋间动脉的背侧支，位于上下两个横突之间。填塞的纱布应较大，并使每块塞入伤口后都有一小段露出于伤口之外，以免将其遗忘在伤口中。这种剥离椎旁肌的过程按脊椎逐个先在一侧施行，然后再在对侧施行。两侧均剥离后，取出填塞的纱布。用椎板切除固定牵开器将肌肉向两侧牵开。这时由于在两侧肌肉中间有棘突阻挡，放置牵开器时常有困难，可暂作初步牵引，等棘突切除后再重新妥为放置。

（三）切除棘突

由于胸椎棘突向下倾斜，所以棘突的上端切除范围应比椎板多一个。切除过程自手术野下端开始，先将最下方的一个棘突下面的棘间韧带用

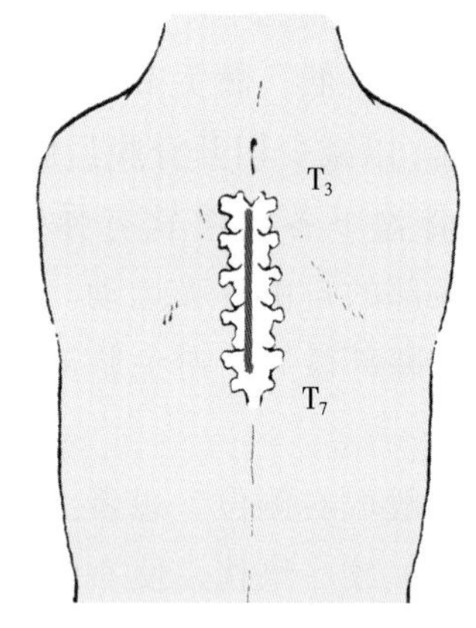

图 4-1-1-3-1　切口示意图

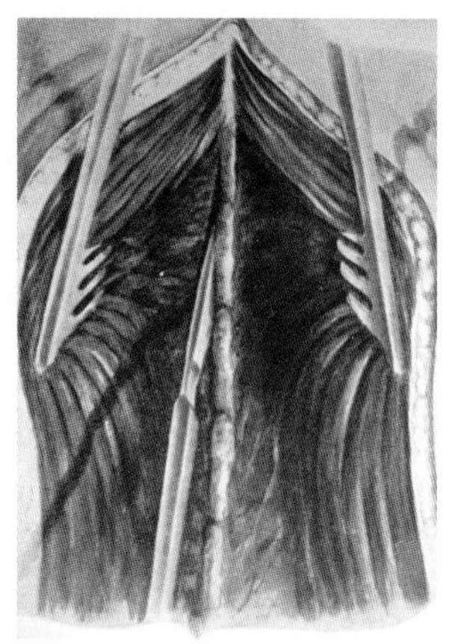

图 4-1-1-3-2　显露棘突牵开两侧组织示意图

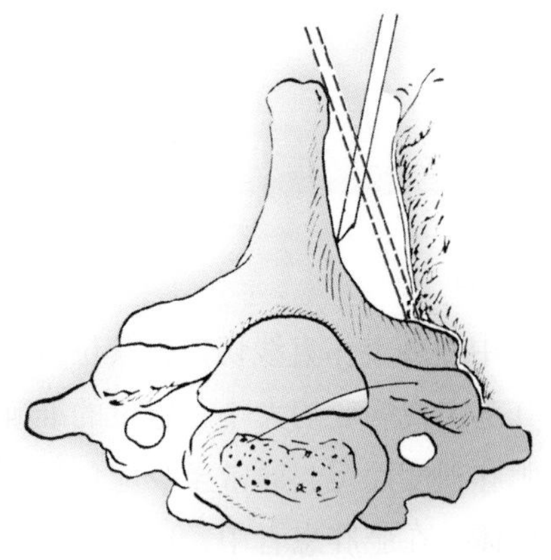

图 4-1-1-3-3　紧贴骨骼表面剥离椎旁肌示意图

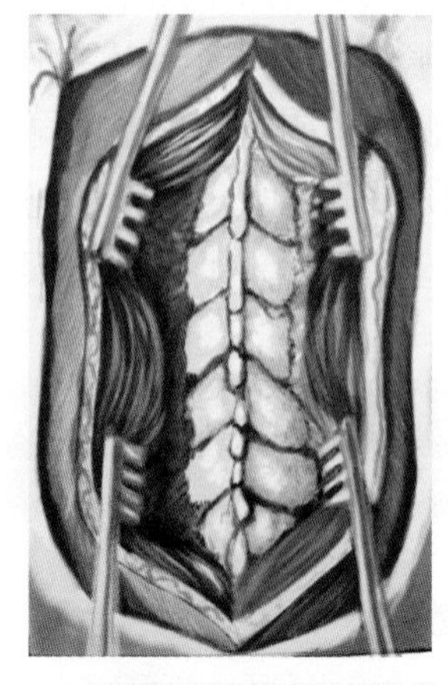

图 4-1-1-3-4　显露两侧椎板达关节突处示意图

刀切断，然后用骨剪或大型咬骨钳将棘突咬去，直至椎板（图 4-1-1-3-5），或将棘突于根部凿断，之后调整牵开自动拉钩，将棘突向一侧牵开，充分显露椎板及小关节。

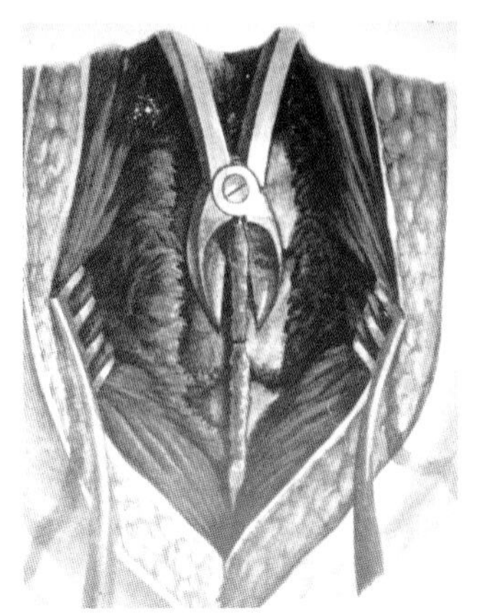

图 4-1-1-3-5　用棘突钳咬除棘突示意图

（四）椎板切除

棘突切除后，位于相邻椎板间的黄韧带暴露。后者的附着点是从上方一个椎板的腹面的中点，向下跨过椎板间隙，到达下方一个椎板的上缘。椎板切除自黄韧带开始。由于胸椎椎板呈鳞片样排列，上方一个椎板的下缘覆盖着下方一个椎板的上缘，故椎板切除自下方向上施行。先用刀将黄韧带横向切开，直至硬脊膜外脂肪（注意勿损伤椎管内组织）。然后用特制之薄型椎板咬骨钳伸入韧带切口，将黄韧带和椎板分小块咬去。先用小咬骨钳（双动式最为合用）切除椎板的中央部分，宽 1cm。再用第一颈椎咬骨钳向两旁将椎板切除范围扩大，直至关节突的内侧边缘。通常不必超过后关节突就能获得良好的手术显露，这样就不致影响脊柱的稳定性。但在胸段切除一两个关节突，一般不致严重影响稳定性。因此视手术减压要求，可以考虑将一两个关节突切除。切除椎板时应注意手术器械勿伸入椎管内太多，以免损伤脊髓。椎板切除后常有较多出血，来自硬脊膜外静脉丛和骨骼。可用骨蜡或明胶海绵填塞止血。

（五）椎管探查

止血完毕后，进行硬脊膜外探查。探查内容包括硬脊膜外脂肪的多少，有无肿块，有无骨质破坏或缺损等。

（六）扩大椎管内径

如果硬膜外脂肪存在，则沿中线将之分开，然后推向两旁，将硬脊膜暴露。为了减少伤口渗血，使手术野保持清洁，可用棉片将骨切口覆盖。棉片应按照一定习惯安放整齐，切勿随意乱塞，以免遗落于伤口中。这时可检查硬脊膜的情况，注意其色泽、张力和有无搏动，检查完毕后，用细导尿管沿硬膜表面向上、向下轻轻探入 5cm，以判定减压是否彻底，将伤口用盐水冲洗干净。

五、 蛛网膜下腔探查术

硬脊膜沿中线纵向切开。先用脑膜钩将之钩起，然后切割。不用脑膜钩者，也可在切口两旁先穿几针牵拉缝线，然后在缝线间切开（图 4-1-1-3-6）。在这一阶段最好勿损伤蛛网膜，以免脑脊液源源流出，影响手术操作。硬脊膜切开一小口后，用有槽探针伸入硬脊膜下腔，沿控针槽将脊膜用安全剪（图 4-1-1-3-7）（小尖刀）小心剪（切）开。硬膜切开后沿切口用细号针线作牵引缝结（如果切开脊膜前未曾缝好的话）。用蚊式钳将缝线外端夹住，借钳的重量将硬膜切口向两旁牵开。在切开硬脊膜前，伤口应彻底止血。血液流入硬脊膜下和蛛网膜下腔后，一方面影响手术操作，同时能引起术后的无菌性脑膜炎和蛛网膜粘连。

脊膜切开后暴露脊髓，于是进行硬脊膜内探查。先检查硬脊膜内表面的颜色光泽、硬脊膜的厚度和有无肿物形成。再检查蛛网膜的厚度、颜色、光泽与硬脊膜和脊髓有无粘连，蛛网膜下腔有无肿物、出血或囊肿形成。然后检查脊髓的大小、颜色、光泽、质地，表面血管分布是否正常等。检查项目很多，随病因不同而异，个别病症特殊检查内容，将在下文中提及。

要探查脊髓的前方时，可将之向一旁牵开或向一侧旋转。牵开时可用小号脑压板或剥离子，动作要轻，并需衬以棉片，注意勿损伤脊髓。旋转脊髓时一般都是利用齿状韧带进行牵拉。先在上下两个神经根间将齿状韧带找出，然后在硬脑膜下或蛛网膜下用蚊式钳将之夹住。切断韧带的硬脊膜黏着点，拉动蚊式钳，可将脊髓稍许转动。切不可拉扯神经根转动脊髓，这样将引起剧痛和造成神经根与脊髓损伤。

六、 椎节固定及植骨融合

尽管胸段椎节较为稳定，但其仍有一定的活动度，此时患者早期活动及施术椎节的修复不利，因此近年来多数学者主张仍辅以内固定及侧方植骨融合术（骨块取自切除之椎板与棘突等骨质）。内固定方式仍以椎弓根钉棒系统为多用。

七、 闭合切口

手术操作结束后，用温盐水将硬脊膜下腔和蛛网膜下腔冲洗干净，以便不使血液或血块存留。

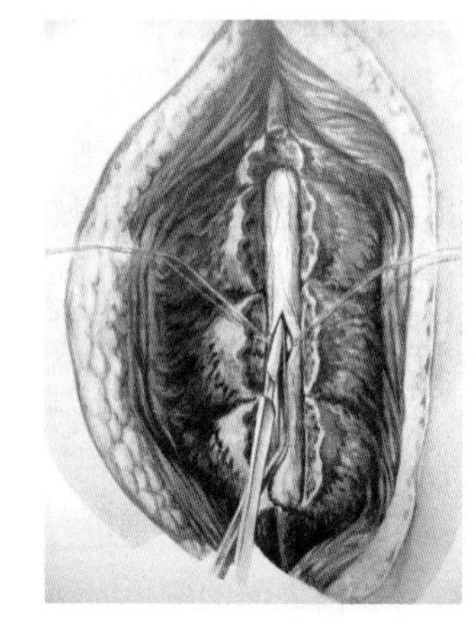

图 4-1-1-3-6　切开硬膜囊示意图

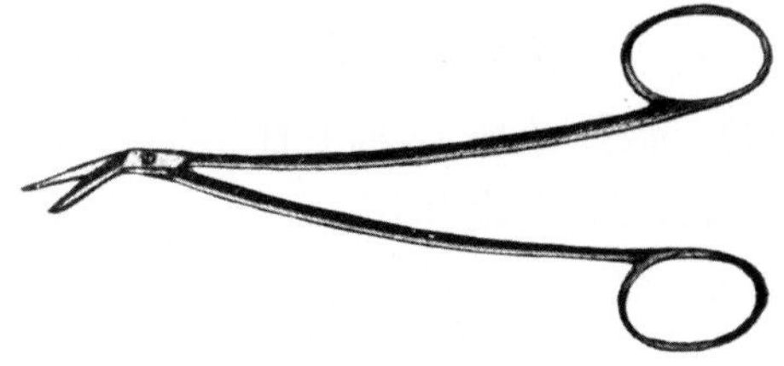

图 4-1-1-3-7　硬膜安全剪示意图

缝合伤口时，蛛网膜不作处理。如需作脊髓减压，硬脊膜亦不予缝合。这时脊膜外的止血工作应极严密，因术后如有血肿形成，将直接压迫脊髓，引起严重后果。在缝合肌肉时，为避免血液流入硬脊膜内，可暂用棉片将脊膜切口覆盖，等肌肉即将缝合时取出（注意不要忘记）。肌肉上的止血工作最好在切除棘突之后、牵开肌肉之前做好，以减少缝合阶段的麻烦。

对一般病例，亦可将硬脊膜用丝线连续或间断缝结缝合（图 4-1-1-3-8），缝合间距不可过宽（图 4-1-1-3-9）。以保持蛛网膜下腔通畅为基本要求。

肌肉应缝合 2~3 层，这些缝结还兼有止血作用。然后将深筋膜、皮下脂肪组织和皮肤分层缝合。为使伤口愈合较佳，减少脑脊液漏的形成机会，每缝合一层组织时，应将缝线穿过下面一层组织，使上下两层组织互相吻合（图 4-1-1-3-10）。

如手术在上胸段，则切口刚巧在两肩胛骨之间。肩胛骨随同上肢运动时，能将切口牵张，因此缝合这一切口时应特别结实。术后忌做上肢的

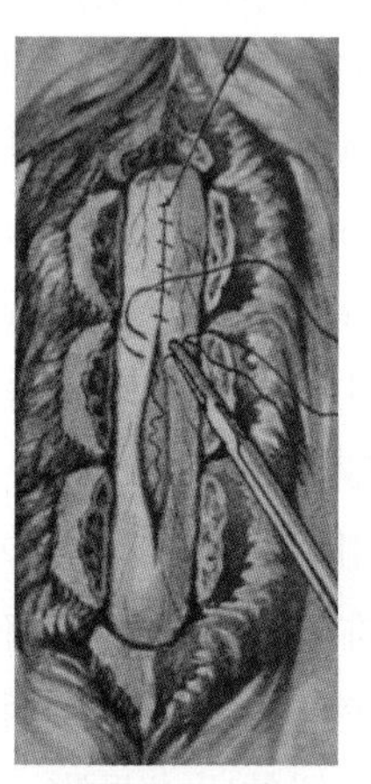

图 4-1-1-3-8　缝合硬膜囊示意图

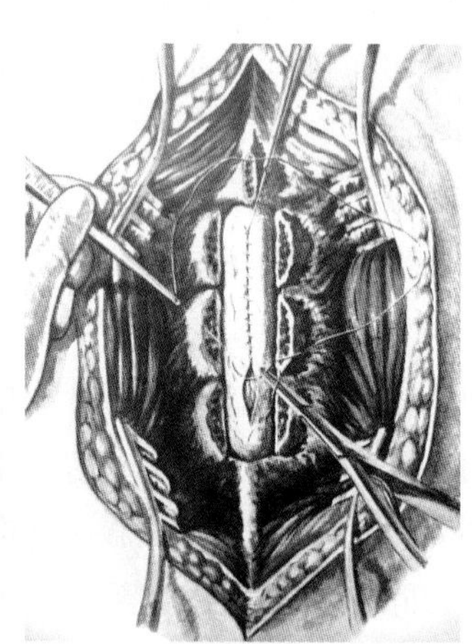

图 4-1-1-3-9　缝合间距 1~1.5mm 为宜示意图

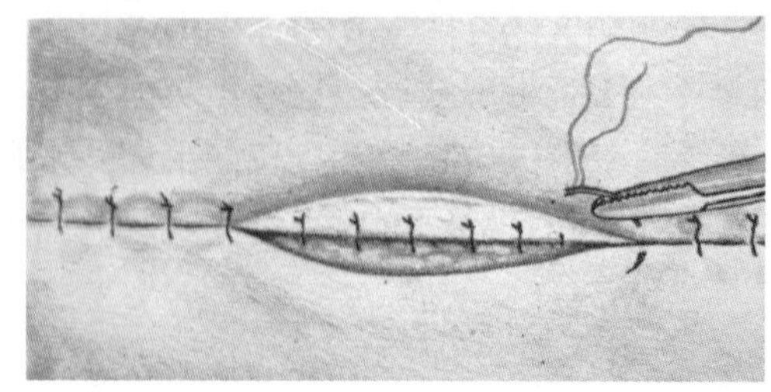

图 4-1-1-3-10　依序缝合诸层示意图

拥抱动作，以免伤口因牵张过度，发生崩裂。

硬脊膜紧密缝合者，可在硬脊膜外放置橡皮一枚引流（12~24h）。硬脊膜敞开减压或有缺失不能紧密缝合者，以不作引流为宜，以免形成脑脊液漏。

八、胸椎椎管狭窄症术后处理

术后处理与一般脊柱外科手术相似，主要是预防脊髓水肿反应、脑脊液漏和感染。

九、胸椎椎管狭窄症临床举例

男性，54 岁，曾因颈椎 OPLL 及颈胸段黄韧带骨化二次手术，有所改善，近日又出现胸部束带及双下肢麻木无力再次入院要求施术。CT 及 MR 矢状位显示胸椎椎管狭窄（见图 4-1-1-2-1A~C），遂行椎管后路减压术图 4-1-1-3-11（A~F）。

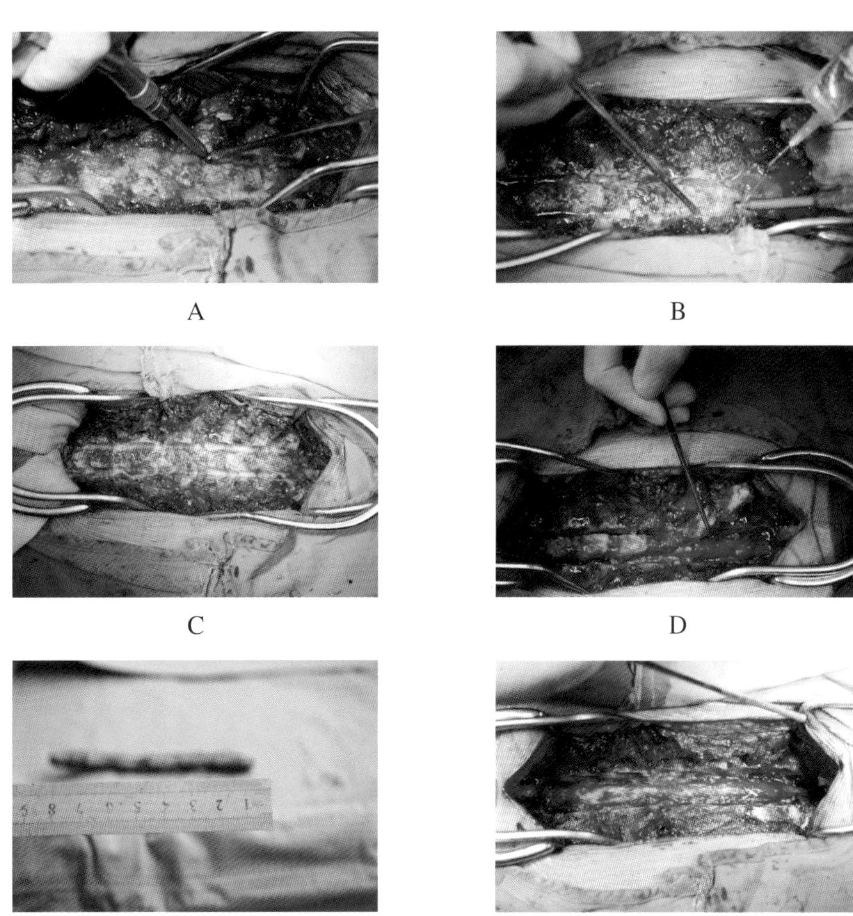

图 4-1-1-3-11　临床举例（A~F）

A、B. 术中电动磨钻切开两侧椎板外缘；C、D. 椎板已切开，可见下方硬膜囊；E. 切除之棘突后板（缘）；F. 硬膜囊已减压，恢复搏动

（侯铁胜　陈德玉　赵　杰　祝建光　赵定麟）

参考文献

1. 陈德玉．颈椎伤病诊治新技术，北京：科学技术文献出版社，2003
2. 饶书诚，宋跃明．脊柱外科手术学（第三版）．北京：人民卫生出版社，2006
3. 赵定麟，王义生．疑难骨科学．北京：科学技术文献出版社，2008
4. Cloyd JM, Acosta FL Jr, Cloyd C, Ames CP.Effects of age on perioperative complications of extensive multilevel thoracolumbar spinal fusion surgery. J Neurosurg Spine. 2010 Apr; 12（4）: 402–8.
5. Eckel TS, Bartynski WS. Epidural steroid injections and selective nerve root blocks. Tech Vasc Interv Radiol. 2009 Mar; 12（1）: 11–21.
6. Haufe SM, Baker RA, Pyne ML.Endoscopic thoracic laminoforaminoplasty for the treatment of thoracic radiculopathy: report of 12 cases..Int J Med Sci. 2009 Aug 12;6（4）: 224–6.
7. Manchikanti L, Helm S, Singh V. An algorithmic approach for clinical management of chronic spinal pain.Boswell MV; ASIPP. Pain Physician. 2009 Jul–Aug; 12（4）: E225–64.
8. Muthukumar N.Dural ossification in ossification of the ligamentum flavum: a preliminary report.Spine（Phila Pa 1976）. 2009 Nov 15; 34（24）: 2654–61.
9. Ojo OA, Kaye AH.An unusual cause of spinal cord compression. J Clin Neurosci. 2010 Jan; 17（1）: 86, 156.
10. Pollintine P, van Tunen MS, Luo J.Time-dependent compressive deformation of the ageing spine: relevance to spinal stenosis.Spine（Phila Pa 1976）. 2010 Feb 15; 35（4）: 386–94.

第二章　胸椎椎间盘突出症

第一节　胸椎椎间盘突出症基本概念

一、胸椎椎间盘突出症概述

自 Middiefon 于 1911 年在尸体上首次发现胸椎椎间盘突出症后，胸椎椎间盘突出症在临床上已逐渐报道，并日益增多和受人关注，但其发病率按不同学者的报道差异甚大，约占脊柱椎间盘突出症总例数的 0.12%~1.5% 不等。患者多为 40 岁左右的中年人，男女比例相近。文献报道，Key 于 1838 年首次报道了一例由于胸椎椎间盘突出而导致脊髓压迫的病例。胸椎椎间盘突出的病例有 75% 发生在 T_8 以下。T_4 水平以上的胸椎椎间盘突出症被视为个案曾在医学文献上有过报道。Arseni 施行的 2544 例治疗椎间盘突出症之手术中，胸椎椎间盘突出者有 12 例，占 0.47%。既往胸椎椎间盘病变的统计资料是依靠用碘苯酯脊髓造影的诊断方法。随着安全无创伤性的更先进诊断技术 MR、CT 的出现，大家已对胸椎椎间盘突出的认识发生了改变。Awwad 及其同事在观察了 433 位患者脊髓造影后的 CTM 扫描，确诊 68 位患者患有无症状的胸椎椎间盘突出。Wood 及其同事报道了 40 岁以下无胸部疼痛症状的成年人 MR 影像检查结果，发现胸椎椎间盘退变达 55%；无症状者 37% 发生急性胸椎椎间盘突出，其中，40% 椎间盘突出者为一个节段以上的椎间盘突出。此外，在未加选择的 368 例尸体的尸检中发现有胸椎椎间盘突出者竟达 15.2%。由此可见，有许多人虽有胸椎椎间盘突出而无临床表现，这主要是由于这些患者其胸椎椎管矢状径较宽，以致突出的髓核组织尚不足以达到压迫脊髓的程度之故。

此外，从解剖学上来看，胸椎独特的解剖特点和其承受上方体重的特殊性，决定了胸椎椎间盘的活动性同颈椎和腰椎节段有所不同。胸椎节段运动的稳定性依靠胸廓的夹板样效应。小关节突关节的方向是主要决定可行运动的因素。胸椎的主要运动是少许扭转，和发生在腰椎的情况一样，当纤维环急性损伤时的屈曲和扭转负荷的结合力可致后部的髓核突出。基于这一观测结果加上胸廓夹板样效应以及胸椎椎间盘高度较腰椎椎间盘低，就可解释为什么胸椎椎间盘突出的发病率比腰椎椎间盘突出低。

二、胸椎椎间盘突出症病因

（一）慢性劳损或损伤

本病大多是由于慢性劳损或脊柱损伤所致，除姿势不正、被迫体位持续过久及弯腰过度等因素外，各种外伤，例如从高处坠下、摔倒、多次反复的脊柱扭伤等，均可引发本病。病程短者突出物多为弹性柔软的髓核组织；而病程长者，则突出的髓核大多随着纤维母细胞的包绕、收缩而变得坚硬，亦可呈钙化或骨化之硬结，并与后纵韧带粘连、固定于椎节后缘；这常常是造成此病引起广泛的脊髓节段性损害的原因之一。

（二）胸椎退行性变

尽管胸椎退行性变与年龄有关，且多见于中年以后，但本病之发病率并不与年龄成正比，因此椎节的退变是构成本病发病的病因之一。当椎间盘退行性变时髓核向后突，甚至破裂脱出，并在后期形成钙化。胸椎椎间盘突出症除自身的特点外，亦有与颈椎病或腰椎病相似的发病机理。脊柱椎间盘是人体器官中最早开始退行性变的一个，其退行性变从早期表现为间盘变性、间隙变窄、节段不稳、韧带松弛、髓核突出或脱出、骨质增生以及周围软组织钙化等一系列的病理过程。在此种情况下，如果再遇外伤，甚至轻微的外伤即可诱发本病。因此本病有时也可发生在年纪较轻、椎间盘退行性变并不十分明显的患者。至于明显外伤情况下所致发生的胸椎椎间盘破裂、髓核突出亦与其本身退变有关。根据统计材料，胸椎椎间盘突出症在下胸椎的发生率最高，亦表明椎节退变的作用。

（三）脊柱姿势的改变

统计材料表明，先天性或后天性的驼背的病例，在后凸畸形顶点部位的髓核易突出。当然，姿势不正常是引起椎节退变的原因之一。

三、胸椎椎间盘突出症分型

本病有多种分型方式，但常用的有三类，现分述于后。

（一）依据发病急缓分型

【急发型】

指在数天甚至数小时以内急骤发病、并引起神经症状者，其中病情严重之病例，甚至可以出现瘫痪。其中半数患者有外伤史。

【缓发型】

系慢性逐渐发病，大多因椎节退变所致，在不知不觉中出现症状，并逐渐加重，晚期亦可引起瘫痪。

（二）依据症状程度分型

可以分为以下三型。

【轻型】

指影像显示胸椎椎间盘突出，但临床症状轻微，甚至仅有一般局部症状。

【中型】

有明显之临床症状，除椎节局部疼痛及叩痛外，可有根性刺激症状或脊髓症状。磁共振（MR）可清晰地显示阳性所见。

【重型】

主要表现为脊髓或圆锥受压症状，甚至出现完全性瘫痪，其中半数发病较急，尤以年轻患者。

（三）依据病理解剖分型

【侧型】

因胸椎椎管狭小，因此髓核突（脱）出之方向易向压力较低的侧后方，因此在临床上侧型为多见。此型主要表现为单侧神经根受压，患者出现根性症状而无明显之脊髓症状。在胸段之脊神经根在椎管内经过的距离甚短，仅 2~5mm，一旦受压，可因感觉神经支和交感神经支的受累而引起剧烈的疼痛。

【中央型】

此型是椎间盘向正后方突出，以脊髓受压为主，并出现或轻或重的运动障碍以及疼痛与感觉异常，其产生机理主要是由于以下原因。

1. 脊髓直接遭受压迫　此是临床上最为多见的原因。

2. 脊髓血供障碍　主要是突出物直接压迫脊髓前中央动脉。因脊髓的血供属终末式，侧支循环甚少，一旦血供障碍即可招致急性截瘫。此时，脊髓多呈横贯性损害。

3. 当 T_{11}~T_{12} 椎间盘突出　压迫脊髓圆锥和马尾时，患者除有胸椎疼痛及放射至下肢的疼痛外，括约肌功能亦同时紊乱。以致表现为感觉、运动障碍的同时，两便功能及性功能均受累。或是仅仅表现为马尾受压的症状。此型在临床上较为多见。

第二节 胸椎椎间盘突出症临床症状特点、诊断与鉴别诊断

一、胸椎椎间盘突出症临床症状特点

（一）症状学基础及特点

胸椎椎间盘突出症所引起之症状，主要来源于以下三种因素。

【机械性因素】

由于椎间盘突出及椎间关节紊乱，直接造成具有典型力学特点的局限性背部疼痛，例如卧床休息后疼痛减轻，活动后则加剧症状。在急性胸椎椎间盘突出时，可产生有胸膜炎症状特点的疼痛。

【神经因素】

1. 根性受压 椎间盘突出可挤压根管神经出口处之脊神经根，以致可引起肋间肩胛带疼痛；高位胸椎椎间盘突出可引起 Horner 综合征；

2. 脊髓受压 当椎间盘组织直接压迫脊髓本身时，将产生广泛的症状，从轻微的疼痛和感觉异常到明显的瘫痪，可出现尿失禁和下肢无力，且病情发展迅速。

【内脏症状】

胸椎椎间盘突出可有多种多样的表现，易与心脏、肺或腹部疾病相混淆。同时可有括约肌功能紊乱、大小便及性机能障碍。亦可出现神经营养障碍，下肢常有久治不愈的慢性溃疡等。有时，患者可被误诊为神经官能症或癔病而长期误治。

（二）胸椎局部一般症状

患者主要表现为椎旁肌紧张，严重者呈强直状，脊柱可有轻度侧弯及椎节局限性疼痛、压痛及叩痛。

（三）症状的差异性较大

视椎间盘突出之程度及椎管矢状径的大小不同，胸椎椎间盘突出症的体征存在很大差异。当对躯体进行仔细的浅感觉检查，可发现与受压节段相一致的明显感觉障碍平面。肌无力通常呈双侧性，且可伴有直肠括约肌张力降低、脊髓长束征（如阵挛或 Babinski 征阳性等）。病程时间越短，上述体征越常见。胸椎椎间盘硬膜内突出罕有发生，这些患者通常出现严重的神经症状，包括截瘫。脊髓后柱的功能（位置觉和振动觉）受累较轻，大多能保留，这是因为脊髓被挤压部位在脊髓前柱。但病变后期亦可同时受压而引起完全性瘫痪。

二、胸椎椎间盘突出症诊断

（一）概述

由于本病较为少见，且以局部一般症状或神经症状为主来诊，前者常被诊断为胸背部纤维织炎等一般性疾患，而在神经内科诊治，因我们发现本病之误诊率较高。为防止或减少这一现象发生，每位临床医师均应对本病有一较全面的认识。

在临床上对本病的诊断主要依据临床表现与影像学检查。

（二）临床病史与表现

【病史】

可急性发病，亦可缓慢发生，且症状轻重不一，应全面了解，包括既往之检查及治疗概况等；

【临床表现】

由于患者个体椎骨矢状径大小不一，其症状差异亦较大；从一般局部隐痛到下肢完全瘫痪均可发生，因此对此类患者均应注意认真检查，以求及早发现。

（三）影像学等检查

【X 线平片检查】

胸椎常规的正位和侧位 X 线平片是首选的检查；据报道，20%~50% 的胸椎椎间盘突出症

在椎管内有钙化的椎间盘。

【脊髓造影】

用大剂量的水溶性造影剂行脊髓造影术，其是一种更准确的优良诊断方法。如不先行脊髓造影，而直接用 CT 扫描检查，将会弄错受损脊髓的准确节段。但目前大多数学者均认为此种损伤检查应被 MR 取代。因为后者也是一种纵向观察估测整个胸椎椎管的方法。

【CT 及 MR 检查】

凡疑及本病者，均应及早行 MR 检查。笔者发现此是本病早期诊断及获取及时治疗最为有效的措施（图 4-1-2-2-1~3）。此外，脊髓造影及 CT 扫描等虽对本病的诊断亦有一定帮助（图 4-1-2-2-3），但由于其确诊率不如 MR，因此，切勿作为首选检查项目。目前已较少选用，或仅有参考意义。

【其他检查】

包括肌电图和体感诱发电位等，对诊断胸椎椎间盘突出症多无帮助。

三、胸椎椎间盘突出症鉴别诊断

本病早期，在 MR 影像结果显示之前，除需要与胸腰椎各种疾患进行鉴别外，主要应与神经内科许多涉及胸段脊髓或脊神经根的疾患加以区别。笔者遇到多例在兄弟医院非骨科科室久治无效、最后发现是胸椎椎间盘突出的病例，甚至已引起脊髓完全损伤，失去有效治疗时机者。当然，其中绝大多数病例发生在 MR 出现以前的年代。为此，应当强调：全面认识本病，及早行 MR 检查；不仅是为了诊断，而且也是对本病进行鉴别诊断的最佳手段。

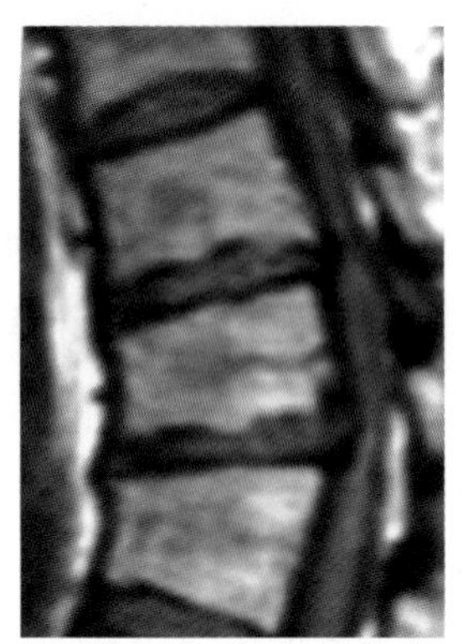

A

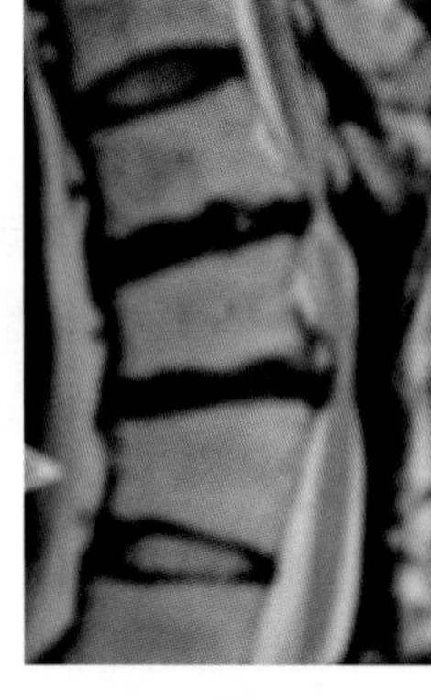

B

图 4-1-2-2-1 临床举例 MR 矢状位显示 T_{10}~T_{11} 及 T_{11}~T_{12} 椎间盘突出伴 T_{12} 陈旧性、压缩性骨折（A、B）

A. T_1 加权；B. T_2 加权

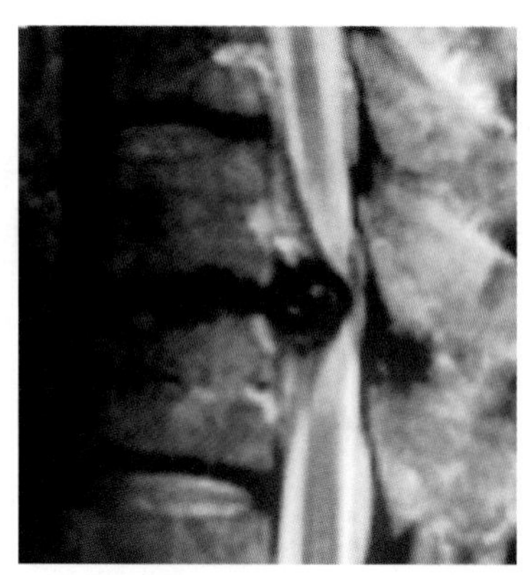

图 4-1-2-2-2 临床举例 $T_{10\sim11}$ 椎间盘突出 MR T_2 加权矢状位所见

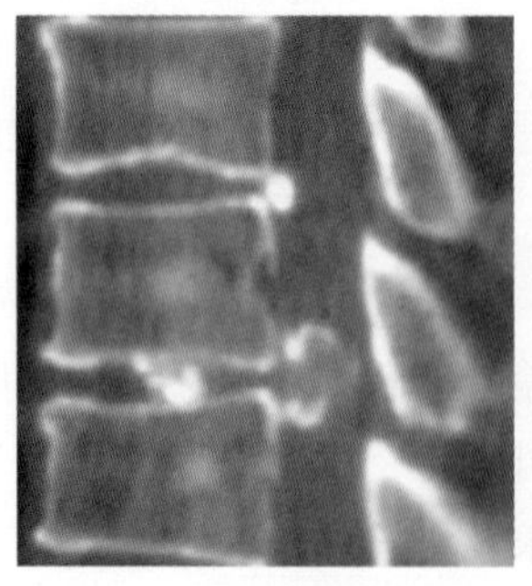

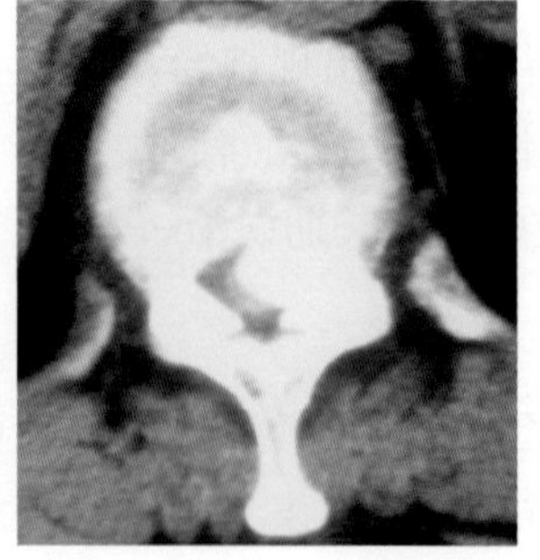

图 4-1-2-2-3 临床举例 $T_{9\sim10}$、$T_{10\sim11}$ 椎间盘突出伴钙化（A、B）

A. CT 矢状位重建；B. CT 横断位所见

（罗卓荆）

第三节 胸椎椎间盘突出症治疗、预后与临床举例

一、胸椎椎间盘突出症治疗概述

应该明确：早期诊断是本病获取最佳疗效的关键。根据病情不同，其治疗方法差别亦较大。轻者甚至勿需特别处理，而病情严重者则需要手术，但如果已引起完全瘫痪，手术干预不仅无效，甚至反而会加剧病情，而康复疗法与功能重建方是其最佳选择。

本病的治疗主要是非手术疗法与手术疗法，现分述于后。

二、胸椎椎间盘突出症非手术疗法

（一）病例选择

主要用于轻型病例，尤其是年迈体弱、髓核已经钙化或骨化无再移位发展可能者。

（二）方法

其主要措施包括以下内容。

【休息】

视病情而选择绝对卧床休息，一般休息或限制活动量等。前者主要用于急性期患者，或是病情突然加剧者。

【胸部制动】

因胸廓之作用，胸椎本身活动度甚微，但为安全起见，对活动型病例可辅加胸背支架予以固定，此对病情逆转或防止恶化将具有积极意义。

【对症处理】

包括口服镇静剂，外敷止痛消炎药膏，理疗、活血化瘀类药物及其他有效之治疗措施等，均可酌情选用。

三、胸椎椎间盘突出症手术疗法

（一）务必重视手术疗法

由于本病后果严重。因此，一经确诊，尤其是中年前后的活动型病例，应考虑选择积极的手术疗法，以防具有“定时炸弹”危险的髓核进一步后突而引起胸髓横断性损害。当然，无手术适应证者，亦不可任意施术，以防引起误伤反而加剧病情。

（二）手术适应证

主要选择以下病例。

【诊断明确伴有神经症状者】

为首选病例，凡身体状态无手术禁忌者均应考虑手术，即使是脊髓严重被压，只要仍保留少许感觉，甚至仅仅肛门周围有感觉即可施术。作者曾有多例在此种条件下使患者恢复正常生活的事例。

【病情进行性加重者应按急诊手术】

由于胸椎椎管矢状径明显小于腰椎和颈椎，因此当髓核后突时，实质性的胸髓几乎无任何退缩的余地。此种质地柔软的脊髓实质一旦被硬度大于其本身的髓核挤压致损，可以立即形成横切性损害，以致失去手术时机。为此，笔者建议对此类病例应按急诊施术，我们发现过此种病例仅一两天之差就会引起无法挽回的后果。

【轻型病例可酌情选择是否施术】

一般轻型病例可采取非手术疗法，但对年青、活动量大、外勤较多，或属于文体工作者，亦应向患者说明情况，让其能够理解病情有发生意外之可能。如果患者自己无法避免加大活动量而要求手术者，亦应予以施术，包括简单的椎节融合

术或难度较大的髓核摘除 + 内固定术等。

（三）术式选择

用于胸椎椎间盘切除及融合术的术式主要有以下三类。

【前路手术】

即通过胸腔或胸腹联合切口抵达胸椎椎节前方，施术切除后突（脱）之髓核并同时予以内固定（融合）术者。此种术式较为安全、有效，且可使椎管取得理想减压的同时，也获得一个能够恢复椎节高度良好内固定。笔者曾施术多例，疗效颇佳。但此种入路对一位没有从事过普外或胸外科工作的医师难度较大(图 4-1-2-3-1)。

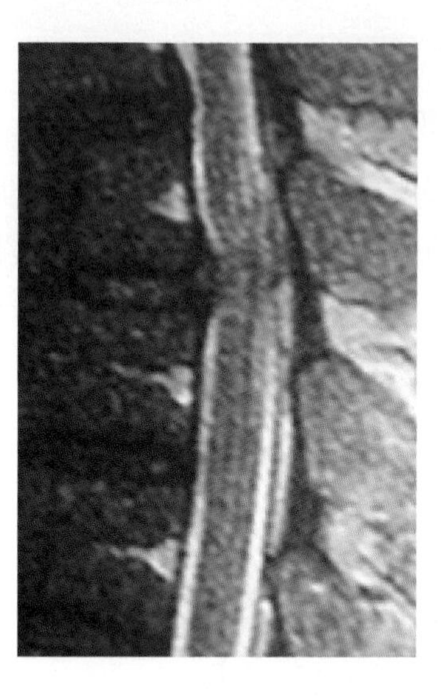

A

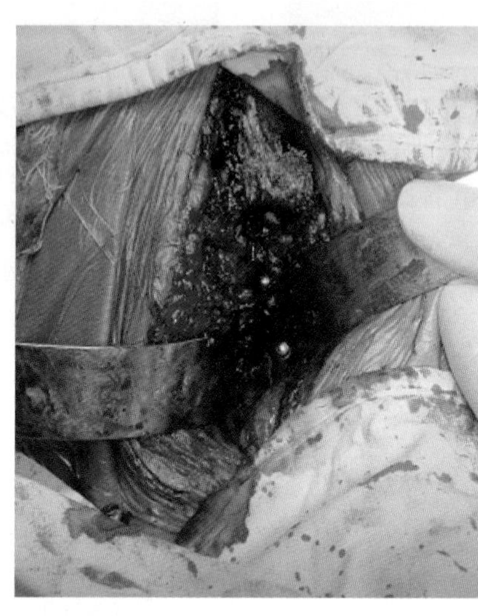

B

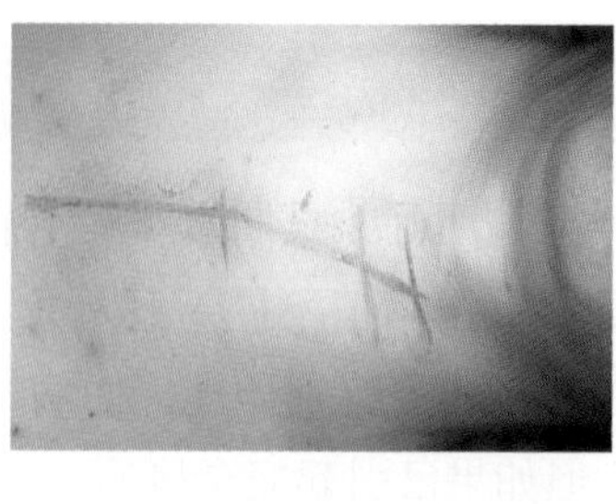

C

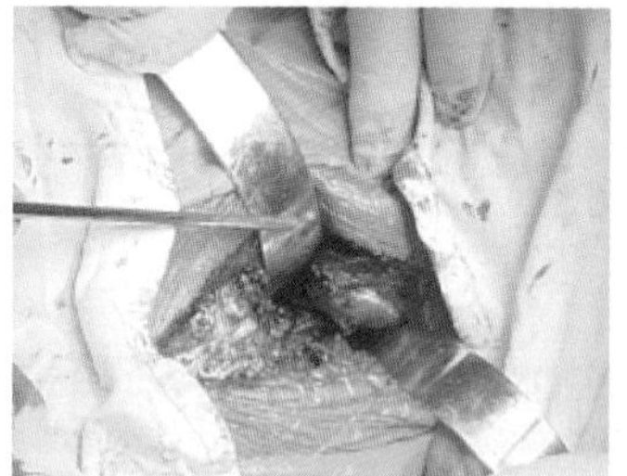

D

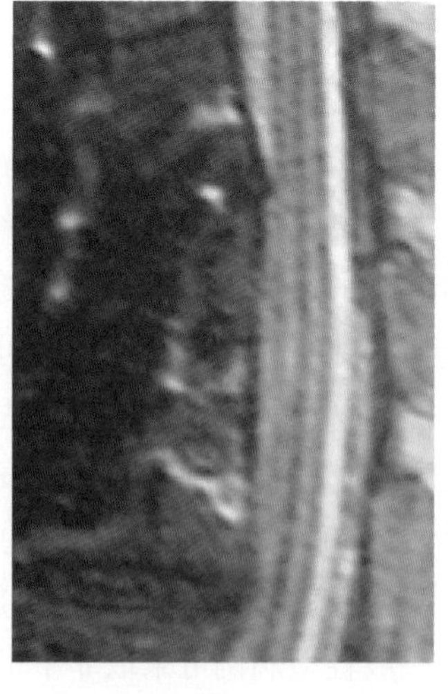

E

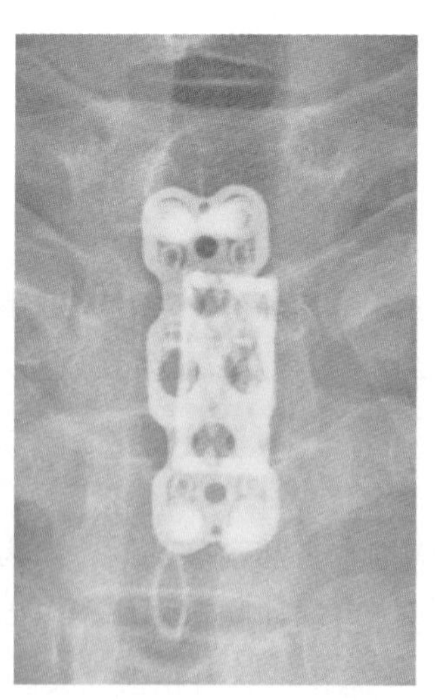

F

图 4-1-2-3-1　临床举例　男性，39 岁，双下肢麻木无力伴活动障碍（A~F）

A. 术前 MR 矢状位提示 $T_{1\sim2}$、$T_{2\sim3}$ 椎间盘突出；B~D. 经前路胸椎间盘切除、减压、植骨融合及内固定术；E. 术后 MR 矢状位提示脊髓受压解除；F. 术后 X 线正位片示内固定位置良好

【后路手术】

此种传统之术式已沿用多年，大多数骨科或神经外科医师都熟悉这一手术途径，操作上也较容易。但对于企图切除胸椎椎管前方的髓核则相当困难，尤其是中央型病例，术者常难以绕过娇嫩的胸髓达到满意切除髓核或骨化物之目的，甚至在术中可能对胸髓引起误伤，且术中出血较多，主要是由于两侧根静脉丛处出血较多及止血困难之故。因此，大多数学者反对这一手术途径。

【侧后方手术】

有两条途径可供选择。

1. 胸腰椎椎管次全环状减压术途径　本术式在胸腰椎骨折一章中已阐述，可参阅。此种手术入路较易切除椎管前方致压物，且损伤小，基本上不影响椎节稳定性。但本术式难度较大，要求一定的手术技巧。作者已施术百余例，至今从未发生术后症状加重者（图 4-1-2-3-2）。

2. 胸椎结核之手术途径　即通过切除 1~2 根肋骨，沿肋骨头抵达胸椎椎体侧方之入路。此种途径不仅显露与操作上难度较大，且损伤亦大，但对具有丰富胸椎结核手术经验者，也许是最佳选择。

四、胸椎椎间盘突出症预后

本病预后差别较大，其后果主要取决于以下因素。

（一）病情严重程度

病情处于轻、中度者，预后多较好。但严重型，尤其是已引起完全性瘫痪之病例则预后差。

（二）发病速度

缓慢发病者，大多因单纯性退变所致，预后较好。反之，发病急骤者表明椎节不稳定，易因外伤等因素而加剧，因此预后较差。

（三）椎管矢状径

凡胸椎椎管矢状径狭小者因其无缓冲余地，易因外伤或其他因素而发生意外，而椎管宽大者则因其代偿间隙宽畅，预后一般较佳。

（四）治疗恰当及时否

治疗是否及时有效对本病的预后直接相关，

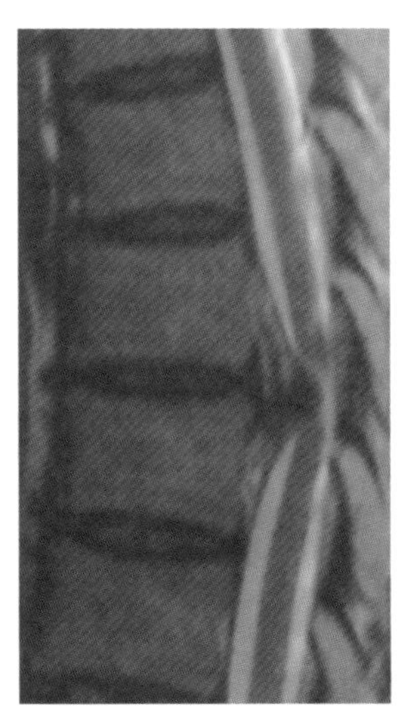
A

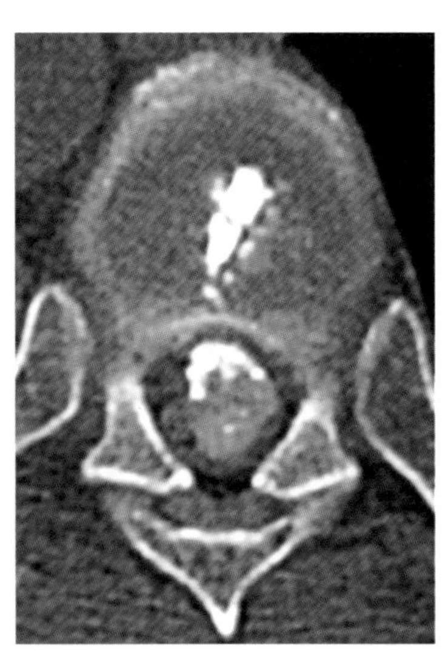
B

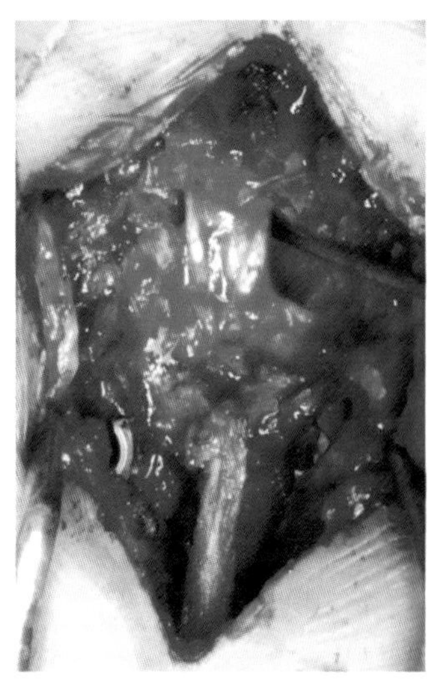
C

图 4-1-2-3-2　临床举例　男性，63 岁，步态不稳半年余入院（A~C）

A. 术前 MR T_2 加权矢状位提示 $T_{5\sim6}$ 椎间盘突出；B. 术前 CT 横断面平扫提示椎间盘后缘钙化；C. 胸椎侧后方入路椎板切除减压及内固定术（术中切除椎间盘）

应加以重视。千万不可由于经治医师对本病认识不足，延误治疗时机而加重病情。

此外，利用胸腔镜亦可行胸椎椎间盘切除术，且兼具椎节融合之功效，现列专章阐述于后。

五、胸椎椎间盘突出症临床举例

［例 1］图 4-1-2-3-3　男性，73 岁，T_7~T_8 椎间盘后突伴骨化行后路切除减压术。

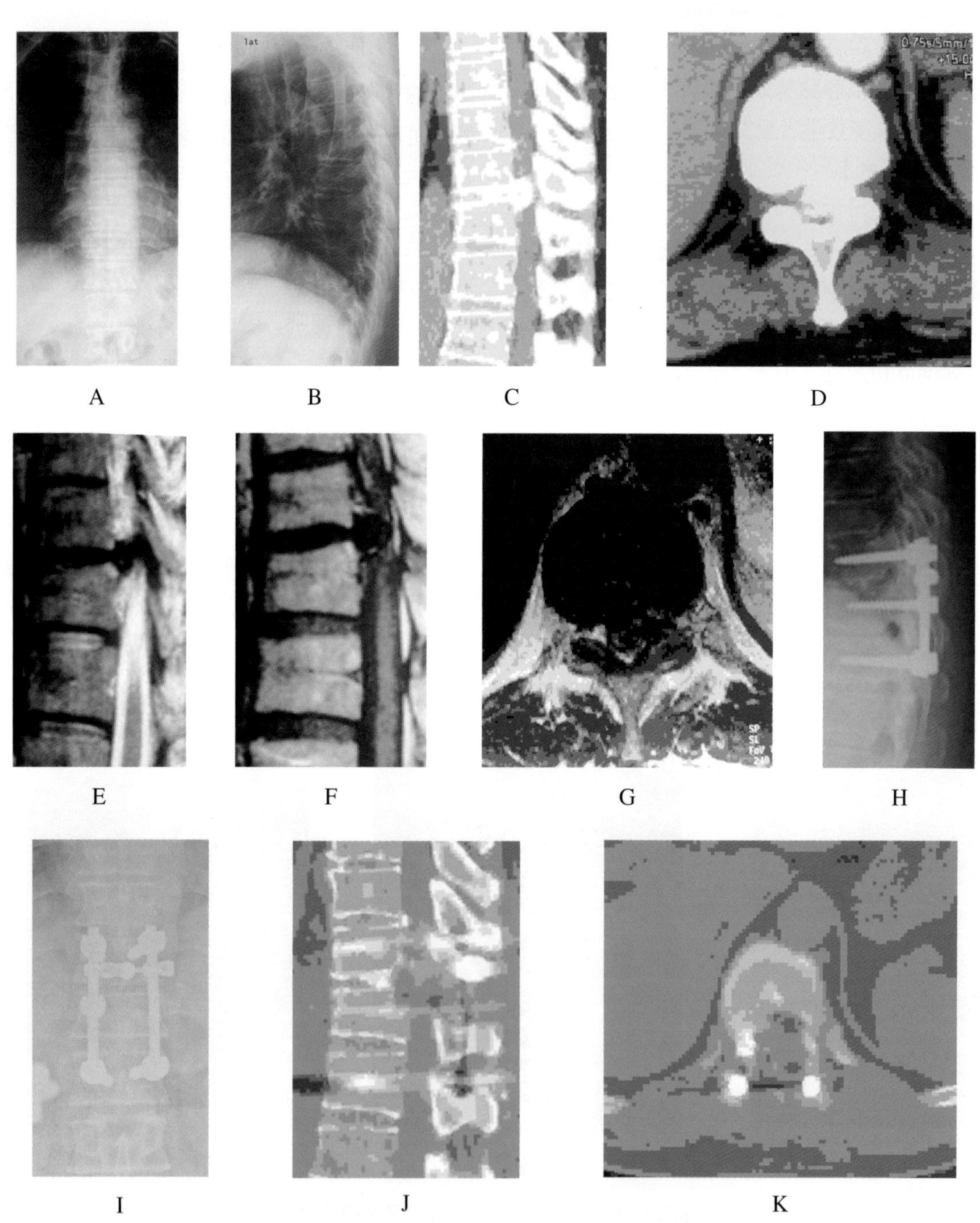

图 4-1-2-3-3　临床举例　例 1　胸椎间盘突出伴钙化征（A~K）

A、B. 术前正侧位 X 线片；C~G. 术前 CT 及 MR 水平位和矢状位所见；H、I. 后路侧前方减压切除钙化之髓核 + 椎弓根钉内固定后正侧位 X 线片；J、K. 术后 CT 矢状位及水平位显示致压物已消失（自陈德玉、陈　宇）

［例 2］图 4-1-2-3-4　男性，39 岁，因 $T_{2\sim3}$ 椎间盘突出行前路减压术。

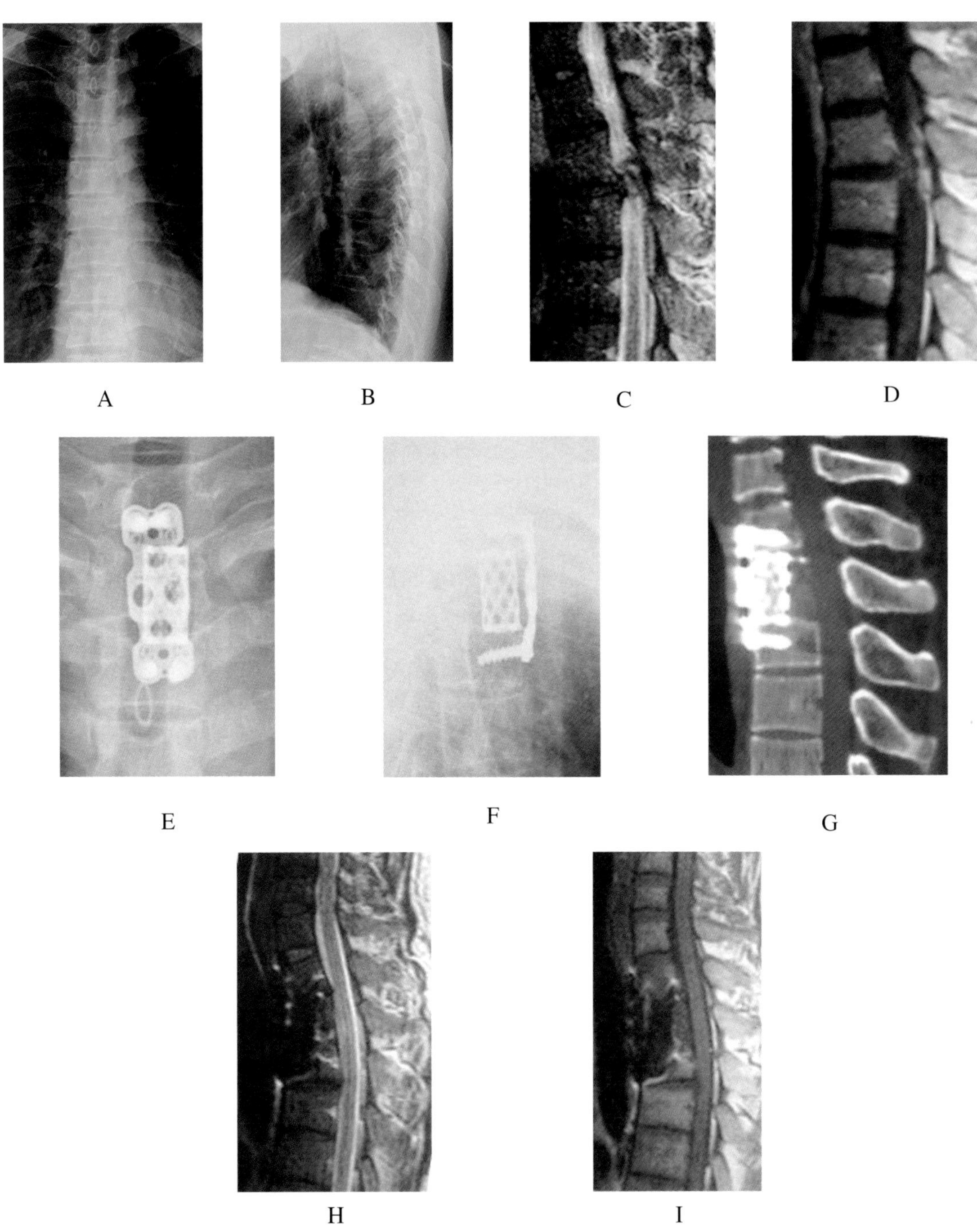

图 4-1-2-3-4　临床举例　例 2　胸椎间盘突出伴钙化施术前后（A~I）

A、B. 术前正侧位 X 线片；C、D. 术前 MR 矢状位观；
E、F. 前路减压 + 钛网植入 + 钛板固定术后正侧位片；G~I. 术后 CT 及 MR 随访显示减压满意（自陈德玉　陈 宇）

（袁　文　倪　斌　马　辉　赵长清）

第四节 胸腔镜下VATS/EMI-VATS胸椎间盘摘除术

一、胸腔镜下VATS/EMI-VATS胸椎间盘摘除术概述

胸椎间盘突出引起症状的发生率远低于颈椎间盘突出和腰椎间盘突出。胸椎间盘突出发生率 Arce 报道为每年人口的 1/100 万，仅占所有椎间盘突出的 0.25%~0.75%。采用 CT 扫描胸椎间盘突出发生率为每年人口的 1/10 万，而 MR 问世后，这一数字提高到 14.5%，从而证实胸椎间盘突出有相当高的发病率。

胸椎间盘突出以 40 岁左右发病率最高，男女相近。75% 发生在 T_8 以下，T_{11}~T_{12} 间隙最多见，T_4 以上较为少见。

胸椎间盘突出症的自然病史还不十分清楚，没有症状或轻微症状的患者中，胸椎间盘突出有相当高发病率，即使有明显症状，也很难将患者的症状归属于哪一种异常影像学发现所产生的结果，也很难将患者的症状与其他疾病引起的症状相区别。因此对胸椎间盘突出症的治疗是一项挑战性的工作。

1991 年 Lewis 首次报道电视辅助显像胸腔镜外科技术，1993 年 Mack 报道 VATS 技术行胸椎间盘髓核摘除手术。1994 年 Roges、Rosenthal，1995 年 Regan、MaAfee，1996 年 Dickman 和 Mican，相继报道了 VATS 技术下行胸椎间盘切除术。1997 年黄聪仁、池永龙等采用 EMI-VATS 技术作胸椎间盘切除和髓核摘除术。1998 年 Rosenthal、Ikard、Fessler 等对各种术式术后并发症进行比较。1999 年 Chiu 报道经皮内镜椎间盘切除加激光热凝椎间盘成形术。

二、胸腔镜下VATS/EMI-VATS胸椎间盘摘除术病例选择及术前准备

（一）手术适应证

1. 经保守治疗后，肌力、感觉和两便功能异常逐渐加重，影像检查显示同这些症状相一致者；
2. 出现脊髓病变进行性加重者；
3. 长期存在脊髓病变，脊髓病变感觉平面和胸椎间盘突出节段相一致者；
4. 根据疼痛和根性感觉异常与胸椎疼痛同时出现，非手术治疗无效者；
5. 单节段胸椎间盘突出或退变，机械性疼痛（Mechanical Pain）而没有神经损伤症状，经 6~12 个月的治疗仍有严重的残疾性疼痛，严重影响日常生活者。

（二）手术禁忌证

1. 影像学检查发现与临床症状和体征不符合者；
2. 不能耐受单肺通气者；
3. 严重或急性呼吸功能不良者；
4. 被动压力通气时气道高压者；
5. 严重胸膜粘连者。

（三）术前准备

1. 认真检查测定肺功能多项指标，有哮喘或肺气肿者，应先改善其肺功能；
2. 尽量选用左侧卧位，可避开心脏、食管、主动脉等重要结构，以减少并发症产生；
3. 术前应作脊髓血管造影，以避免损伤 Adamkiewicz 动脉（即大根动脉），引起脊髓供血障碍；
4. VATS/EMI-VATS 术前常规准备。

三、胸腔镜下VATS/EMI-VATS胸椎间盘摘除术手术步骤

（一）麻醉、体位与定位

【麻醉及体位】

1. 麻醉　双腔导管插管单肺通气麻醉；

2. 体位　左或右侧卧位，肋缘下垫软枕，以利于牵开手术侧肋间和椎间隙。

【定位】

VATS 技术或 EMI-VATS 技术摘除胸椎椎间盘术前定位十分重要。术前在 CT 或 C- 臂 X 线机监视下定位，尤其应在体表上正确画出椎间盘突出的间隙位置，应反复确定，以免错切间盘（图 4-1-2-4-1）。

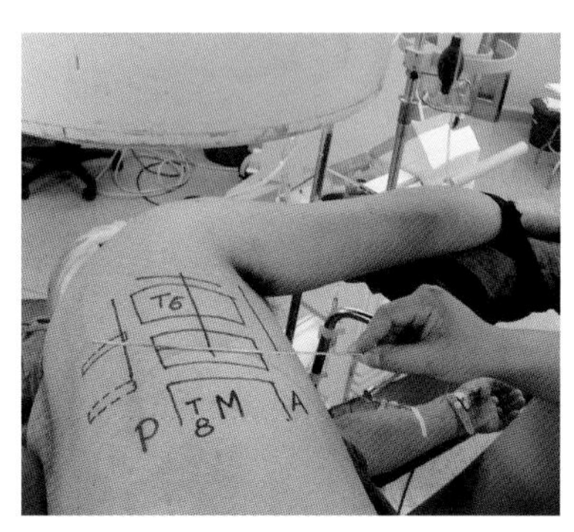

A

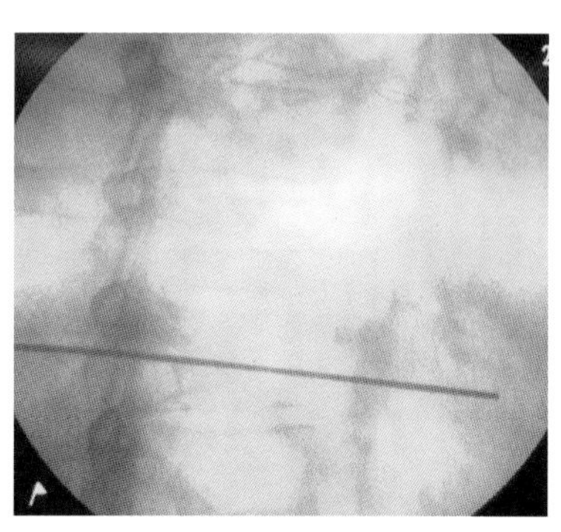

B

图 4-1-2-4-1　临床举例　透视下椎间隙定位（A、B）

A. 体表定位标示；B. 透视下确认定位

（二）具体步骤

进入胸腔后将肺向前方牵开，显露脊柱、肋骨和胸壁。由右侧入路时危险的组织结构是奇静脉、交感干和肋间血管，腔静脉离脊柱较远一般不易损伤。必要时结扎肋间血管，多数情况下不需结扎肋间血管。显露清楚后，奇静脉和交感干充分剥离并柔软牵开。左侧入路时肋间血管，主动脉易于辨认，交感链确认后，分离并牵开，通常肋间血管不结扎，若阻挡手术操作时予以结扎。无论哪一侧入胸腔都需切开胸膜，切口达肋骨头及椎体，其长度应能暴露所有椎体和椎间隙（图 4-1-2-4-2）。然后 C- 臂 X 线机准确定位暴露手术椎体部位。如做多平面椎间盘摘除，血管分支需结扎，手动或电动器械可完成椎间盘摘除。用超声刀或混切电刀切开椎间纤维环以髓核钳摘除髓核（图 4-1-2-4-3）。用刮匙及骨刀去除上、下终板软骨（图 4-1-2-4-4），再取自体肋骨或髂骨或椎间融合器作椎间融合（图 4-1-2-4-5）。

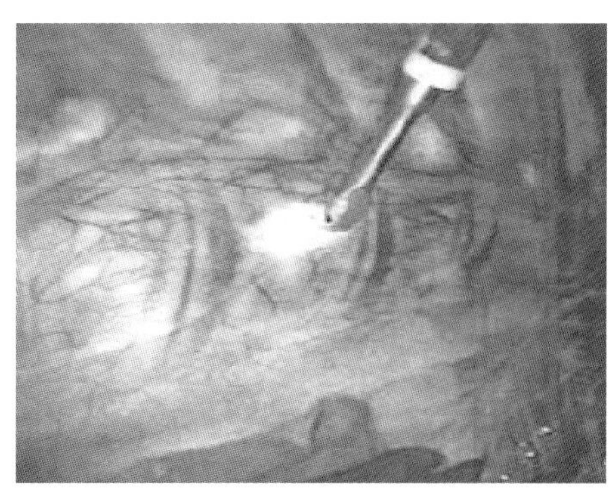

A

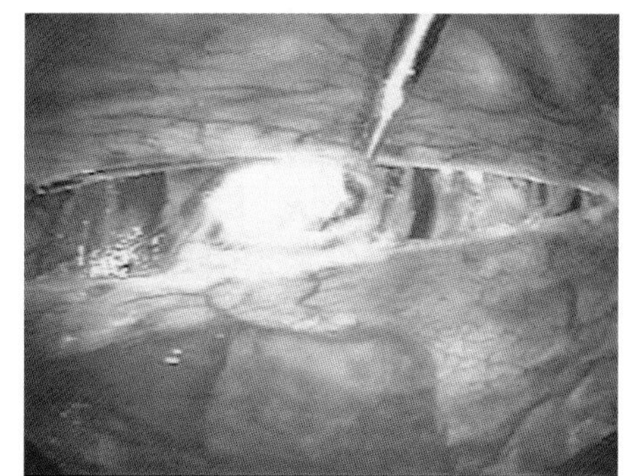

B

图 4-1-2-4-2　临床举例　切开胸膜暴露椎间盘（A、B）

A. 切开胸膜；B. 暴露椎间盘

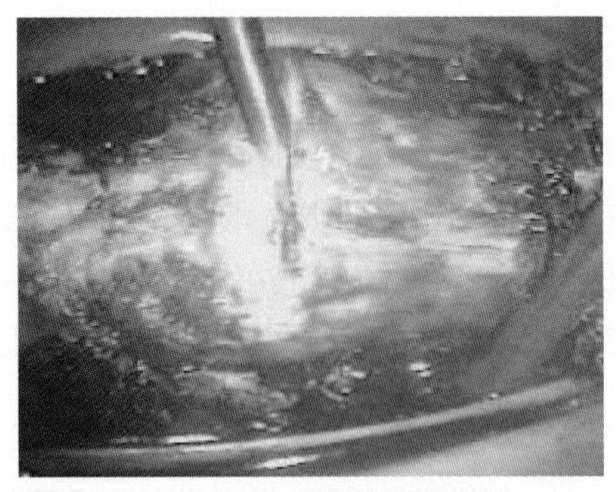
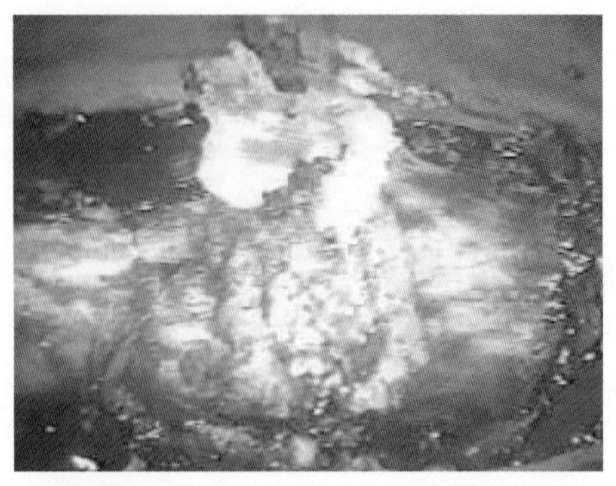

A　　B

图 4-1-2-4-3　临床举例　切除椎间盘（A、B）

A. 切开纤维环；B. 摘除髓核

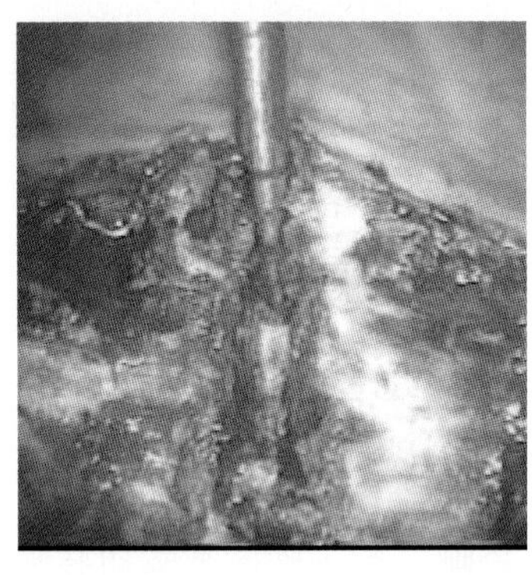
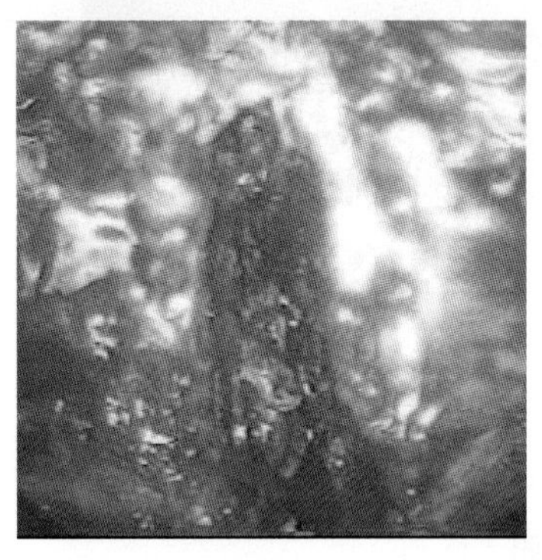

A　　B

图 4-1-2-4-4　临床举例　切除椎间盘脊髓减压（A、B）

A. 切除上下软骨终板；B. 暴露后纵韧带

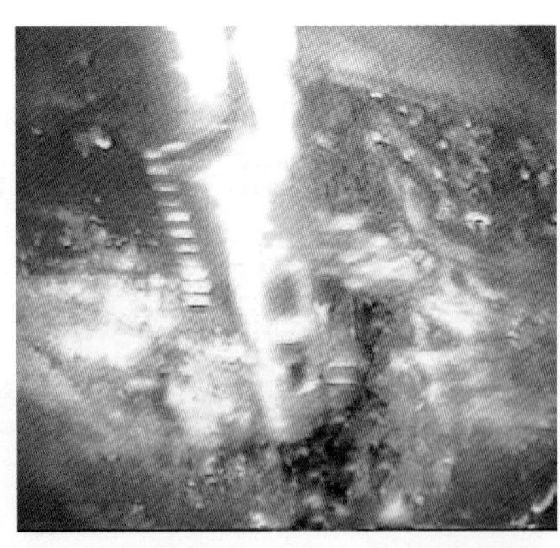
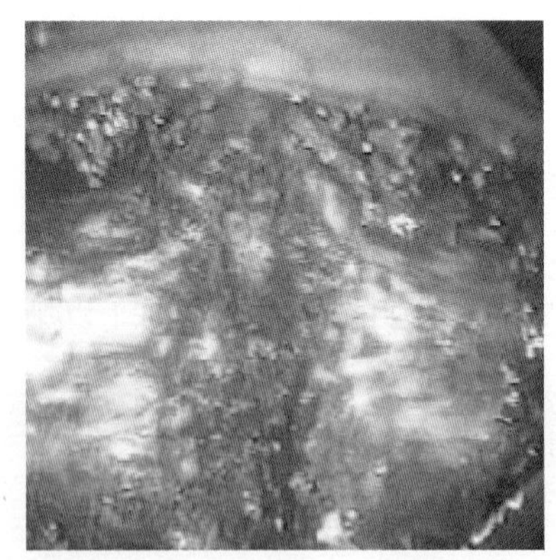

A　　B

图 4-1-2-4-5　临床举例　椎间植骨融合（A、B）

A. 椎间植骨；B. 植骨完毕

四、胸腔镜下VATS/EMI-VATS胸椎间盘摘除术操作注意事项

1. 根据不同位置胸椎间盘突出作不同位置的操作口、光源口和吸引口；

2. 套管插入无论位置如何，必须取在远离病变部位，以获得良好视野和操作空间；

3. 各通道之间距离不能太近，以防止器械操作相互干扰；

4. 胸椎间盘切除前必须作 C- 臂 X 线机正确

定位，以免错切；

5. 注意保护靠近肋骨头的交感神经节，靠近椎体前方的主动脉、奇静脉、食管和胸导管；

6. 必要时可切除肋骨头，更清楚暴露椎间盘、脊髓、神经根，有利减压脊髓与神经根，摘除髓核；

7. 摘除髓核时千万要注意器械不能过深，钳夹时应有阻力感，以防损伤脊髓、神经根及对侧组织；

8. 椎间盘切除后，根据椎间隙具体情况，可植骨或植入椎间融合器。

五、胸腔镜下VATS/EMI-VATS胸椎间盘摘除术术后处理

1. 严密观察生命体征；

2. 严密观察两肺呼吸音改变，气管排痰情况及血氧饱和度情况；

3. 严密观察胸腔负压引流瓶的引流量、颜色和水柱波动情况；

4. 严密观察有否出现神经症状和体征；

5. 严防术后椎间盘炎；

6. 加强术后功能锻炼。

六、胸腔镜下VATS/EMI-VATS胸椎间盘摘除术并发症防治

（一）椎间隙定位错误

由于胸椎间隙没有特殊标志，所以定位较难确定，必须依靠 C- 臂 X 机监视或拍片定位。

（二）大根动脉（Adamkiewicz 动脉）损伤

可以造成脊髓血供应受障碍，产生脊髓神经损害症状。发生率较少。

（三）椎间隙感染

由于手术无菌操作不合格，或因患者有感染性病灶存在，或因术中污染，或因术后胸腔积液继发感染所致，一旦发生感染，应积极治疗，保持引流通畅，应用有效抗生素。

（四）其他

包括乳糜胸、气胸、肺不张、肺损伤、肋间神经损伤及出血等并发症时可发生，有经验的医生手术和规范化操作可以减少这些并发症。

七、胸腔镜下VATS/EMI-VATS胸椎间盘摘除术临床举例

［例 1］ 图 4-1-2-4-6 男性，55 岁。胸背疼痛伴肋间放射痛两个月，近月来疼痛加剧，且出现两下肢乏力，行走不稳，常跌倒。近两周不能行走于站立，以坐轮椅为步。排尿困难而入院。入院查体：生命体征平稳，脊柱无畸形，T_8 棘突压痛、叩击痛，有肋间放射痛。右侧肋弓平面以下有感觉下降，腹壁反射存在。两下肢肌力Ⅲ～Ⅳ级，直腿抬高 70° Laseque 征（－），膝反射亢进，马鞍区感觉正常。辅助检查：胸椎 MR 与 CT 提示 $T_{7\sim8}$ 椎间盘左侧突出，胸髓明显受压未见脊髓信号改变。择期施行胸腔镜下胸椎间盘摘除，椎间植骨融合术。术后第三日，肋间放射痛消失，右侧痛感觉逐渐恢复。术后两周，两下肢肌力明显改善，临床检查达Ⅳ～Ⅴ级。术后一年复查恢复原来工作。

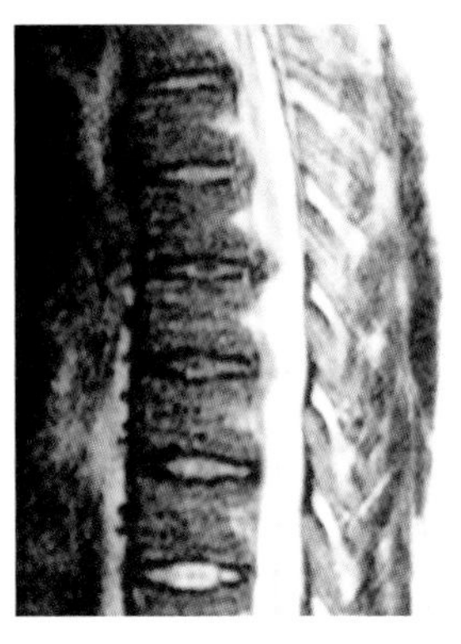
A

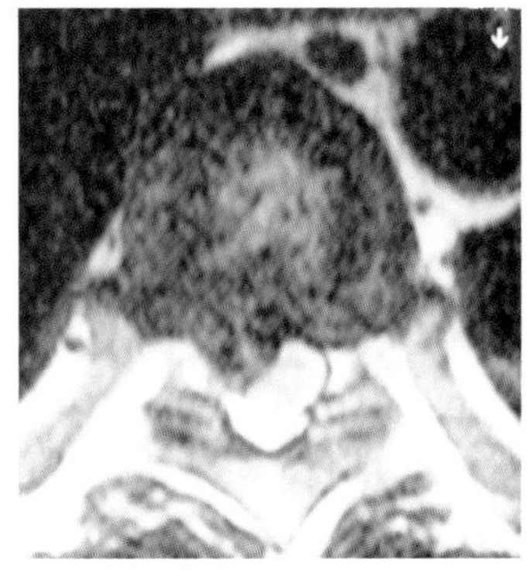
B

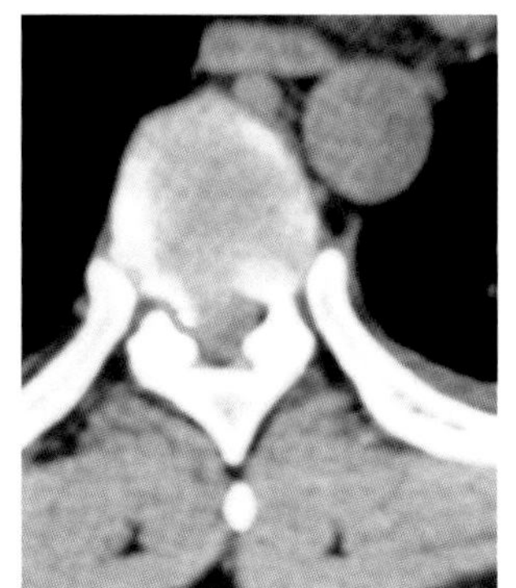
C

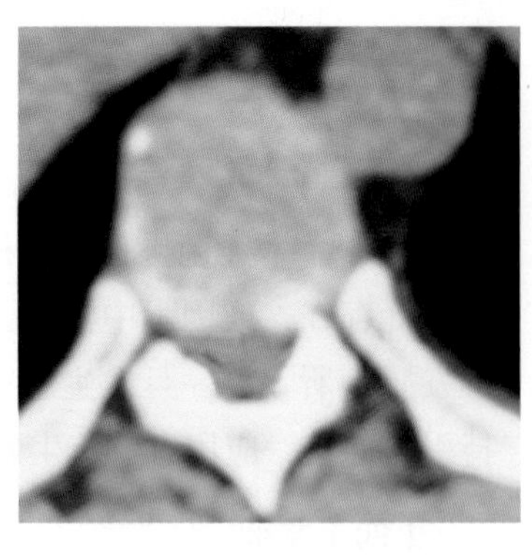

D

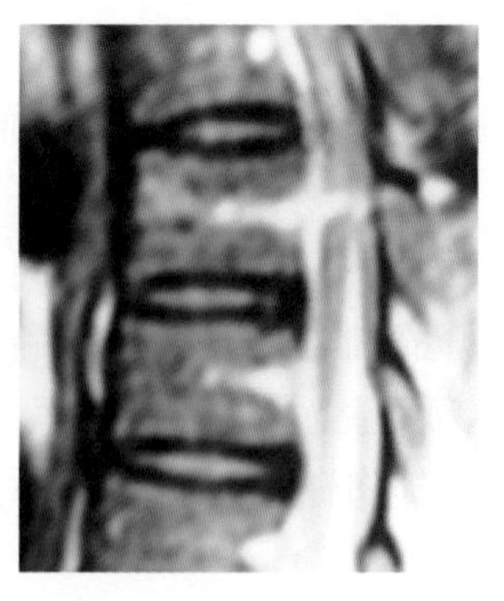

E

图 4-1-2-4-6　临床举例　例 1　$T_{7\sim8}$ 椎间盘突出腔镜下摘除术（A~E）

A. MR 矢状位示 $T_{7\sim8}$ 椎间盘突出脊髓受压；B. MR 水平位示 $T_{7\sim8}$ 椎间盘突出脊髓受压；C. CT 扫描示 $T_{7\sim8}$ 椎间盘突出脊髓受压；D. 术后 CT 扫描脊髓压迫消失；E. 术后一年复查 MR 显示脊髓形态正常

［例 2］ 图 4-1-2-4-7　男性，30 岁。举重运动后出现右侧乳头下肋间反射痛，并持续疼痛一周入院。入院检查：生命体征稳定，脊柱无畸形，$T_{5\sim6}$ 棘突压痛、叩击痛。棘旁叩击时，沿肋间放射痛。无明显痛温感障碍，腹壁反射良好，提睾反射存在。两下肢肌力 V 级，腱反射正常，肛周感觉良好。辅助检查：胸椎 MR 提示 $T_{5\sim6}$ 椎间盘突出，胸髓受压。择期行胸腔镜下胸椎间盘摘除，椎间植骨融合术。术后第三天肋间反射痛消失，咳嗽无反射痛。两个月随访，临床检查无异常，已参加工作及适量运动。

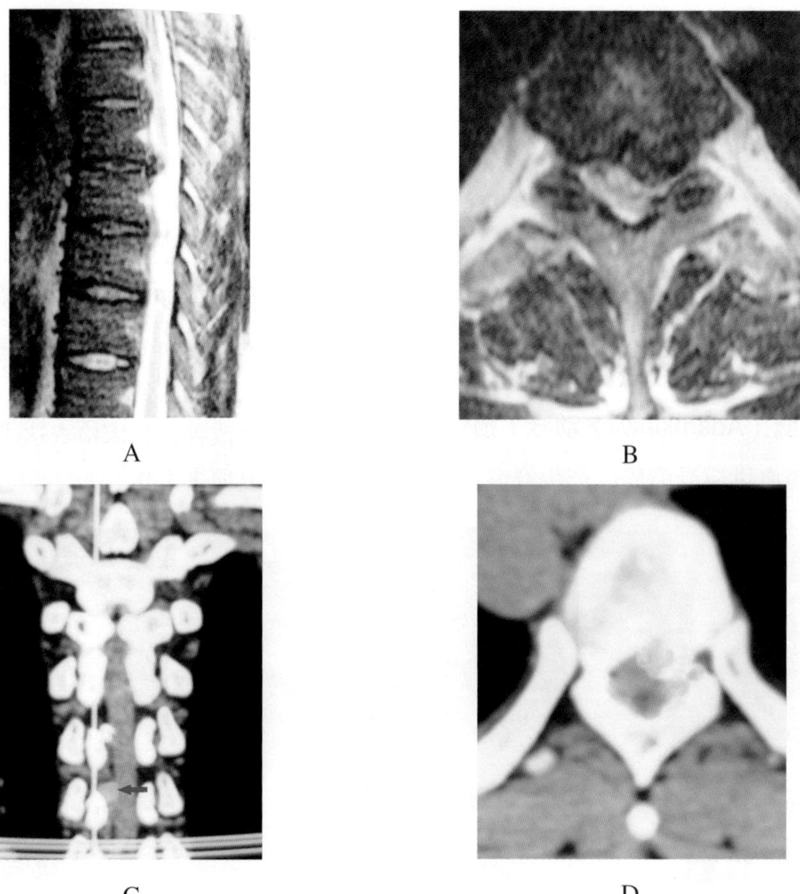

A　B

C　D

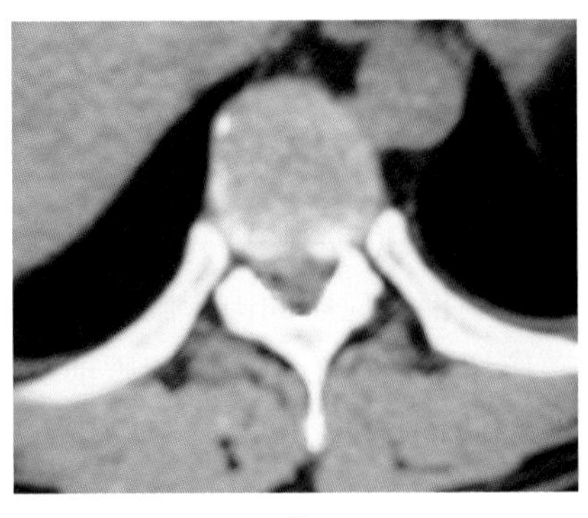

E

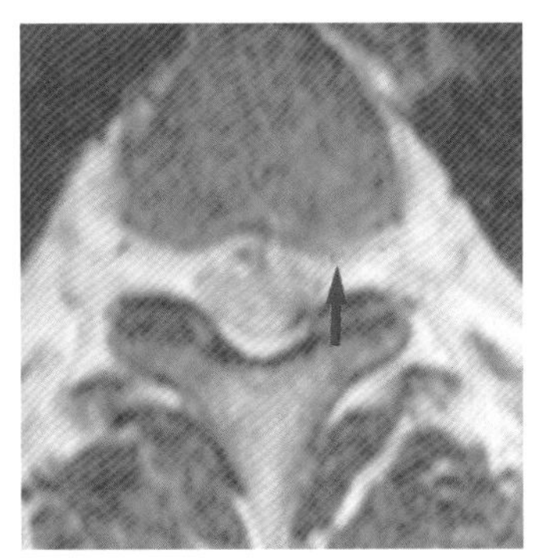

F

图 4-1-2-4-7　临床举例　例 2　$T_{5\sim6}$ 椎间盘突出胸腔镜下摘除术（A~F）

A. 术前 MR 矢状位示 $T_{5\sim6}$ 椎间盘突出；B. 术前 MR 水平位示 $T_{5\sim6}$ 椎间盘突出；C. 术前 CT 冠状位示 $T_{5\sim6}$ 椎间盘突出；D. 术前 CT 水平位示 $T_{5\sim6}$ 椎间盘突出；E. 术后二个月 CT 复查脊髓受压改善；F. 术后二个月 MR 示脊髓形态良好

（池永龙）

第五节　扩大操作口的胸腔镜下脊柱前路手术

一、扩大操作口镜下手术概述

虽然胸腔镜诊断运用已有多年的历史，但真正运用影像胸腔镜技术治疗脊柱疾患仅仅在 20 世纪 80 年代末和 90 年代初。传统的开胸脊柱前路手术，常需较长的手术切口，切断多层肌肉，包括骶棘肌、背阔肌、菱形肌、肋间肌等，切除 1~2 根肋骨，手术创伤大，术后创口疼痛剧烈，恢复慢，并发症多，住院日期长，出血量多。而纯正的影像胸腔镜技术切口多，内镜器械要求高，主刀者和助手镜下操作技术要求熟练配合，镜下操作视觉和手术配合密切，操作切口小，危险性高。为了探索一条较为简单安全的手术操作技巧，我们设计"扩大操作口"镜下手术方法，即改变纯正影像胸腔镜技术为微创性开放胸腔手术，借助胸腔镜光源和摄影系统，以小切口，直视观察和操作切除病变组织，运用传统胸腔切开器械及部分改进手术器械，达到治疗目的。这一操作程序和方法大大简化了纯正影像胸腔镜技术之脊柱手术步骤，可以圆满完成彻底病灶清除，术中有效控制出血，充分脊髓减压和牢靠植骨融合及坚强的内固定器安装。

二、扩大操作口镜下手术适应证及禁忌症

（一）手术适应证

1. 胸椎间盘突出；
2. 脊椎骨折；
3. 胸椎炎症（结核及化脓性）；
4. 原发性脊椎肿瘤及转移肿瘤；
5. 诊断性脊椎病变；
6. 脊柱侧弯症等。

（二）手术禁忌症

1. 有严重肺脏疾病者；
2. 有心功能不全者；
3. 先前有过胸腔手术严重胸膜粘连者；
4. 其他疾病不能耐受手术者。

三、扩大操作口镜下手术器械

（一）普通器械

【普通胸腔手术器械】

有长弯、直止血钳，长弯、直持针器，直角钳。

【特制器械】

包括加长平骨刀、角度骨刀、弧形骨刀、螺丝刀、细柄拉钩、椎体剥离器、各种角度的长刮匙。

【操作口扩大器】

常规备用。

（二）特殊器械

【胸腔镜】

我们选用德国 Stoza 胸腔镜及其电视影像系统。

【胸腔镜配套器械】

剪刀、钳、进口电刀、电凝、止血银夹、持夹器及电灼器等。

四、扩大操作口镜下手术方法

（一）麻醉及体位

【麻醉】

双腔导管气管内插管麻醉。

【体位】

侧卧位。

【术者位置】

主刀位于患者背侧，助手位于患者腹侧（图 4-1-2-5-1）。

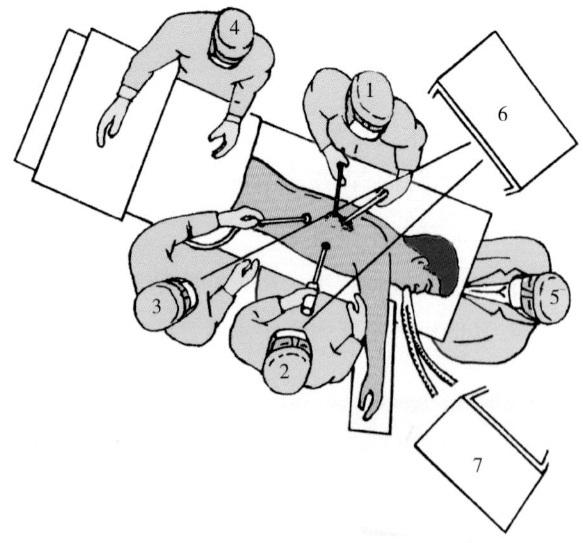

图 4-1-2-5-1　麻醉、体位及术者位置示意图

1. 主刀；2. 助手；3. 助手；4. 护士；5. 麻醉师；6. 电视摄像系统；7. 麻醉机

（二）切口

根据病椎位置不同，所做的操作切口、光源切口和吸引切口有所不同。

【上胸椎（T_1~T_5）】

取病椎相应肋间隙于腋中线处作操作切口，于操作切口低一个肋间隙的腋前线作光源切口，低两个肋间隙的腋后线作吸引切口（图 4-1-2-5-2）。

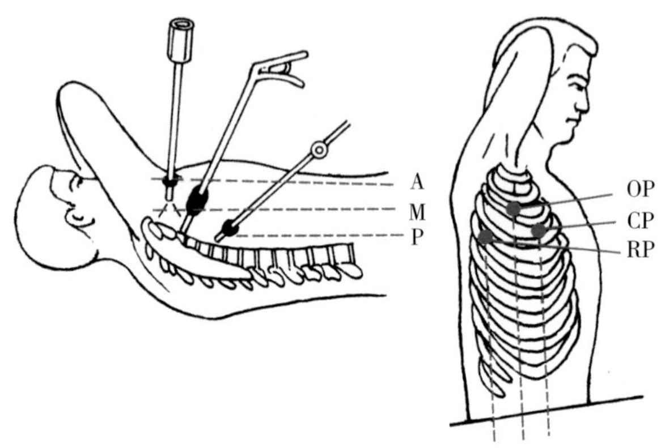

图 4-1-2-5-2　上胸椎手术操作口、光源口、吸引口示意图

A. 腋前线；M. 腋中线；P. 腋后线；OP. 手术操作口；CP. 光源口；RP. 吸引口

【中胸椎（T_6~T_8）】

取病椎相应肋间隙于腋后线处作操作切口，于操作切口高两个肋间隙的腋前线作光源切口，于操作切口低两个肋间隙的腋中线作吸引切口（图 4-1-2-5-3）。

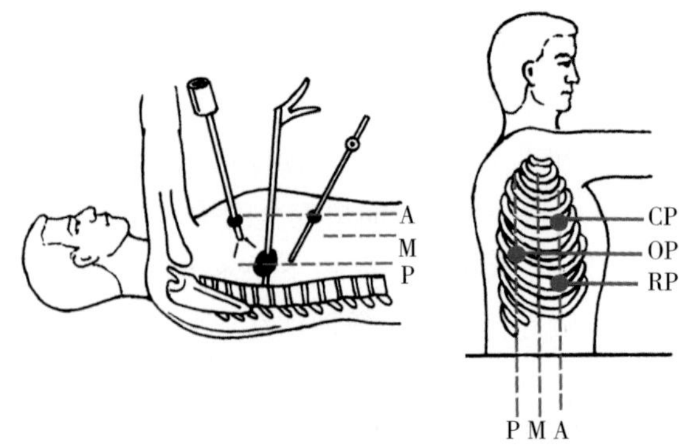

图 4-1-2-5-3　中胸椎手术操作口、光源口、吸引口示意图

A. 腋前线；M. 腋中线；P. 腋后线；OP. 手术操作口；CP. 光源口；RP. 吸引口

【下胸椎（T_9~T_{11}）】

取病椎相应肋间隙于腋后线处作切口，于

操作切口高两个肋间隙的腋中线作光源切口，于操作切口低两个肋间隙的腋中线作吸引切口（图 4-1-2-5-4）。

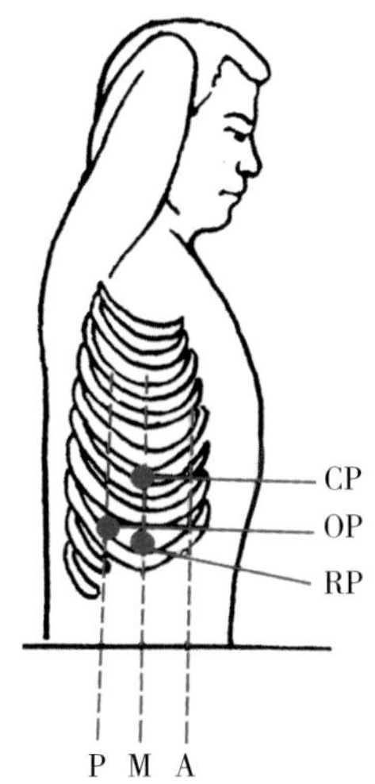

图 4-1-2-5-4　**下胸椎手术操作口、光源口、吸引口示意图**

A. 腋前线；M. 腋中线；P. 腋后线；OP. 手术操作口；CP. 光源口；RP. 吸引口

（三）显露施术椎节（图 4-1-2-5-5）

【操作切口】

沿肋间隙作 5cm 切口，切开皮肤、皮下组织、浅筋膜、前锯肌、肋间外肌、肋间内肌，显露胸膜。仔细打开胸膜，切勿误伤肺脏。麻醉改为单肺通气，使肺叶徐徐萎缩。

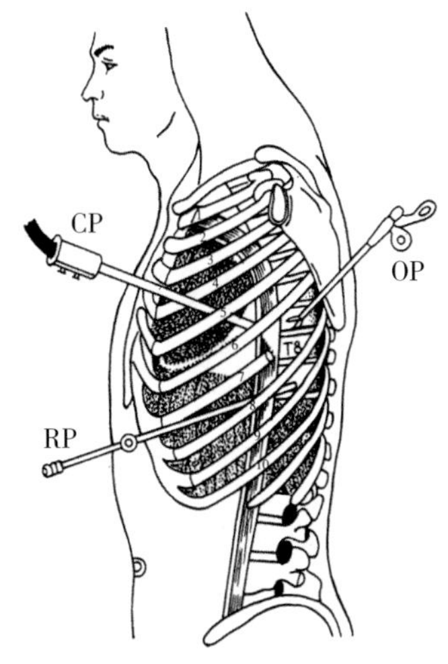

图 4-1-2-5-5　**椎体显露后光源摄影系统与操作器械位置示意图**

【光源切口】

根据不同部位所置的光源点作 1cm 长皮肤切口，用胸腔镜穿刺器穿通胸壁，置入胸腔镜光源接上摄像镜头，将电视屏幕开通，接好录像系统，胸腔镜与操作口约 30° 交角。

【吸引切口】

根据所置的吸引器点作 1cm 长皮肤切口，用胸腔镜穿刺器穿通胸壁后置入吸引器头，接好负压吸引器。

【安装操作口扩大器】

术者用自制操作口扩大器牵开操作口，通过操作口可直视病椎及其上下椎体和椎间盘。

【显露椎体与椎间盘】

钝性剥离椎前筋膜，双层缝合结扎病椎之椎横血管，或用止血银夹双重钳夹节段血管，用电刀切开椎前软组织，暴露椎体和椎间盘。

（四）病椎处理

【椎间盘处理】

当椎间病变明显而椎体病变较轻时，尤其是单纯椎间盘病变，仅用髓核钳按预定深度反复多次将髓核摘除。由于椎间隙为一中央厚边缘薄而扁平状形态，因此，当髓核钳达椎间隙后缘时可有阻力感，不能使用暴力，以免损伤脊髓。为了操作方便，在椎间隙外侧方用窄的平凿凿开 10mm × 10mm 洞口，使髓核钳能顺利将髓核摘尽。冲洗椎间隙后，取环锯于原凿开洞孔沿椎节中部切取椎间隙组织，上下终板及部分松质骨。将相应型号的鸟笼式螺纹固定器一枚装入椎间隙，将取出松质骨纳入 Cage 芯内，盖好后盖，缝合椎旁软组织（图 4-1-2-5-6）。

【骨折病椎处理】

定位结扎节段血管后，用电刀切开椎旁软组织，剥离牵开。用平骨刀沿病椎后缘切除压迫脊髓的骨块，如有椎间盘压迫脊髓，用髓核钳咬除，彻底减压脊髓。然后取髂骨或操作口处肋骨条，在病椎的上下椎体开槽嵌入植骨融合。或用 Kaneda 技术、Armstrong 技术或饶书诚的椎体钉技术固定（图 4-1-2-5-7）。

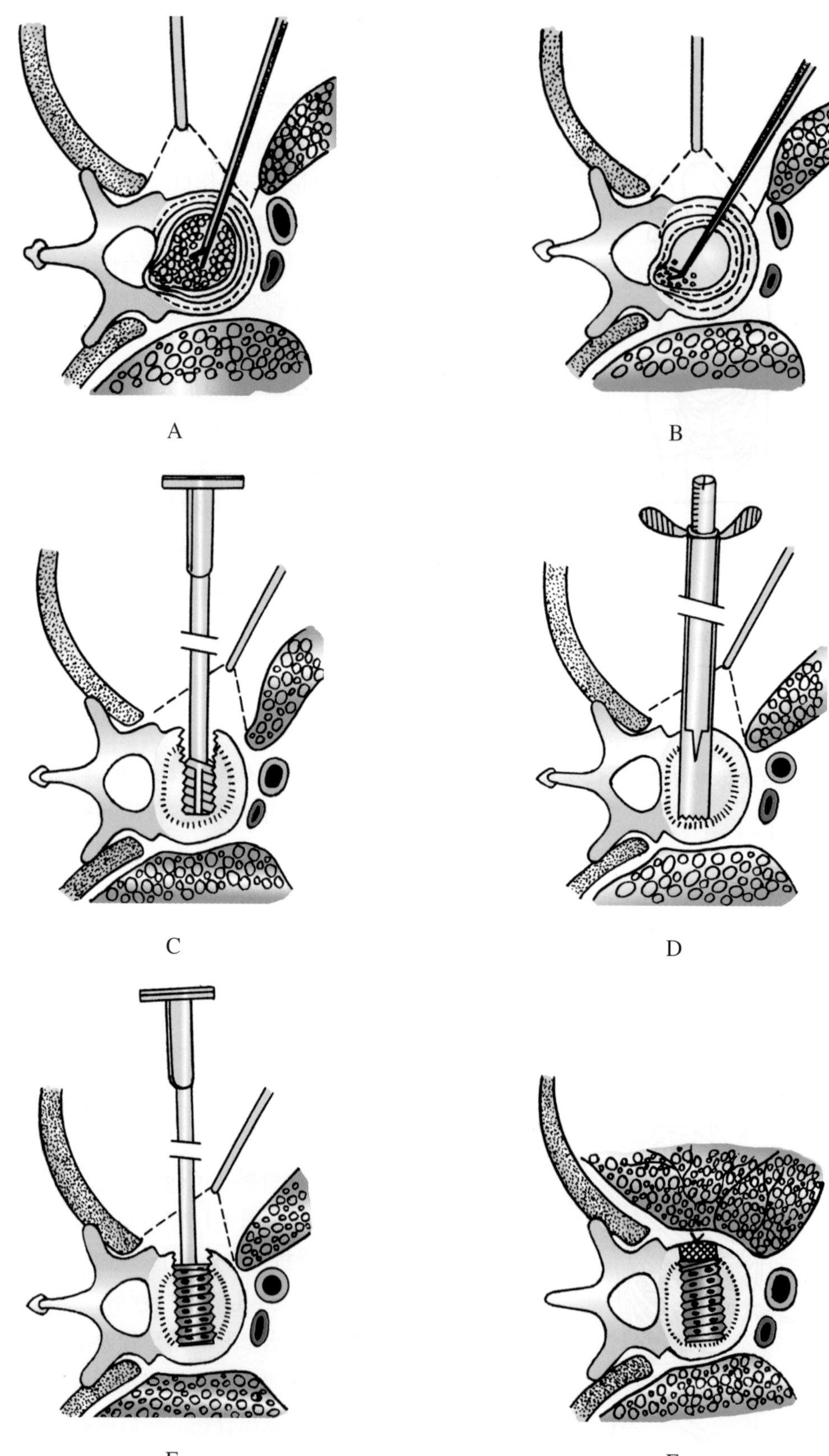

图 4-1-2-5-6　扩大操作口的胸腔镜下脊柱前路手术施术步骤示意图（A~F）

A. 从椎体侧方切开椎间盘，由浅入深摘除髓核；B. 最后摘除突出部分；C. TFC 丝攻攻丝；D. 环锯切除纤维环及上下终板；E. 植入 TFC，腔内植骨；F. 加后盖，填明胶海绵，闭合椎间切口

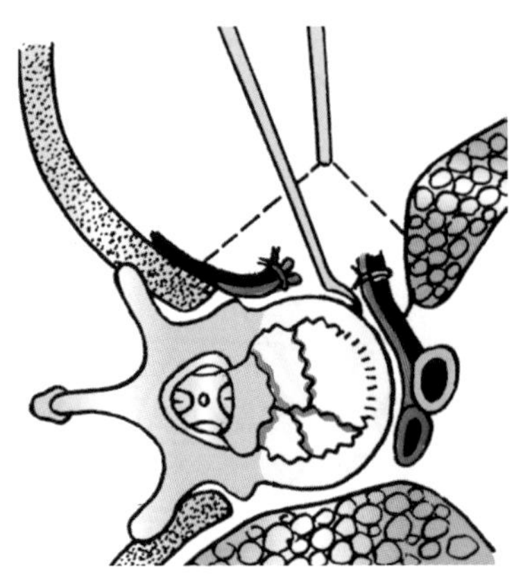

A

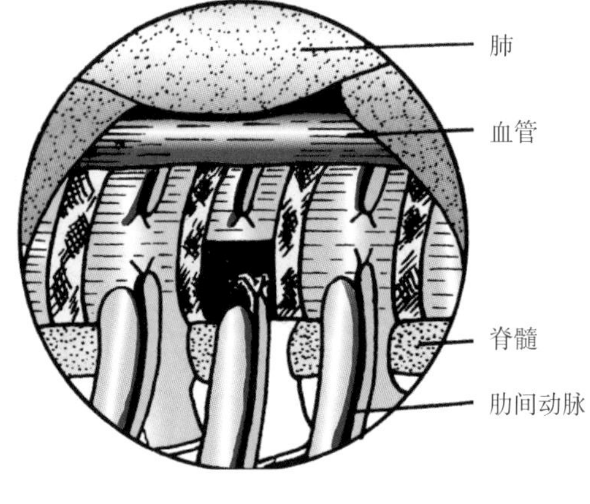

B

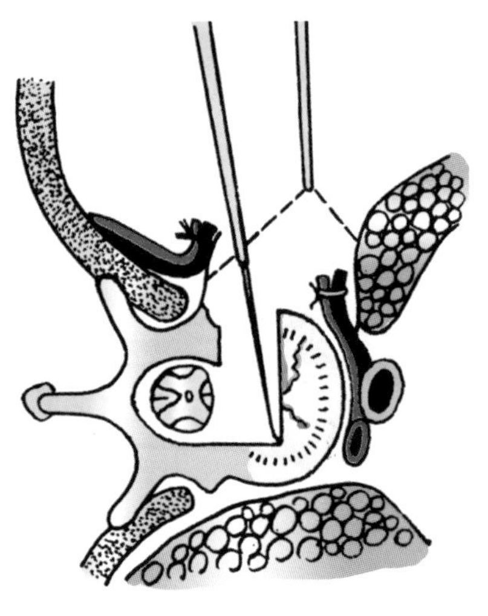

C

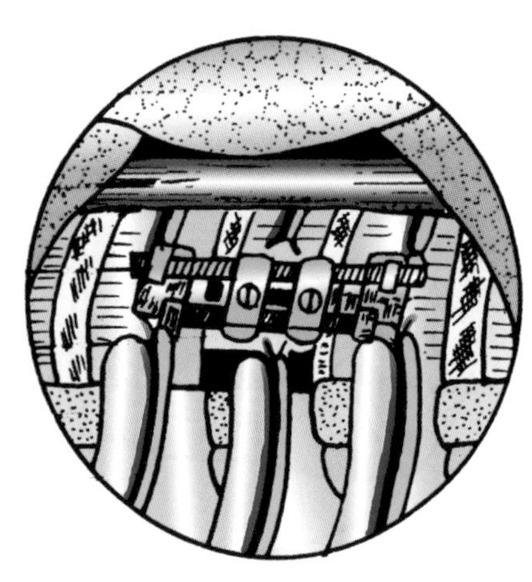

D

图 4-1-2-5-7 椎体后缘减压术示意图（A~D）

A. 切断椎横血管；B. 切除椎体后缘骨块；C. 脊髓充分减压；D. 椎间植骨、安装内固定

【炎症（以结核病为例）处理】

定位明确后，结扎节段血管，切开椎旁冷脓疡壁，吸除脓液及干酪样组织，清除死骨和坏死椎间盘，用刮匙清除病椎。用骨刀去除后凸压迫脊髓的病椎，彻底显露脊髓神经，但必须勿伤脊髓。然后在病椎的上下椎体外前方用骨刀开槽，取髂骨块或取操作口处之肋骨条，嵌入骨槽植骨融合（图 4-1-2-5-8）。

【肿瘤病椎处理】

定位结扎节段血管后，用弧形骨刀沿病椎的上下椎体之终板处切开椎间盘，用平骨刀沿椎体与椎弓根衔接处凿断之，将整个病椎切除取出，肉眼观察切除部位周边无残存肿瘤组织后，同结核病灶清除后植骨融合方法，或钢针骨水泥固定，或人工椎体固定（图 4-1-2-5-9）。

（五）关闭胸腔处理

冲洗创口后，充分恢复术侧肺脏，检查有否损伤肺组织。吸引切口置入胸腔引流管后，拔除胸腔镜光源并缝合之。逐层闭合操作切口，术后第三天拔除胸腔引流管，第十二天拆除缝线。

（六）术后处理

1. 严密观察生命体征；

2. 严密观察胸腔负压引流瓶的引流液量、颜

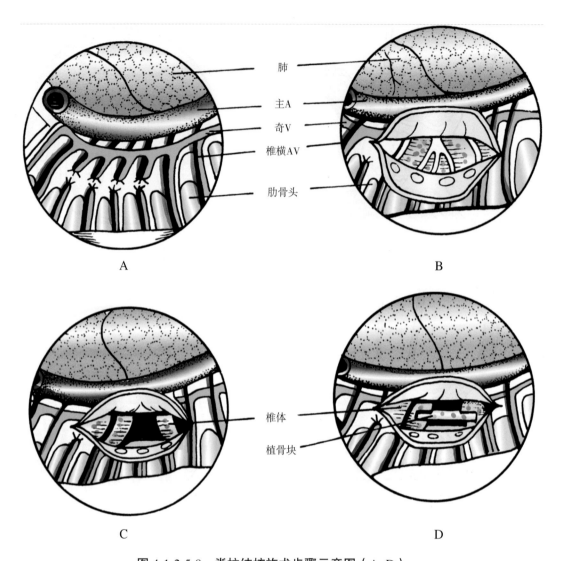

肺
主A
奇V
椎横AV
肋骨头

A　　B

椎体
植骨块

C　　D

图 4-1-2-5-8　脊柱结核施术步骤示意图（A~D）

A. 缝合结扎横血管；B. 切开寒性脓疡壁暴露病椎；C. 清除病灶，减压后暴露脊髓；D. 病椎上下椎体开槽，髂骨或肋骨条植骨融合

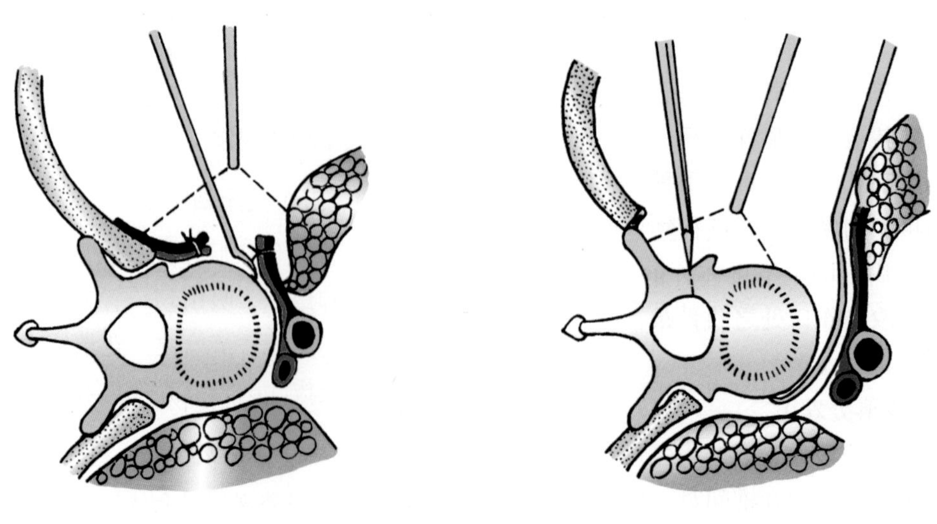

A　　B

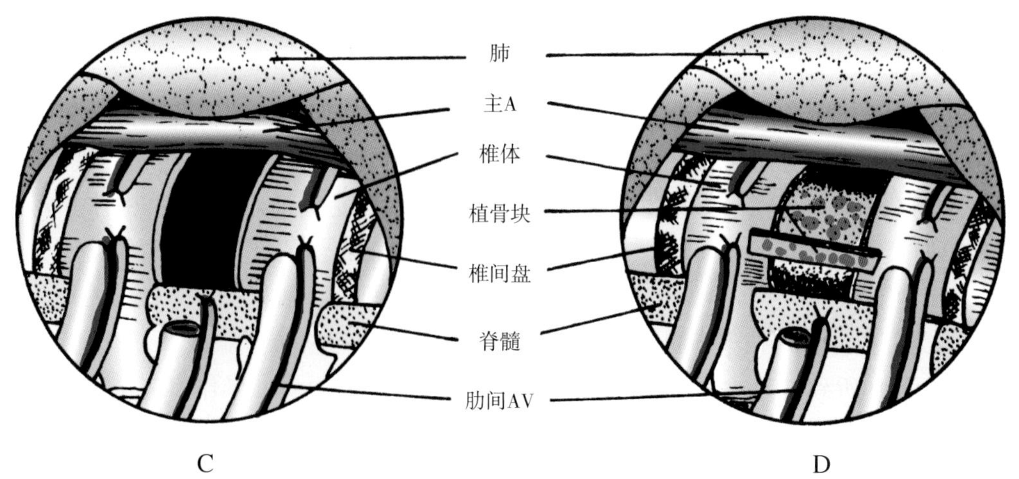

图 4-1-2-5-9 脊柱肿瘤切除施术步骤示意图（A~D）

A. 缝合结扎血管；B. 切开肋骨头，切开肋弓根；C、D. 切开椎间盘并清除椎体肿瘤，肋骨和髂骨植骨

色及水柱波动情况；

3. 绝对卧床休息四周，或根据术后病情酌情延缓起床下地时间，加强床上功能锻炼；

4. 预防感染，选用广谱抗生素按预防量给予；

5. 其他，按脊柱外科手术常规处理即可。

五、扩大操作口镜下手术临床应用

（一）临床资料

笔者推荐此法和取得的经验是基于对 1997 年以来对 28 个病例的应用。男 15 例，女 13 例，年龄 12~58 岁，平均 32.5 岁。脊柱结核十七例，脊柱肿瘤五例，脊柱骨折二例，脊柱侧弯一例，脊柱后凸畸形一例，胸椎间盘突出二例。术中平均出血 470ml，平均手术时间 240min，术后平均引流量 390ml，平均引流时间 3.2 天，术后疼痛时间平均 2.4 天。术后影像学评价优（彻底清除病灶，减压或畸形矫正满意）。笔者曾对最初采用该法的九例胸椎结核患者与传统开胸病灶清除术的九例患者的临床指标进行比较（表 4-1-2-5-1）。

表 4-1-2-5-1 VATS 组与开胸组临床指标比较（$\overline{X} \pm s$）

组 别	例数	切口长度（cm）	术中出血量（ml）	手术时间（min）	胸腔引流量（ml）	引流时间（d）	疼痛时间（d）	住院时间（d）
开胸组	9	25.67 ± 2.83	1422.2 ± 607.82	263.33 ± 70.18	788.89 ± 385.50	5.89 ± 5.75	3.67 ± 0.71	30.56 ± 10.15
VATS 组	9	5.78 ± 0.75	388.88 ± 153.66	240.00 ± 39.69	462.22 ± 254.64	3.56 ± 2.79	2.33 ± 1.22	15.22 ± 2.39
t 值		20.381**	4.945**	0.868	2.121*	1.094	2.848*	4.413**

结果显示 VATS 组多项指标优于开胸组，差异有显著性意义。

（二）手术并发症

【暂时性肋间神经痛】

由于肋间隙过度牵拉或压迫，使得肋间神经暂时性受损，或因术中切断肋间神经，术后产生暂时性肋间神经痛，Mack 等报道有 7%(6/95)，McAfee 等报道有 6%(6/100)，黄聪仁等报道为 9%(3/32)，作者报道为 7%(2/28)。

【肺扩张不全】

由于手术操作是在单肺麻醉下进行，手术时间长，术侧肺脏长时间萎缩状态，以致术后肺扩张不全。Mack 等报道 5.2%(5/95)，McAfee 等报道 5%(5/100)，黄聪仁等报道 34.4%(11/32)，Regan 等报道 8.5%(1/12),作者报道为 3.6%(1/28)。而作者报道 1 例肺扩张不全的原因，系通气侧肺下叶因分泌物阻塞所致，经支气管镜下吸除分泌物后，术后第四天完全恢复正常。

【活动性出血】

主要原因为节段血管结扎不牢固而滑脱，或因椎体切除后渗血所致，出血量超出 2500ml。Mack 等报道 2% 发生 (2/95)，McAfee 报道 2%(2/100)。作者未有发现。

【套管损伤肺脏】

由于胸腔镜套管穿透胸壁时，肺脏萎缩欠佳，易被套管针刺破，往往在术毕检查肺脏时发现，给予 5/0 尼龙线缝补即可，如果没有及时发现，可导致开放性气胸、皮下气肿等并发症。Regan 等报道 1%(1/100)，作者 28 例中有一例发现 (3.6%)，Mack 等报道 1%(1/95)，黄聪仁报道 3%(1/32)。

【其他并发症】

1. 暂时性下肢轻瘫　Mack 报道一例；
2. 半膈穿透损伤　McAfee 等报道一例；
3. 死亡　黄聪仁报道一例由于肺炎导致死亡。

虽然有很多并发症，但是扩大操作口直视下微创操作，比传统的开胸手术和纯正胸腔镜下手术的并发症要少得多，这正是该项技术的优点之一。

（三）技术要点

内镜下手术是外科无创手术技术中的一项新进展，第三代光导纤维内镜、显微摄像系统及临床手术器械的发展，更加拓宽内镜在外科中的应用范围。由于这项技术的先进性和高难性，目前仍未推广使用。作者运用内镜技术，扩大操作口，结合传统的胸腔器械来研究和评估此项操作，对脊柱疾患作前路手术的安全性和适用性，通过 28 例手术操作，体会如下。

【操作口、光源口、吸引口的选择正确与否是决定手术操作程序顺利的关键】

不同部位脊椎疾患，其操作口、光源口和吸引口均不同。T_3~T_5 椎体暴露，操作口应位于腋中线上。如果靠近腋后线，由于肩胛骨的阻挡，影响手术操作。光源口位于腋前线，与操作口成 30°斜照角，照明及摄像效果极佳，低位置入吸引管位于腋后线，能充分吸引胸腔内血液，使手术野更为清晰。T_6~T_8 椎体暴露，操作口应位于腋后线上，此位置离脊椎最近，普通手术器械均能抵达，所以操作方便、简单、安全。光源口和吸引口应位于腋前线，有利于照明和吸引。T_9~T_{11} 椎体显露，操作口应位于腋后线，而光源口和吸引口应位于腋中线上，避免膈肌的运动而影响操作、照明和吸引。

【结扎止血】

是基本操作技能，该项手术最关键的操作是缝合、结扎、止血等程序，由于操作口小，位置深，所有操作均在深部进行，缝合结扎止血是基本操作技能，均用器械完成，所以主刀者的解剖知识和操作技能必须是熟练的。缝合结扎 1~2 根椎横血管是关键，结扎必须准确、牢靠，否则引起大出血。而病椎切除是手术主要目的，切开椎间盘后切除整个椎体，既简单又安全，出血极少，利于操作及脊髓减压。

【明亮的光源照明和精密的摄像系统】

是完成手术步骤的重要手段，由于切口小，位置深，胸腔内操作活动范围大，必须有明亮的光源照明；助手只能观看电视屏幕以了解手术步骤及镜下的解剖结构，同时要与主刀的操作程序保持一致，这种默契的配合完全依靠光源与摄像系统。通畅的吸引头是手术野清晰的主要保证。

【麻醉配合】

手术成功的保证，此项技术的成功，麻醉是完成手术的重要保证。由于手术时间长，采用单肺通气，必须保证病员有足够的氧饱和度和平稳的血压，因此，麻醉观察至关重要。

【严格掌握手术适应证】

此项手术的特点是切口小，创伤小，并发症少，出血少，结合传统器械使用，简化胸腔镜下脊柱手术步骤，术后恢复快，住院日短，经济费用少，值得推广应用。

（池永龙）

参考文献

1. Aizawa T, Sato T, Sasaki H. Results of surgical treatment for thoracic myelopathy: Minimum 2-year follow-up study in 132 patients. J Neurosurg Spine 7:13-20, 2007.

2 Alexander R. Vaccaro: Controversies in spine surgery-Best evidence recommendations. Thieme, New York. 2010.

3 Almond LM, Hamid NA, Wasserberg J. Thoracic intradural disc herniation. Br J Neurosurg 21:32-34, 2007.

4 Amini A, Apfelbaum RI, Schmidt MH. Chylorrhea: A rare complication of thoracoscopic discectomy of the thoracolumbar junction. J Neurosurg Spine 6:563-566, 2007.

5 Baranto A, Bōrjesson M, Danielsson B. Acute chest pain in a top soccer player due to thoracic disc herniation.Spine (Phila Pa 1976). 2009 May 1;34(10):E359-62.

6 Bartels RH, Peul WC. Mini-thoracotomy or thoracoscopic treatment for medially located thoracic herniated disc? Spine (Phila Pa 1976) 32:E581-E584, 2007.

7 Borm W, Bazner U, Konig RW, et al. Surgical treatment of thoracic disc herniations via tailored posterior approaches. European spine journal,2011,20: 1684-1690.

8 Bransford R, Zhang F, Bellabarba C. Early experience treating thoracic disc herniations using a modified transfacet pedicle-sparing decompression and fusion. J Neurosurg Spine. 2010 Feb;12(2):221-31.

9 Buenaventura RM, Shah RV, Patel V. Systematic review of discography as a diagnostic test for spinal pain: An update. Pain Physician 20:147-164, 2007.

10 Cheng LM, Chen ZQ, Li ZR. Study of spinal sagittal plane curve in patients with thoracolumbar intervertebral disc herniation. Zhonghua Yi Xue Za Zhi. 2009 Nov 24;89(43):3047-50. Chinese.

11 Chi JH, Dhall SS, Kanter AS. The mini-open transpedicular thoracic discectomy: Surgical technique and assessment. Neurosurg Focus 25:E5, 2008.

12 Coppes MH, Bakker NA, Metzemaekers JD, et al. Posterior transdural discectomy: a new approach for the removal of a central thoracic disc herniation[J]. European spine journal, 21, 2012, 623-628.

13 Cornips EM, Janssen ML, Beuls EA. Thoracic disc herniation and acute myelopathy: clinical presentation, neuroimaging findings, surgical considerations, and outcome[J]. Spine, 2011,14, 520-528.

14 Deitch K, Chudnofsky C, Young M. T2-3 thoracic disc herniation with myelopathy. J Emerg Med 36:138-140, 2009.

15 Diabira S, Henaux PL, Riffaud L, et al. Brown-Sequard syndrome revealing intradural thoracic disc herniation[J]. European spine journal, 2011,20:65-70.

16 Fransen P, Collignon F, Van Den Heule B. Foraminal disc herniation Th9-Th10 mimicking abdominal pain. Acta Orthop Belg 74:881-884, 2008.

17 Gille O, Soderlund C, Razafimahandri HJC. Analysis of hard thoracic herniated discs: Review of 18 cases operated by thoracoscopy. Eur Spine J 15:537-542, 2006.

18 Haro H, Domoto T, Maekawa S. Resorption of thoracic disc herniation: Report of 2 cases. J Neurosurg Spine 8:300-304, 2008.

19 Kau T, Rabitsch E, Celedin S. Feasibility and potential value of flat-panel detector-based computed tomography in myelography after spinal surgery.J Neurosurg Spine. 2009 Jan;10(1):66-72.

20 Kawahara N, Demura S, Marukami H. Transvertebral herniotomy for T2/3 disc herniation—a case report. J Spinal Disord Tech 22:62-66, 2009.

21 Khoo LT, Smith ZA, Asgarzadie F, et al. Minimally invasive extracavitary approach for thoracic discectomy and interbody fusion: 1-year clinical and radiographic outcomes in 13 patients compared with a cohort of traditional anterior transthoracic approaches[J]. Spine, 2011,14:250-260.

22 Kim SJ, Sohn MJ, Ryoo JY. Clinical analysis of videoassisted thoracoscopic spinal surgery in the thoracic or thoracolumbar spinal pathologies. J Korean Neurosurg Soc 42:293-299, 2007.

23 Kramer JL, Dvorak M, Curt A. Thoracic disc herniation in a patient with tethered cord and lumbar syringomyelia and diastematomyelia: magnetic resonance imaging and neurophysiological findings. Spine (Phila Pa 1976). 2009 Jun 15;34(14):E484-7.

24 LaBan MM, Gorin G. A thoracic disc herniation presenting as an abdominal hernia. Am J Phys Med Rehab 86:601, 2007.

25 Lidar Z, Lifshutz J, Bhattacharjee S. Minimally invasive, extracavitary approach for thoracic disc herniation: Technical report and preliminary results. Spine J 6:157-163, 2006.

26 Moran C, Ali Z, McEvoy L, et al. (2012) Mini-Open Retropleural Transthoracic Approach for the Treatment of Giant Thoracic Disc Herniation[J]. Spine.2012. 37(17):E1079-E1084.

27 Niemelainen R, Battie MC, Gill K. The prevalence and characteristics of thoracic magnetic resonance imaging findingsin men. Spine (Phila Pa 1976) 33:2552-2559, 2008.

28 Ozturk C, Tezer M, Sirvanci M. Far lateral thoracic disc herniation presenting with flank pain. Spine J 6:201-203, 2006.

29 Papapostolou A, Tsivgoulis G, Papadopoulou M. Bilateral drop foot due to thoracic disc herniation. Eur J Neurol 14:E5, 2007.

30 Quint U, Bordon G, Preissl I, et al. (2012) Thoracoscopic treatment for single level symptomatic thoracic disc herniation: a prospective followed cohort study in a group of 167 consecutive cases[J]. European spine journal, 2013, 21: 637-645.

31 Sasani M., Fahir OA, Oktenoglu T, et al. Thoracoscopic surgery for thoracic disc herniation[J]. Journal of neurosurgical sciences, 2011,55:391-395.

32 Sheikh H, Samartzis D, Perez-Cruet MJ. Techniques for the operative management of thoracic disc herniation: Minimally invasive thoracic microdiscectomy. Orthop Clin North Am 38:351-361, 2007.

33 Stetkarova I, Chrobok J, Ehler E. Segmental abdominal wall paresis caused by lateral low thoracic disc herniation. Spine(Phila Pa 1976) 32:E635-E639, 2007.

34 Ulivieri S, Oliveri G, Petrini C. Transmanubrial osteomuscular sparing approach for T1-T2 thoracic disc herniation. Minerva Chir 63:421-423, 2008.

35 Uribe JS, Smith WD, Pimenta L, et al. Minimally invasive lateral approach for symptomatic thoracic disc herniation: initial multicenter clinical experience[J]. Journal of neurosurgery. Spine, 2012,16:264-279.

36 Wait SD, Fox DJ, Kenny KJ, et al. Thoracoscopic resection of symptomatic

herniated thoracic discs: clinical results in 121 patients[J]. Spine,2012,37, 35-40.

37 Yanni DS, Connery C, Perin, NI. (2011) Video-assisted thoracoscopic surgery combined with a tubular retractor system for minimally invasive thoracic discectomy[J]. Neurosurgery, 2011,68:138-143.

38 Yi S, Kim H, Shin HC. Outcome of surgery for a symptomatic herniated thoracic disc in relation to preoperative characteristics of the disc. Acta Neurochir (Wien) 149:1139-1145, 2007.

39 齐强，陈仲强，杜敬曾等。经后方极外侧入路治疗胸椎及胸腰段椎间盘突出症 [J]。2010，30（11）：1063-1067.

40 齐强，陈仲强，刘忠军等. 胸腰段椎间盘突出症的手术治疗及入路选择 [J]. 中国脊柱脊髓杂志，2006，16(2)：133-137.

41 赵定麟，赵杰 . 实用创伤骨科学及新进展 . 上海 .: 上海科学技术文献出版社 , 2000.

42 赵定麟 . 脊柱外科学 . 上海 : 上海科学技术出版社出版 , 1996.

43 郑燕平，原所茂，刘新宇 . 经关节突入路治疗胸椎间盘突出症 [J]。中华骨科杂志，2010，30（11）：1073-1076.

第三章　胸椎后纵韧带骨化症

第一节　胸椎后纵韧带骨化症（TOPLL）基本概念

一、TOPLL概述

随着对颈椎 OPLL 的重视与深入研讨，近年来发现胸椎后纵韧带骨化症亦非少见。加之胸椎后纵韧带骨化症在病理及治疗上都有其独特之处，故而本书将其作为一个单独的疾病予以论述。

后纵韧带骨化症在全球范围内并非一个常见病，但在远东一些国家，因后纵韧带骨化导致肢体瘫痪而到医院就诊者则并不少见。Kenji Hannai 等人在 1982 年首次报道颈椎后纵韧带骨化引起的颈脊髓压迫症，此后颈椎后纵韧带骨化的手术治疗得以开展。胸椎后纵韧带骨化的发病，即便是在日本也十分罕见，有时可在颈椎 OPLL 患者行全脊柱拍片检查时发现，但也有患者仅出现胸脊髓病变而不伴有颈脊髓病变。

二、TOPLL发病机制

目前对于颈椎后纵韧带骨化的发病机制研究及进展较多，但关于胸椎后纵韧带骨化的发病原因的研究不多，且具体发生机制尚不清晰。同颈椎后纵韧带骨化类似，年龄、性别、病史、发育畸形等均与胸椎后纵韧带骨化的发生相关，而近期的分子生物学研究显示，包括骨形成蛋白 -2、胰岛素生长因子、核苷酸焦磷酸酶、瘦素受体基因的变异及 6 号染色体胶原蛋白酶 A_2 位点的过表达参与胸椎后纵韧带骨化的过程，但椎间盘退变及继发性机械刺激可能是诱导胸椎韧带骨化发生的最初起因。

三、TOPLL临床表现

（一）背部疼痛

OPLL 引起的胸髓病变从开始发病到完全性瘫痪可以仅经过很短的时间。但也有患者到医院就诊时仅主诉有持续性背部模糊痛，其病史可持续数月至数年。日本学者 Kenji Hannai 报道的 12 例前路手术治疗的患者中，均主诉有持续性胸部疼痛或模糊的背部疼痛。

（二）下肢瘫痪

可自轻度的运动无力至重度的下肢完全瘫痪，并可伴有不同程度的感觉障碍。患者瘫痪症状多呈进行性加重。

（三）小便功能异常

视病变程度不同，可有大小便无力，亦可出现二便失禁。

（四）行走不稳

双下肢行走无力，有踏空感或足踩棉花感，患者常易跌倒。

四、TOPLL诊断

胸椎 OPLL 的诊断主要依据：

（一）临床表现

主要是背部的模糊痛及下肢瘫痪症状。

（二）影像学检查

【X线片】

胸椎侧位或断层X片常可发现骨化的后纵韧带成高密度影，可成连续型或孤立型。

【脊髓造影】

可显示骨化物范围，对减压范围确定有很大的意义。

【CT检查】

具有明确诊断意义，并可测量椎管狭窄率（图4-1-3-1-1），CT三维重建既可显示骨化物的范围、形态，亦可显示脊髓压迫的程度。

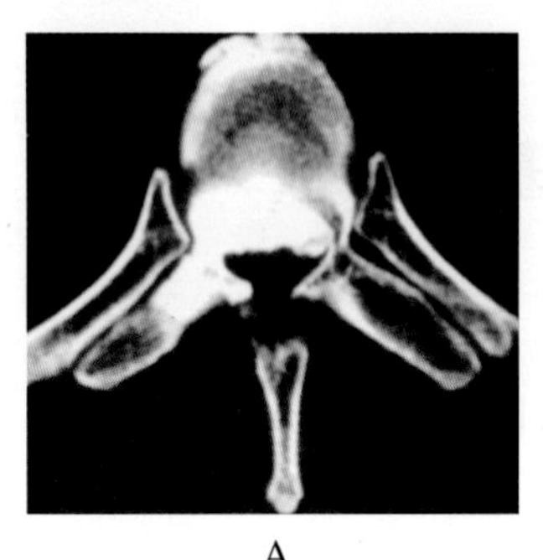

A

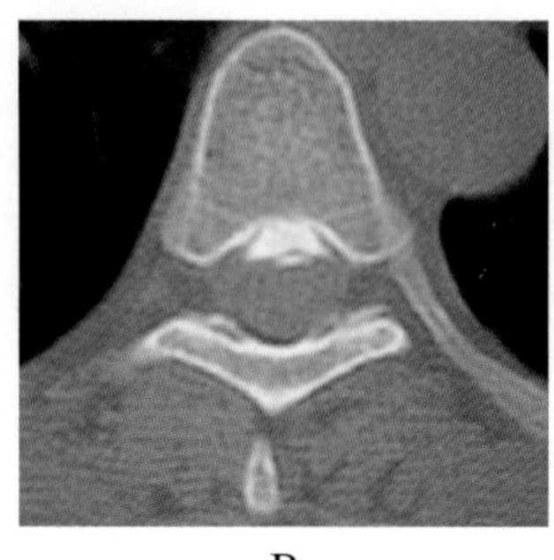

B

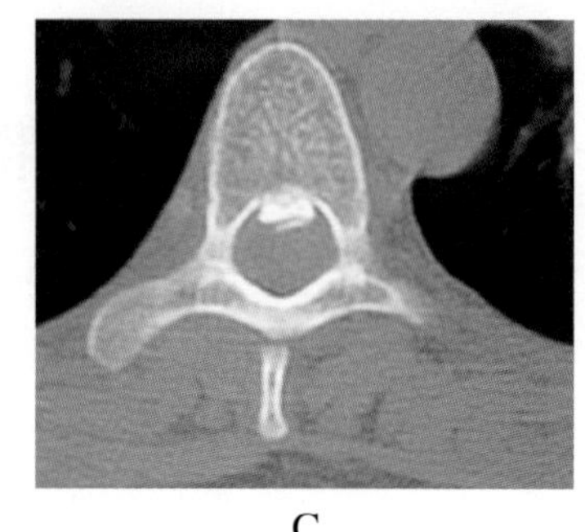

C

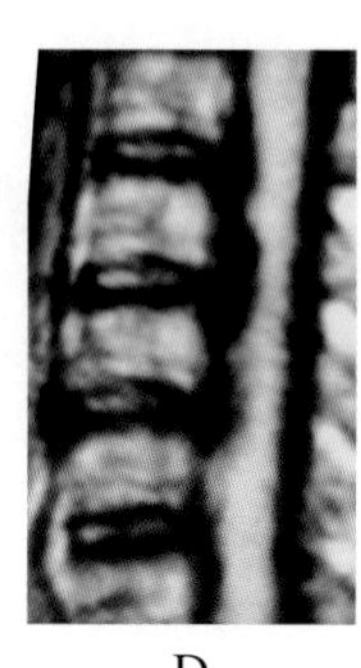

D

图4-1-3-1-1 临床举例 TOPLL的CT及MR表现（A~D）

A~C. CT所见；A. 严重型；B. 中型；C. 轻型；D. MR所见，矢状位

【MR检查】

可显示脊髓受压的程度、范围等（见图4-1-3-1-1D）。

【典型病例影像学所见】

见图4-1-3-1-2。图4-1-3-1-3为日本名古屋大学Kenji Hanai教授与赵定麟合影。

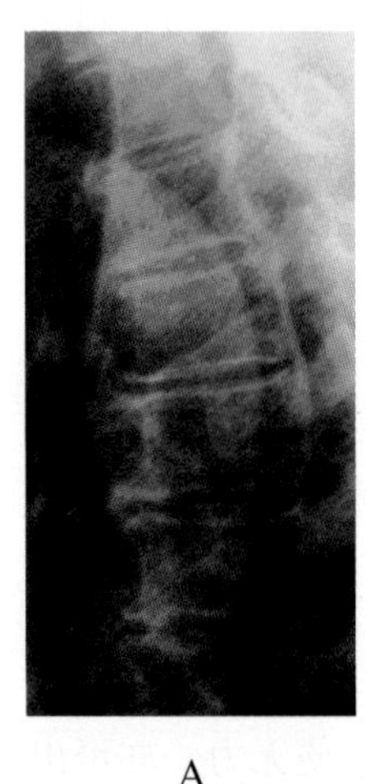

A

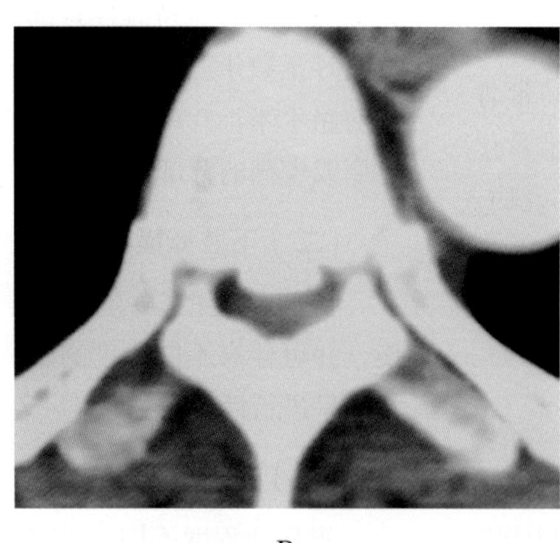

B

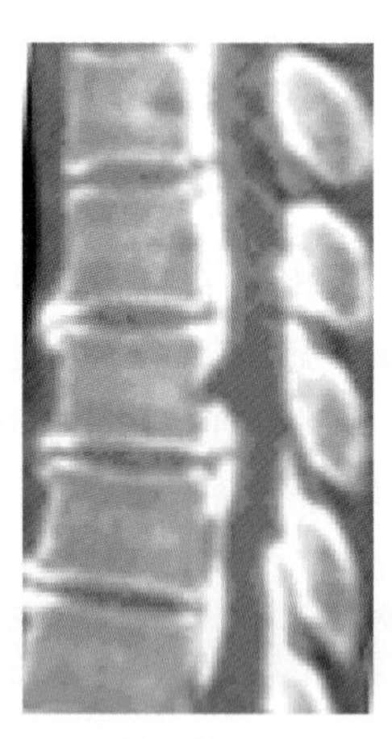

C

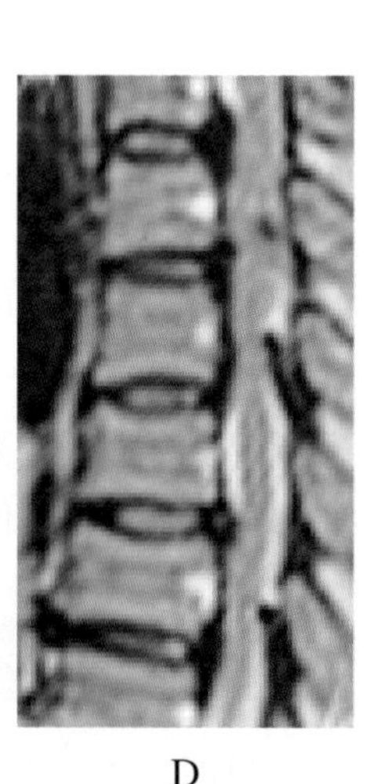

D

图4-1-3-1-2 临床举例 胸椎后纵韧带骨化症典型影像学所见（A~D）

A. 胸椎X线片提示T_1~T_5水平椎体后缘片状骨化物；B、C. 胸椎CT显示椎体后缘后纵韧带骨化，同时合并黄韧带骨化；D. 胸椎MR T_2加权提示椎体后缘低信号影，脊髓受压

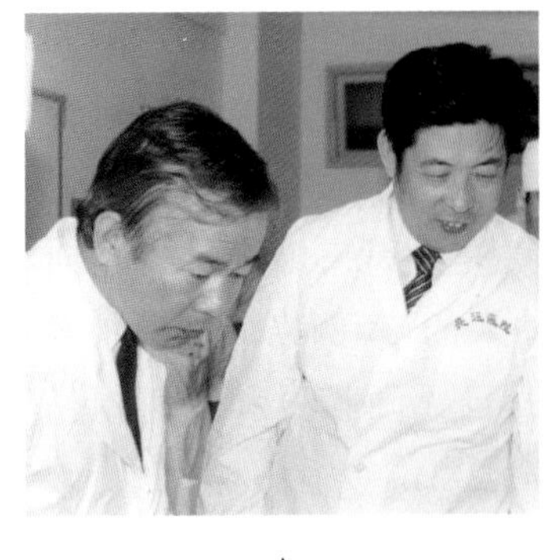
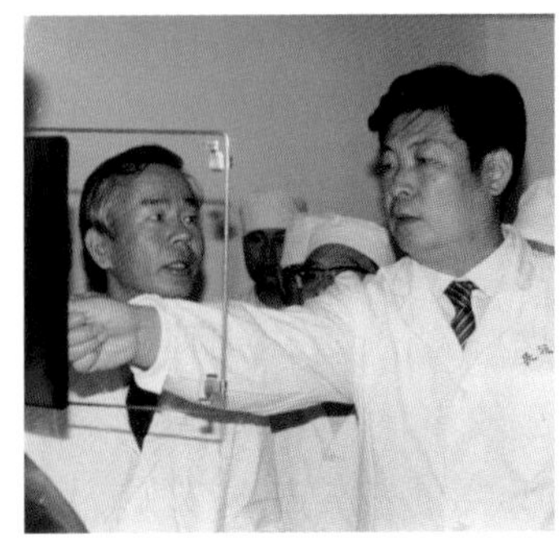
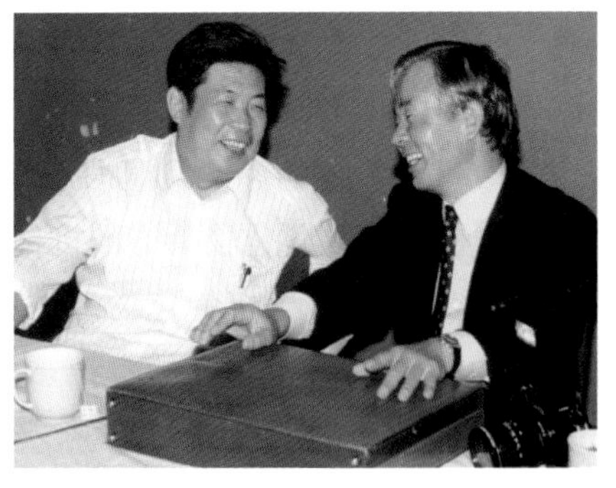

A B C

图 4-1-3-1-3 本文作者日本名古屋大学 Kenji Hanai 教授在沪访问长征医院骨科与赵定麟主任合影留念（A~C）

A、B. 在病房参观中；C. 查房后交流称赞长征友情

第二节 胸椎后纵韧带骨化症手术疗法

一、TOPLL手术基本原则

胸椎 OPLL 一经诊断一般均需手术治疗，但对于一些初期症状者，亦可试行保守疗法，包括休息、制动、理疗、口服消炎镇痛及神经营养类药物等。胸椎 OPLL 的常用手术方法包括椎板切除术、椎板成形术、前路或后路骨化韧带切除并植骨融合术等。

二、TOPLL后路手术

【传统后路手术】

包括后路椎管减压术及椎管成形术（见上节内容），后路椎管减压术可扩大椎管容积，使脊髓后移，达到间接减压目的（图 4-1-3-2-1），但 Kenji Hannai 等认为后路椎板切除减压的效果欠理想。其可能有两个原因，一是在胸段脊柱存在的生理后凸，使得传统的椎板切除术对脊髓的减压有限。另外上胸段脊髓的血供非常浅在，极易损伤。

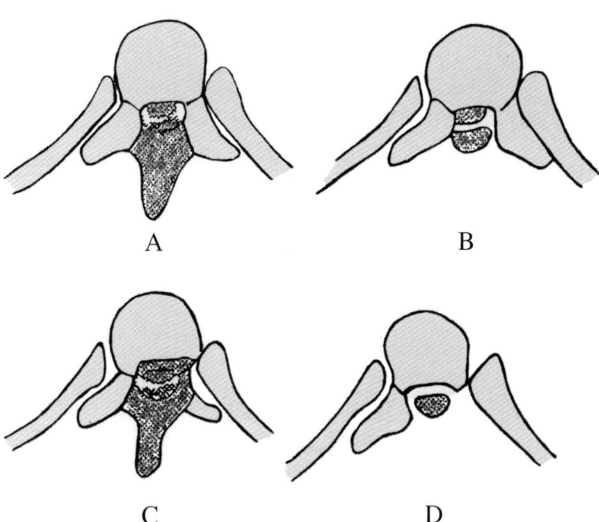

图 4-1-3-2-1 TOPLL 后路手术示意图（A~D）

A. 后路椎板切除减压术范围；B. 减压后脊髓后移但骨化的后纵韧带并未切除；C. 后路椎管减压 OPLL 切除术切除范围包括后纵韧带；D. 术后脊髓后移，椎管矢状径扩大

（二）经后路环形减压术

【手术概况】

由 Ohtsuka 首先详细描述了经胸椎后路行前后方联合减压术即环形减压术，之后该术式逐渐被推广、改良。传统的环形减压术通常先切除椎板，再从脊髓两侧在骨化物后方的椎体上做“V”字切口，取出椎体后再将骨化物和硬膜囊分离、取出。但由于术中对于脊髓的牵拉、刺激较多，术后患者神经功能的恢复并不理想。Morio 等报道该术式后 4 例患者神经功能的改善率平均为 28.8%，而 Masahiko 的研究发现术后神经功能恶化的发生率达 33%。

国内刘晓光等人报道了改良的“涵洞塌陷法”（图 4-1-3-2-2），即先通过椎弓根对骨化物后方椎体的松质骨做一左右贯通的“涵洞”，其后将骨化物和硬膜囊分离，再将骨化物向涵洞内推移并取出。纳入的 24 例患者术后神经功能均获得明显改善，且无硬膜囊和脊髓损伤等并发症发生（图 4-1-3-2-3）。

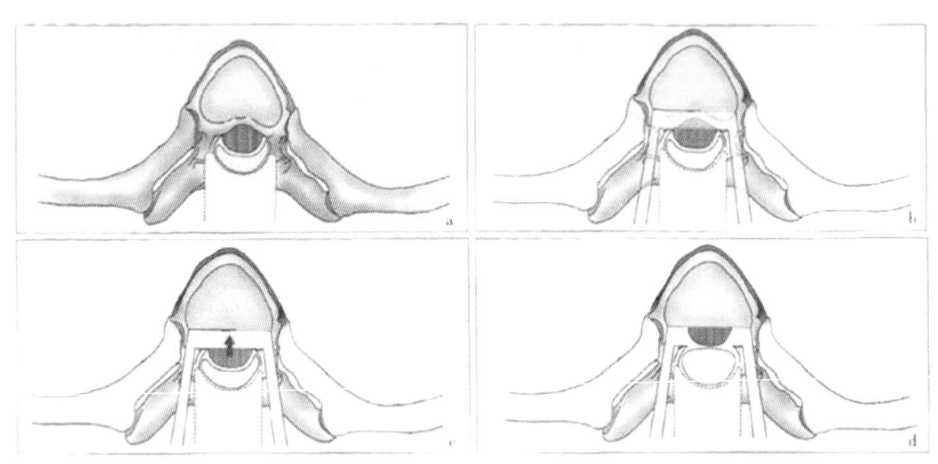

图 4-1-3-2-2 刘晓光氏“涵洞塌陷法”示意图（自刘晓光等）

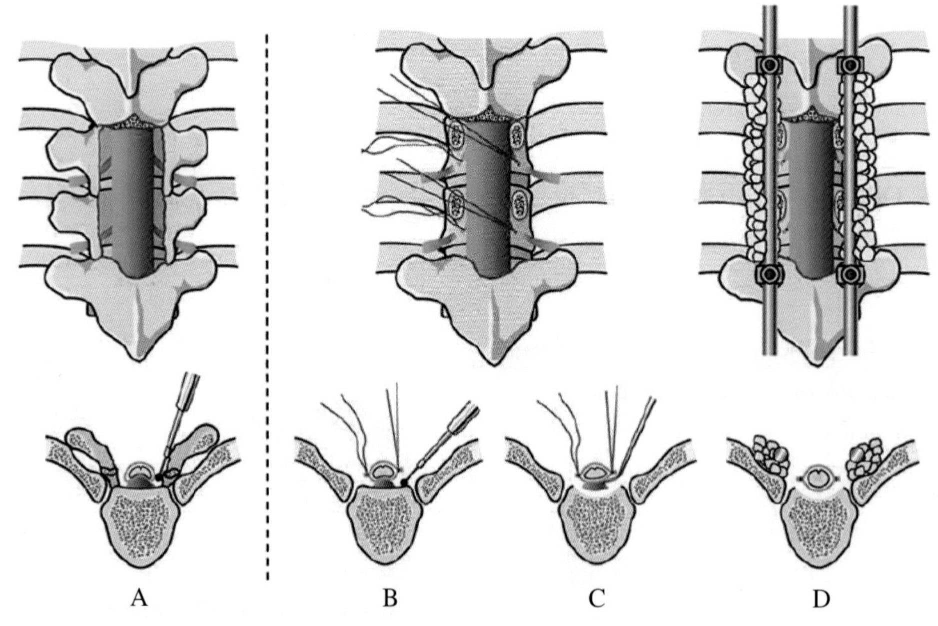

图 4-1-3-2-3 经胸椎后路环形减压术示意图（A~D）

A. 先行传统的椎板切除减压术，解除脊髓后方压迫；B. 以磨钻磨除上关节突内侧缘，扩大操作空间，同时在骨化物后方的椎体上由左右两侧以“V”字形切除皮质骨和松质骨；C. 将骨化物和硬膜囊分离，取出骨化物，解除脊髓前方压迫；D. 于手术部位上下缘椎弓根内植入内固定，并植骨融合

【后路环形减压术操作技术】

1. 手术入路 仍采取后正中入路，术前进行定位，根据体表解剖标志来确定合适的手术切口，在棘突上做正中切口，向下至筋膜层。

2. 再次确定棘突位置 使用电刀在棘突尖部切开筋膜，并逐层分离。使用电刀将椎旁肌从横突上分离。

3. 显露术野 用骨膜剥离子从远端向近端做骨膜下剥离，显露后部结构。重复上述操作直至要求的胸椎数目均被暴露，同法显露对侧。立即用有标记线的纱布填塞每一段刚显露的术野，以减少出血，当后方结构达到满意显露后，术中定位。

4. 暴露黄韧带 用磨钻磨薄相应节段椎板，利用椎板钳、神经剥离子等小心将椎板及黄韧带掀起，注意黄韧带的骨化及与硬脊膜的粘连。

5. 彻底减压 后路减压后，用神经剥离子保护脊髓及神经根，经横突、肋横关节处，沿椎弓根至椎体用磨钻进行削切，探查责任阶段椎间后方有向椎管内突出的巨大鸟嘴样骨化后纵韧带，骨赘压迫脊髓、两者间无空隙，后外侧摘除责任阶段椎间盘髓核，打磨掏空骨赘下方至仅残留为薄壳，用反向骨刀、反向刮勺及髓核钳，分离硬膜前方粘连，压塌，取出 OPLL 块，大部分均能切除干净，个别粘连严重的行漂浮旷置完成脊髓前方的减压（图 4-1-3-2-4）。

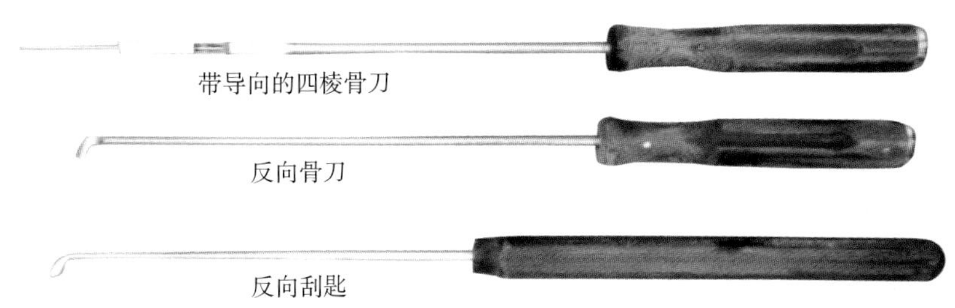

图 4-1-3-2-4 手术工具

6. 椎弓根钉固定 在要减压的上下两个节段，于椎弓根处开孔扩孔，拧入椎弓根螺钉，安装连接杆，C- 臂透视螺钉位置。彻底止血，放置负压引流，依次缝合包扎。对有脑脊液渗漏者常规常压引流。

【注意事项】

1. 椎板两侧开槽，整块或分块游离连同黄韧带一起掀起显露脊髓；

2. 切除胸椎 OPLL 节段双侧横突，并磨除部分椎弓根，于后方极外侧显露椎间隙，首先摘除胸椎间盘，磨空骨赘下方骨质至仅残留薄壳，用反向骨刀及反向刮匙将薄壳样骨赘敲落后清除；

3. 骨化块于硬脊膜粘连，术中分离硬膜前方粘连时要用神经剥离子及小刀钝性分离，以防脊髓的牵拉，亦防止硬膜破裂，造成脑积液漏；

4. 完成椎间植骨，椎弓根钉固定；

5. 手术的节段数一般为 1 到 2 个孤立性 OPLL，不可超过四个节段，防止脊髓缺血；

6. 术中最好采用运动电生理监护装置。

三、TOPLL前路手术

（一）概述

直接施行前路减压治疗 OPLL 引起的胸髓压迫症，除可直接切除骨化物减压外，且可能减少椎板切除术所可能引起的脊髓损伤（图 4-1-3-2-5）。

在 Kenji Hannai 报道的 12 例胸椎 OPLL 行前路手术的患者中，男性 4 例，女性 8 例，年龄 38~72 岁，平均 53.8 岁。8 例入院时已不能工作，骨化范围从 T_3~T_{11}，五例在 T_4 范围有大的骨化区。

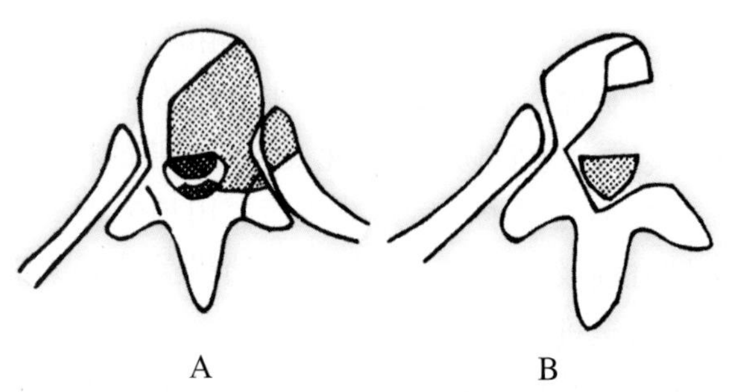

图 4-1-3-2-5　TOPLL 前路手术切除范围示意图

A. 术前；B. 术后

行前路骨化物切除植骨融合术，8 例患者全部切除骨化的后纵韧带，四例患者仍发现有残留的骨化韧带。术前 JOA 评分 4~7 分，平均 5.3 ± 0.4 分，术后三个月 JOA 评分为 1~8 分，平均为 6.9 ± 0.5 分，术后一年 JOA 评分为 1~10 分，平均 7.2 ± 0.6 分，在最后一次随访中评分为 1~10 分，平均为 6.9 ± 0.5 分。

（二）手术步骤要点

【减压范围确定】

减压范围取决于术前脊髓造影，脊髓造影上造影剂上行或下行时的阻碍区即为手术范围；

【术前准备】

术前一天，将两个电极插入硬膜外间隙内，用以术中监测脊髓功能，此点对手术至关重要；

【切口】

病变位于 T_4 以上者，应选择掀起肩胛骨显露途径（图 4-1-3-2-6），T_4~T_9 者选用经胸入路，T_{10}~T_{12} 者选用胸腹联合切口。

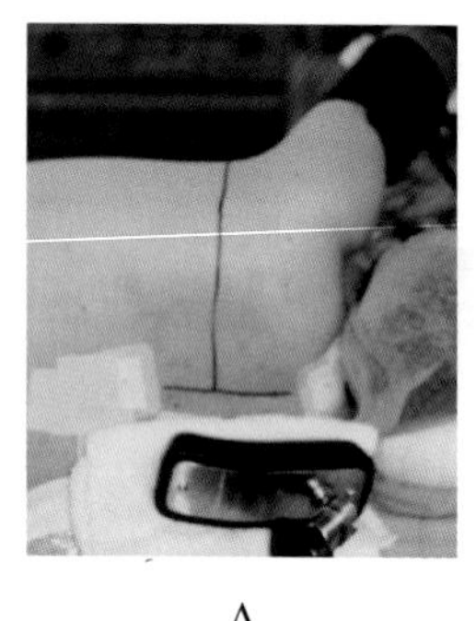

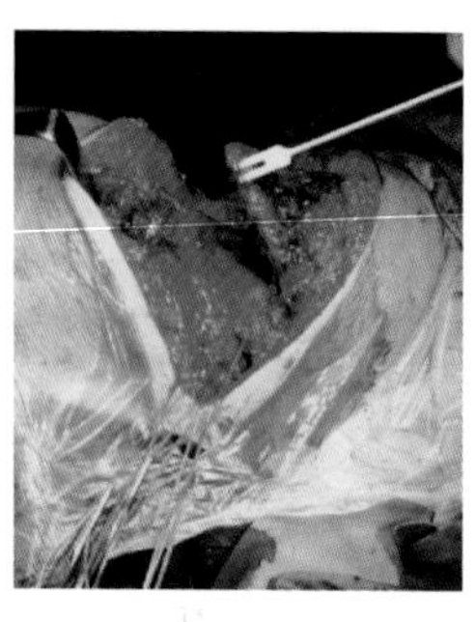

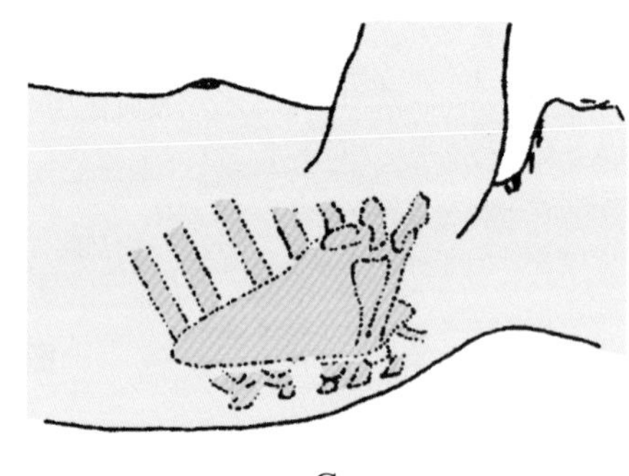

A　B　C

图 4-1-3-2-6　临床举例　肩胛骨入路手术（A~C）

A. 手术切口；B. 术中掀起肩胛骨；C. 示意图

【减压】

处理节段血管后，切除拟减压范围内椎节的椎间盘，并切除椎体，显露至椎体后壁时，使用薄型枪钳或磨钻小心切除后纵韧带。骨化韧带尽量切除彻底。

【植骨固定】

切取髂骨块植入减压槽内，亦可选择钛网或人工椎体植入，并酌情辅以钢板固定。

（三）注意事项

1. 在上胸段施行 OPLL 的手术治疗相当困难，操作时应格外小心。

2. 不撕破硬膜而行完全的 OPLL 切除相当困难，因而最好在腰段硬膜内预置管以防止术后脑脊液漏入胸腔。

3. 后纵韧带切除的完全性影响手术的效果，手术效果的不理想可能是由于减压不彻底导致（图 4-1-3-2-7）。

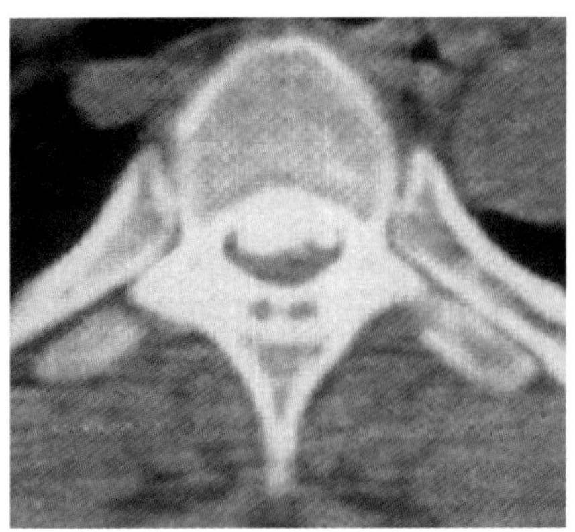

A

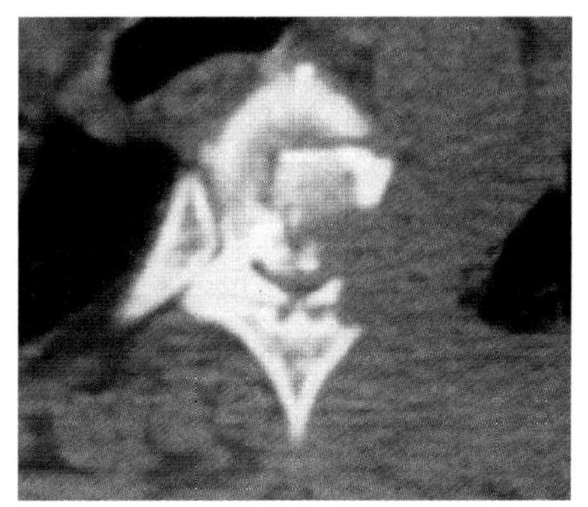

B

图 4-1-3-2-7 临床举例 手术减压不彻底举例（A、B）

A. 术前 CT 所见；B. 术后 CT 显示椎管内仍有致压物，需再次手术

四、TOPLL前后路联合分期手术

考虑单纯后路减压术后神经功能恢复不佳，同时由于经后路环形减压术操作要求高，分期行前后路联合手术被逐渐开展。通常先行一期后路椎板切除减压内固定术，若患者术后神经功能无明显改善或神经功能恶化，则可考虑再次行二期前路减压术。一期手术时可在椎体后方两侧打磨出深沟，明确骨化物的范围和深度，二期行前路减压术时前方手术部位可与该深沟汇合，减少术中脊髓、硬膜囊损伤。Norio 等报道合并后凸畸形的胸椎后纵韧带骨化症患者一期接受后路椎板切除减压内固定术后 4 周再次接受前方减压术后，二期前路术后神经功能恢复明显。但目前对于二期手术时机仍存在较大争议。术后神经功能和MR是最主要的参考指标，Norio 认为术后 3 周若 MR 上仍显示明显压迫，无论症状改善与否，均可行二期前路手术，但 Yukihiro 更倾向于根据术后半年症状改善情况决定是否行二期手术。

五、TOPLL临床举例

［例 1］图 4-1-3-2-8 女性，42 岁，主诉：胸以下感觉麻木一年，加重伴二便失禁二十余天。既往体健。查体：胸骨角以下至双足感觉迟钝，鞍区感觉减退，双下肢肌力Ⅲ级，肌张力高，膝、跟腱反射亢进，踝阵挛阳性。CT 及 MR 示“$T_{2\sim3}$ 后纵韧带骨化，胸椎管狭窄，脊髓髓内信号异常”。诊断为胸椎管狭窄，后纵韧带骨化。手术行后入路环形减压，$T_{2\sim3}$ 前方骨化物并部分椎体切除。患者术后一周，患者双下肢肌力恢复到Ⅳ级，可独立行走。

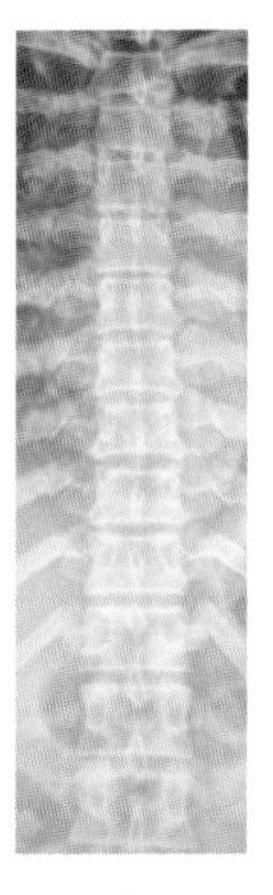

A

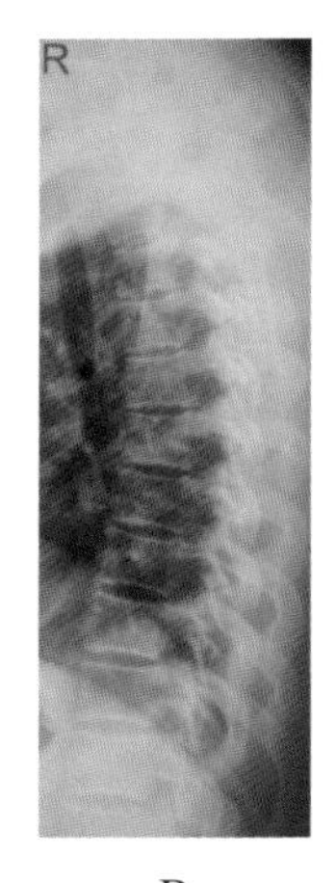

B

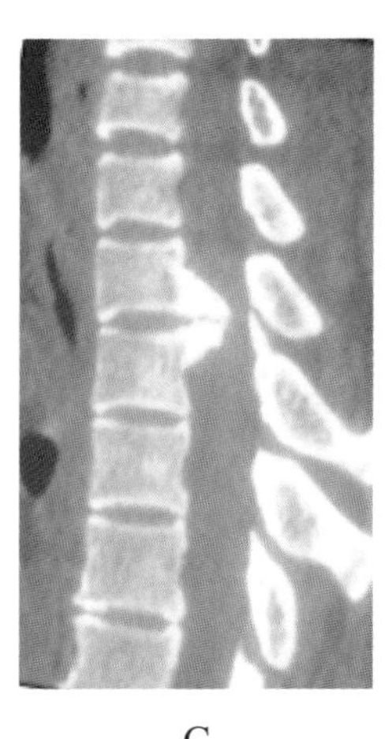

C

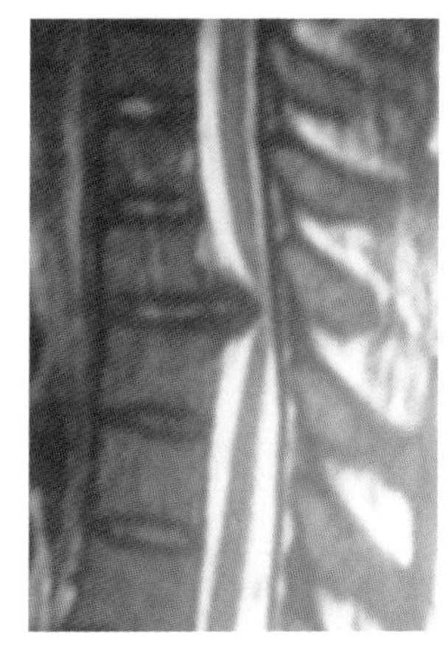

D

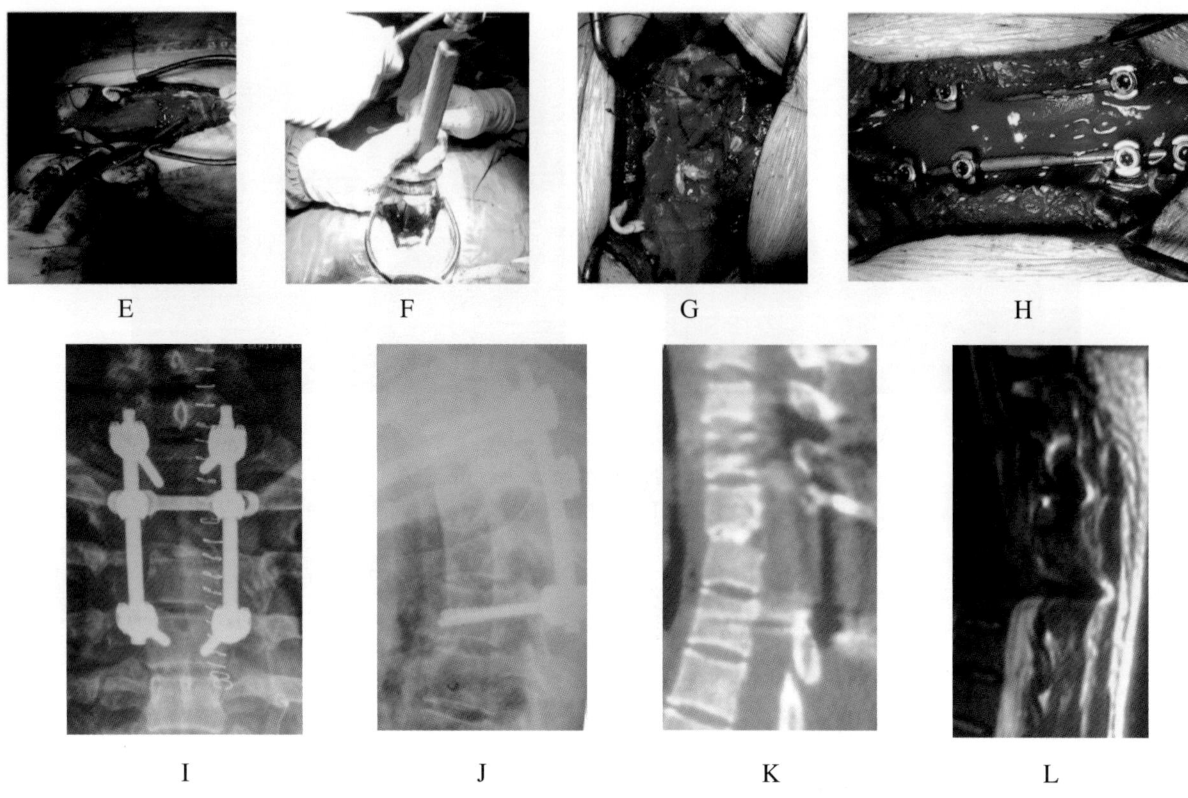

E F G H

I J K L

图 4-1-3-2-8 临床举例 例 1（A~L）

A、B. 术前正侧位 X 线片；C、D. 术前 CT 及 MR 矢状位扫描；E~H. 术中；
I、J. 术后正侧位 X 线片；K、L. 术后 CT 及 MR 矢状位扫描所见

［例 2］图 4-1-3-2-9 59 岁，女性，双下肢不全瘫痪。

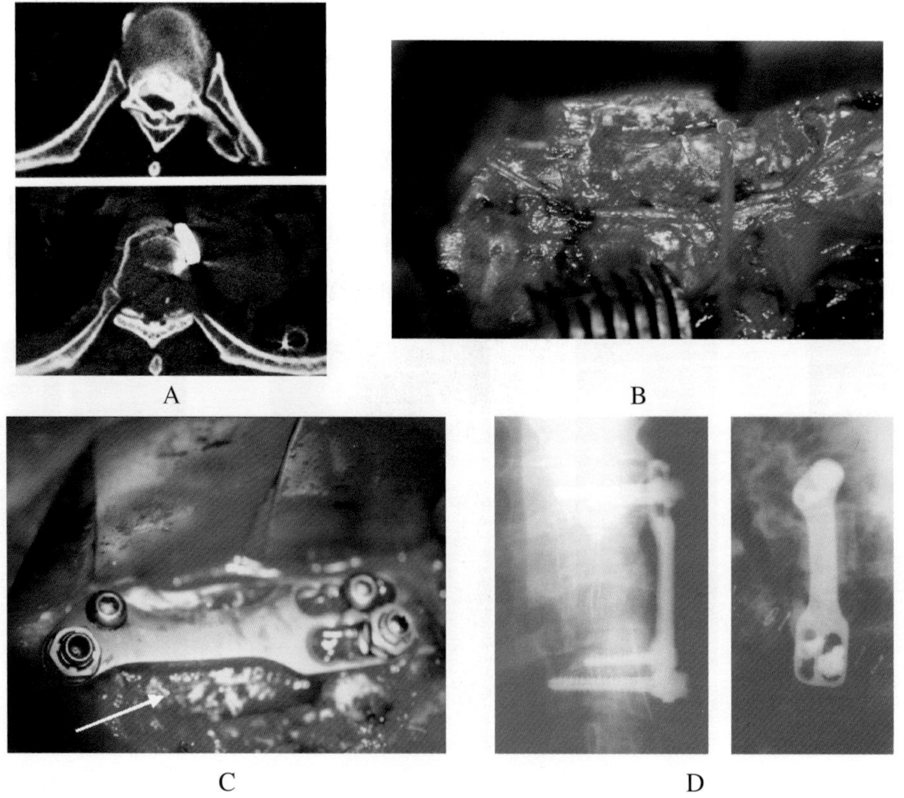

A B C D

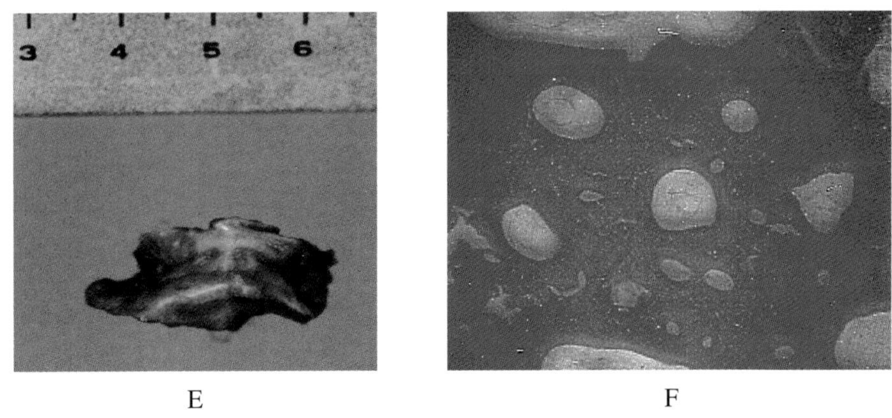

E　　　　　　　　F

图 4-1-3-2-9　临床举例　例 2（A~F）

A. 术前 CT；B. 术中切除后纵韧带；C. 术中植骨钛板固定；D. 术后 X 线片显示固定良好；E. 手术切除的骨化后纵韧带；F. 病理切片显示后纵韧带骨化特征。

［例 3］图 4-1-3-2-10　48 岁，男性，因胸椎 OPLL 双下肢不全瘫入院，术前 JOA 评分 5 分，第一次手术减压不彻底，术后 JOA 评分 3 分。再次行前路减压。

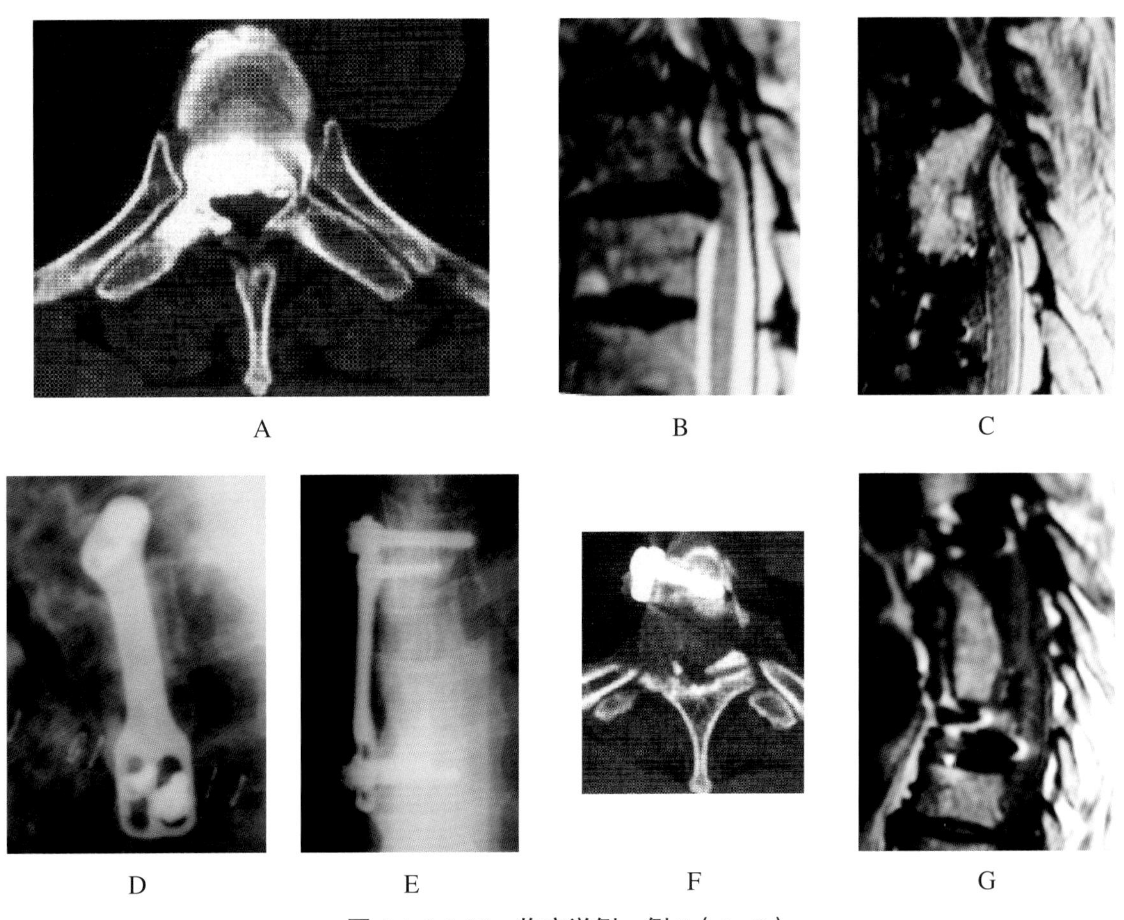

A　B　C　D　E　F　G

图 4-1-3-2-10　临床举例　例 3（A~G）

A、B. 术前 CT 及 MR 所见；C. 第一次手术不彻底，仍有致压物；D、E. Z-Plate 钢板内固定；F、G. 术后 CT 及 MR 显示减压彻底，JOA 评分 10 分

［例 4］图 4-1-3-2-11　30 岁，女性，胸椎后纵韧带骨化症（A~D）。

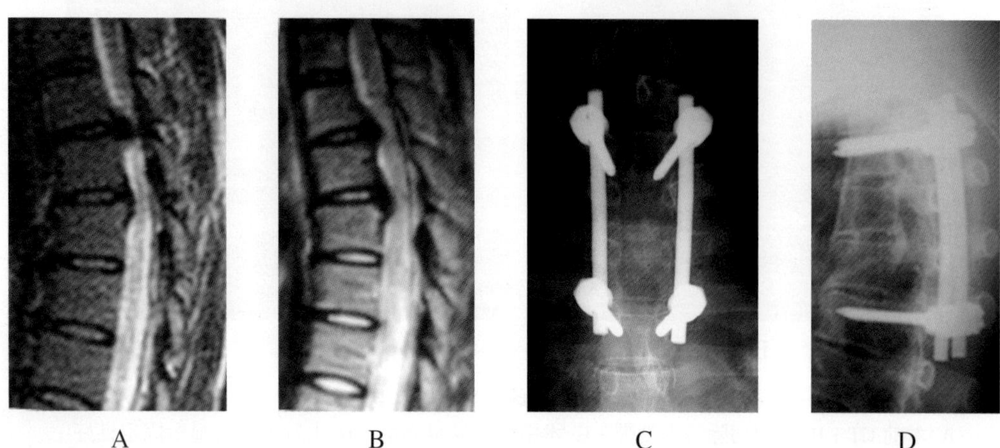

图 4-1-3-2-11　临床举例　例 4（A~D）

A、B. MR 矢状位，T_2 加权；C、D. 次环状减压术 + 椎弓根钉（T_1~T_4）固定术后 X 线正侧位片

（Kenji Hannai　倪　斌　王新伟　刘晓光　赵定麟）

参考文献

1 Baaj AA, Smith DA, Vale FL, et al. Surgical approaches to thoracic ossification of the posterior longitudinal ligament[J]. J Clin Neurosci, 2012, 19(3):349-51.

2 Cho JY., Chan CK., Lee SH, et al. Management of cerebrospinal fluid leakage after anterior decompression for ossification of posterior longitudinal ligament in the thoracic spine: the utilization of a volume-controlled pseudomeningocele[J]. Journal of spinal disorders & techniques,2012, 25, E93-102.

3 Iwasaki M, Okuda S, Miyauchi A. Surgical strategy for c ervical myelopathy due to ossification of the posterior lon gitudinal ligament. Part 1: Clinical results and limitation of laminoplasty. Spine (Phila Pa 1976) 32:647-653, 2007.

4 Kato S, Murakami H, Demura S, et al. Novel surgical technique for ossification of posterior longitudinal ligament in the thoracic spine[J]. J Neurosurg Spine, 2012, 17(6):525-9.

5 Kawahara N, Tomita K, Murakami H, et al. Circumspinal decompression with dekyphosis stabilization for thoracic myelopathy due to ossification of the posterior longitudinal ligament[J]. Spine (Phila Pa 1976), 2008, 33(1):39-46.

6 Masamiehi Tahara，Atsuomi Aiha，Masashi Yamazaki，et a1. The extent ofossification of posterior longitudinal ligament of the spine associated with nucleotide pyrophosphatase gene and leptin receptor gene polymorphisms[J] Spine，2005；30(8)：880~7.

7 Matsumoto M, Chiba K, Toyama Y. Surgical results and related factors for ossification of posterior longitudinal ligamenof the thoracic spine: A multi-institutional retrospective study. Spine (Phila Pa 1976) 33:1034-1041, 2008.

8 Matsumoto M., Toyama Y, Chikuda H, et al. Outcomes of fusion surgery for ossification of the posterior longitudinal ligament of the thoracic spine: a multicenter retrospective survey: clinical article[J]. Journal of neurosurgery, 2011,Spine, 15, 380-385.

9 Matsuyama Y, Sakai Y, Katayama Y, et al. Indirect posterior decompression with corrective fusion for ossification of the posterior longitudinal ligament of the thoracic spine: is it possible to predict the surgical results?[J] European spine journal,2009,18, 943-948.

10 McClendon J Jr., Sugrue, PA., Ganju A, et al. (2011) Management of ossification of the posterior longitudinal ligament of the thoracic spine. Neurosurgical focus, 30, E16.

11 Min J H, Jang J S,Lee S H. Clinical results of ossification of the posterior longitudinal ligament (OPLL) of the thoracic spine treated by anterior decompression[J]. J Spinal Disord Tech, 2008, 21(2):116-9.

12 Nishida N, Kato Y., Imajo Y, et al. Biomechanical study of the spinal cord in thoracic ossification of the posterior longitudinal ligament[J]. The journal of spinal cord medicine,2011,34, 518-522.

13 Seichi A, Takeshita K, Nakamura K. Choice of surgical procedures for thoracic ossification of the posterior longitudinal ligament. In Yonenobu K, Nakamura K, Toyama Y (eds): OPLL: Ossification of the Posterior Longitudinal Ligament, 2nd ed. Tokyo, Springer, 2006, pp 225-230.

14 Stapleton CJ, Pham MH, Attenello FJ, et al. Ossification of the posterior longitudinal ligament: genetics and pathophysiology[J]. Neurosurg Focus, 2011, 30(3):E6.

15 Takahata M, Ito M, Abumi K, et al. Clinical results and complications of circumferential spinal cord decompression through a single posterior approach for thoracic myelopathy caused by ossification of posterior longitudinal ligament[J]. Spine, 2008, 33(11):1199-208.

16 Tokuhashi Y, Matsuzaki H, Oda H. Effectiveness of posterior decompression for patients with ossification of the posterior longitudinal ligament in the thoracic spine: usefulness of the ossification-kyphosis angle on MRI.Spine 2006;31:E26-30.

17 Tomita K, Kawahara N, Baba H. Circumspinal decompression for thoracic myelopathy due to combined ossification of the posterior longitudinal ligament and ligamentum flavum. Spine 90;15:1114-20.

18 Yamazaki M, Mochizuki M, Ikeda Y. Clinical results of surgery for thoracic myelopathy due to ossification of the posterior longitudinal ligament: Operative indication of posterior decompression with instrumented fusion. Spine (Phila Pa 1976) 31:1452-1460, 2006.

19 Yamazaki M, Okawa A, Fujiyoshi T, et al. Posterior decompression with instrumented fusion for thoracic myelopathy caused by ossification of the posterior longitudinal ligament[J]. European spine journal, 2010,19, 691-698.

20 YamazakiM, KodaM, Okawa A. Transient paraparesis after laminectomy for thoracic ossification of the posterior longitudinal ligament and ossification of the ligamentum flavum. Spinal Cord 2006;44:130-4.

21 YamazakiM, Okawa A, KodaM. Transient paraparesis after laminectomy for thoracic yelopathy due to ossification of the posterior longitudinal ligament: a case report. Spine 2005;30:343-6.

22 Yang C, Bi Z., Fu C, et al. A modified decompression surgery for thoracic myelopathy caused by ossification of posterior longitudinal ligament: a case report and literature review[J]. Spine,2010, 35, E609-613.

23 Yonenobu K, Nakamura K, Toyama Y. OPLL: Ossification of the Pos terior Longitudinal Ligament, 2nd ed. Tokyo, Springer, 2006.

24 陈德玉，赵定麟，徐印坎等。椎板切除对颈脊髓前部受压减压效果的生物力学探讨 [J]。中华骨科杂志，1998，18(12): 715-717。

25 郝定均，贺宝荣，吴起宁，等. 胸椎管狭窄症术后并发症的防治 [J]. 中华骨科杂志，2007，1：30—34.

26 李危石，陈仲强，曾岩，等. 胸椎后纵韧带骨化的临床特点及治疗策略 [J]. 中华骨科杂志，2007，1：15—18.

27 刘晓光，刘忠军，陈仲强，等。“涵洞塌陷法”360° 脊髓环形减压术治疗胸椎管狭窄症 [J]. 中华骨科杂志，2010，30（11）：1059-1062.

28 倪斌，贾连顺，戴力扬，等。黄韧带骨化的影像学诊断 [J]。中华放射学杂志，1995，29(12): 858-861。

29 倪斌，贾连顺，戴力扬，等。胸椎黄韧带骨化所致椎管狭窄症的诊断及手术治疗 [J]。中国脊柱脊髓杂志，1994，4(2): 56-59

30 孙景城，冯世庆，马信龙，等。胸椎后纵韧带骨化致胸椎管狭窄症的临床特征和手术治疗方法 [J]。中华骨科杂志，2010，30（11）：1044-1047.

31 赵定麟。脊柱外科学。上海：上海科学技术出版社，1996。

32 赵建民，党耕町。前路减压植骨融合治疗胸椎后纵韧带骨化症 [J]。中国脊柱脊髓杂志，2003，12：721-723.

第四章　胸椎黄纵韧带骨化症

第一节　胸椎黄韧带骨化症基本概念

一、OLF概述

尽管胸椎黄韧带骨化症（Ossification of Ligamenta Flava, OLF），在临床上十分少见，但由于其临床症状复杂易因误诊而延误治疗时机，以致使长期、持续受压的脊髓出现不可逆性损害。但近年来随着 MR、CT 及 CTM 等检测手段在临床上广泛应用，胸椎黄韧带骨化症的早期诊断已变得较为容易；早诊早治，其后果将明显改观。本病男女之比为 2：1，大多在中年以后发病。本病多见于亚洲人种，尤其是日本人及中国人，而白种人罕见。

二、OLF解剖学特点

脊柱有三条长韧带（棘上韧带、前纵韧带和后纵韧带）和两条短韧带（黄韧带和棘间韧带），主要用于维持脊柱稳定性和传递拉伸载荷。黄韧带是连接脊柱邻位椎板的韧带，由第 2 颈椎下缘起至第 1 骶椎上缘止，参与椎管后壁的组成。胸椎黄韧带在上附着于上位胸椎椎板前面的下半，在下附着于下位胸椎椎板后面及上缘；向外侧黄韧带附着部可延伸到椎间关节囊，向内侧则一直延伸到中线椎板形成棘突处（图 4-1-4-1-1）。

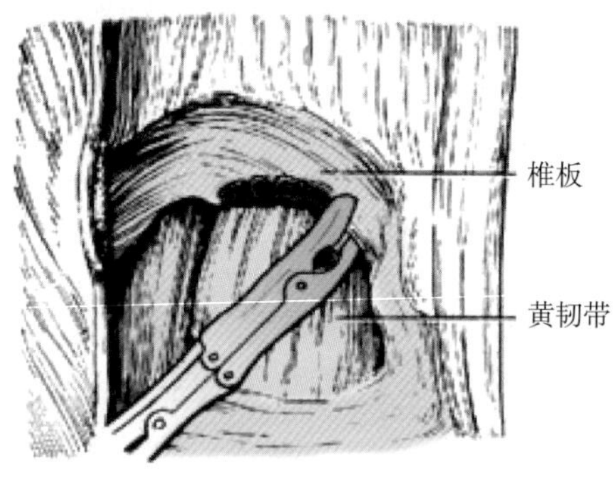

图 4-1-4-1-1　胸椎黄韧带解剖示意图

由于弹力纤维构成了黄韧带的主要成分，致使其具有很高的弹性。在黄韧带骨化早期，弹力纤维极度减少，胶原纤维显著增生，并发生透明变性，从而导致黄韧带弹性的减低，当脊柱后伸时，黄韧带便会折叠或弯折而凸入椎管内，使脊髓受压。当骨化灶形成时，则黄韧带厚度明显增加，造成椎管狭窄。骨化之胸椎黄韧带仍位于其本来之解剖位置，厚度大约在 4~20mm 之间不等，平均 10mm；骨化的黄韧带约半数与硬脊膜形成粘连。已骨化的黄韧带完全失去弹性，形成质地坚硬、可似象牙状坚硬之骨质。

三、OLF遗传和种族差异

黄韧带骨化在颈，胸，腰椎均可发生，但以下胸椎多见，是胸椎管狭窄症的主要原因，通常黄韧带在与上下椎板相互连接处先骨化，韧带中部后骨化。

黄韧带骨化多发生亚洲人种，尤其是日本人及中国人，而白种人罕见。胸椎黄韧带骨化症的男女之比为 2∶1；大多在中年以后发病。

在年龄超过 65 岁的亚洲人中黄韧带骨化的发病率文献报道可高达 20%。而对于欧美人群的发病情况的相关文献报导较少，发病率低。有研究表明韧带的骨化与Ⅺ型胶原的基因异常有关，也有研究提示韧带骨化与某些骨化相关的 HLA 单倍体基因有关。

在伴有全身性疾病患者中，胸椎黄韧带骨化率相应增高，如糖尿病、氟骨症、肥胖患者的韧带骨化发病率相对较高。中国、日本人高盐少肉的饮食习惯可导致血清中雌激素水平增高，从而刺激软骨细胞的生长，导致韧带骨化。

四、OLF病因学

（一）OLF 局部力学因素

各种使黄韧带的骨附着部负荷异常增加的因素都有可能造成黄韧带的损伤，而反复的损伤和反应性修复过程增大导致黄韧带骨化的几率。

不同节段黄韧带所受张力不同，脊柱胸段黄韧带与颈腰段相比，处于更高张力状态，按照张应力牵拉成骨的理论，更易发生 OLF，这与实际相符。而颈椎黄韧带承受的应力最小，因此颈椎很少有黄韧带骨化，多为肥厚皱褶或钙化，腰椎黄韧带骨化也少见，多为肥厚。而胸椎部分黄韧带力矩最大，所受张应力最大，反复的“牵拉 - 损伤 - 修复”可导致黄韧带中未分化的间充质细胞增殖分化为软骨细胞，进而发生骨化。

通过对尸体脊柱骨化的黄韧带附着部位的解剖研究发现，骨化的发生率及骨化的大小均与小关节的旋转活动范围有关，在旋转活动范围最大的 T_{10}~T_{11} 水平骨化的发生率最高，骨化的体积也最大。胸椎脊柱后凸的患者其黄韧带骨化的发生率据报道高达 58.6%，说明局部机械因素可能是重要的致病原因之一。因此，胸椎黄韧带骨化症易在长期从事重体力工作者中发生，且主要发生于中下胸椎，此与中下胸椎的活动量大有关，以致黄韧带在这些部位所受的应力较大而易引起骨化现象。

（二）胸椎黄韧带骨化症的病理特点

【病理分型】

研究证明胸椎黄韧带骨化的形成基于韧带增生、胶原纤维变性的基础上，逐渐发展为成熟的骨化。它是一种脊柱韧带异位骨化的形式，其骨化的特点为软骨内成骨，胸椎黄韧带骨化的病理形态主要表现为两种类型：

1. 成熟型骨化　其特点为主要结构为板层骨，无编织骨结构，移行区无或仅有少量散在的软骨细胞。韧带区无纤维软骨细胞；

2. 不成熟型骨化　其特点为软骨钙化区有编织骨结构，移行区有大量增殖的软骨细胞，韧带区有增殖的纤维软骨细胞。

根据骨化灶位于关节囊部或椎板间部的不同，分别压迫神经根或脊髓，出现相应的临床症状。

【病理分区】

黄韧带附着之处按其组织结构可分为四个区：

纤维韧带区；

纤维软骨区；

钙化软骨区；

骨化区。

由纤维区到骨区可理解为是一个逐渐骨化的过程，这是黄韧带骨化的病理解剖基础。

【病理进程】

在胸椎黄韧带骨化过程中，纤维韧带区中弹力纤维减少、断裂、排列紊乱，而胶原纤维则大量增生、且有不同程度的肿胀、增粗及局部融合，形成小片样均质结构；纤维软骨区又被称为骨化前沿，可见大量的纤维软骨细胞和软骨小灶呈片状或散在分布，软骨细胞在邻近软骨区处增生尤为活跃，可见大量增殖的软骨细胞柱，增生的软骨细胞周围有大量的异染物质。这种异染物质主要是硫酸软骨素，它与软骨基质钙化密切相关：钙化软骨区则可见软骨细胞肥大空泡样变性，有丰富的软骨样基质和不成熟的编织骨或成骨细胞。骨化区则主要为致密的板层骨，这些现象提示骨化的过程是纤维及非纤维样组织增生分化，形成软骨、软骨钙化，随着血管的长入软骨吸收，最后成骨，形成成熟的骨结构，这种骨化的进程符合软骨内成骨的特点。

（三）生长因子在韧带骨化过程中的作用

近年来对韧带骨化的研究表明：在韧带骨化的过程中，一些生长因子起着重要作用，BMP 是韧带骨化重要的局部因素，其中 TGF-β 所起的作用最明显。BMP、TGF-β 可在韧带骨化的移行区的骨基质以及软骨细胞中大量表达。BMP 还可以在成纤维细胞样的间充质细胞中表达。该细胞可以增殖、分化为软骨细胞。但 TGF-β 在此细胞内则无表达，在钙化的软骨区中，成熟的软骨细胞内也无 TGF-β 表达。而在无骨化的韧带结构中，两者均无表达，或仅在末端部有少量的局限散在表达。研究中也证实 TGF-β 可以和骨诱导因子一起共同促进成骨，但 TGF-β 本身不能单独诱导异位骨化。这些研究提示了 BMP 是韧带骨化的启动因子，通过刺激间质母细胞分化启动骨化过程，而 TGF-β 可能通过特定的软骨母细胞，在骨化的后期刺激骨形成。

此外，也有研究表明 IGF-Ⅰ在韧带骨化的软骨区内的圆形软骨样细胞内有表达，在接近骨化前缘处的圆形细胞内也有表达，其表达部位与 TGF-β 类似。体外培养的骨化韧带细胞的经 IGF-Ⅰ处理后碱性磷酸酶活性明显高于对照组，提示 IGF-Ⅰ通过促进细胞分化和基质合成，参与了韧带骨化的过程。

由于各种因素的作用，最终使骨区向韧带区扩展，使黄韧带由于结构的改变失去弹性而增厚变硬。

五、OLF发病机制

目前对 OLF 的病因和发病机制尚不清楚，大多数学者认为其可能与慢性损伤、退变、炎症及代谢等因素有关。因此，本病易在长期从事重体力工作者中发生。且本病主要发生于中下胸椎，此与中下胸椎的活动量大有关，以致黄韧带在这些部位所受的应力较大而易引起骨化现象。

第二节　胸椎黄韧带骨化症临床表现、影像学检查及病理学检查

一、OLF临床表现

（一）发病缓慢

本病起病缓慢、隐匿，病程多呈渐进性发展，且持续时间较长。如遇某种诱因，包括轻微外伤或过劳而可发病，甚至可使病情迅速恶化。

（二）主要症状

患者多发症状为下肢麻木及感觉异常（两者约占 70%），单侧或双下肢无力，步行困难（约占 60% 以上），50% 患者行走时可有踩棉花感，40% 的患者有胸腹部束带感或其他症状，如下肢放射痛、背痛等。

（三）体征

主要表现为单侧或双下肢的肌力减退、胸髓受损节段平面以下感觉减弱或消失，且可伴有浅反射减弱、锥体束征阳性及括约肌功能障碍等。

二、OLF影像学检查

（一）概述

胸椎黄韧带骨化症在临床上较少见，但由于其临床症状隐匿、复杂易因误诊而延误治疗时机，以致使长期、持续受压的脊髓出现不可逆性损害。但近年来随着 MR、CT 及 CTM 等检查手段在临床上广泛应用，胸椎黄韧带骨化症的早期诊断已

变得较为容易，早诊早治，其后果将明显改观。影像学检查对于确定胸椎 OLF 的范围和程度至关重要，是指导手术治疗的重要临床指标。

（二）X 线检查

【一般所见】

OLF 患者骨化灶以中下胸椎为多见，病变范围以多节段为多（4~5 节段），亦可单发或长达八个节段者。X 线检查除可显示脊柱有不同程度的增生及退变外，于正位片上可发现椎板间隙消失或模糊不清，密度增高；侧位片显示基底位于椎板及关节突的骨化块突向椎管方向。普通 X 线平片以侧位片最容易发现 OLF，主要位于椎间孔的后缘，因椎弓根的遮挡，仅在椎间孔投影处显示指向椎间隙的高密度阴影（图 4-1-4-2-1）。

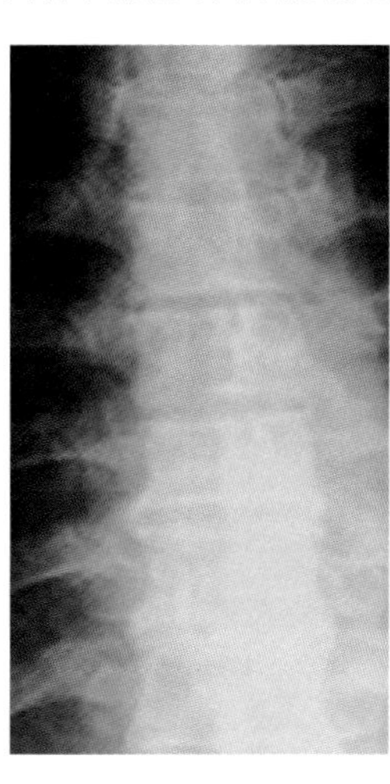

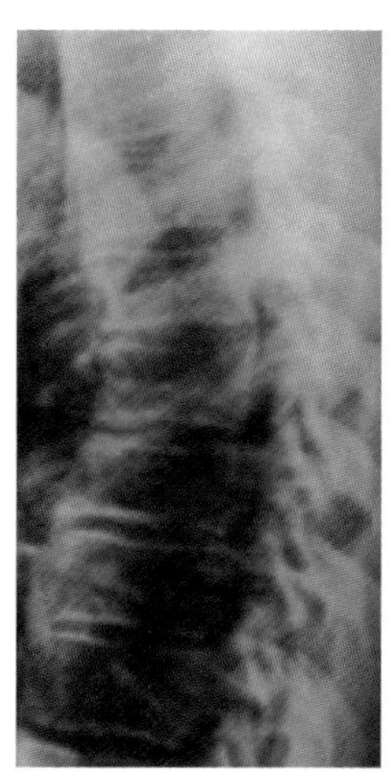

A　　B

图 4-1-4-2-1　临床举例　$T_{4\sim11}$ 长节段连续型黄韧带骨化（A、B）

A. 胸椎正位 X 线片提示椎板间隙消失，密度增高；B. 侧位 X 线片提示位于椎板及关节突的骨化块突向椎管方向致椎管狭窄

【不同形态】

可以根据 X 线侧位片所显示的形态不同分型为：

1. 棘状型　骨化从椎板的下缘或上缘生长，尖端指向椎间孔，发生率约为 66%，包括上位型、下位型和上下位型；

2. 鸟嘴型　骨化从椎板的上、下缘同时生长，呈鸟嘴样，尖端指向椎间孔，发生率约为 17%（图 4-1-4-2-2）；

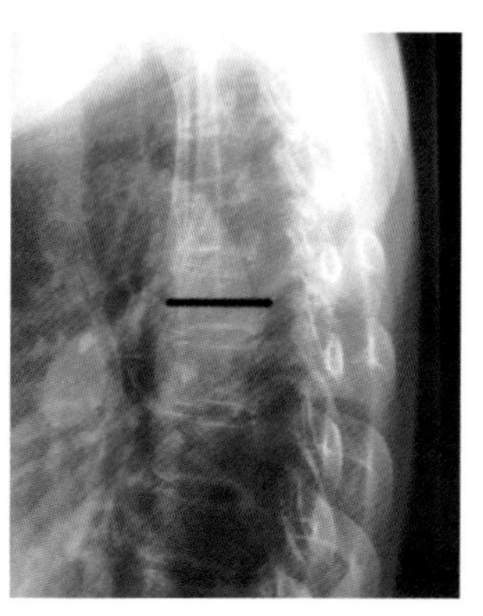

图 4-1-4-2-2　临床举例　X 线侧位片上横线所指为鸟嘴型黄韧带骨化

3. 结节型　骨化占据椎间孔的后缘，呈团块样，发生率约为 9%；

4. 线样型　骨化较薄，位于椎板下缘或椎板上缘，发生率约为 8%。

由于肩部的遮挡及普通 X 线影像的局限性，上胸椎的 OLF 及程度较轻的 OLF 则不能通过侧位平片观察。为排除肋骨及椎管外骨组织重叠对黄韧带骨化影的影响，必要时可摄侧位断层片。

（三）CT 检查

CT 扫描能最为直观地显示 OLF。较为多见的征象为：起自椎管后外侧壁（椎板上、下缘或关节突前内侧）的单侧或双侧板状或结节状高密度影突入椎管内，双侧骨化者可相互部分融合，还可与椎板和关节囊融合，形成“V”形骨化影，严重者椎管呈三叶草形或窄菱形。双侧骨化可以不对称，双侧骨化也可互相融合或与椎板及后关节囊融合，严重时可使椎管呈三叶草状或窄菱形，也可以表现为单侧骨化，较大的单侧骨化可占据半侧椎板，骨化在椎间孔或间盘小关节平面较为明显（图 4-1-4-2-3~5)。

Okada 等根据 CT 影像特征将 OLF 分为侧方型、弥漫型、厚结节型 3 种类型。其中以弥漫型较多见，同一横断层面骨化物密度可不均匀，靠近椎管侧呈现皮质骨的征象，而靠近椎板侧呈低密度征象，并认为这一征象提示骨化发生于黄韧带的腹侧面，通过软组织窗，连续的切面显示骨化和椎管狭窄是节段性的，相应部位的脊髓变细、

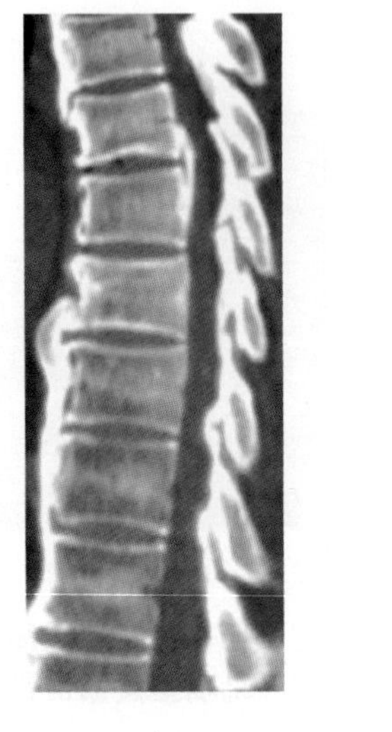

A

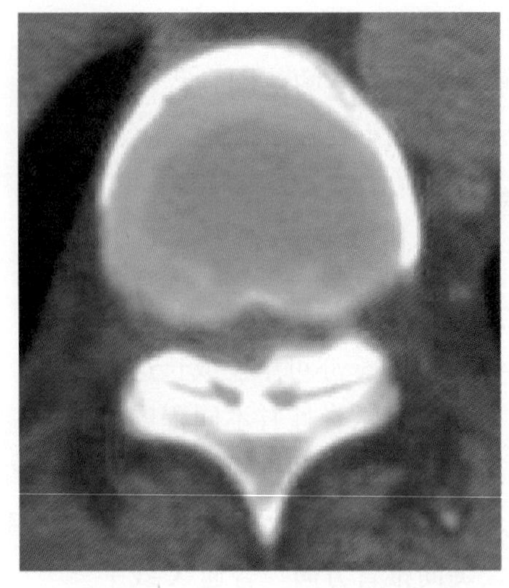

B

图 4-1-4-2-3　临床举例　胸椎黄韧带骨化 CT 扫描（A、B）

A. CT 矢状位重建提示胸椎多节段黄韧带呈连续型骨化，椎管狭窄明显；B. CT 横断位提示黄韧带骨化为弥散型

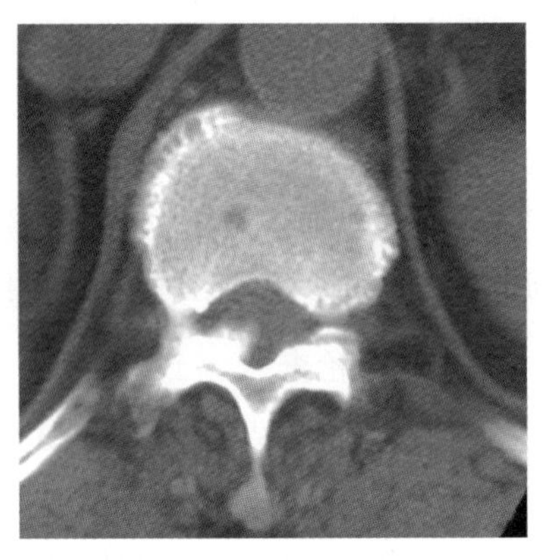

A

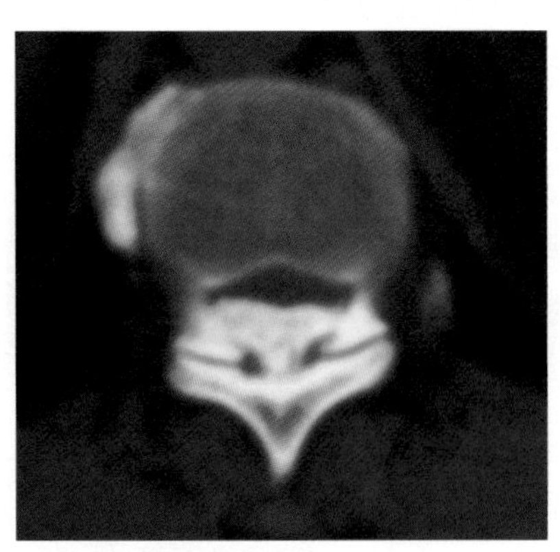

B

图 4-1-4-2-4　临床举例　胸椎黄韧带骨化 CT 水平位扫描（A、B）

A. 为侧方型黄韧带骨化；B. 为弥漫型黄韧带骨化

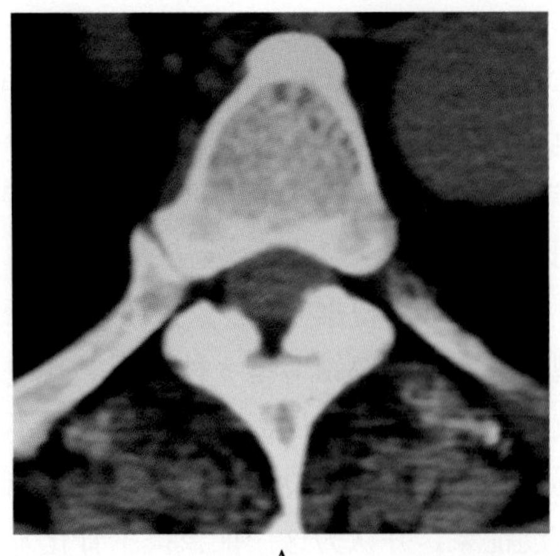

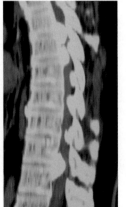

A

B

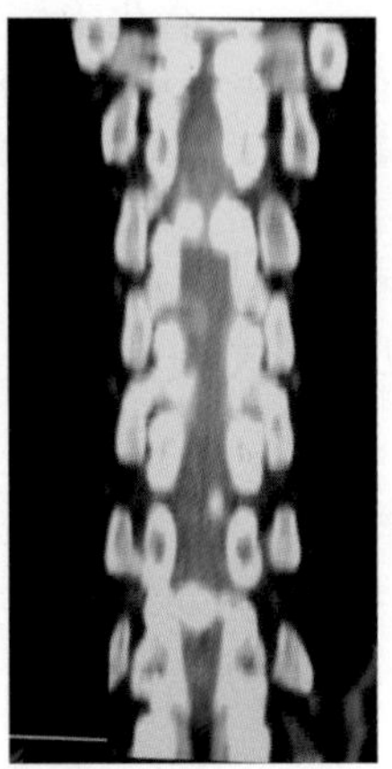

C

图 4-1-4-2-5　临床举例　胸椎黄韧带骨化症 CT 扫描（A~C）

A. 横断面观；B. 矢状位观；C. 三维重建

密度增高。

此外，骨化的密度及骨化表面的形态不同提示骨化的程度有可能不同。在骨窗显示上，一些骨化边缘不光滑，骨化组织内密度不均匀，呈低密度影像，为不均匀骨化，提示骨化可能不完全，另一些骨化则边缘光滑，骨化组织内密度均匀，呈高密度影像，为均匀骨化，提示骨化可能完全。

CT 脊髓造影（CTM）更能够反映脊髓的形态变化及程度，但与造影剂影像重叠，有时难以反映致压物的部位、形态及大小，尤其对骨化程度及对神经组织的观察仍欠满意。

（四）MR 检查

【影像特点】

MR 检查比普通 X 线平片敏感，从矢状面观察骨化物与硬膜囊和脊髓的关系，对多节段骨化的观察连续性较好。MR 矢状面成像能在勾划出黄韧带骨化灶范围的同时，能较理想地观察脊髓受压的形态以及脊髓本身的病理状况。并能除外其他原因如胸椎间盘突出、后纵韧带骨化等引起的脊髓压迫症，这对于胸椎黄韧带骨化的诊断、手术减压范围的确定和疗效的判定都是十分重要的。

在 MR 的 T_1 及 T_2 加权矢状面图像上 OLF 常为三角形或半圆形，呈低信号影突向椎管，使硬膜外脂肪移位、连续性中断、脊髓受压形成切迹，T_1 加权矢状面图像很难区分较小的 OLF 和脑脊液，T_2 加权矢状面图像观察 OLF 更为准确 ,MR 还可以观察到 OLF 有不同的信号改变，可能与骨化的组织形态有一定的关系。无信号区为骨化的板层骨、皮质骨及钙化组织，低信号区为骨化的增生部位，等信号（与脊髓对比）区常为肥厚韧带中的小血管，MR 还可以确定 OLF 的形状、范围及脊髓受压的程度，目前已作为对 OLF 的诊断和指导治疗的重要手段（图 4-1-4-2-6~9）。

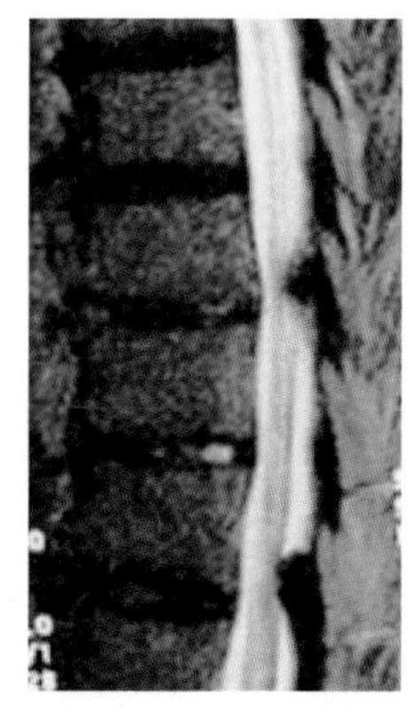

图 4-1-4-2-6　临床举例　胸椎黄韧带骨化 MR 矢状位观

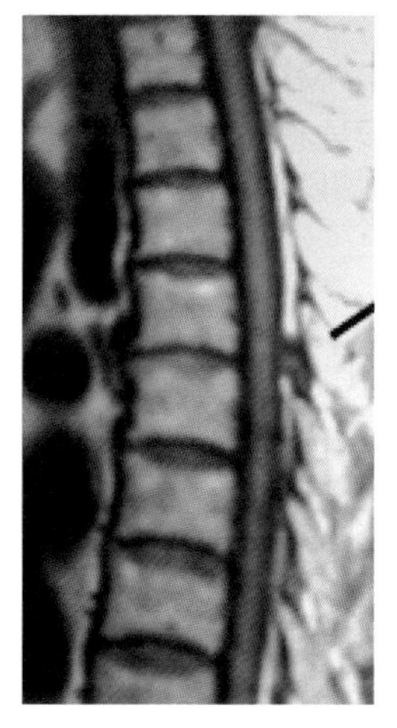

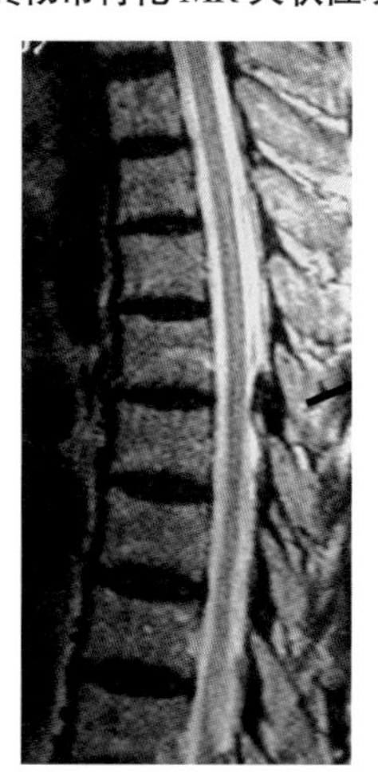

A　　B

图 4-1-4-2-7　临床举例　MR 矢状位 T_1、T_2 加权所见（A、B）

A. T_1 加权矢状面图像；B. T_2 加权

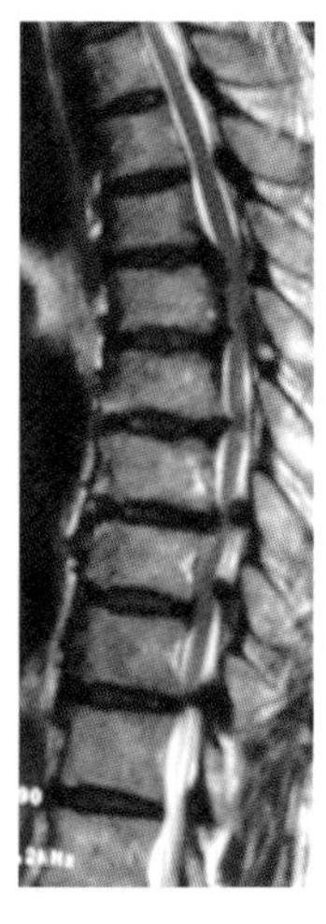

图 4-1-4-2-8　临床举例　胸椎 MR 矢状位 T_2 加权片见多处黄韧带骨化征

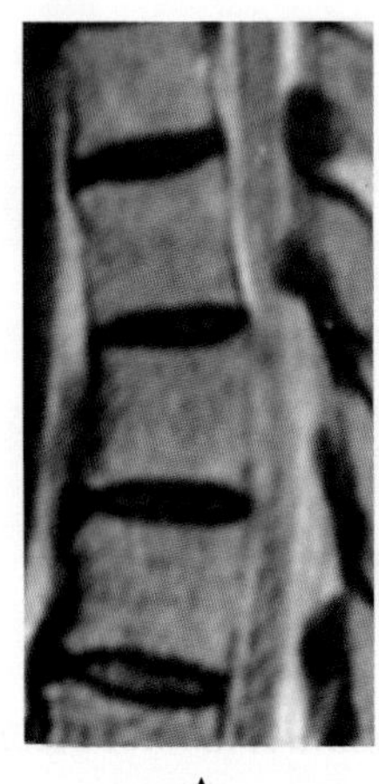
A

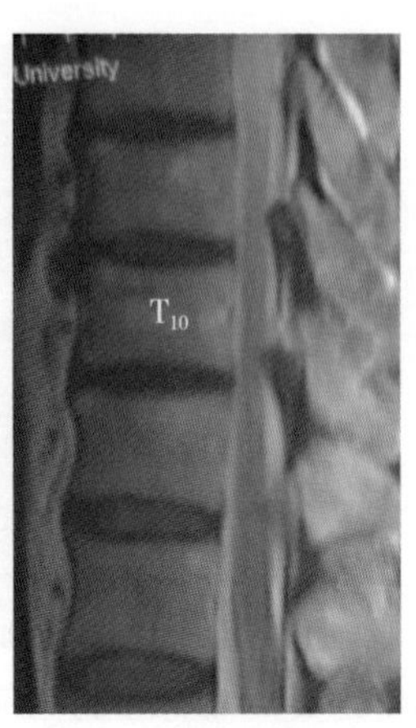

B

图 4-1-4-2-9　临床举例　MR 所见（A、B）

A. 上胸段 MR 矢状位见 T_3~T_6 段呈多发性 OLF 征；B. 同一病例，因症状广泛，复查胸腰段亦见下胸段 OLF 征

【骨化形式】

临床上胸椎黄韧带骨化大致有两种形式：

1. 静止型骨化　病理组织学上为成熟骨化，在 CT 表现为均匀骨化，MR 骨化信号为无信号表现，以后不再发展；

2. 进展型骨化　病理组织学上为不成熟骨化，CT 表现为不均匀骨化,MR 骨化信号为低信号表现，以后还会进一步发展，临床上可以将黄韧带骨化的 CT 及 MR 的影像表现作为判断黄韧带骨化程度及发展趋势的参考依据，在胸椎黄韧带骨化的手术治疗中，对已经压迫脊髓并且出现临床症状的骨化节段应立即切除减压，而对轻微压迫或尚未造成压迫的骨化节段可根据骨化的 CT 及 MR 类型选择处理方法，如为静止型骨化可以不做任何处理，如为进展型骨化可行手术切除或密切观察。

【病灶改变】

在 MR 的 T_1 及 T_2 加权矢状面图像上，增厚骨化的黄韧带常呈低信号影突向椎管，使硬膜外脂肪移位，连续性中断，脊髓受压形成切迹。MR 还可确定黄韧带骨化的形状、范围以及脊髓受压程度，单节段 OLF 常表现为脊髓后方呈鸟嘴样凹陷，多节段 OLF 则可呈典型的串珠样改变。脊髓慢性受压及其局部反复的轻微创伤可造成神经组织水肿、脱髓鞘、脊髓软化、空洞、坏死等多种病理变化。T_2 加权像上的脊髓高信号影反映了这些病理变化。黄韧带骨化平面如出现脊髓高信号影，提示脊髓水肿或变性，临床上神经系统症状均较严重。

【临床意义】

对于诊断胸椎 OLF 合并脊髓型颈椎病时 MR 比 CT 和 X 线片更具优势。因为胸椎 OLF 常为连续型或跳跃型，且下胸椎和胸腰段最多见，所以当颈椎 MR 偶然发现上胸椎 OLF 时，必须进一步行全胸椎 MR 检查，以免漏诊。胸椎 MR 检查确定所有的骨化节段后，对这些节段再进行 CT 扫描，结合 MR 轴位像和 CT 扫描（骨窗），即可判断骨化黄韧带的部位和形态、椎管的形状、硬膜囊及脊髓受压的程度、脊髓信号有无改变等。

（五）脊髓造影检查

脊髓造影检查能显示完全梗阻或部分梗阻（一般发生于骨化最低最严重的部位，压迫来自后方或后外方）。造影剂呈毛刷状或鸟嘴状中断，较小骨化块引起的充盈缺损可在斜位投照时清楚显示。但脊髓造影在完全梗阻时仅能显示病灶的远端，无法同时显示近端状况。

脊髓造影检查多表现为完全性或不完全性梗阻，当做上行性造影时，梗阻平面与黄韧带骨化节段的下端相一致，如要显示黄韧带骨化所致椎管狭窄、脊髓受压的范围，须再做下行性脊髓造影术。不完全性梗阻中，多能从侧位、斜位片上发现致压物来自硬脊膜囊后方。完全性梗阻的病例中，梗阻平面与椎间盘平面一致，加上黄韧带骨化所致胸椎管狭窄症与胸椎间盘突出的临床表现相似，使得本病与椎间盘突出难以鉴别。此时，脊髓造影提供的信息是不全面的，有必要对梗阻面进行 CT 及 MR 检查。

三、OLF病理学检查

骨化之黄韧带仍位于其本来之解剖位置，厚度大约在 4~20mm 之间不等，平均 10mm，骨化的黄韧带约半数与硬脊膜形成粘连。已骨化的黄韧带完全失去弹性，形成质地坚硬似象牙状坚硬之骨质。显微镜下早期显示黄韧带弹力纤维减少，排列紊乱，部分骨化的胶原纤维及软骨细胞增生活跃。后期则完全骨化，伴大量钙盐沉积。

第三节 胸椎黄韧带骨化症诊断、鉴别诊断及治疗

一、OLF诊断

本病诊断主要依据其临床特点、影像学所见及手术探查。

（一）临床特点

【起病缓慢】

本病可见于胸椎的各个节段，起病呈隐匿状，临床表现大多较为复杂而易误诊，尤其是在CT扫描及MR出现以前的年代里。

【主要症状】

患者早期主要表现为下肢肢体的麻木与无力、并有其他感觉异常、胸腹束带感及肢体发紧等。病变位于胸椎中上段者，可有明显的上运动神经元损伤体征，查体时显示痉挛步态、肌张力增高及病理征阳性。此时可结合胸髓感觉障碍平面及上肢检查结果来确定病变水平。如病变发生于下胸椎，由于骨化发生率高、程度严重且往往合并 T_{12} 和 L_1，甚至以下水平的韧带骨化或下腰椎疾患，亦可同时累及胸腰段处脊髓及神经根。

【体征表现】

此时在临床上主要表现为上、下运动神经元同时损伤的混合性瘫或软瘫症状，何者为重主要取决于压迫的部位和程度。在临床上易与颈腰综合征及胸腰椎其他病变相混淆。

（二）影像学所见

影像学检查对本病的确诊具有重要作用。

【X线平片】

凡疑有本病者，均应常规进行X线平片检查，并以此做出初步诊断，同时应排除其他骨关节病变的可能性。X线平片上多能发现胸椎黄韧带骨化灶，应注意观察。

【脊髓造影】

单纯椎管造影只能提示椎管的梗阻性病变及程度，但不能定性及全面反映病变的部位。

【CT扫描】

CT对本病的诊断最为理想，不仅可以显示OLF的部位、形态、大小和继发性椎管狭窄的程度，尤其对细微的小关节骨化、增生性病变等更为敏感，而且对椎管内结构的观察也较为细致。

【CTM】

更能够反映脊髓的形态变化及程度，但与造影剂影像重叠，有时难以反映致压物的部位、形态及大小，尤其对骨化程度及对神经组织的观察仍欠满意。

【MR检查】

具有更大的优越性，既可对矢状面大范围进行观察，又便于发现病变及排除椎管内可能存在的其他疾患，尤其是可以同时发现伴有胸椎间盘突出之病例，后者在临床上并非多见，在手术时应对两者兼顾（图4-1-4-3-1）。但对骨化之韧带横断面显示欠佳，且对早期、较小或偏侧性病变容易漏诊。

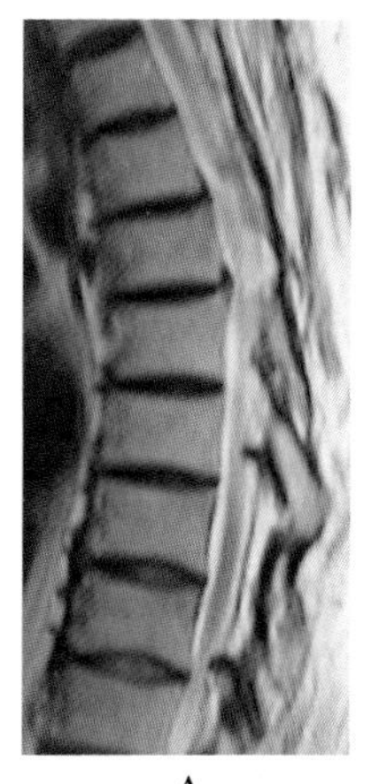

A

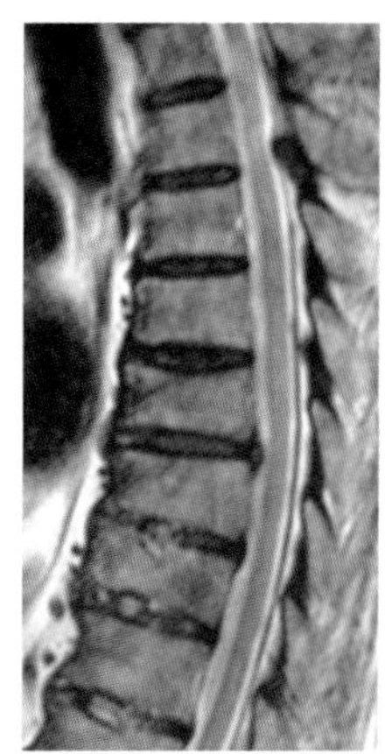

B

图4-1-4-3-1 临床举例 OLF伴椎间盘突出（A、B）

A. 例1胸椎间盘突出（T_4~T_5）伴下方椎节黄韧带骨化；B. 例2 T_7~T_8 椎间盘突出伴上方多节段椎节黄韧带骨化

综上所述，就诊断准确率而言，MR 与 CT（或 CTM）扫描两者结合是诊断本病的最佳选择。

二、OLF鉴别诊断

本病应与多种疾患进行鉴别，其中尤应注意除外脊髓型颈椎病、椎管内占位性病变、脊髓空洞积水症和运动神经元疾患等。

三、OLF治疗

（一）OLF 非手术疗法

主用于早期轻型病例，有外科手术禁忌证、或是脊髓受损已形成完全瘫痪的晚期病例。OLF 属于韧带组织的异位骨化，非甾体消炎药（NSAIDS）是目前最有效的预防异位骨化形成的药物，其中，选择性 COX2 抑制剂已广泛用于治疗骨关节炎、类风湿性关节炎和强直性脊柱炎，它通过抑制 COX 活性，减少局部血管生成而发挥作用。推测 COX2 抑制剂通过抑制血管生成对 OLF 有预防和控制复发的作用。同样，血管内皮抑制素也为可能的治疗选择。OLF 一旦形成脊髓压迫，唯手术能解决问题。选择性 COX2 抑制剂或血管内皮抑制素仅能用于控制疾病发展或防止术后复发。

（二）OLF 手术疗法

【基本原则与要求】

对于 OLF 所致的椎管狭窄症和脊髓损害，早在 1977 年，Kanada 等就指出保守治疗，包括支具、药物等对 OLF 造成的脊髓受压无效，这一观点已被后来的许多文献证实。目前国内外文献一致认为早期手术治疗是解决 OLF 所致脊髓受压的最佳方法。Kanada 等提出 OLF 导致脊髓损害的手术指征是 JOA 评分低于 3 分的严重步态障碍者，如上下楼时需要拐杖或别人帮助，甚至不能行走的患者。但此病起病表现往往较为严重，且发展迅速，因此多数学者主张诊断一旦明确，应尽早手术。

手术治疗的关键是力争早期、准确、彻底清除位于脊髓后方的致压物，同时应避免误伤脊髓。既往由于缺乏较细的手术工具而使手术疗效多不尽如人意；近年来由于器械的改进，经验的积累及技术水平的提高，目前已取得了满意的疗效，尤其对连续多节段 OLF 患者疗效更佳，麻醉可酌情而定，对高位病变者，宜采用全麻，中下段病变则可用局麻或硬膜外麻醉，术中应配合诱发电位监护，以使整个手术过程中获得监护。对非全麻之病例，应密切观察局部与肢体反应，保证手术的安全和避免损伤。

【基本要求与操作要点】

由于压迫来自脊髓后方，多数作者采用后方入路进行减压，单纯的全椎板切除往往无法达到彻底减压的目的，必须将小关节内侧的 1/3~1/2、骨化的黄韧带也同时切除，切除的范围不应限于引起症状的节段，还应该包括该节段的上、下各一节椎板，如果合并后纵韧带骨化，可能还需行前路减压，骨化范围广泛及骨化倾向明显者往往还需要多次手术治疗。

手术均在全麻、体感诱发电位监护下进行，并根据手术节段的多少及手术时间的长短来决定是否选择自体血回输。取俯卧位，中上胸椎病灶患者可采用石膏床，下胸椎病灶患者可垫双 U 形垫，患者胸腹部悬空。术前 C—臂 X 线透视定位。

胸段脊髓的血液供应较差，加之 OLF 对其长时间的慢性压迫，造成脊髓缺血，手术时的轻微刺激就可能造成脊髓的严重损伤，类似咬骨钳样咬除椎板的减压方式可对脊髓产生反复多次的冲击刺激，应予以摒弃。应用高速磨钻以“揭盖法”方式对椎板进行整块切除，可避免或减少对脊髓的直接刺激，因而安全且效率高，由于骨化的黄韧带常与硬膜粘连甚至与骨化的硬膜融合，术中容易出现硬膜撕裂、缺损造成脑脊液漏，术中并发症的发生率较高，手术治疗的效果不如颈椎后纵韧带骨化的手术效果好。

为了尽可能达到减压和完整切除病灶的目的，防止术后瘢痕以及畸形的形成，先后有许多学者提出了不同的改良后路手术方法，如保留棘突、椎板成形等，目前临床上常用的减压方式为全椎板揭盖法、漂浮法两种。无论何种术式，均应注意切骨范围应超过肉眼所见病骨的 2~3mm，以减少复发率及术后创伤反应所引起的症状加重，并酌情选择相应之内固定技术。

【漂浮法减压】

对于 MR、CT 检查示 OLF 为局灶型、病变范围不超过二个节段者，可采用单纯后路椎管后壁切除减压，暴露出棘突、椎板后，减压范围至病灶上下各一个正常椎板，定位明确后咬除病变节段棘突，并将增厚椎板及骨化黄韧带咬薄。神经剥离器协助分离椎板下缘。可选择狭窄较轻的一侧，以小刮勺刮出突破口后，选用特制超薄枪式椎板咬骨钳，咬除正常或增厚椎板及骨化韧带，开始行椎管后壁切除减压，先扩大对侧椎管，以枪状咬骨钳自椎管穹窿部向对侧渐次咬除椎板，动作轻柔，尽量避免骚扰脊髓及撕破硬脊膜；再渐次咬除患侧椎板，在黄韧带骨化区骨质增厚，用球磨钻磨薄，薄化过程中注意用神经剥离子分离黄韧带内面，并用神经剥离子探查骨化范围，逐渐会合至骨化最严重节段，若骨化韧带与硬膜粘连紧密不能分离或硬膜亦发生骨化而成为骨化灶的一部分，应将其一并切除。也可将病灶磨薄、孤立、漂浮。注意用棉片保护脊髓，双极电凝止血，维持术野清楚。

【全椎板揭盖法】

涉及两个以上节段者，可采用全椎板揭盖法减压，减压范围也要至病灶上下各一个正常椎板，先在椎管狭窄较轻的一侧椎板，用尖嘴咬骨钳、高速磨钻沿两侧上下关节突中点连线处，磨薄骨质、开槽，磨透椎板全层、关节突及骨化的黄韧带，直至硬膜囊侧壁外，超薄枪钳咬除骨质至椎管，由下而上，达拟切除椎节的上端椎板处。另一侧同法磨薄对侧椎板、开槽。横断上、下端棘间韧带、黄韧带，显露病变上下非狭窄区的硬膜，用有齿钳夹住棘突根部轻轻提起，用神经剥离器自近端或远侧间隙仔细分离骨化的韧带与硬脊膜间的粘连，必要时尖刀协助锐性分离，将病变椎板、骨化的黄韧带和增生内聚的关节突关节内侧部整体切除（图 4-1-4-3-2）。

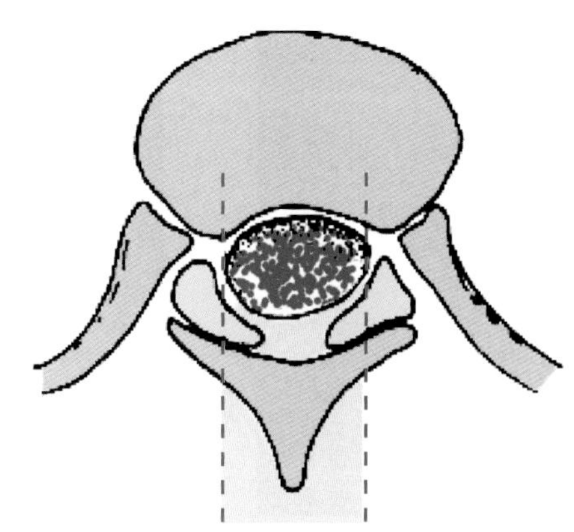

图 4-1-4-3-2　胸椎黄韧带骨化症后路减压范围横断面观示意图

【后外侧减压法】

胸椎同一平面 OLF 合并胸椎间盘突出或后纵韧带骨化者，即使对胸椎行广泛的椎板切除也无法保证有效的脊髓减压，因为胸椎是自然后凸的，脊髓漂移有限，椎板减压无法像颈椎和腰椎那样产生满意的效果，故采用后正中入路结合侧后方入路的次环状或环状减压治疗。手术可经椎弓根后外侧入路，用于合并侧方型和旁中央型椎间盘突出。显露一侧关节突及横突，在横突根部与关节突间咬除部分关节突、椎弓根内侧部分及后外侧小部分椎体，用神经剥离子分离突出间盘与硬脊膜前方的粘连，刮匙刮除及髓核钳摘除椎间盘及骨化后的后纵韧带。

对于骨化范围广泛、骨化倾向严重者，往往需要多次手术。

（倪　斌　赵　杰　谢幼专　马　辉　赵长清　陈德玉　赵定麟）

第四节　胸椎黄韧带骨化症临床举例

［例 1］图 4-1-4-4-1　男性，47 岁，胸椎黄韧带骨化症（OLF）。

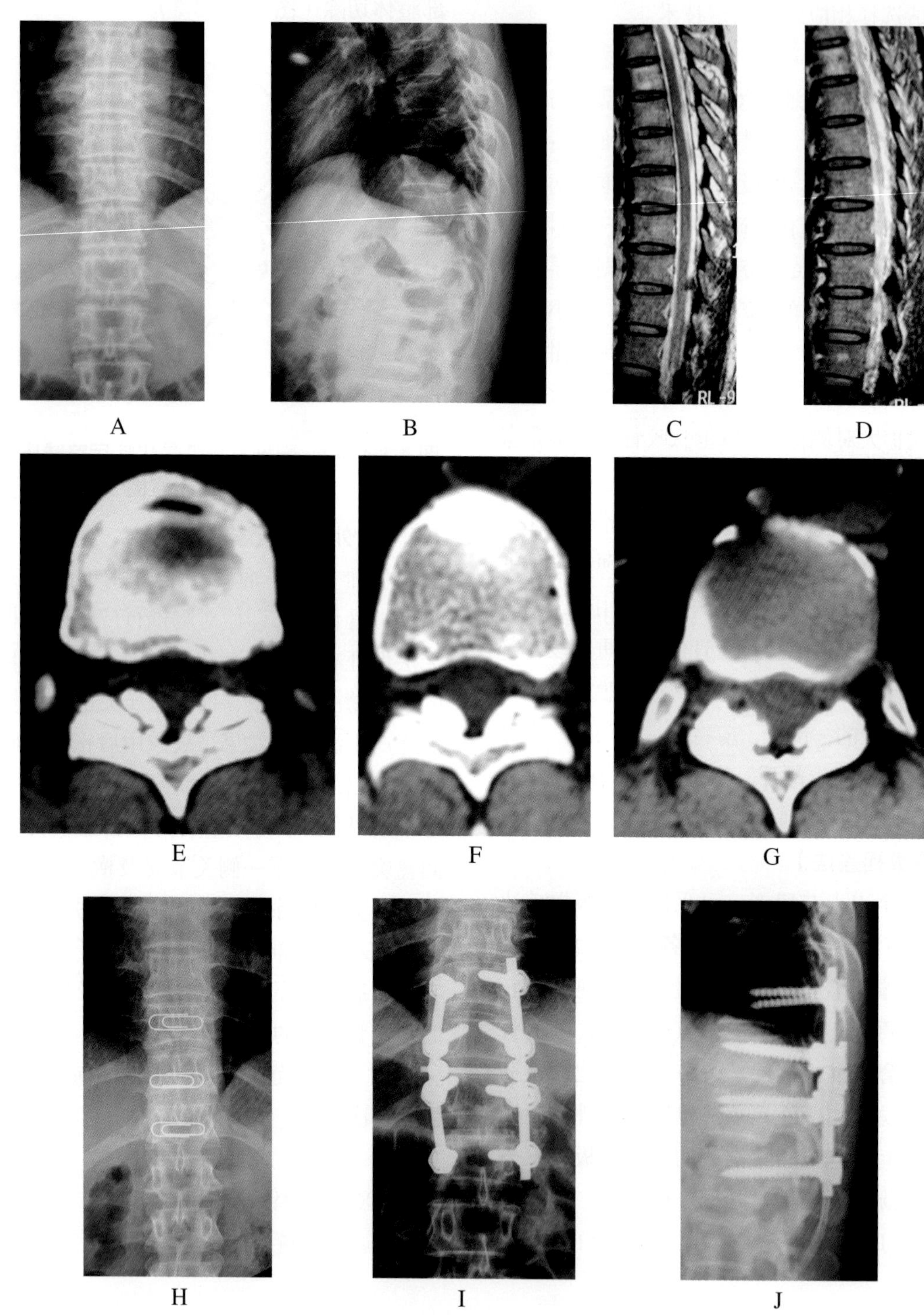

图 4-1-4-4-1　临床举例　例 1（A~J）

A、B. 术前正侧位 X 线片；C、D. MR 矢状位，T_2 加权，显示 T_9~T_{12} 段黄韧带骨化征；E~G. CT 水平显示黄韧带骨化之部位与程度；H. 术前定位片；I、J. T_{10}~L_1 椎弓根钉固定后，后路减压、切除骨化之黄韧带，见硬膜囊膨隆，恢复搏动后安装横连接，摄 X 线正侧位片

［例 2］图 4-1-4-4-2　女性，43 岁，下胸椎黄韧带骨化症。

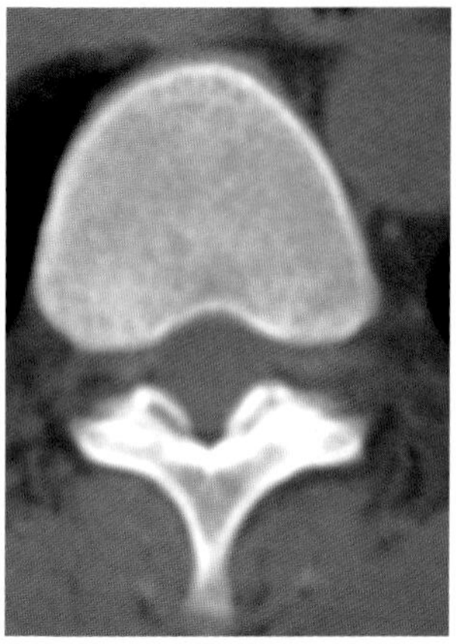

A 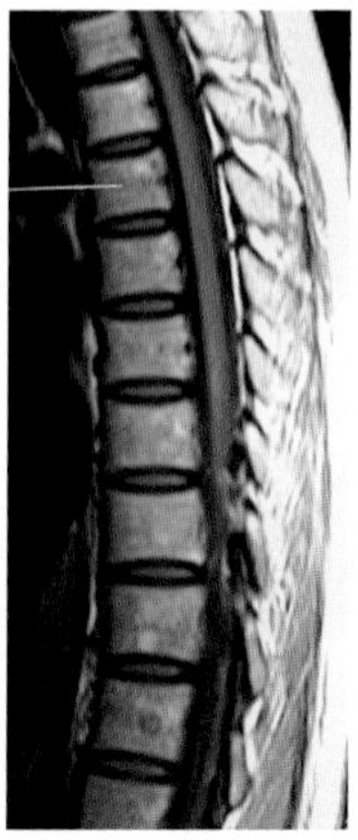　B 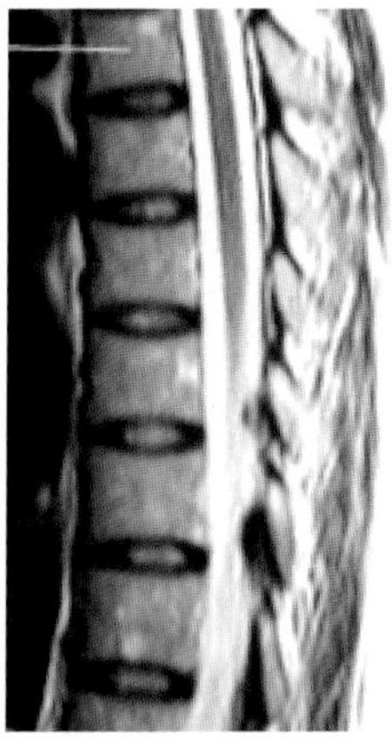　C 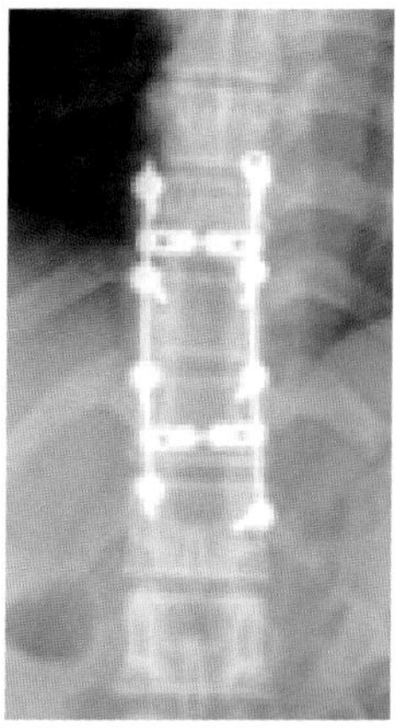　D

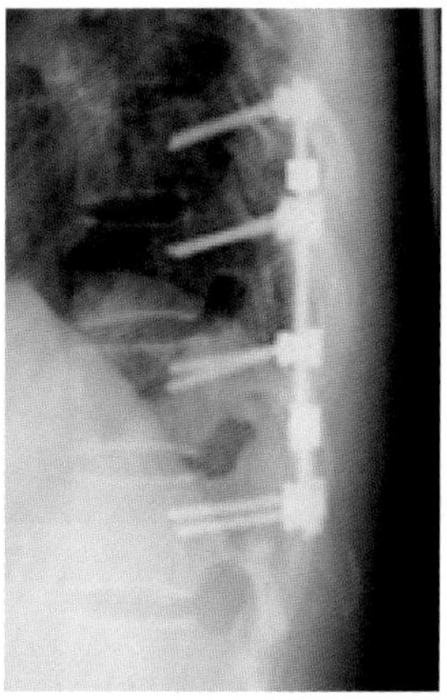

E 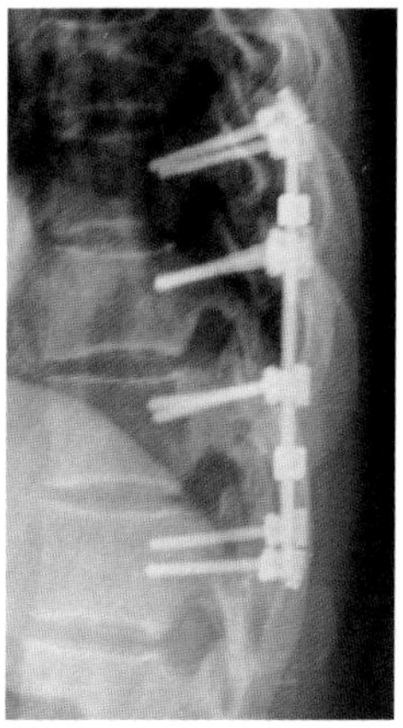　F 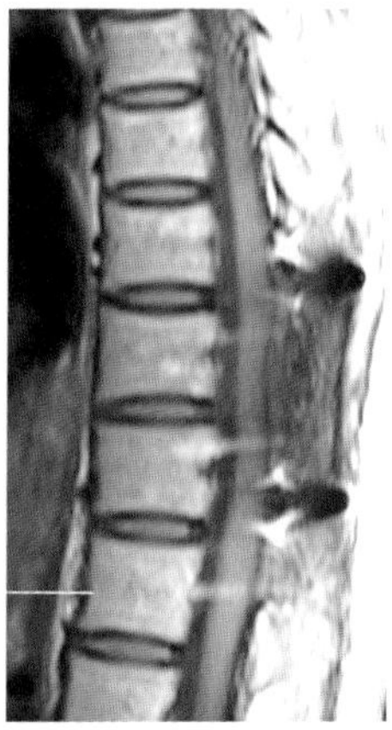　G 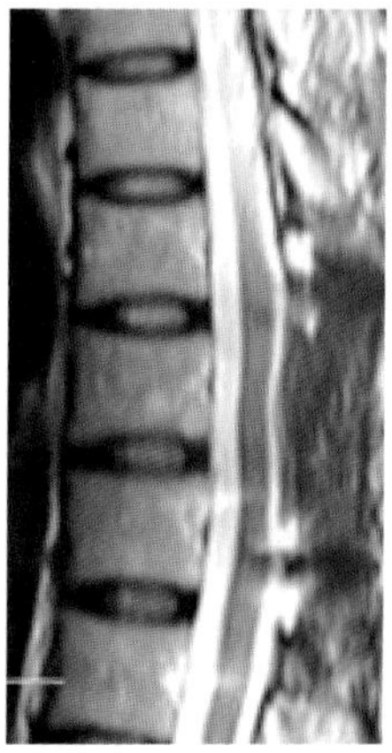　H

图 4-1-4-4-2　临床举例　例 2（A~H）

A. 术前 CT 水平位扫描显示黄韧带骨化征；B、C. 术前 MR 矢状位显示；D、E. 行胸椎后路减压内固定术后正侧位片；F~H. 术后五年随访 X 线侧位片及 MR 矢状位观，T_1、T_2 加权相，显示无复发征，无异常主诉

［例 3］图 4-1-4-4-3　女性，47 岁，T_{10}、T_{11} 黄韧带骨化症伴严重型不全瘫。

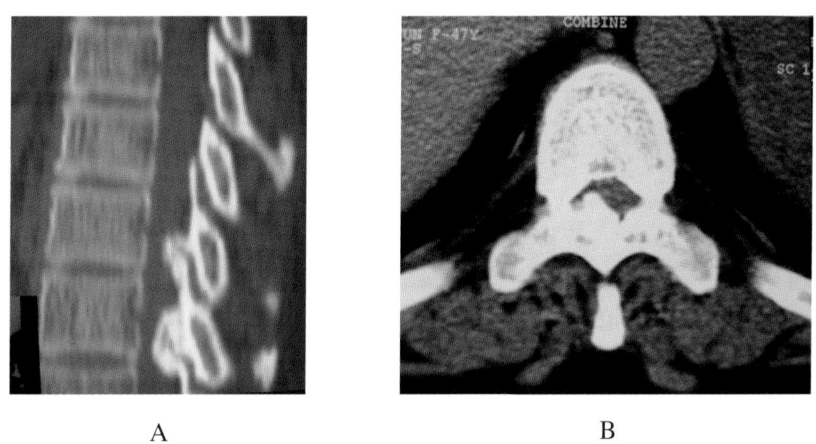

A　B

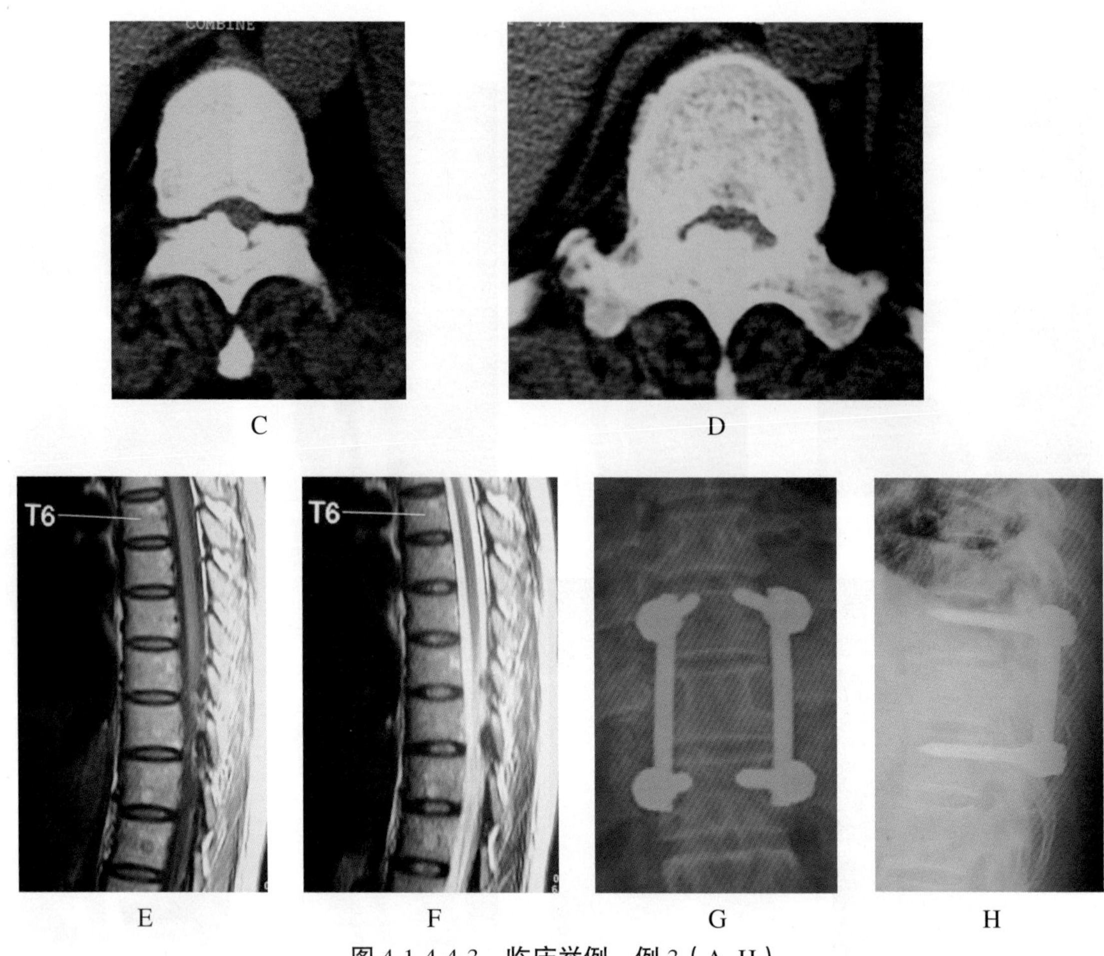

C D

E F G H

图 4-1-4-4-3 临床举例 例 3（A~H）

A. 术前 CT 矢状位扫描；B~D. 不同层面 CT 水平扫描所见；E、F. 术前 MR 矢状位（T_1、T_2 加权）；G、H. 椎弓根钉置入固定后行后路切骨减压，并切除骨化之黄韧带，X 线正侧位观

［例 4］图 4-1-4-4-4 男性，49 岁，胸椎广泛性黄韧带骨化症。

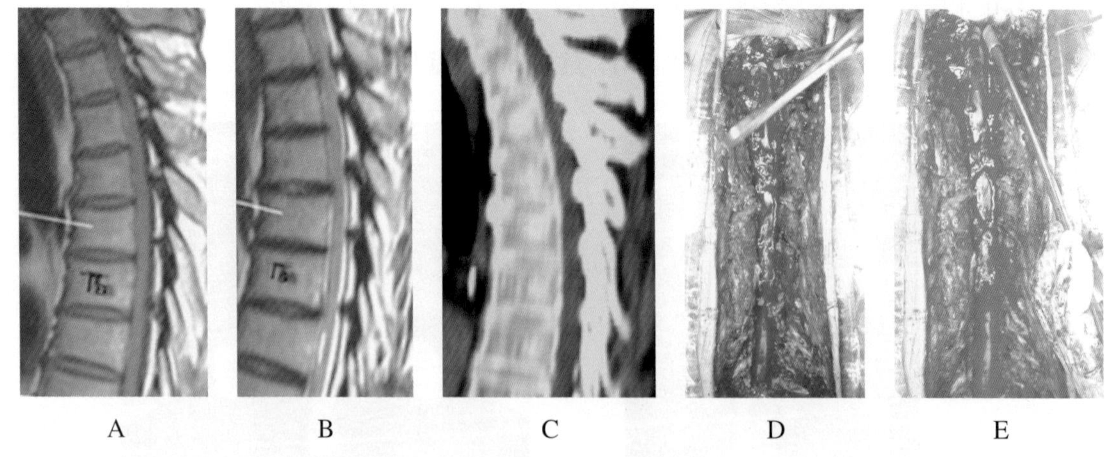

A B C D E

图 4-1-4-4-4 临床举例 例 4（A~E）

A、B. 术前 MR 矢状位；C. 术前 CT 矢状位扫描，显示胸段多节段黄韧带骨化征（$T_{2\sim6}$）；D、E. 术中减压及吸引；注意吸引器与椎管平行，头部与硬膜囊壁呈平行状为安全

［例 5］图 4-1-4-4-5　女性，58 岁，颈椎 OPLL+ 胸椎黄韧带骨（钙）化手术疗法。

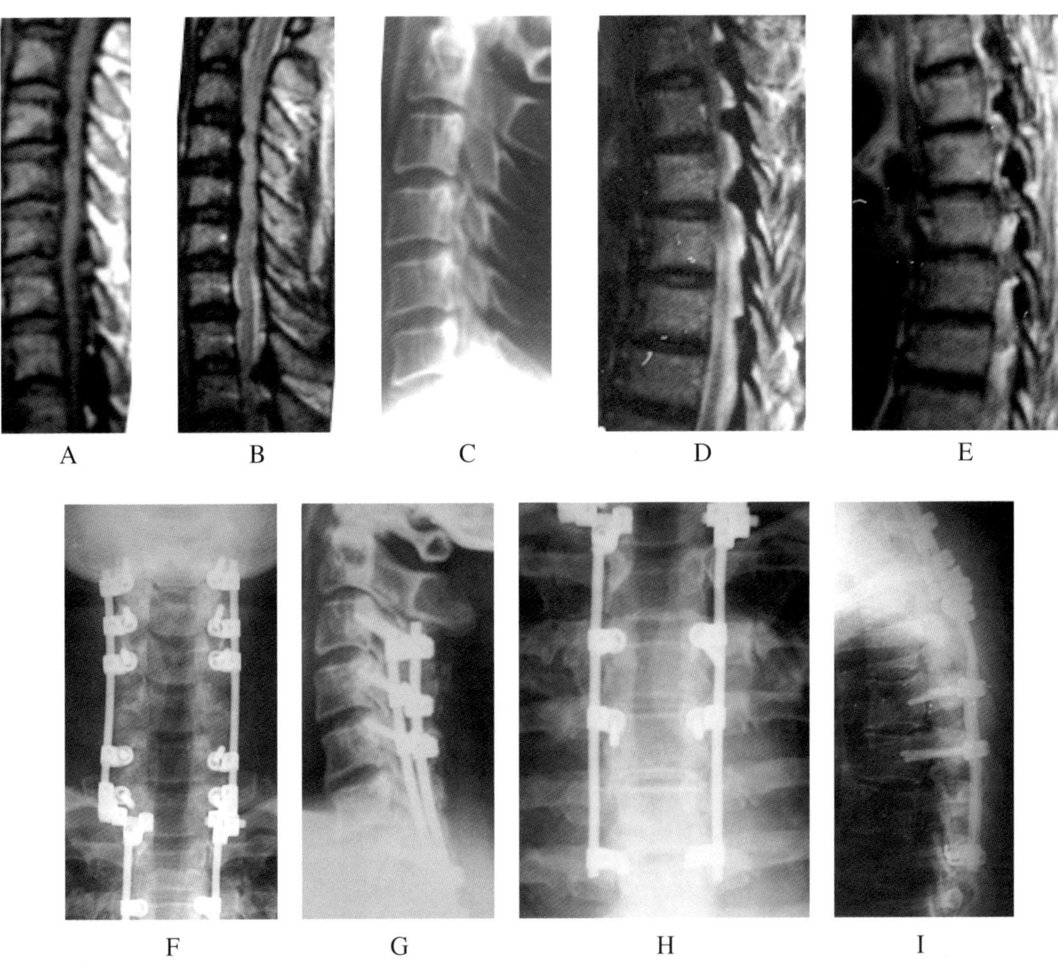

图 4-1-4-4-5　临床举例　例 5（A~I）

A~C. 颈椎 MR 及 CT 扫描矢状位显示 C_4~T_6 后纵韧带骨化及上胸段黄韧带骨（钙）化；

D、E. 胸椎 MR 矢状位显示上胸段多发黄韧带骨化症；

F~I. 先行颈段后路减压及侧块螺钉固定，再行上胸段后路减压，钙化之黄韧带切除 + 侧块螺钉固定，术后正侧位 X 线片观

［例 6］图 4-1-4-4-6　男性，54 岁，因颈椎 OPLL 先行颈后路减压固定术，后发现 C_6~T_2 黄韧带骨化而再次手术。

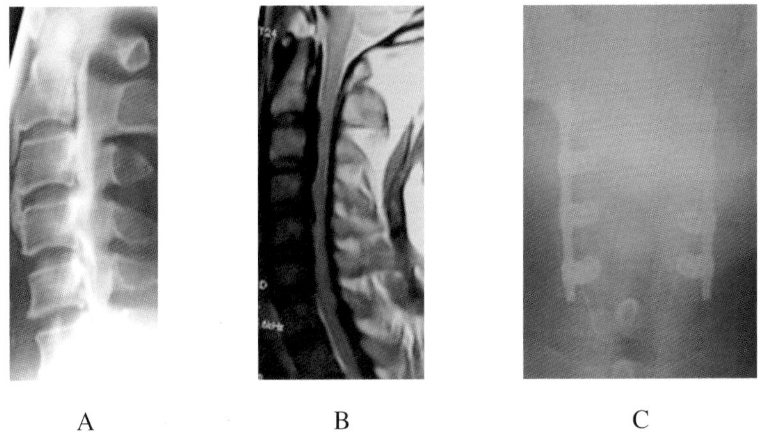

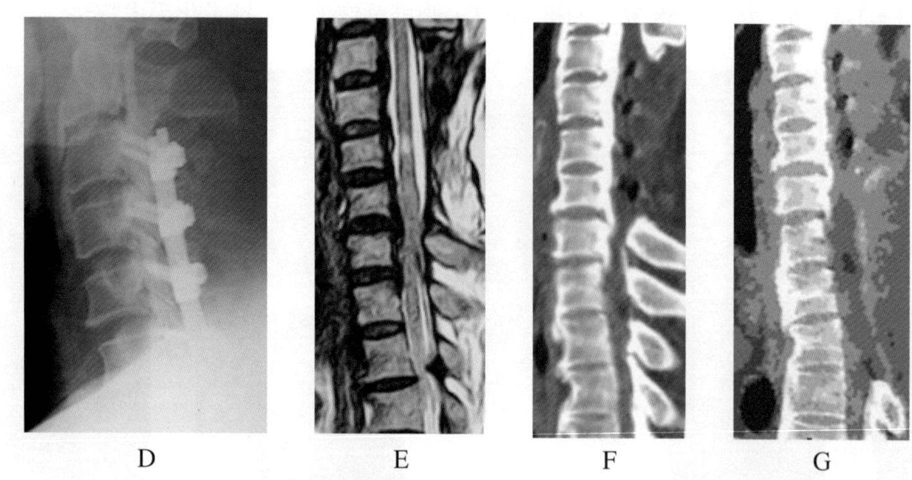

图 4-1-4-4-6 临床举例 例 6（A~G）

A、B. 第一次术前 X 线及 MR 矢状观；C、D. 第一次术后正侧位 X 线片；
E、F. 术后 MR 及 CT 显示 C_6~T_2 黄韧带骨化；
G. C_6~T_2 后路减压术后 CT 矢状位观，显示 C_6~T_2 椎管已扩大

［例 7］图 4-1-4-4-7 男性，57 岁，胸椎黄韧带骨化症（OLF）后路椎板切除减压及固定术。

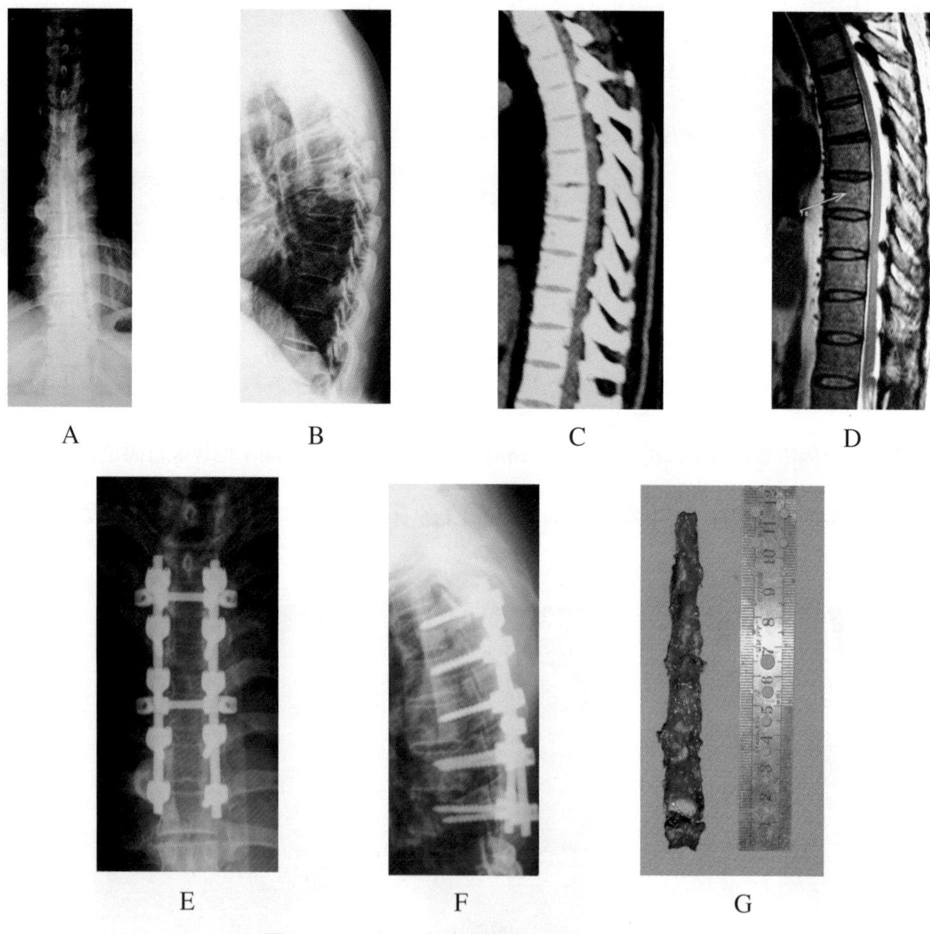

图 4-1-4-4-7 临床举例 例 7（A~G）

A、B. 术前正侧位 X 线片；C. CT 矢状面重建：T_4~T_{12} 多处黄韧带骨化；D. MR 矢状位 T_2 加权，显示 T_4~T_7 段黄韧带骨化明显；E、F. 术后 X 线正侧位片；G. 整块切除骨化之黄韧带（自卢旭华）

［例 8］图 4-1-4-4-8　男性，51 岁，因右下肢麻木感三月入院，拟诊 $T_{3\sim4}$ 黄韧带骨化症行胸椎后路减压固定术。

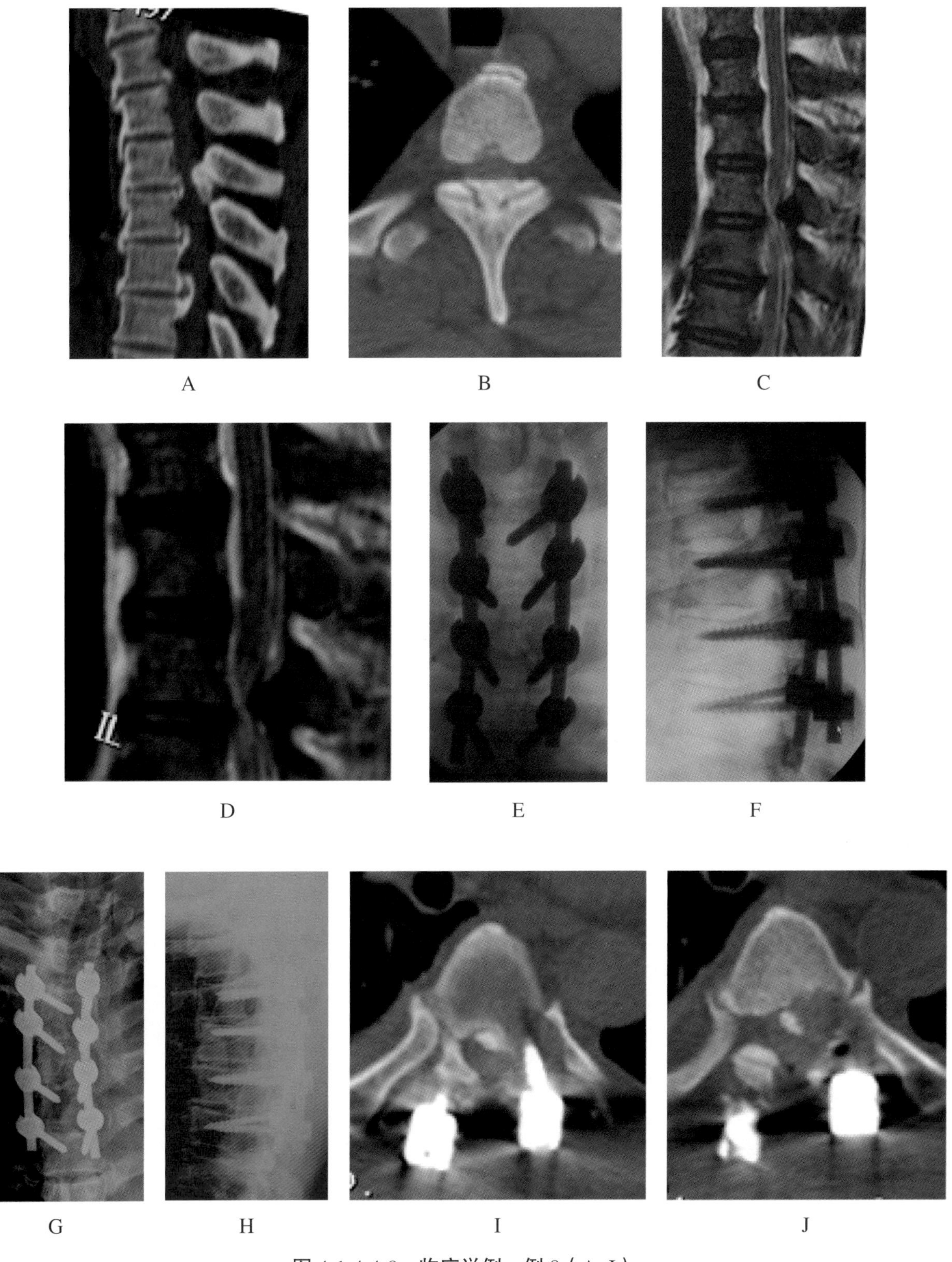

图 4-1-4-4-8　临床举例　例 8（A~J）

A、B. 术前 CT 矢状位及水平位扫描，显示 $T_{3\sim4}$ 黄韧带骨化；C、D.MR 矢状位所见；
E、F. 胸椎后路切骨减压及内固定手术中；G、H. 术后正侧位 X 线片；I、J. 术后水平位 CT 扫描（自李立钧）

［例 9］ 图 4-1-4-4-9 男性，56 岁，因 $T_{4\sim5}$ 黄韧带骨化症及 $T_{5\sim6}$ 椎间盘突出症伴双下肢不全瘫入院减压及内固定术。

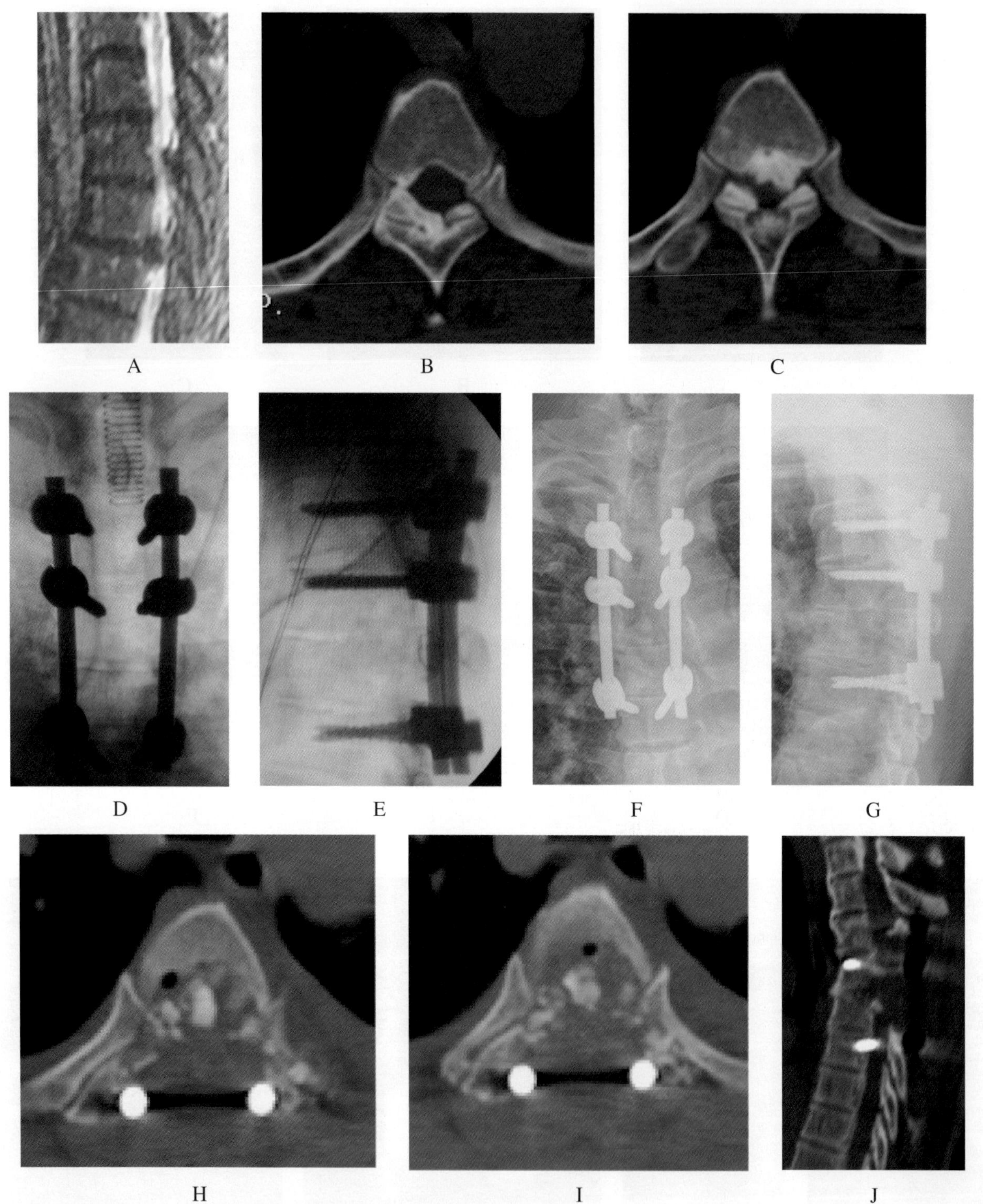

图 4-1-4-4-9 临床举例 例 9（A~J）

A. 术前 MR 矢状位显示 $T_{4\sim5}$ 及 $T_{5\sim6}$ 致压性病变；B、C. $T_{4\sim5}$ 及 $T_{5\sim6}$ 水平位 CT 扫描；D、E. 胸椎后路切除病变，减压及内固定术术中正侧位 X 线透视观；F、G. 术后正侧位 X 线片；H、I. 术后 CT 水平位扫描观；J. 术后 CT 矢状位扫描观（自李立钧）

第五节　胸椎黄韧带骨化症手术并发症及处理

一、OLF疗效概述

影响 OLF 疗效的因素较多，各学者的临床疗效评价标准有一定差异，这些传统和改良的后路减压方法的总体效果并不令人满意，主要原因有：早期并发症发生率高、未切除的骨化物的继续发展、瘢痕形成、OLF 复发、脊柱后凸畸形加重等。

二、OLF脊髓神经功能改善不明显或恶化

造成术后效果差的主要原因如下。

（一）术前病程长

脊髓长期受压，术中操作时少许震动、手术器械引起的内压增加、手术操作不慎及脊髓突然减压后发生再灌注、并对脊髓造成充血与水肿所致。因此在手术过程中，操作务必准确和精细，以免造成不良后果。用枪式咬骨钳咬除残存的骨化韧带及关节突。直视下可避免或减少对脊髓的直接刺激，禁用椎板钳“蚕食式”样咬除椎板，如果椎板钳下唇伸入椎板和硬膜间隙减压反复刺激、压迫脊髓，可能导致灾难性后果。国内外文献也证实病程超过两年的患者术后效果差。

（二）硬膜外血肿

也是导致术后脊髓压迫症状加重的原因之一，应注意术中止血和术后引流。笔者曾遇到过一例术后一周恢复良好的 OLF 患者因下床大便时用力不当导致椎管内静脉丛重新出血形成血肿而手术清创。

（三）减压不彻底

其他部位的 OLF 进展或手术部位的 OLF 复发，造成脊髓压迫。

（四）晚期胸椎后凸畸形

切除椎板节段过多及部分小关节切除后造成胸椎不稳定而未行内固定技术，从而使术后病情加重。

为了减少医源性脊髓损伤的发生，提高手术安全性以及切除的精确性，可利用手术图像导航系统指导切除操作，发现能提高切除的完整性及手术精度，减少对脊髓的扰动。

胸段脊髓对冲击的耐受力较差，再加上骨化黄韧带的压迫，脊髓无缓冲余地，脊髓处于高危状态，术中剧烈震动，椎管占位性器械的应用都极易造成不可逆损害，因此术中要应用有效、安全、动态、全程、即时的脊髓监测，皮层体感诱发电位 (CSEP) 监护可较好地满足以上要求，成为目前脊髓手术中最常用的电生理监测方式。CSEP 用作中枢神经系统检查是一种较客观的检测手段，有科学的生理学基础。CSEP 主要反映脊髓后索薄楔束深感觉传导功能，由于脊髓前、后索相邻，又为一体的软脊膜包绕，故 CSEP 也能间接反映前索及侧索情况。

三、OLF硬脊膜损伤导致脑脊液漏

脑脊液漏也是常见的手术并发症，主要是由于骨化物与硬脊膜粘连或硬膜囊骨化与 OLF 融合，此类病例硬脊膜多变得薄而脆，易在分离时引起硬膜破损，且破口多较大而不规则，可达 2~3 个间隙水平。

在处理骨化的黄韧带与硬脊膜粘连时，应注意细心分离。如果硬膜骨化而分离不开，可咬碎骨块，神经剥离子紧贴骨面切、分，硬脊膜

大多完整，有时硬脊膜破损但蛛网膜完整，如果两膜均破损，应根据情况修补，效果良好。裂口小于 0.1cm，则不予缝合，用游离脂肪组织或明胶海绵来填塞；0.1~1cm 裂口，用 7-0 无创线间断或连续缝合，缝合间距 0.5~2mm；裂口超过 1cm 时，以游离腰背筋膜片移植修复，筋膜宽度以 0.5cm 左右为宜。缝合后再在筋膜外加一薄层游离脂肪垫及明胶海绵，以减少术后粘连。以上均用生物蛋白胶封堵，术后适时引流，平卧休息。出现脑脊液漏者，局部予以棉垫加压包扎，背部压沙袋，应用抗生素预防感染，补充白蛋白及少量血浆。

四、深静脉血栓

发生率较前者为少，主要与年龄较大、过度肥胖、术前双下肢肌张力高而活动少、手术时间较长、俯卧位易使下肢血液淤滞、回流不畅等诸因素有关。此外，手术创伤性应激反应导致血小板反应，以致易形成血液高凝状态。

（陈德玉　卢旭华　王海滨　潘孟骁　王　亮　赵定麟）

参考文献

1 Acaroglu E. Contributing factors affecting the prognosis of surgical outcome for thoracic OLF (S.–U. Kuh et al.)[J]. Eur Spine J, 2006, 15(4):492.

2 Aizawa T, Sato T, Ozawa H, et al. Sagittal alignment changes after thoracic laminectomy in adults[J]. J Neurosurg Spine, 2008, 8(6):510–516.

3 Aizawa T, Sato T, Sasaki H, et al. Results of surgical treatment for thoracic myelopathy: minimum 2–year follow–up study in 132 patients[J]. J Neurosurg Spine, 2007, 7(1):13–20.

4 Aizawa T, Sato T, Sasaki H, et al. Thoracic myelopathy caused by ossification of the ligamentum flavum: clinical features and surgical results in the Japanese population[J]. J Neurosurg Spine, 2006, 5(6):514–519.

5 Ando K, Imagama S, Wakao N, et al. Examination of the influence of ossification of the anterior longitudinal ligament on symptom progression and surgical outcome of ossification of the thoracic ligamentum flavum: a multicenter study[J]. J Neurosurg Spine, 2012, 16(2):147–153.

6 Chen X Q, Yang H L, Wang G L, et al. Surgery for thoracic myelopathy caused by ossification of the ligamentum flavum[J]. J Clin Neurosci, 2009, 16(10):1316–1320.

7 Fan D, Chen Z, Wang D. Osterix is a key target for mechanical signals in human thoracic ligament flavum cells. J Cell Physiol 2007;211:577–84.

8 Gu Y, Chen L, Yang HL. Efficacy of surgery and type of fusion in patients with degenerative lumbar spinal stenosis. J Clin Neurosci 2009;16:1291–5.

9 Hirabayashi H, Ebara S, Takahashi J, et al. Surgery for thoracic myelopathy caused by ossification of the ligamentum flavum[J]. Surg Neurol, 2008, 69(2):114–116.

10 Inamasu J, Guiot BH. A review of factors predictive of surgical outcome for ossification of the ligamentum flavum of the thoracic spine. J Neurosurg Spine 2006;5:133–9.

11 Kaneko K, Sakamoto S, Toyoda K, et al. False negative in spinal cord monitoring using spinal cord–evoked potentials following spinal cord stimulation during surgery for thoracic OPLL and OLF[J]. J Spinal Disord Tech, 2006, 19(2):142–144.

12 Kang K C, Lee C S, Shin S K, et al. Ossification of the ligamentum flavum of the thoracic spine in the Korean population[J]. J Neurosurg Spine, 2011, 14(4):513–519.

13 Lang N, Yuan H S, Wang H L, et al. Epidemiological survey of ossification of the ligamentum flavum in thoracic spine: CT imaging observation of 993 cases[J]. Eur Spine J, 2012, [Epub ahead of print].

14 Li F, Chen Q, Xu K. Surgical treatment of 40 patients with thoracic ossification of the ligamentum flavum. J Neurosurg Spine 2006;4:191–7.

15 Li M, Meng H, Du J, et al. Management of thoracic myelopathy caused by ossification of the posterior longitudinal ligament combined with ossification of the ligamentum flavum–a retrospective study[J]. Spine J, 2012, 12(12):1093–102.

16 Li M, Wang Z, Du J, et al. Thoracic Myelopathy Caused by Ossification of the Ligamentum Flavum: A Retrospective Study in Chinese Patients[J]. J Spinal Disord Tech, 2012. [Epub ahead of print].

17 Liao CC, Chen TY, Jung SM, et al. Surgical experience with symptomatic thoracic ossification of the ligamentum flavum. J Neurosurg Spine 2005;2:34–9.

18 Muthukumar N. Dural ossification in ossification of the ligamentum flavum: a preliminary report. Spine 2009;34:2654–61.

19 Park B C, Min W K, Oh C W, et al. Surgical outcome of thoracic myelopathy secondary to ossification of ligamentum flavum[J]. Joint Bone Spine, 2007, 74(6):600–605.

20 Pascal–Moussellard H, Cabre P, Smadja D. Symptomatic ossification of the ligamentum flavum: a clinical series from the French Antilles. Spine 2005;30:E400–5.

21 Sanghvi A V, Chhabra H S, Mascarenhas A A, et al. Thoracic myelopathy due to ossification of ligamentum flavum: a retrospective analysis of predictors of surgical outcome and factors affecting preoperative neurological status[J]. Eur Spine J, 2011, 20(2):205–215.

22 Sun X, Sun C, Liu X, et al. The frequency and treatment of dural tears and cerebrospinal fluid leakage in 266 patients with thoracic myelopathy caused by ossification of the ligamentum flavum[J]. Spine (Phila Pa 1976), 2012, 37(12):E702–E707.

23 Tsukamoto N, Maeda T, Miura H. Repetitive tensile stress to rat caudal vertebrae inducing cartilage formation in the spinal ligaments: a possible role ofmechanical stress in the development of ossification of the spinal ligaments. J Neurosurg Spine 2006;5:234–42.

24 Wang K, Chen X. Contiguous multiple level ossification of yellow ligament causing thoracic cord compression in Chinese patients: a report of two cases. Case Rep Clin Pract Rev 2005;6:27–31.

25 Wang V Y, Kanter A S,Mummaneni P V. Removal of ossified ligamentum flavum via a minimally invasive surgical approach[J]. Neurosurg Focus, 2008, 25(2):E7.

26 Yayama T, Uchida K, Kobayashi S, et al. Thoracic ossification of the human ligamentum flavum: histopathological and immunohistochemical findings around the ossified lesion[J]. J Neurosurg Spine, 2007, 7(2):184–193.

27 Zhang H Q, Chen L Q, Liu S H, et al. Posterior decompression with kyphosis correction for thoracic myelopathy due to ossification of the ligamentum flavum and ossification of the posterior longitudinal ligament at the same level[J]. J Neurosurg Spine, 2010, 13(1):116–122

28 陈仲强，孙垂国，党耕町等. 手术治疗胸椎黄韧带骨化症的疗效及其影响因素 [J]. 中国脊柱脊髓杂志，2006，16(7)：485–488.

29 李方财，陈其昕，徐侃等. 胸椎黄韧带骨化症的手术方法选择 [J]. 中华骨科杂志，2010，30(11):1024–1029.

30 卢旭华，陈德玉，赵定麟等 . 胸椎黄韧带骨化症的外科治疗 [J] 脊柱外科杂志，2004，2(2)，72–74.

31 马永刚，刘世清，卫爱林等 . 胸椎黄韧带骨化症手术方式的探讨 [J] 中国矫形外科杂志，2010，18（9），784–787.

32 张志成，孙天胜，李放等. 半关节突椎板整块切除治疗胸椎黄韧带骨化合并硬膜囊粘连 [J]. 中华骨科杂志，2010，30（1）：1039–1043.

33 赵定麟，赵杰. 实用创伤骨科学及新进展. 上海：上海科学技术文献出版社，2000.

34 赵定麟. 脊柱外科学. 上海：上海科学技术出版社出版，1996.

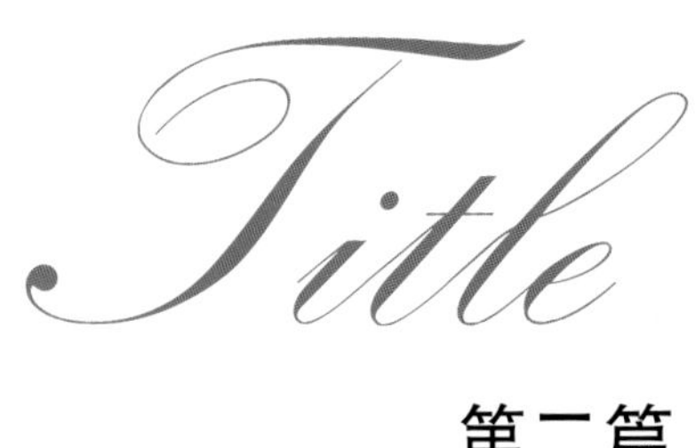

第二篇

腰椎椎管狭窄症

第一章　先天发育性及继发性腰椎椎管狭窄症　1676

第二章　先天发育性与继发性颈腰综合征　1706

第一章　先天发育性及继发性腰椎椎管狭窄症

第一节　腰椎椎管狭窄症基本概念

一、腰椎椎管狭窄症定义

先天发育性腰椎椎管狭窄症系由于先天椎管发育不全致椎管本身或根管矢状径狭窄而使脊神经根或马尾神经遭受刺激或压迫，并出现一系列临床症状者。因后天伤病而引起的椎管狭窄则属于继发性（或获得性）椎管狭窄。

二、腰椎椎管狭窄症概述

先天性发育性腰椎椎管狭窄症，其不同于后天获得性腰椎椎管狭窄症，是指先天椎管发育不全，以致椎管本身或根管矢状径狭窄而致使脊神经根或马尾神经遭受刺激或压迫，并出现一系列临床症状者；而后天由于各种伤病所引起的椎管狭窄症则属于继发性（或获得性）椎管狭窄。

在临床上，腰椎椎管狭窄症是导致腰痛或腰腿痛最为常见的疾病之一，其是一种慢性进行性硬膜囊及马尾神经受累疾病，是由椎管或根管狭窄引起其中内容物受压而出现相应的神经功能障碍。

从病理解剖状态上来看，椎管狭窄症（Vertebral Canal Stenosis）是指因组成椎管的骨性或纤维性组织异常，引起椎管有效容量减少，以致位于管道中的神经组织受压或刺激而产生功能障碍及一系列症状（图 4-2-1-1-1）。早于 1802 年 Portal 就发现当脊柱弯曲时可压迫椎管内结构，1900 年 Fraenke 报道胸椎椎板肥厚压迫脊髓之病例。1910 年 Sumito 曾报道因软骨发育不全发生的椎管狭窄，1911 年 Bailey 提出退变增生所产生的椎管狭窄，1937 年 Parker 报道黄韧带肥厚产生的椎管狭窄。但真正把腰椎椎管狭窄症作为一种独立疾病被阐述是 1954 年由 Verbiest 对椎管狭窄症做了较为系统的介绍之后。Shatzker 等认为椎管狭窄是由于椎管结构异常所致的局限性椎管狭小。1955 年 Shlesinger 第一次提出骨性侧隐窝的概念，并指出在腰骶水平椎间孔的内侧存在着骨性侧隐窝。而 Kinkaldy-Willis 等则认为椎管狭窄是骨性腰椎椎管的前后径和横径较正常狭窄或伴有椎管横断面的形态异常。

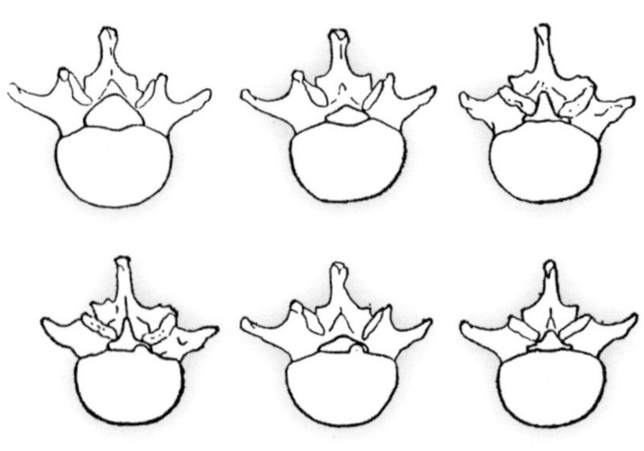

图 4-2-1-1-1　腰椎管狭窄之形态示意图
左上为正常椎管

Verbiest 提出的"发育性椎管狭窄症"，强调椎管的骨性结构发育不良为造成椎管狭窄的原因，并提出 X 线片测量椎管矢径小于 10mm 的属于绝对狭窄，10~12mm 为相对狭窄。后来许多学者研究认为单纯先天的椎管狭小一般是不产生脊髓及脊神经根病变，只有在此基础上再附加其他病变方才发病。根据多年的研究，我们发现，椎管狭窄除椎体后方之中央管矢状径外，两侧根管如果从正常的 5mm 减少至 3mm 以下，同样引起根性症状，甚至更为明显。但个体差异相距甚大，正常椎管如遇到硬膜囊过大时，同样可以出现椎管狭窄症状，笔者曾施术多例。好在当前 MR 及 CT 扫描已广泛用于临床，从而对本病的诊断变得更加容易。

三、腰椎椎管狭窄症发病机制

人处于胎生状态时，腰椎椎管呈卵圆形，但随着人体的发育、成长、负重、运动及其他活动而使腰部负荷增加，则促使腰椎椎管朝着增加力学负荷强度的方向发展。至成年时 L_5~S_1，甚至 L_4 的椎管大多呈三角形或三叶草形状态(图 4-2-1-1-2)，并使腰骶关节处承受 60%~75% 的伸屈活动量，L_4、L_5 为 15%~20%。此种椎管虽然力学强度增加，但椎管与根管的矢状径却明显减少。因此，椎管内的有效间隙相应缩小，易使马尾神经与脊神经根处于临界状态。任何可以增加椎管内压和缩小椎管容积的生理性因素（如腰部后伸、增加腹压、下肢活动等）及病理性因素（椎间盘突出与脱出、黄韧带肥厚、小关节增生与松动、椎体后缘骨刺形成等）均可直接激惹马尾或脊神经根，或是通过窦 - 椎神经的反射而出现根性症状。

归纳以上所述，其发病机制以图 4-2-1-1-3、4 表示。

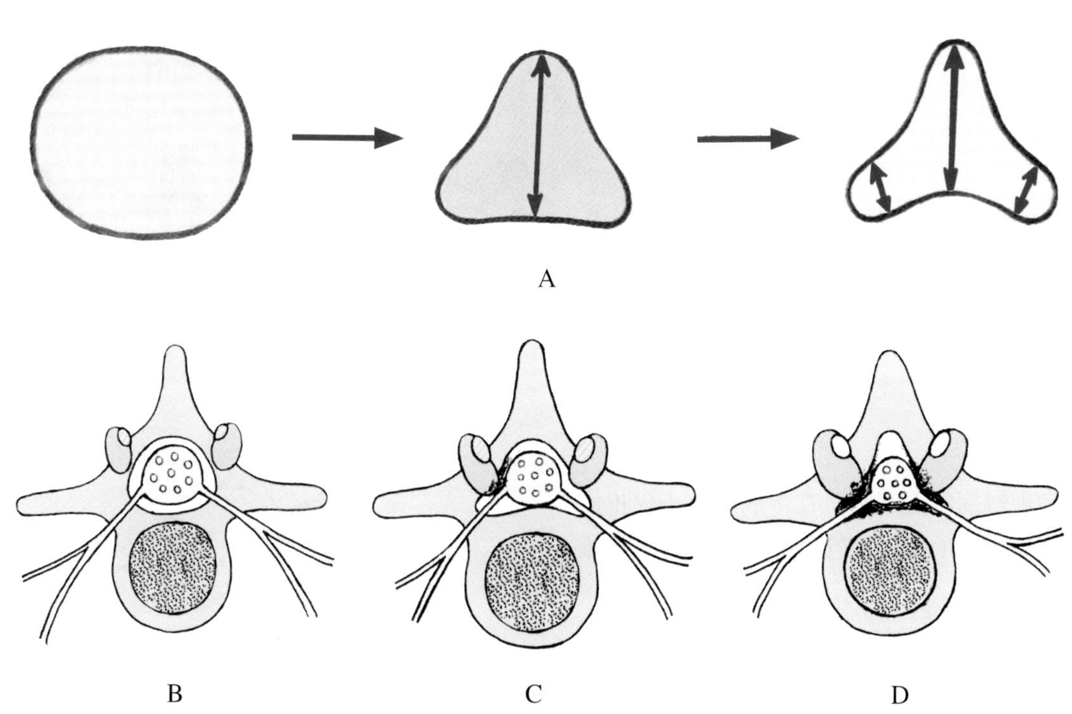

图 4-2-1-1-2　椎管形态的演变示意图（A~D）

A. 胎生后下腰椎椎管形态的演变；

B~D. 腰椎椎管各种形态：

B. 圆形、椭圆形椎管；C. 三角形椎管；D. 三叶草形椎管

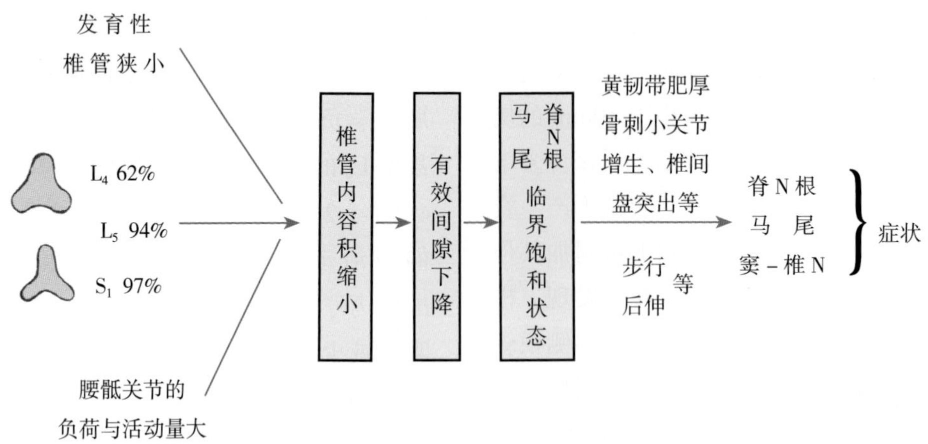

图 4-2-1-1-3　腰椎管狭窄症的发病机理示意图

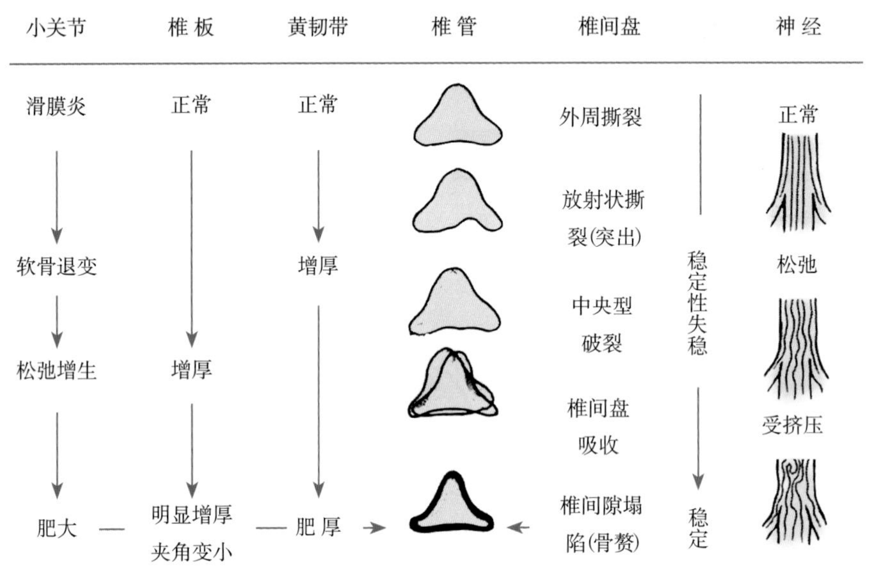

图 4-2-1-1-4　腰椎管狭窄症病理演变过程示意图

从病理解剖学上观察，在本病时，不仅椎间孔中央部及侧方（构成根管内口）矢径狭窄（椎管矢径小于 14mm，根管小于 3mm 者即属狭窄），且椎板明显增厚（多超过 4mm，甚至可达 6mm 以上），两侧椎板之间夹角变小（严重者呈直角，甚至锐角状），黄韧带肥厚（正常为 3~4mm，超过 5mm 者属肥厚）及小关节变形或肥大。因此在手术治疗时应考虑上述特点，并认真对待，避免误伤（图 4-2-1-1-5）。

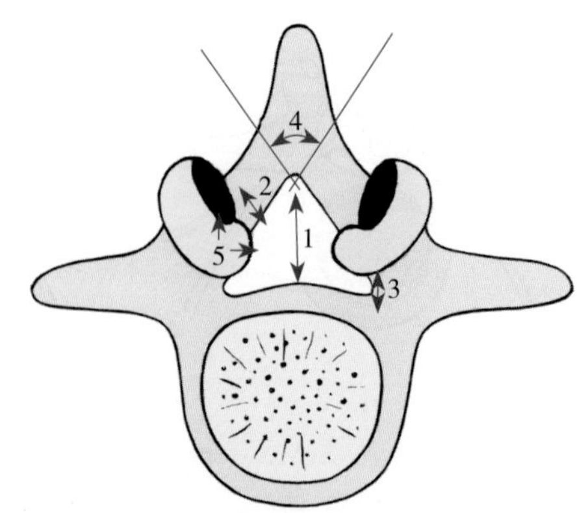

图 4-2-1-1-5　发育性椎管狭小的解剖学特点示意图

1. 矢状径 <14mm；2. 椎板厚度 >5mm；3. 椎弓根短；4. 椎板交角 <90°；5. 小关节过长、肥厚或变形

在临床上并非每个病例均有上述病理改变，其中约 1/3 病例可能仅有黄韧带肥厚，骨性改变与上关节突增生、内聚所引起的病理解剖改变不尽相同，图 4-2-1-1-6、7 两图可补充说明 。病理改变严重者往往伴有胸椎及颈椎椎管全般性狭窄，约占 10%~15%。继发性因素引起椎管狭窄，或是加剧原发性椎管狭窄程度的在临床上更为多见（图 4-2-1-1-8）。

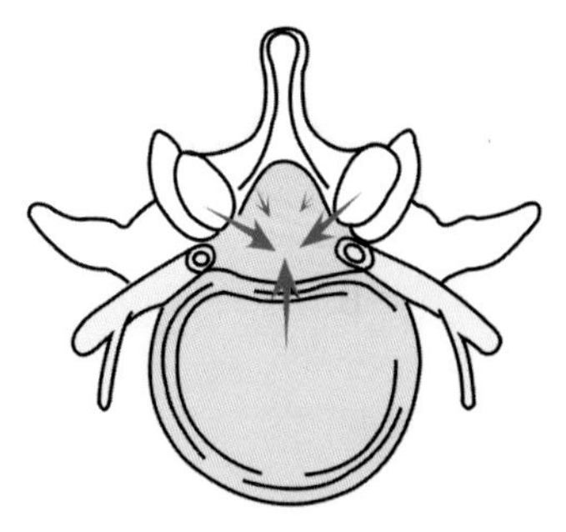

图 4-2-1-1-6　椎管狭窄示意图
椎管骨性因素易导致椎管中央型狭窄

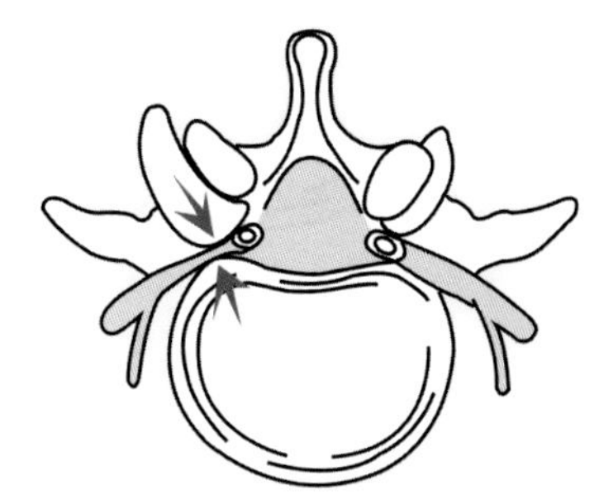

图 4-2-1-1-7　根管狭窄示意图
上关节突等增生多导致侧型椎管（根管）狭窄发生

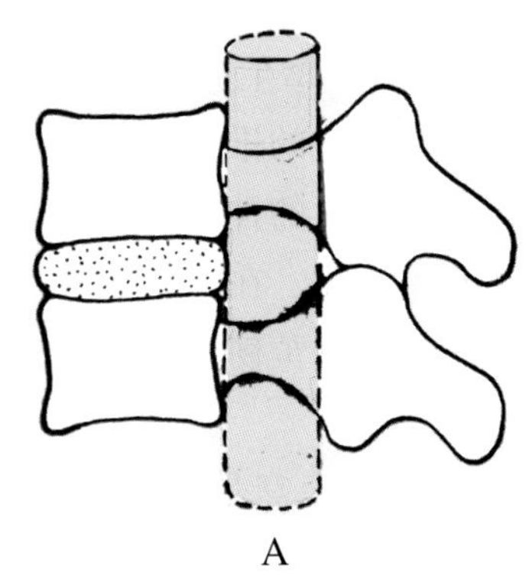

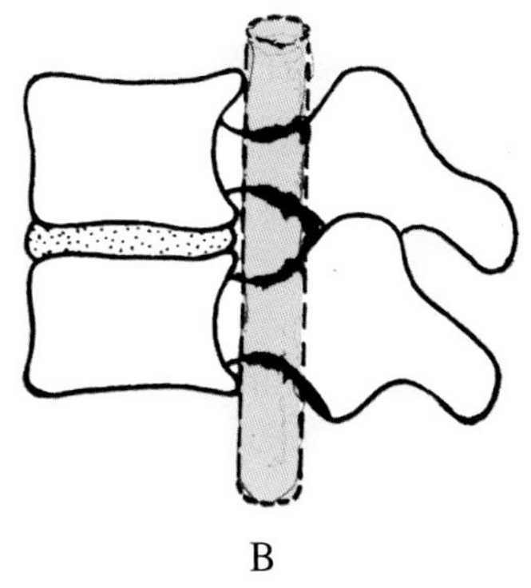

A　　B

图 4-2-1-1-8　继发性椎管狭窄示意图（A、B）
后天退变因素更易引起或加剧椎管狭窄程度　A. 正常状态；B. 退变后椎管狭窄状态

第二节　腰椎椎管狭窄症主要分类

在临床上，一般将腰椎椎管狭窄症分为以下两大类，即：先天发育性腰椎管狭窄症与后天获得性腰椎椎管狭窄症，现分述于后。

一、先天发育性椎管狭窄症

本型又可称为原发性腰椎管狭窄症，在临床上又可分为以下两种类型。

（一）特发性腰椎椎管狭窄症

本型较为多见，且有地区性与家族性特点。其不仅椎管中央部及侧方（构成根管内口）矢状径狭窄（椎管矢状径小于 14mm 为相对狭窄，而椎管矢状径小于 12mm、根管小于 3mm 者即属狭窄），且椎板明显增厚（多超过 4mm，甚至可达 6mm 以上），两侧椎板之间夹角变小，黄韧带肥厚（正常为 3~4mm，超过 5mm 者属肥厚）及小关节变形或肥大（图 4-2-1-2-1）。发育性狭窄从病理解剖观察，其主要特点是：

1. 椎管矢径狭小，尤以中部；
2. 多节椎管发病，一般在二节以上；

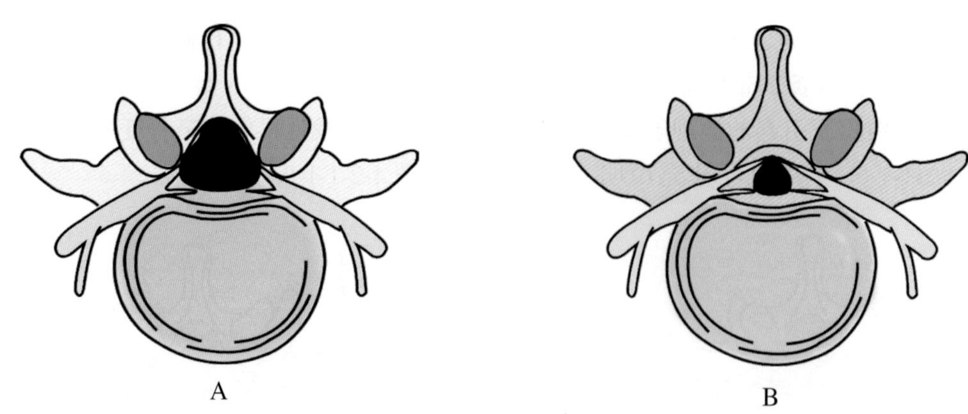

图 4-2-1-2-1　腰椎管容积示意图（A、B）

A. 正常腰椎管容积；B. 发育性腰椎管狭窄椎管容积减小

3. 椎板头侧缘矢径 A 与椎板尾侧缘矢径 B 的比值（Ratio of the Sagittal Diameters,RSD）即 A/B=RSD 正常在 1 以下，如大于或等于 1，则为发育性狭窄；单纯发育性狭窄者在腰椎管狭窄症所有病例中约占 1%~2%，说明发育性狭窄症并非多见，因此，对于任何原因的狭窄，先应考虑是否继发性狭窄症。

（二）软骨发育不全性 (Achondroplasia) 腰椎椎管狭窄症

临床上少见，其为本病诸多症状中之一种表现。

二、后天获得性椎管狭窄症

（一）退变性

由于退变所引起的椎间关节松动，黄韧带松弛、肥厚与内陷，椎体边缘骨刺形成，小关节松动与增生及椎板增厚等均可能导致腰椎椎管及根管内径（尤其是矢状径）变小而引起临床症状（见图 4-2-1-1-4）。腰椎退变性改变在 50~70 岁的老年人群中普遍存在，可有些人并不表现出任何神经压迫症状。虽然椎弓根发育性较短等先天性因素是腰椎管狭窄的解剖学基础，但腰椎管狭窄患者往往伴有关节突关节的骨性关节炎改变，关节突增生是退变性腰椎管狭窄的主要病理因素。关节突关节属于滑膜关节，可发生退变、增生、肥大，进一步占据有限的椎管空间，此种病理改变多发生在 $L_{4\sim5}$ 和 L_5~S_1 节段。椎间盘退变所造成的高度降低可改变关节突的排列方向，使小关节旋转、重叠而缩小椎间孔容积，严重者可直接顶压在神经根上。关节突增生造成的椎管狭窄是静力性的，与黄韧带所造成的椎管狭窄不同，轻微的脊柱后伸即可造成明显的神经压迫症状，而改变体位对缓解症状不明显。在椎管中央或上关节突止点明显增生、肥厚的黄韧带也会加重相应部位的神经症状。

腰椎管侧隐窝是指下腰椎椎管向侧方延伸的狭窄间隙，主要发生在三叶草形椎管，其前面结构为椎间盘、椎体后壁，外侧为椎弓根，后侧为上关节突、椎弓峡部，内侧边界为硬膜外脂肪，整个间隙略呈扁三角形。发生狭窄的原因多为上关节突的增生及椎间盘的后外侧突出。侧隐窝正常矢状径 ≥ 5mm，<3mm 为绝对狭窄。椎间孔上下由椎弓根构成，后侧为上下关节突、韧带，前侧为椎间盘、椎体后上、后下部。椎间孔形状类似倒置的泪滴，上宽下窄，高度 15~23mm，上部宽度 8~10mm。椎间孔的高度少于 15mm，椎间盘高度少于 4mm 均易发生神经根受压的可能。

根据关节突及椎间盘、黄韧带的病变程度，退变性腰椎管狭窄可分为中央型、外侧型及混合型三种。中央型腰椎管狭窄的致病因素主要来自椎管中央部位（图 4-2-1-1-6），如黄韧带的增生、肥厚（占主要因素），下关节突的增生，椎板的增厚、内陷，椎间盘中央突出等。临床症状主要表现为间歇性跛行。而外侧型椎管狭窄（图 4-2-1-2-2）的致病因素来自上关节突的增生（占主要因素），椎间盘的后外侧突出，黄韧带的上关节突止点部位的增生、肥厚。上关节突的增生是导致侧隐窝狭窄的主要因素，外侧型椎管狭窄往往伴有下肢的放射性神经症状，此型主要与腰椎间盘突出症相鉴别。实际上，此型也往往是腰椎间盘突出症后期的必然结果。但上关节突的严重增生也可导致中央型椎管狭窄的发生，下关节突的严重增生同样可能压迫神经根（图 4-2-1-1-6、7）。混合型腰椎管狭窄则包括了中央型、外侧型的致病因素，当因腰椎间盘退变而造成椎间盘突出时会刺激椎板部位的骨膜，形成增生的骨赘，导致椎管或椎间孔的狭窄。此型多见于重体力劳动者，其临床症状多较复杂，且易丧失劳动力。椎间盘退变、高度减低也会造成马尾神经松弛，椎管内容物增加，使有限的椎管容积代偿能力进一步减少（图 4-2-1-2-3）。

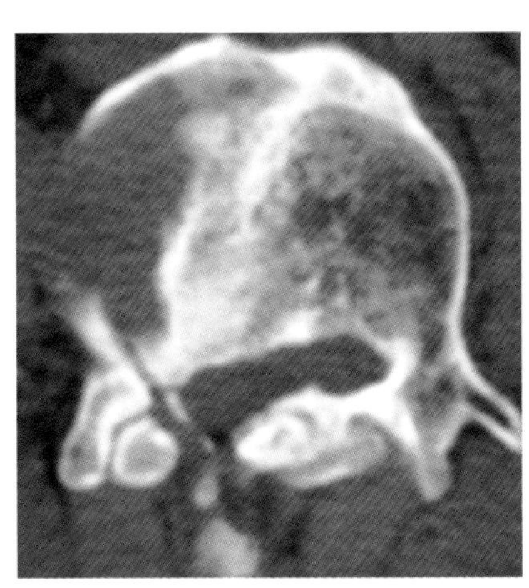

图 4-2-1-2-2　临床举例　L_3 椎体陈旧性骨折后骨折块后移、椎板骨折后内陷及局部骨痂形成而导致外伤性椎管狭窄

伴有严重关节突增生和黄韧带肥厚的退变性腰椎管狭窄患者在身体直立位时所造成椎管内静脉丛充血也会形成对神经的压迫，而感觉神经纤维对压迫的敏感性高于运动神经纤维，这表现在腰椎管狭窄患者中经常出现下肢远端的疼痛、麻木，而并不伴有明显的下肢无力症状。

（二）创伤性

指因腰椎骨与关节外伤本身，以及其后的骨痂生成、骨折片移位及增生性反应等，均可引起椎管狭窄（图 4-2-1-2-3）。此型临床上亦较为多见，应注意及早予以判定，并选择相应之治疗措施。

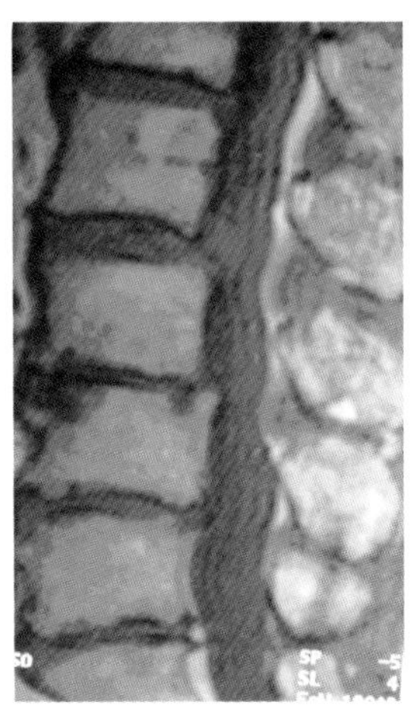

图 4-2-1-2-3　临床举例　椎间隙高度下降及位移导致马尾神经排列改变

MR 提示椎间盘退变、椎节位移、椎间高度降低造成马尾神经松弛、皱褶

（三）医源性

指因腰骶部各种手术，包括椎板切除术，或脊椎融合术，或内固定及髓核溶解术等均有可能因骨质增生或骨痂形成而引起椎管或根管狭窄。

（四）混合型

指多种因素共存者，大多是以轻度先天发育性为主，伴有退变性及椎间盘突出等任何两种以上混合并存者。

（五）其他

指上述几种原因外的各种病因，例如氟骨症、畸形性骨炎及特发性脊柱侧弯等均可引起椎管狭窄。

第三节　腰椎椎管狭窄症病理解剖特点

一、腰椎椎管狭窄症病理解剖概述

从病理解剖角度来看，凡是腰椎椎管、神经根管或椎间孔的骨性与纤维性结构出现增生、肥厚、内陷及其他占位性改变，均可引起管腔狭窄而对马尾或神经根造成刺激或压迫而出现各种症状。此类病例，统称为腰椎椎管狭窄症。

二、三大临床症状病理生理学基础

（一）原发性腰椎椎管狭窄

原发性腰椎椎管狭窄症，主要是由于椎节在生长过程中因发育不良所造成的，其中包括椎弓根变短，两侧椎弓根横径间距较近，两侧椎弓与棘突相交的夹角狭小，发育性椎板肥厚、椎体后缘或小关节的骨质肥大或变异等均属于此范畴。

（二）继发性腰椎椎管狭窄

【主要病理解剖特点】

继发性椎管狭窄症是指后天因素所造成的，其中包括黄韧带的肥厚（亦可为先天性，但少见）与松弛、椎体间关节的松动与脱位、椎间盘的突出与脱出、小关节突及椎体后缘的骨质增生等均属后天因素，其大多见于成年之后。医源性椎管狭窄症是由于医疗后所产生者，其原因有腰椎髓核摘除术后并行自体植骨、椎弓骨折行异体植骨、棘间韧带切除行椎体融合术、压缩性骨折后行脊椎融合术等。这些患者都可能在植骨融合过程中，由于骨质的过度反应而逐渐出现腰腿痛，并伴有马尾性间隙跛行。因退变性所致的骨性狭窄在临床上相当多见，尤其是我国进入老年社会后；其病理改变主要有椎体后上缘骨质增生，此时，增生的骨质可以从前方向后突入侧隐窝；关节突的增生与肥大亦可使侧隐窝狭窄；此外，椎间盘及椎体退变引起椎节滑脱，亦归属退变性。软组织改变引起狭窄主要指椎间盘退变性纤维环膨出、突出与脱出，黄韧带肥厚，后方小关节囊的松动与内陷等。这些因素均可使黄韧带和椎间隙过度狭窄而挤压神经根。

【侧隐窝多呈狭窄性改变】

侧隐窝 (Lateral Recess)，实质上是椎管向两侧延伸之间隙处，大多存在于三叶草形椎管两侧边缘处。

侧隐窝有上、下两段之分：

1. 上部　为骨关节组织，其构成：前方为椎间盘纤维环及椎骨后上缘，后方为上关节突冠状部、关节囊、黄韧带及下关节突前缘，外为椎间管（孔）狭窄的下部，内则向硬膜囊、呈开放状。

2. 下部　为骨性结构，其构成：前为椎体后面，后为椎板峡部，外侧为椎弓根，内为硬膜囊，外下为椎间管（孔）内口，为一略呈三角形的扁间隙。

侧隐窝之前后径在 3mm 及以下者为狭窄，5mm 以上为正常。

除前述解剖因素外，骨化的后纵韧带向侧方的隐窝延伸亦可造成神经根压迫。侧隐窝空间的大小与椎管的发育形态有密切的关系。圆形、椭圆形及三角形椎管者，因其侧隐窝浅，不易发生狭窄。而三叶草形椎管状态下之侧隐窝大多较深，前后径小，从发育上就存在着狭窄的因素。因此，侧隐窝狭窄症都发生在下位腰椎，以 $L_{4\sim5}$ 及 $L_5\sim S_1$ 之三叶草形椎管之病例发生率最高，达 95% 以上。

【其他病理解剖特点】

1. 硬膜外改变　腰椎椎管狭窄症病例手术后病理切片常可发现有黄韧带肥厚或钙化，硬膜外脂肪变性或纤维化，硬膜外亦可出现纤维束带形成及粘连等病理改变。

2. 椎板增厚　凡椎板厚度超过 8mm，黄韧带厚度超过 5mm 者，可视为增厚。

3. 椎间盘病理解剖改变　腰椎椎间盘之病理改变可分为以下三种形态，即椎间盘膨出 (Bulging)、椎间盘突出 (Protrusion，Herniation)

与椎间盘脱出 (Prolapse)。实质上，其是三个不同的病理过程。椎间盘的膨出一般有两个因素，一是间盘退行性变而发生脱水和纤维性变，失去固有的弹性而向周围膨出；二是退变的间盘纤维发生放射性裂隙，但此时髓核仍在纤维环内。椎间盘突出是外层纤维环断裂后髓核经断裂部外逸，并将后纵韧带与骨膜撕裂，通过后纵韧带形成对硬膜囊压迫之“疝”样突起，并压迫硬膜囊。而脱出，则是在前者基础上，髓核穿过后纵韧带上之裂隙进入椎管，并对硬膜囊直接形成局限性的致压物而压迫神经组织；个别情况下，髓核可穿过硬膜而进入椎管内。临床观察发现：膨出之椎间盘大多数是腰椎管狭窄症的组成部分。

（三）腰部后伸受限及疼痛

【临床表现】

指腰椎向后仰伸时患者诉说局部疼痛，并可放射至双侧或单侧下肢，但只要改变体位，包括将身体前屈或蹲下，或是开步行走，或骑车上路，症状则立即消失。此种现象亦可称之“姿势性跛行”。

【病理生理学基础】

此组症状的发生主要是由于管腔内有效间隙减少或消失之故。因为当腰椎由中立位改变到后伸位时，除使椎管后方的小关节囊及黄韧带挤向椎管和神经根管处，椎管长度亦缩短 2.2mm，椎间孔亦相应变狭，椎间盘突向椎管，神经根横断面亦随之增粗，以致管腔内压急骤增高。因此患者后伸必然受限，并由此而出现各种症状。但将腰部恢复至伸直位或略向前屈，则由于椎管又恢复到原来的宽度，症状也立即消除或缓解。因此这类患者虽不能挺胸站立，却可以弯腰步行，能骑车（即体位型者）。但如同时合并腰椎椎间盘脱出症时，则腰部不能继续前屈，甚至微屈也出现腰痛与坐骨神经痛症状。

三、其他症状病理生理学基础

除上述三大临床表现外，在临床上亦可出现以下其他症状。

（一）中央管（椎管）内受挤压症状

主要由于原发性椎管狭窄，或是继发性病变均可促使狭窄的椎管压迫马尾神经，产生马尾性间歇性跛行，其分为姿势型和缺血型两种。

【姿势型】

姿势型（Postural Form），即在站立和伸腰时都可使症状加重。Breig 曾在尸体上观察到伸腰时腰椎椎管可缩短 2.2mm，此时神经组织相应缩短变粗，但椎管壁的黄韧带则松弛前凸，椎间盘膨隆后凸，椎管造影剂在后伸位不易通过，改为向前弯腰位则可解除。

【缺血型】

缺血型（Ischemic Form）是下肢运动时支配下肢相应的神经缺血引起神经功能障碍，如行走无力，出现跛行，稍停后可改善。此型发病与腰椎伸直无关，改变体位将不受影响，但与血内氧张力有明确关系，因为在肌肉活动时，相关节段的脊髓血供增加，相应神经根在传导冲动时需氧量亦大为增加。马尾神经的血供都来自前后根动脉，这些动脉都是末梢动脉，不与其他动脉发生侧支联系，当有腰椎椎管狭窄时，这些根动脉大多受到部分梗阻或压迫，使在活动时不能扩张，从而引起马尾神经的血供不足而发生症状，停止活动后，症状即可改善。

（二）腰部症状

表现为腰痛、无力、易疲劳等一般性腰部症状，此主要是由于椎管内窦 - 椎神经受刺激之故。但屈颈试验为阴性，此不同于腰椎间盘突出症。

（三）下肢根性症状

多为双侧性，可与腰椎间盘突出症时相似，但其以步行时为甚，休息后即缓解或消失，因此直腿抬高试验多为阴性。此组症状亦可因椎管和（或）根管狭窄引起。

（四）反射异常

跟腱反射易受影响而出现减弱，此主要是由于腰椎部位愈低则椎管愈狭窄之故，因此 L_5~S_1 段易被波及而影响跟腱反射，而膝反射大多正常。

第四节　腰椎椎管狭窄症诊断、鉴别诊断及非手术疗法

一、腰椎椎管狭窄症诊断

（一）一般性腰椎椎管狭窄症之诊断

【概述】

本病诊断主要根据前述三大临床症状特点，尤应注意长期的腰骶部痛、两侧下肢不适、马尾神经性间歇性跛行、静止时体检多无阳性发现等为特征。凡中年以上患者具有以上特征者，均应疑及本症而作进一步检查。

【X线平片】

在发育性或混合性椎管狭窄者，主要表现为椎管矢状径小，椎板、关节突及椎弓根异常肥厚，两侧小关节移向中线，椎板间隙窄，退变者有明显的骨质增生。

在侧位片上可测量椎管矢状径，其测量标准见图 4-2-1-4-1，14mm 以下者示椎管狭窄，14~16mm 者为相对狭窄，在附加因素下可出现症状。一般 X 线平片亦可从正侧位片观察，也可用椎管与椎体的比值来判定是否狭窄（图 4-2-1-4-2）。

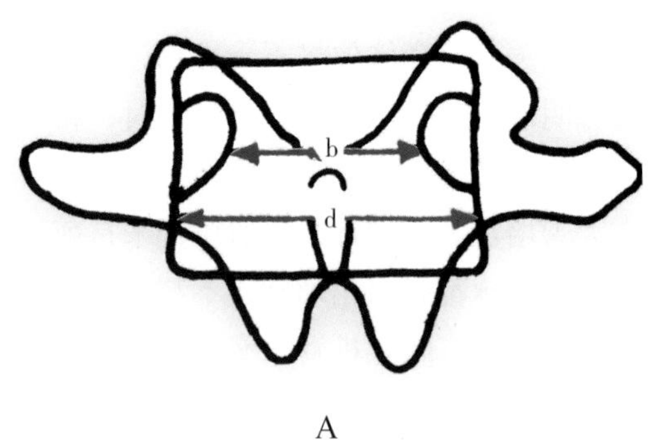

A

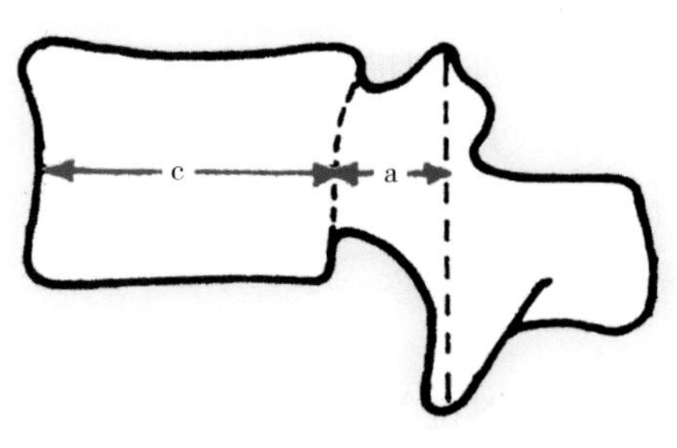

B

图 4-2-1-4-1　椎管及椎体测量示意图（A、B）
A. 后方观；B. 侧方观；a、b. 椎管矢状径及横径；c、d. 椎体矢径及横径

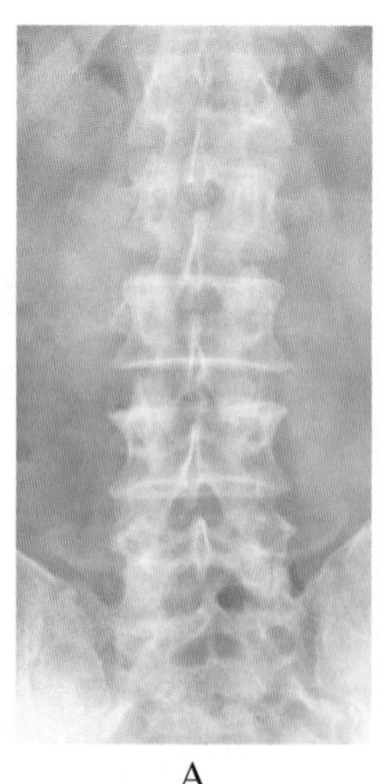

A

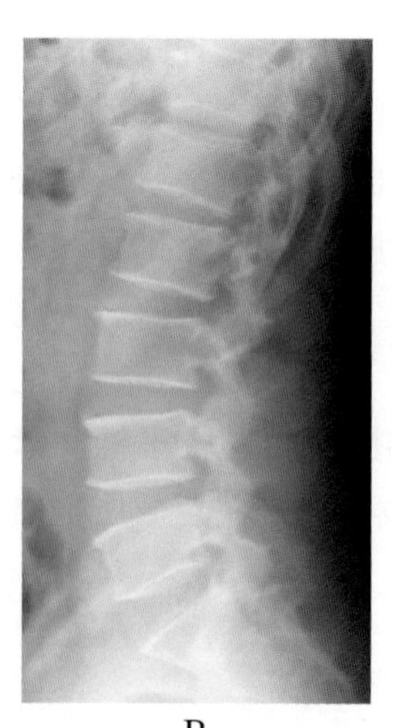

B

图 4-2-1-4-2　临床举例　X 线正侧位平片观察椎管矢径（A、B）
A. 正位片；B. 侧位片

【CT及CTM检查】

CT扫描可显示椎管及根管断面形态，尤其是水平位，可清晰显示属何种椎管，从而为诊断及治疗提供参考意见，特别是手术操作方面（图4-2-1-4-3~5）。CTM除了解骨性结构外，尚可明确硬膜囊受压情况及椎管狭窄全貌，目前应用较多（图4-2-1-4-6）。

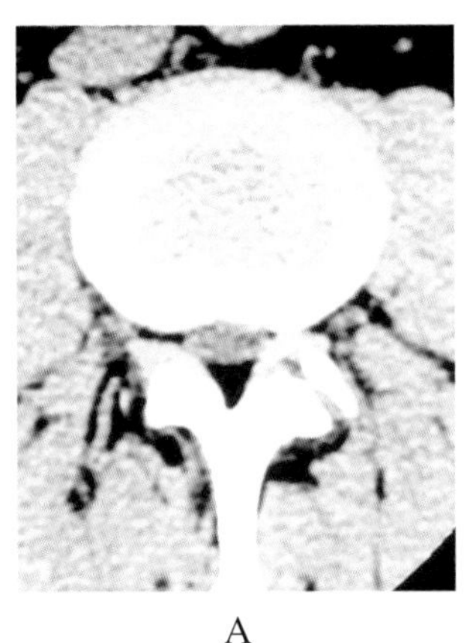

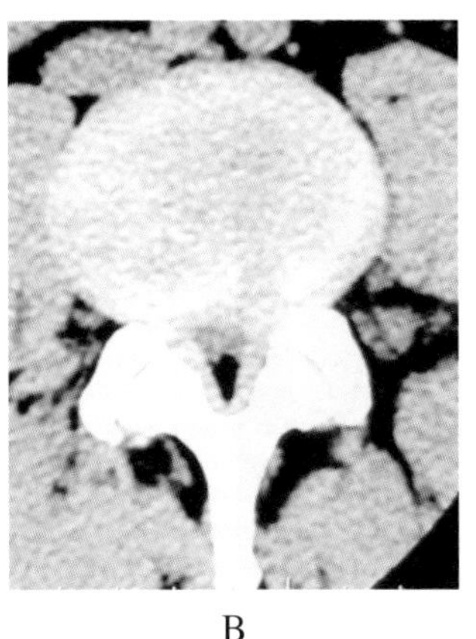

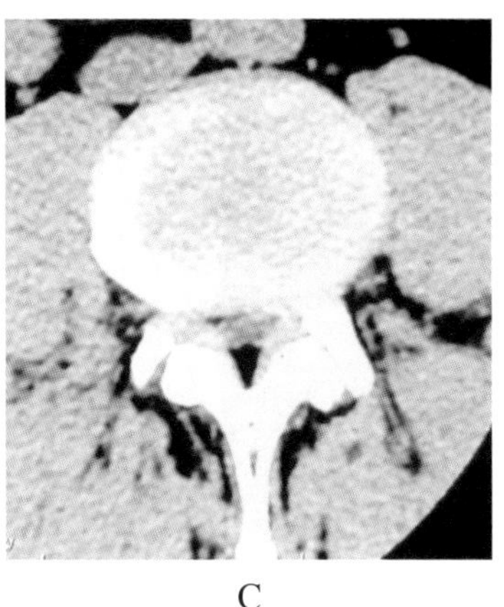

A B C

图4-2-1-4-3 临床举例 腰椎椎管狭窄CT扫描所见之一（A~C）

CT扫描横切位片显示：椎板增厚，椎板夹角变小，黄韧带肥厚，小关节肥大、内聚及根管变狭等异常改变

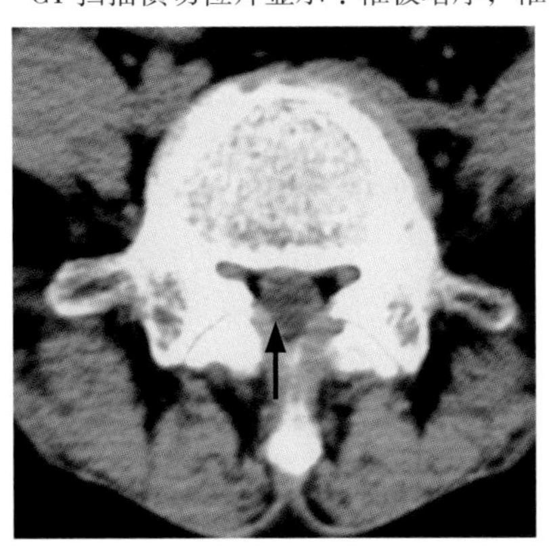

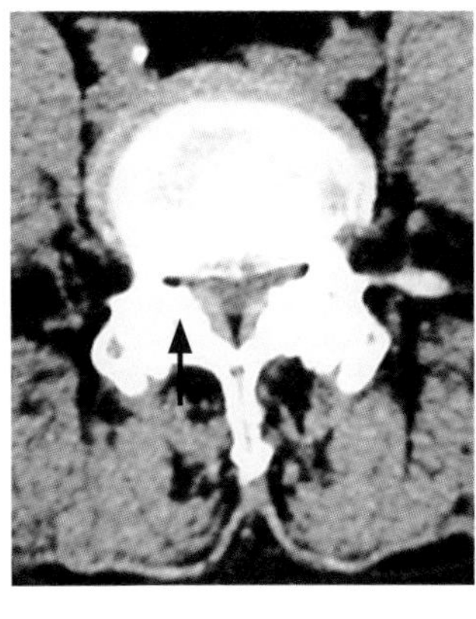

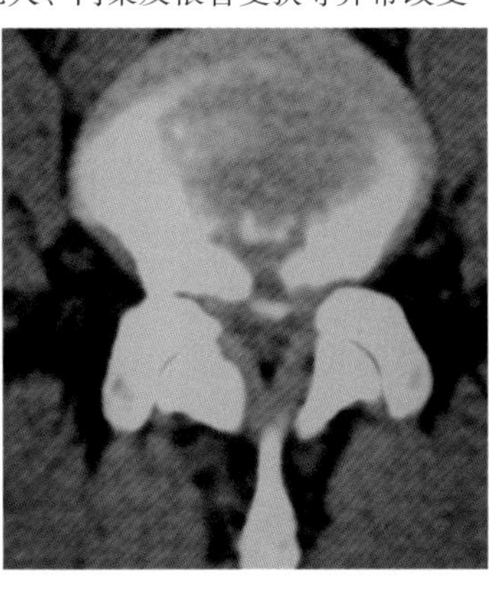

A B C

图4-2-1-4-4 临床举例 腰椎椎管狭窄CT影像所见之二（A~C）

A. CT横断面示箭头所指侧侧隐窝较对侧狭窄，神经根受压；
B. CT横断面示双侧侧隐窝均狭窄，神经根受压明显，箭头所指侧神经根已被淹没；C. CT横断面示黄韧带增厚

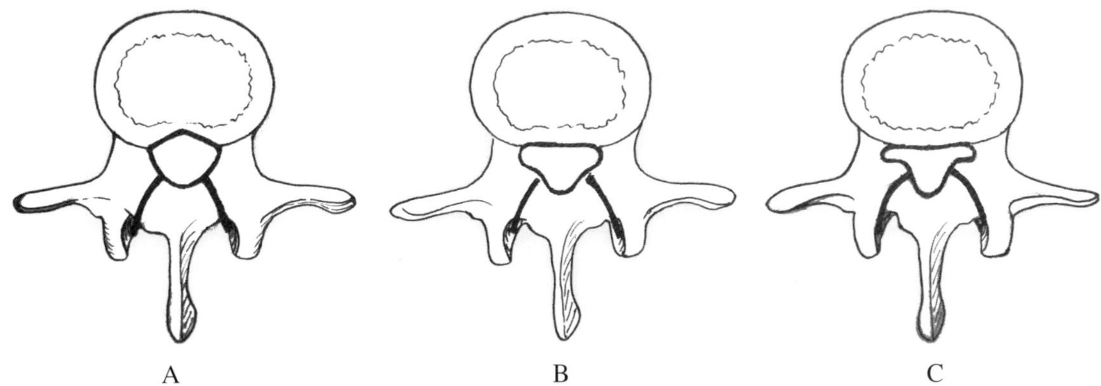

A B C

图4-2-1-4-5 从CT扫描水平位观易于判定椎管形态示意图（A~C）

A. 椭圆形；B. 三角形（草帽形）；C. 三叶草形，此形受压面积最大，也最重，施术难度亦大

【MR】

目前选用较多，尤其是拟手术病例，不仅具有 CT 扫描的优点，且对硬膜囊、椎间盘及神经受压状态易于观察和判定，可以明确显示腰椎椎管病理状态时的全貌。目前大多数骨科医师已将其作为常规检查（图 4-2-1-4- 7~12）。

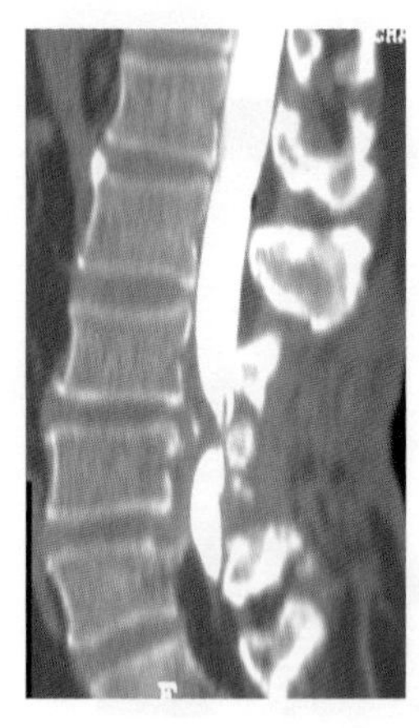

图 4-2-1-4-6　临床举例　腰椎 CTM+ 造影所见

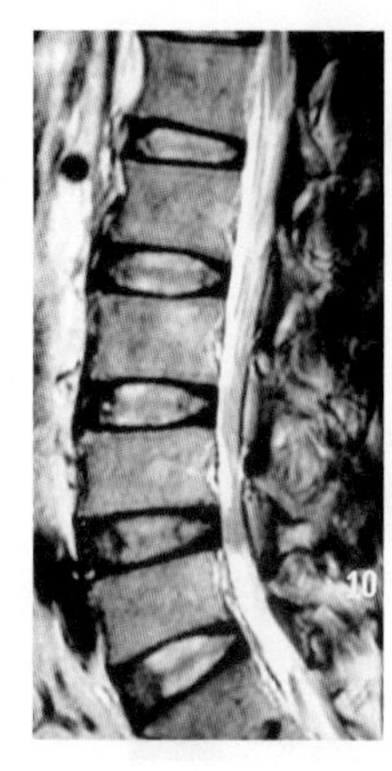

图 4-2-1-4-7　临床举例　腰椎 MR 所见

MR 矢状位显示腰椎椎管之绝对值及比值均明显小于正常

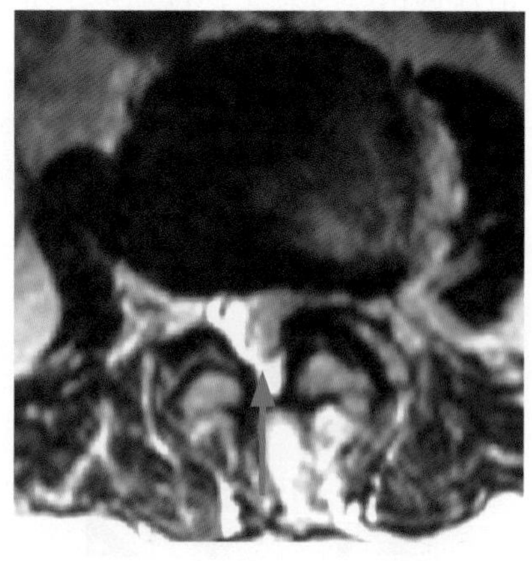

图 4-2-1-4-8　临床举例　腰椎 MR 横断面所见

MR 横断面 T_2 加权示硬膜外及一侧神经根周围脂肪信号因椎管狭窄中断（箭头所示）

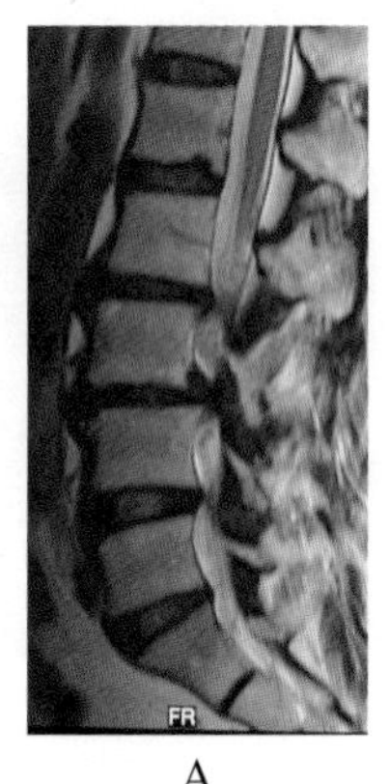

A

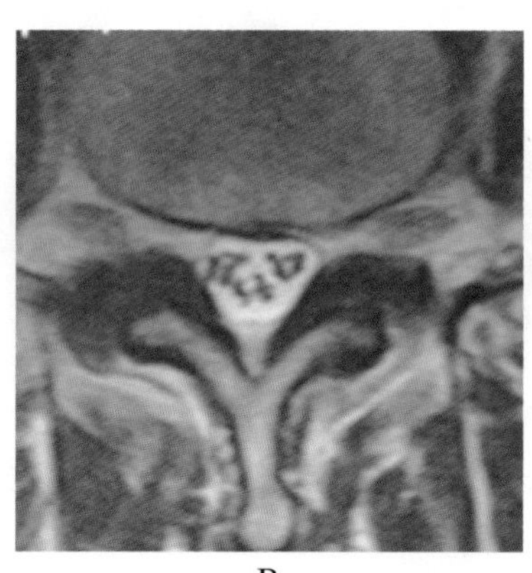

B

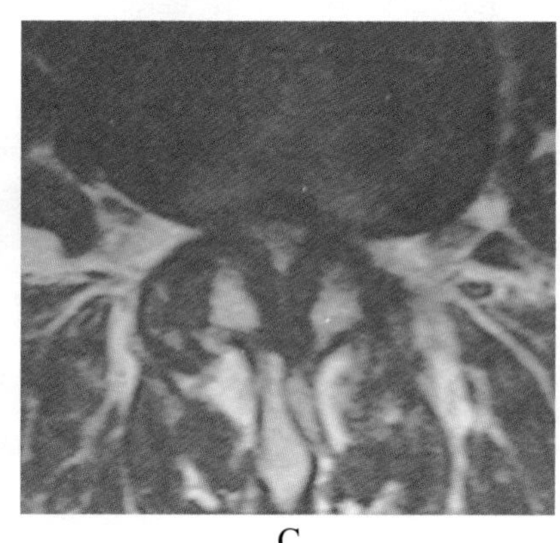

C

图 4-2-1-4-9　临床举例　腰椎管狭窄 MR 影像（A~C）

A. 椎管的矢状位图；B. 正常腰椎管 MR 横断面图；C. 椎管狭窄横断面示马尾神经聚集

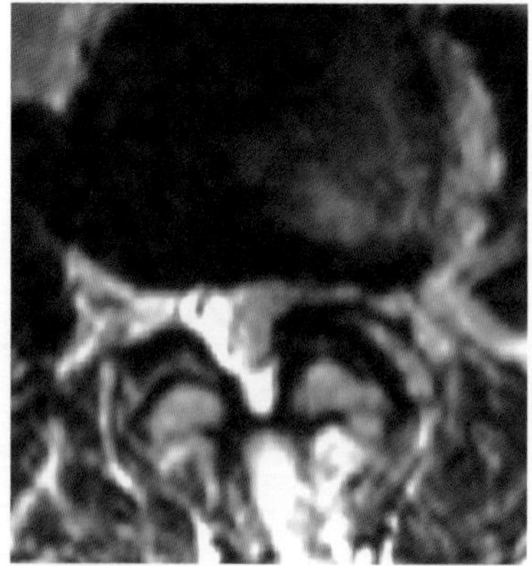

图 4-2-1-4-10　临床举例　MR T_2 加权横断面显示硬膜外与右侧神经根周围脂肪信号因椎管狭窄而消失

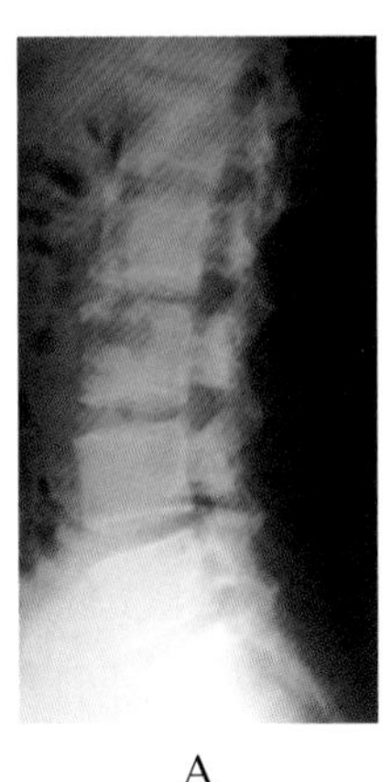
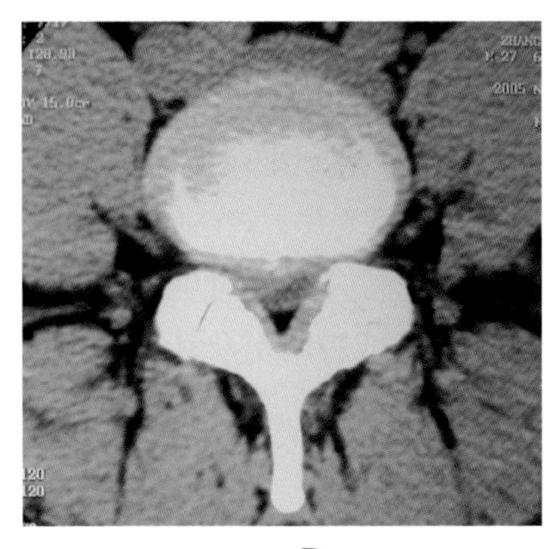

A　　B

图 4-2-1-4-11　临床举例　患者，男性，23 岁，以腰痛伴右大腿外侧疼痛为主诉就诊（A、B）

A. X 线侧位片示腰椎椎弓根发育较正常明显为短；B. CT 横断面示椎管狭窄、关节突肥大、椎板较厚及黄韧带增生

【椎管脊髓造影】

常在 L_2、L_3 椎间隙穿刺注药造影，此时可出现尖形中断、梳状中断及蜂腰状改变，基本上可了解狭窄全貌（图 4-2-1-4-12）。由于本检查属侵入式，目前已少用。

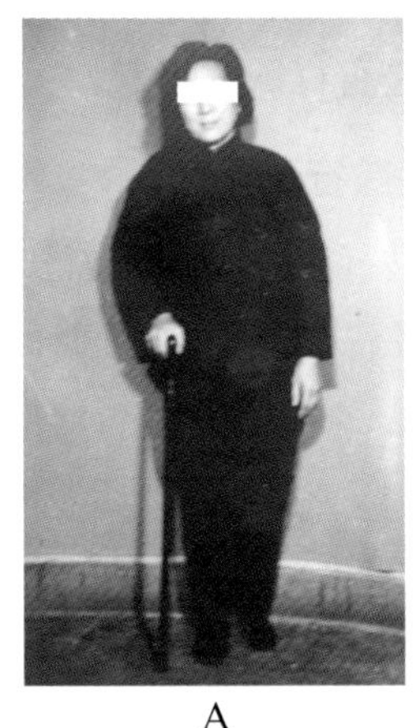
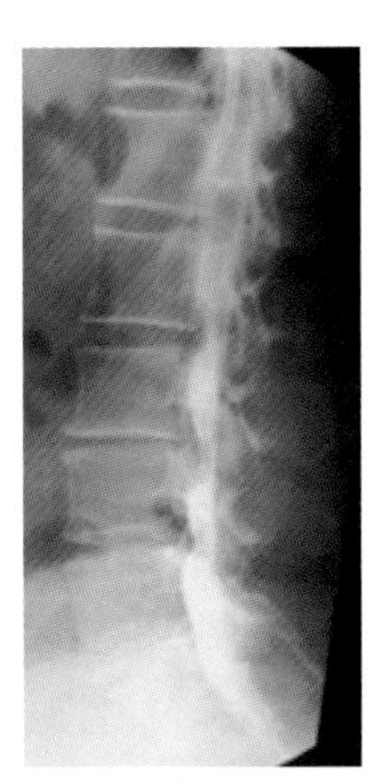
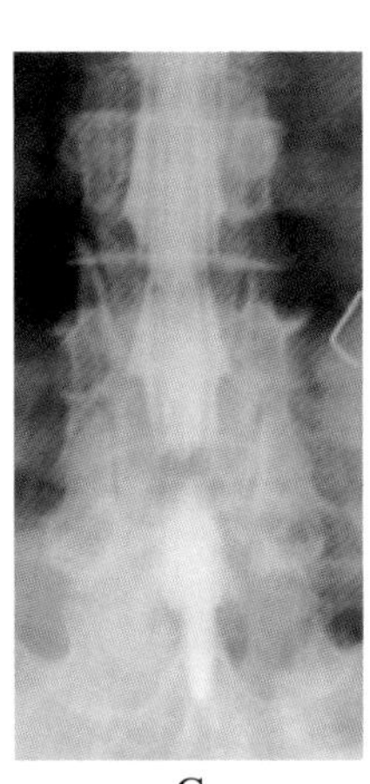
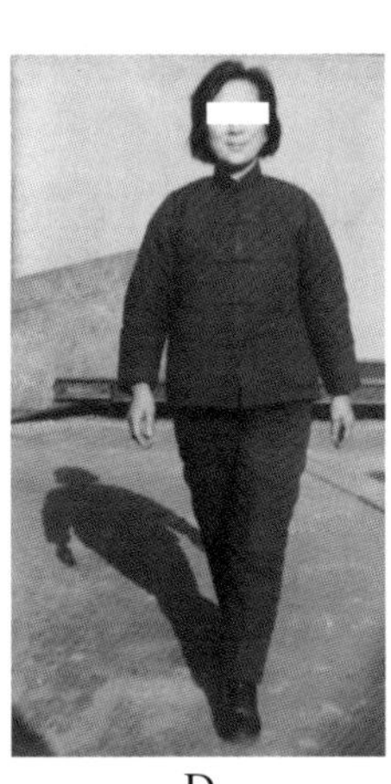

A　B　C　D

图 4-2-1-4-12　临床举例　腰椎椎管狭窄椎管造影及手术前后对比（A~D）

A. 术前拄拐来院；B. 侧位片示腰椎管狭窄、梗阻明显，椎节呈蜂腰状充盈缺损；C. 正位片示腰椎管狭窄完全梗阻，造影剂显示影像连续性中断，并有毛刷样充盈缺损；D. 术后功能恢复好，独立行走，随访 12 年，无复发征（38 年前病例）

（二）伴有侧隐窝狭窄症之诊断

【概述】

凡具有腰痛腿痛、间歇性跛行及伴有根性症状者，均应疑有侧隐窝狭窄症，并作进一步检查。但在临床上多与前者并发。

【X 线平片】

于 X 线平片上可有椎板间隙狭窄，小关节增生，椎弓根上切迹矢状径变短，大多小于 5mm；

在 3mm 以下者即属侧隐窝狭窄。此外，上关节突冠状部内缘内聚，亦提示可能有侧隐窝狭窄性改变。

【CT、CTM 及 MR 检查】

CT 扫描能显示椎管的断面形状，因而能诊断有无侧隐窝狭窄及有无神经根受压。CTM 显示更为清楚。MR 可显示三维影像，可同时确定椎间盘退变之程度，有无突出（或脱出）及其与硬膜囊和脊神经根之间的关系等。

【椎管造影】

用非离子型碘造影剂 Omnipaque 或 Isovist 造影，可见神经根显影中断，示有侧隐窝狭窄或神经根受压征，但此种检查不易与椎间盘突出症所致的压迫相区别。

二、腰椎椎管狭窄症鉴别诊断

本病主要与下列疾病鉴别。

（一）腰椎间盘突出症

为最易混淆的疾患。其鉴别要点主要依据以下几方面：

1. 单纯椎间盘突出时一般不具有三大症状。

2. 根性症状十分剧烈，且出现相应体征的改变。

3. 屈颈试验及直腿抬高试验多为阳性，而椎管狭窄症时则是阴性。

4. 必要时可行磁共振或脊髓造影等检查。

但应注意，两者常可伴发。在椎管狭窄时，椎间盘突出症更容易，也更早出现症状。

（二）坐骨神经盆腔出口狭窄症

本病特点如下：

1. 腰部多无症状，腰椎后伸范围正常。

2. 压痛点主位于环跳穴处。

3. 有典型之坐骨神经干性受累症状。

如与腰椎椎管狭窄症伴发，则出现该病的三大症状等。

（三）马尾部肿瘤

早期难以鉴别，中、后期主要有以下表现：

1. 以持续性双下肢及膀胱直肠症状为特点。

2. 疼痛呈持续性加剧，尤以夜间为甚，不用强效止痛剂不可入眠。

3. 腰穿多显示蛛网膜下腔梗阻，蛋白定量升高及潘氏试验阳性等。

4. 困难者可借助于其他特殊检测手段，MR 检查有确诊价值。

（四）腰段继发性粘连性蛛网膜炎

本病与腰椎管狭窄症具有一定的因果关系，椎管，尤其是根管长期受压可继发本病，并多从根袖处开始，逐渐发展至全蛛网膜下腔。因此，对一个长期患腰椎椎管狭窄症的病例，如拟手术，则无需一定在术前与本病进行鉴别，可在术中根据硬膜囊状态决定是否行蛛网膜下腔探查术。

（五）血管源性跛行

鉴别血管源性跛行和神经源性跛行时（表 4-2-1-4-1），足背动脉和胫后动脉等外周血管的搏动需仔细检查。在站立位时，血管源性跛行的症状很少加重，而神经源性跛行的疼痛症状往往加重，除非患者采取腰椎前屈的位置。而前屈位的骑自行车实验会使神经源性跛行的疼痛症状消失，而使血管源性的跛行的疼痛症状加重。神经源性跛行的疼痛的原因是由于椎管狭窄而造成的神经根缺血。而在腰椎伸展位时椎间孔及侧隐窝的容积减少，因此外侧型椎管狭窄患者在此体位可能会加重症状。可通过分析 MR 影像判断其狭窄部位。

表 4-2-1-4-1 血管源性间歇性跛行和神经源性间歇性跛行鉴别

症　状	血管源性	神经源性
间歇性跛行距离	固定	变化
疼痛类型	绞痛、紧缩痛	钝痛、麻木
活动停止后疼痛缓解时间	迅速	有一定间隔
背痛	很少	常见
疼痛缓解体位	站立	腰椎屈曲或坐位
登山	疼痛	无疼痛
骑自行车	疼痛	无疼痛
肢体远端脉搏	缺失	正常
毛发脱落等营养学改变	常见	无
肌肉萎缩	少见	常见

（六）其他

此外，本病尚应与下腰椎不稳症、增生性脊柱炎、腰椎其他先天性畸形、腰椎感染性及慢性腰肌劳损等疾患进行鉴别。

三、腰椎管狭窄症非手术疗法

（一）传统之非手术疗法

传统之非手术疗法种类甚多，归纳下来主要强调以下三类。

【腹肌锻炼】

以增加脊柱的稳定性。

【腰部保护、避免外伤】

包括睡眠、工作及运动等体位时腰围外用，平时注意避免剧烈运动及外伤等。

【对症处理】

理疗、药物外敷、局部按摩（忌推拿）及止痛类药物等。

（二）药物疗法

目前尚无特效药物，以活血化瘀及神经营养药等为主，包括维生素 B 族、妙纳、丹参及弥可保等，均可酌情选用。

第五节　腰椎椎管狭窄症手术疗法

一、腰椎椎管狭窄症手术病例选择

【非手术疗法无效者】

此组病例大多系继发性腰椎椎管狭窄症者。

【经常发作者】

指发作频繁、已影响工作及日常生活之病例。

【根性症状较明显者】

宜及早施术，以免继发蛛网膜粘连。

二、腰椎椎管狭窄症临床上常用术式及其选择

【因黄韧带肥厚所致者】

仅行黄韧带切除术即可。

【一般骨性椎管狭窄者】

对症状严重者，应行椎管扩大减压术。

【侧隐窝狭窄者】

在确认受压神经根后，取扩大开窗或半椎板

入路，凿去小关节突内侧一半，再沿神经根向下切除相邻椎板上缘，以扩大神经根管，直到神经根充分松解为准。术中不宜挤压神经根（图 4-2-1-5-1、2）。

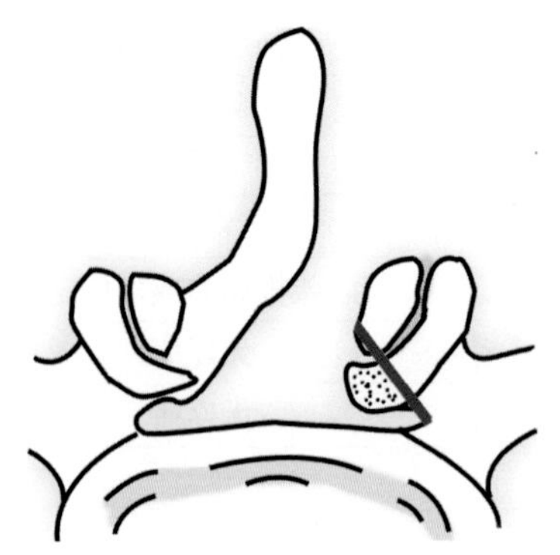

图 4-2-1-5-1　椎板开窗、根管扩大减压范围示意图

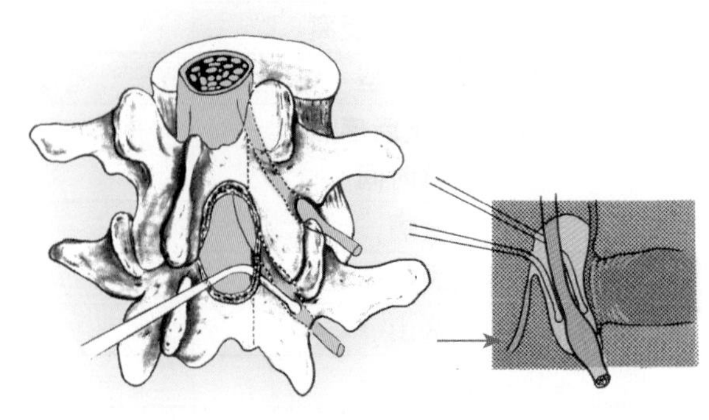

图 4-2-1-5-2　根管探查示意图
神经探子沿神经根走行探查减压是否充分

【单纯小关节变异、肥大者】

应将向椎管内突出之骨质切除，术式与前者相似（图 4-2-1-5-3）；

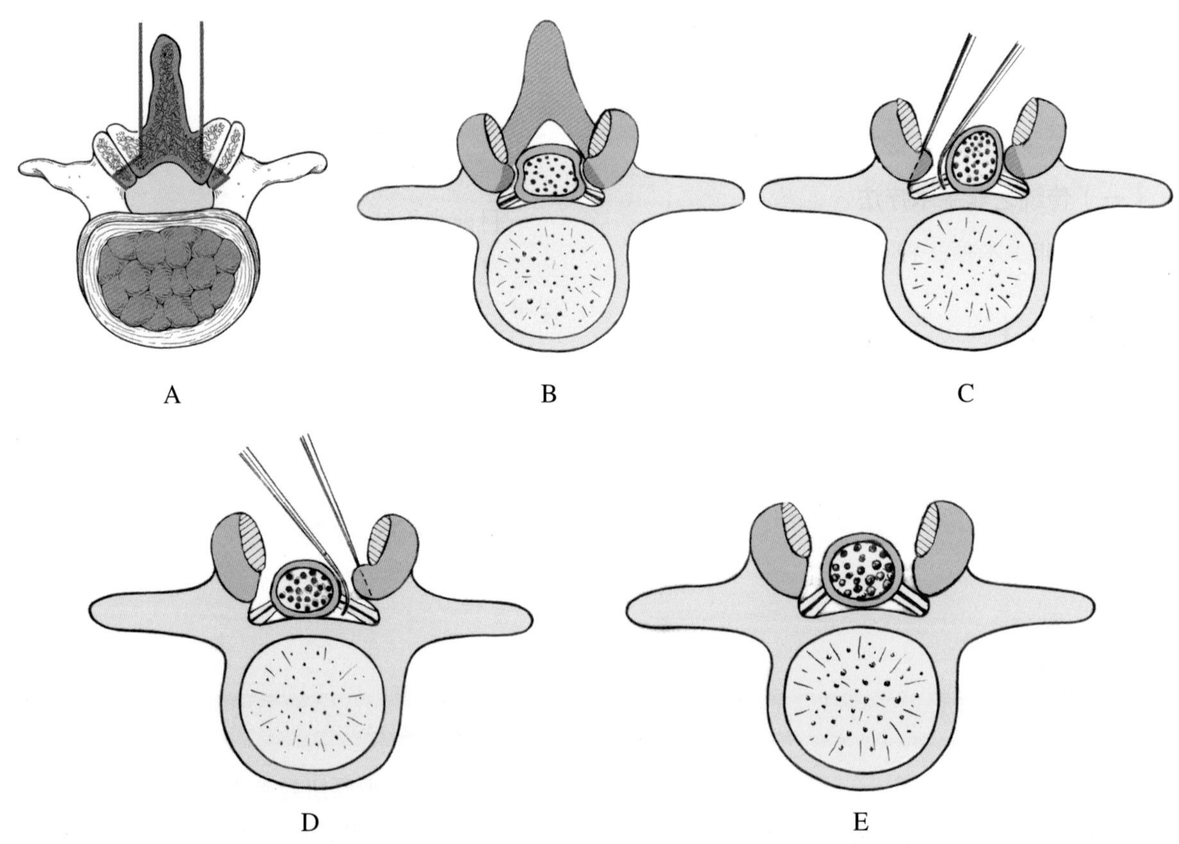

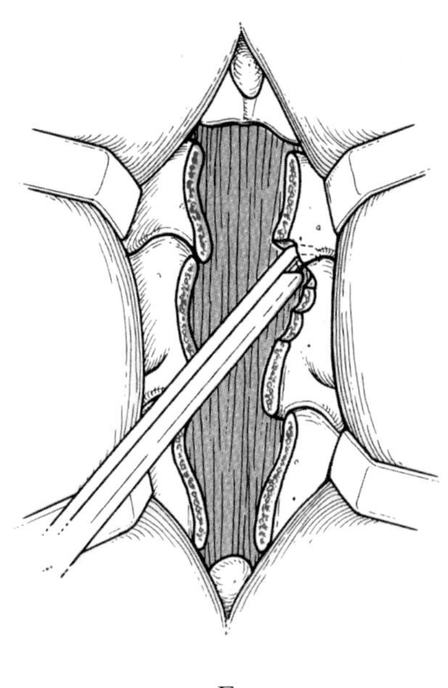
F

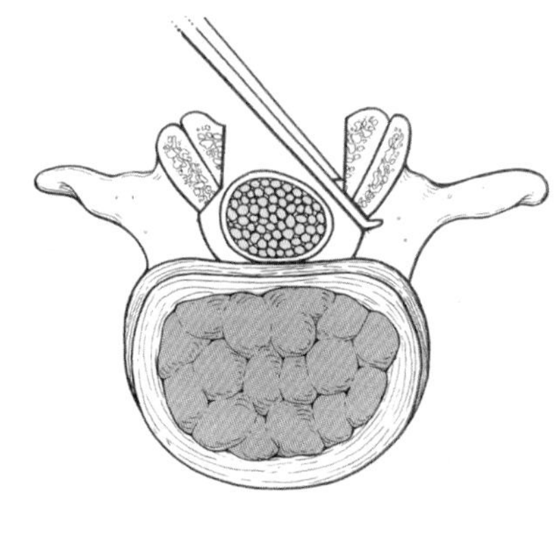
G

图 4-2-1-5-3　腰椎保留小关节的椎管扩大减压术示意图（A~G）
A. 切骨范围示意图；B. 切除椎板；C. 切除一侧上关节突内方骨质（牵开硬膜囊，用小平凿凿去小关节内侧骨质 3mm 左右即可）；D. 再切除另一侧上关节突内方骨质（同上述方式）；E. 扩大减压完成后水平位观；F. 亦可选用薄型椎板咬骨钳切骨，后方观；G. 同前，横断面观

【腰椎椎管狭窄症合并椎间盘突(脱)出症者】

应于术中一并摘除；

【术中发现硬膜囊增厚、纤维变、搏动消失、甚至变形者】

可将硬膜切开，在蛛网膜外观察，如有粘连物或蛛网膜本身已肥厚时，则应将蛛网膜切开检查，并行松解术，术中误伤硬膜时，可行缝合或修补术（图 4-2-1-5-4、5）；

【腰椎椎管狭窄症伴有椎节不稳定者】

可行椎体间融合术（目前多选用 Cage）或椎弓根钉固定术，或是两者并用，一般病例于术后 2~3 周下地活动；对内固定确实者，多在术后 1~2d 下床行走。

三、腰椎椎管狭窄症手术指征

【发育性腰椎椎管狭窄症】

诊断明确，已影响正常生活及工作并经非手术疗法治疗无效者。

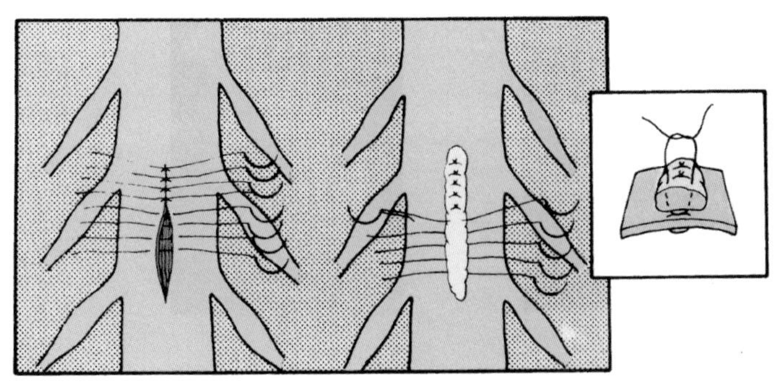

图 4-2-1-5-4　硬膜缝合示意图
线形硬膜撕裂用 5-0 的丝线缝合或加用脂肪块缝合覆盖

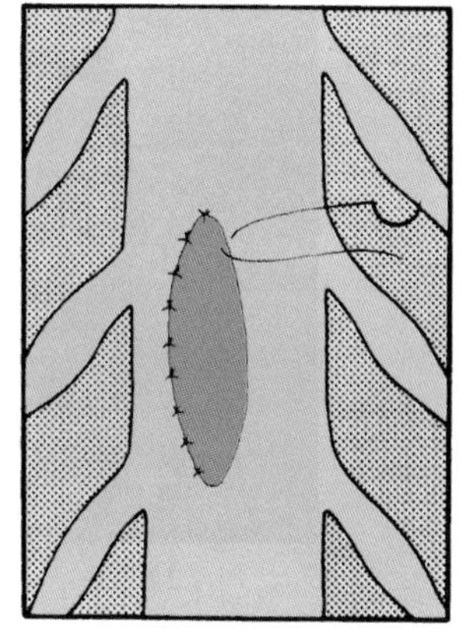

图 4-2-1-5-5　硬膜修补术示意图
较大的硬膜撕裂需要移植筋膜或人工合成膜覆盖缝合

【继发性腰椎椎管狭窄症】

在手术处理原发病之同时根据病情需要将椎管扩大减压。

【伴有侧凸（突）畸形者】

临床上并非少见，近年来日益增多，应在处理椎管狭窄之同时一并矫正之（临床举例见图 4-2-1-5-15~17）。

【其他】

以腰椎间盘脱出症或其他伤患为主需进行手术治疗者（包括肿瘤等），如术前或术中证明腰椎椎管狭窄症者，亦可同时施术。

四、腰椎椎管狭窄症麻醉、体位、切口及显露

（一）腰椎椎管狭窄症麻醉及体位

以全麻及局麻为多用，或选用其他麻醉。俯卧位较方便，亦有习惯侧卧位者。

（二）切口及显露

【切口】

椎管狭窄一般好发于 L_3~S_1 段，因此切口范围多取该段正中纵形切口、弧形切口或 S 形切口。

【暴露椎板】

按常规。

五、腰椎椎管狭窄症手术步骤

（一）椎节固定及适度撑开

对减压椎节一般先予以椎弓根钉固定及撑开，在此状态下行减压术较为安全。如因各种原因不选用椎弓根钉技术时，则大多在减压术后，对椎节不稳病例辅加植骨块、长条状椎间融合器或条形 Cage 植入。固定椎节应与减压范围一致，一般多为 2~3 个节段。对于 L_5~S_1 椎节正常，且不伴有椎管狭窄征者，此节段无需固定（图 4-2-1-5-6）。

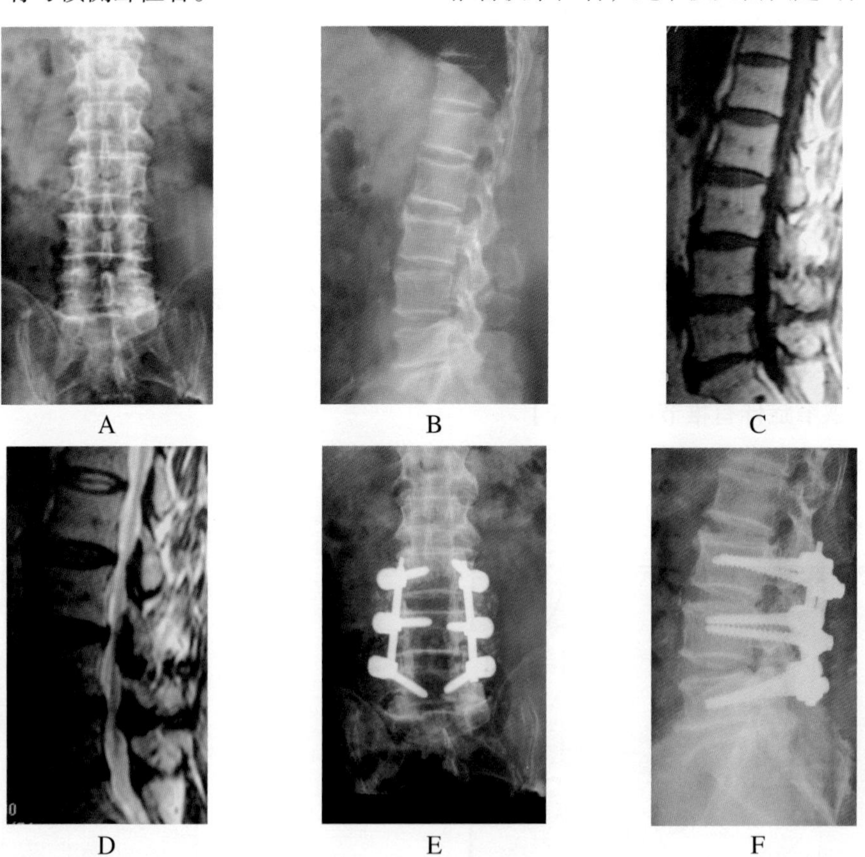

图 4-2-1-5-6　临床举例　下腰椎椎管狭窄者，如 L_5~S_1 椎节稳定，且无明显椎管狭窄征者，则无需施以固定融合术（A~F）

A、B. 术前正侧位 X 线片；C、D. 术前 MR 矢状位 T_1、T_2 加权，显示下腰椎多节段椎管狭窄及椎节不稳，但 L_5~S_1 椎节属正常状态；E、F. 腰后路施术，$L_{3\sim5}$ 椎弓根钉固定，适度撑开 + 椎板切除减压术后正侧位 X 线片，术后半月原症状消失

（二）暴露椎管及后路减压

与前述基本相似，但椎管狭窄症（发育性）者，其椎管不同于一般椎管，易出现某些情况，因此在操作时应注意以下特点。

【黄韧带】

多较厚（严重者其垂直厚度可在 0.6~0.8cm 以上）及内陷，且其内壁多与硬膜囊相贴在一起，或有粘连。因此在切开及切除时应小心，切勿过深而伤及硬膜囊或马尾神经。

【椎板】

不仅椎板较厚（多超过 4mm），且两侧椎板之间所构成之夹角较小。因此不仅放置椎板咬骨钳困难，且咬切时甚易滑动、变位而不易切除。因此，宜采用头部较狭之长柄咬骨钳，在操作时除尽量与椎板保持垂直状。对操作十分困难者，亦可选用长柄尖头四关节鹰嘴咬骨钳呈纵向切开椎板。

【小关节】

多呈增生或畸形状，因此使管径呈现明显的节段性狭窄（或节段性加剧）。对突至椎管内之小关节部分应将其切除，其余部分则应尽量保留。即在扩大椎管的同时，尽力保持腰椎诸结构的完整性。

【椎管及根管】

严重发育性狭窄者椎管管径仅为正常人的 1/2 或 2/5，不仅硬膜外脂肪消失，且硬膜囊可被束成细条状，并于小关节处形成蜂腰状外观。为此，笔者主张采取保留小关节大部完整的椎管扩大减压术。不仅椎管应充分减压，且注意根管亦获得减压。

椎管减压范围一般以 L_4~L_5 及 L_5~S_1 为多见。减压后硬膜囊仍未出现搏动或是细导尿管无法再向深部插入达 5cm 者，表明椎管减压范围不足，应根据是否有临床症状而决定是否再扩大减压范围。切记，以临床为主。

对根性症状明显者应探查侧隐窝及根管，凡狭窄者均应扩大，尤其是小关节内聚者，需先将内聚之小关节骨质切除，再向根管处减压，操作时务必小心，以薄型 1~2mm 宽之椎板咬骨钳为主，或用刮匙切骨扩大根管内径，同时应注意腰部神经走行角度及各神经支的命名加以判定（图 4-2-1-5-7）。

【硬膜囊】

易与周围组织形成粘连，如需牵拉时，应先行分离松解。如伴有蛛网膜下腔粘连时，则需行松解术。

【椎管前壁】

可能有隆突物，以突出之髓核为多，应酌情进行切除。除次全环状减压术外，对伴有后凸畸形者，亦可采取椎弓根截骨术（图 4-2-1-5-8）。椎管十分狭小者，操作非常困难，术前及术中必须充分确认，切忌造成脊神经根或马尾的误伤。

（三）闭合切口

施术完毕，用冰盐水反复冲洗术野，清除异

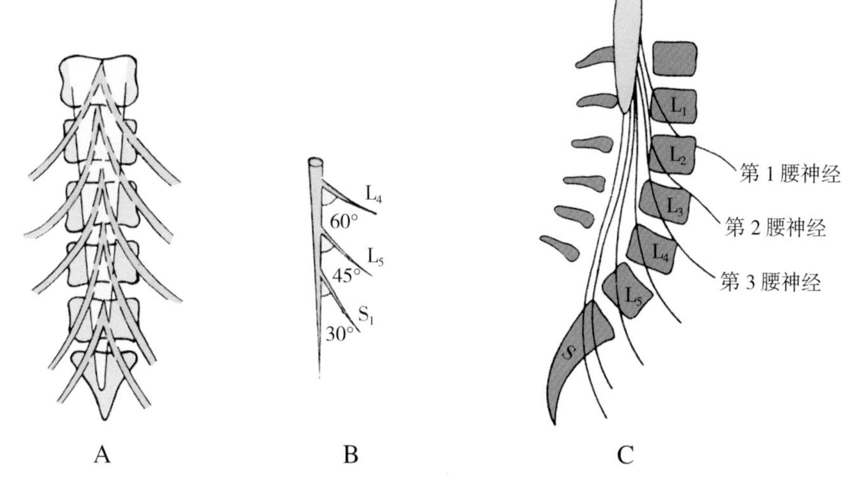

图 4-2-1-5-7　腰神经走行及命名示意图（A~C）

A. 腰神经呈锐角下行；B. 愈下方，角度愈小；C. 其腰神经之定位是以椎间隙上方椎体序列命名

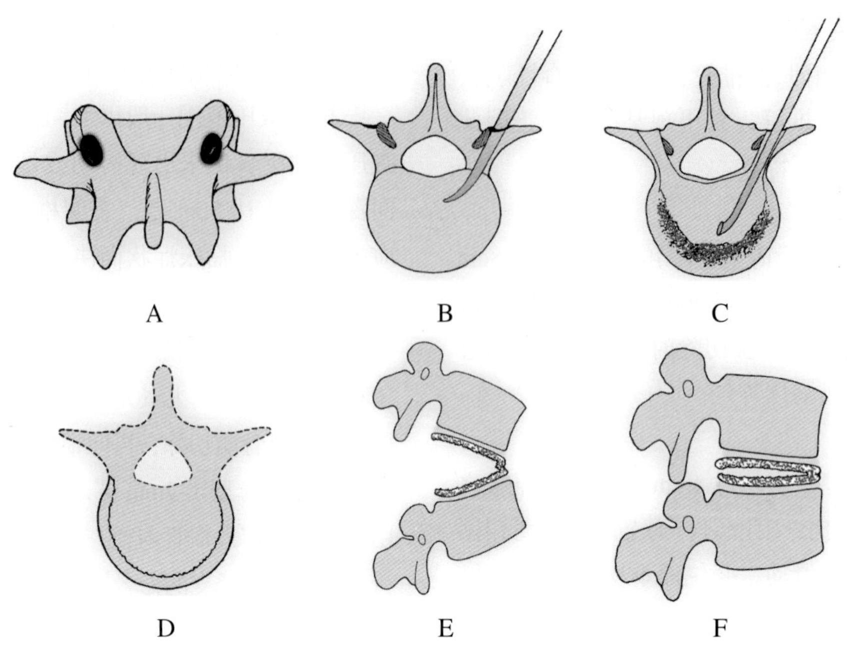

图 4-2-1-5-8　腰椎管狭窄伴后凸畸形椎弓根截骨矫形术示意图（A~F）

A. 椎弓根定位；B. 椎弓根探子开路；C. 刮匙刮除椎体内松质骨；D. 直达椎体后壁、椎弓根、横突等后部结构；E. 截骨平面上下加压；F. 后凸畸形已矫正

物，而后依序缝合诸层。

六、腰椎椎管狭窄症非融合技术应用

自腰椎前路人工间盘开展以来，近年来已开始选择腰椎椎节后路非融合技术来恢复椎节活动和高度，并可减缓椎节退变进度。目前产品种类较多，视病情及具体情况而酌情选择，但价格较高，失效概率也高。使用前应告知患者。此项技术亦可与椎弓根钉及椎间融合器并用（临床举例图 4-2-1-5-18、19）。

七、腰椎椎管狭窄症术后处理

术毕冲洗创口，彻底止血，裸露的硬膜囊及神经根可取明胶海绵覆盖，并置负压引流管，以减少积血。在恢复期中，除一般注意事项外，应加强腰背肌及腹肌锻炼，并防止外伤。

八、腰椎椎管狭窄症手术注意事项

（一）避免在椎板切除处行植骨融合术

植骨块应置于椎弓根钉外侧。切忌将骨块（片）置于与椎管相近之椎板上，因其可引起继发性椎管狭窄症，其后果较原发性者更为复杂，应避免。

（二）对多节段严重型狭窄者

有人试将几节椎板自狭窄部整块切下，将内板切除后再盖上。从理论上讲，此既扩大椎管完成减压，又可保留椎板及保护硬膜囊，并可减少瘢痕压迫。但此种手术技术要求较高，需临床实践经验丰富者，否则反而形成压迫。

（三）原发性椎管狭窄症者

其椎板厚度可达 1cm 或更多，硬膜囊与椎板间无保留间隙，甚至有粘连，切除不易，此时不允许将椎板咬骨钳插至椎板下方，可用鹰嘴咬骨钳呈水平位切除椎板骨质。在操作时务必小心，手术应尽力保护硬膜囊及神经不受损伤。

九、腰椎椎管狭窄症临床举例

［例 1］图 4-2-1-5-9　男性，51 岁，发育性腰椎管狭窄伴 L_2~L_3、L_3~L_4 及 L_4~L_5 椎节退变和不稳定。

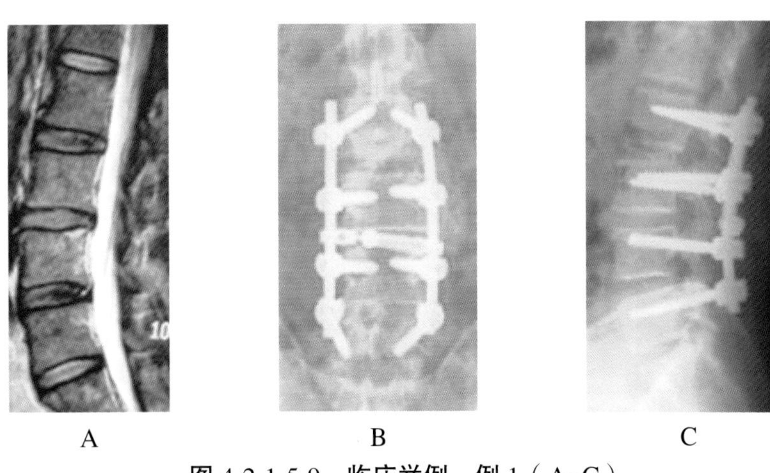

图 4-2-1-5-9　**临床举例　例 1**（A~C）

A. MR 矢状位，显示 $L_{2\sim4}$ 椎管狭窄及椎节退变；B、C. $L_{2\sim5}$ 三节椎弓根钉固定、撑开后，切除椎板行扩大减压术、再装置横连接；X 线正侧位片显示椎节高度及曲度恢复正常，术后原症状消失

［例 2］图 4-2-1-5-10　女性，66 岁，发育性 + 退变性椎管狭窄。

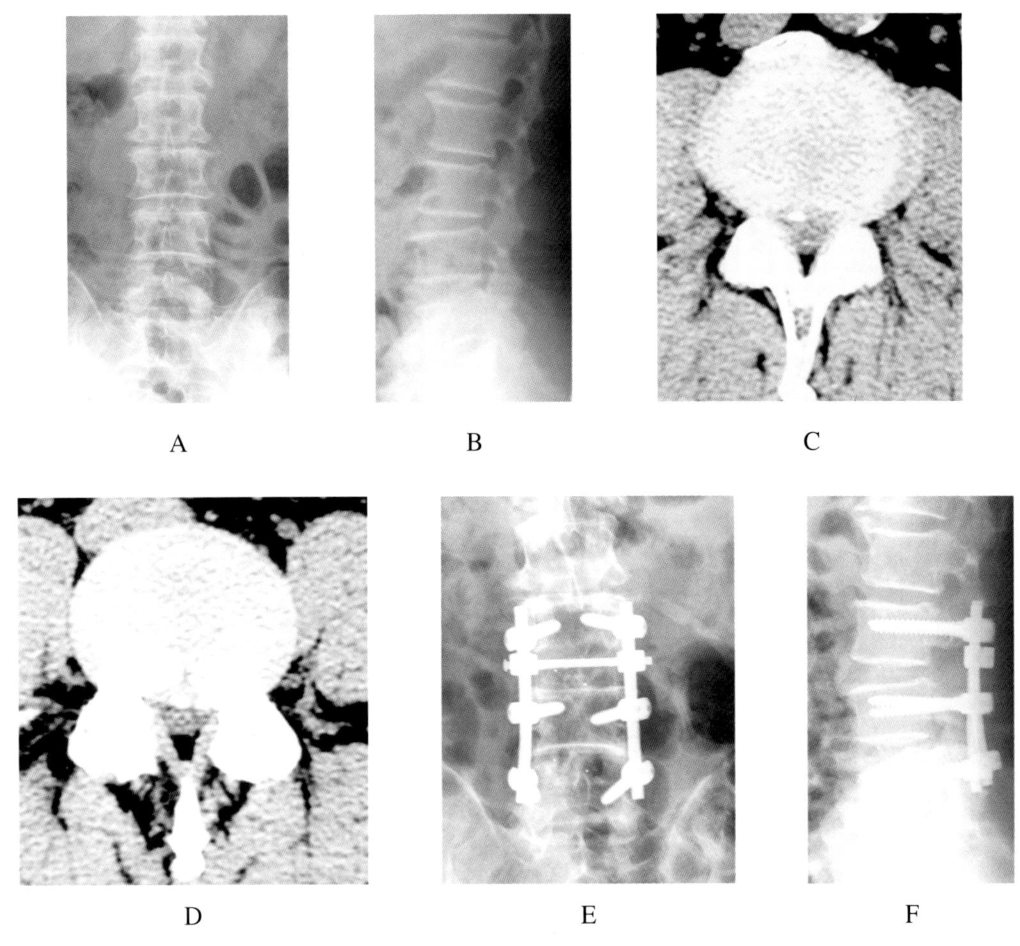

图 4-2-1-5-10　**临床举例　例 2**（A~F）

A、B. 术前正侧位 X 线片，正位片上显示腰椎退变及椎管横径狭窄征；C、D. L_4~L_5 段 CT 水平扫描显示椎管狭窄、黄韧带增厚及棘突交角明显变小；E、F. 先行 $L_{3\sim5}$ 两个节段椎弓根固定、撑开，而后行后路切骨减压达侧隐窝，放置横连接，术后 X 线正侧位片显示椎节高度及曲度均恢复正常，临床症状亦消失；唯术后出现轴性痛，一月后退去

［例 3］图 4-2-1-5-11　女性，47 岁，L_4~L_5、L_5~S_1 发育性椎管狭窄合并髓核突出症。

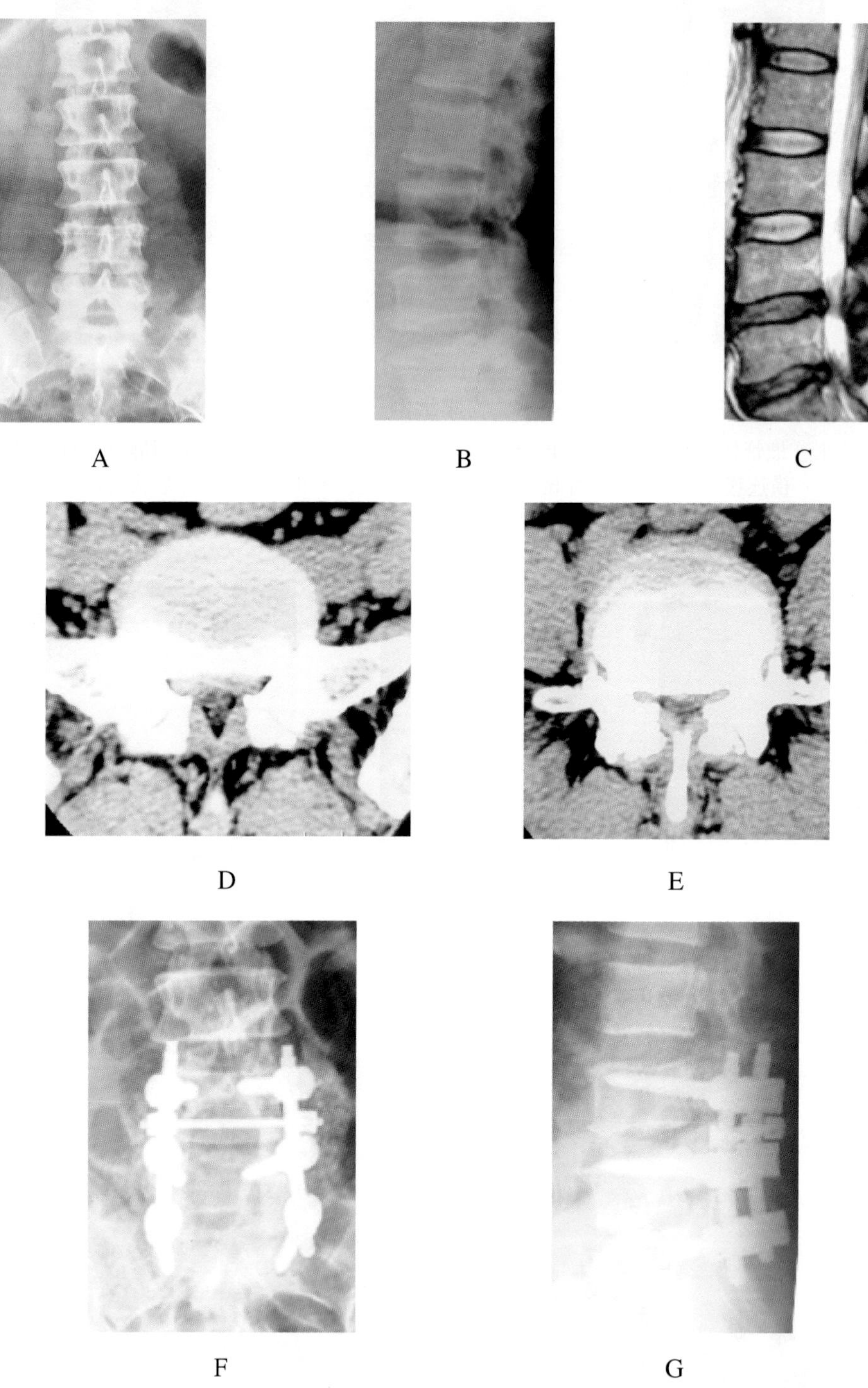

图 4-2-1-5-11　临床举例　例 3（A~G）

A、B. 术前 X 线正侧位片；C. MR 矢状位，显示 L_4~L_5 及 L_5~S_1 髓核突出及椎管狭窄；D、E. 腰骶段 CT 水平位扫描显示黄韧带高度增厚，棘突夹角狭小，小关节内聚、肥大，椎管、根管狭窄，形态呈“草帽状”，且伴有髓核后突；F、G. 先行 L_4~S_1 椎弓根钉置入、适度撑开后固定，行椎管后方扩大减压 + 髓核切除术，术后正侧位 X 线片显示椎节高度及曲度已恢复正常，原症状消失

［例 4］图 4-2-1-5-12　女性，75 岁，严重退变性腰椎椎管狭窄伴多节段椎节滑脱。

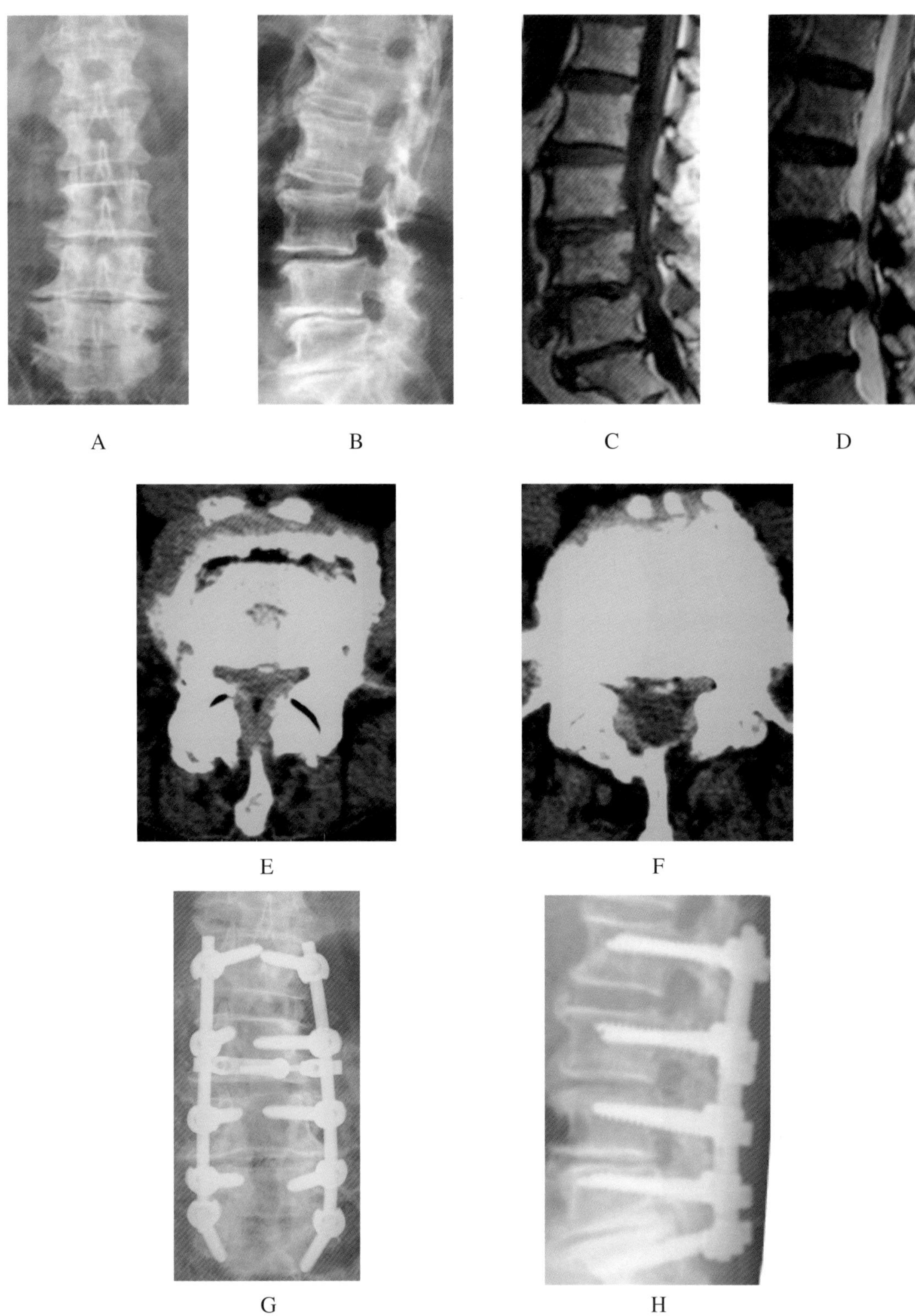

图 4-2-1-5-12　临床举例　例 4（A~H）

A、B. 术前 X 线正侧位片所见，多节段严重退变、松动及滑脱；C、D. MR 矢状位观（T_1、T_2 加权）显示多发性、继发性椎管狭窄征，以 L_2 以下为重，且伴有多节段髓核突出和椎节滑脱；E、F. CT 水平位观，显示椎管呈“草帽”形，椎节广泛增生，黄韧带肥厚和小关节内聚状；G、H. L_2~S_1 椎弓根钉置入、撑开后固定，行下腰椎后路扩大减压 + 髓核摘除术，再次调整复位及安装横连接，正侧位 X 线片显示复位满意

［例 5］图 4-2-1-5-13　男性，74 岁，腰椎管狭窄伴 L_4~L_5 滑脱。

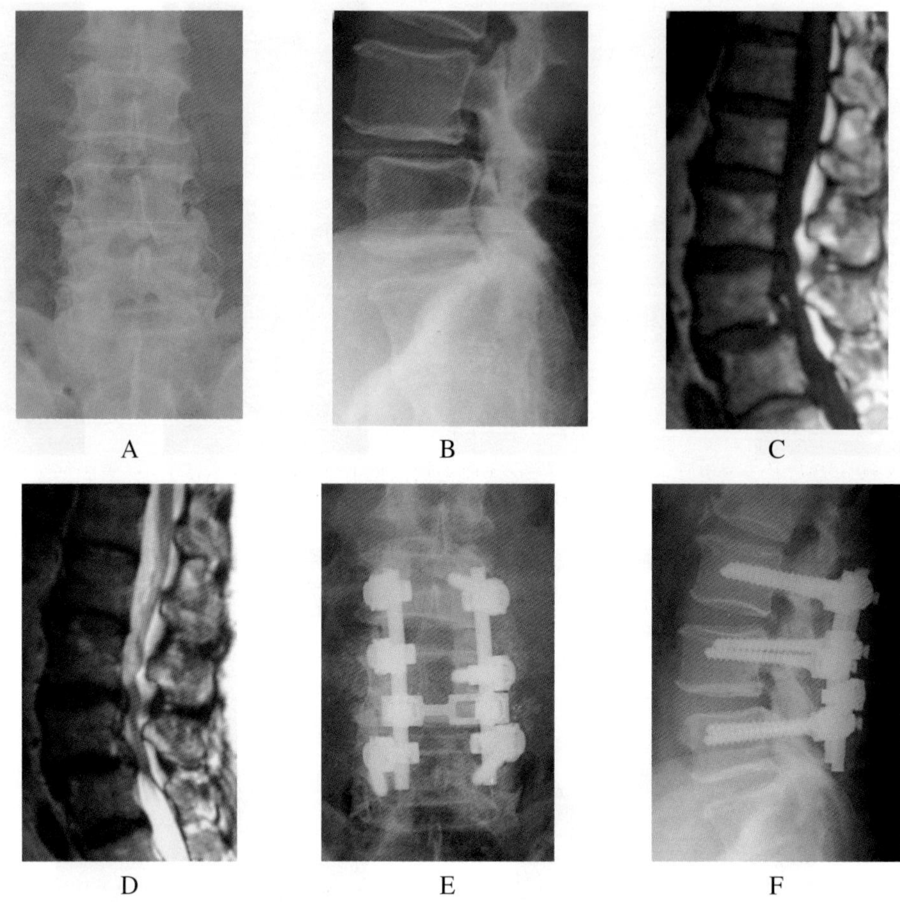

图 4-2-1-5-13　临床举例　例 5（A~F）

A、B. 术前正侧位 X 线片，显示 L_4~L_5 Ⅱ° 滑脱；C、D. MR 矢状位见下腰段椎管狭窄及 L_4~L_5 滑脱征；E、F. 后路 $L_{3\sim5}$ 椎弓根钉置入、撑开、提升 + 椎管扩大减压 + 横连接安放，正侧位 X 线片显示椎节稳定，滑脱状态改善，已从Ⅱ°恢复至Ⅰ°

［例 6］图 4-2-1-5-14　男性，66 岁，腰椎管狭窄伴 L_5~S_1 Ⅱ° 滑脱。

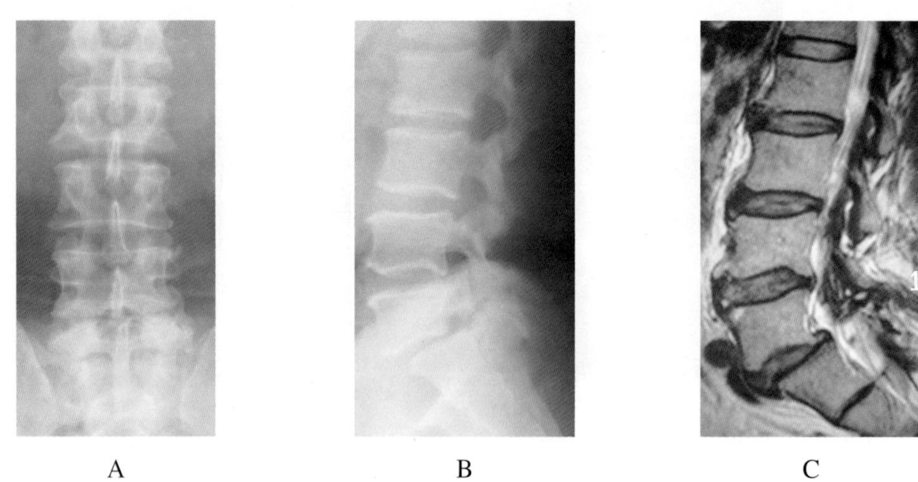

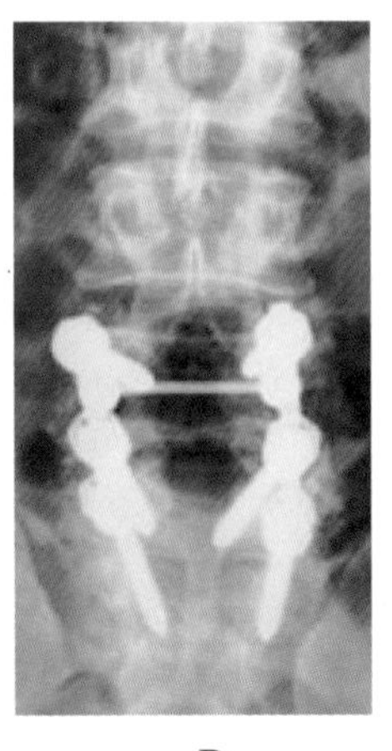
D

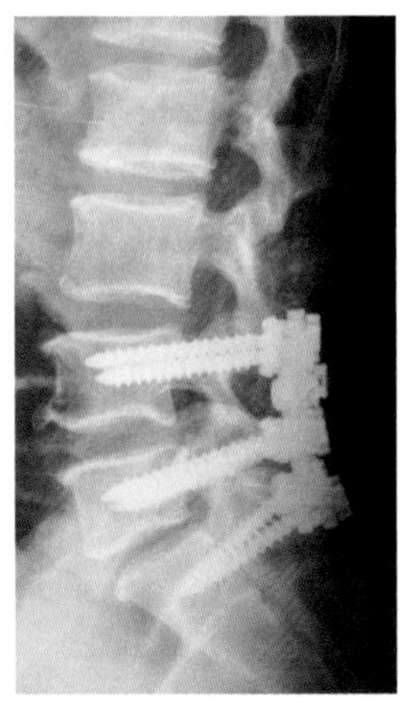
E

图 4-2-1-5-14 临床举例 例 6（A~E）

A、B. 术前 X 线正侧位片，显示 L_5~S_1 Ⅱ° 滑脱；C. MR 矢状位见下腰段椎管狭窄及 L_5~S_1 滑脱征；D、E. 全麻下先行 L_4~S_1 椎弓根钉置入、撑开、提升 + 椎管扩大减压术 + 安放横连接，术后正侧位 X 线片，见椎节稳定，滑脱已复位

［例 7］图 4-2-1-5-15 女性，65 岁，因腰痛 10 年伴侧凸畸形、疼痛及行走困难五年入院。体检见脊柱腰段向左侧凸明显，术前 X 线片 Cobb 角 33°，JOA 评分 11 分；采用椎弓根螺钉系统后路矫形、固定融合术，术后 Cobb 角 21°，矫正 12°，JOA 评分 23 分。

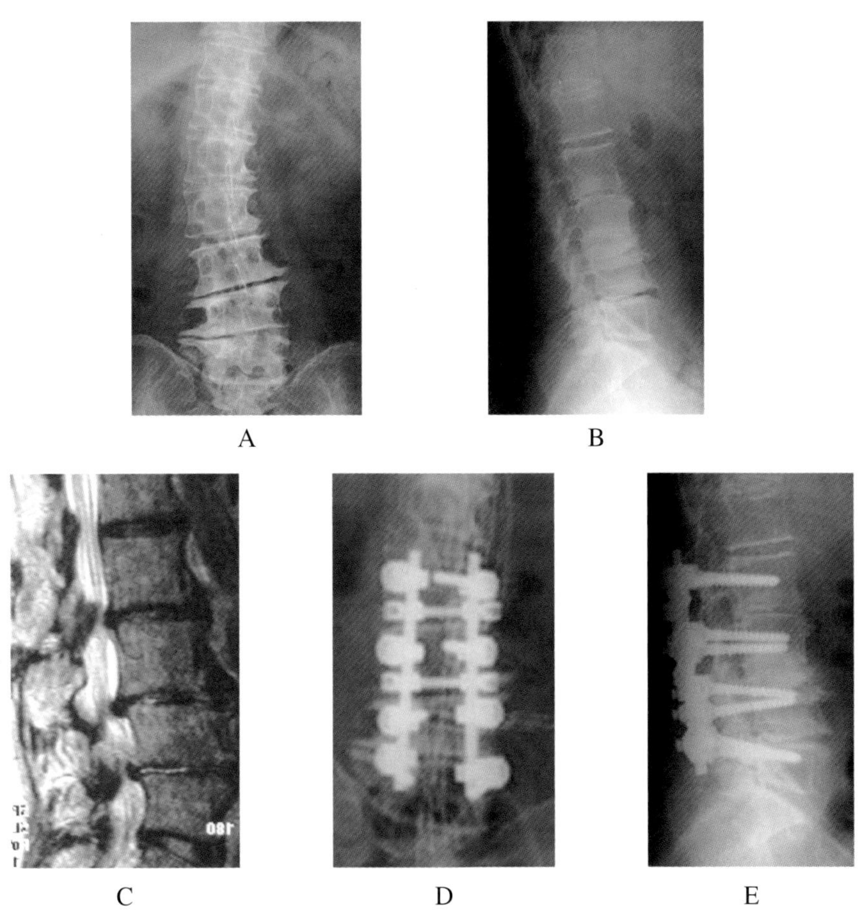
A B C D E

图 4-2-1-5-15 临床举例 例 7（A~E）

A、B. 术前 X 线正侧位片显示侧凸明显；C. 术前 MR T_2 加权矢状位见多节段椎管狭窄征；D、E. 术后 X 线正侧位片侧凸畸形已大部矫

［例 8］图 4-2-1-5-16　女性，71 岁，因腰痛 16 年伴侧凸畸形、疼痛及行走困难 7 年入院。体检见脊柱腰段向右方侧凸明显，术前 X 线片 Cobb 角 42°，JOA 评分 9 分。采用椎弓根螺钉内固定系统后路矫形、固定融合术，术后 Cobb 角 25°，矫正 17°，JOA 评分 21 分。

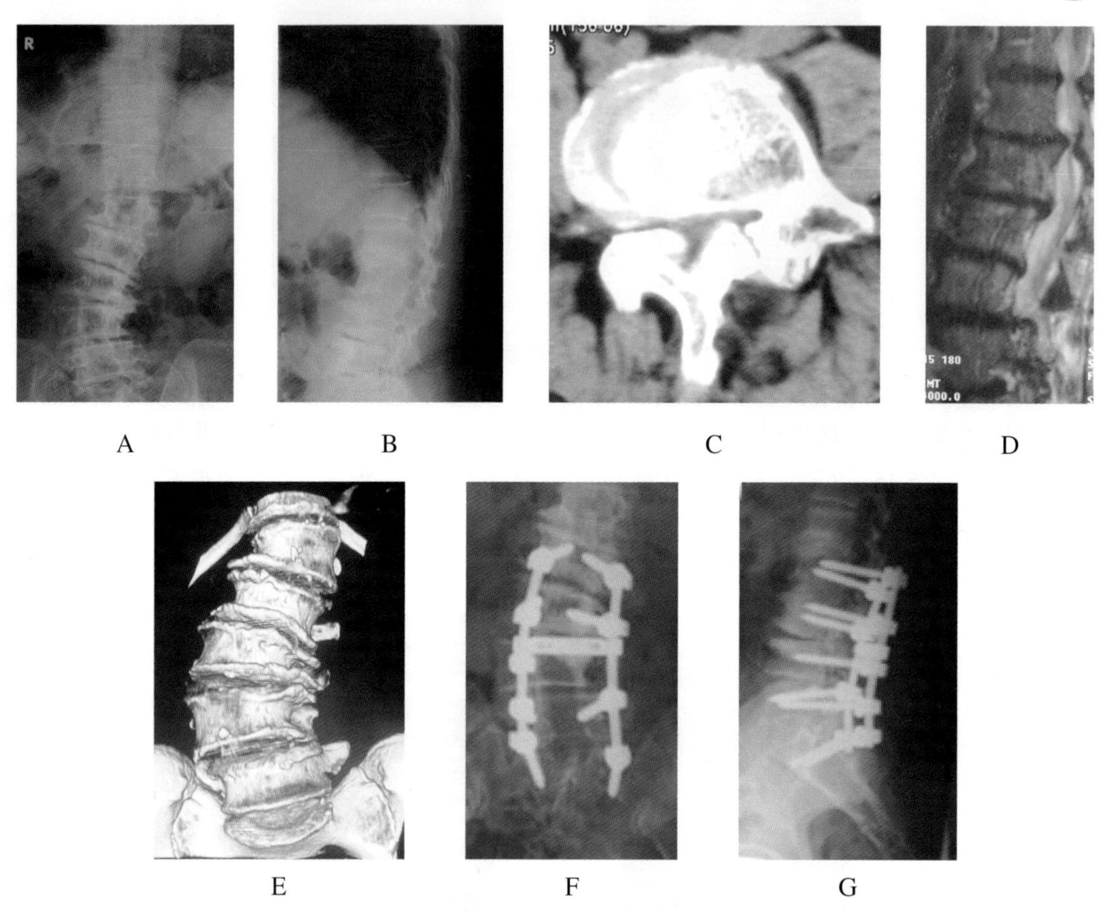

图 4-2-1-5-16　临床举例　例 8（A~G）

A、B. 术前 X 线正侧位片；C. 术前 CT 横断面；D. 术前 MR T_2 加权矢状位；E. 术前 CT 三维重建；F、G. 术后 X 线正侧位片

［例 9］图 4-2-1-5-17　男性，72 岁，腰椎继发性椎管狭窄伴多节段椎间盘突出及腰椎侧凸行手术治疗。

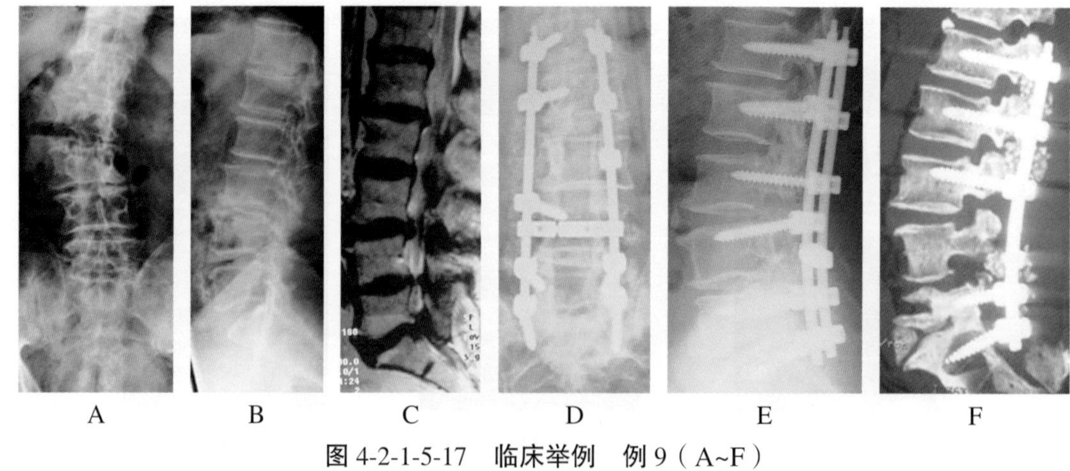

图 4-2-1-5-17　临床举例　例 9（A~F）

A、B. 腰椎正侧位 X 线片，显示 L_{2-4} 侧凸征；C. 术前 MR 矢状位，显示 L_1~S_1 多节段、串珠状椎管狭窄及椎间盘后突；D、E. 后路 L_1~S_1 椎弓根钉置入 + 撑开 + 减压 + 植骨后正侧位 X 线片，显示椎节高度和曲度已获恢复，侧凸消失；F. 术后 CT 扫描显示椎节固定及对位满意

［例 10］图 4-2-1-5-18　女性，67 岁，腰椎节段性狭窄行后路减压 + 非融合技术（Coflex）。

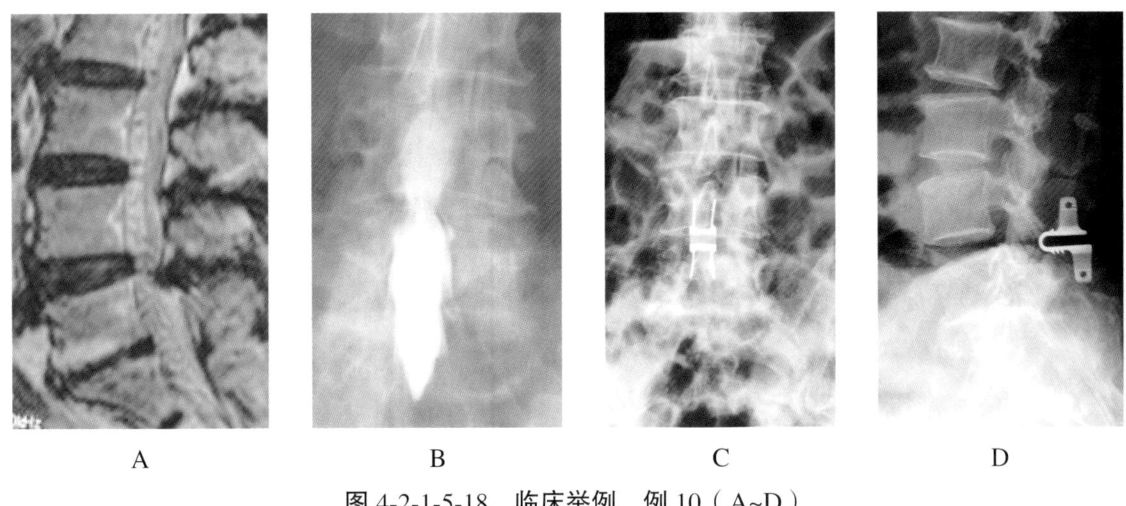

A　B　C　D

图 4-2-1-5-18　临床举例　例 10（A~D）

A. 术前 MR 显示 L_4~L_5 节段性椎管狭窄；B. 脊髓造影符合 MR 所见；C、D. 行后路减压 +Coflex 植入，术后症状消失

［例 11］图 4-2-1-5-19　女性，56 岁，L_5~S_1 及 L_4~L_5 椎间盘突出及 L_{3-4} 早期退变状态，行后路减压，椎弓根固定，PLIF+Coflex 植入术。

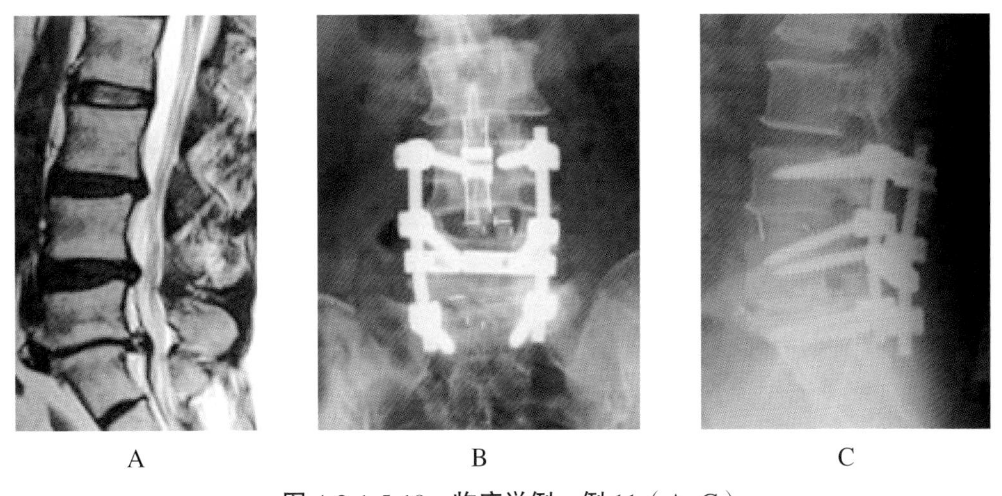

A　B　C

图 4-2-1-5-19　临床举例　例 11（A~C）

A. 术前 MR 矢状位，显示 L_5~S_1 及 L_4~L_5 髓核后突，L_{3-4} 为退变早期，椎节失稳状；
B、C. 行腰椎后路减压 + 椎弓根钉 L_5~S_1 及 L_4~L_5 髓核摘除 +L_{3-4}Coflex 植入，术后正侧位 X 线片所见

（袁　文　陈德玉　叶晓健　赵　杰　王新伟　赵定麟）

第六节　多次复发、多次翻修的严重型腰椎椎管狭窄症处理

一、基本概况

此种严重型病例，大多是在先天发育型椎管狭窄的基础上，加上后天诸多诱发因素使椎管狭窄程度加剧而行各种手术，包括全椎板切除减压术、节段性椎管减压术、腰椎管开门术等，少数病例曾

被多次手术，如果减压不彻底，可因术后创伤反应加剧病情不得不继续治疗，包括再次手术。但此种病例必须全面认识清楚，尤其是对病理解剖状态要认真分析，并找出造成目前状态的主要因素，再作进一步处理；作者曾处理多例，深有感触。

二、复发因素

引起本病复发的原因甚多，其中主要有以下几类。

（一）初次手术减压范围不够

最为多见，主要是椎节减压之长度或宽度不够，或忽视对肥厚黄韧带的切除，椎管狭窄实际上应是“骨纤维管道狭窄”，如果忽视对纤维管道的认识与处理，则必然疗效不佳，甚至无效。

（二）忽视其他病变

术中对椎管前方之椎间盘（突出、脱出等）、侧方小关节畸形等未能同时处理。

（三）术后血肿形成

不仅引起神经致压症状，且血肿机化后所形成之疤痕则构成新的纤维管道狭窄。

（四）术后椎节失稳

如果术中对腰椎后结构切除过多，而又未行植骨融合或其他内固定术，则术后由于椎节不稳而引发新的症状。

（五）广泛疤痕形成

除瘢痕体质患者外，多次手术病例亦易引起手术局部广泛疤痕化而形成新的致压物。

（六）其他因素

尚有其他多种因素影响疗效，并成为复发之诱因或原因，其中以未采用内固定为多见，其次是内固定失效等。

三、再手术治疗原则

（一）先行观察

对前次手术不超过三个月者，如神经致压症状无进行性加剧，均应先行观察，并按原治疗计划继续 1~2 个月，以求观察病情走向及转归。

（二）对再手术应持慎重观点

首先不要对前次手术苛刻指责，更不应认为你的水平要高于前次施术医师，尤其是对于无明显违规操作之病例，因为人体的复杂性远高于我们当前的认识水平。

（三）术前需充分准备

对已决定施术者，术前应充分准备，包括患者的精神状态、术者和助手们术前制定认真而细致的手术方案、准备充足的全血和血浆（严重病例最高输血量可达 10000ml 左右，笔者曾有输血 16000ml 之记录）、药物及麻醉方案等。

（四）选择最佳固定方式

对未行固定或原固定方式不佳或固定范围不够，而椎节又处于失稳定状态者，则应全面考虑，选择最为理想的固定方式。

四、临床举例

患者为一位 54 岁的男性，外院施术达五次之多，均为工作 15~25 年以上的专科医师。患者体态较胖，切口处瘢痕挛缩，致使腰部呈凹陷状，深约 2~3cm，双下肢呈不全性瘫痪状，双足下垂，已卧床半年，估计施术难度极大（图 4-2-1-6-1）。

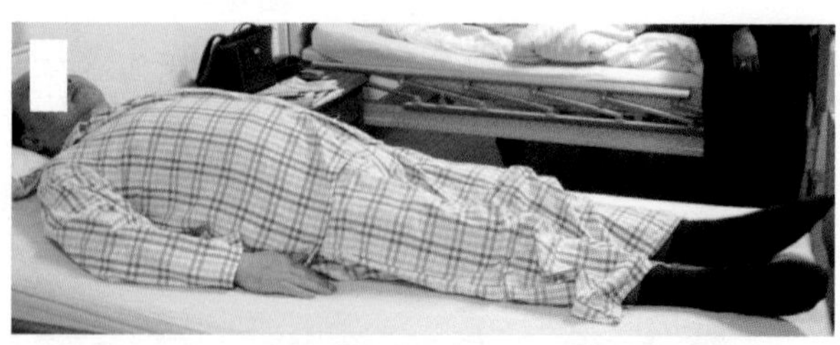

图 4-2-1-6-1　临床举例

男性，54 岁，因双下肢感觉、运动功能障碍已行五次腰椎后路手术，卧床已半年，双足呈下垂状

入院后行各种检查，包括 CT、磁共振及脊髓造影等(图 4-2-1-6-2)。检查结果表明病情复杂，病变范围较广泛，且呈多元性。

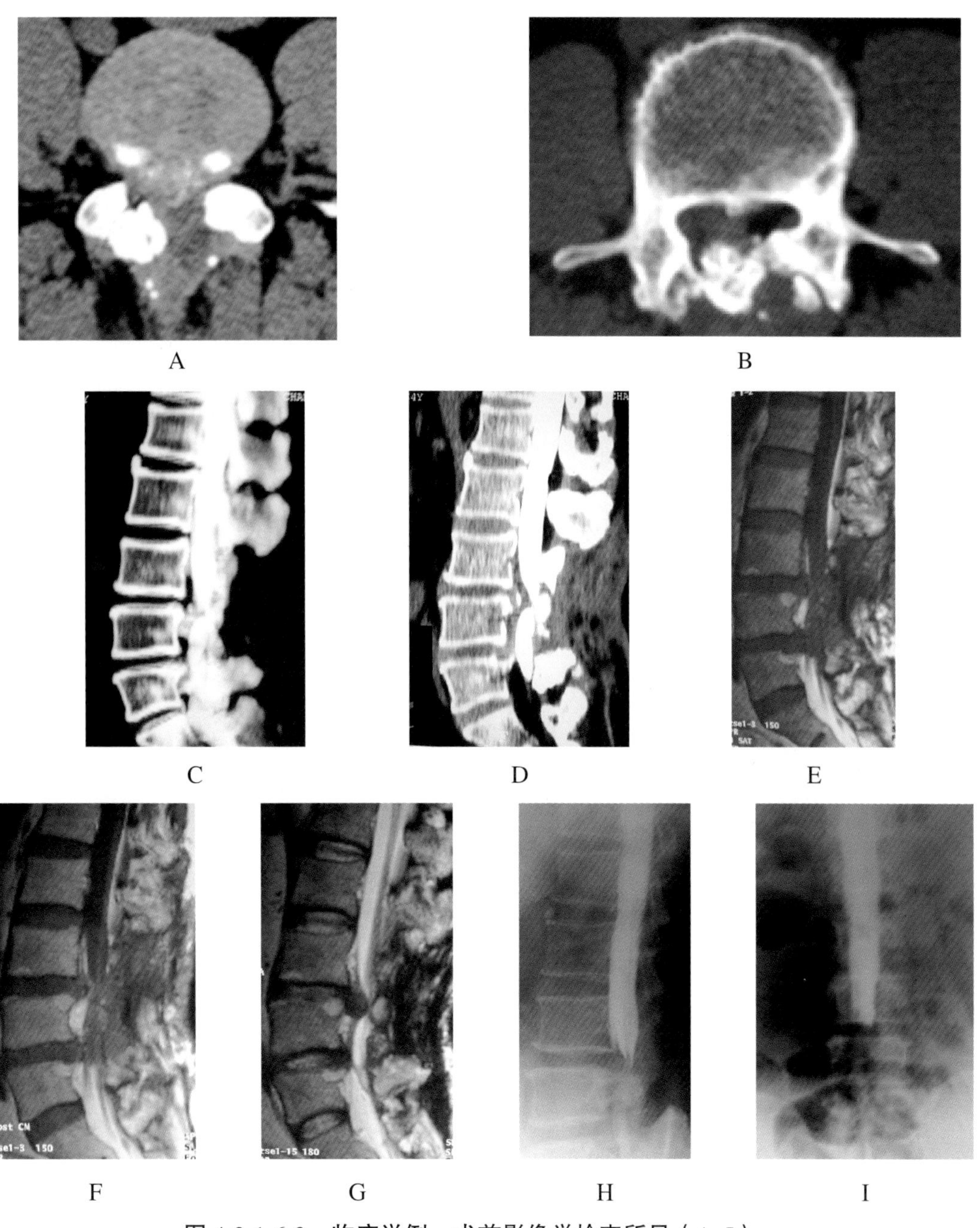

图 4-2-1-6-2 临床举例 术前影像学检查所见（A~I）

术前 CT、CTM、MR 及腰椎椎管造影显示严重椎管狭窄伴硬膜囊致压征

经过术前的充分准备，于 2002 年在全麻下对腰椎病变行第六次手术（第五次翻修术），术中首先彻底减压，从皮下到椎管外层层切除，切除椎管外瘢痕组织达 540g；并在 L_3~S_1 椎节处将椎弓根钉置入，稍许撑开，用冰盐水反复冲洗术野。之后再次清除椎管周围瘢痕组织，直达硬膜囊完全暴露，并有搏动出现为止。术中见约 1/3 的硬膜缺失，仅有蛛网膜使硬膜囊下腔处于密封状态。操作十分小心，避免伤及蛛网膜，而后处理肌肉及皮下瘢痕，并予以局部皮瓣转移，闭合切口（图 4-2-1-6-3）。

术后症状逐渐恢复，住院期间足下垂已明显改善；三个月后随访时患者步行而来（图 4-2-1-6-4），神经功能已获得满意恢复，从术前长期卧床、足下垂，到逐渐起床活动，步态正常；术后三个月步行来院。术后随访 7 年，疗效满意。

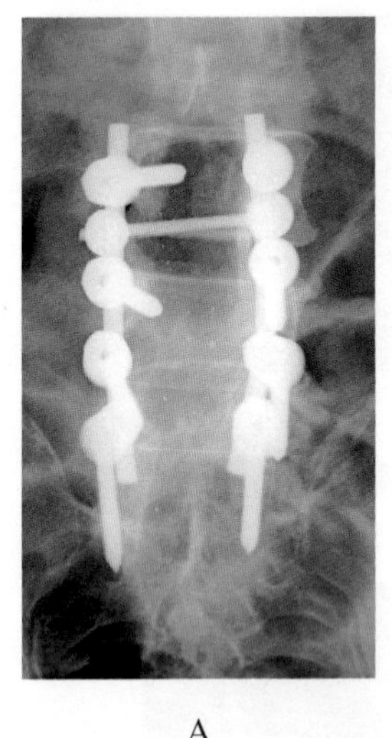

A

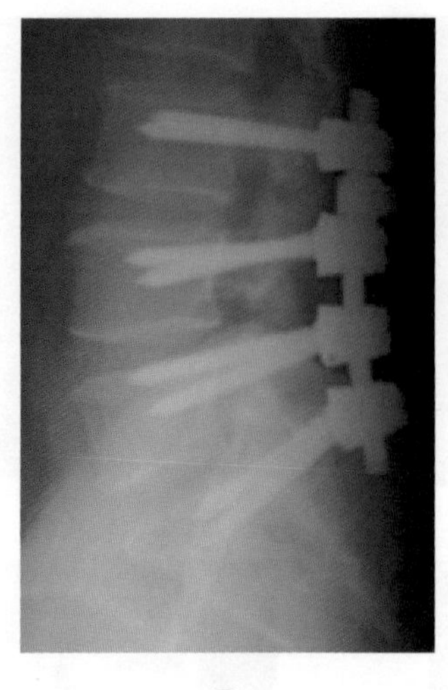

B

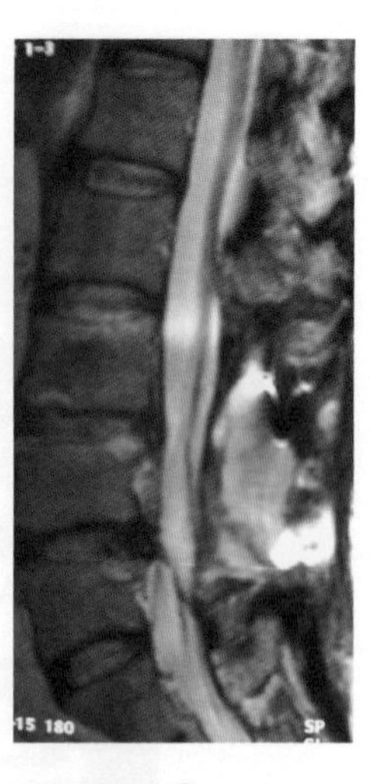

C

图 4-2-1-6-3　一次满意、彻底的减压及功能重建术（A~C）

A、B. 术后 X 线检查示内固定位置良好；C. MR 显示椎管减压满意，腰骶部硬膜囊形态已恢复

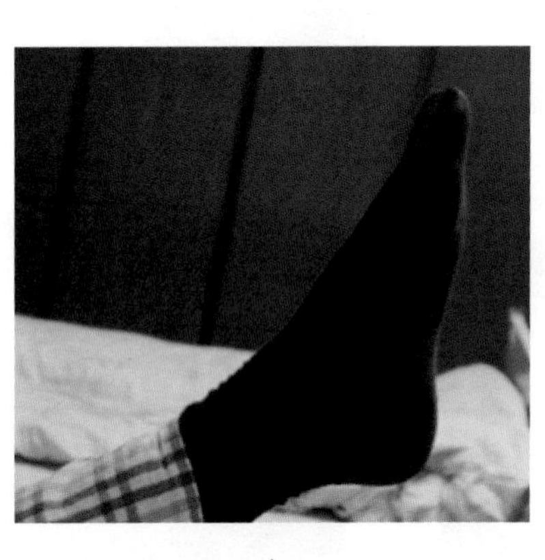

A

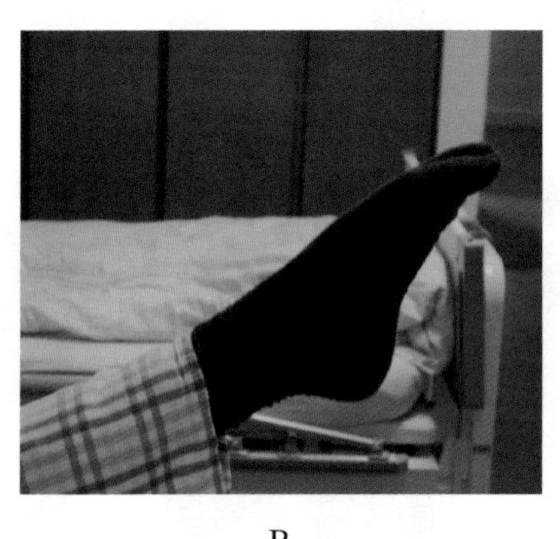

B

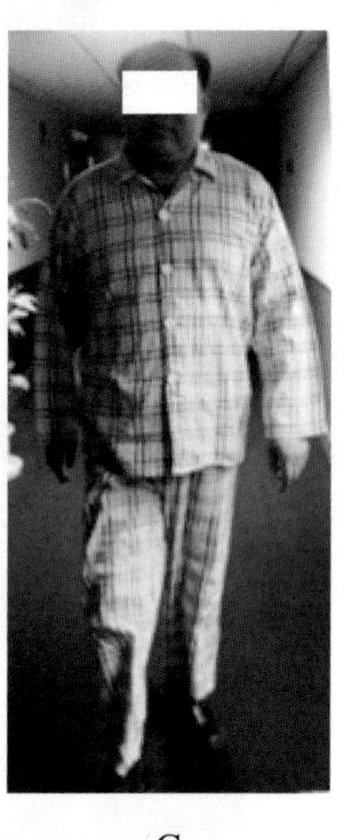

C

图 4-2-1-6-4　术后随访（A~C）

A、B. 术后次日患者足踝部活动开始恢复；C. 一周后下床步行自如，三个月后步行来院，随访五年，可正常生活、工作

（陈德玉　卢旭华　赵定麟）

参 考 文 献

1 陈志明，赵杰，袁建东．合并颈椎病的腰椎管狭窄症的两种手术方法的疗效比较［J］．中国骨肿瘤骨病，2009, 8（1）

2. 李忠海，徐浩，赵杰等．Coflex 装置防治腰椎退行性疾患的短期疗效分析［J］．实用骨科杂志，2010, 16（4）

3. 卢旭华，陈德玉，郭永飞等．伴有侧凸畸形的腰椎管狭窄症的外科治疗［J］．脊柱外科杂志，2005, 3（6）

4. 卢旭华，陈德玉，袁文等．腰椎退变性侧凸的治疗策略［J］．脊柱外科杂志，2008, 6（1）

5. 卢旭华，陈德玉，赵定麟．1 例腰椎管狭窄症 6 次手术治疗的经验教训［J］．中国矫形外科杂志，2008, 16（19）

6. 饶书诚，宋跃明．脊柱外科手术学(第三版)．北京：人民卫生出版社，2006

7. 杨维权，刘大雄，孙荣华等．椎弓根螺钉及 360° 植骨融合术治疗多节段腰椎管狭窄症［J］．临床骨科杂志，2007, 10（2）

8. 赵定麟，王义生．疑难骨科学．北京：科学技术文献出版社，2008

9. Berry MR, Peterson BG, Alander DH.A granulomatous mass surrounding a Maverick total disc replacement causing iliac vein occlusion and spinal stenosis: a case report.J Bone Joint Surg Am. 2010 May; 92（5）: 1242–5.

10. Chun–Hong Ni, Jun Tan, Li–Jun Li,etal.Redundant nerve roots in patients with degenerative lumbar spinal stenosis. SICOT Shanghai Congress 2007

11. Cloyd JM, Acosta FL Jr, Cloyd C, Ames CP.Effects of age on perioperative complications of extensive multilevel thoracolumbar spinal fusion surgery. J Neurosurg Spine. 2010 Apr;12（4）:402–8.

12. Deer TR, Kapural L.New image–guided ultra–minimally invasive lumbar decompression method: the mild procedure.Pain Physician. 2010 Jan;13（1）:35–41.

13. Deyo RA, Mirza SK, Martin BI.Trends, major medical complications, and charges associated with surgery for lumbar spinal stenosis in older adults., JAMA. 2010 Apr 7;303（13）:1259–65.

14. Djurasovic M, Glassman SD, Carreon LY, Dimar JR 2nd. Contemporary management of symptomatic lumbar spinal stenosis.Orthop Clin North Am. 2010 Apr;41（2）:183–91.

15. Fu–Ming Liu.The level localigation of the multi–level degenerative lumbar vertebral canal stenosis. SICOT Shanghai Congress 2007

16. Fu KM, Smith JS, Polly DW Jr.Morbidity and mortality in the surgical treatment of 10, 329 adults with degenerative lumbar stenosis.J Neurosurg Spine. 2010 May; 12（5）:443–6.

17. Genevay S, Atlas SJ.Lumbar spinal stenosis.Best Pract Res Clin Rheumatol. 2010 Apr; 24（2）: 253–65.

18. Orpen NM, Corner JA, Shetty RR, Marshall R.Micro–decompression for lumbar spinal stenosis: the early outcome using a modified surgical technique.J Bone Joint Surg Br. 2010 Apr; 92（4）: 550–4.

19. Teli M, Lovi A, Brayda–Bruno M.Higher risk of dural tears and recurrent herniation with lumbar micro–endoscopic discectomy.Eur Spine J. 2010 Mar; 19（3）: 443–50.

20. Watters WC 3rd, Gilbert TJ, Kreiner DS.Diagnosing lumbar spinal stenosis.JAMA. 2010 Apr 21; 303（15）: 1479; author reply 1480–1.

21. Hai–Bo Zhu, Jian–Guang Xu, Wei Zhou,etal.Surgical therapy for multiple level lumbar stenosis with lumbar instability. SICOT Shanghai Congress 2007

22. Yi Shen, Wei–Li Wang, Wei Wang, et al. Expansive lumbar laminoplasty and pedicle screw fixation in 36 patients with spinal stenosis. SICOT Shanghai Congress 2007

23. Li–Yang Dai, Lei–Sheng Jiang.long–term outcome of discectomy for lumbar disc herniation associated with congenital spinal stenosis. SICOT Shanghai Congress 2007

第二章　先天发育性与继发性颈腰综合征

第一节　先天发育性与继发性颈腰综合征基本概念

一、先天发育性与继发性颈腰综合征概述

近年来笔者发现此组病例逐年递增，可能与老人社会的来临相关。在临床一线工作的医师常遇到在对腰椎椎管狭窄的患者处理（手术）后症状并无明显改善，再作进一步检查，方发现颈椎亦具有相类同之病变。对于此种同时兼具颈腰部神经受压所致症状者，我们称之为"颈腰综合征"。其占颈椎或腰椎病变（主指椎管狭窄或退变性疾患）的15%~20%。因此应加以重视。

所谓颈腰综合征，系指颈椎及腰椎椎管同时狭窄，并同时或先后出现椎管内神经受压并有临床症状表现者。其在颈椎病及颈椎椎管狭窄症患者中的发生率占1/5左右，并随着大家对本征认识水平不断地提高，其发现率及诊断率将日益增多，应已逐渐为广大临床工作者所重视。

在颈椎椎管狭窄症及脊髓型颈椎病患者中（以脊髓受压症状为主者），其椎管多呈现发育性狭窄现象，椎体与椎管的比值小于1∶0.75之病例，其绝对值亦多在12mm以下，甚至矢状径有不足10mm之病例，但低于6 mm以下者甚为罕见。

此种发育性椎管狭窄，在一般情况下，颈椎与腰椎往往呈现一致性改变，包括胸段也大致一样。因此凡是颈椎椎管狭小者，在腰椎亦同时可以发现椎管矢径小、板壁变厚、椎弓根较短、两侧椎板夹角较小和黄韧带松弛及肥厚状，加之第四腰椎至第一骶椎处椎管的形态多呈三角形或三叶草形，此种形态其抗压应力的强度虽增大，但却增加了腰椎椎管狭窄的程度。胸椎椎管虽呈现一致性改变，从发育角度看，亦同时狭窄，但由于胸段椎节后天性退变程度较轻（椎节受胸廓固定作用之故），因此仅个别病例出现胸椎椎管狭窄之症状。此种少见的颈、胸、腰椎管全般性狭窄者虽不多见，但症状多较严重，手术治疗难度大，术中易出现意外（尤其是胸段），预后亦差，当对其选择手术疗法时，应慎又慎之。

近年来随着人均寿命的延长，退变性脊柱疾患日益增多，加之活动与运动量的增加，致使继发性颈腰综合征发生率日益增多，尤其是椎管矢径较为狭小之临界椎管更易发病，因此本章亦一并加以阐述。

图4-2-2-1-1为一较典型的发育性+继发性颈腰综合征患者影像学所见，MR矢状位及脊髓水成像技术（MRS）均显示颈椎和腰椎（包括胸腰段）呈现多发性椎管狭窄征，颈腰及胸腰段椎节呈现相似的串珠样改变，且伴有相应之临床症状。

本病之预后大多较好。

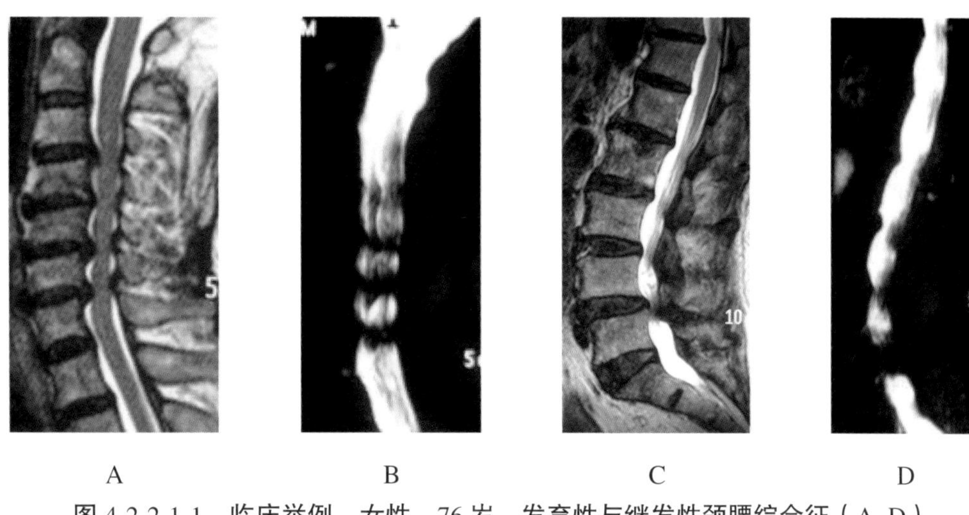

A　　B　　C　　D

图 4-2-2-1-1　临床举例　女性，76 岁　发育性与继发性颈腰综合征（A~D）

A. MR 矢状位显示 C_2~C_7 多节段椎节狭窄征；
B. 颈髓水成像出现相似改变，颈髓前、后方受压；C、D. 胸腰段及腰段 MR 和水成像表现为与颈段相一致病理改变

二、先天发育性与继发性颈腰综合征发病机理

颈腰综合征的病因是以其共同的病理解剖特点为前提的，因此两者的发病机理也是一致的，均是由于椎管狭窄致使椎管内组织遭受刺激或压迫而出现一系列症状。早期除先累及椎管内的各组韧带及硬膜囊外，主要是波及窦椎神经，并通过脊神经根反射地出现椎节局部症状，后期则由于颈髓及脊神经根，或是马尾受压而引起肢体症状与体征。

当颈椎与腰椎两椎管同时狭窄时，究竟何者先发病，笔者通过多年的临床观察，发现大多数病例是先从颈段开始。究其原因，主要是由于颈段脊髓为实质结构，无退缩余地，尤以颈膨大处，其受齿状韧带及脊神经根的牵制使其相对固定，因此，当后天生长发育过程中稍遇某种退变因素，如髓核突出、椎节松动、黄韧带肥厚等，甚至椎节的松动与位移也可诱使发病。狭窄的下腰椎椎管尽管易于成年后遭受外伤，负荷过重，剧烈运动以及各种退变因素而使其矢状径进一步狭窄，尤其是椎节的骨质增生与骨刺形成等可引起节段性明显狭窄，但由于硬膜囊内马尾神经大多呈游离状态，因此其活动度较颈髓明显为大，且富有伸缩性，加之该处椎管的保留间隙较大，因而其临床症状只有在各种因素引起椎节进一步狭窄，包括椎节广泛增生及骨唇形成，并使椎管代偿间隙消失，压力达到相应程度，即超过其代偿间隙所允许的范围时方出现症状。另一方面，颈髓位于高处，受压后所产生的症状不仅范围广，且多较严重，因而易于最先表现出现。但当颈部病变被诊断及治疗后，尤其是对致压骨行切骨减压手术后，上肢症状得到缓解，而下肢症状仍然存在时，方使腰部问题被突然显示出来。

本病的发病机理随着患者自身体位等不同而有所差异。在机体处于静止状态下，狭窄的椎管对其中的脊髓、马尾或神经根，或是直接构成压迫，或是通过窦椎神经而反射地引起症状，其程度一般较轻。在动力状态下，前屈由于可使椎管矢径和容量增大而可使症状缓解，但如果让脊柱向后仰伸，由于椎管内有效间隙变小（主因黄韧带松弛与内陷、脊髓及神经根出现皱褶等改变），不仅容易诱发各种症状，病情严重者甚至一般的生理性活动（例如步行、体操等）也可使所支配椎节的脊神经根充血、瘀血以及椎管内微循环障碍，包括软脊膜上的血管网，引起缺血性脊神经根炎或缺血性软脊膜炎等而出现一系列症状。

继发性改变不仅可加剧病情，提前发病时间，而且与发病部位的先后顺序亦起一定作用，甚至主导作用。

三、先天发育性与继发性颈腰综合征临床特点

（一）概述

由于本病病理解剖及病理生理改变涉及颈段与腰段两个解剖部位，因此本病的发病特点是在具有颈髓受压或刺激症状之同时伴有腰椎椎管狭窄症症状，两组症状可以是一前一后发病，亦可同时并存，但在临床上更为多见的是在颈部手术后，下肢症状改善不大或根本无改变，经检查后才发现系腰椎椎管狭窄症症状。也可能是当因腰部症状来院就诊、检查时，发现其伴有颈髓受压症状。亦有不少病例于腰椎手术后才被发现，后者更多见于基层医疗单位。

现将颈部与腰部症状特点分述于后。

（二）颈椎症状特点

【脊髓受压或受刺激症状】

因其病理解剖实质为椎管狭窄，因此其脊髓症状以感觉障碍为先发，且多见，约占 90% 以上。在中期以后，由于病变程度的加剧波及锥体束而可出现运动障碍症状，并随着病程的进展而日益明显，并引起患者的注意。此类患者根性症状大多较轻或缺如。

【对非手术疗法有效，但下肢改变不大】

由于此病所产生之症状为颈、腰段病变共同引起，较为有效之头颈部轻重量持续牵引可使上肢及躯干症状缓解，但却难以改善双下肢症状。因此，凡遇到此种情况之病变，包括颈部减压术后者，均应进一步检查腰部情况。

（三）腰椎症状特点

【三大症状特点】

腰部症状在临床上主要表现为以下三大特点，当三者并存时，不仅具有诊断意义，且对鉴别诊断亦至关重要，应全面了解，并加以确认。

【间歇性跛行】

即当患者步行数十米或数百米后，出现一侧或双侧或一侧为重的腰腿部症状，表现为腰酸、腿痛、下肢麻木、无力以至跛行等。但当稍许蹲下或坐下休息数分钟，又可继续步行，如此可连续行走，因有间歇期，故名间歇性跛行。此主要是由于下肢在步行时，由于局部肌肉的舒缩使椎管内相应脊节的神经根部血管生理性充血。此对正常人并无影响，亦不会出现什么症状，但在椎管及根管狭窄情况下，由于其通路受阻，势必影响局部血液的回流，渐而形成静脉瘀血，以致微循环障碍而出现缺血性神经根炎，并随着步行时神经根受牵拉而出现一系列症状。但当稍许蹲下或坐、卧休息后，由于消除了因下肢步行时肌肉活动所造成的刺激源，从而又使椎管恢复到正常宽度，症状也就随之减轻或消失。

【主诉与客观检查的矛盾】

这是本病的另一特点，由于椎管狭窄使马尾及神经根在椎管内的容积处于正常范围的最低点，因此当患者长距离步行或处于各种增加椎管内压的被迫体位时，则主诉甚多，甚至可有典型的坐骨神经放射性疼痛，尤以本病的早期及中早期。但在就诊时，由于临诊前的短暂休息而使椎管内压恢复到原来的状态，因此检查常为阴性。这种主诉与体检的不统一性，易误为“夸大主诉”或“诈病”。但在本病后期，或是由于各种附加因素，如合并椎间盘突出或脱出，下腰椎失稳、骨质增生和椎管内粘连等，并构成椎管内的持续性占位病变时，则可有阳性体征出现，并具有动力性加剧这一特征，但其较无腰椎根管狭窄者症状较轻。

【腰部后伸受限及疼痛】

由于本病具有发育性椎管狭窄，以致椎管之有效间隙减少或消失这一前提，因此，当腰椎从中立位到后伸位时，除使椎管后方的小关节囊及黄韧带挤向椎管和神经根管处外，椎管长度亦缩短 2.2mm（按一般身材），椎间孔变狭，椎间盘突向椎管以及脊髓与神经根的横断面增粗，如此则使管腔内压急骤增高，患者后伸受限，并由此而出现各种症状。但将腰部恢复到伸直位或略向前屈，则由于椎管也恢复到原来的宽度，症状也立即消除或缓解，因而这类患者虽不能步行，却能骑车（临床上对此组病例称之为体位型）。但

如合并椎间盘脱出症，则腰部不能继续前屈，甚至微屈也出现腰痛与坐骨神经痛症状。

以上三大症状几乎每例患者都可出现，其阳性率甚高，笔者观察千余例，其中包括手术证实的病例（约占半数）其阳性率高达98%以上。因此可以将此作为临床诊断的依据。事实上仅个别病例需作进一步影像学检查来证实本病。

四、先天发育性与继发性颈腰综合征影像学特点

在X线平片、CT扫描及磁共振等检查中均显示椎管呈现发育性狭窄征，其与椎体的比值大多小于1∶0.75，椎管矢状经绝对值小于12mm，其中不少病例可在10mm以下。CT扫描重建技术可清晰地显示椎管矢径及骨性致压物概况。MR可清晰地显示硬膜囊受压情况及具体部位（图4-2-2-1-2、3）。

五、其他

除上述特点外，视病程长短、病变程度等差异，患者尚可伴有其他症状。由于本病患者的椎管均有狭窄，因此髓核的稍许突出（或脱出），即可刺激或压迫脊神经根而引起椎间盘突出症时的根性放射痛及腰部前屈活动受限等症状。因此，此类患者大多先被诊断为腰椎间盘突出症（或脱出症），而来院治疗，方才发现本病。老年患者尚可伴有肥大性脊柱炎、小关节增生及椎体后缘骨赘形成等引起的临床症候，应全面加以检查。

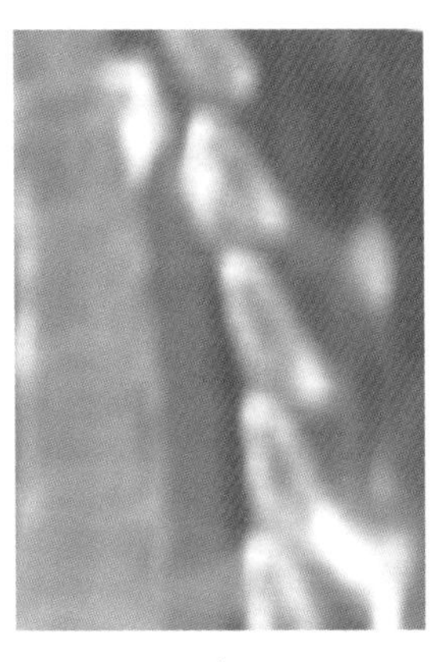

A

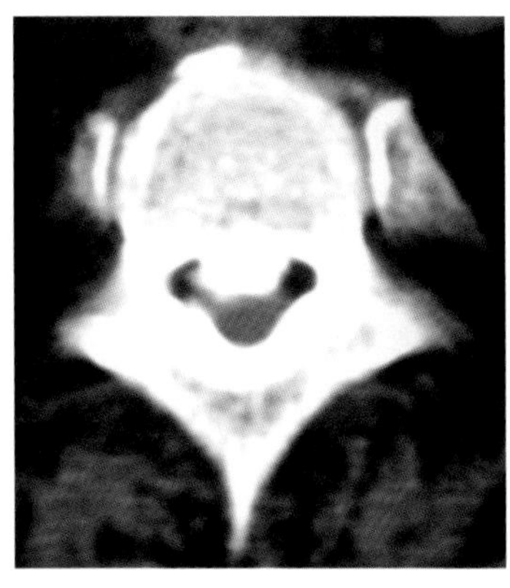

B

图4-2-2-1-2　临床举例　CT扫描重建技术举例（A、B）

CT扫描及重建技术可清晰显示椎管矢径、骨性致压物概况及侧方根管矢径等

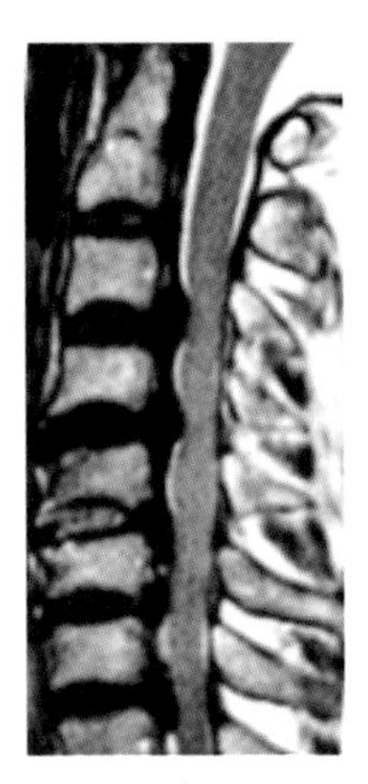

A

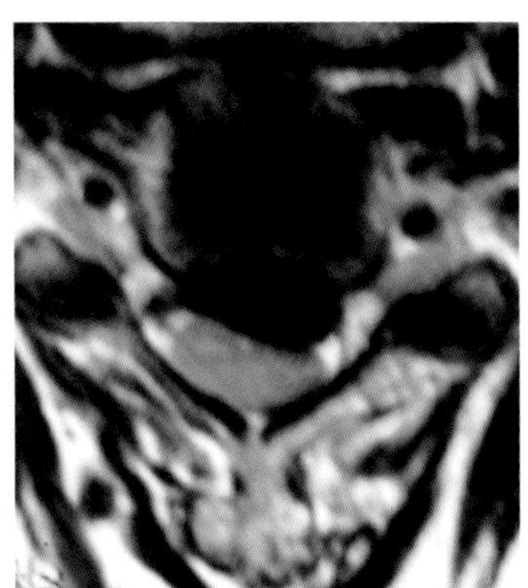

B

图4-2-2-1-3　临床举例　MR技术的应用（A、B）

A. MR矢状位；B. 水平位均可清晰显示硬膜囊受累程度、部位与范围

第二节　颈腰综合征诊断、鉴别诊断与非手术疗法

一、颈腰综合征诊断

根据前述之临床特点，本病在诊断上并不困难，主要依据以下特点。

（一）具有颈椎椎管狭窄的临床表现

主要表现为颈髓受压或受刺激所引起的局部及全身症状及体征。

（二）具有腰椎椎管狭窄症之临床表现

主要根据三大临床症状特点及其相应改变，早期以功能性改变为主，后期则出现阳性体征。

（三）影像学所见

无论是 X 线平片或 CT、CTM 扫描，均显示颈椎及腰椎椎管矢状径比值或绝对值均小于正常值（图 4-2-2-2-1）。

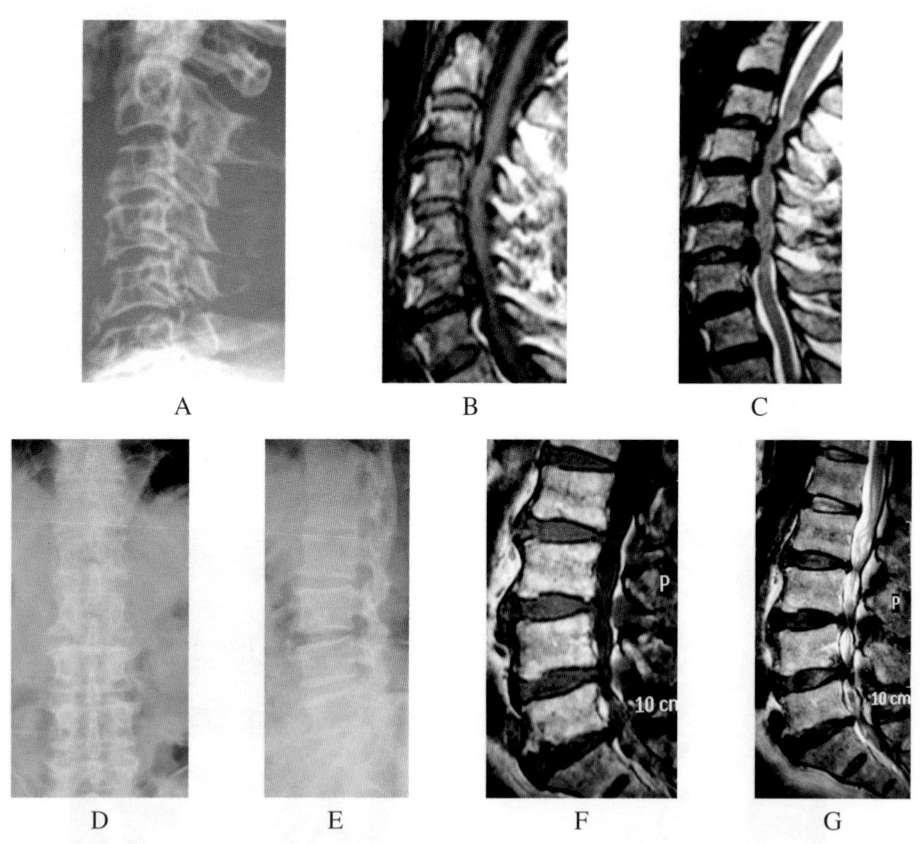

图 4-2-2-2-1　临床举例　颈腰综合征患者影像学检查（A~G）

A. 颈椎 X 线侧位片显示椎管狭窄（原发 + 继发）；B、C. MR 矢状位（T_1、T_2 加权）显示椎管全貌；D、E. 腰椎 X 线正侧位片显示椎管狭窄征；F、G. 腰椎 MR 矢状位（T_1、T_2 加权）显示椎管明显狭窄（原发 + 继发）

（四）易激惹发病

由于颈椎与腰椎椎管均有发育性狭窄，因此在与椎管相邻的部位一旦出现某些占位性病变，例如椎节的松动与位移，髓核的膨隆、突出或脱出，黄韧带的松弛或肥厚，以及小关节的松动、增生与变异等一般性病变因素即可诱发各种脊髓或根性症状（以前者为多）。

（五）其他

除常规颈部及腰部的X线平片及CT、CTM外，必要时亦可采用MR检查（图4-2-2-2-2）。脊髓造影术既往是作为判定椎管狭窄的主要依据，但此种侵入性检查副作用较大，目前已被前两者所替代。

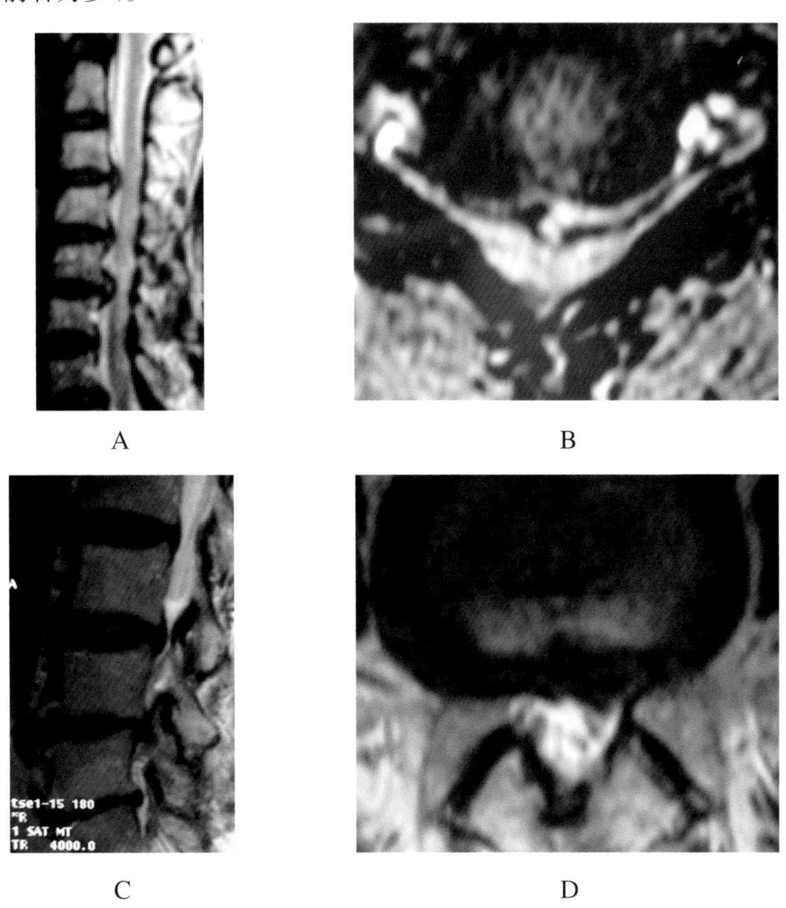

图4-2-2-2-2　临床举例　充分利用MR检查发现与判定颈腰综合征（A~D）

A、B. 颈椎MR矢状位及横断面，显示发育性椎管狭窄伴椎节退变；
C、D. 下腰椎MR矢状位及横断面，显示腰椎椎管发育狭窄伴椎节退变

二、颈腰综合征鉴别诊断

（一）症状交杂，需与多种病患鉴别

本病主要是兼具颈椎与腰椎椎管的脊髓或马尾神经受刺激或受压所致的各种症状，因此，其主要是与颈椎病、腰椎间盘脱出症等相似的疾患，以及与锥体束受累的某些疾患等相鉴别，未见症状不同，需与多种疾患区别，临床上主要是与以下疾患相鉴别。

（二）主要鉴别疾患

【脊髓侧索硬化症】

较为常见，因其同时引起上下肢肌力减弱或瘫痪易与本病相混淆。但本病的全过程中不伴有感觉障碍，发病年龄较轻，肌力减弱及肌萎缩较明显，颈椎与腰椎之椎管多无狭窄，且亦无腰椎椎管狭窄症所特有的三大临床症状，只要认真检查，一般易于鉴别。

【脊髓空洞症】

由于其感觉症状较多，亦易与本病混淆，但脊髓空洞症时大多伴有感觉分离及营养性障碍，无腰椎椎管狭窄症的三大临床症状，易于区别。MR 检查有利于鉴别。

【周围神经炎】

大多为各种原因所致的中毒与各种感染后所引起的末梢神经炎性改变，主要表现为双侧对称性感觉、运动及植物神经障碍，且无脊髓性受压及腰部三大症状，一般容易与鉴别。

【继发性粘连性蛛网膜炎】

本病除可继发于各种因素，包括医源性因素后，长时间的椎管狭窄亦易继发本病。前者可根据原发伤患加以鉴别，后者则较难以区别，尤其是后期病例，常需依据 MRS（脊髓磁共振）或脊髓造影等影像学检查。对需行手术之病例，可在术中进行硬膜囊穿刺等检查加以证实。

【脊髓痨】

为晚期梅毒所致，以感觉障碍为主，目前，甚为少见。本病具有冶游史、血液康华氏阳性及夏科氏关节等特征，一般易于鉴别。

【其他】

包括多发性硬化症、广泛性颈肩及腰骶部筋膜炎、骨质疏松症及退变性脊椎炎等均应与之鉴别。

第三节　颈腰综合征治疗

一、颈腰综合征非手术疗法

对本病的处理，在原则上应先行正规的非手术疗法，尤以年纪较轻及初次发病的轻型患者，对非手术疗法无效或症状迅速加重者，则应在充分准备的前提下及早施术。非手术疗法的主要措施如下。

（一）颈腰部制动

根据病情可同时或分别对颈段和（或）腰段采取相应的制动措施，包括颈围、腰围、石膏固定及卧床牵引等。其主要目的是避免局部病变的加剧，促使已有的病变，尤其是创伤反应性水肿、渗出及局部充血与瘀血获得明显的改善。

（二）调整与改善睡眠状态

除注意睡觉姿势外，应强调睡硬板床（木板上方可放置席梦思弹簧垫），枕头高低适度，切勿过高，亦不宜过低等。并应注意双下肢置于屈曲状态，不仅可改善椎管内压力及血供，且有利于下肢功能的恢复。

（三）改善工作条件

以保持脊柱略微向前屈曲的体位为佳，尽量避免向后仰伸之动作。写字台以临窗、使双眼平视为理想。头颈部亦不宜过度前屈。

（四）锻炼腹肌

此对增强与调节腰椎椎管的内外平衡帮助较大，应教会患者练习，并督促检查。但对合并腰椎椎间盘突出的病例，不宜采用。

（五）其他辅助性治疗

包括理疗、轻手法按摩（不宜推拿）及药物应用均有疗效，尤其是“凯时”静滴，疗效较为明显。

二、颈腰综合征手术疗法

（一）手术病例选择

【基本要求】

对非手术疗法无效或病情较重、来诊时已出

现严重脊髓或马尾受压症状者，则需手术治疗。但手术部位的选择应全面考虑，其标准如下。

【颈椎手术】

在颈段及腰段均有症状的情况下，如颈部症状更为严重，则应先行颈部手术。对单纯颈椎椎管狭窄者，一般行颈椎后路侧块螺钉（棒）系统固定，撑开后再行椎管减压及成形术，如此更为安全、有效。但如果伴有颈椎病，后路又无法切除椎管前方致压物时，大多先行颈椎前路切骨减压术，并同时从前方扩大椎管矢状径。当然，也可根据术者本人习惯及病情等诸多因素决定。

【腰椎后路手术】

病情较重者，可与颈椎一并施术，亦可视颈部手术术后疗效而定是否手术，时机选择大多在前者术后3~6个月进行为宜。对颈椎椎节稳定者，可提前至术后2~3个月左右。但如果以双下肢麻、痛为主，且系因腰椎椎管狭窄等因素所致者，则需先行腰椎减压、固定术。

（二）手术部位与方法选择

手术部位的选择与决定主要依据病情而定。手术方法及手术种类较多，应根据病变部位及患者全身及局部的具体情况不同而加以选择。

【颈部手术】

视脊髓受压部位不同而酌情选择后路或前路减压术。单纯型颈腰综合征主要是以感觉障碍起病，故应先行颈后路手术。在颈后路诸多术式中，我们认为半椎板扩大减压及椎管成形术较为理想。不仅疗效稳定，且损伤小，对椎节稳定性影响不大，亦可酌情选用单开门或双开门术式，但应注意“关门”或椎板下骨痂形成，笔者曾返修多例。对于颈椎前后均需施术者，两次手术一般间隔1~3个月为宜。其中有些病例是在椎管狭窄的基础上伴有颈椎病病理改变及临床症状者甚至颈脊髓出现液化灶者，则需从前方施术。

【腰部手术】

既往多选择后路保留棘突及棘间韧带的椎板切除减压术，并视根管是否受累而酌情扩大减压范围，一般依次为L_4~L_5、L_3~L_4及L_5~S_1等椎节为多发。亦有人主张采用后路棘突间H植骨融合术将腰椎固定在前屈位置上，以维持椎管处于较宽畅状态，从而获得减压疗效。但这种体位可增加其他椎节椎间隙内压，在选择时应注意。对多节段椎管狭窄或伴有髓核突（脱）出及椎节不稳之病例，尚需依据病情扩大椎管矢径、摘除髓核，并行椎节椎弓根钉融合术。

【颈椎及腰椎同时施术】

对颈椎及腰椎症状均较明显者，则需对颈腰同时施术，可一次完成亦可分两次施术，中间间隔3~6个月。

三、颈腰综合征术后处理

术后分别按颈椎及腰椎手术常规处理。

四、颈腰综合征预后

较一般单纯颈椎椎管狭窄症者病情为复杂，如能早期诊断，并予以及时治疗，其后果亦多较满意。但病程延续过久，脊髓已出现变性改变或已有蛛网膜炎形成时，其预后大多较差。

第四节　腰椎综合征临床举例

［例1］图4-2-2-4-1　男性，64岁，以颈椎症状为主的颈腰综合征，应先处理颈椎病变。

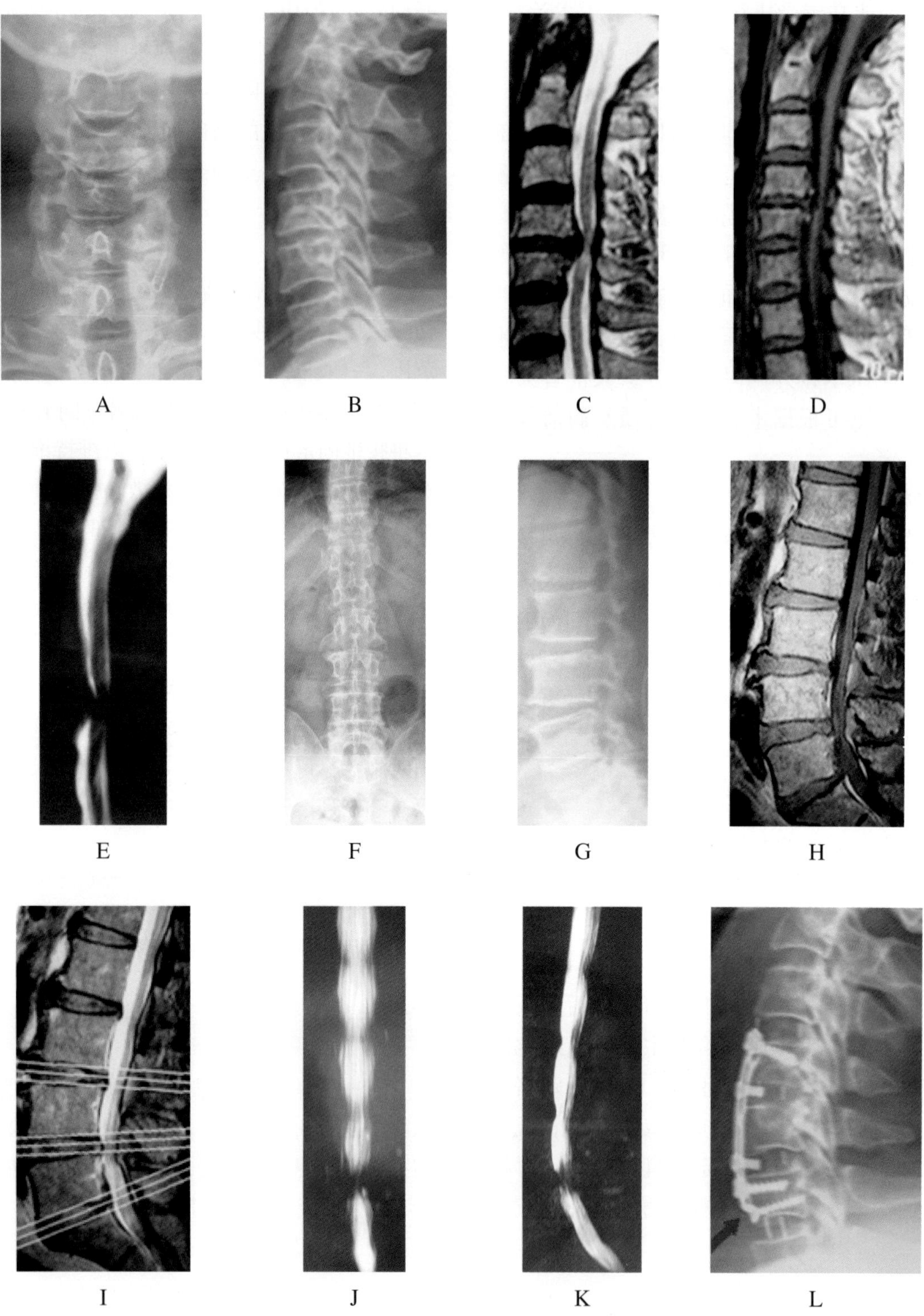

图 4-2-2-4-1　临床举例　例 1（A~L）

A、B. 术前颈椎正、侧位 X 线片，显示发育性颈椎椎管狭窄征；C~E. 术前 MR 矢状位（T_2 及 T_1 加权）及水成像（MRS）所见：显示在颈椎椎管发育性狭窄的基础上，以 C_5~C_6 为中心，前方致压物更为严重，并使脊髓有液化灶出现；F、G. 腰椎正、侧位 X 线片；H、I. 腰椎 MR 矢状位（T_1 及 T_2 加权），显示腰椎椎管发育性狭窄；J、K. 腰椎脊髓水成像正、侧位观；L. 因颈部症状明显，故先行颈前路 C_3~C_4，C_4~C_5，C_5~C_6 及 C_6~C_7 前路减压 +Cage+ 钛板固定，术后症状明显改善，双下肢疼痛亦消失，步态如常；X 线侧位片显示椎节高度及曲度恢复正常，箭头所指为 C_6~C_7 Cage 上方附加之螺钉界面固定

［例 2］图 4-2-2-4-2　女性，74 岁，颈腰综合征以腰椎病变为主者，应先处理腰椎病变。

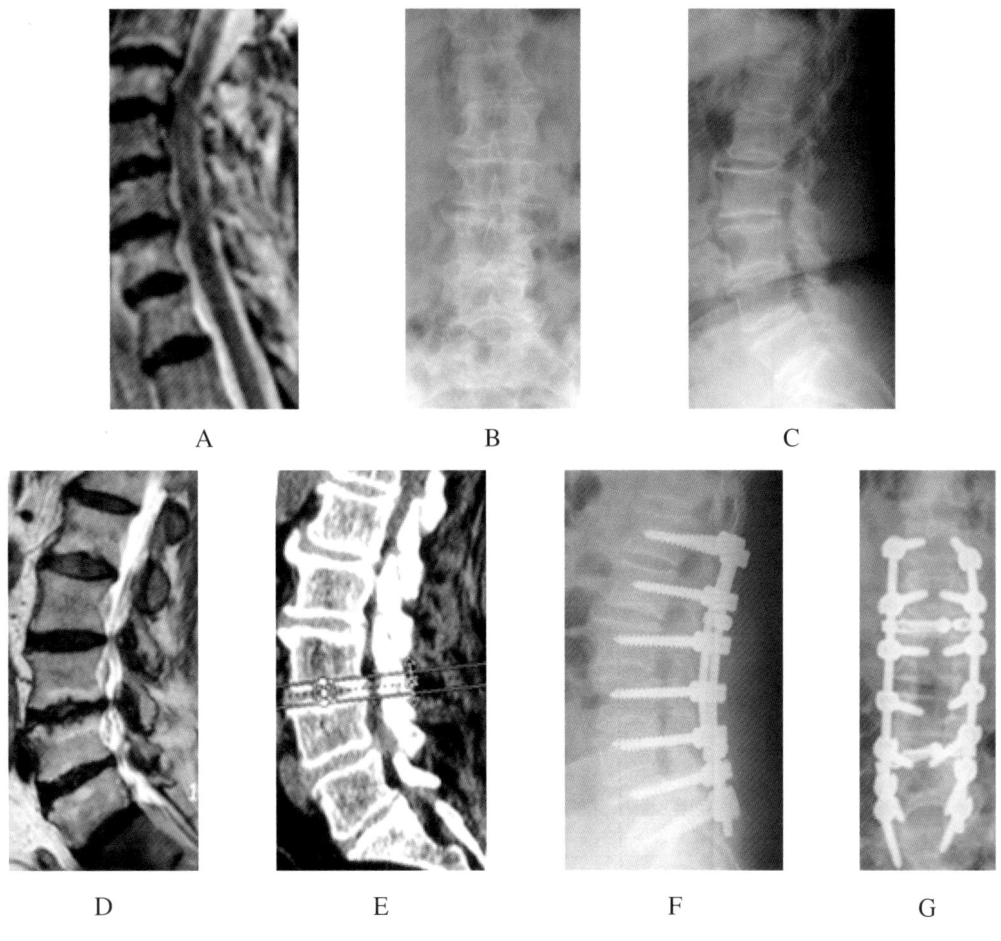

图 4-2-2-4-2　临床举例　例 2（A~G）

A. 颈椎 MR 矢状位观；B、C. 腰椎术前 X 线正、侧位片；D. 术前 MR 矢状位观；E. 术前 CTM 所见，自 T_{12}~S_1 呈全般性椎管狭窄征；F、G. 因患者双上肢症状休息后即缓解，目前以腰部症状为主，故行胸腰后路 T_{12}~S_1 椎弓根钉置入、撑开及固定，之后行椎板切除减压术 + 横连接杆固定，术后 X 线正、侧片观，显示椎节高度及曲度恢复如常，原症状基本缓解。随访三年余，活动自如，无特殊主诉

［例 3］图 4-2-2-4-3　女性，65 岁，以腰椎病变为主的颈腰综合征。

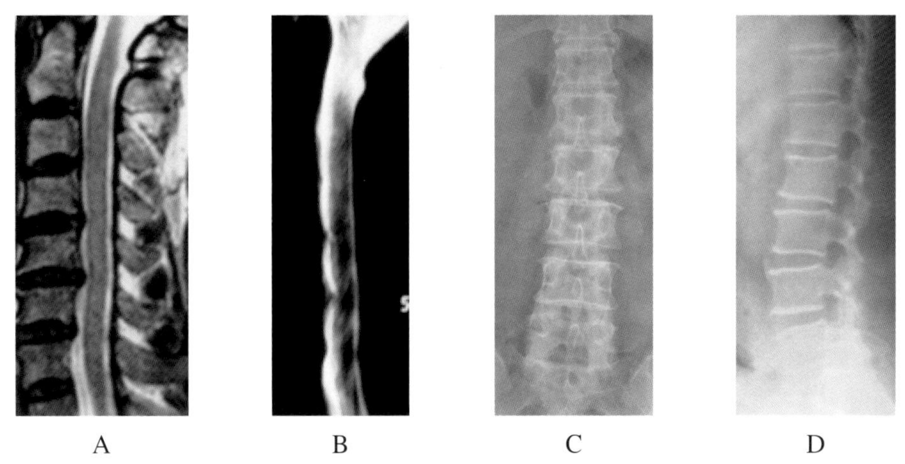

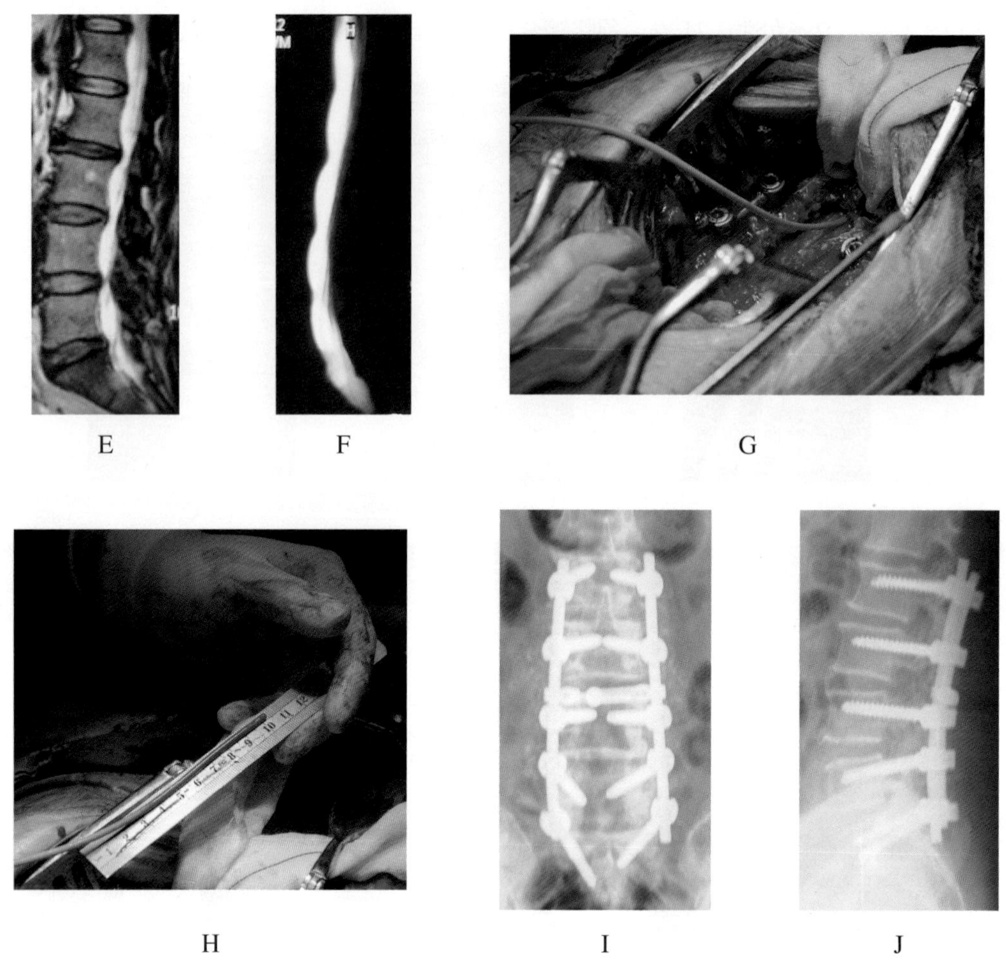

E F G

H I J

图 4-2-2-4-3 临床举例 例 3（A~J）

A、B. 颈椎 MR 矢状位及水成像（MRS）；C、D. 腰椎正、侧位 X 线片；E、F. 腰椎 MR 矢状位及水成像（MRS），显示腰椎全般性椎管狭窄；G、H. 因腰部症状为主，故先行腰椎椎弓根钉固定（L_2~S_1），撑开后予以腰椎椎管扩大减压，硬膜囊恢复原形及搏动；之后再沿硬膜囊后壁，从 L_1 节段向上插入细导尿管，可通过 10cm，表明上方无压迫，勿需向上扩大减压范围；I、J. 术后 X 线正、侧位片显示椎节高度与曲度恢复正常，原症状消失

［例 4］图 4-2-2-4-4 男性，57 岁，以腰椎为主，伴有 L_5 滑脱之颈腰综合征。

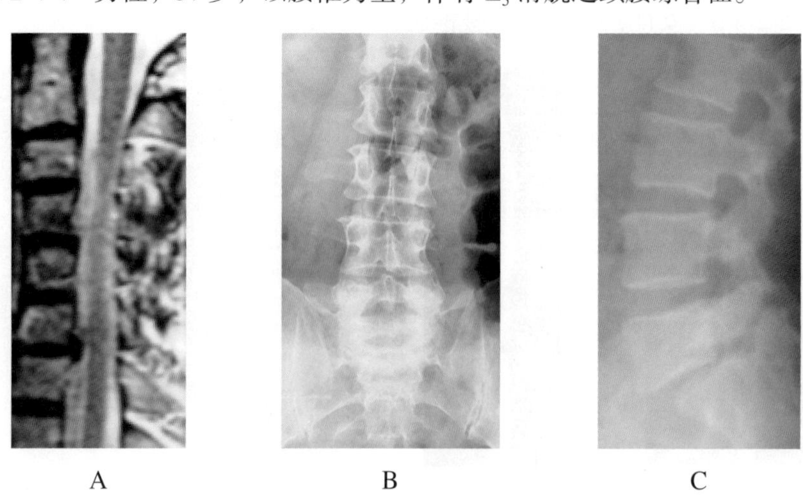

A B C

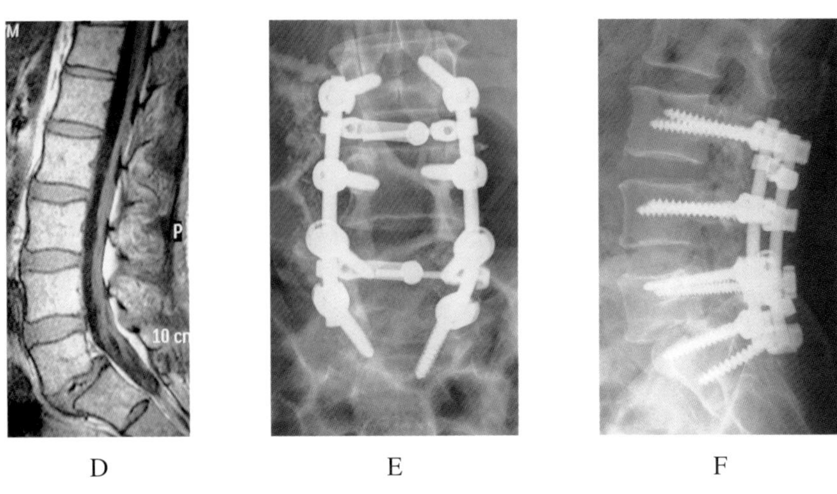

D　　E　　F

图 4-2-2-4-4　临床举例　例 4（A~F）

A. 颈椎 MR 矢状位，显示发育性椎管狭窄，伴颈椎曲度消失；B、C. 腰椎正、侧位 X 线片，显示 L_5 峡部崩裂，伴 L_5~S_1 滑脱；D. 腰椎 MR 矢状位观，显示下腰椎 $L_{3\sim5}$ 椎管狭窄；E、F. 因腰部症状为主，故先行腰椎椎弓根钉固定，撑开及椎管减压术；术后正位 X 线片所见，双下肢症状改善；但颈部症状未消，待进一步处理

［例 5］图 4-2-2-4-5　男性，75 岁，颈腰综合征、颈腰症状均较严重者、需二者同时施术。

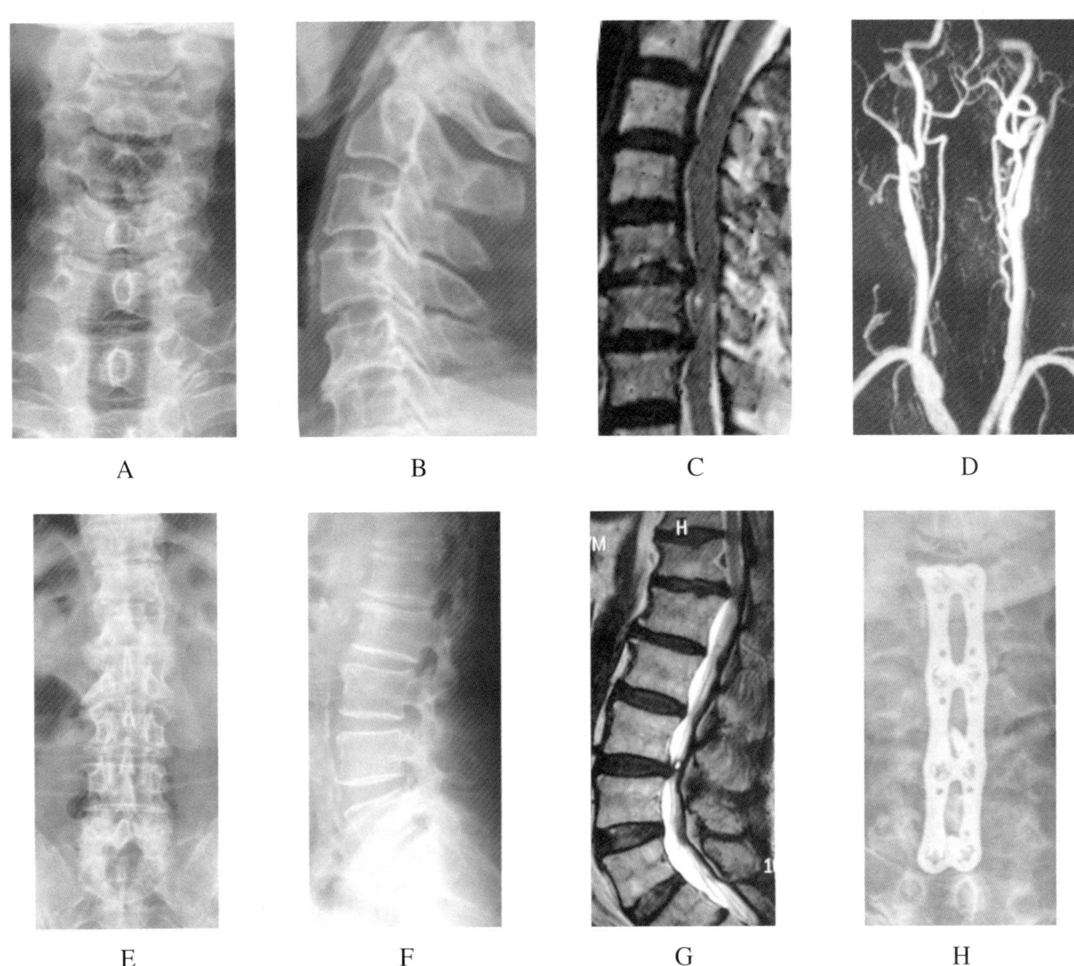

A　　B　　C　　D

E　　F　　G　　H

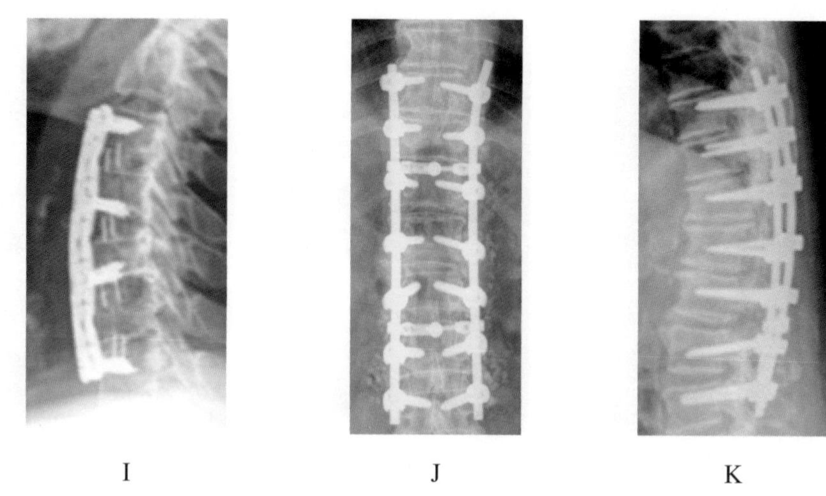

I　　J　　K

图 4-2-2-4-5　临床举例　例 5（A~K）

A、B. 术前颈椎 X 线正、侧位片；C. 术前 MR 矢状位，显示椎管发育性狭窄、伴颈椎病；D. MRA 显示右侧椎动脉狭窄与折曲；E、F. 术前腰椎 X 线正侧位片；G. 胸腰段 MR 矢状位，显示椎管多节段狭窄及髓核突出；H、I. 颈椎前路切骨减压、扩大椎管矢径、Cage 植入及钛板固定后 X 线正、侧位观；J、K. T_{10}~L_4 椎弓根钉固定、撑开 + 椎节后方切开减压 + 髓核摘除术，正、侧位 X 线片显示对位满意，原症状消失

［例 6］ 图 4-2-2-4-6　男性，62 岁，颈腰综合征、颈腰均有明显症状需同时处理者。

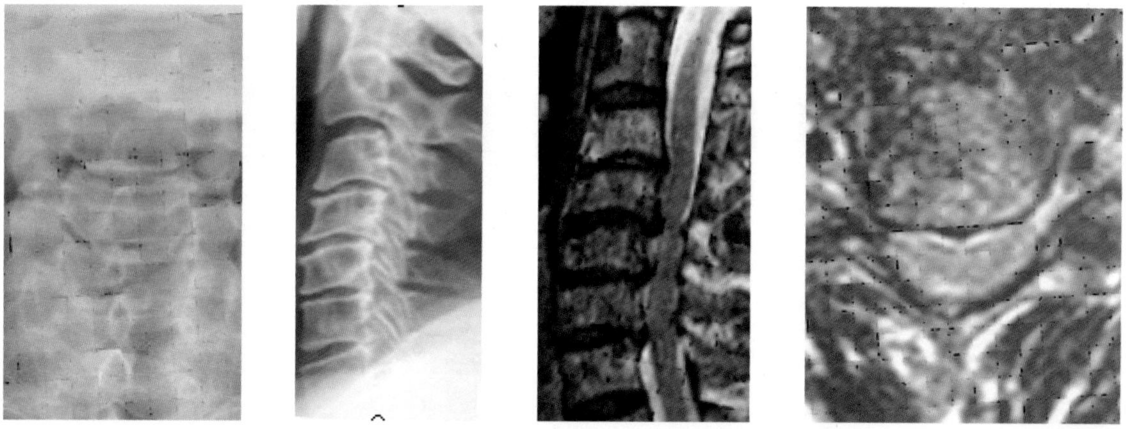

A　　B　　C　　D

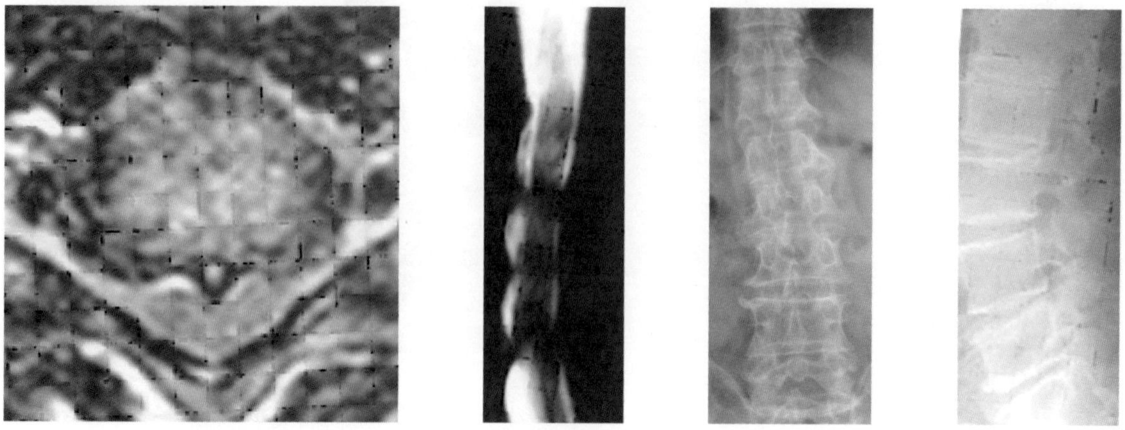

E　　F　　G　　H

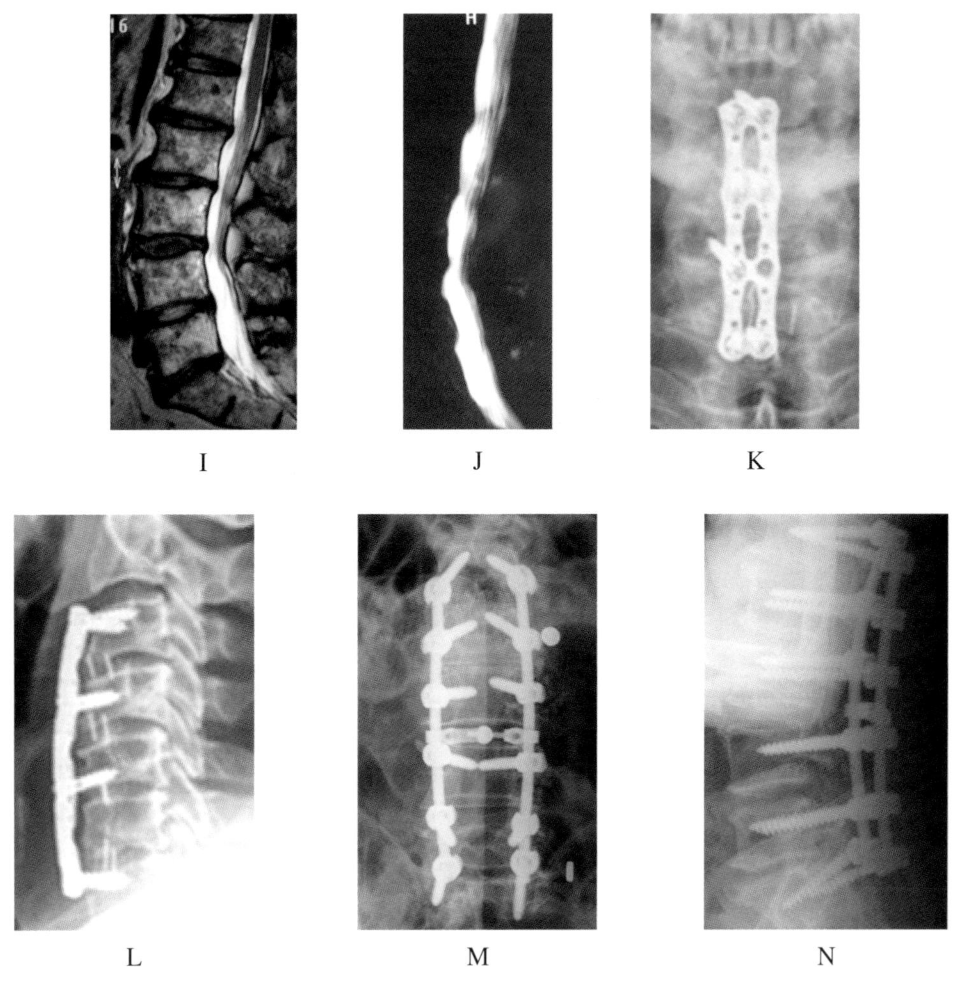

图 4-2-2-4-6 临床举例 例 6（A~N）

A、B. 术前颈椎正、侧位 X 线片；C. 术前 MR 矢状位；D、E. 术前 MR 横断面显示发育性椎管狭窄；F. 术前颈髓水成像矢状位观（MRS），显示椎管狭窄及颈髓受累之范围及程度；G、H. 腰椎正、侧位 X 线片；I. 术前腰椎 MR 矢状位；J. 术前腰段水成像矢状位观（MRS）；K、L. 颈椎前路减压、Cage 植入及钛板固定，X 线正、侧位观；M、N. 腰椎 L_1~S_1 椎弓根固定、撑开及后路减压，扩大椎管矢径，并装横连接杆，术后 X 线正、侧位片显示腰椎曲度及高度恢复正常，原症状逐渐消失

［例 7］图 4-2-2-4-7 女性，37 岁，颈腰综合征，行颈腰减压及内固定术。

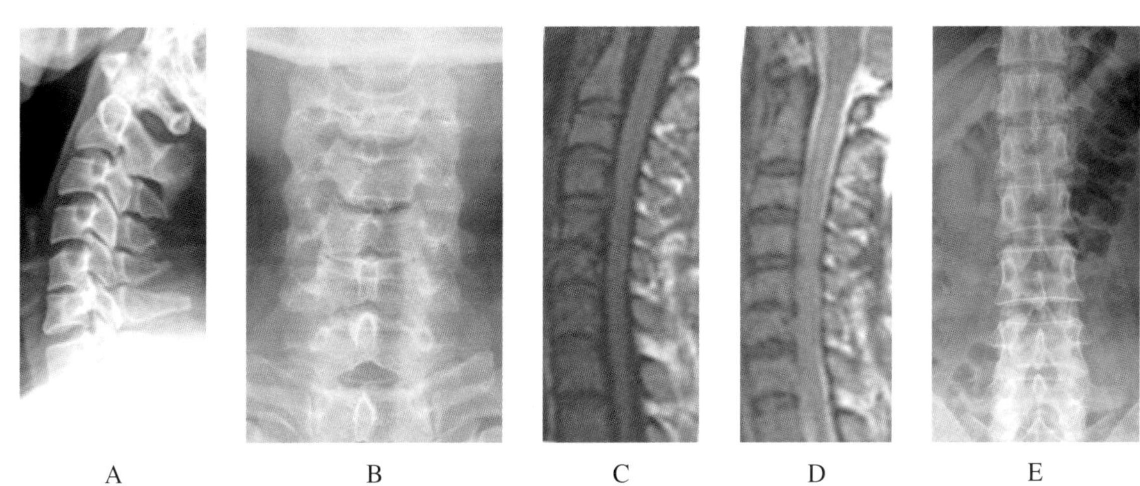

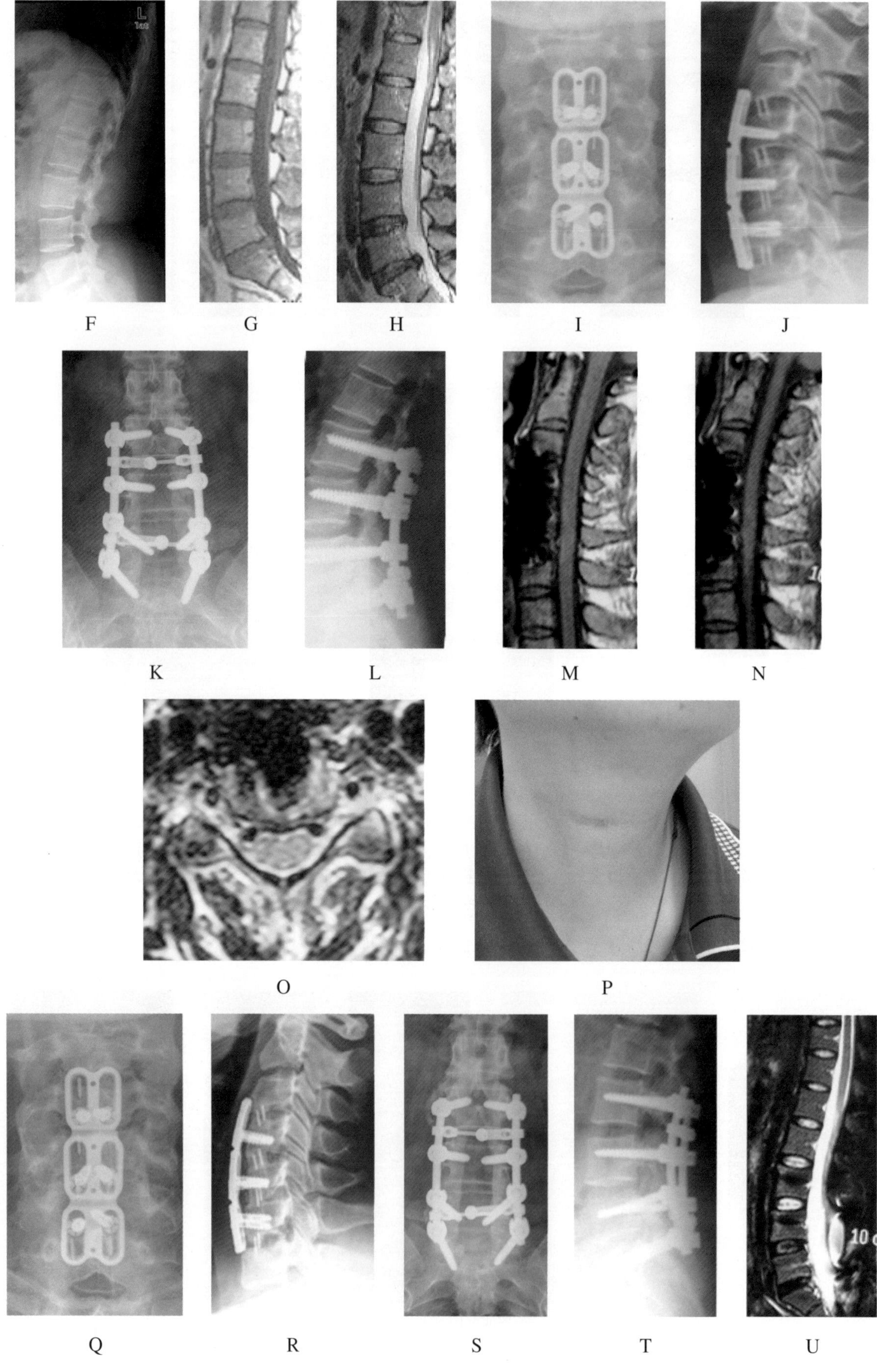
F
G
H
I
J
K
L
M
N
O
P
Q
R
S
T
U

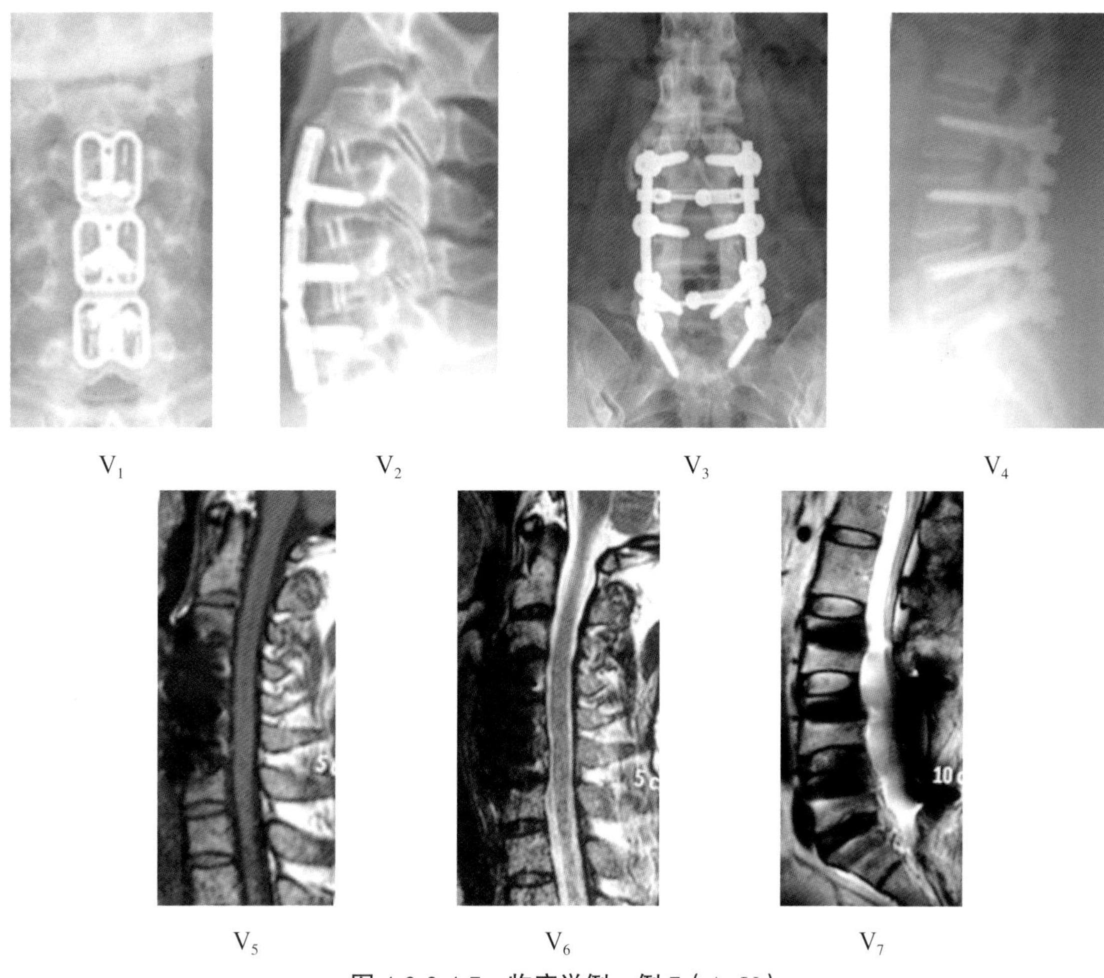

V_1 V_2 V_3 V_4

V_5 V_6 V_7

图 4-2-2-4-7 临床举例 例 7（A~V）

A、B. 术前颈椎 X 线正侧位片；C、D. 术前颈椎 MR 矢状位片；E、F. 术前腰椎正侧位 X 线片；G、H. 术前 MR 矢状位观；I、J. 微创切口颈椎前路减压扩大椎管矢状径 +Cage 植入 + 钛板内固定；K、L. 术后腰椎正侧位 X 线片显示：L_3~S_1 行椎弓根钉置入，后路减压及髓核摘除，术后原症状消失；M~O. 两年后随访，无复发，工作如常，MR 颈椎矢状位及水平位显示脊髓无受压征；P. 原颈椎切口已皮纹化；Q、R. 颈椎内固定位置良好；S、T. 腰椎正侧位 X 线片显示固定状态满意；U. 腰椎 MR 矢状位显示局部减压彻底，唯后方残留有脑脊液囊肿，但无主诉。三年后随访，仍正常生活及工作，X 线及 MR 复查显示颈腰段手术范围处于正常状态（图 V_1~V_7）

［例 8］图 4-2-2-4-8 男性，72 岁，颈腰综合征，颈腰同时施术。

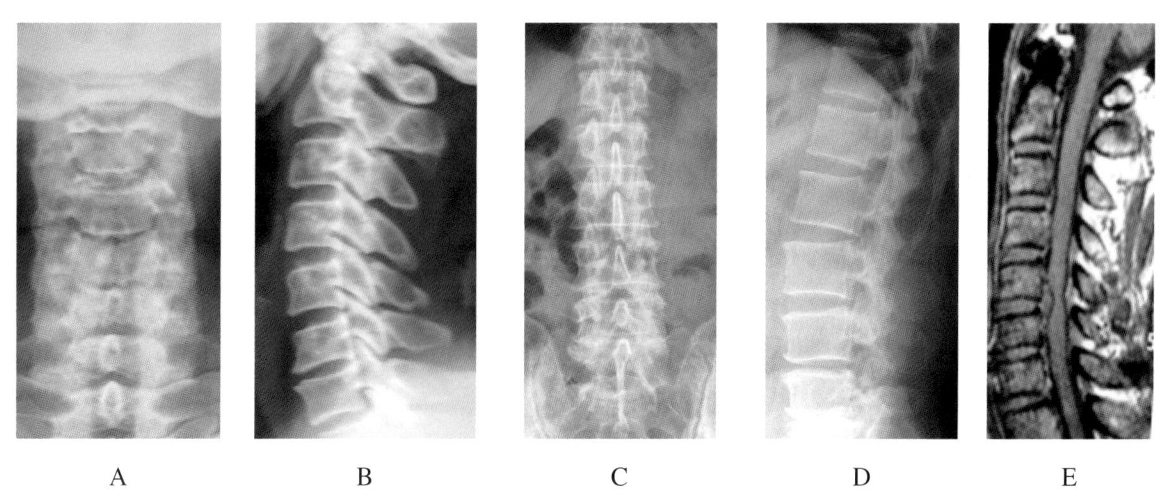

A B C D E

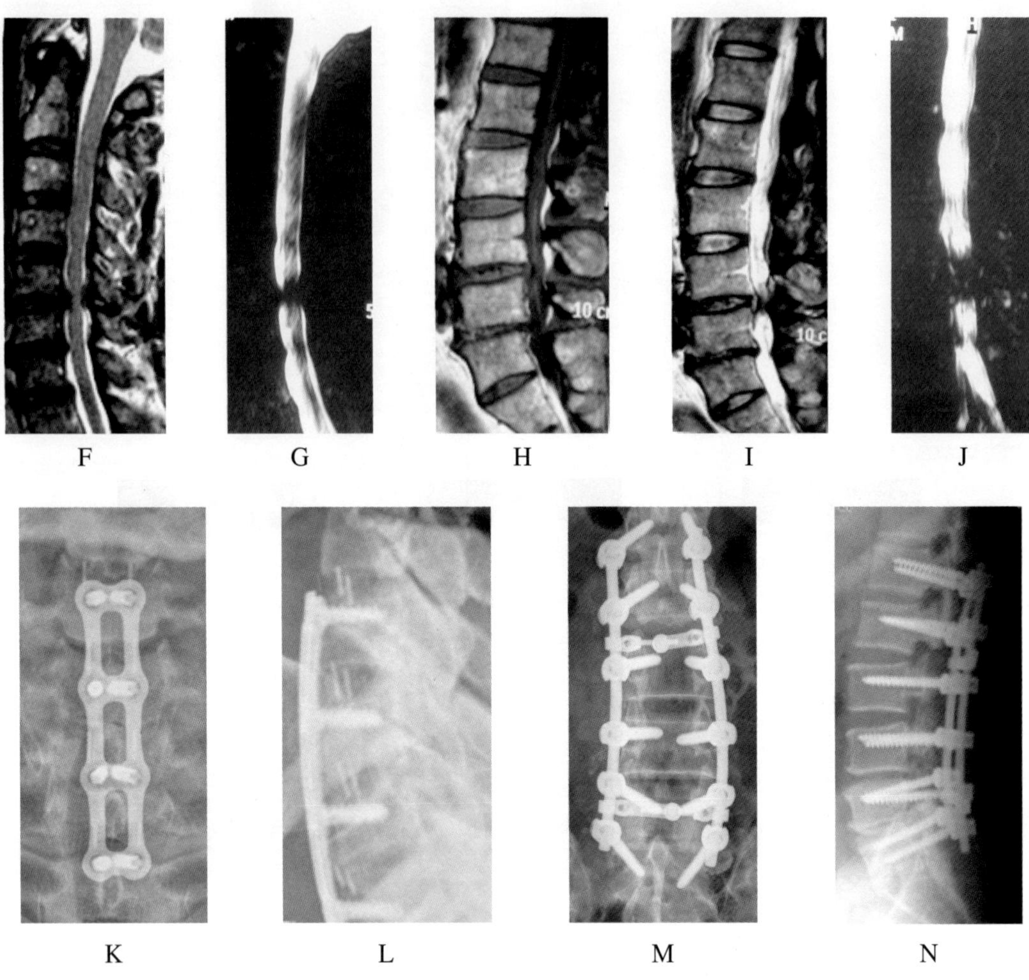

F G H I J

K L M N

图 4-2-2-4-8 临床举例 例 8（A~N）

A、B. 术前颈椎正侧位 X 线片；C、D. 术前腰椎正侧位 X 线片；E、F. 术前颈椎 MR 矢状位，T_1、T_2 加权；G. 颈椎水成像（MRS）；H、I. 腰椎 MR 矢状位观；J. 腰段水成像（MRS）；K、L. 颈椎前路多节段潜式减压 +Cage 撑开 + 钛板固定，X 线正侧位所见；M、N. 腰椎 L_1~S_1 椎弓根钉置入、撑开 + 后路减压；术后 X 线正侧位片显示颈椎及腰椎外观及曲度恢复满意

［例 9］图 4-2-2-4-9　颈腰综合征。

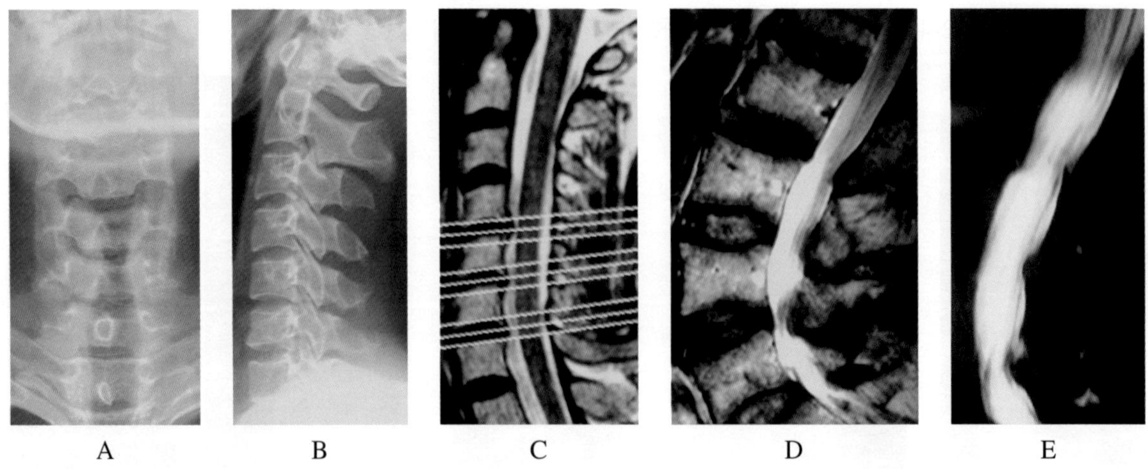

A B C D E

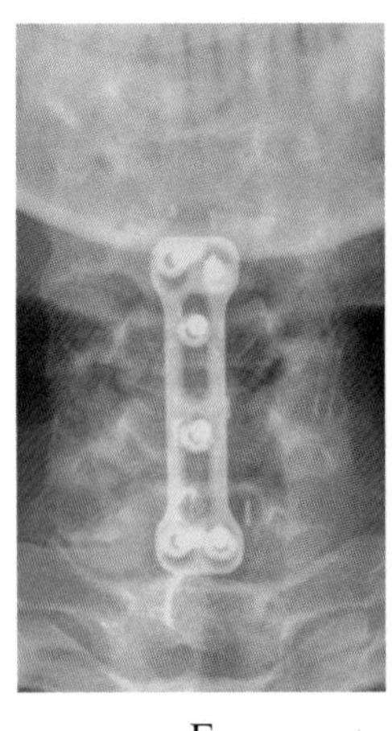
F

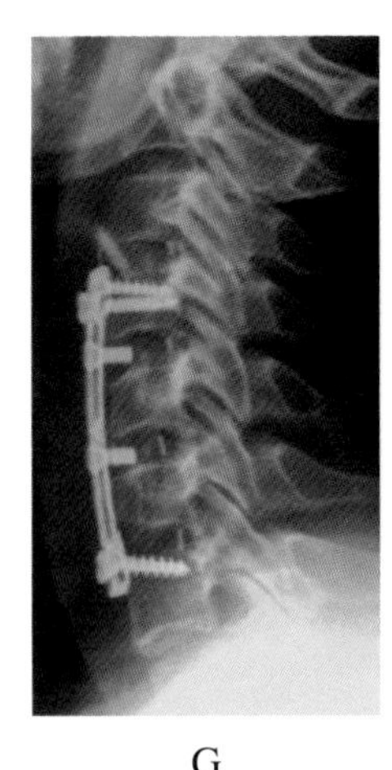
G

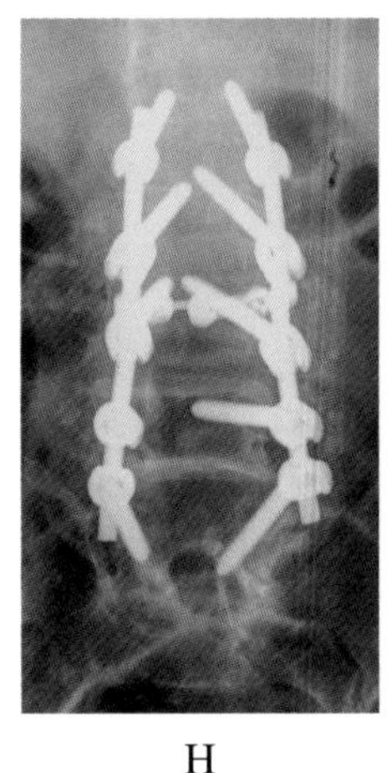
H

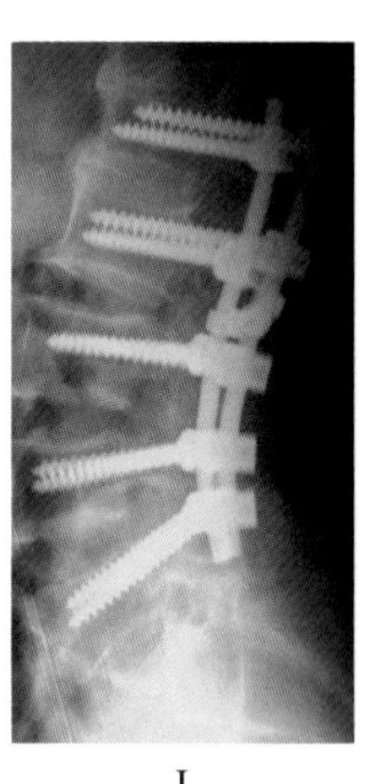
I

图 4-2-2-4-9　临床举例　例 9（A~I）

A、B. 术前颈椎正侧位 X 线片；C. 术前颈椎 MR 矢状位；D. 术前腰椎 MR 矢状位；E. 腰椎水成像（MRS）；
F、G. 颈前路减压 + 内固定术后 X 线正侧位片；H、I. 腰椎减压 + 椎弓根钉内固定术后正侧位 X 线片

（侯铁胜　赵　杰　叶晓健　陈德玉　赵定麟）

参 考 文 献

1. 陈志明，赵杰，袁建东．合并颈椎病的腰椎管狭窄症的两种手术方法的疗效比较［J］．中国骨肿瘤骨病，2009, 8（1）
2. 卢旭华，陈德玉，袁文等．腰椎退变性侧凸的治疗策略［J］．脊柱外科杂志，2008, 6（1）
3. 饶书诚，宋跃明．脊柱外科手术学（第三版）．北京：人民卫生出版社，2006
4. 杨维权．椎弓根螺钉及 360。植骨融合术治疗多节段腰椎管狭窄征．临床骨科杂志 2007 年 10 卷 2 期．
5. 赵定麟，王义生．疑难骨科学．北京：科学技术文献出版社，2008
6. 赵定麟．临床骨科学——诊断分析与治疗要领，北京：人民军医出版社出版．2003 年
7. 赵定麟．现代骨科学，北京：科学出版社，2004
8. 赵定麟．现代脊柱外科学，上海：上海世界图书出版社公司，2006
9. Aydogan M, Ozturk C, Mirzanli C, Karatoprak O, Tezer M, Hamzaoglu A. Treatment approach in tandem（concurrent）cervical and lumbar spinal stenosis. Acta Orthop Belg. 2007 Apr;73（2）:234–7.
10. Chun–Hong Ni, Jun Tan, Li–Jun Li,etal.Redundant nerve roots in patients with degenerative lumbar spinal stenosis. SICOT Shanghai Congress 2007
11. Kikuike K, Miyamoto K, Hosoe H, Shimizu K. One–staged combined cervical and lumbar decompression for patients with tandem spinal stenosis on cervical and lumbar spine: analyses of clinical outcomes with minimum 3 years follow–up. J Spinal Disord Tech. 2009 Dec;22(8):593–601.
12. Manchikanti L, Boswell MV, Datta S.Comprehensive review of therapeutic interventions in managing chronic spinal pain.Pain Physician. 2009 Jul–Aug;12（4）:E123–98.
13. Naderi S, Mertol T. Simultaneous cervical and lumbar surgery for combined symptomatic cervical and lumbar spinal stenoses. J Spinal Disord Tech. 2002 Jun;15（3）:229–31; discussion 231–2.
14. Nowakowski A, Kubaszewski L, Kaczmarczyk J.［Management of cervical and lumbar stenosis］Chir Narzadow Ruchu Ortop Pol. 2007 May–Jun; 72（3）: 157–64.
15. Xu–Hua Lu, De–Yu Chen, Wen Yuan,etal.Surgical treatment of patients with lumbar spinal stenosis with associated scoliosis. SICOT Shanghai Congress 2007
16. Zhuo–Jing Luo.Degeneraive lumbar scoliosis. SICOT Shanghai Congress 2007

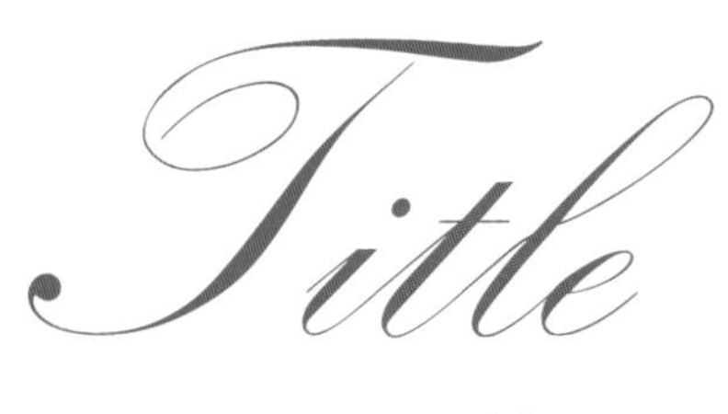

第三篇

腰椎间盘突出症

第一章　腰椎间盘突（脱）出症基本概念　1726

第二章　腰椎间盘突出症诊断与鉴别诊断　1749

第三章　腰椎间盘突（脱）出症治疗　1756

第一章　腰椎间盘突（脱）出症基本概念

第一节　腰椎间盘突（脱）出症定义、概述、发病率及发病因素

一、腰椎间盘突出症定义

因腰椎间盘变性、破裂后髓核突（或脱）向后方或突至椎管内致使相邻组织遭受刺激或压迫而出现一系列临床症状者。

二、腰椎间盘突出症概述

既往在临床统计上认为门诊最为多见的疾患是腰椎间盘突（脱）出症，也是腰腿痛最为多见的原因。但后来发现有许多病患在当时的技术条件下都归到腰椎间盘突（脱）出症中，包括腰椎管狭窄症、腰椎间盘源性腰痛、退变性脊柱侧凸及骨质疏松症等。本章将对相关问题加以明确界定。

早在 1543 年 Vesalius 就叙述了椎间盘的外观。20 世纪 20 年代德国 Shmorl 先后发表了 11 篇有关椎间盘解剖和病理的文章，对椎间盘做了较广泛的研究。1932 年 Joseph S. Barr 首先提出腰椎间盘突出是腰腿痛可能的原因。其后 Barr 和 Mixter 首次提出了有关腰椎间盘突出症的概念与治疗方法。从此以后，对腰椎间盘突出症的基础研究也进行了深入的探讨，从而更提高了本病的临床诊断和治疗的效果。

近年来随着材料学、生物力学和各种创新技术的蓬勃发展，对腰椎间盘突（脱）出症的认识和治疗也开始了新的一页。

为了全面、深入探讨这一课题，本章将从腰椎间盘突（脱）出症的基本问题开始，较全面地对其诊断、鉴别诊断及治疗，尤其是当代治疗，将详加阐述。

三、腰椎间盘突出症发病率

（一）一般发病率

腰椎间盘突出症为临床上最为常见的疾患之一。占门诊下腰痛患者的 10%~15%，占骨科因腰腿痛住院病例的 25%~40%。由于报告者所在医院的收容范围不同，因此发病率相差较大。

（二）性别差异

男女之发病率相差甚大，各家报告亦甚悬殊。一般认为男性与女性之比是 7~12：1（个别报告者可达 30：1）。此与男性劳动强度大有关。

（三）年龄分布

多见于青壮年，其中 80% 以上分布于 20~40 岁之间。但幼者也可见于 16 岁以下，70 岁以上的高龄者亦可遇到；但后者以陈旧性病例为多见，约占 90% 以上，且多伴有继发性椎管狭窄。

（四）职业分布

可见于各行各业。除劳动强度较大之工人多

见外，一般干部及脑力劳动为主者亦非少见。此可能由于腰部长时间处于屈曲体位有关，长期前屈可增加腰椎椎间隙内压、并促使髓核向后突出。

（五）侧别

多数统计材料表明左侧多于右侧，左右之比约为 1.5：1。郭世绂推测可能系右手用力者其右侧腰背肌张力较强之故，因之髓核易被挤于左侧。

（六）好发部位

虽腰椎各节段均可发生，但最下两个椎间盘突出（$L_{4\sim5}$ 及 $L_5\sim S_1$）可占腰椎间盘突出总数的 90% 以上，国外报道以 $L_5\sim S_1$ 椎间盘突出为最多，国内则以 $L_{4\sim5}$ 椎间盘突出为最多。其余分布在 $L_{3\sim4}$ 或以上。其中两节同时突出者，约占 5%~10%。$L_{1\sim2}$ 及 $L_{2\sim3}$ 椎节十分少见，仅占 1% 左右。

（七）尸体解剖所见

在尸检中腰椎间盘突出或脱出的发生率远较临床所见明显为高，约占尸检者中 10%~15%。此主要是由于腰椎椎管矢径较大，或是突出的髓核较小以致在临床上可无任何症状出现。近年来我们从核磁共振检查中亦发现这一现象，均系怀疑其他疾患或课题研究中发现其伴有髓核突出，但却无临床症状。

四、腰椎间盘突出症发病主因

（一）腰椎间盘退变

腰椎间盘在人体负荷与运动中承受强大的压应力，大约在 18~20 岁以后从颈椎到腰骶椎，几乎所有的椎间盘逐渐开始退变，并构成椎间盘突出症的基本病因。此种退变日益呈现年轻化，腰椎亦不例外。此外，腰椎间盘的退变尚与其他众多因素有关。

（二）体位与职业

体位包括日常体位和职业体位等，不仅对颈椎病的发病至关重要，而且对腰椎间盘突（脱）出症同样重要。生活中的不良体位持续时间相对为短，而职业体位大多带有强制性或半强制性，因此不良的职业体位对本病的发生更为重要。不同职业与腰椎间盘脱出关系十分密切，例如汽车驾驶员、尤其是大型车、装甲车和拖拉机驾驶员等，由于长期处于坐位和颠簸状态，以致椎间盘内压力较高，可达 0.5kPa/cm^2 以上，在踩离合器时压力可增加至 1kPa/cm^2。其他从事重体力劳动和举重运动者因过度负荷更易造成椎间盘退变，在弯腰状态下，如果提 20kg 的重物，椎间盘内压力可增加到 30kPa/cm^2 以上，其他如煤矿工人或建筑工人，因长期处于如此大的椎间盘内压，更容易造成腰椎间盘退变及突出。同样，在弯腰状态下操纵电脑、上网等亦产生同样后果。

（三）外伤

亦是椎间盘突出的重要因素，特别是儿童与青少年的发病，与之密切相关。汽车业的发展和高速公路网的普及，此类外伤日益增多，尤其是猛刹车所引发的脊柱韧带及椎间盘损伤发生率与日俱增。在脊柱轻度负荷和快速旋转时，可引起纤维环的水平破裂，而压应力主要使软骨终板破裂。亦有人认为，外伤只是引起椎间盘突出的诱因，原始病变在于无痛的髓核突入内层纤维环，而外伤使髓核进一步突出到外面有神经支配的外层纤维环，从而引起疼痛。

（四）遗传因素

腰椎间盘突出症有家族性发病的报道，在国内材料较少。笔者发现某些地区人群椎管狭窄发生率普遍较高，在此前提下，椎管狭窄的人群中其椎间盘脱出症的发病率明显为高。此外，统计数字表明，在印第安人、非洲黑人和爱斯基摩人发病率较其他民族的发病率明显为低，其原因有待进一步研究。

（五）腰骶先天异常

腰骶段畸形可增加发病率，包括腰椎骶化、骶椎腰化、半椎体畸形、小关节畸形和关节突不对称等。因为上述因素可使下腰椎承受应力发生改变，从而构成椎间盘内压升高，构成引起退变和损伤的因素之一。

五、腰椎间盘突出症发病诱因

（一）重视发病的诱发因素

除上述各种原因、即椎间盘的退行性变及外伤等因素外，各种诱发因素亦具有重要作用，例如某些稍许增加腹压的因素，即可引发髓核突出。其原因主要是在椎间盘退行性变的基础上，某种可诱发椎间隙压力突然升高的因素致使呈游动（离）状态的髓核穿过已变性、变薄的纤维环进入椎骨后缘骨膜－后纵韧带间隙形成髓核突出，甚至穿过后纵韧带达硬膜囊前方构成髓核脱出，也许穿过终板侵入椎体中部或边缘处。

（二）增加腹压

临床观察表明，大约有 1/3 的病例于发病前有明确的增加腹压的因素，诸如剧烈的咳嗽、打喷嚏、屏气、大便秘结，甚至“虚恭”动作等，可使腹压突然升高而破坏了椎节内在环境及压应力与椎管之间的平衡状态。

（三）腰姿改变

无论是睡眠时，或日常生活、工作中，当腰部处于屈曲位时，如突然旋转亦易诱发髓核突出。实际上在此体位时，椎间隙内的压力也较高或最高（在双手持重情况下），易促使髓核向后方突出。对女性而言，当其妊娠时，不仅腰椎前凸，力臂加长，耗能量增加，而且在整个妊娠期间韧带系统处于松弛状态，尤其是后纵韧带松弛，易促使椎间盘膨出，因此孕妇腰背痛的发生率明显高于正常人。

（四）突然负重

一个训练有素者，在持重（或负重）前多先做准备活动，或从小重量开始负重（如举重、挑担等），以防引发腰部扭伤或椎间盘突出。否则，如果突然使腰部负荷增加，不仅有可能引起腰部扭伤，也易引起髓核突出。

（五）妊娠因素

妊娠期间整个韧带系统处于松弛状态，后纵韧带松弛易于使椎间盘膨出。对此我们进行了有关的调查研究，发现在此时，孕妇腰背痛的发生率明显高于正常人。

综上所述，引起腰椎间盘突出症的诱发因素较多，也较为复杂，目前虽进行了各种试验，但由于动物实验的推论性，新鲜尸体标本的失真性，去脊柱周围组织生物力学测试的局限性等等缘由，目前尚未真正找出诱发本病的确切因素及其机制，尚有待今后进一步研讨。

第二节　腰椎间盘突出症病理改变、分型与转归

一、腰椎间盘突出症病理改变

（一）一般病理改变

胎生期后椎间盘组织仅有少量血液供应，成年后几乎无血供，因此其营养极为有限而易引起退变。大约 18 岁前后即已经开始，25~30 岁之间已有明显的退变，包括纤维环出现裂隙。随着年龄的增长，髓核脱水而逐渐缩小至中心部，周围纤维环亦增厚，髓核由蛋白多糖黏液样基质及纵横交错的胶原纤维网和透明软骨构成。由于蛋白多糖的膨胀性，使髓核具有弹力和膨胀的性能。又由于胶样髓核的蛋白多糖下降，胶原纤维增加，成人髓核的弹性下降，髓核与纤维环中出现不同宽度的过渡区，使髓核不能将压力转化为纤维环的切线应力。由于纤维环受力不均，成为纤维环破裂的组织病理学基础。

在前者基础上，变性、脱水之髓核穿过纤维

环抵达后纵韧带前方所形成之突出样病变。如椎节内压力不再增加，或是后纵韧带完整、无“裂隙”可穿过，或是突出之髓核与周围组织（骨膜–韧带下间隙等）广泛粘连并形成体积较大之片状物时，则病变可以长时间地停留在“椎节不稳”这一病理解剖状态（阶段），甚至可以一直延续下去，尤其是当后纵韧带坚韧无法被位移之髓核穿破、椎节两侧之软骨面亦无隙可穿时，由于椎间盘内压增高而引发疼痛，此称之为椎间盘源性腰痛，在临床上并非少见，其发生率不低于腰椎退变病例的 10%。

但事实上，正常人椎间隙内压力是瞬息万变、时高时低，无法使其处于某一恒定的压应力状态。而于后纵韧带上之静脉丛通道也较容易使突出的髓核穿过而进入椎管，以致突出物有更大的活（移）动余地。

突出的髓核实质上是由胶原粘多糖、蛋白和碳水化合物三者组合而成之复合体。于脱出之早期，其尚保持原有的弹性与坚韧性，但随着含水量不断降低，则逐渐失去原有的弹性与韧性，并在椎管内形成扁平状致压物。

脱出的髓核于早期仍有还纳或部分还纳的可能性，但如果其脱离中心部，或于其周围（包括后纵韧带裂隙处）有粘连形成时，则无法还纳。且随着时间的延长，其粘连范围日益扩大，以致脱出物固定于椎管内成为持续性的致压物。

（二）镜下观

此时在显微镜下观察可以发现，先从纤维环的退变开始，随着病变的发展，纤维环磨损部分产生网状变性和玻璃样变性，失去原来较为清晰的层次及韧性，并出现裂隙，也可出现外周放射状撕裂，此常见于纤维环的前方。大多因创伤所致而非退变过程，其发生与髓核的退行性变无关。周围型裂隙在上四个椎间盘纤维环的前方与后方分布几乎相等，但在 L_5~S_1 之椎间盘中，几乎所有的放射状裂隙均在纤维环后方。光镜下所见，表明此种放射状裂隙与椎间盘髓核退变密切相关。

在退变过程中，髓核退变大多晚于纤维环，此时显示细胞排列数量减少，而且髓核形态的大小发生了较明显的变化，尤以功能性细胞更为明显，且每个细胞的活力亦降低，组织的再生能力亦较年轻人明显减退。退变细胞数量随年龄的增加而逐渐递增，其外形呈不规则状。中年之后，在椎间盘组织中常可发现裂隙与碎片。这些裂隙开始出现在椎间盘与软骨终板之间，大多与软骨终板平行。当裂隙增大，则可进一步趋于使椎间盘中央部分与周围组织孤立出来。亦可完全游离，并形成游离体。

（三）软骨板退变

与此同时，软骨终板亦随着年龄的增长而变薄，并逐渐变得不完整和钙化，亦可出现软骨囊性变及软骨细胞坏死，以致纤维环的附着点松弛。由于髓核脱水，软骨终板无神经供应。在中年以后，可经常发现软骨终板撕裂与裂隙。大多开始于软骨和软骨终板中央与椎体之间或软骨终板下方。软骨下裂纹可导致出血，但此种微观上改变不易被 X 线发现。由于软骨下出血、纤维环退变及椎体边缘骨赘增生而形成椎骨的继发性改变，并使软骨终板逐渐被软骨下松质骨所代替。此时，在 X 线片上可见软骨下硬化征，并突向椎体。

如果病理改变停留在此阶段并伴有腰痛主诉者，临床诊断为腰椎间盘源性腰痛，其治疗不同于腰椎间盘突（脱）出症，这将在另一章节中讨论。

（四）髓核的突出与脱出

但事实上，正常人椎间隙内压力是瞬息万变、时高时低，无法使其处于某一恒定的压应力状态。而于后纵韧带上之静脉丛通道也较容易使突出的髓核穿过而进入椎管，其可在任何时期，由任何诱因从单纯的椎节不稳状态，先形成局部膨隆、再穿越纤维环形成髓核突出，之后再穿过后纵韧带形成髓核脱出；突出或脱出之髓核如压迫脊神经根则出现下肢放射痛。此时突（脱）出物将有更大的活（移）动余地，并可脱离椎间隙而成为游离体（图 4-3-1-2-1）。

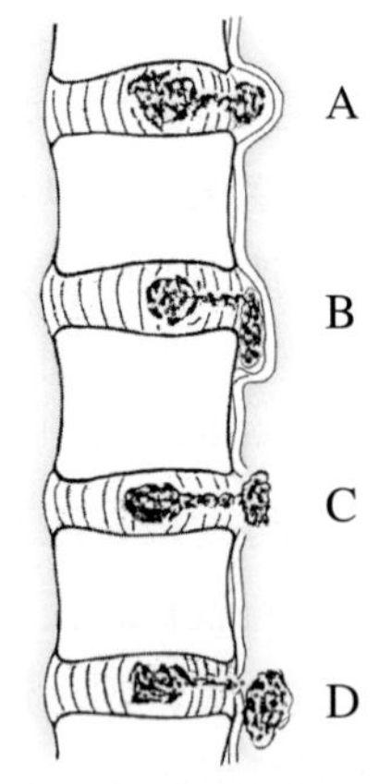

图 4-3-1-2-1　髓核退变形态矢状位观示意图
A. 髓核突出；B. 髓核脱出；
C. 髓核游离；D. 游离体形成

突出的髓核是由胶原黏多糖、蛋白和碳水化合物三者组合而成之复合体。于脱出之早期，仍保持其原有的弹性与坚韧性，但随着含水量不断降低，则逐渐失去原有的弹性与韧性，并在椎管内形成扁平状致压物（图 4-3-1-2-2）。

脱出的髓核于早期仍有还纳或部分还纳的可能性，但如果其脱离中心部，或于其周围（包括后纵韧带裂隙及硬膜处）有粘连形成时，则无法还纳。且随着时间的延长，其粘连范围日益扩大，以致脱出物固定于椎管内成为持续性的致压物（图 4-3-1-2-3）。

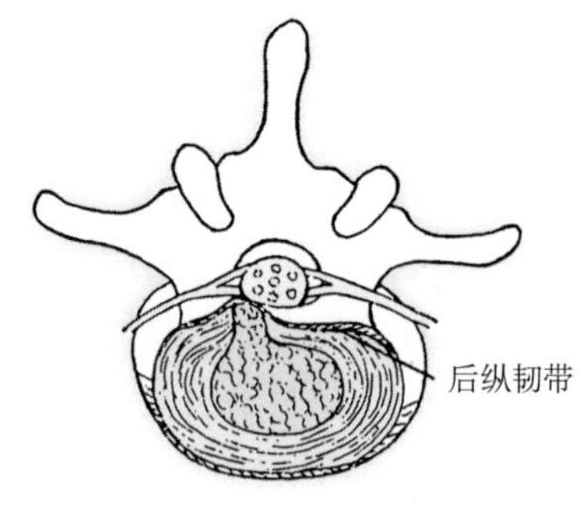

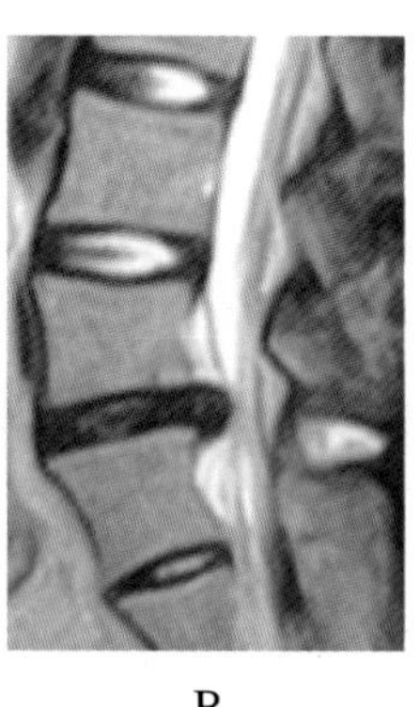
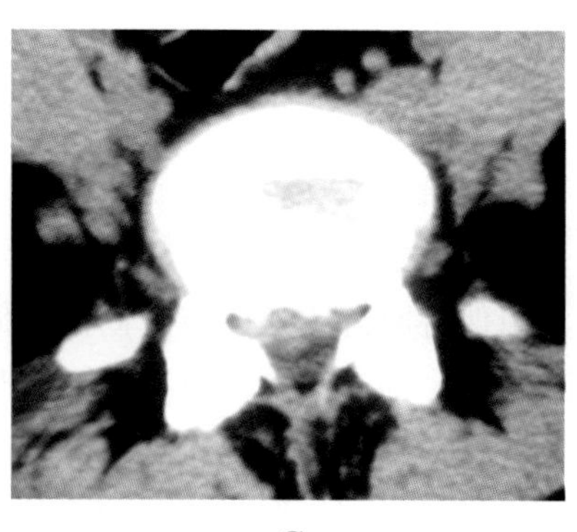

A　　B　　C

图 4-3-1-2-2　腰椎椎间盘突出症（A~C）
A. 示意图；B. 临床病例 MR 矢状位观显示 L_5~S_1 髓核突出，严重型；C. 同前，CT 水平位观

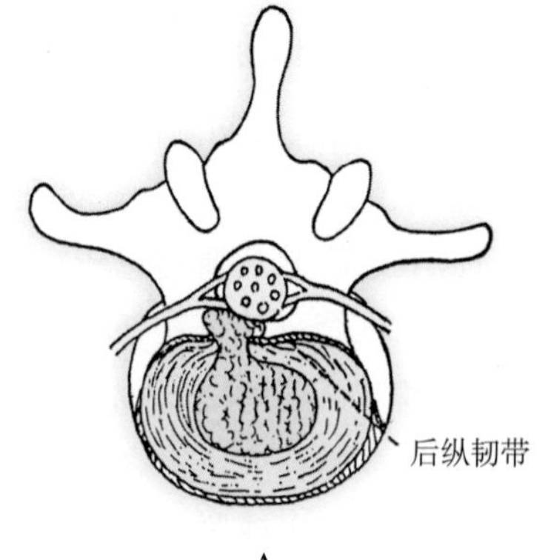

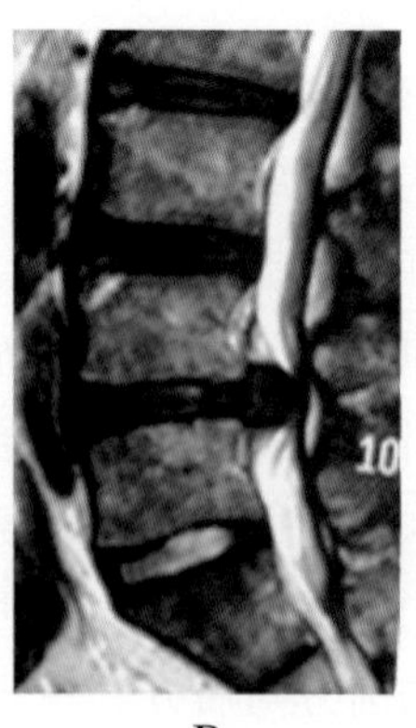
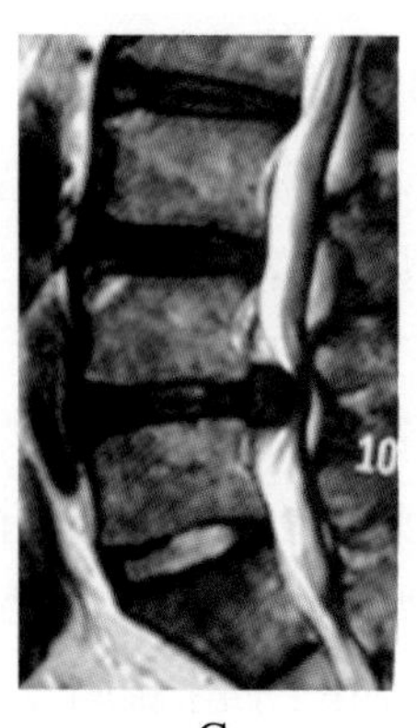

A　　B　　C

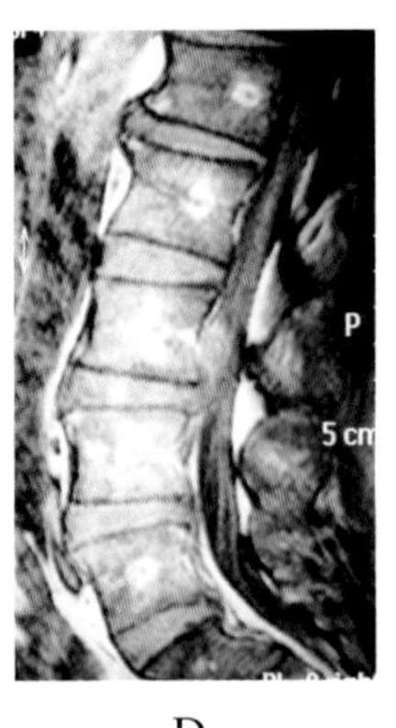

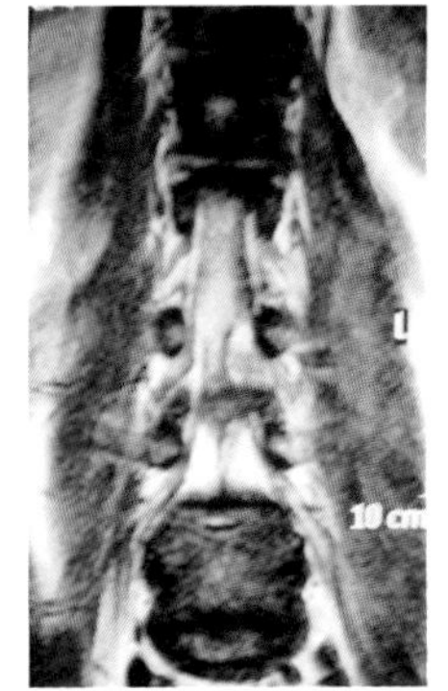

D　　E

图 4-3-1-2-3　腰椎间盘脱出症（A~E）

A. 示意图；B~E. 临床病例：B.C. 腰椎 MR 矢状位，显示 $L_{4\sim5}$ 髓核脱出（T_2 加权）；D. $L_{4\sim5}$ 髓核脱出另型，MR 矢状位 T_1 加权见髓核沿硬膜囊前壁上行，E. 为同一病例的冠状面观

二、腰椎间盘突出症分型

根据髓核脱出的部位与方向不同，可将其分为以下两大型。

（一）椎体型

【临床上不易发现】

临床上较为少见，其病理解剖特点是指变性的髓核穿过椎节下方（多见）或上方（少见）纤维环、再穿过软骨板呈垂直状或斜向进入椎体中部或椎体边缘的髓核突出。既往认为此型罕见，实际上，如能对腰痛患者进行全面检查，此型发生率不低于 10%；尸体解剖材料表明可高达 35%。此型又可分为两型。

【前缘型】

指髓核穿过椎体，继续前行进入椎体边缘者，此时在椎体的边缘处出现一个三角形骨块样外观，以致常在临床上误诊为椎体边缘骨折。本型临床上较多见，曲绵域在 102 位体操运动员中发现有 32 例，占 31.3%。较一般 3%~9% 的发生率为高，可能与此组运动员的训练方式及活动量等有关。其发生机转主要是腰背部后伸，椎间隙内压力增高，髓核易向前移位并突入椎体内（图 4-3-1-2-4）。

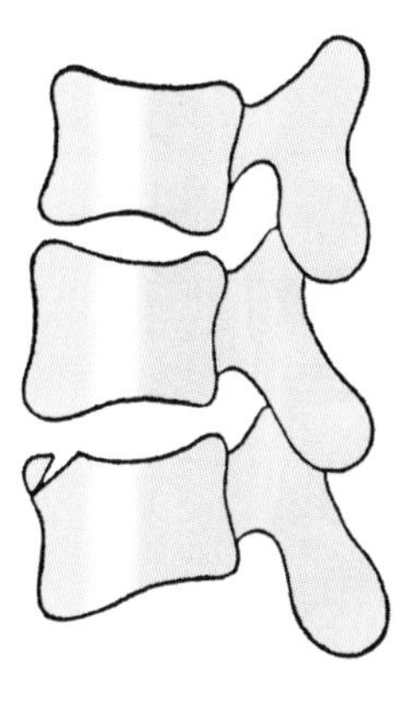
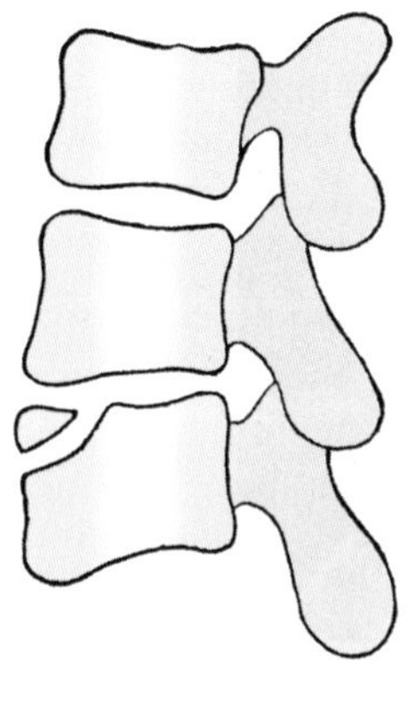
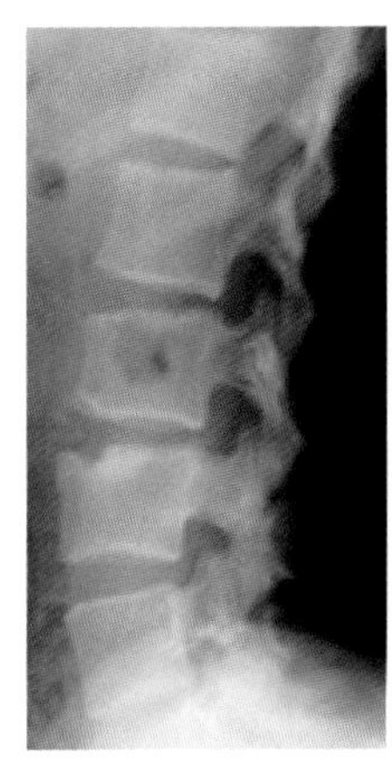
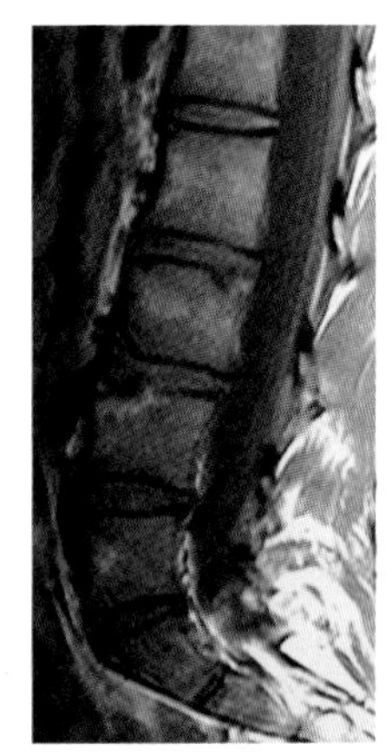

A　　B　　C　　D

图 4-3-1-2-4　临床举例　腰椎间盘突出症前缘型（A~D）

A、B. 示意图；C、D. 临床病例：C. 侧位 X 线片所见；D. MR 矢状位所见

视脱出后的病程不同而呈现不同形态，后期可构成椎体边缘骨赘的一部分。

【正中型】

指髓核垂直或近于垂直状向上或向下穿过软骨板进入椎体中，并形成休莫尔（Schmorl）结节样改变（图 4-3-1-2-5）。因临床上症状轻微或无症状而不易被发现，亦难以诊断，尸检发现者约占 15%~38% 之间。

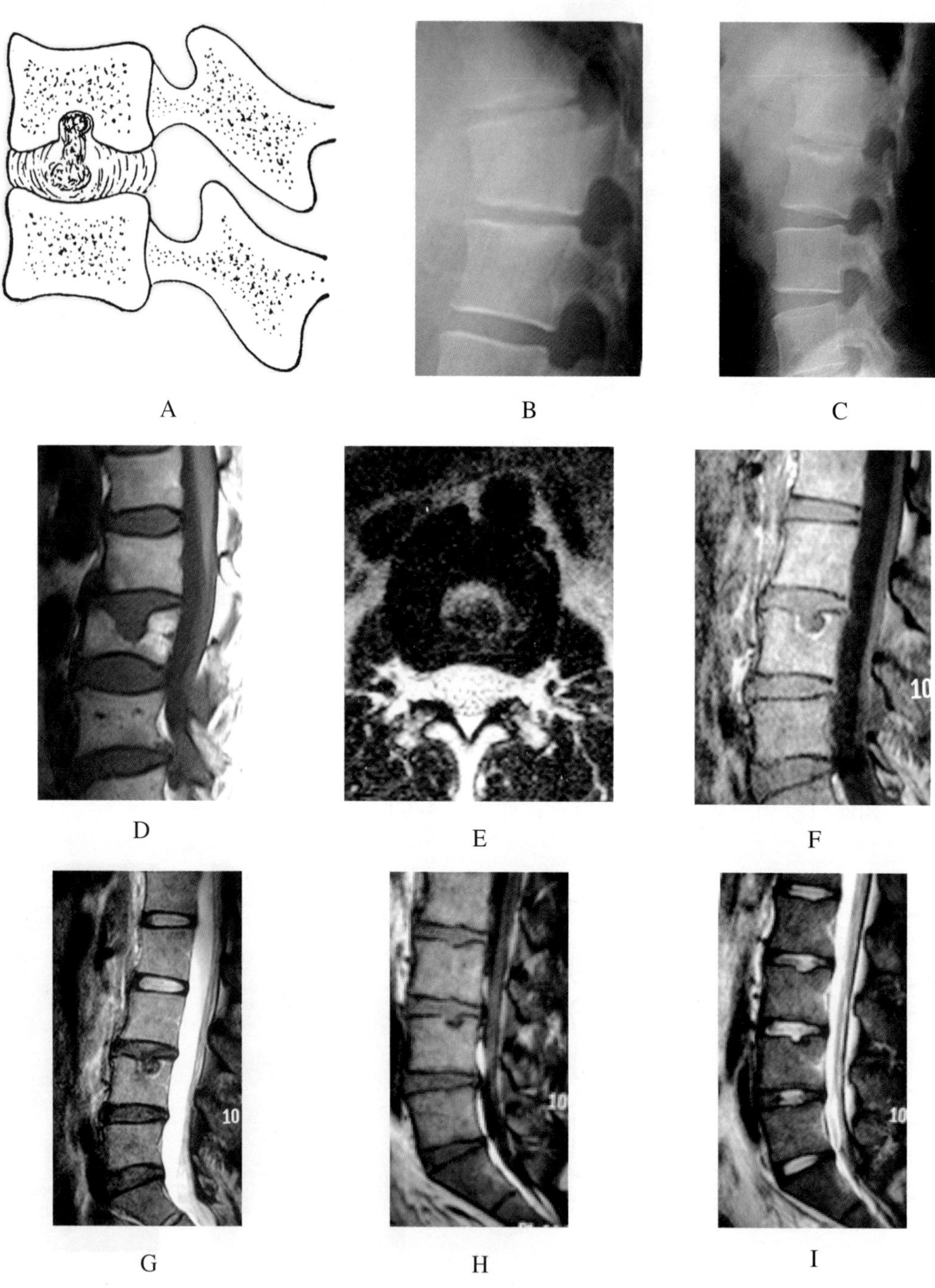

图 4-3-1-2-5　临床举例　腰椎间盘突出症中央型、形成 Schmorl 结节（A~I）

A. Schmor 结节示意图；B、C. X 线侧位片所见；D、E. 为 MR 矢状位及水平位所见；F、G. 另侧 MR 矢状位 T_1、T_2 加权影像所见；H、I. 多节段病变者 MR 矢状位 T_1、T_2 加权像

此型突出物可大可小，大者易被 X 线或 CT、核磁共振所发现，小者则常被遗漏。在正常情况下，变性之髓核不易穿过软骨板上的小渗透孔，但如遇后天损害、软骨板变薄或恰巧穿至血管通道遗迹处，则可引起此型。

（二）椎管型

或称为后型，指髓核穿过纤维环向椎管方向突出者，突出之髓核停于后纵韧带前方、即韧带－骨膜下间隙者，称之为“椎间盘突出”（图 4-3-1-2-6）；从后纵韧带薄弱处穿出、抵达椎管内者，则称谓“椎间盘脱出”（图 4-3-1-2-7）。

根据突（脱）出物所处解剖位置不同而又可分为以下五型（图 4-3-1-2-8）。

【中央型】

指突（脱）出物位于椎管前方正中央处者，主要引起对马尾神经的刺激或压迫；个别病例髓核可穿过硬膜囊壁进入蛛网膜下腔。本型在临床上主要表现为双侧下肢及膀胱直肠症状，其发生率约占 5% 左右（图 4-3-1-2-9）。

【中央旁型】

指突（脱）出物位于中央，但略偏向一侧者。临床上以马尾神经症状为主，同时可伴有根性刺激症状；上腰椎亦可出现圆锥受压症状。其发生率略高于前者，约占 10% 左右（图 4-3-1-2-10）。

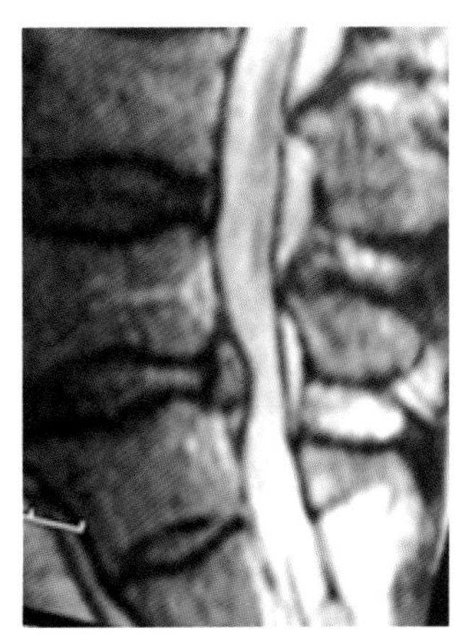

图 4-3-1-2-6 临床举例 $L_5 \sim S_1$ 椎间盘突出症 MR 侧位观

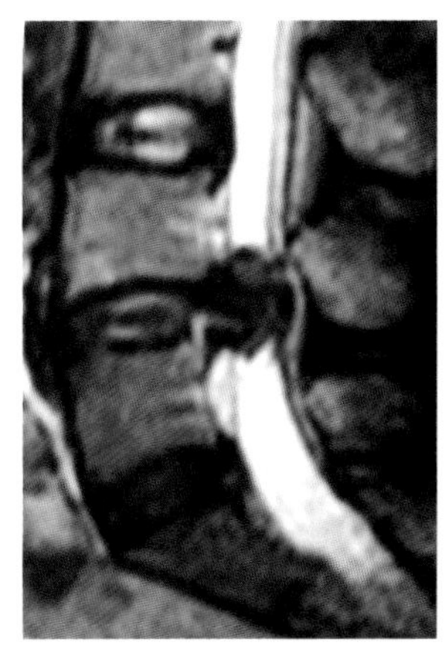

图 4-3-1-2-7 临床举例 $L_{4\sim5}$ 椎间盘脱出症

$L_{4\sim5}$ 椎间盘脱出症伴 $L_5 \sim S_1$ 椎间盘源性腰痛影像学改变，MR 侧位观

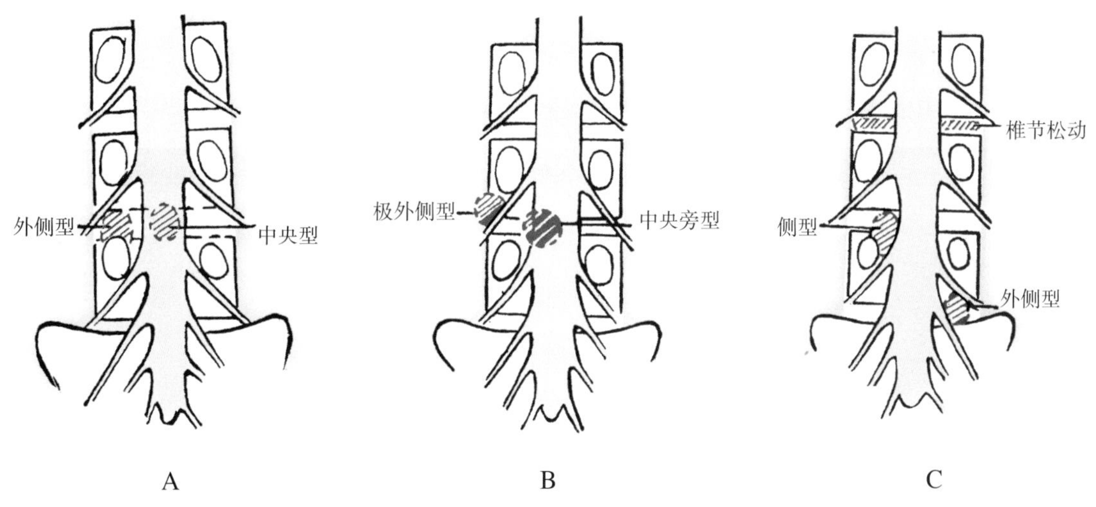

图 4-3-1-2-8 腰椎椎间盘突出症分型示意图

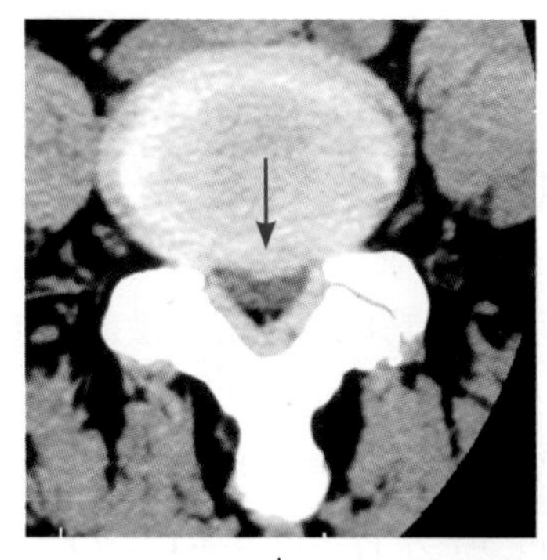
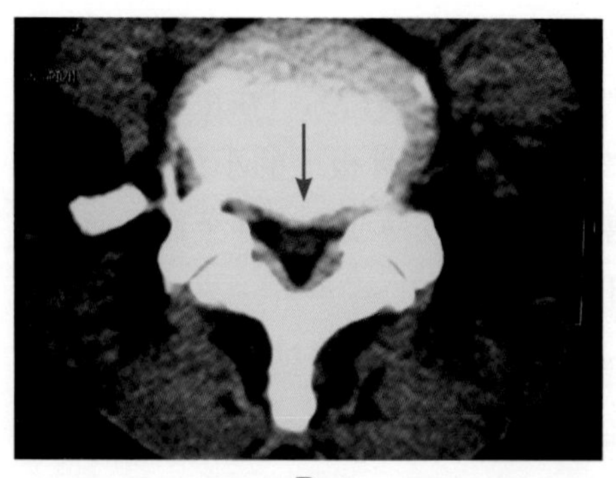

A　　B

图 4-3-1-2-9　腰椎间盘突出症中央型 CT 扫描所见（A、B）
A. CT 水平位扫描；B. 另一平面所见

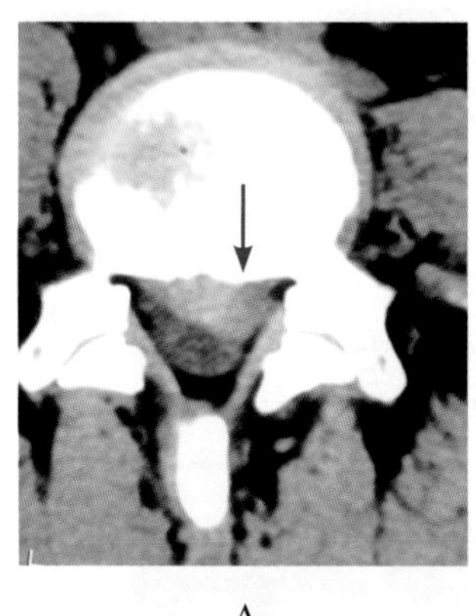
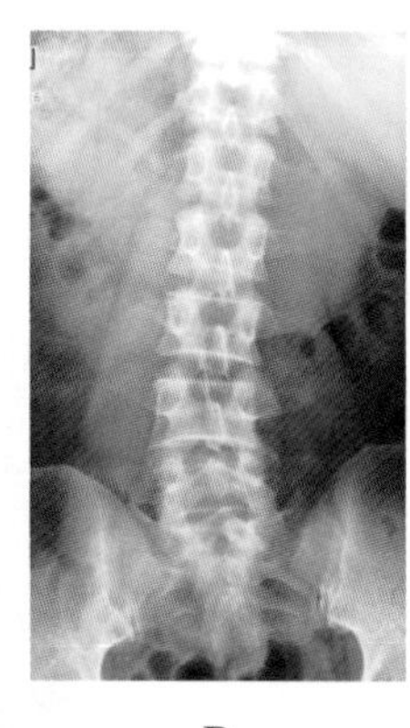
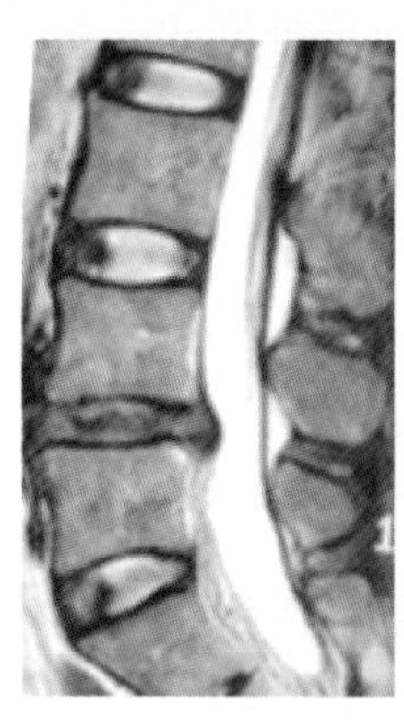
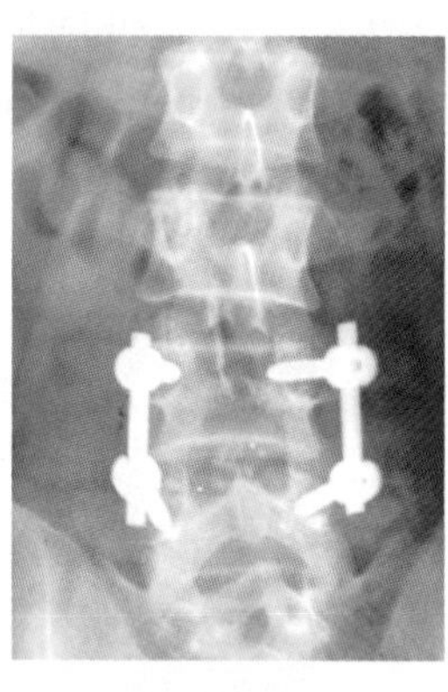

A　　B　　C　　D

图 4-3-1-2-10　临床举例　腰椎中央旁型椎间盘突出症（A~D）
A. CT 水平扫描显示髓核中央并偏向后方右侧突出，即中央旁型；B. 正位 X 线片显示继发性脊柱侧弯；C. MR 显示 L_{4-5} 髓核后突；D. 椎弓根撑开固定后单节段开窗减压及摘除髓核，正位 X 线片观

【侧型】

指突出物位于脊神经根前方中部者，可略有偏移。主要因为该处后纵韧带较薄，且有血管裂隙存在，因而易从此处突出或脱出，以引起根性刺激或压迫症状（图 4-3-1-2-11），为临床上最为多见者，约占 70% 以上。故提及本病的症状、诊断及治疗等，大多按此型进行阐述。

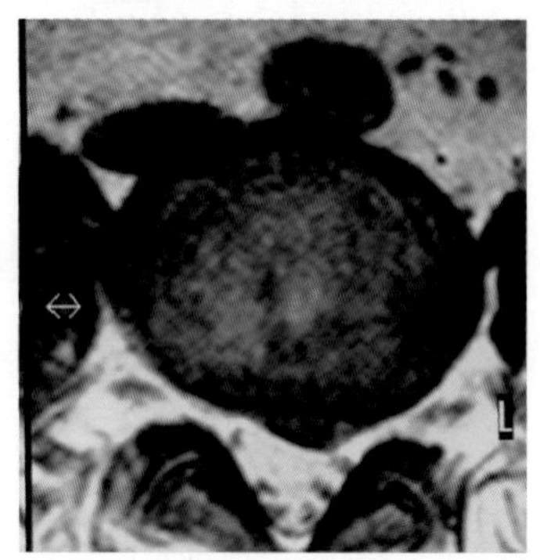

图 4-3-1-2-11　临床举例　侧型突出
腰椎侧型（右）髓核突出症 MR 水平位观

【外侧型】

突出物位于脊神经根之外侧，多以“脱出”形式出现，因此不仅有可能压迫同节（内下方）脊神经根，髓核亦有机会沿椎管前壁上移而压迫上节脊神经根（图 4-3-1-2-12）。因此，如行手术探查，应注意检查。临床上较少见，约占 2%~5% 左右。

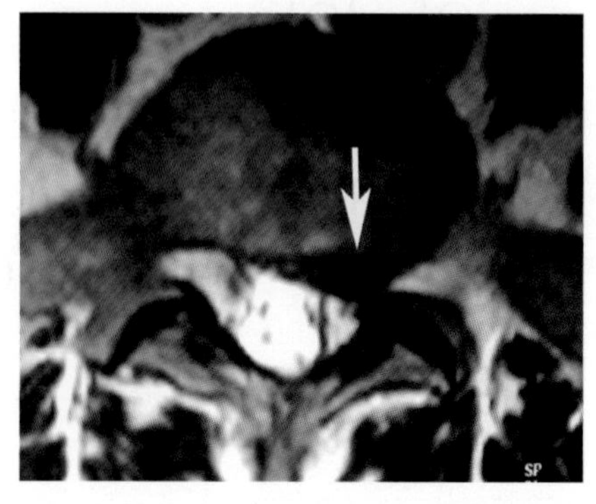

图 4-3-1-2-12　临床举例　外侧型突出
腰椎外侧型（右）髓核突出 MR 水平位观

【最（极）外侧型】

近年来发现此型并不少见，主要是 CT 和 MR 可以获得清晰的图像征（图 4-3-1-2-13）。此时脱出之髓核移行至椎管前侧方，甚至进入根管或椎管侧壁。如一旦形成粘连，甚易漏诊，甚至于术中检查时仍有可能被忽略。因其在诊断与治疗上有一定难度，故另列专节阐述（见本章第四节）。

三、脱（突）出髓核之转归

脱出或突出的髓核可有以下转归。

（一）早期

从椎节退变早期椎节不稳开始，髓核逐渐位移，渐而髓核离开中心点向周边突出；在后方髓核可穿过后纵韧带形成脱出。数周后于突出或脱出髓核物的表面可有毛细血管渗入、包绕，逐渐呈现无菌性炎症改变。并随着纤维母细胞的侵入而纤维化。与此同时，突出物逐渐脱水而使其体积缩小至原体积的一半，甚至 1/3 以下。此种皱缩现象亦可视为机体自愈的防御性反射机能，其尤多见于椎间盘突出症时。

（二）中期

指病变持续存在一年左右，在突（脱）出组织表面为血管包绕、侵入，并产生炎症反应，最终导致突出组织的纤维化。之后，随着钙盐的沉积而钙化（图 4-3-1-2-14）。纤维化及钙化可延及纤维环，甚至已退变之髓核内部，钙化或骨化也可变成骨性结节。纤维化及钙化同样也可使突出物缩小。随着影像学的发展，临床上发现椎间盘钙化（或骨化）的病例日渐增多，其产生机制主要是在前两者基础上由于钙盐不断沉积所致，其主要化学成分为氢氧磷灰石。此外，游离型髓核此期亦可遇到，可有位移现象，此型罕见（图 4-3-1-2-15）。

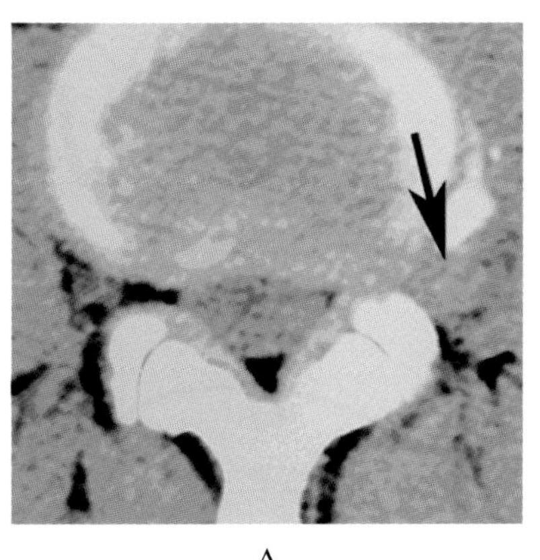

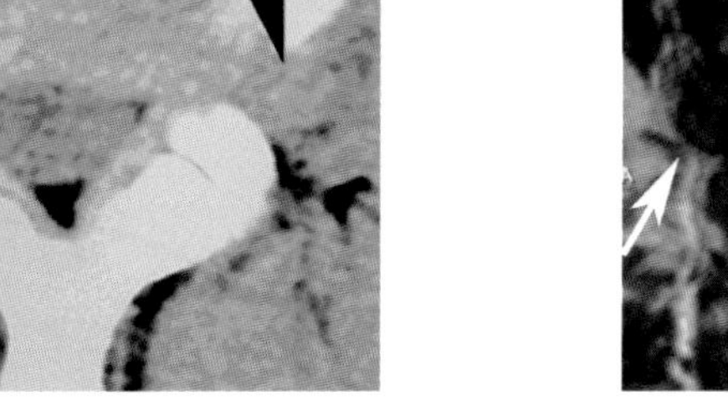

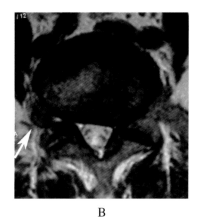

A　　　　B

图 4-3-1-2-13　临床举例　腰椎极外侧型髓核脱出 CT 及 MR 所见（A、B）

A. 极外侧型 CT 水平位扫描所见（箭头所指处）；B. 另例极外侧型 MR 水平位所见（箭头所指处）

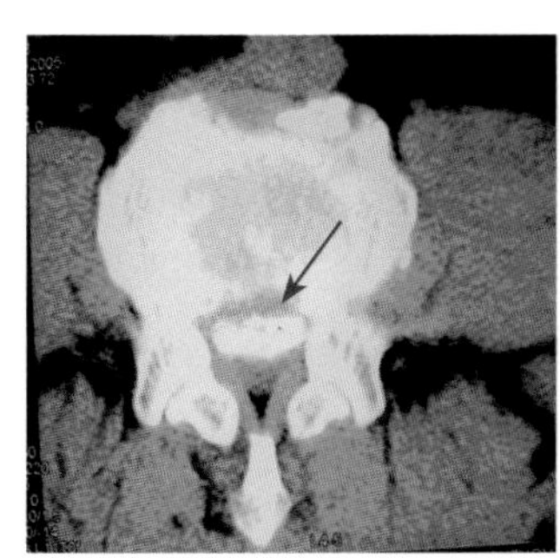

图 4-3-1-2-14　临床举例　脱出之髓核钙化（箭头所指处）

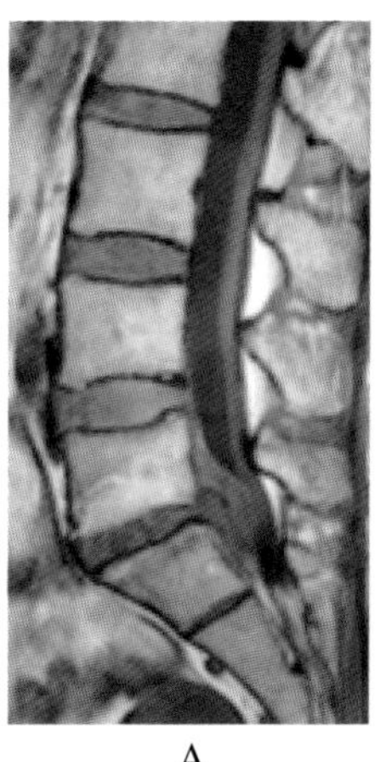

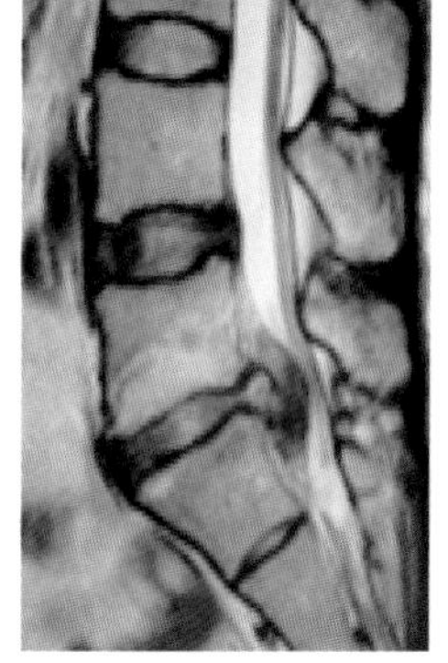

A　　　　B

图 4-3-1-2-15　临床举例　L_5~S_1 游离型髓核突出（A、B）

A.B. MR 矢状位（T_1、T_2 加权）

（三）后期

此期主要形成骨赘，即位于椎体边缘的髓核，最终可与边缘部，多为牵张性，也可呈鸟嘴状。此种改变多见于发病 2~3 年以后。此时致压物已从原来的髓核变成大小不同的骨赘（刺），因此当对此组病程较长患者施术时，应充分认识此种病理解剖学特点，并应在手术时采取相应手术措施。

（四）髓核突出之转归过程

【一般演化过程】

归纳临床大多数病例，椎间隙内之髓核大多先从膨隆（Bulge）开始，渐而出现髓核突出（Herniation），当椎节内压继续升高则可使突出的髓核穿过后纵韧带抵达椎管内形成髓核脱出（Prolapsus）。当脱出之髓核脱离椎间隙母体时，则形成游离体活动于椎管内，个别情况下亦可进入蛛网膜下腔（图 4-3-1-2-16）。

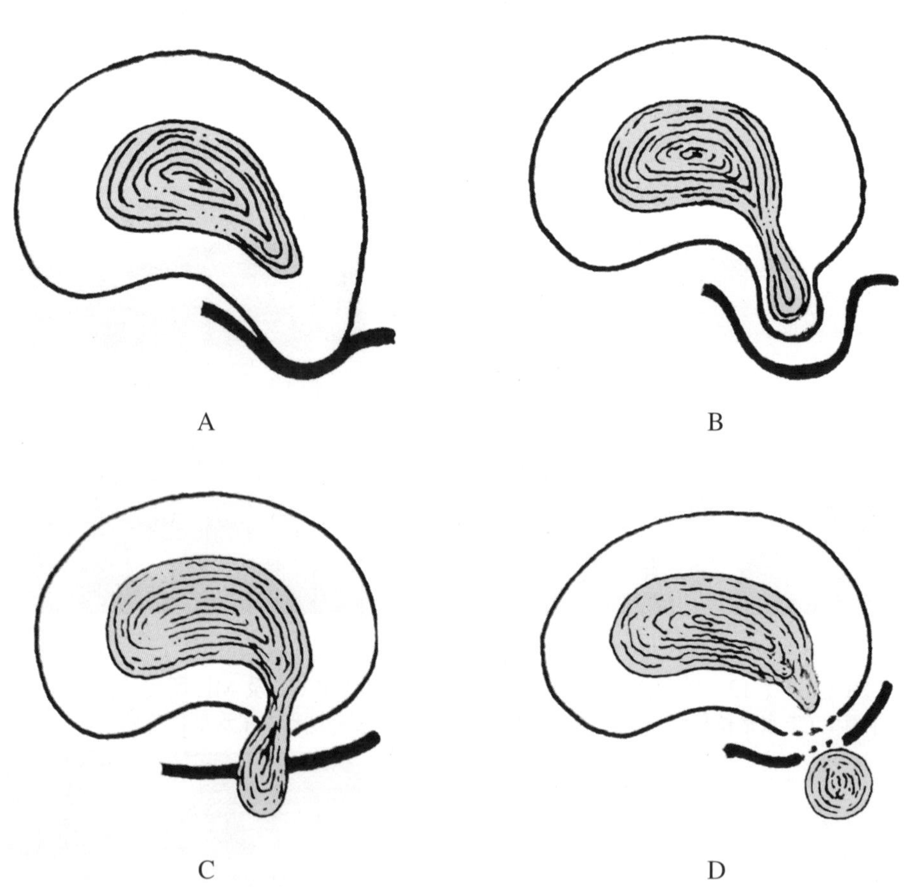

图 4-3-1-2-16　髓核转归示意图（A~D）

A. 椎间盘膨隆；B. 髓核突出；C. 髓核脱出；D. 游离体形成

【其他未转归过程】

脱出或突出之髓核亦可出现以下未转归方式：

1. 纤维化　从早期开始，于突出物之表面即可有毛细血管渗入、包绕，呈现无菌性炎症改变；随着纤维母细胞的侵入而逐渐纤维化。

2. 萎缩化　主由于突出物的脱水而使其体积可缩小至原体积的 20%~30% 大小。此种皱缩现象亦可视为机体自愈的防御性反射。其尤多见于椎间盘突出症时。

3. 钙化或骨化　在突（脱）出组织表面，均有血管包绕侵入，并产生炎症反应，最终导致突出组织的纤维化及钙化。纤维化及钙化可延及纤维环甚至椎间盘内部，钙化和完全骨化变成骨性结节，纤维化及钙化同样也可使突出物缩小。随着影像学的发展，临床上发现椎间盘钙化（或骨化，图 4-3-1-2-17）的病例日渐增多，其产生机转主要是在前二者基础上由于钙盐沉积所致，其主要成分为羟基磷灰石。

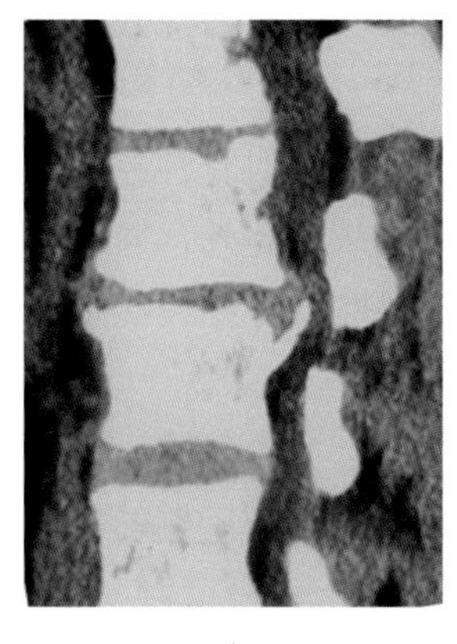
A

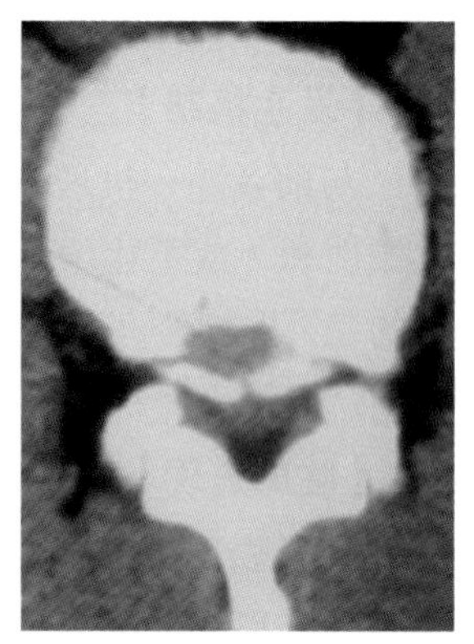
B

图 4-3-1-2-17　临床举例　$L_{2\sim3}$ 椎间盘突出伴后缘骨化 CT 所见（A、B）

A. 矢状位重建；B. 横断面观

第三节　腰椎间盘突出症临床表现及体征

一、腰椎间盘突出症临床表现

（一）概述

腰椎间盘突（脱）出症的症状学特点主要依据髓核突（脱）出的部位、大小、发生原因、椎管矢径、病理特点、机体状态及个体敏感性等不同，其症状差异悬殊。因此，对本病症状的认识与判定必须全面了解，并从其病理生理与病理解剖的角度加以推断。本病常见的症状如下。

（二）腰痛

临床材料证实，有 80% 以上的腰椎间盘突（脱）出症患者有此症状，包括椎体型者在内。

【发生机制】

主要是由于变性髓核进入椎体内或后纵韧带处对邻近组织（主为神经根及窦 - 椎神经）的机械性刺激与压迫，或是由于髓核内糖蛋白和 β- 蛋白溢出和组织胺（“H”物质）释放而使相邻近的脊神经根或窦 - 椎神经等遭受刺激引起化学性和（或）机械性神经根炎之故。当然亦与病变局部的创伤反应性水肿、充血、渗出以及继发局部高压状态相关。

【临床表现】

临床上以持续性腰背部钝痛为多见，平卧位减轻，站立则加剧。在一般情况下可以忍受，并容许腰部适度活动及慢步行走，此主要是机械压迫所致。持续时间少则 1~2 周，长者可达数月，甚至数年之久。

另一类疼痛为腰部痉挛样剧痛，不仅发病急骤突然，且多难以忍受，非卧床休息不可，此主要是由于缺血性神经根炎之故，即髓核突然突出压迫神经根，致使根部血管同时受压而呈现缺血、瘀血、乏氧及水肿等一系列改变，并可持续数天至数周（而椎管狭窄者亦可出现此征，但持续时间甚短，仅数分钟），卧木板床、封闭疗法及各种脱水剂等均有早日缓解之功效。

（三）下肢放射痛

至少有 70% 以上病例出现此征，其中后型者达 90% 以上。

【发生机制】

与前者同一机理，主要是由于对脊神经根的机械性和（或）化学性刺激之故。此外，通过患节的窦 - 椎神经亦可出现反射性坐骨神经痛（或称谓“假性坐骨神经痛”）。

【临床表现】

轻者表现为由腰部至大腿及小腿后侧的放射性刺痛或麻木感，直达足底部，一般可以忍受。重者则表现为由腰至足部的电击样剧痛，且多伴有麻木感。疼痛轻者虽仍可步行，但步态不稳，呈跛行；腰部多取前倾状或以手扶腰以缓解对坐骨神经的张应力。重者则卧床休息，并喜采取屈髋、屈膝、侧卧位。凡增加腹压的因素均使放射痛加剧。由于屈颈可通过对硬膜囊的牵拉使脊神经刺激加重（即屈颈试验），以致患者头颈多取仰伸位。

放射痛的肢体多为一侧性，仅少数中央型或中央旁型髓核突出者表现为双下肢症状。

（四）马尾神经症状

主要见于后中央型及中央旁型之髓核突（脱）出症者，因此临床上少见。其主要表现为会阴部麻木、刺痛，排便及排尿障碍，阳痿（男性）及双下肢坐骨神经受累症状。严重者可出现大、小便失控及双下肢不全性瘫痪等症状。

（五）其他症状

【肢体麻木】

多与下肢放射痛伴发，单纯表现麻木而无痛者仅占 5% 左右。此主要是脊神经根内的本体感觉和触角纤维受刺激之故。其范围与部位取决于与受累神经根序列数。

【肢体冷感与皮温较低】

1. 肢体冷感　仅少数病例，约占 5%~10%，患者自觉肢体发冷、发凉，此主要由于椎管内的交感神经纤维受刺激之故。临床上常可发现手术后当日患者首先主诉肢体发热感，属同一机理。

2. 皮温降低　其与肢体冷感相似，亦因患肢疼痛，反射地引起交感神经性血管收缩。或是由于激惹了椎旁的交感神经纤维，引发坐骨神经痛并小腿及足趾皮温降低，尤以足趾为著。此种皮温减低的现象，在 S_1 神经根受压较 L_5 神经根受压更为明显。反之，髓核摘除术后，肢体即出现发热感，并逐渐恢复原状。

3. 间歇性跛行　其产生机理及临床表现与腰椎管狭窄者相似，主要原因是在髓核突出的情况下，可出现继发性腰椎椎管狭窄症的病理和生理学基础；对于伴有先天性发育性椎管矢径狭小者，突出与脱出的髓核会加重椎管狭窄的程度，以致更易诱发本症状。

【肌肉麻痹】

因腰椎间盘突（脱）出症造成瘫痪者十分罕见，而多系根性受损致使所支配肌肉出现程度不同的麻痹征。轻者肌力减弱、下肢无力，重者该肌失去功能、影响步行。临床上以 L_5 脊神经所支配的胫前肌、腓骨长短肌、伸趾长肌及伸踇长肌等受累引起的足下垂症为多见。次为股四头肌（L_3~L_4 脊神经支配）和腓肠肌（S_1 脊神经支配）等。

【下腹部痛或大腿前侧痛】

在高位腰椎间盘突出症，当 $L_{2\sim4}$ 神经根受累时，则出现神经根支配区的下腹部腹股沟区或大腿前内侧疼痛。另外，也可出现腹股沟区或大腿前内侧疼痛，在 $L_{3\sim4}$ 椎间盘突出者中，有 1/3 的患者有腹股沟区或大腿前内侧疼痛感。此种疼痛多为牵涉痛。

【少见症状】

视脊神经根的部位与受压程度邻近组织受累范围及其他因素不同，尚可能出现某些少见的症状，如肢体多汗、肿胀、骶尾部痛及膝部放射痛等症状。

二、腰椎间盘突出症一般体征

（一）步态、腰椎曲度及侧弯方向

【步态与曲度】

1. 步态　视急性发作期或恢复期等不同步

态差别甚大，在急性期、或神经根受压明显者，患者可出现拒绝下地、跛行、一手扶腰，或患足怕负重及呈跳跃式步态等；而最轻型者可与常人无异。

2. 脊柱侧弯及腰椎曲度改变 一般病例均显示腰椎生理曲线消失，平腰或前凸减少。病程较久之病例可出现后凸及侧弯畸形，尤其合并腰椎管狭窄症及先天畸形者。

【侧弯方向】

当脊神经根受压时则出现脊柱侧弯征，视髓核突出的部位与神经根之间的关系不同而表现脊柱是弯向健侧或弯向患侧。如髓核突出的部位位于脊神经根内侧，因脊柱向患侧弯曲（侧凸在健侧）可使脊神经根的张力减低，所以腰椎弯向患侧；反之，如突出物位于脊神经根外侧，则腰椎多向健侧弯曲，而侧凸则在患侧（图 4-3-1-3-1）。实际上，此仅为一般规律，尚有其他诸多因素，包括脊神经的长度、椎管内创伤性炎症反应程度、突出物距脊神经根的距离以及其他各种原因均可改变脊柱侧弯的方向。

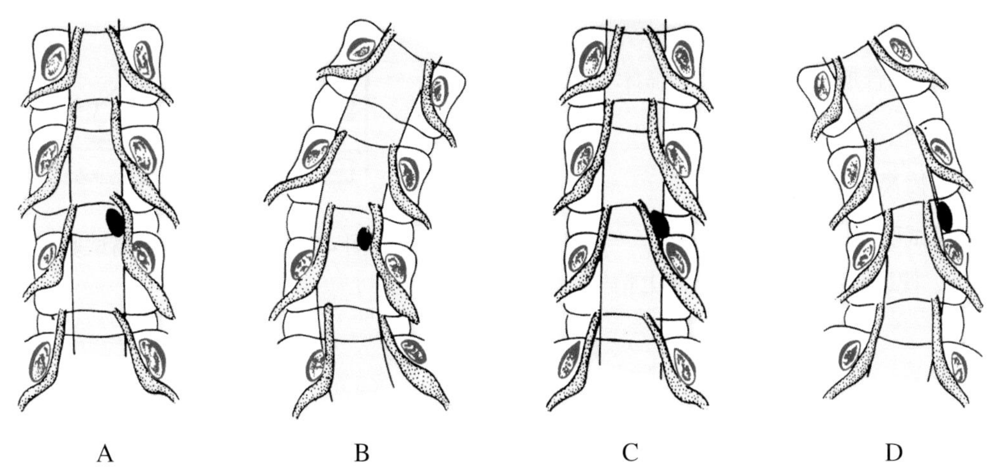

图 4-3-1-3-1 髓核突出部位与腰痛及侧弯（或侧凸）之关系示意图（A~D）

A. 椎间盘突出在神经根内侧；B. 神经根所受压力可因腰椎弯向患侧，即侧凸突向健侧而缓解；C. 椎间盘突出在神经根外侧；D. 与 A、B 相反，神经根所受压力可因腰椎弯向健侧，即侧凸突向患侧而缓解

（二）压痛、叩痛及活动受限

【压痛及叩痛】

压痛及叩痛的部位基本上与病变的椎节相一致，约 80%~90% 病例为阳性。叩痛以棘突处为明显，系振动病变部所致。压痛点大多位于椎旁、相当于骶棘肌处，大部病例伴有下肢放射痛，此主要由于脊神经根的背侧支受刺激之故。此外，叩击双侧足跟亦可引起传导性疼痛。合并腰椎椎管狭窄症时，棘突间隙部亦可有明显压痛及后伸痛。

【腰部活动范围】

根据是否急性期、病程长短等因素不同，腰部活动范围的受限程度差别亦较大。轻者可近于正常人，急性发作期腰部活动完全受限，甚至拒绝测试。一般病例主要是腰椎前屈、旋转及侧向活动受限，合并腰椎椎管狭窄症时后伸明显受限。

【下肢肌力减弱及肌萎缩】

视受损之神经根部位不同，其所支配的肌肉可出现肌力减弱及肌萎缩征。临床上对此组病例均应常规行大腿及小腿周径测量和各组肌肉肌力测试，并与健侧对比观察、记录之。再于治疗后再加以对比。

（三）其他体征

【感觉障碍】

其机理与前者一致，视受累脊神经根的部位不同而出现该神经支配区感觉异常，阳性率达 80% 以上，其中后型者达 95%。早期多表现为皮肤过敏，渐而出现麻木、刺痛及感觉减退。感觉完全消失者并不多见，因受累神经根以单节单侧为多，故感觉障碍范围较小，但如果马尾神经受累（中央型及中央旁型者），则感觉障碍范围较广泛。

【反射改变】

亦为本病易发生的典型体征之一。L_4 脊神经受累时，可出现膝跳反射障碍；早期表现为活跃，之后迅速变为反射减退，临床上以后者多见。L_5 脊神经受损时对反射多无影响。S_1 脊神经受累时则跟腱反射障碍。反射改变对受累神经的定位意义较大。

三、腰椎间盘突出症特殊体征

指各种特殊检查所获得的征象。临床上意义较大的主要有以下三类。

（一）直腿抬高试验

【患肢抬高试验】

患者仰卧，使患膝在伸直状态下向上抬举，测量被动抬高的角度并与健侧对比，此称之为直腿抬高试验（图 4-3-1-3-2）。本试验对愈是下方的神经根作用愈大，阳性率也愈高（抬举角度也愈小）。此外，突出物愈大，根袖处水肿及粘连愈广泛，则抬举角度愈小；其疼痛程度亦与受压范围成正比（图 4-3-1-3-3）。

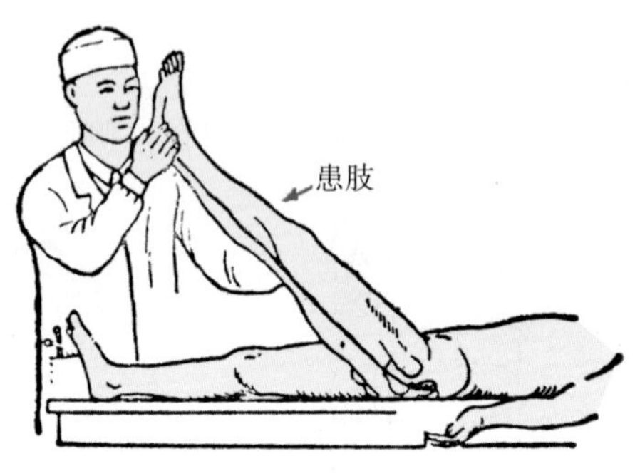

图 4-3-1-3-2　直腿抬高试验示意图

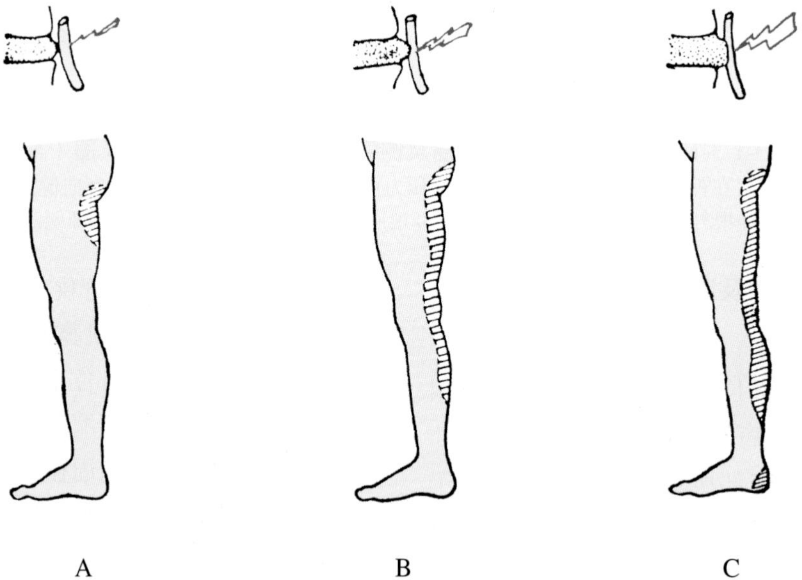

图 4-3-1-3-3　根痛程度：神经根受压的范围愈大，其疼痛的范围亦愈广泛示意图（A~C）
A. 轻度；B. 中度；C. 重度

在正常情况，下肢抬举可达 90°以上，年龄大者，角度略下降。因此，抬举角度愈小其临床意义愈大，但必须与健侧对比；双侧者，一般以 60° 为正常和异常的分界线。

【健肢抬高试验】

又称之为 Fajcrsztajn 征、Bechterew 征或 Radzikowski 征。健侧肢体直腿抬高时，健侧之神经根袖可牵拉硬膜囊向远端位移，从而使患侧的神经根也随之向下移动。当患侧椎间盘突出在神经根的腋部时，神经根向远端移动则受到限制引起疼痛（图 4-3-1-3-4）。如突出的椎间盘在肩部时，则为阴性。检查时患者仰卧，当健侧直腿抬高时，患侧出现坐骨神经痛者为阳性（见图 4-3-1-3-4）。

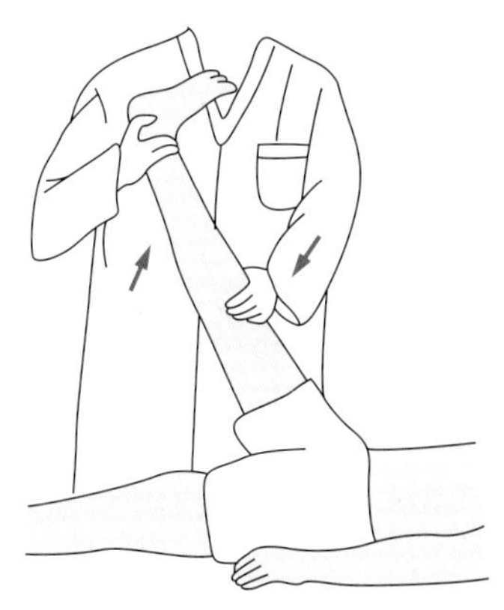

图 4-3-1-3-4　健侧直腿抬高试验示意图

患侧椎间盘突出在神经根的腋部时，神经根向远端移动则受到限制引起疼痛，为阳性；如突出在肩部时，则无疼痛（阴性）

【Laseque 征】

有人将此征与前者合为一类，也有人主张分述之。此征阳性是在将髋关节与膝关节均置于屈曲 90° 状态下再将膝关节伸直到 180°，在此过程中如患者出现下肢后方放射性疼痛时，则为阳性。其发生机转主要是由于伸膝时使敏感的坐骨神经遭受刺激牵拉之故。

【直腿抬高加强试验（Bragard 征）】

即在操作直腿抬高试验达阳性角度时（以患者诉说肢体放射痛为准），再将患肢足部向背侧屈曲以加重对坐骨神经的牵拉。阳性者主诉坐骨神经放射痛加剧（图 4-3-1-3-5）。本试验目的主要是除外肌原性因素对直腿试验的影响。

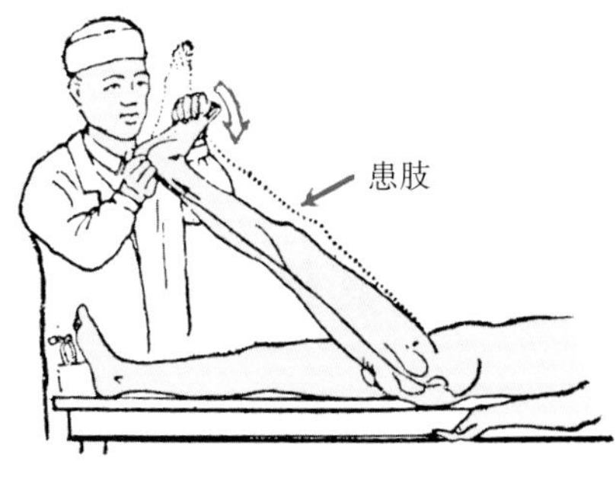

图 4-3-1-3-5　直腿抬高加强试验示意图

（二）屈颈试验（Linder）

嘱患者站立、或仰卧、或端坐，检查者将手置于头顶，并使其前屈。如患侧下肢出现放射痛，则为阳性，反之为阴性。对椎管型者阳性率高达 95% 以上。其机理主要是由于屈颈的同时，硬脊膜随之向上位移，以致与突出物相接触的脊神经根遭受牵拉之故。本试验既简单、方便，又较为可靠，特别适用于门诊及急诊检查（图 4-3-1-3-6）。

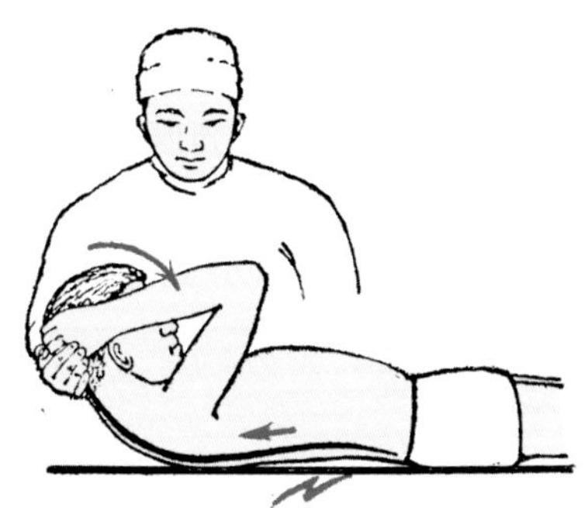

图 4-3-1-3-6　屈颈试验（阳性）示意图

（三）其他特殊体征

【仰卧挺腹实验】

患者取仰卧位，作挺腹抬臀的动作，使臀部和背部离开床面。此时，如果主诉患肢坐骨神经出现放射性疼痛者，则为阳性（图 4-3-1-3-7）。

【腰部伸展加压试验】

亦为判定腰椎间盘突出症方法之一；腰部伸展加压试验检查与腰背肌锻练方法相似（图 4-3-1-3-8）。

【股神经牵拉试验】

患者取俯卧位，患肢膝关节完全伸直。检查者将伸直的下肢高抬，使髋关节处于过伸位；当过伸到一定程度出现大腿前方股神经分布区域疼痛时，则为阳性。此项试验主要用于检查 L_2~L_3 和 L_3~L_4 椎间盘突出的患者。但近年来亦有人用于检测 L_4~L_5 椎间盘突出症的病例，其阳性率可高达 85% 以上。

【其他试验】

诸如腘神经或腓总神经压迫试验、下肢旋转（内旋或外旋）试验等主要用于其他原因所引起的坐骨神经痛疾患，将在有关章节中讨论。

现将常见部位的腰椎间盘突出症具有定位意义的症状与体征列于表 4-3-1-3-1。表 4-3-1-3-2 为中央型腰椎间盘突出症的临床表现。

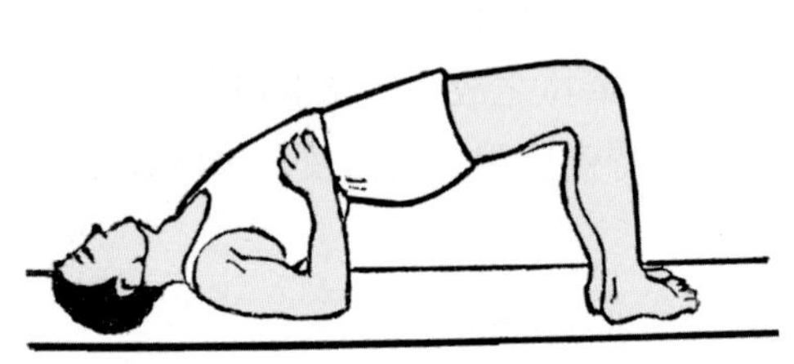

图 4-3-1-3-7　仰卧挺腹试验

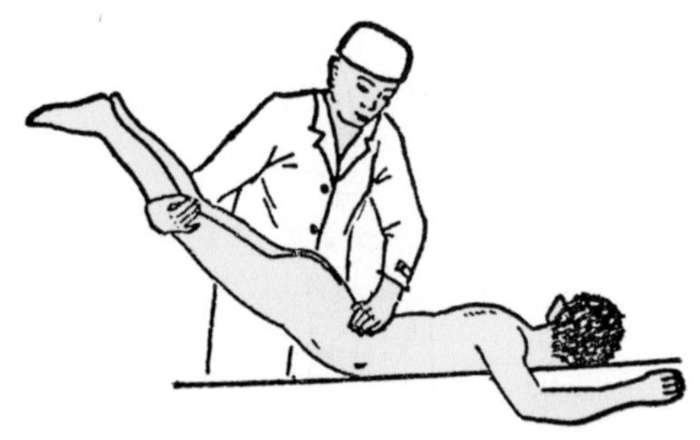

图 4-3-1-3-8　腰部伸展加压试验示意图

表 4-3-1-3-1　常见之腰椎间盘突出症之临床表现

突出部位	L_3~L_4	L_4~L_5	L_5~S_1
受累神经	L_4 神经根	L_5 神经根	S_1 神经根
肌力改变	伸膝无力	踇趾背伸无力	足跖屈及屈踇无力
疼痛部位	骶髂部、髋部、大腿前外侧、小腿前侧	骶髂部、髋部、大腿和小腿后外侧	骶髂部、髋部、大腿、小腿足跟和足外侧
麻木部位	小腿前内侧	小腿外侧或足背，包括踇趾	小腿和足外侧包括外侧三足趾
反射改变	膝反射减弱或消失	无明显改变	踝反射减弱或消失

表 4-3-1-3-2　中央型腰椎间盘突出症的临床表现

突出部位	多系 L_{4-5} 和 L_5~S_1 椎间隙
受累神经	马尾神经
疼痛部位	腰背部、双侧大小腿后侧
麻木部位	双侧小腿、足跟后侧及会阴部
肌力改变	膀胱或肛门括约肌无力
反射改变	踝反射或肛门反射消失

第四节　腰椎间盘突出症影像学检查及其他检查

一、腰椎间盘突出症影像学检查概述

近年来用于腰椎间盘疾患诊断的影像学进展较大，其中包括 X 线平片、椎间盘造影、CT 扫描、超声波、核磁共振及脊髓造影等。在一般情况下，普通 X 线平片即可达诊断目的，困难者则需采用核磁共振（或参考超声波及 CT 扫描，但其确诊率较低）。非不得已，不轻易选用脊髓造影。

二、腰椎平片

主要包括以下几种。

（一）腰椎前后位片（正位）

多显示腰椎侧弯征，椎间隙宽度于病变早期多无改变，如病程较久，则显示间隙狭窄，并于椎体边缘有各种形态的骨刺出现。棘突的偏移虽较常见，但不一定有什么意义。

（二）腰椎侧位片

其诊断价值较前者更为重要。

【腰椎变直】

多数病例腰椎生理曲线消失，尤其是急性发作期；

【椎体前缘骨裂征】

椎体型中的前型可于侧位片上显示典型的三角形骨裂征等（图 4-3-1-4-1）；

【腰椎斜位片】

主用于除外下腰椎椎弓断裂及腰骶（或骶髂）关节病变。而单纯椎间盘脱出症者多无特殊所见，因此，诊断明确者无需摄此片。

【椎间孔狭窄】

较为多发，此多表明椎间盘后突或后缘有早期骨赘形成可予以 MR 检查加以证实（图 4-3-1-4-2）。

【椎节异常】

椎间隙狭窄及椎体边缘骨刺形成表明病程较长；

【椎间盘钙化】

椎间盘钙化（罕见）或脱出之髓核钙化（稍多见），主要在侧位片上显示。

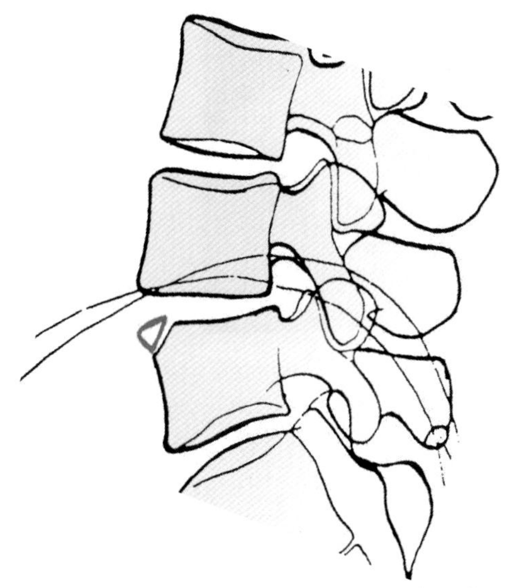

图 4-3-1-4-1　前型三角骨块示意图

三、CT检查

（一）常规 CT 扫描

应用 CT 检查脊椎与椎管内病变在临床上已广泛开展，分辨率相对为高的 CT 扫描图像，可较清楚地显示椎间盘突出的部位、大小、形态和神经根、硬脊膜囊受压移位的形状，同时可显示椎板及黄韧带肥厚、小关节增生肥大、椎管及侧隐窝狭窄等情况。并可以三维技术重建椎管与根管之立体形态。从影像学角度来看，本病在 CT 扫描图上主要注意（图 4-3-1-4-3）椎间盘后缘变形，硬膜外脂肪消失，硬膜外间隙中的软组织密度增高、硬脊膜囊变形、神经根鞘的受压移位及突（脱）出髓核的钙化等，现分述于后。

（二）重点观察项目

【椎间盘后缘变形】

正常情况下椎间盘后缘与椎体骨性断面的边缘平行，在髓核突出的患者，椎间盘后缘有一局

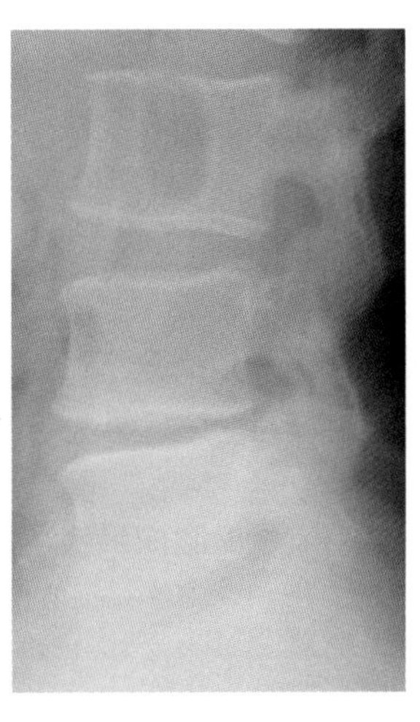

A

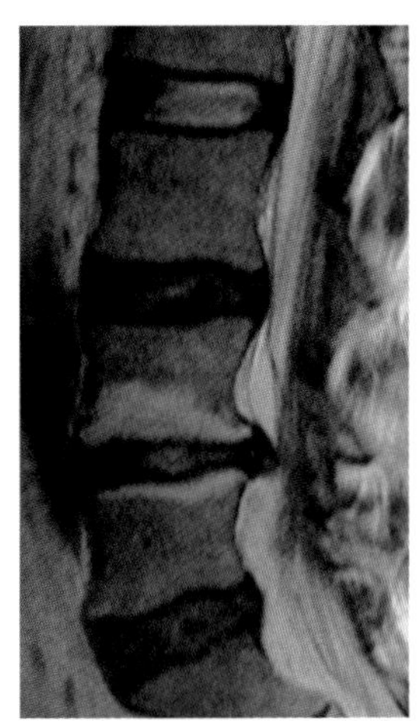

B

图 4-3-1-4-2　临床举例　腰椎侧位片与 MR 矢状位片对比观察（A、B）

A. X 线片提示 L_{4-5} 椎间隙高度下降，椎体边缘骨刺形成；B. MR 矢状位提示 L_{4-5} 椎间盘突出

部突出。根据局部改变的形态与性质，可区分椎间盘膨出、突出或脱出（破裂），前者为退行性变的早期表现，后二者则属中后期改变。

【硬膜外脂肪消失】

正常情况下，腰椎区域，尤其是 $L_{4\sim5}$ 和 $L_5\sim S_1$ 平面，硬脊膜囊通常有丰富的硬膜外脂肪。硬膜外透亮区的形态和大小对称。当椎间盘破裂时，脱出之髓核可以替代低密度的硬膜外脂肪。在椎间盘破裂的平面上，两侧对比观察，密度并不对称。

【硬膜外间隙中的软组织密度增高】

突出或脱出髓核的密度高于硬脊膜囊和硬膜外脂肪，硬膜外间隙中的软组织密度阴影代表突出的碎片（大小和位置）。当碎片较小而外面有后纵韧带连着时，其软组织块影与椎间盘影相连续。当碎片已破裂到后纵韧带外面，且与椎间盘失去连续性和从纤维环破裂处游离时，可出现分离状影像。根据椎间盘破裂的部位，软组织密度可能位于中线或后外侧缘，若破裂完全发生在外侧缘，则软组织密度位于椎间孔内。当突出的碎片较大时，在病变椎间盘平面以外的层面上也可显示软组织密度。根据碎片游离方向，可能位于椎间盘下方的椎体后缘，或紧靠椎弓根的侧隐窝内；亦可能位于椎孔内，颇像增大的神经节。

【硬脊膜囊变形】

硬脊膜及其内容物的密度低于椎间盘。在上部腰椎区域，整个骨性椎管全部由脊膜囊占据。脊膜囊缘和椎间盘边缘之间由于密度差的关系，其分界清楚。当椎间盘突出时，硬脊膜囊也可变形。在下部腰椎区域，硬脊膜囊并不充盈整个骨性椎管，也不与椎间盘后缘接触，仅当椎间盘突出相当大，足以将硬膜外脂肪堵塞并压迫脊膜囊壁时，光滑圆形的脊膜囊轮廓出现变形。突出的碎片可能压迫神经根；亦有少数病例并不引起脊膜囊变形。

【神经根鞘的受压移位】

在正常情况下，神经根鞘在硬膜外脂肪对比下表现为软组织密度，其位于骨性椎管的后侧，椎弓根的内侧；在椎弓根稍下方的平面上，当碎片向骨性椎管后侧突出时，将根鞘向后推移。根鞘与突出的碎片常无法区分，这本身就是神经根受压的一种征象。

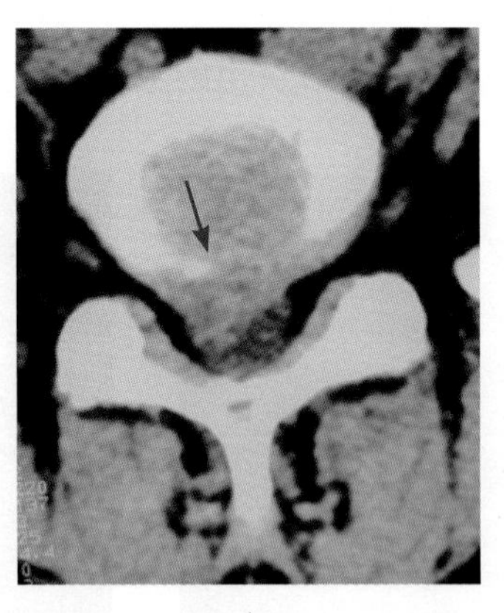

A

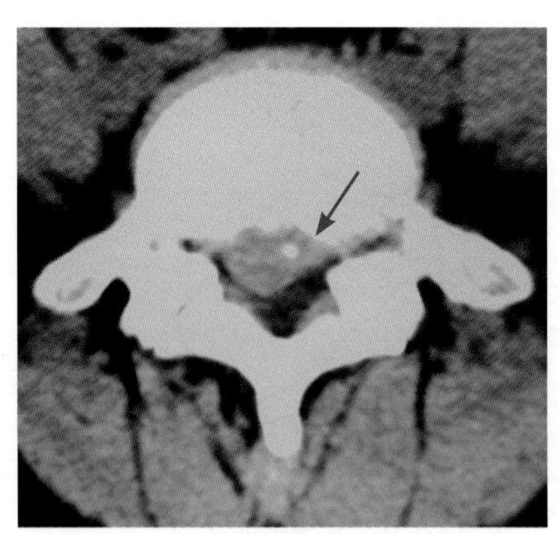

B

图 4-3-1-4-3　临床举例　腰椎间盘突出症 CT 扫描（A、B）

A. 中央旁型（左）CT 水平扫描所见；B. 外侧型（右），伴同侧侧隐窝狭窄征

【突（脱）出髓核的钙化】

髓核突（脱）出时间较久者，可逐渐形成钙化（图 4-3-1-4-4），并在 CT 扫描中出现相一致的改变。碎片与椎间隙边缘可以相延续。

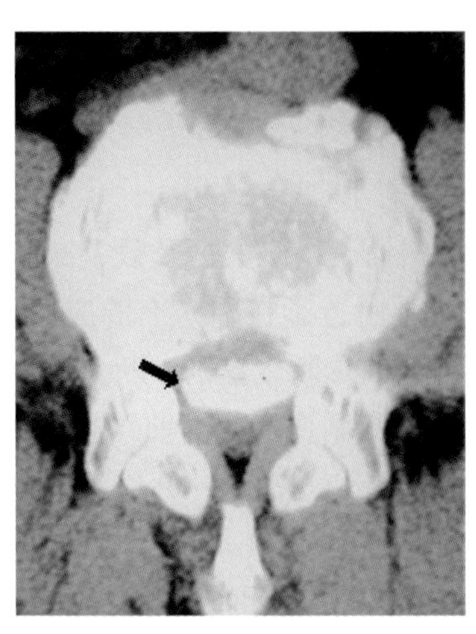

图 4-3-1-4-4　临床举例　腰椎间盘钙化 CT 横断面观（箭头所示为骨化物）

（三）CTM 检查技术

CT 扫描技术对椎间盘突出诊断准确率为 80%~92%。由于 CT 检查对患者的 X 线照射量小，可列为基本无害的诊断手段。此外，将水溶性造影剂作脊髓造影与 CT 检查结合（CTM），能提高诊断的准确性。在 CTM 检查时，上述征象更为明显。大多数椎间盘突出症，受椎间盘压迫之神经根和硬膜囊在同一平面。游离型椎间盘脱出则可发生于椎管内的其他部位（图 4-3-1-4-5）。

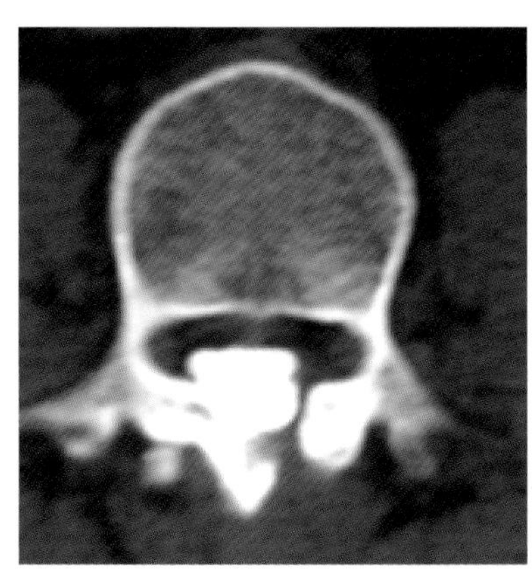

图 4-3-1-4-5　临床举例　游离型腰椎间盘脱出症 CTM 检查所见

（四）CT 扫描务必结合临床

应强调，CT 检查必须结合临床进行判断，才能提高诊断的准确性。单纯 CT 检查并不完全可靠。低分辨率 CT 图像对软组织结构显示不满意，对椎间盘突出诊断意义不大。而脊髓造影后 CT 检查（CTM）诊断准确率则较高。

四、腰椎核磁共振（MR）检查

MR 的出现，可以说是影像学中的重大进展，是非侵入性和无放射性损害中以往任何检查手段都无法相比拟的。其对人体组织结构的影像显示，较之 CT 扫描更为确切和真实感。

从 MR 图像上所表现的信号，大体上分为高、中、低三种强度。通常在 T_1 加权条件下，骨皮质、韧带、软骨终板和纤维环为低信号强度，富有脂肪组织的椎体、棘突等松质骨则表现中等信号（由于含多量骨髓组织之故），椎间盘介于前两者之间。脂肪组织为高强度信号，脊髓和脑脊液次之。T_2 加权对椎间盘组织病变显示更明显，在 T_1 加权图像上显示较低信号，T_2 加权反而加强。由于 T_2 加权脑脊液信号强而发亮，致使椎间盘突出压迫硬膜囊时显示更加清楚（图 4-3-1-4-6）。

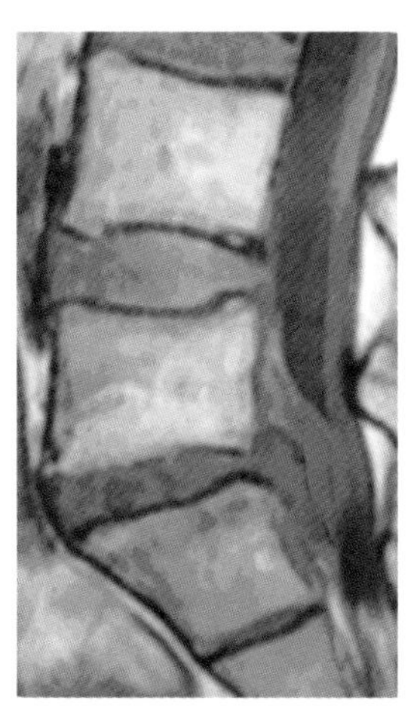

A

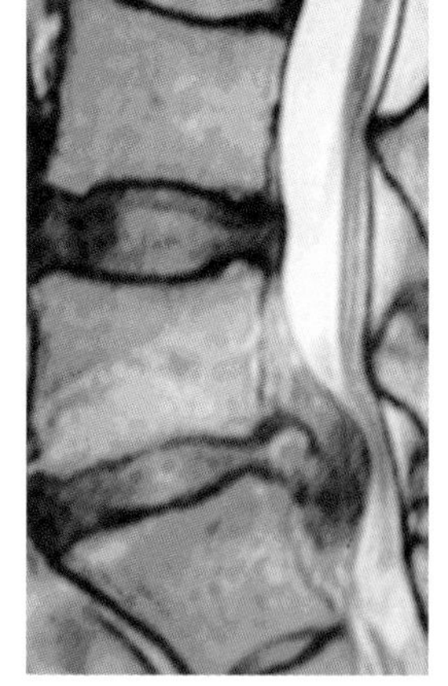

B

图 4-3-1-4-6　临床举例　L_5~S_1 游离型椎间盘突出 MR、T_1、T_2 加权，矢状位所见表现（A、B）

A. T_1 加权矢状位观；

B. T_2 加权矢状位观，图像较前者更为清晰

MR 对椎间盘突出症之诊断具有重要意义。通过不同层面的矢状面影像及所累及椎间盘的横切位影像，可以观察病变椎间盘突出的形态及其与硬膜囊、神经根等周围组织之关系（图 4-3-1-4-7、8）。此外，对硬膜囊（脊髓）的水成像（MRS）技术更加清晰判定其受压程度范围和部位（图 4-3-1-4-9）。

MR 除了可以获得三维影像用于诊断（阳性率可达 99% 以上），更为重要的是此项技术尚可用于定位及分辨“膨隆”、“突出”与“脱出”，从而有利于治疗方法和手术入路的选择；在临床上，对“脱出”者均应选择后路摘除术，而“突出”者从前路施术亦可。

五、腰椎脊髓、椎间盘及硬膜外造影

【脊髓造影】

自 CT 扫描、核磁共振及数字减影技术应用以来，已使脊髓造影在临床上的应用大量减少。尽管其对本病的诊断、鉴别诊断及病变定位帮助较大，但由于其副作用，当前均主张慎重选用；对非十分必要者切勿滥用，并应以选择非离子碘造影剂为前提（图 4-3-1-4-10~13）。

视髓核突（脱）出的部位不同，在影像学上可显示根袖缺如（侧型为多）、根袖尾部充盈不全（多为外侧型）、脊膜囊受压（中央型）或硬膜囊伴根袖受压（中央旁型）等形态。

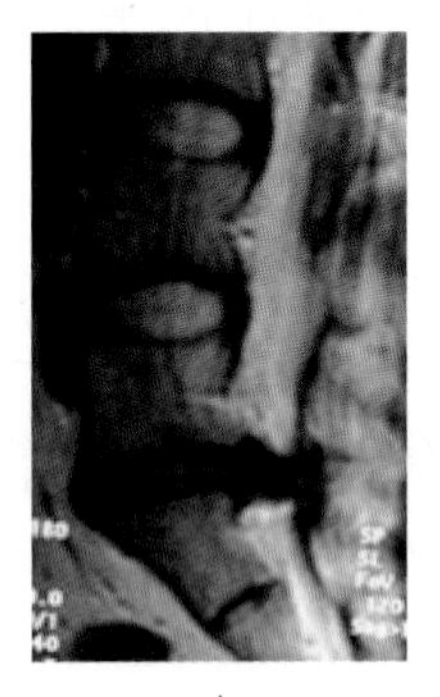

A

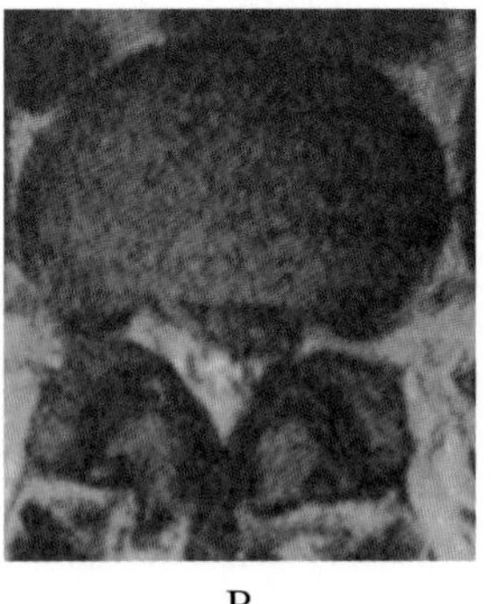

B

图 4-3-1-4-7　临床举例　腰骶椎椎间盘脱出症 MR 所见（A、B）

A. L_5~S_1 髓核脱出 MR 侧方（矢状位）观；B. 同前，横断面观，显示髓核脱出部位、范围与方向

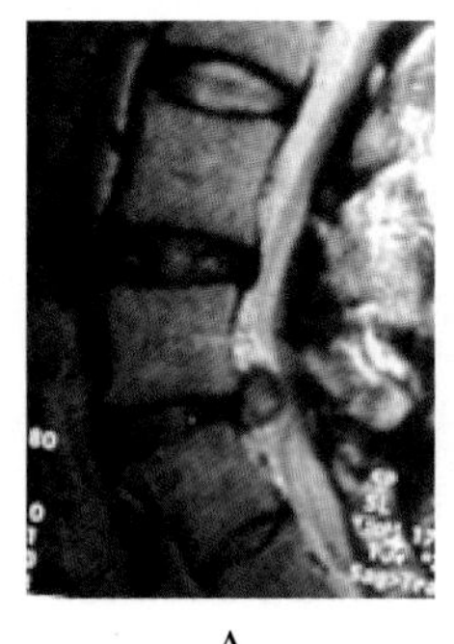

A

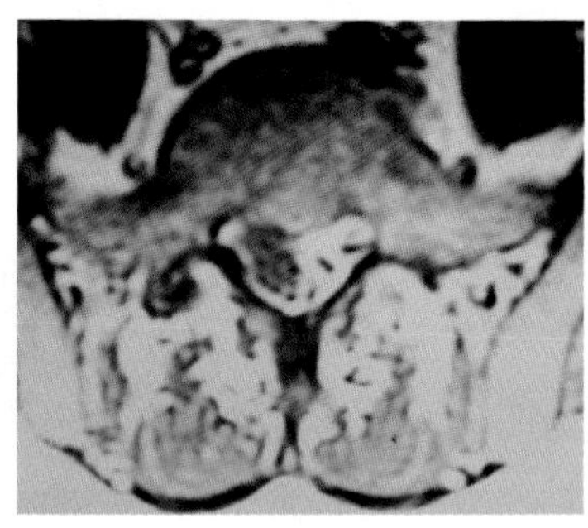

B

图 4-3-1-4-8　临床举例　另一侧 L_5~S_1 髓核脱出 MR 影像所见（A、B）

A. 矢状位显示 L_5~S_1 髓核向后脱出，伴 L_4~L_5 髓核突出；B. 同前，横切位显示髓核脱出

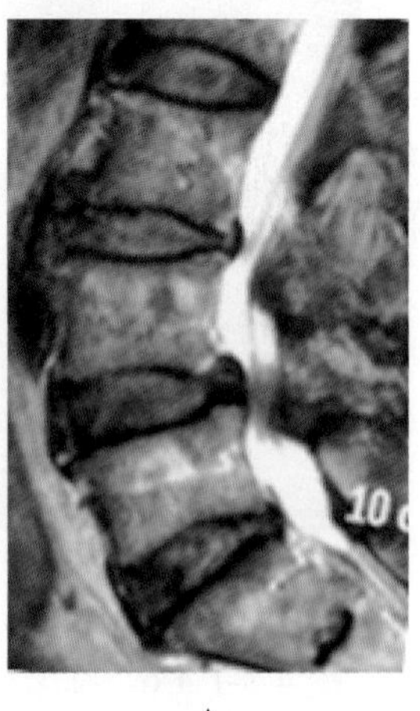

A

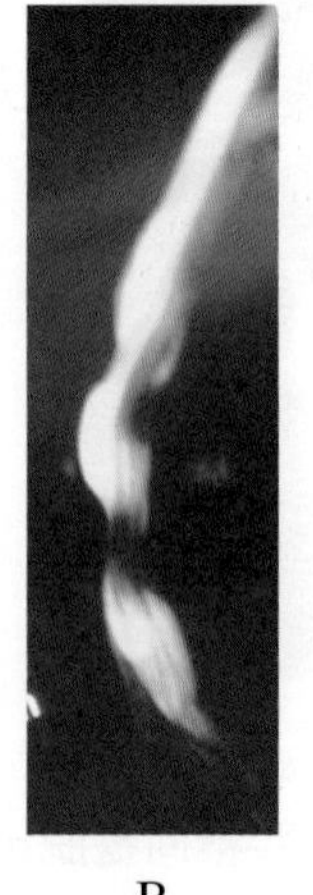

B

图 4-3-1-4-9　临床举例　腰段水成像（MRS）技术（A、B）

MRS 可清晰显示硬膜囊受压范围、部位及程度　A. 下腰椎 MR 矢状位，T_2 加权像；B. 下腰段水成像矢状位观

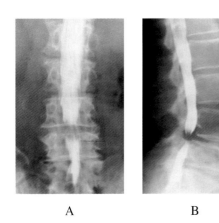

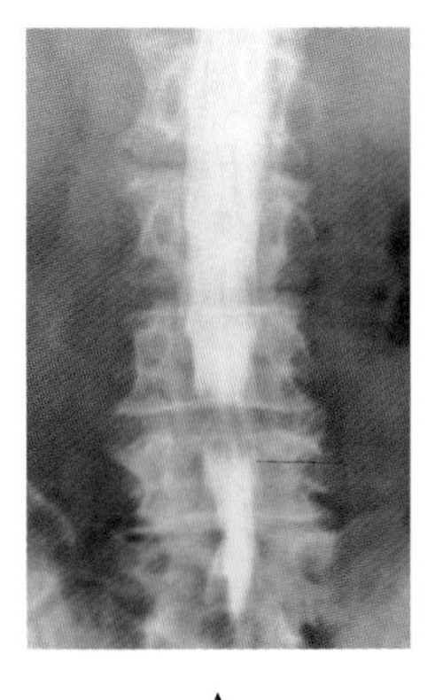

A B

图 4-3-1-4-10　临床举例　脊髓造影（A、B）

腰椎间盘脱出症脊髓造影显示造影剂充盈缺损征

A. 前后位 X 线片，显示 L_4~L_5 椎节椎管狭窄及造影剂中断征；B. 同前，侧位观，显示 L_4~L_5 椎管造影剂充盈缺损（中断），且伴 L_4~L_5 I° 滑脱

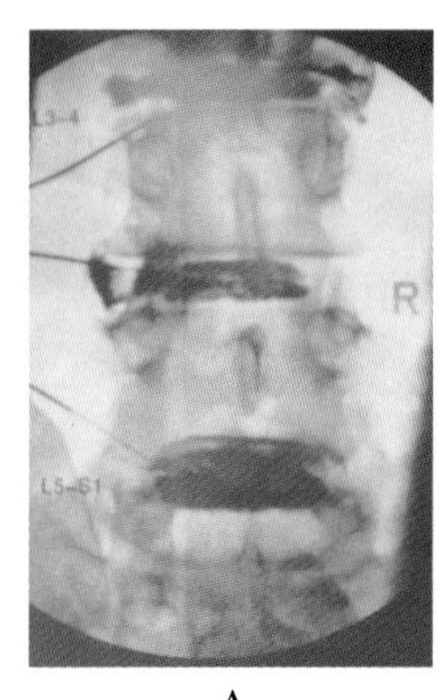

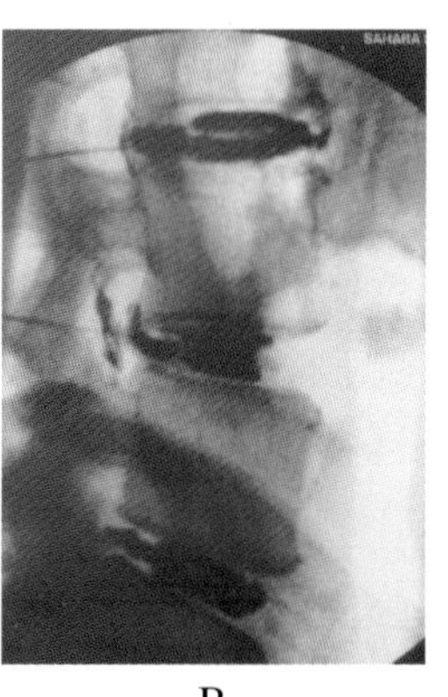

A B

图 4-3-1-4-11　临床举例　椎间盘造影（A、B）

椎间盘造影显示 L_4~L_5 椎间盘突出及纤维环破裂

A. 正位 X 透视观；B. 侧位 X 线透视观

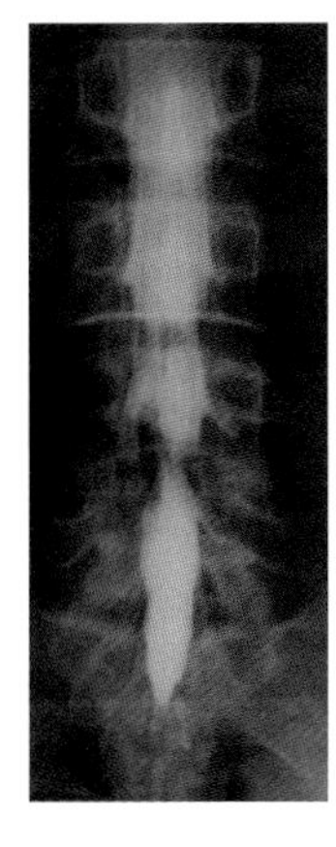

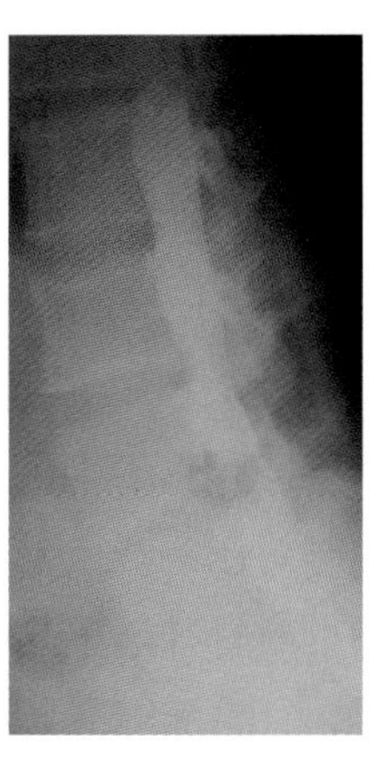

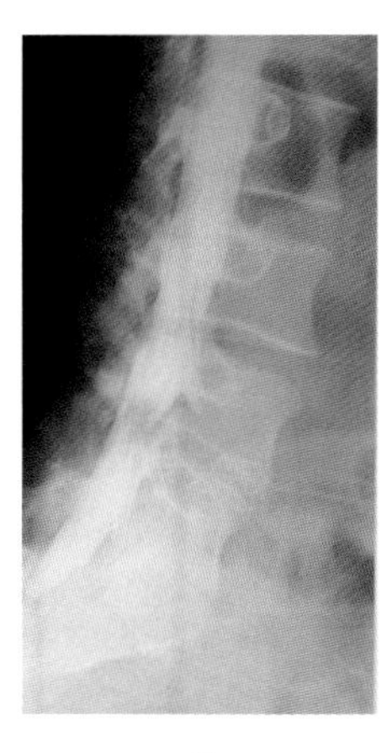

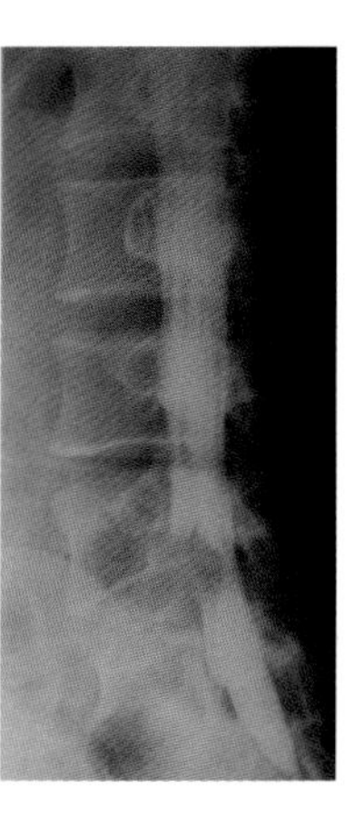

A B C D

图 4-3-1-4-12　临床举例　$L_{4\sim5}$ 椎间盘突出椎管造影所见（A~D）

A. 正位片；B. 侧位片；C、D. 双侧斜位片

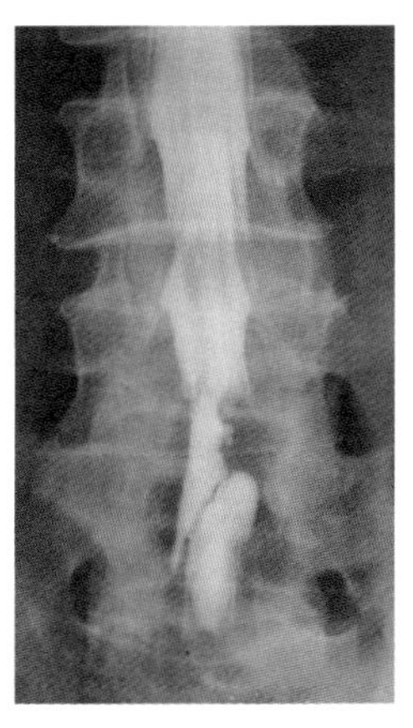

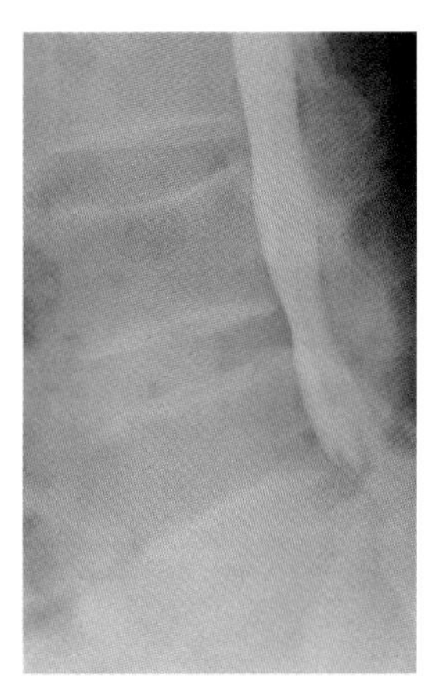

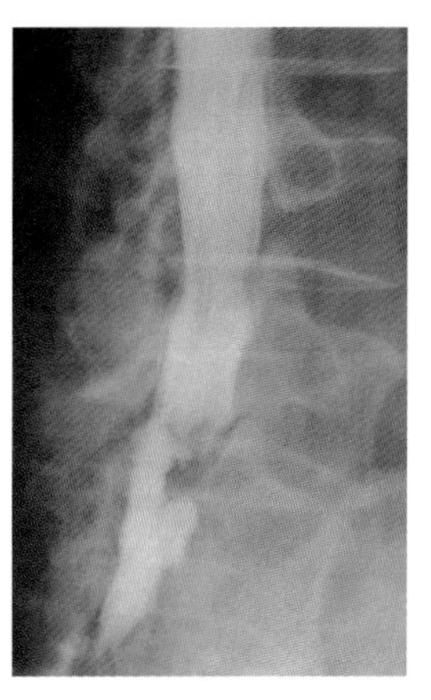

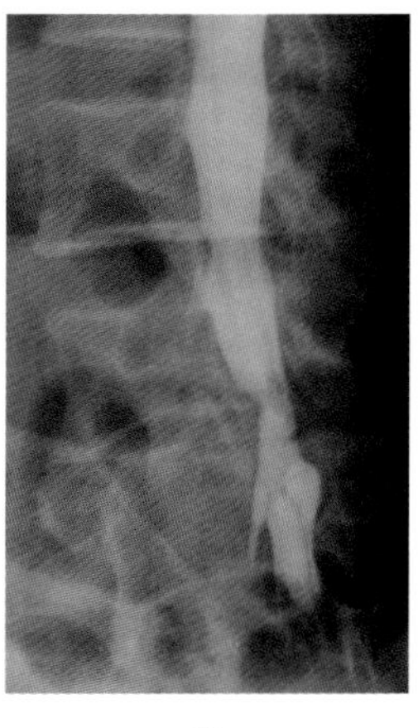

A B C D

图 4-3-1-4-13　临床举例　L_5~S_1 椎间盘摘除术后再突出椎管造影（A~D）

A. 正位片；B. 侧位片；C、D. 双侧斜位片

【椎间盘造影】

由于穿刺技术及药物对患者所带来的反应较大，且阳性率受多种因素影响而难以如实反映出病变的客观情况，因此目前已不再受临床医师欢迎（图 4-3-1-4-11）。

【硬脊膜外造影】

分腰前路或腰后路两种途径将造影剂注至硬膜囊外观察，推断椎管矢径、硬膜囊及根袖受压情况等。其影像判定与脊髓造影相似，目前已很少应用。

【其他造影】

如椎静脉造影、腰骶神经根造影及骶管造影等虽各有特点，但亦有其一定局限性或操作技术上困难而多处于探索阶段。

六、腰椎其他检查

（一）实验室检查

【脑脊液检查】

除中央型引起椎管完全阻塞者可出现蛋白含量增高、潘氏试验及奎氏试验阳性外，通常均属正常。

【其他化验】

诸如红细胞沉降率、康华氏反应、类风湿因子、胶状金试验等化验检查，主要用于对其他疾患的鉴别诊断。

（二）肌电图

一般无需此项检查，但对有马尾神经损害或两根以上受累者可选用。阳性率约为 80%~90%，略低于脊髓造影技术，尤其是表现对脊神经根定位诊断的可靠性较差。但如将两者合用，可使阳性率提高到 95% 以上。但仍未超过核磁共振 98% 的阳性率，加之检查时的疼痛，故目前已不再为患者和临床医师们所欢迎。

（三）超声波技术

自 20 世纪 70 年代 Porter 先后两次报道了有关这方面的研究情况后，国内亦开展了此项研究。该技术是利用超声波测定腰椎管管径，而椎管管径的大小牵涉到是否产生根性症状。但在应用上有一定的局限性，对腰椎及腰骶部之三叶形椎管尚难以表现出来。目前 MR 及 CT 技术已普遍开展，少有再选用此项技术者。

（四）诱发电位的应用

为近年来开展较多的研究项目，主要依靠测定 H 波（Hoffmann 波之简称）潜伏期是否延长(与健侧对比）及诱发电位幅度是否消失或低于正常来推断脊神经根是否受累。由于此项设备价格昂贵，且检测时受各种因素影响，因此临床上主要用于研究工作及对脊柱畸形纠正术的术中监护。而对腰椎间盘诊断上的实用价值，目前尚有争议。

（叶晓健　匡　勇）

第二章　腰椎间盘突出症诊断与鉴别诊断

第一节　腰椎间盘突出症诊断

一、腰椎间盘突出症诊断概述

对典型病例的诊断一般多无困难，尤其是在CT扫描与磁共振广泛应用的今天。但对于非典型者，或是椎体型、中央型等病例，则易于误诊、漏诊，应注意防止。

二、一般病例诊断

主要依据以下几方面。

1. 详细的病史。

2. 仔细而全面的体格检查，并应包括神经系统。

3. 腰部的一般症状。

4. 特殊体征。

5. 腰椎X线平片及其他拍片。

6. 酌情选用核磁共振、CT扫描、超声波检查及肌电图等。

7. 非不得已一般不宜选用脊髓造影。椎间盘髓核造影因易将诊断引入歧途，原则上不用。

三、各种特定类型椎间盘突出症诊断

（一）中央型

【临床表现】

临床上并非少见，其易与马尾处脊髓肿瘤相混淆。其诊断要点除前述各项外，临床上主要依据以下特点。

1. 多具有马尾神经受累症状　包括双下肢感觉、运动及膀胱直肠功能障碍；

2. 站立及日间症状明显　卧床及夜晚症状缓解，此与脊髓肿瘤相反；

【腰椎穿刺】

显示奎氏试验多属通畅或不全性梗阻，脑脊液检查蛋白定量多在正常范围，而肿瘤则多呈现完全性梗阻及蛋白含量增高等；

【MR检查】

一般多需行磁共振或CT扫描检查，均有阳性发现。

（二）椎体型及前缘型

根据下述特点进行确诊。

【临床症状】

与腰椎椎间盘源性腰痛相似，以腰背部酸痛为主，平卧消失。垂直加压有加重感，一般无根性症状。

【X线片显示典型所见】

前型于侧位X线片上见椎体前缘有一三角形骨块，正中型则显示Schmorl结节样改变。

【CT扫描及核磁共振】

其影像所见更有助于本型的确诊，应常规检查。

（三）高位型

指L_3以上椎节，即L_1~L_2和L_2~L_3者，其发生率约占全部病例的2%~5%不等。对其诊断主要有以下依据。

【高位腰脊神经根受累症状】

包括股四头肌无力、萎缩，大腿前方（达膝部）疼痛、麻木及膝跳反射障碍等，在所有病例中，此组症状约占 60%~80%。

【腰部症状】

80% 以上病例出现明显之腰部症状。并于相应椎节之棘突处有叩击痛及传导痛。半数以上病例于椎旁有压痛。

【截瘫症状】

并非少见，约 10% 病例可突然发生下肢截瘫症状。因其后果严重，必须重视，及早处理。

【坐骨神经症状】

较少见，约 20% 病例出现，且不典型。主见于 L_3~L_4 椎节之脊神经受波及的患者。

【其他】

一般多按常规行磁共振或 CT 扫描检查进行确诊，并应注意与脊髓肿瘤的鉴别。

（四）椎间盘源性腰痛（D.D.D.）

因另归一篇阐述，此处不再讨论可参阅本卷第四篇内容。

（五）极外侧型腰椎间盘突出症

已另列一节讨论，此处不再阐述，见本篇第四章内容。

（六）其他

指对多椎节椎间盘突（脱）出症、最外侧型突出症、青少年或高龄椎间盘突出等相鉴别。此在临床上，虽较少见，但如能认真检查，并按常规行磁共振或 CT 扫描等，一般均可确诊。

四、腰椎间盘定位诊断

病史与细致的体检不仅能做出腰椎间盘突（脱）出症的诊断，而且基本上能够做出定位诊断。这主要是根据不同神经根在受突出椎间盘组织压迫下所产生特有的定位症状和体征。由于 95% 以上腰椎间盘突出症发生在 $L_{4\text{-}5}$ 或 L_5~S_1 椎间隙，压迫了 L_5 或 S_1 神经根，主要产生表现为坐骨神经痛的各种症状。另有 1%~2% 腰椎间盘突出发生在 L_3~L_4 椎间隙，压迫了 L_4 神经根，可出现股神经痛症状。

各主要神经受损后的临床表现请参阅本节前面内容，见表 4-3-1-3-1 和图 4-3-2-1-1~3。

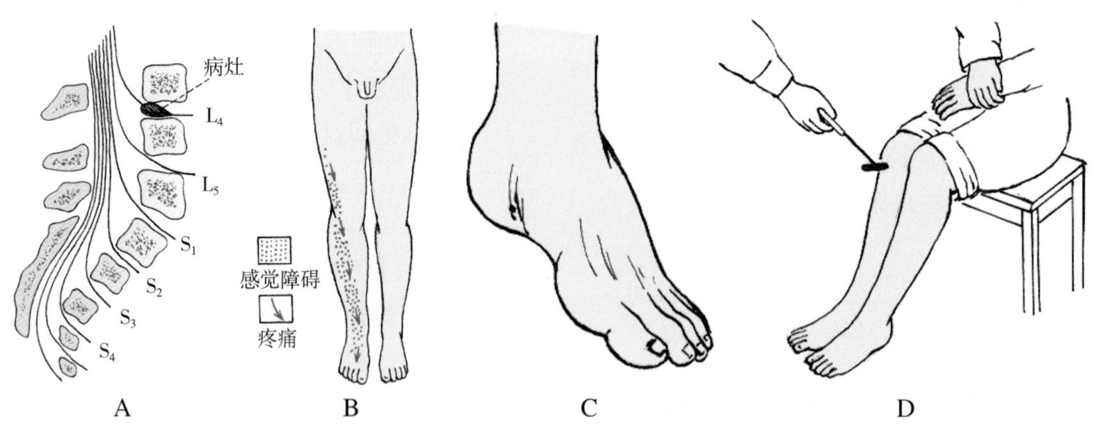

图 4-3-2-1-1　第 4 腰脊神经根病变综合征示意图（A~D）

A. 解剖定位；B. 感觉障碍；C. 运动障碍；D. 反射

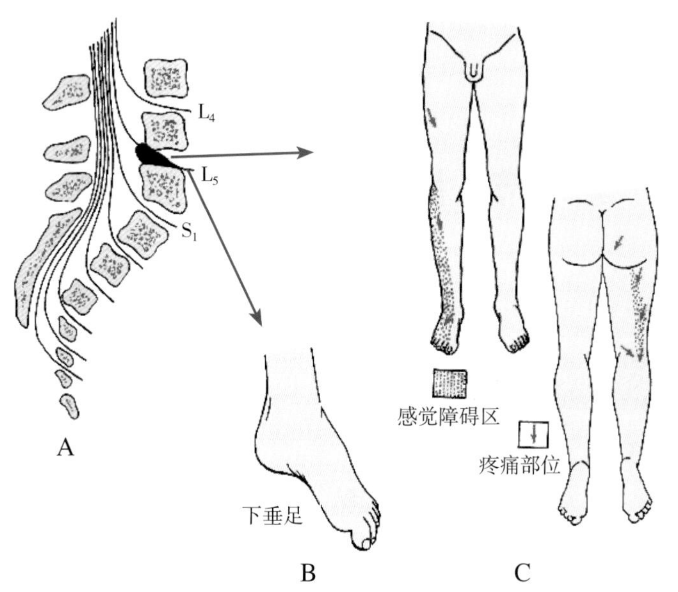

图 4-3-2-1-2 第 5 腰脊神经根病变综合征示意图（A~C）
A. 解剖定位；B. 运动障碍；C. 感觉障碍

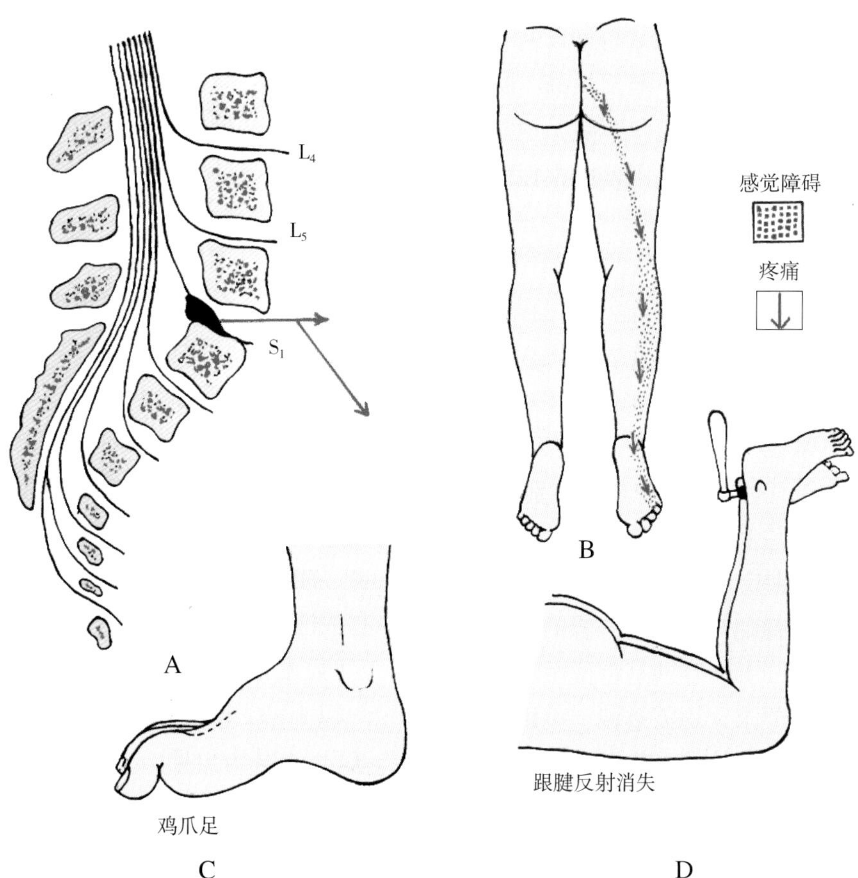

图 4-3-2-1-3 第 1 骶脊神经根病变综合征示意图（A~D）
A. 解剖定位；B. 感觉障碍；C. 运动障碍；D. 反射

第二节　腰椎间盘突出症鉴别诊断

一、腰椎间盘突出症鉴别诊断基本要领

（一）区别疼痛性质

由于本病的分型较多，加之脱（突）出之髓核在椎管内的位置不同，其所引起之症状与体征差异较大，因此所需鉴别的疾患亦较多。根据笔者五十余年之临床经验，建议首先需要明确是腰痛、根性痛或是间歇性跛行。

（二）确定特征性症状

首先确定患者所表现出的临床特征以何者为主，尤其是要明确是腰痛或是下肢根性痛，腰椎间盘源性腰痛与先天发育性椎管狭窄症，均是以腰痛为主，而腰椎间盘突出症者则是以根性痛为主。当然干性痛或丛性痛属于另类。

（三）确定是否根性痛

再根据患者疼痛特点，以腰痛为主之腰椎间盘源性疾患及发育性腰椎管狭窄症者，将在另章讨论。而根性痛者则属本节讨论内容，并对根性痛的性质、特点、部位及影响因素等加以认真分析、讨论，并注意与其他相似疾患进行鉴别。

如此则不至于将诊断引入歧途。当然对个别特殊类型者，再另作别论。

有关根性痛、干性痛与丛性痛三者的鉴别将在另节中讨论。掌握三者的鉴别是每位矫形外科和神经科医师的基本要求，均需重视。否则，盲目依靠高、精、尖等现代技术，势必反使诊断工作复杂化，此在临床上不乏先例。

二、腰椎间盘突出症与各相关疾病鉴别

需要与腰椎间盘突出症相鉴别的疾患甚多，主要有以下十余种。

（一）腰椎椎间盘源性腰痛

【依据病理特点判定】

近年来发现其并非少见，好发于腰椎椎管矢状径较宽之病例，其病理特点是椎节退变严重，具有椎节不稳及椎节间损伤性关节炎之特征，但少有刺激或压迫神经根者。临床上主要表现：

【腰痛】

又称之为椎间盘源性腰痛，一般不伴有下肢坐骨神经症状，其机制系椎节退变后对局部窦椎神经的刺激与压迫所致，病理性代谢产物亦参与其中。碎裂、后突之髓核可随着腰部活动而使症状加剧，尤其过度前屈和仰伸时；垂直加压试验可使疼痛加剧。

【腰椎不稳】

在动力性腰椎平片上可清晰地显示腰椎椎节的梯形变，并在临床上表现为腰部活动受限，但却少有下肢神经症状。

【影像学检查】

主要显示腰椎椎节损伤性关节炎特征，尤以 CT 扫描及 MR 检查更为明显，早期 MR，T_2 加权像显示后纤维环有高信号区（High-Intensity Zone，HIZ）反应。但其椎管矢状径大多较宽，少有根性受压征。

【好发椎节】

以 L_4~L_5 椎节最为多见，其次为 L_5~S_1，L_3~L_4 以上甚为少见。

（二）发育性腰椎管狭窄症

本病可与腰椎间盘突（脱）出症伴发（约占 50% 以上），亦为后者发病之病理解剖学基础。本病之基本症状虽与椎间盘突（脱）出症有相似之处，但主要特点是三大临床症状。

【间歇性跛行】

即由于步行引起椎管内相应椎节缺血性神经根炎，以致出现明显的下肢跛行、疼痛及麻木等症状，稍许蹲下休息即可重新再行走，之后再次发作，又需再次休息方可继续行走。如此反复发作，并有间歇期，故称为"间歇性跛行"。腰椎间盘突出症休息后仅稍许缓解，而难以完全消失。

【主客观矛盾】

指此类患者主诉很多，而在体检时由于检前候诊时的休息而使神经根缺血性神经根炎消失，以致无阳性发现。此与腰椎间盘突出时出现的持续性根性症状及体征明显不同。

【腰后伸受限，但可前屈】

由于后伸时使腰椎椎管内有效间隙更加减少而加重症状，并引起疼痛。因此患者腰部后伸受限，并喜欢采取能使椎管内容积增大的前屈位。由于这一原因，患者可骑自行车，但难以步行。此与腰椎间盘突出症者明显不同。

以上几点一般足以鉴别，对个别不典型或是伴发者，可采用其他辅助检查手段，包括核磁共振及 CT 扫描等加以判定。

（三）坐骨神经盆腔出口狭窄症

为引起坐骨神经干性痛的常见病，且多见于因腰痛而行重手法推拿术后者，因此易与腰椎间盘突出症相混淆，需鉴别（但有时两者可伴存）。本病主要特点如下：

【压痛点】

位于坐骨神经自盆腔穿出的部位，即"环跳"穴，并沿坐骨神经向下放射达足底部。有时"腘点"与"腓点"亦伴有压痛；

【下肢内旋试验】

双下肢内旋时可使坐骨神经出口部肌群处于紧张状态以致该出口处狭窄加剧，而引起坐骨神经放射痛。腰椎间盘突出症时则无此现象；

【感觉障碍】

本病时表现范围较广的多根性感觉异常，并多累及足底出现麻木感等。而椎间盘突出症时，则以单根性感觉障碍为主；

【其他】

本病时屈颈试验阴性，腰部多无阳性体征。个别困难者可行其他特殊检查。

因梨状肌本身病变所致的"梨状肌症候群"较少见，且症状与本病相似，不另述。

（四）马尾部肿瘤

为临床上易与中央型相混淆之疾患，且后果严重，应注意鉴别。两者共同的症状特点是多根性或马尾神经损害，双下肢及膀胱直肠症状，腰部剧痛及活动障碍等。但马尾部肿瘤时的以下特点可与腰椎间盘突出症相鉴别。

【腰痛】

呈持续性剧痛，夜间尤甚，甚至非用强止痛剂而不能使患者入眠。而椎间盘突出症者平卧休息后即缓解，夜间多明显减轻。

【病程】

多为进行性，虽经各种治疗仍无法缓解或停止进展。

【腰穿】

多显示蛛网膜下腔为完全性阻塞，脑脊液中蛋白含量增高，潘氏试验阳性等。

【其他】

必要时可行磁共振或 CTM 等检查确诊及病变定位，有手术指征者，可行椎管探查术（图 4-3-2-2-1）。

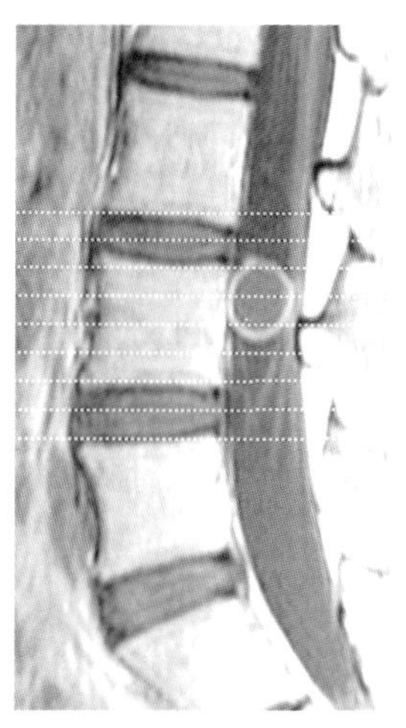

图 4-3-2-2-1　临床举例　腰椎管内马尾肿瘤（神经鞘瘤）MR 矢状位观

（五）下腰椎不稳症

老年者多发病，尤以女性为多。特点如下。

【根性症状】

虽常伴有，但多属根性刺激症状。站立及步行时出现，平卧或休息后即缓解或消失，体检时多无阳性体征发现。

【体型】

以肥胖及瘦弱两类体型者多发。

【X 线平片】

动力性平片可显示椎节不稳及滑脱征（故本病又称为“假性脊柱滑脱”）。

【其他】

屈颈试验、直腿抬高试验等多属阴性。

（六）盆腔疾患

【一般性盆腔疾患】

为中年以上妇女常见病，包括附件炎、卵巢囊肿及子宫肌瘤等致使盆腔内压力增高，刺激或压迫盆腔内骶丛而出现多干性症状。其特点如下：90% 以上病例见于女性，多在中年以后，系多个神经干受累症状，其中尤以坐骨神经干、股神经干及股外侧皮神经干为多见，阴部内神经及闭孔神经亦可累及。对女性患者应请妇产科进行内诊检查以确定有无妇产科疾患；X 线显示患者易伴发骶髂关节致密性骨炎等疾患，应注意观察。

【盆腔肿瘤】

虽属于腹部外科疾患，但骨科亦常可遇到，尤其是压迫坐骨神经时易与本病混淆。其特点与前者相似。即以多干性神经症状为主，于盆腔内（肛门指诊等）可触及肿块。清洁灌肠后拍片或做钡剂灌肠检查以确定肿块部位，必要时行 B 型超声、CT 扫描或核磁共振等检查。

（七）腰段继发性粘连性蛛网膜炎

【概述】

由于腰椎穿刺、腰麻及脊髓造影的广泛应用，本病近年来已非少见。且其病变差别较大，可引起各种症状而易与多种腰部疾患相混淆。如粘连位于脊神经根处，则可引起与椎间盘突出症完全相似的症状，在鉴别时应注意本病以下特点：

【临床表现】

1. 病史　多有腰椎穿刺等病史；

2. 疼痛　多为持续性，且逐渐加剧；

3. 体征　屈颈试验多为阴性，直腿抬高试验可阳性，但抬举受限范围小；

【影像学检查】

1. X 线平片　有碘油造影史者，可于 X 线平片上发现烛泪状阴影或囊性阴影。

2. MR 及 CTM 检查　均有助诊断。

（八）腰椎增生性（肥大性）脊椎炎

亦属需鉴别的常见病之一。本病特点如下。

【年龄】

多系 55 岁以上的老年患者，而椎间盘突出症则以中青年者多见。

【腰痛】

晨起时出现，活动后即消失或减轻，劳累后又复现。

【腰部活动】

呈僵硬状，但仍可任意活动，无剧痛。

【X 线平片】

腰椎正位及侧位 X 线平片均显示典型退变性改变。

本病不难以鉴别，一般无需特殊检查。

（九）腰部扭伤

一般病例易于鉴别，对伴有放射性坐骨神经痛者易混淆，其鉴别要点。

【外伤史】

较明确。但腰椎间盘突出症亦有可能见于腰部扭伤后，应注意。

【压痛】

多位于腰部肌肉附着点处，且较固定，并伴有活动受限。

【封闭试验】

对肌肉扭伤处封闭后，不仅局部疼痛缓解，且下肢放射痛亦消失。

【其他】

屈颈试验、直腿抬高试验等均多阴性，且腰部活动明显受限。

（十）腰肌筋膜炎

中年人发病最多。多因肌肉过度运用和活动，或因剧烈活动后出汗受凉而起病。亦可因直接受寒或上呼吸道感染之后而出现症状。患者主要感觉脊背疼痛，常见部位在附于髂嵴或髂后上棘的肌群，如骶棘肌和臀肌。其他部位的肌肉和肌筋膜、腱膜等也可受累。腰骶部纤维织炎时，窦椎神经受到刺激，可引起局部疼痛和下肢牵涉痛。疼痛常因寒冷和较长时间不活动而加重，亦可与天气变化和姿势有关。运动有助于减轻症状。因受累的肌肉疼痛使脊柱活动受限。此种腰背痛病程长短不一，短者几天，长者可数年，并且常在首次发病后反复发作。其主要表现为局限性弥漫性边界不清的疼痛，局限性软组织压痛点，以及软组织扪及结节或条索感。

（十一）腰椎小关节紊乱

多为中年女性，无明显外伤史。多在正常活动时突然发病，患者常诉准备弯腰取物或转身取物，突然腰部剧痛，不敢活动，这种疼痛第一次发作后，可经常发作，一年或一月可发病数次，有腰部慢性劳损史或外伤史者发病较多，芭蕾舞演员、京剧演员等经常腰部练功者，常患腰部小关节紊乱。某些患者间歇性发作可持续多年，就诊时主诉反复“腰椎脱位”。

X 线腰椎摄片示腰椎侧弯，腰椎或椎间盘退变等，但不能发现后关节半脱位、后关节间隙增宽等征象。CT 检查可示小关节突有增生、骨赘、硬化，关节囊周围钙化和半脱位等改变。

（十二）腰椎结核

脊柱是骨关节结核发病率最高的部位，据天津人民医院统计 3587 例骨关节结核中占 47.28%，其中半数发生在腰椎。因此腰痛为其常见症状之一，低位腰椎结核还可产生腿痛。

腰椎结核的患者多有全身结核中毒症状，伴有较长期的腰部钝痛，多为持续疼痛。下肢痛因病灶部位而不同，L_5~S_1 处结核可引起 L_5~ S_1 神经根支配区痛，表现为一侧或两侧痛。

检查可见腰部保护性强直，所有活动受限，活动时痛重。后期椎骨楔形压缩，进而可出现后凸畸形。髂凹部或腰三角处能扪及寒性脓肿。有区域性感觉运动障碍，腱反射改变，肌萎缩，只影响一条神经根者很少。化验检查血沉增快。于 X 线平片显示：椎体相邻缘破坏，椎间隙变狭，腰大肌影增宽或边缘不清。鉴别困难者应行 MR 检查，均可确诊。

（十三）腰椎椎弓崩裂与腰椎滑脱

除先天性病例外，因外伤或退行性变所引起之腰椎滑脱症，将随年龄而增加，男性多于女性。发病部位以 L_4~L_5 最常见，其次为 L_5~S_1。本病主要为腰背痛、臀部痛或下肢痛。涉及下肢坐骨神经痛者占 50%，间歇性跛行占 20%。但在检查时腰部无明显畸形，腰椎前屈运动正常，后伸受限。根据 X 线平片及 MR 检查易于确诊。

（十四）腰椎关节突滑膜囊肿

【概况】

一般认为是关节突退变所致，$L_{4\sim5}$ 节段活动量最大，因此发生率最高，囊肿较小时不引起明显的临床症状，但当囊肿位于根管内或者在椎管内形成巨大囊肿压迫马尾神经，则可引起腰痛及下肢放射痛，易与椎间盘突出相混淆。

【鉴别要点】

1. 症状与体征　活动时腰部局部酸痛症状为主，如压迫或刺激神经根者可见下肢放射性疼痛，疼痛程度较腰椎间盘突出轻，直腿抬高试验一般无阳性结果；

2. MR 检查　位于硬膜外近小关节处，界限清楚，T_2 加权可见囊内高信号影；

3. 穿刺　必要时可在 CT 引导下行穿刺，抽出液体为浆液性质。

（十五）其他

各种先天畸形、化脓性脊椎炎、腰椎骨质疏松症、氟骨症、小关节损伤性关节炎、腰部脂肪脱垂伴神经支卡压症、第三腰椎横突过长畸形、棘间韧带损伤、棘上韧带损伤及全身各系统疾患的腰部症状等均应注意鉴别。

（侯铁胜　匡　勇　朱宗昊）

第三章　腰椎间盘突（脱）出症治疗

第一节　腰椎间盘突出症非手术疗法

一、腰椎间盘突出症治疗概述

腰椎间盘突出症治疗主要取决于该病的不同病理阶段和临床表现而采用相对应的治疗手段。手术和非手术疗法各有指征，多数腰椎间盘突出症能经非手术疗法治愈。视病变的病理生理与病理解剖进程不同，其症状对机体的影响及转归亦不同，并以此来决定治疗方法的选择。

二、腰椎间盘突出症非手术疗法病例选择

（一）基本原则

原则上，各组病例均应以非手术疗法为开端，此不仅免使患者遭受手术之苦，且可观察病程发展，以求获得修正诊治方案的依据。非手术疗法种类较多，且均具针对性，将分段加以阐述。

（二）首次发病者及症状较轻者

此类病例由于症状不重，又是刚刚发病，因此应先行以非手术疗法，大多可很快治愈。对病程持续时间较长者，如系髓核突出、而非脱出，仍应坚持非手术疗法，除非有明显之马尾损害症状时，一般均易治愈。

（三）诊断不清者

常因与多种疾患混淆难以早期明确诊断者，则需通过边非手术治疗、边观察、边采取相应检查措施予以明确诊断。

（四）全身或局部情况不适宜手术者

主指年迈、体弱的高龄患者，或施术局部有其他病变，以及有手术或麻醉禁忌证或患者拒绝手术者。

三、腰椎间盘突出症非手术疗法具体措施

非手术疗法的主要措施不外乎以下几点，并根据病情、职业、临床特点等不同而酌情选择相应的方法。

（一）休息

【为本病之基本疗法】

为任何伤病恢复的基本条件，尤其是对脊柱病变更为重要。可根据病情采取全身休息或局部休息，或两者兼有之，其具体措施视病情不同而酌情选择。具体内容见后。

【卧床休息】

以木板床＋软垫为宜，主要适用于病情较重、无法下床病例或急性发作期者。

【卧床加骨盆带牵引】

此种方式最佳，不仅适用于重型，尤以髓核突出者或髓核脱出之急性期最为有效，而且对一般中型病例亦十分有效。

【腰围制动】

用于轻型或恢复期者，其中以石膏腰围最佳，次为皮腰围或帆布腰围。目前有充气式腰围，兼

具腰部制动及牵引作用而受患者欢迎。塑料腰围因透气性差而应少用，简易腰围作用不大。

（二）促进髓核还纳

除上述休息具有使髓核还纳作用外，其他有效的方式有以下几种。

【骨盆带牵引】

以 24h 持续牵引最佳，有效率可达 80% 以上，尤以突出者。持续时间 3~4 周，之后更换石膏腰围、起床活动。

【机械牵引】

即用各种牵引装置，包括机械或电动牵引床进行间歇性牵引，适用于急性突出者。大多用于运动员类型病例。

【手法推搬】

术者徒手将患者腰椎置于牵引（拉）状态下施以手法推搬，以使突出髓核还纳。其有效率视操作者而异，要求正规中医师或推拿师施术，禁止粗暴操作。

（三）消除局部反应性水肿

根袖处水肿不仅是引起剧烈根痛的主要原因之一，且易引起继发性蛛网膜粘连，因此，应设法使其早日消退。

【类固醇及甲基强的松龙注射疗法】

一般采用静脉滴注，目前多选用地塞米松 10~20mg 静注，1 次 /d；持续 3~5d 后减半，再 2~3d 后停用。此外也可采用甲基强的松龙注射疗法，两者均用于急性发作期。

【利尿剂】

一般口服双氢克脲塞 5mg/d，持续 5~7 天即可。

【局部按摩】

通过手法按摩使局部肌肉解痉，改善局部状态，促进血循而达到消除根部水肿目的。

【理疗或药物外敷】

作用与前者相似，各家医院均有不同的措施，可由理疗（康复）科医师选择。

（四）加强腰背肌锻炼、防止腰部肌肉萎缩和促进腰肌恢复

非急性期病例均应促使患者积极地进行腰背肌功能锻炼，包括在床上自我锻炼或在体疗室进行，以求增强骶棘肌肌力而有利于腰部功能的康复。并提倡游泳锻炼腰背部肌群，此法安全、有效（以蛙泳及仰泳为佳）。

（五）促进髓核溶解、吸收

【酌情选用】

这是近年来为部分临床学家所感兴趣的临床课题之一。虽有疗效，但褒贬不一。笔者认为，凡今后可能手术的病例不应选用。

【常用药物】

当前临床上常用的药物有下述两种。

1. 胶原蛋白酶　国内已生产并处于试用阶段。

2. 木瓜凝乳蛋白酶　国外多用此药，其副作用相对较少。

（六）其他药物

可以使用非甾体类消炎药（NSAIDs），如芬必得、西乐葆等，有助于缓解疼痛症状。复合维生素 B、甲钴胺（如弥可保）等神经营养药物有助于减轻麻木等症状。

第二节 腰椎间盘突出症之手术疗法的病例选择、麻醉、体位、定位

一、腰椎间盘突出症手术病例选择

（一）手术适应证

【适合病例】

1. 诊断明确，经正规非手术疗法无效，并影响工作和生活者，应及早施术，以防继发粘连性蛛网膜炎；

2. 以马尾神经受累症状为主，病情严重，已影响基本生活者；

3. 症状虽不严重，但非手术疗法久治无效或反复发作，已影响日常生活且难以步行者；

4. 有椎管探查手术适应证者，包括伴有椎管狭窄或继发性蛛网膜下腔粘连及椎管内肿瘤者（图 4-3-3-2-1）等病例。

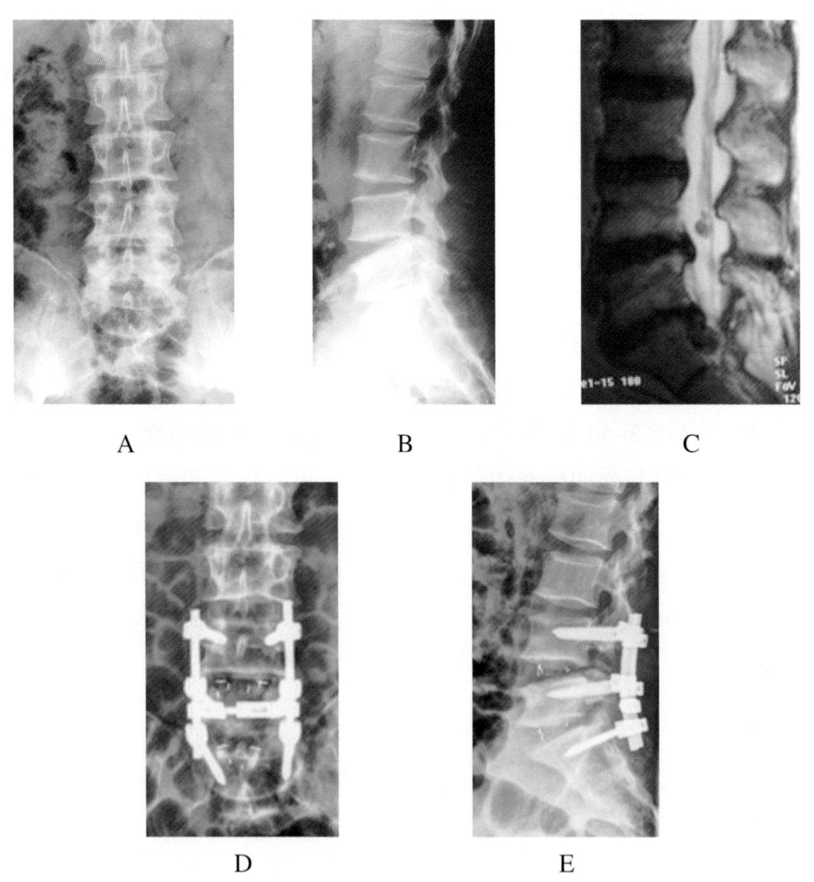

图 4-3-3-2-1 临床举例 男性，43 岁，L_4~L_5、L_5~S_1 椎间盘突出合并 L_4 椎体水平椎管内肿瘤，手术切除 + 内固定（A~E）

A、B. 术前正侧位 X 线片；C. 术前 MR 矢状位显示 L_4~L_5 及 L_5~S_1 髓核后突及 L_4 椎管内肿瘤；D、E. 先行 L_4~S_1 椎弓根钉固定，适度撑开后再行腰后路减压、髓核及肿瘤切除，术后正侧位 X 线片

【酌情选择病例】

如某些职业需要其腰椎活动正常或基本正常（运动员、飞行员、舞蹈演员及野外工作者等）或其他特殊情况需要考虑者，可酌情选择手术。

（二）非手术适应证

1. 诊断不明确、又无椎管探查指征者；

2. 有非手术疗法适应证者；

3. 有手术、麻醉禁忌证者；

4. 腰椎间盘突出兼有较广泛的纤维织炎、风湿等症状；

5. 临床疑为腰椎间盘突出症，但影像学及特殊检查未见有阳性征象者。

二、腰椎间盘突出症手术麻醉

临床上多选择全身麻醉及硬膜外神经阻滞麻醉，其次为腰椎麻醉、针刺麻醉、局部麻醉和复合麻醉等。

术者应明确，麻醉的基本目的是使患者在无痛和肌肉松弛状态下顺利完成手术。因此术者需要根据患者全身状态、术者本人的经验和手术的种类等选择有效的麻醉方法。

三、腰椎间盘突出症手术体位

腰椎间盘突（脱）出症的手术体位选择主要依据为手术入路、术式要求和术者所好等，在临床上有数种体位可供选择，但目前常用的为前两种。

（一）俯卧位

为后路手术常规体位，患者俯卧于特制的气垫或支架上，以求避免腹部和胸部受压。此种体位适用于绝大多数椎间盘突（脱）出症者，包括伴有椎管狭窄症或其他硬膜囊内病变、需半椎板或全椎板切除、椎管开孔减压及硬膜囊内探查术等。

（二）仰卧位

适用于腰椎前路手术，即从前侧腹膜外或经腹入路，行腰椎椎间盘切除、人工椎间盘植入和椎体间融合术等。

（三）胸膝卧位

此种体位可使椎板间隙得到良好暴露，腔静脉压力也比其他体位低，并可降低硬膜外及椎静脉压力。因此其对于某些剧痛病例，需取跪位方可缓解疼痛者尤为合适。一般多选择局部浸润麻醉，如选择全麻则实施困难。

（四）侧卧位

患侧肢体在上之一般卧位，除椎节开孔减压术外，临床上少用。

（五）其他体位

如半俯卧位、半仰卧位等，或在术中视手术进程不同，或术中病情有变、需修正术式，或为计划性变换术式和体位等，均可酌情加以调整。

四、腰椎间盘突出症手术定位

临床上椎间盘突出症部位以 L_4~L_5 或 L_5~S_1 最为常见，术前需要体表定位，其方法有四种：

（一）体表划线定位

两侧髂后上嵴连线为 L_4 与 L_5 椎间隙之间，手术时易于辨认。

（二）依据现有 X 线片定位

以两侧髂嵴连线通过腰背部中线，决定腰椎棘突。较常见的情况是此线通过 L_4~L_5 间隙或 L_4 棘突。较少在 L_3~L_4 间隙，一般不在 L_5~S_1 间隙。此外，$L_{4\sim5}$ 与 L_5~S_1 间隙宽度亦非一致，此可作为参考。同时需注意腰椎先天变异，如四个腰椎或六个腰椎等（腰椎骶化、骶椎腰化或胸椎腰化等）。

（三）带针头注射亚甲蓝（美蓝）摄片定位

即术前或术中根据棘突或椎板上的亚甲蓝染色及与之平行放置的回形针标示定位。此法简便、准确，尤其适用于无 C- 臂 X 线机的条件下。

（四）术中 C– 臂 X 线机定位

最为多用，也更为方便和精确，目前，县级以上医院均常规匹配使用。

第三节 腰椎间盘突出症后路手术

一、腰后路手术适应证

腰椎后路手术为骨科传统的术式，临床选用率较高，其手术适应证如下。

（一）诊断明确之各型腰椎间盘突（脱）出症者

尤其是合并有腰椎管狭窄症、需同时后路减压者，可一次完成手术。

（二）病理解剖复杂、合并症状多者

除髓核突（脱）出者外，尚伴有椎体后缘骨赘形成或髓核骨化者，或伴有腰椎椎节不稳者多选择后方入路施术。

（三）前路已施术仍有症状者

包括前路微创手术或其他手术，但症状仍存在可能伴有椎管内其他病变需进一步处理者。此属于翻修性手术，需小心操作。

（四）椎间盘源性腰痛

对单节段、多节段或伴发髓核后突及椎管狭窄者，宜选择后路减压切除髓核之同时施椎节固定融合术。

（五）诊断不清、有椎管探查适应证者

此种病例较多，尤其是合并有腰骶段蛛网膜下腔粘连需同时行蛛网膜下腔松解术者，大多需从后路探查及处理。

二、腰后路手术麻醉及体位

以全麻及硬膜外麻醉为主，亦可采用局麻或腰麻。体位为俯卧位或侧俯卧位。

三、传统腰椎间盘切除后路术式

（一）定位

根据临床体征、术前X线片定位、并在患者体表处做上标记，以及术中C-臂X线透视定位，以免开错椎节。因定位错误而引起手术失败者并非少见，占再次手术患者的20%以上，因此必须引起高度重视。

（二）切口、显露椎板及椎节

多以病变为中心，作正中直线切口或S形切口，长度约8~10cm，视病变范围不同暴露一至多椎节。切开皮肤、皮下及深筋膜后用梳式拉钩牵开切口，减少出血。之后自棘突、椎板锐性剥离骶棘肌，达两侧小关节处，并电凝止血。一般为1~2个椎间隙；除合并椎管狭窄者，一般少有超过三个节段者。

（三）椎弓根钉置入术

近十年来笔者发现在髓核摘除术前先行椎节椎弓根钉置入术，并将椎节适度撑开（每个椎节2~3cm），不仅可使本来内陷（突）的后纵韧带、黄韧带和小关节囊恢复原位，椎管径扩大；从而使术中操作空间增大，便于施术，且可使一般性髓核膨隆或突出还纳，解剖显露更加清晰，病变也易于判定和处理（见图4-3-3-2-1）。注意！撑开长度切勿过大，以免术后引发轴性痛，此组症状有时可延续达数月之久。

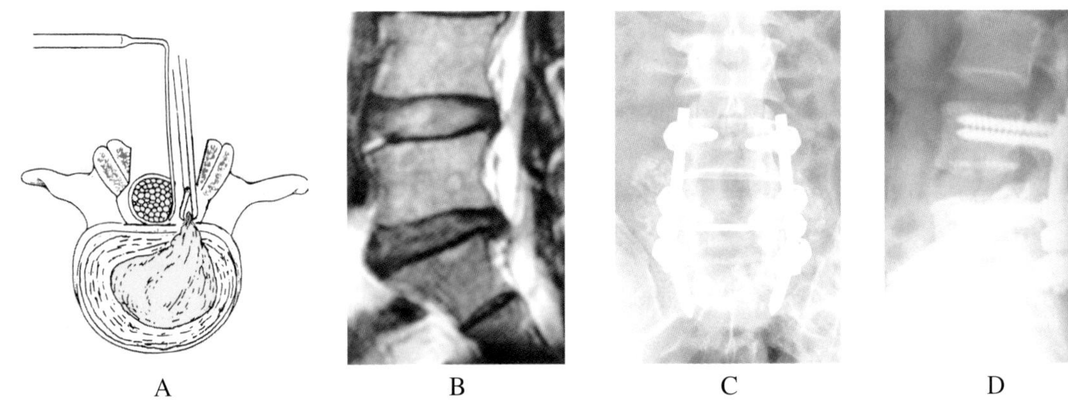

图 4-3-3-3-1　临床举例　腰椎后路髓核摘除术（A~D）

A. 示意图；B. MR 矢状位显示 L_4~L_5 椎节椎间盘突出，L_5~S_1 则为椎间盘源性病变 + 突出；C、D. L_4~L_5 及 L_5~S_1 先行椎弓根钉置入，适度撑开，之后再行后路减压及髓核切除术，并装横连接杆；术后 X 线正侧位片，显示外形良好，恢复满意

（四）切开椎管、探寻病变

按常规切除棘突（或保留棘突）后再用椎板咬骨钳或刮匙切除椎板，显露椎管及硬膜囊；避免先入为主的观念，需对椎管内进行探查后方可施术。其步骤如下：

【用冰冷生理盐水冲洗术野】

术野清除干净，并清拭手套后，术者用小指或食指顺硬膜囊背侧面由上向下滑动（切忌加压），以判定于椎管前方或侧前方有无突出物（位于椎间隙处的突出物 90% 以上系髓核，另有 5%~8% 为椎节后缘骨赘；而两个椎间隙之间处肿块以肿瘤或游离之髓核为多见）。

【显示突出物】

用脑压板或神经剥离子将硬膜囊及脊神经根牵向一侧，在直视下观察该突出物是否为髓核、或其他病变。

【手指探查阴性者，则先从暴露脊神经根处开始进行探查】

当手指尖未触及肿块时，为避免误伤神经根及周围的血管，一般先用条状脑棉将其保护，之后依序对其上、下、内、外等部位进行探查，以找出及判定有无髓核突（脱）出。如在根部周围无阳性发现时，再向其他部位探查。临床上遇到由于小关节肥大或内聚形成致压因素者并非少见，应注意分辨判定。

【注意髓核突出部位有无血管及小关节畸形，有无肿瘤】

如硬膜囊前壁与脱出之髓核形成广泛粘连无法分离时，切勿勉强操作。同时应注意有无最外侧型的髓核脱出，根部四周有无血管畸形、小关节变异及肿瘤等，并酌情做相应处理，对诊断明确的髓核突出，需将椎管侧后壁及侧壁切除，直达小关节内侧，并在直视下充分显示后突之髓核。

（五）摘除髓核

【直视下用髓核钳夹出髓核组织】

此为临床常用方式，对已显露之髓核可在神经剥离子及脑棉保护下，用尖刀十字形切开后纵韧带，再沿切口将薄型髓核钳钳头呈闭合状插入深部，当髓核钳头部 2/3 以上进入后纵韧带下方时，可将髓核钳头部打开，并由浅及深（达椎间隙中部）将突出、变性之髓核摘除（图 4-3-3-3-1）。在牵出髓核时，如尾部较长，可在出口处加用一把髓核钳将变性之髓核拖出。之后再更换中号及大号髓核钳彻底摘除变性之髓核。笔者发现，当认为已摘除干净的椎间隙，过 5~8min，再用髓核钳进入椎间隙仍能拖出相当体积的病变髓核。

在深部操作时务必小心、细心，穿过椎节前纵韧带伤及大血管之病例时有发生，切记。

当椎间隙清除完毕用冰盐水冲洗干净，之后将明胶海绵呈细条状插入椎间隙起止血、封口及保护作用。亦可选用椎节融合器一枚斜形插至椎间隙，并同时调节椎弓根钉、予以加压。但也有学者选用两枚椎间融合器，虽更牢固，但增加费用，且发生椎前血管损伤的概率明显增多，除非前路手术时选用。

椎间融合器各家产品不同，应按不同要求操作，包括用特殊工具清除椎节内容物、刮除软骨板、试模及撑开等程序。

术毕，检查局部无出血及异物存留后，用冰盐水冲洗术野，再进一步观察如无异常所见即完成手术，依序缝合诸层。

四、腰后路手术术中疑难病例处理

（一）严重粘连型

约 5%~10% 的髓核脱出者与硬膜囊形成十分牢固的粘连。如位于侧方或侧前方，应设法尽量分离松解，以不伤及硬膜囊为原则，必要时可锐性分离。对位于前方中央或中央旁者，则需先切开后方硬膜囊暴露蛛网膜下腔，进一步明确诊断后，用薄脑棉片将马尾神经分向两侧保护之（中央旁型者则牵向健侧），随后再纵向切开腹侧硬膜囊（或 + 后纵韧带）而显露脱（突）出之髓核，并用薄型髓核钳小心将其摘除。腹侧切口切勿过长，一般 0.5~0.6cm。操作时务必掌控吸引器，要低压，并用脑棉遮盖头部，防止误将马尾神经吸入。摘除术毕，腹侧切口深部留置明胶海绵一小片（切勿进入椎管），而后缝合硬膜囊背侧切开处。

（二）严重髓核脱出型

操作时需小心，此时务必仔细，先予以椎弓根钉撑开固定，再切开椎板，分离硬膜囊（图 4-3-3-3-2、3）。

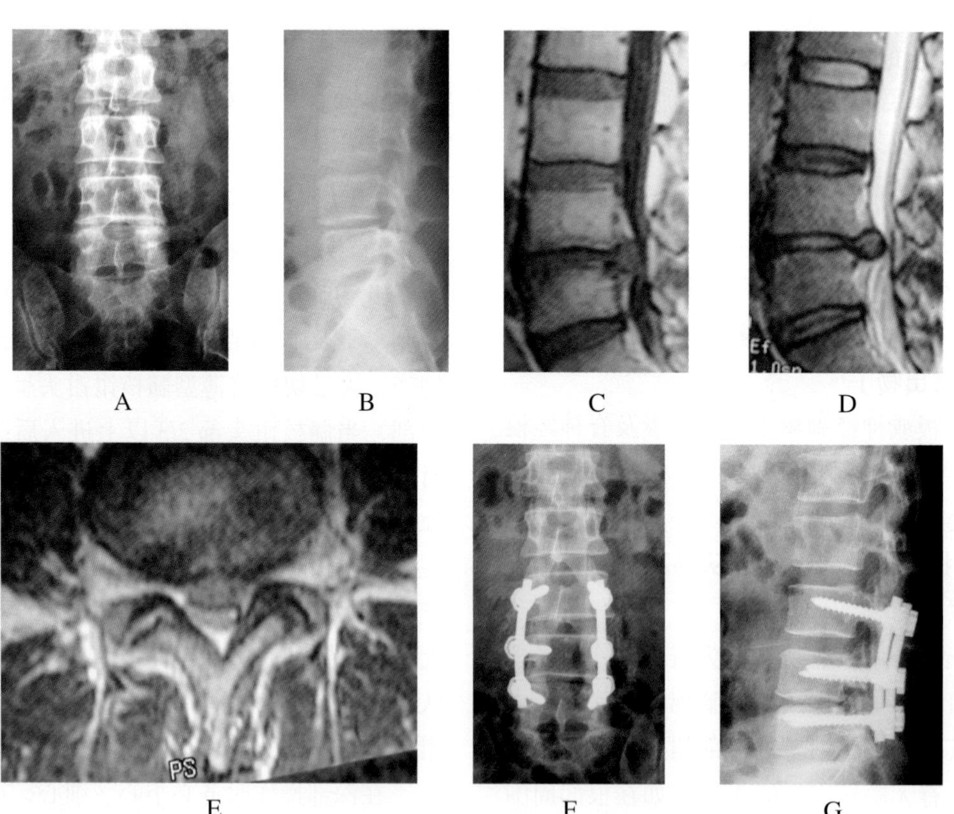

图 4-3-3-3-2　临床举例　男性，38 岁，L_4~L_5 髓核脱出（A~G）

A、B. 术前正侧位 X 线片；C、D. 术前 MR 矢状位，见 L_4~L_5 髓核脱出，L_3~L_4 髓核突出（T_1、T_2 加权）；E. MR、L_4~L_5 水平位扫描；F、G. 椎弓根固定、撑开、后路减压，摘除髓核，术后 X 线正侧位观

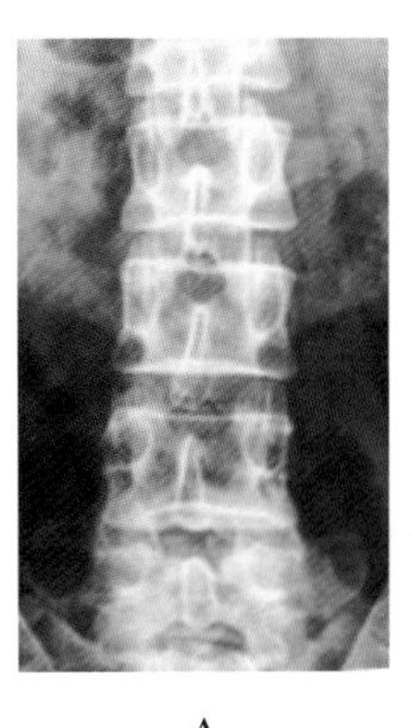
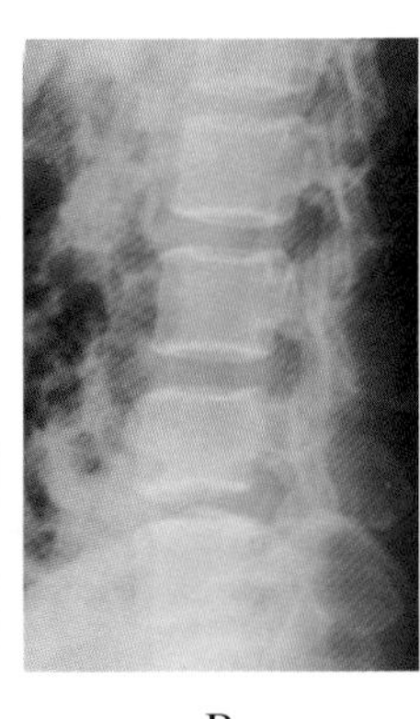
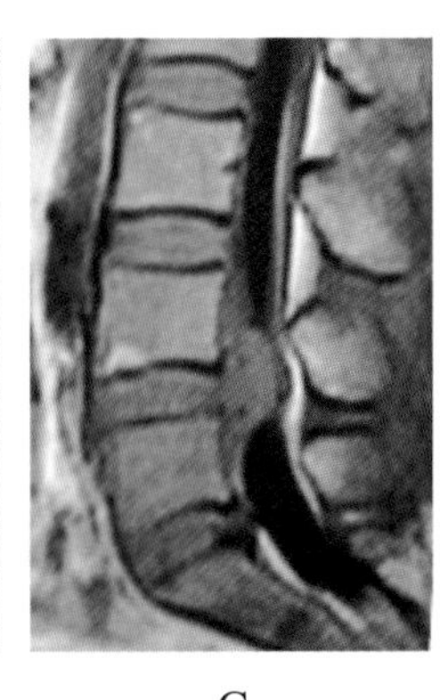
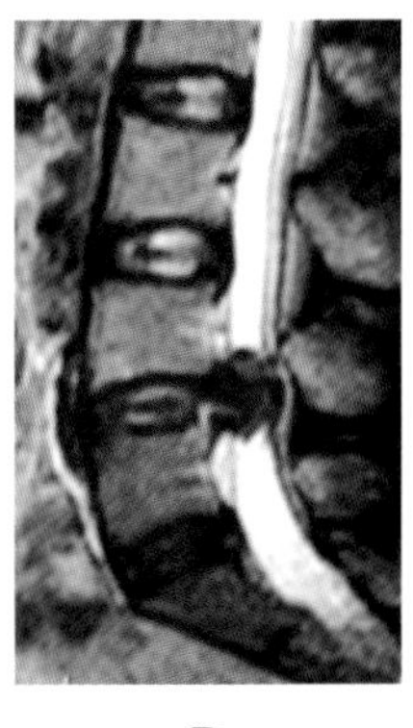
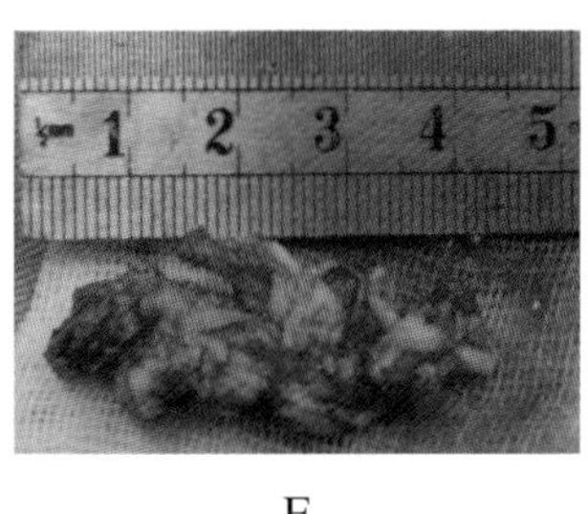

A B C D E

图 4-3-3-3-3 临床举例 后路椎板切除 + 髓核摘除（A~E）

A、B. 术前正侧位 X 线片；C、D. MR 矢状位观（T_1、T_2 加权）

显示 L_4~L_5 髓核脱出及 L_5~S_1 椎间盘源性腰痛征（低信号改变）；E. 自 L_4~L_5 椎节摘除髓核之标本

（三）髓核脱入硬膜囊内或根管内者

作者曾遇到多例髓核脱入硬膜囊内之病例，均需从后方切开硬膜囊将其摘除；一般无粘连者容易摘除，遇有粘连时，需耐心分离松解，实在困难者宁可放弃而不能误伤马尾神经。对脱入根管者大多可以从内口拖出，对伴有粘连而松解又感困难者，可将根管后壁凿开（或咬除、刮除），在直视下切除之，一般多无困难。

（四）多节段椎间盘突出症

对多节段病变应同时、一次手术处理。先以短节段椎弓根钉将施术椎节撑开固定，再按要求将各椎节突（脱）出之髓核摘除；在操作时需小心谨慎，因为此组病例大多伴有椎管狭窄，且各个节段之髓核突（脱）出不尽相同，轻重不一；轻者，在术中椎弓根钉固定及撑开后，突出之髓核立即还纳，对此种病例无需进一步处理，但后纵韧带已破，髓核脱出者则需彻底摘除（图 4-3-3-3-4）。

（五）腰椎高位椎间盘突（脱）出症

腰椎高位椎间盘突（脱）出症较为少见，约占全部病例的 1%~3%；所谓高位是指 $L_{1\sim2}$ 和 $L_{2\sim3}$ 髓核突（脱）出之病例。因该处为圆锥及脊髓终末端所在，不仅涉及下肢功能，更为重要的是波及此处的伤患易引起大小便及性功能障碍。依据

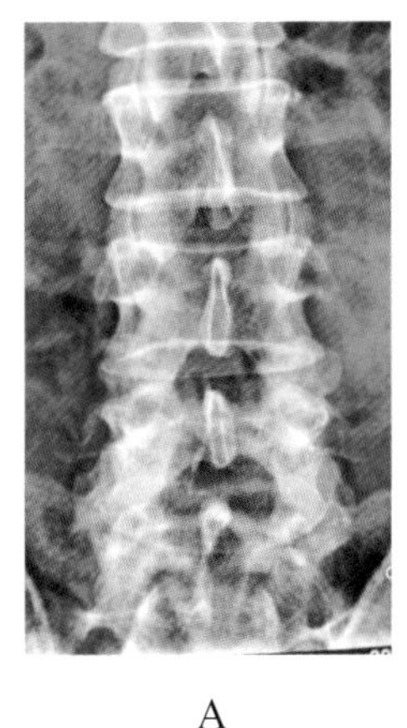
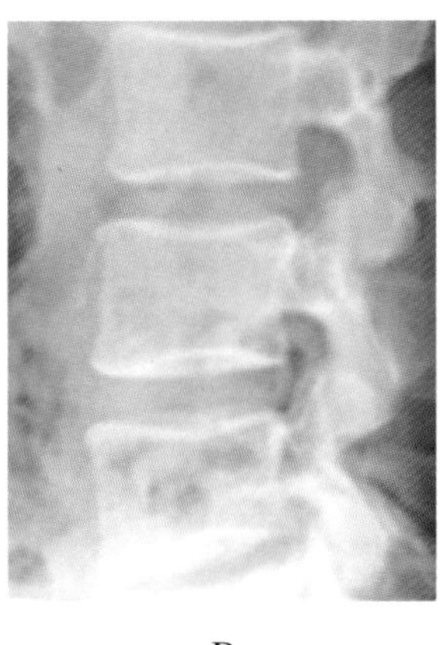
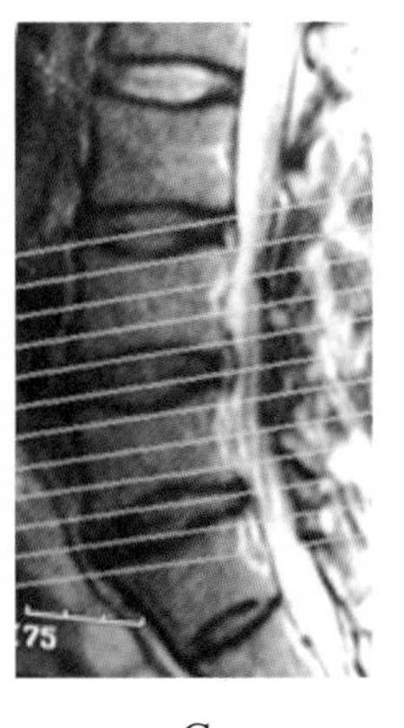
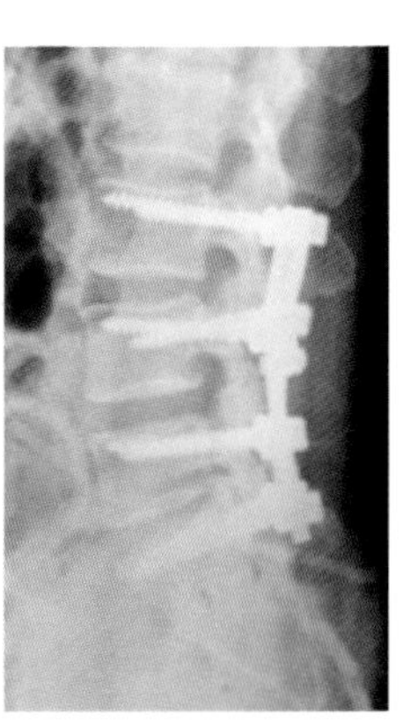

A B C D

图 4-3-3-3-4 临床举例 多节段腰椎间盘突出及椎管狭窄症（A~C）

A、B. 术前 X 线正、侧位片，显示腰椎生理曲度消失，有向前屈曲倾向；

C. 术前 MR 矢状位，显示 L_3~S_1 三个节段椎间盘突出；D. 先行 L_3~S_1 椎弓根钉固定、撑开，

予以后路减压 + 髓核摘除，术后 X 线侧位片，显示腰椎曲度恢复正常

临床检查及 MR 所见诊断易于确定。凡有临床症状者应尽早施术，摘除髓核，消除致压因素。在技术操作上，应先予以定位，确认施术椎节，而后行椎弓根钉置入，适度撑开、固定。术中 C-臂 X 线机透视确定椎弓根钉位置满意后，切开椎板行后方减压及髓核摘除术。操作时手法轻柔，切不可对硬膜囊加压，以防伤及圆锥引起不良后果（图 4-3-3-3-5）。

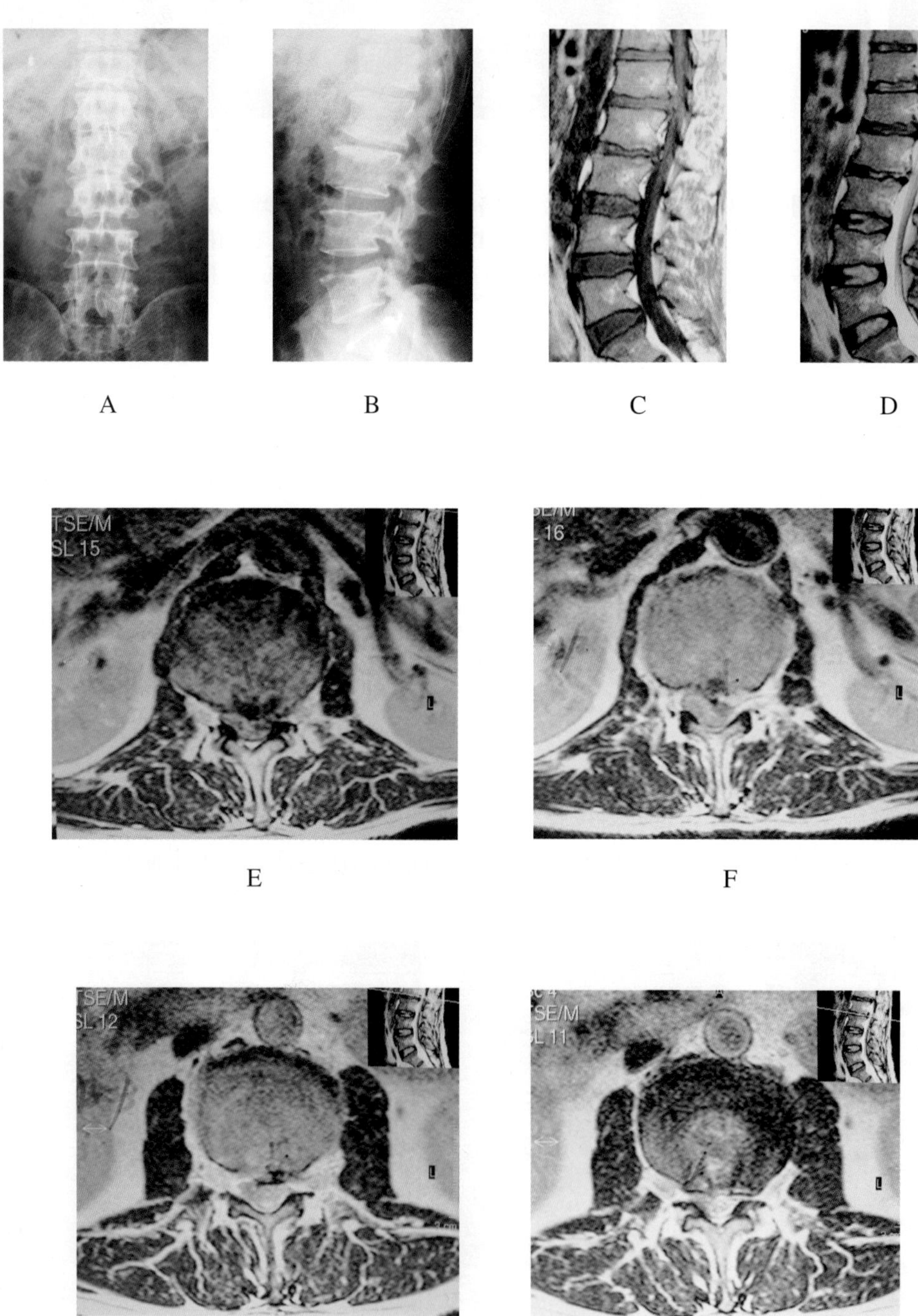

A B C D

E F

G H

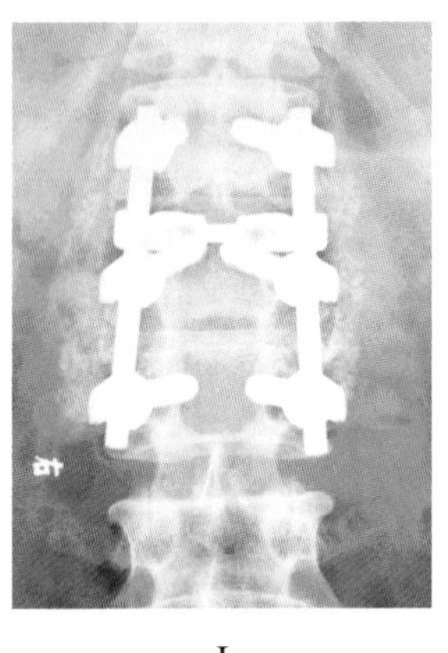

I

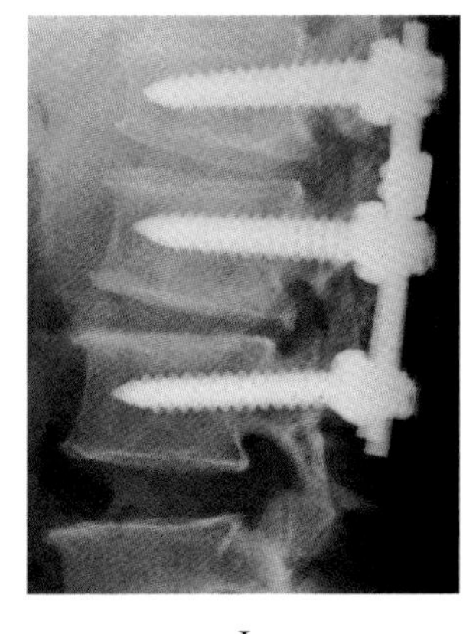

J

图 4-3-3-3-5　临床举例　腰椎高位椎间盘突出症（A~J）

A、B. 术前正侧 X 线片；C、D. 术前 MR 矢状位，提示 L_{1-2} 及 L_{2-3} 椎间盘突出；E、F. 术前 L_1~L_2 横断面 MR 影像；G、H. 术前 L_{2-3} 横断面 MR 影像；I、J. L_{1-3} 椎弓根固定、撑开后行后路减压 + 切除髓核 + 横连结安装，术后正侧位 X 线片

第四节　腰椎后路手术术中致病因素处理

一、伴有椎间盘源性腰痛者

在判明两元性病变，不仅有髓核致压症状，且伴有椎节不稳、椎节高压及负重时腰痛感加剧的椎间盘源性症状者，可同时从后路施术，先以椎弓根钉撑开、固定，再减压及摘除髓核（见图 4-3-3-3-2、3）。

二、伴有腰椎滑脱者

尽可能在手术时两者予以兼顾，在摘除髓核之同时将滑脱之椎节复位，以求恢复椎节原有高度及稳定性，一般多先行椎弓根钉撑开复位及内固定，之后施术操作更为方便、安全（图 4-3-3-4-1）。

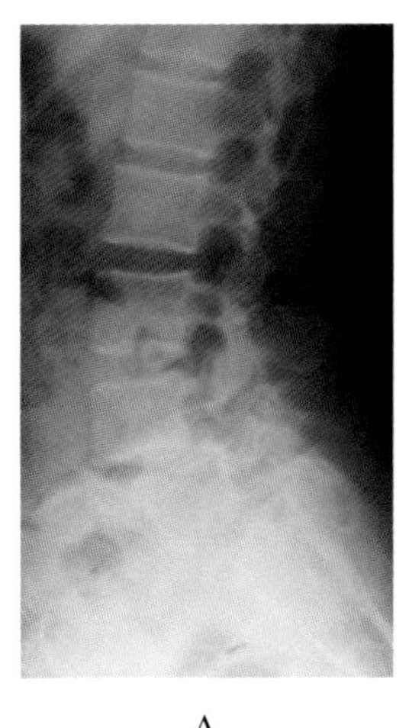

A

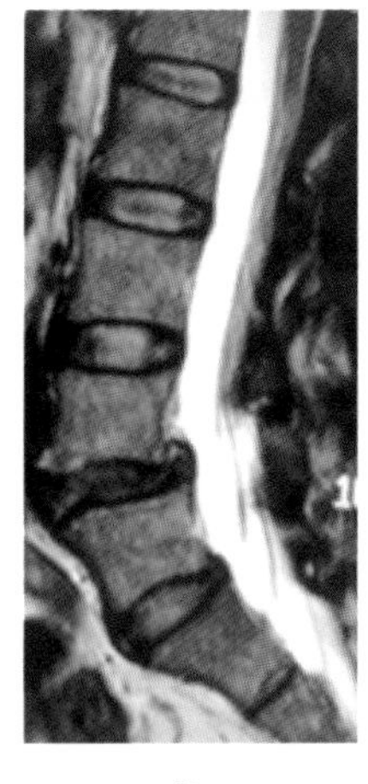

B

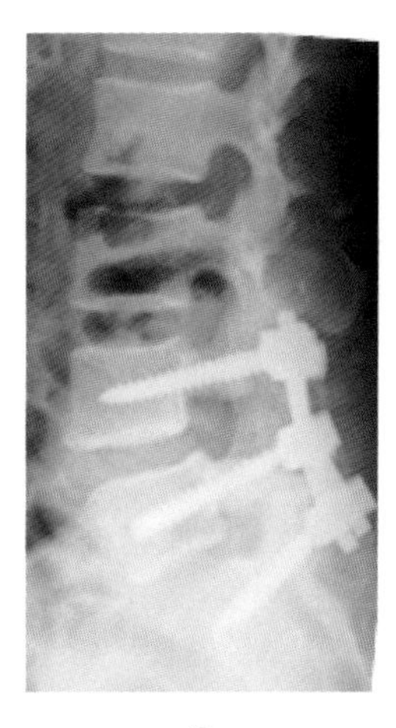

C

图 4-3-3-4-1　临床举例　L_4~L_5 及 L_5~S_1 椎间盘突出伴 L_4~L_5 滑脱征（A~C）

A. 术前侧位 X 线片；B. 术前 MR 矢状位所见；C. L_4~S_1 椎弓根钉固定，先椎节撑开，再提升滑移之椎体，之后行后路减压及髓核切除术，术后侧位 X 线片

三、伴有腰椎椎管狭窄者

应在术中先施以椎弓根钉固定技术，再扩大椎管减压及摘除髓核，要求彻底清除椎管前方及后方引起狭窄之病变（图 4-3-3-4-2~4 及图 4-3-3-3-4）。由于椎管狭窄，在显露椎管及扩大减压时，需特别小心，此时常无硬膜囊，下方即为蛛网膜，甚易引起脑脊液漏。因此在咬除椎板时，每前进一步，均需用神经剥离子予以松解后再行切除。有经验者多选用刮匙刮除椎板更为简便、安全，笔者依此法操作二十余年，尚无发生意外者。

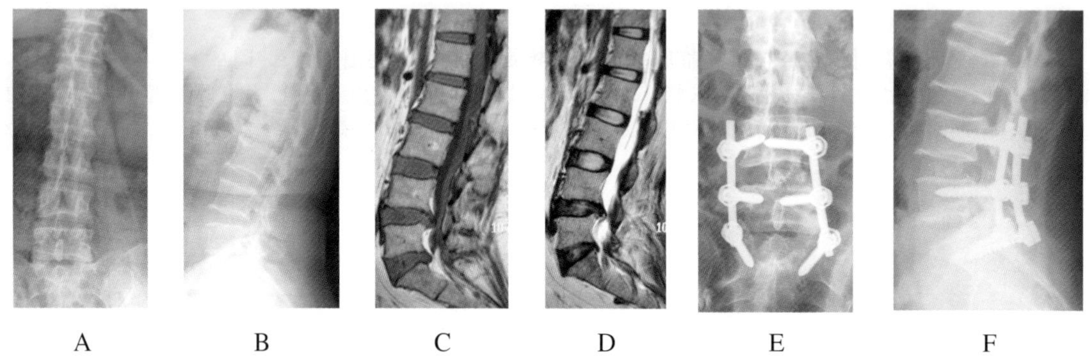

图 4-3-3-4-2　临床举例　合并椎管狭窄症之腰椎髓核突出者，术中可酌情一并处理（A~F）

A、B. 术前 X 线正侧位片，显示腰椎侧弯及代偿性腰椎前凸；C、D. 术前 MR 矢状位观，显示 L_4~L_5 及 L_5~S_1 双节段髓核突出及下腰椎椎管狭窄；E、F. 椎弓根钉内固定、椎节撑开后行椎管扩大减压及髓核摘除术，术后正侧位 X 线片显示腰椎生理曲度及椎节高度已恢复正常，原症状消失

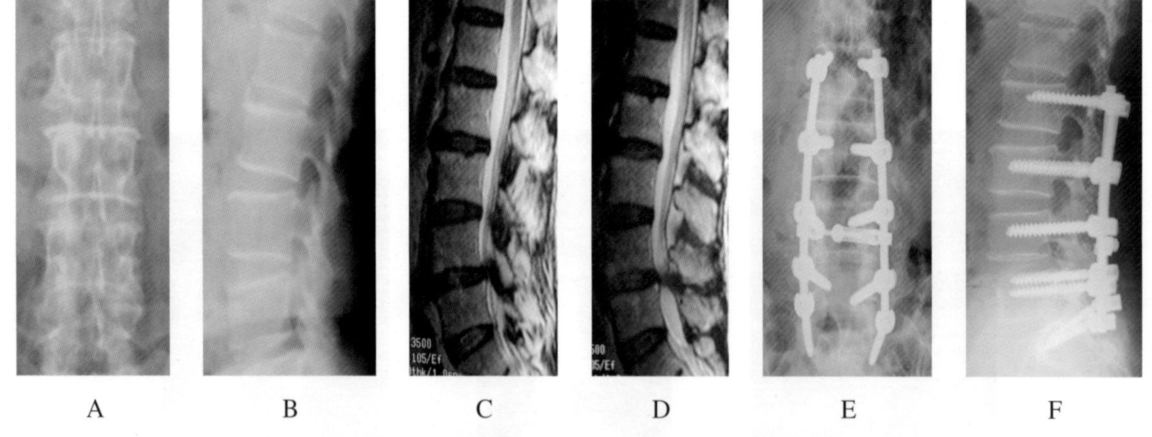

图 4-3-3-4-3　临床举例　多节段腰椎髓核突出症（L_2~L_5）伴下腰椎椎管狭窄症（A~F）

A、B. 术前 X 线正侧位片；C、D. 术前 MR 矢状位观；E、F. 先行 L_2~S_1 椎弓根钉置入、撑开及固定，再行后路减压、摘除髓核及安装横连结杆；术后正侧位 X 线片观，显示椎节高度已恢复

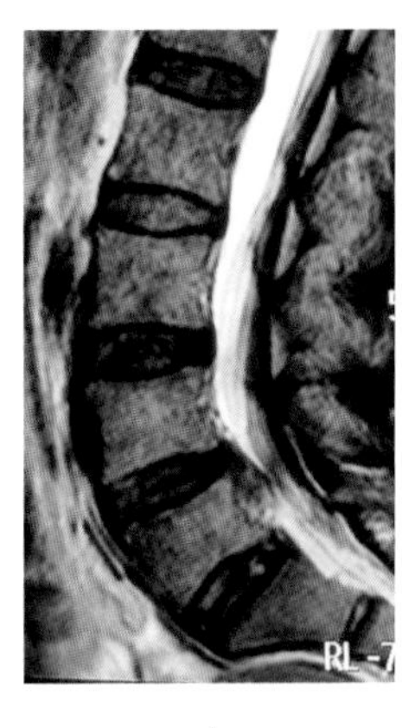
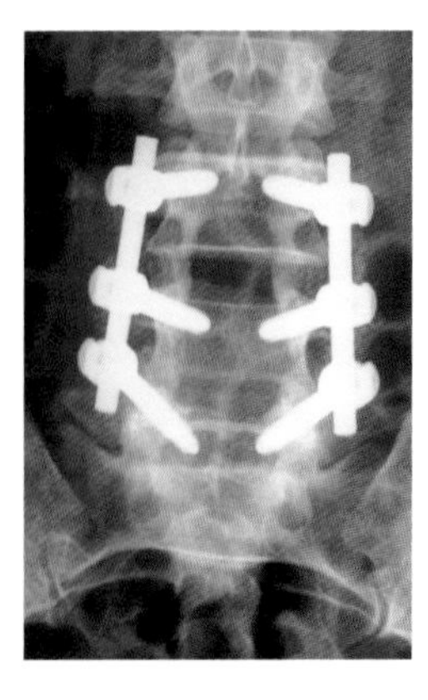
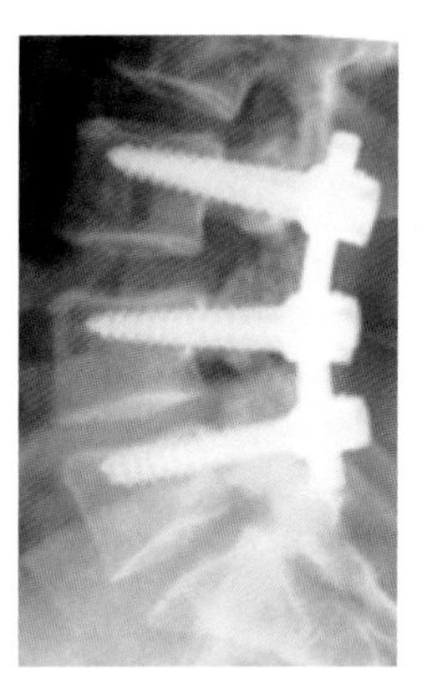

A　　B　　C

图 4-3-3-4-4　临床举例　腰骶椎椎节稳定，不伴有椎管狭窄症等病变者不应予以固定（A~C）

A. 术前 MR 矢状位显示 $L_{3\sim5}$ 髓核突出伴腰椎椎管狭窄，而 L_5~S_1 属于正常状态；B、C. 术后腰椎 X 线正侧位片，椎弓根钉固定范围为 L_3~L_5；而 L_5~S_1 未行固定，也无需处理

四、腰骶椎节无病变者

有些学者认为此椎节目前虽无手术固定之适应证，担心继发性改变而再次手术。因此对 L_4~L_5 节段及其上方有病变者常将 L_5~S_1 同时予以固定，但实际上并无此需要。笔者建议只需固定患病的上方椎节，而正常之 L_5~S_1 椎节不应同时予以内固定（图 4-3-3-4-5~8）。

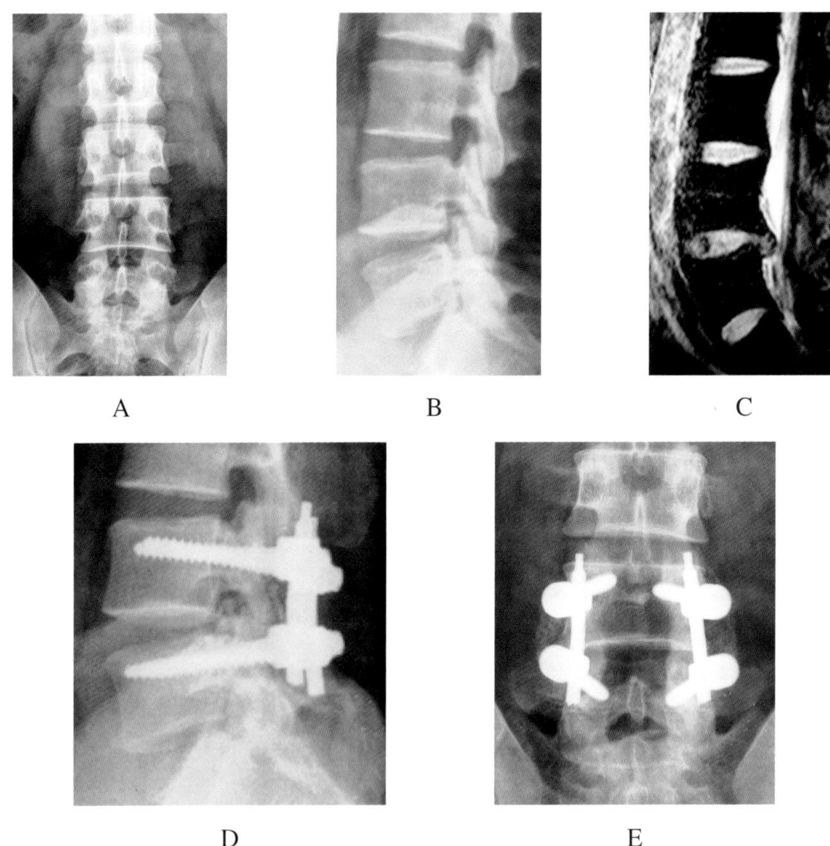

A　　B　　C

D　　E

图 4-3-3-4-5　临床举例　单节段 L_4~L_5 椎间盘突出症（A~E）

A、B. 术前 X 线正侧位片；C. MR 矢状位观，显示 L_4~L_5 髓核脱出；D、E. L_4~L_5 单节段椎弓根固定、撑开，髓核摘除术后正侧位 X 线片，术后原症状消失，L_5~S_1 未行固定

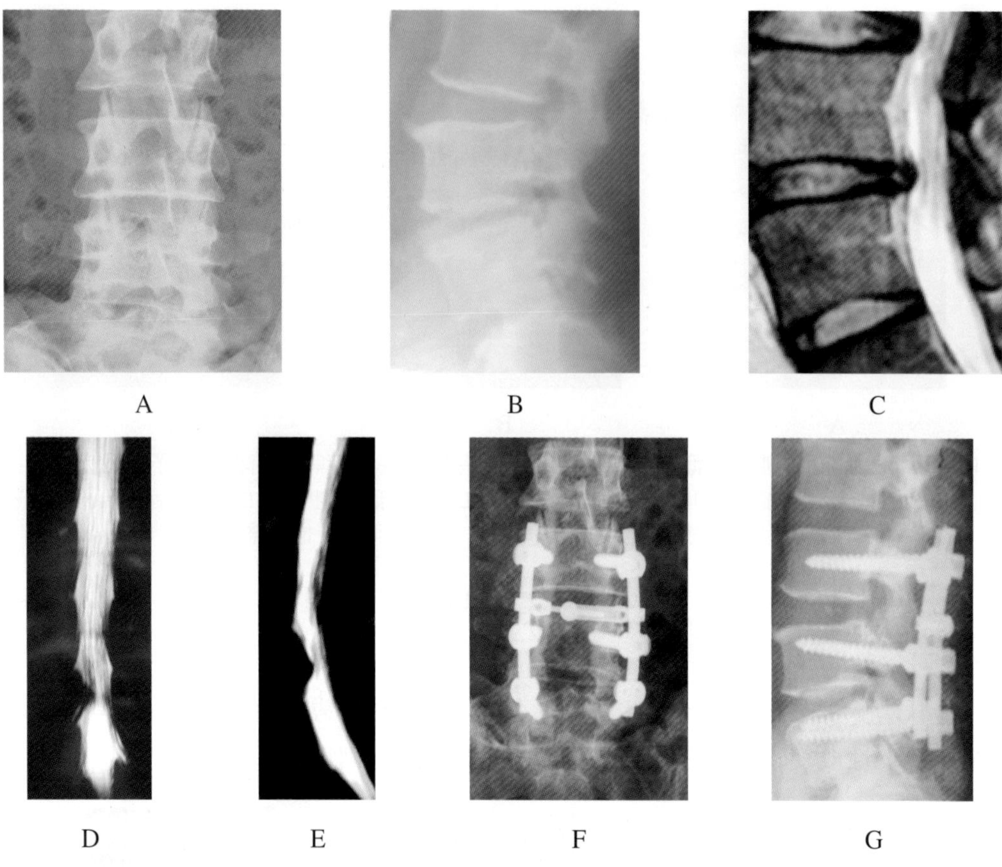

图 4-3-3-4-6 临床举例 L_3~L_4，L_4~L_5 椎间盘突出（A~G）

A、B. 术前 X 线正侧位片；C. MR 矢状位观，显示 L_3~L_4 及 L_4~L_5 椎节髓核突出及椎管狭窄征，但 L_5~S_1 椎节正常；D、E. MR 水成像正侧位观，显示硬膜囊受压部位及范围；F、G. 椎弓根钉置入，撑开后行后路减压 + 髓核摘除 + 横连接固定术后 X 线正侧位观，L_5~S_1 未行固定

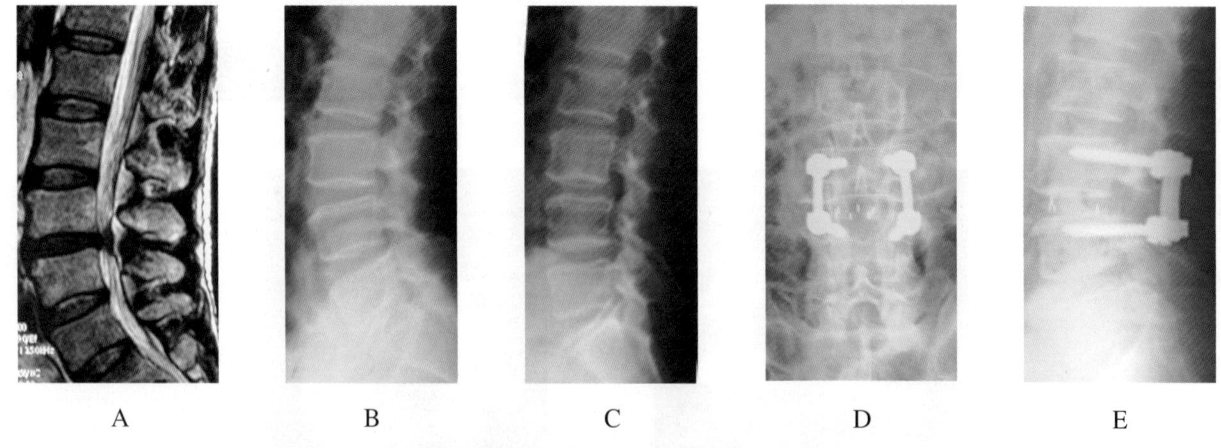

图 4-3-3-4-7 临床举例 L_3~L_4 椎间盘突出伴腰椎不稳行后路椎弓根钉内固定及椎间融合术（A~E）

A. 术前 MR 矢状位观；B、C. 术前腰椎动力侧位片提示 L_3~L_4 位移，呈现不稳征；

D、E. 行 L_3~L_4 单节段椎弓根钉固定、撑开后减压 + 髓核摘除及椎间融合器植入术，术后正侧位 X 线片所见

（五）合并椎体后缘骨刺者

如超过 3mm 时，可酌情凿除，如不超过 3mm，或是位于非致压致病部位者，则无需特意手术切除，以防局部出血，且操作时易对硬膜囊引起误伤。

（六）合并腰椎椎节不稳者

单纯髓核突出症患者，其临床症状大多较为稳定，如从腰椎动力性侧位片上证实该病节同时伴有明显不稳者，其症状一般较重，且波动较大，尤以腰部活动时症状更为明显，对此组病例应及早手术，术中患者务必予以撑开、固定（图 4-3-3-4-7）。

（七）合并血管畸形者

应慎重处理，对形成血管瘤（海绵状为多）者，在结扎前应先设法阻断血供，在证明对脊髓供血无影响时，方可将其结扎，以防终末血管引起脊髓缺血软化。

（八）合并蛛网膜下腔粘连者

可酌情行粘连松解术（详见本书第六卷第五篇第五章相关内容）。

第五节　椎管探查及椎节融合固定术

一、椎管探查

除切除患节髓核外，尚应对椎管进行全面探查，尤其是相邻近椎间隙（一般为 $L_{4\sim5}$ 及 $L_5\sim S_1$），约 10% 以上的病例表现为双节突出。

对多节段病变者，在对最上方一节施减压及髓核摘除术完毕后，可用最细之导尿管沿硬膜囊后壁向上插入，深度为 10~12cm。如通畅无阻，则无需再减压；如上行受阻，则表明上节仍有致压因素，需继续向上减压，直达可顺利通过导尿管 >10cm 为止。

对硬膜腔内有造影剂残留者（碘苯酯等）应在术中将其抽除。术中切勿将脑棉、线头及碎骨片等残留椎管内。

二、椎节融合固定术

（一）基本原则

【椎节固定以病变节段为限（主）】

椎节固定应尽可能采取短节段原则，尤其是选择椎弓根钉术式时，凡短节段可解决问题者，切忌选用长节段，以防“固定过度”和增加患者经济负担（图 4-3-3-5-1）。

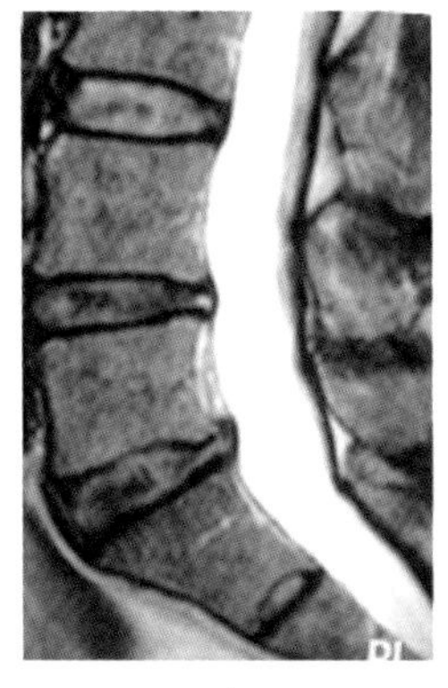
A

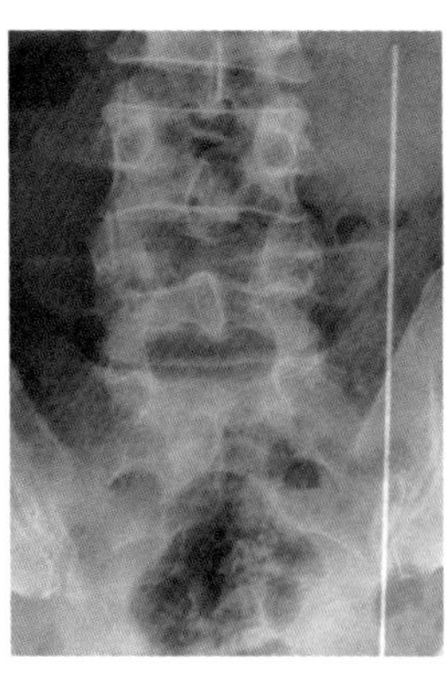
B

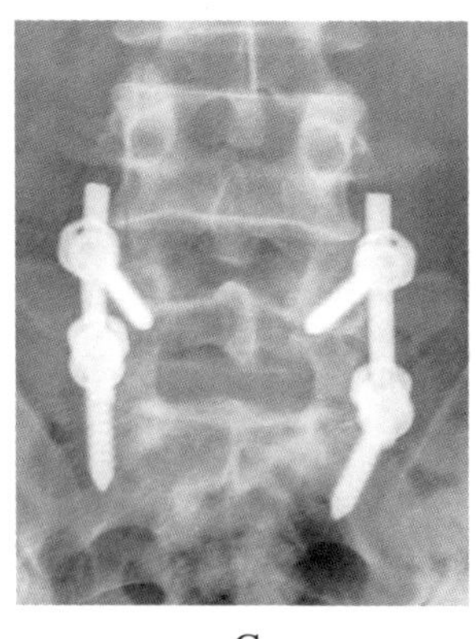
C

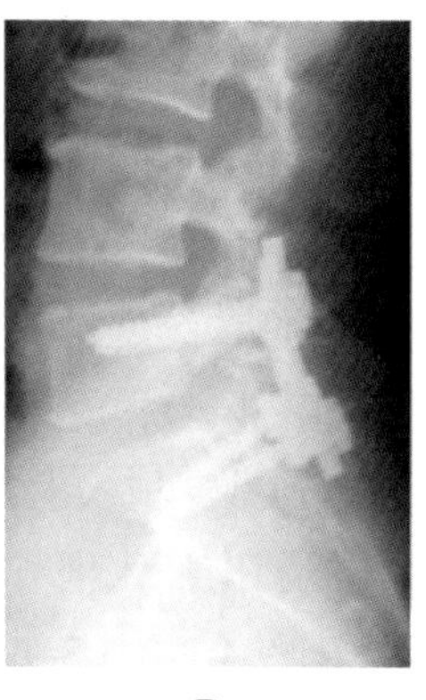
D

图 4-3-3-5-1　临床举例　$L_5\sim S_1$ 椎间盘突出症引发胸腰段侧凸（A~D）

A. 术前 MR 矢状位观，显示 $L_5\sim S_1$ 髓核突出；B. 术前胸腰段 X 线正位观，显示胸腰段侧凸征；C、D. 行 $L_5\sim S_1$ 单节段椎弓根钉撑开、固定及 $L_5\sim S_1$ 髓核摘除，术后 X 线正侧位片，显示侧凸及原症状均消失

（二）固定椎节以临床症状为主

临床上常遇到病变范围广泛，MR 显示多节段退变征，但其临床症状却仅为单椎节；尤以老年患者为多见。此时在向患者及家属说明情况下可仅对一个节段施术及固定，大多可取得满意疗效（图 4-3-3-5-2）。

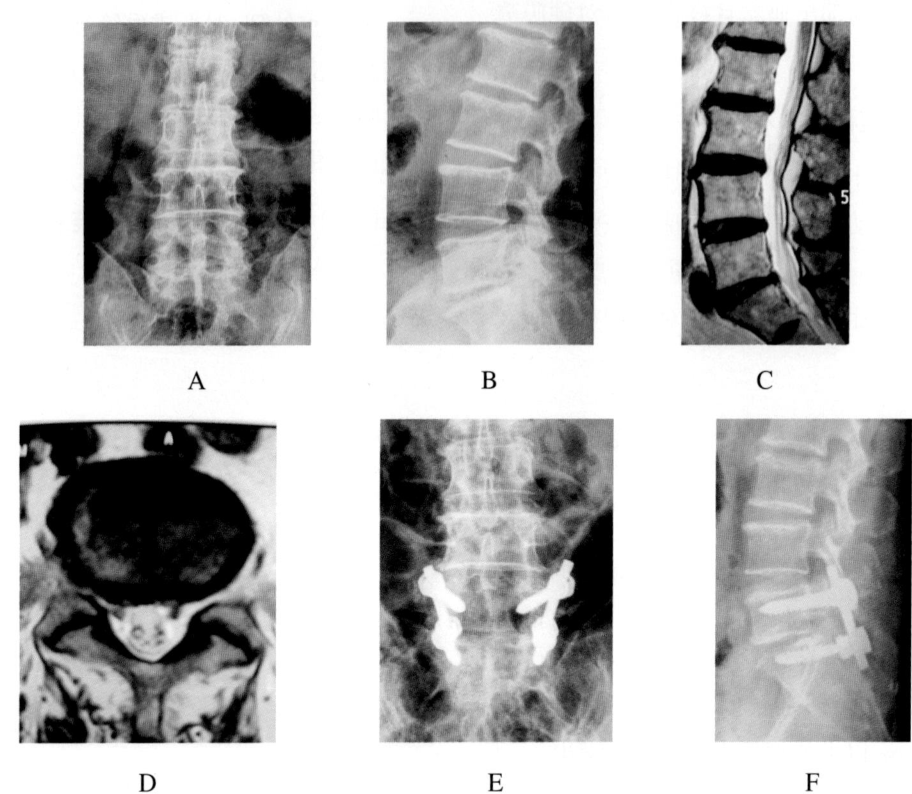

图 4-3-3-5-2　临床举例　男性，75 岁，影像学呈现多节段病变而临床上表现为单椎节症状，此时在手术治疗上应以临床为主（A~F）

A、B. 腰椎术前正侧位 X 线片；C. 术前 MR 矢状位显示多节段硬膜囊受压征；D. L_5~S_1MR 水平位显示髓核后突；E、F. 以临床表现 L_5~S_1 右侧神经根部受压而行 L_5~S_1 椎板切除减压 + 髓核摘除及椎弓根钉撑开固定术，术后症状消失，正侧位 X 线片示椎节固定满意

（三）固定融合方式

目前临床上多用的为植骨融合及 Cage 植入，对合并严重的下腰椎不稳症、又未行椎弓根钉技术者，一般可以行椎节间植骨融合术，尤其年龄较轻者。但传统之椎节后方植骨融合术有继发椎管狭窄症之风险，应注意，目前少有采用者。

椎节 Cage 植入术为近年来开展较多之术式，可从侧方斜向插入椎节，较安全有效，此已在前面提及（图 4-3-3-5-3~6）。

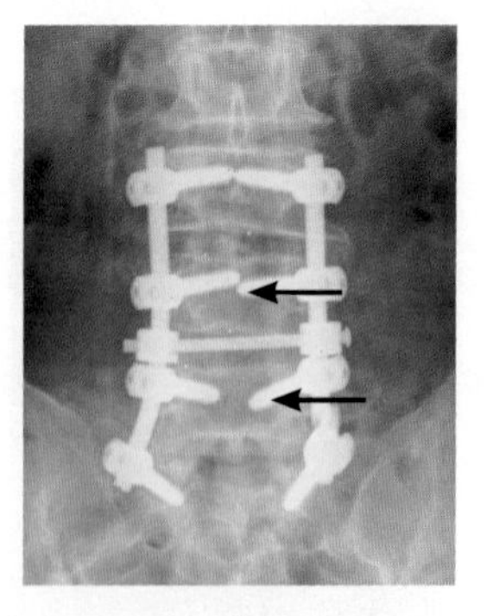

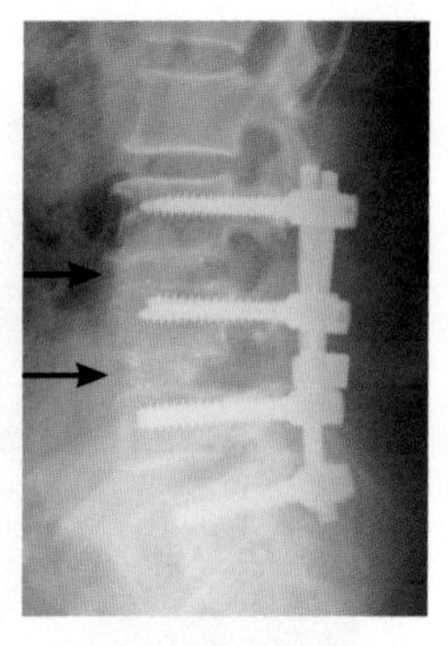

A　　B

图 4-3-3-5-3　临床举例　女性，59 岁，因多节段腰椎间盘突出伴 L_3~L_4 及 L_4~L_5 椎节不稳而行 L_3~S_1 椎弓根钉固定、撑开、后路减压、髓核摘除及 L_3~L_4 椎节融合器植入（箭头所指）（A、B）

A. 术后正（后 X 线片法）；B. 侧位 X 线片

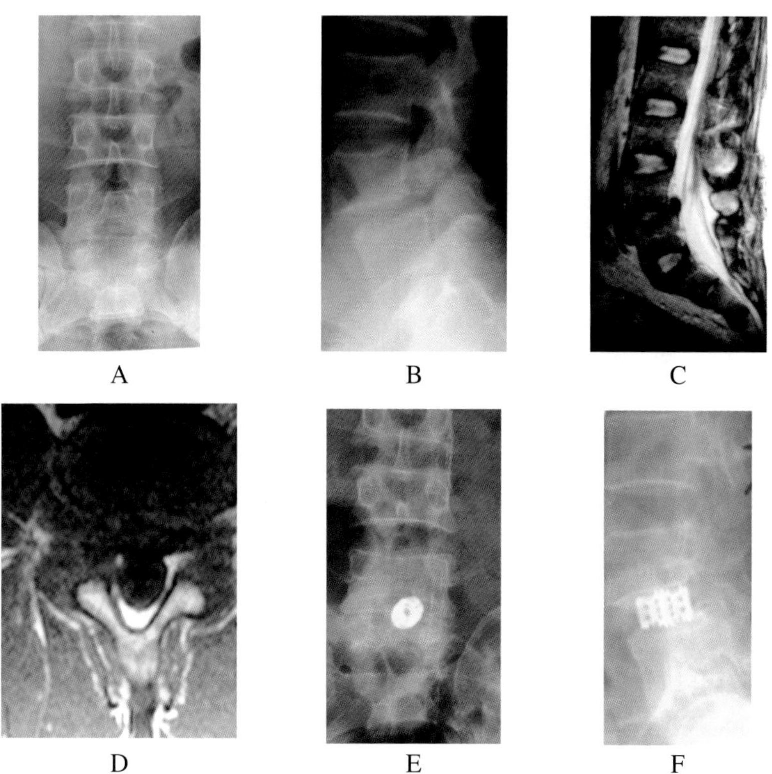

图 4-3-3-5-4　临床举例　腰椎间盘突出合并 L_4 椎弓崩裂、$L_{4\sim5}$ 滑脱，行单侧小关节突及半椎板切除减压，侧后方斜向植入椎节融合器（A~F）

A、B. 术前正侧位 X 线片；C、D. 术前侧位及横切位 MR 影像所见；
E、F. $L_{4\sim5}$ 椎节减压 + 髓核摘除 + 椎节融合器植入术，术后正侧位 X 线片显示 L_4~L_5 椎节融合状态

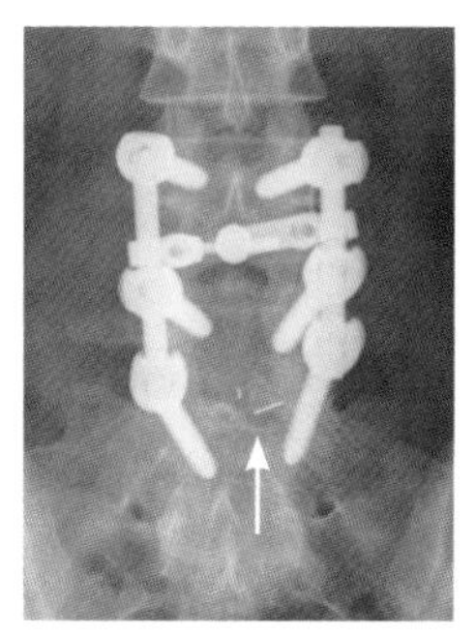

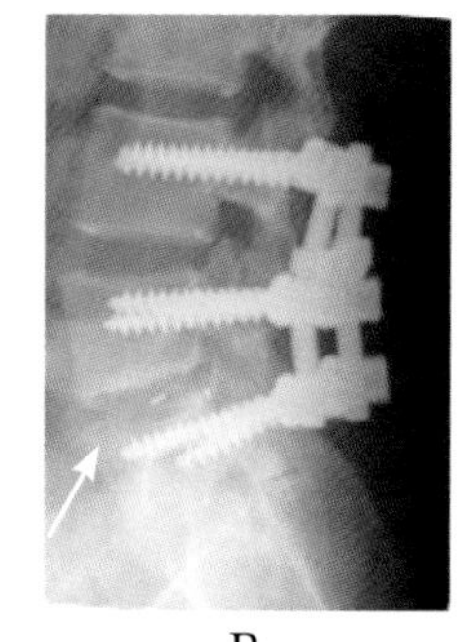

图 4-3-3-5-5　临床举例　女性，23 岁　因 L_4~S_1 椎节髓核突出伴 L_4~S_1 椎管狭窄行 L_4~S_1 椎弓根钉固定、撑开、减压、L_4~S_1 髓核摘除及椎间融合器植入（A、B）

A. 术后正位 X 线片；B. 同前，侧位片

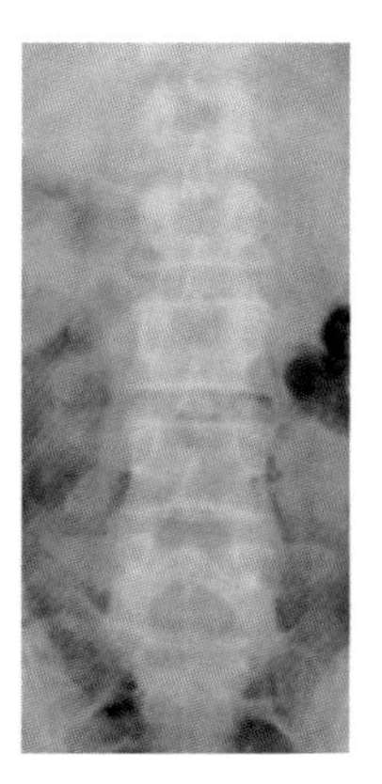

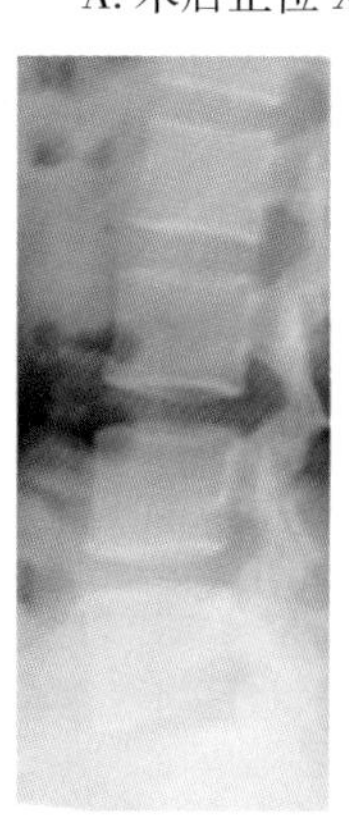

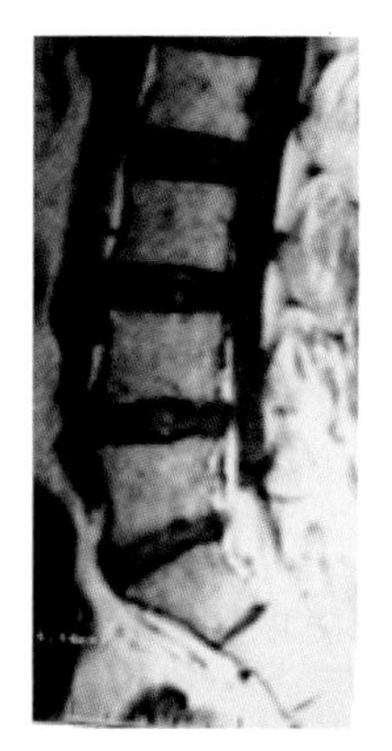

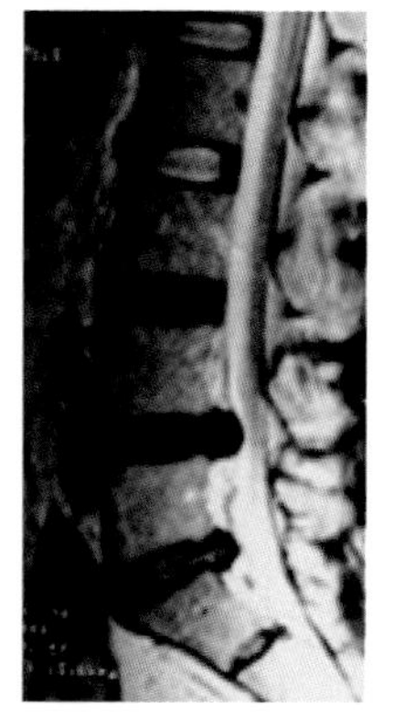

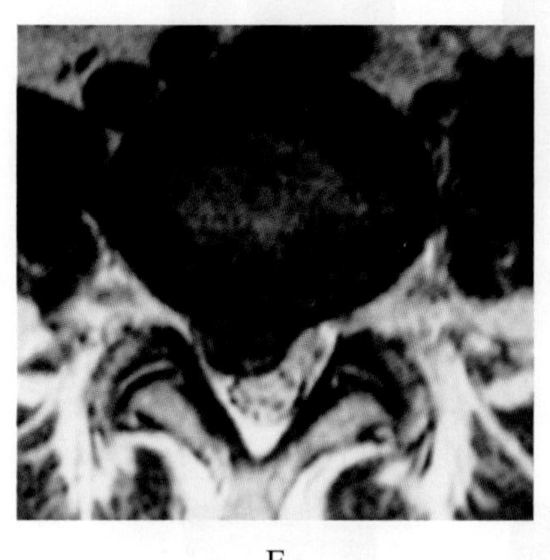
E

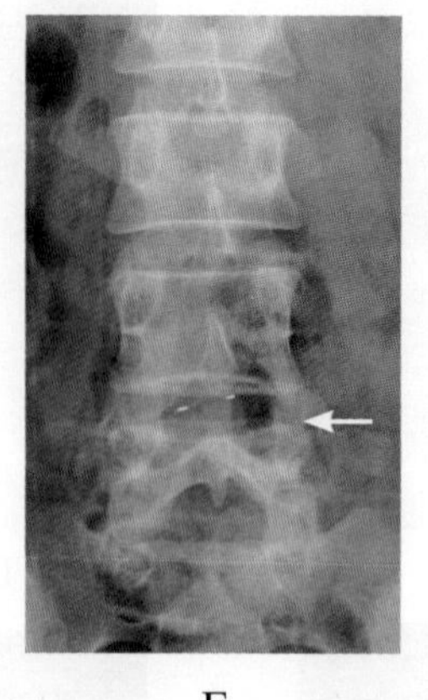
F

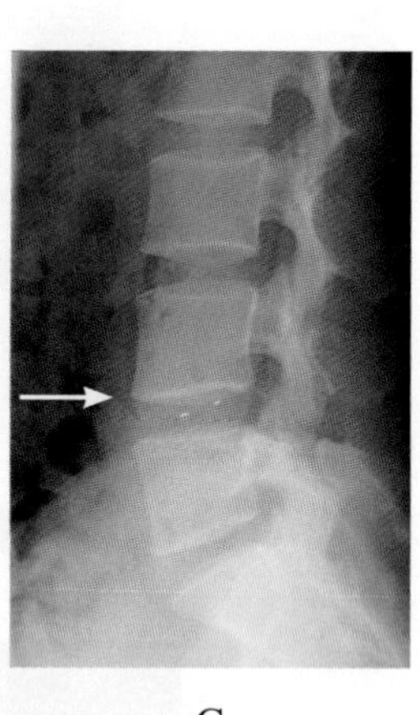
G

图 4-3-3-5-6　临床举例　L_4~L_5 椎间盘突出症，行椎间融合器置入术（A~G）

A、B. 术前正侧位 X 线片；C、D. 术前 MR 矢状位（T_1、T_2 加权）；
E. 术前 MR 横断面；F、G. 术后正侧位 X 线片，箭头所指为椎节融合器

（四）闭合切口

清理术野后依序缝合切开诸层，深部留置引流管（片、条）24~48h。

（五）术后处理

内固定确实者可早日下地，多在术后次日步行，并注意腰背肌功能锻炼。未行内固定者，可在拆线后上石膏腰围下床活动。

第六节　腰椎后路环锯法切除椎间盘及腰椎后路非融合技术

一、环锯法（或经黄韧带）切除椎间盘

（一）概述

亦为近年来国内外已开展之术式，其优点是手术切口小，损伤轻，且有与前者相似之缺点，在选择时应酌情考虑。

（二）手术适应证、麻醉与体位

【手术适应证】

主要是诊断明确的单节段或双节段腰椎间盘突（脱）出症，此外亦可作为椎管或根管探查的方式之一；

【麻醉与体位】

一般多选择局部浸润麻醉，患者取俯卧位。

（三）手术步骤

【切口及暴露椎间隙】

根据术前临床及 X 线片定位后，在患侧做一正中旁 3~4cm 长之纵形切口（探查两节以上者可酌情延长），向下分离，并锐性剥离患部骶棘肌，暴露椎板，再显露椎板间隙（图 4-3-3-6-1）。

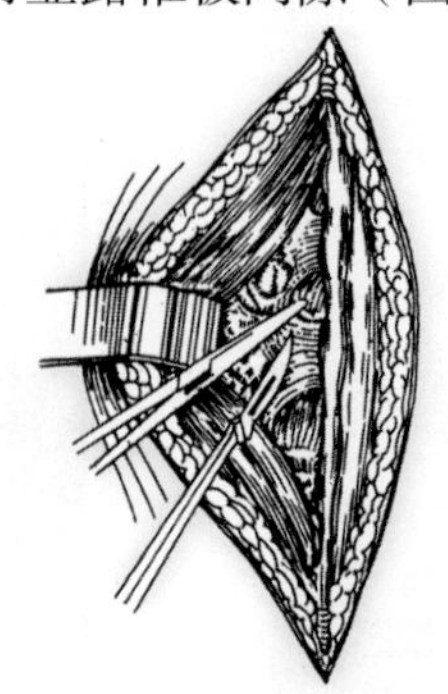

图 4-3-3-6-1　显露单侧椎间隙示意图

【放置环锯（或切除黄韧带）】

用弧形拉钩（或内窥镜式自动拉钩）将切口撑开，取环锯（外口直径约1.2~1.5cm左右）放置于椎板间隙外侧处，并调整、控制环锯（或显露黄韧带，准备用尖刀切除）。

【暴露椎管】

随着环锯向深部钻动，当控制环所显示为预定深度时即停止钻动（椎板厚度一般为4~4.5mm），取出环锯，用弧形凿或其他工具将钻穿之椎板取出即显露出硬膜囊（或对黄韧带采用尖刀切除），以保持视野清晰（图4-3-3-6-2）。

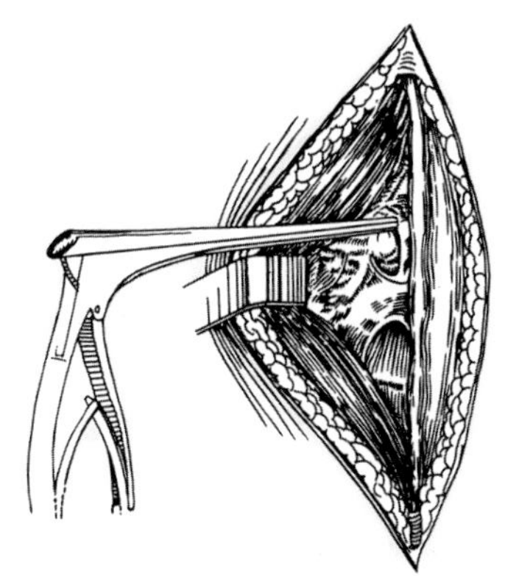

图4-3-3-6-2　显露椎管示意图
切除黄韧带及椎板、暴露椎管

【探查椎管侧、前壁】

先用神经拉钩或小号脑压板轻轻将硬膜囊推（牵）向对侧，即显露脊神经根部，以此为中心找寻致压性病变。并判定根管的内径及脊神经根受压情况。操作时注意勿伤及脊神经根周围的动、静脉血管支。

【切除髓核】

明确显露于视野处脱出之髓核，可用髓核钳直接取出，对突出者，则需用尖刀切开后纵韧带，再将薄型髓核钳小心伸入韧带下方摘除髓核（图4-3-3-6-3）。为避免误伤周围组织，切忌急躁，一般可分数次摘除干净。对局部出血，可用冰盐水冲洗，或明胶海绵压迫之。

【酌情选择内固定或人工椎节融合器】

前者主用于椎节不稳定者，以椎节融合器为多用，包括长条状Cage等。后者适用于青壮年、

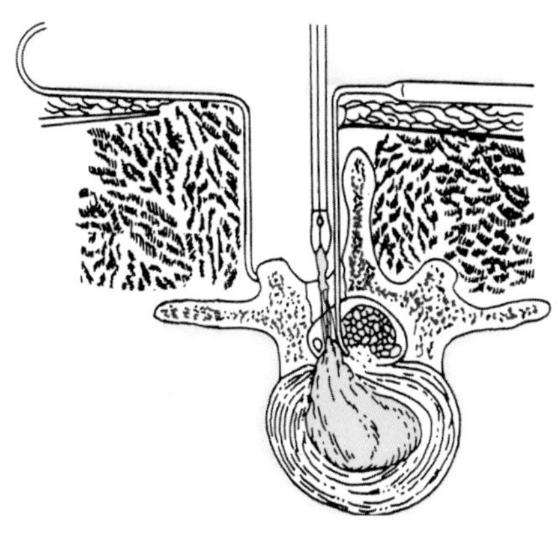

图4-3-3-6-3　牵开硬膜囊、摘除髓核示意图

局部退变较轻之患者。

【依序缝合切开诸层】

处理要求同前。

（四）术后

早期做肢体功能锻炼，拆线后即可下地行走（或上一石膏腰围），并注意加强腰背肌锻炼。

二、腰椎后路非融合术

（一）概述

此为近年来开展的新技术，其方式有多种，包括腰椎棘突间弹簧、椎节后方人工关节等各种设计（图4-3-3-6-4），目前已用于临床，主要是从后路切除致压物后选用撑开＋活动之方式维持减压疗效和恢复椎节高度。但反对者认为腰椎后方结构不同于椎体的高强度和支撑力，对更需要椎节稳定的腰椎来说，非融合技术所引发的问题更多；笔者曾参与处理术后纠纷事宜，因此建议大家持慎重态度。

目前临床上使用较多的是：Dynesys（Zimmer）腰椎动态稳定系统（图4-3-3-6-5）。全球已施术者超过五万例，国内各地亦在开展中。该设计较为合理之处在于其具有维持椎节原有的高度和功能，可调节与中和椎节活动时所产生的过度应力，防止病理性活动，从而适用于腰椎中度退变性疾患和先天性腰椎椎管狭窄之病例。当腰椎后伸时，其坚固的间隔管（块）可限制其过度后仰范围，防止椎管狭窄和失稳；而前

屈时，由于后方有多层聚酯纤维（PET）组成的绳索牵制和椎弓根固定作用，而仍可维持椎节的稳定性和活动范围。由于其与椎弓根固定系统相结合使用，从而更为临床医生乐意选用（图 4-3-3-6-6、7），尤其是对防止邻节退变的中老年患者，更具优势。

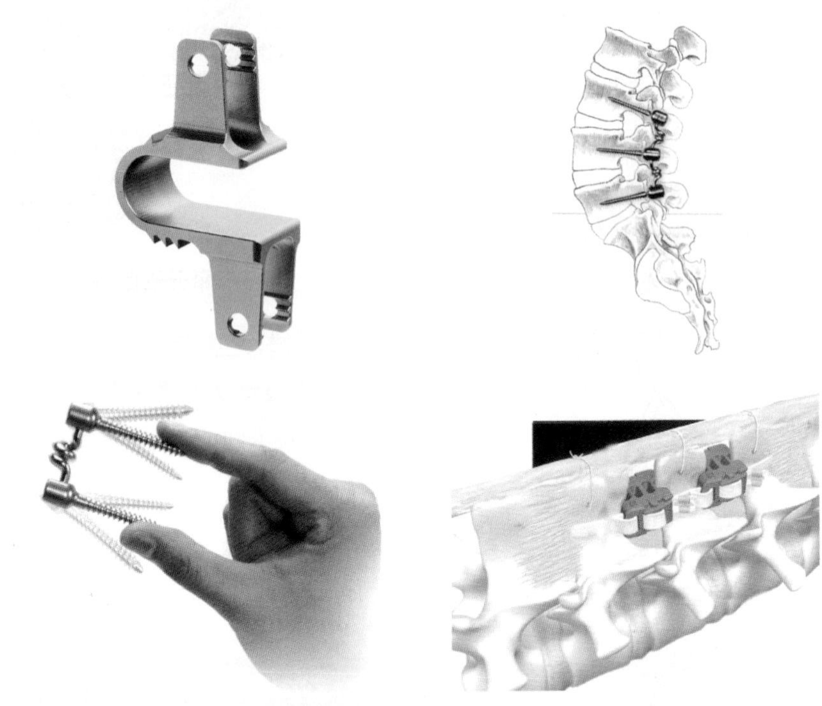

图 4-3-3-6-4　腰椎后路非融合设计部分元件模型图

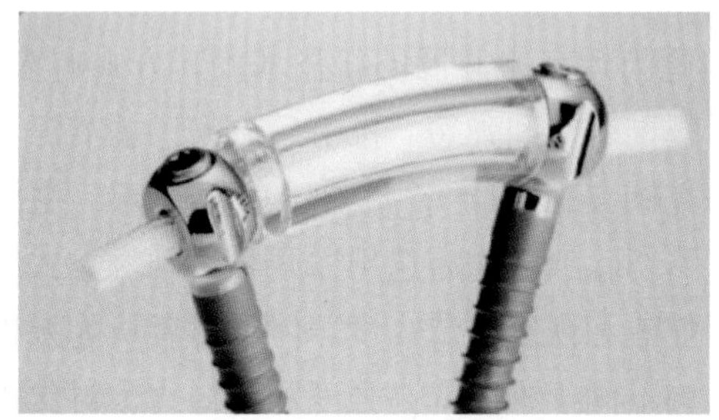

图 4-3-3-6-5　Dynesys 动态稳定系统模型图

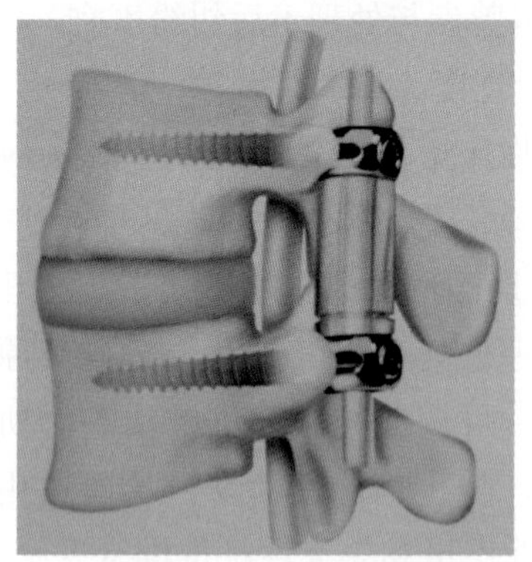

图 4-3-3-6-6　使用中模型图

用于脊柱的动态稳定系统，居中的间隔管通过上下椎弓根钉的固定使施术椎节获得一个可控的运动范围

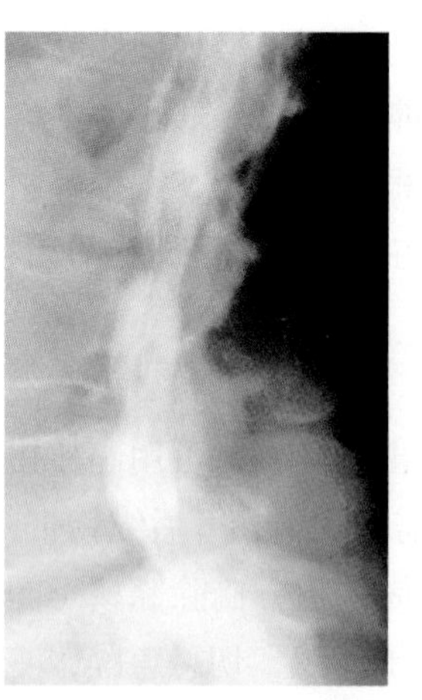

A

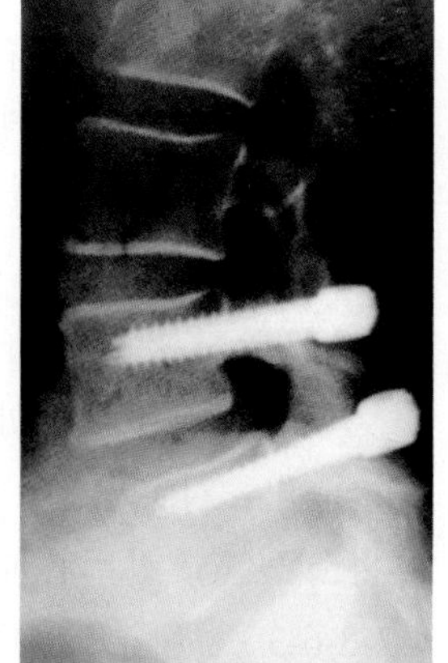

B

图 4-3-3-6-7　临床举例　Dynesys 系统临床应用（A、B）

A. 术前侧位 X 线片；B. 术后侧位 X 线片

第七节 腰椎前路手术

一、经腹膜外前路腰椎间盘摘除术

（一）概述

由于后路椎间盘摘除术对椎节的损伤较大，且不易完全切除病变的椎间盘，加之手术部位出血、血肿易引起神经根粘连等问题。因而提出经前方入路行髓核摘除术，尤以具有普通外科临床经验者，认为前路手术更为方便和安全。

前路手术的优点在于能良好地暴露整个椎间隙，可同时处理 L_4~L_5 和 L_5~S_1 椎间盘，且便于在椎间盘摘除后植骨或放置椎间融合器以求恢复和保持椎间隙高度，并能及早下地及达到骨性融合目的等。但在术中操作时应注意避免伤及骶中神经和椎前大血管等。

（二）手术步骤

【体位与麻醉】

仰卧位，全麻或硬膜外麻醉。

【显露病变椎节】

下腹部旁正中切口，亦可用正中或右侧八字切口（图 4-3-3-7-1~3），推开腹膜内脏组织，摇高手术台腰垫，呈半仰卧位以使腰椎过伸，椎间隙尽可能变宽，视野清晰；术者用手指紧贴腹腔后壁，钝性分离椎前组织及骶前交感神经纤维和静脉丛，并用腹腔拉钩或大 S 拉钩将其牵向一侧，如此即可清晰地显露 L_4~L_5 及 L_5~S_1 椎间隙。

【摘除髓核】

在椎间隙处呈口形、横行或“+”字形切开（除）前纵韧带，将韧带切除或翻下，即显露纤维环；再将纤维环呈口字形切除或切开，下方即为髓核组织。用大小不同之髓核钳及刮匙取出髓核（图 4-3-3-7-4~6）；对腰椎间盘源性腰痛到此

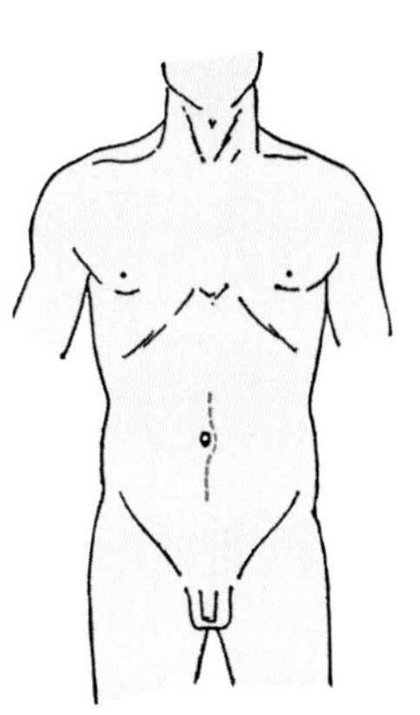

图 4-3-3-7-1　前正中切口示意图

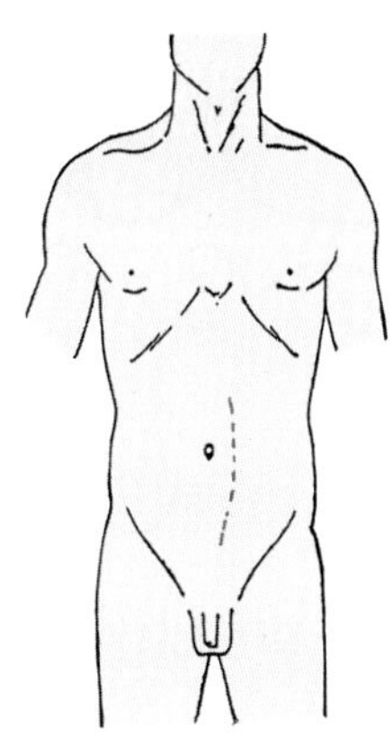

图 4-3-3-7-2　前正中旁切口示意图

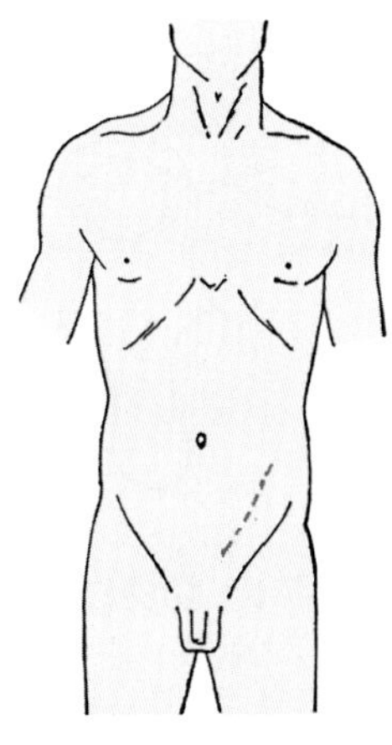

图 4-3-3-7-3　倒八字切口示意图

前方下腹部倒八字左侧斜形切口

即可。但对髓核突(脱)出者,则应在取出髓核后,探查纤维环后侧有无薄弱或破损处，有无髓核向后突入椎管内压迫神经，并酌情处理。

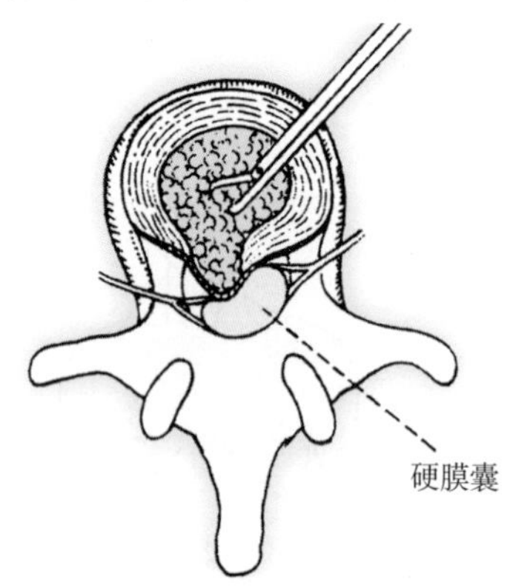

图 4-3-3-7-4　由浅入深切除髓核示意图

自前方摘除髓核组织一般先自椎节中部开始，由浅入深

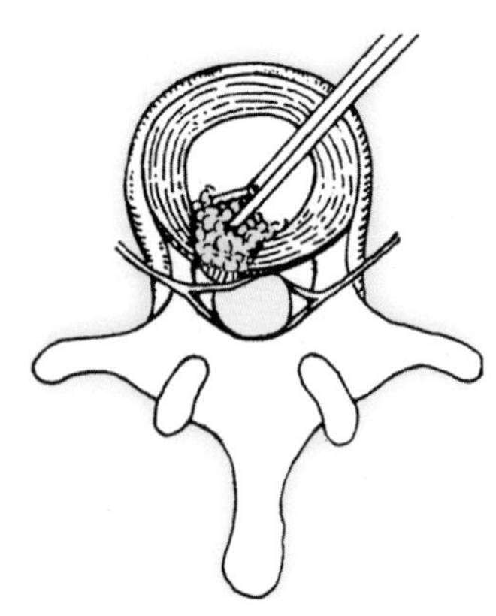

图 4-3-3-7-5　依序摘除椎节后方之髓核示意图

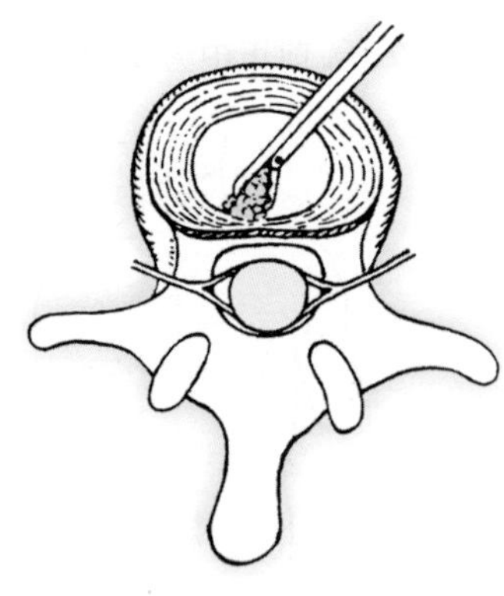

图 4-3-3-7-6　切勿过深误伤示意图

最后摘除突向椎管之髓核，注意：切勿过深伤及硬膜囊

除 L_4~L_5 及 L_5~S_1 外，L_3~L_4 椎节在直视下亦易于暴露及摘除髓核，多无困难；但需向上方分离，细心操作，切勿伤及腰横血管干（支）。

【椎节融合】

椎节清理干净后取髂骨块植入椎节，或选用界面内固定器将椎节融合之，并酌情加用腰椎钛板。

（三）术后处理

椎节稳定者，术后次日可下床步行，尤以植骨 + 钛板或双条形椎间融合器 + 钛板、或螺旋式鸟笼 Cage 者均较为稳定。其他病例则需于术后卧床 7~10d 并按下腹部手术后处理。拆线后上石膏腰围固定 2~3 个月，术后定期 X 线腰椎摄片复查，直到腰椎椎节融合为止。骨性融合的时间一般为三个月左右。

二、经腹膜外腰椎椎节切除及人工椎间盘植入术

本手术主要用于引起椎间盘源性腰痛之退变性（损伤性）椎体间关节炎或椎体型（前缘型）椎间盘突出症等。

麻醉、切口、手术入路及术式与前述内容相似，术中要求将全椎节切除，之后植入人工腰椎间盘(图 4-3-3-7-7、8)。见本篇第三章第二节内容。此种手术损伤相对为大，患者支出多，且术中出血较多，要求在病例选择上慎重。

三、经皮穿刺腰椎间盘切除术

此项经皮腰椎间盘切除术（Percutaneous Lumbar Discectomy）系由德国神经外科医师最早在临床上开展的新技术，正在国内推广。其最大的优点是通过内窥镜将髓核摘除，因此损伤小、失血少，经过训练后易于掌握，较为简便。但其病例选择较严格，并受设备限制，因其价格较贵，非一般医院所均能负担。本专题将另章讨论。

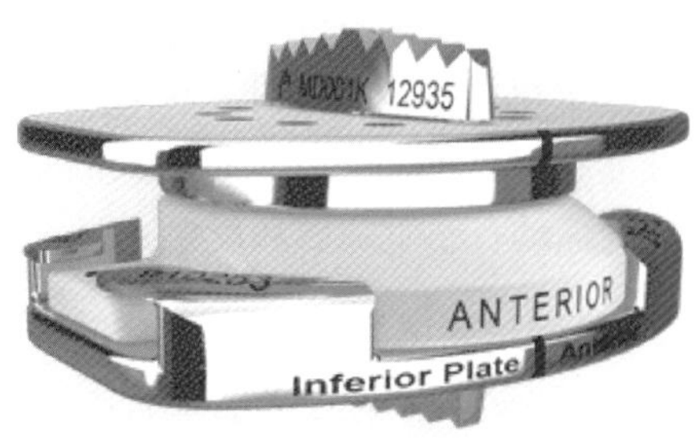

图 4-3-3-7-7 腰椎人工椎间盘元件模型

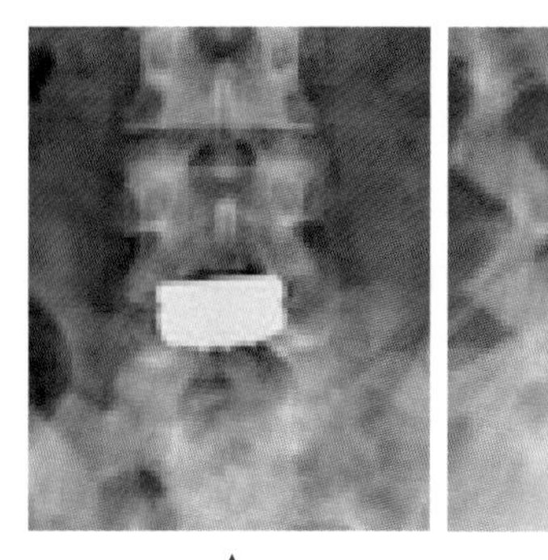

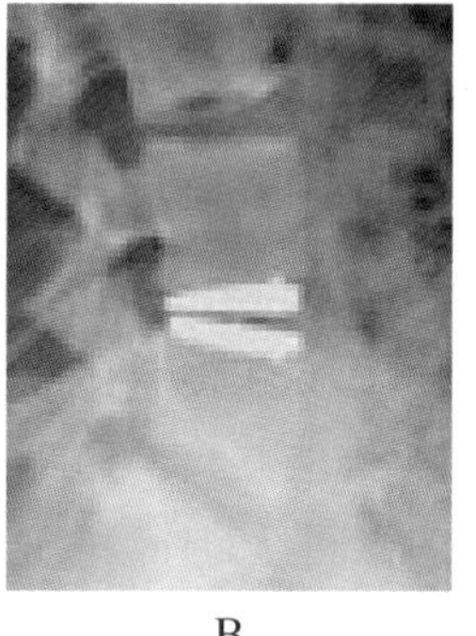

A　　B

图 4-3-3-7-8 临床举例 $L_{4\sim5}$ 人工椎间盘植入术后（A、B）

A. 正位 X 线片；B. 侧位 X 线片

第八节 极外侧型腰椎间盘突出症

一、极外侧型腰椎间盘突出症概述

极外侧型（最外侧型）腰椎间盘突出症（Far Lateral Lumbar Disc Herniation 或 Extreme Lateral Lumbar Disc Herniation）是腰椎间盘突出症的一种特殊类型，指椎间盘突出物压迫了自同一椎间隙水平发出的神经根。该症最早由 Abdullah 等于 1974 年首次报道，其发生率各家报道并不一致，大约占腰椎间盘突出症患者总数的 1%~11.7%，自 CT 及 MR 检查技术问世后其发现率日益提高，目前平均为 8% 左右。以往对于这一特殊病症认识不足，故临床上常因漏诊、误诊而导致腰椎手术失败。当前由于影像诊断学（尤其是 CT 扫描、CTM 和 MR 技术）的不断发展，对极外侧型腰椎间盘突出症的临床病例总结逐年增多，但仍有必要列为专节详细介绍，以引起大家重视。

二、极外侧型腰椎间盘突出症临床解剖特点

椎间孔称为外侧椎弓根间室（Lateral Interpedicular Compartment），是腰骶神经根穿出椎管的通道，当椎间孔的容积减小时极易造成神经根的卡压。椎间孔的大小因不同水平而异，由于腰脊神经越下方越粗，而由上下椎弓根所构成的椎间孔愈往下方愈狭小，尤以 L_5~S_1 处，因此其下方越易受压。

腰骶神经根一般在相应椎间孔的内上方由马尾神经发出，于椎管内走行一段距离后即进入神经根管内，然后由相应椎间孔穿出。椎间孔外侧有一间隙，称作极外侧间隙（Far Lateral Space），该间隙的前方为椎体和椎间盘，约占腰椎横径的 30%~40%，表面有后纵韧带附着，后方为黄韧带，外侧为横突间韧带。神经根自椎间孔发出后即进入极外侧间隙，于椎间盘的后方横穿而过，在这一间隙中硬膜外脂肪和静脉均很丰富，神经根和后根神经节的背侧常由静脉所覆盖，再往外侧靠近横突间韧带处则可发现根动脉和根静脉。经解剖学研究发现，腰椎椎弓根由椎体的发出部位自 $L_{1\sim5}$ 逐渐偏向前外侧，与此同时横突由椎弓根的发出部位亦逐渐趋向前方。由于腰椎椎弓根由上至下逐渐增粗并逐渐斜向外侧，椎弓根的宽度也随之增加。根据以往文献中记载，神经根在椎间盘后方穿出椎间孔系横向走行，但根据 Fournier 等的观察，

神经根在神经根管内的走行实际上是由内上至外下斜行走行，其角度几乎达到垂直。相比较而言，第 1 至第 3 腰神经在神经根管内的走行角度更为垂直，在椎间孔外的走行路线则位于椎间盘的后外方，而第 5 腰神经在神经根管内的走行方向为斜行，行程也更长，其椎间孔外的走行位置恰好位于 L_5~S_1 椎间盘的外侧。这样当上位腰椎的椎间盘向椎间孔外突出时距离其后方的神经根较远，不易造成压迫，而在下腰椎神经根受压的机会显然要多得多。而骶骨翼的存在又使 L_5~S_1 极外侧间隙减小，无疑增加了 L_5 神经根受压的机会。

根据突出髓核所在位置可将极外侧型腰椎间盘突出症进一步分成两种类型，即椎间孔内（Intraforaminal）突出型与椎间孔外（Extraforaminal）突出型。由于髓核自纤维环内突出后即向外上方对发出椎间孔的神经根形成压迫，而神经根由于椎弓根和 / 或椎间孔韧带的限制移动余地很小，很容易受压而引起症状。与临床上最常见的后外侧型椎间盘突出有所不同的是，其压迫部位是在上一椎间隙神经根出椎间孔处或椎间孔外，即 $L_{3\sim4}$ 椎间盘突出压迫 L_3 神经根，L_4~L_5 和 L_5~S_1 椎间盘突出分别压迫 L_4 和 L_5 神经根。另外其在各间隙的发生率亦有所差异，即 L_4~L_5 突出最为多见，其次为 L_3~L_4、L_5~S_1、L_2~L_3 和 $L_{1\sim2}$，其中发生在 $L_{3\sim4}$ 者比例相对较高，而后外侧型椎间盘突出则绝大多数均发生于 L_4~L_5 和 L_5~S_1。极外侧型腰椎间盘突出一般不会累及骶神经根。

三、极外侧型腰椎间盘突出症临床症状和体征

因其属于腰椎椎间盘脱出症诸型中一个较为特殊的类型，因此其必然具有腰椎间盘突出症的共性症状，可参阅前节内容。本型亦有其相对较为特有之症状，临床上主要是以下几点。

（一）诱发痛

Epstein 等报告多数患者在站立及行走时可诱发腰痛及下肢放射痛。Kanogi 和 Hasue 检查 26 例患者中有 22 例在腰椎后伸时诱发疼痛。Abdullah 等则发现脊柱向患侧弯曲时将诱发疼痛，并认为这一体征较为可靠。当上位腰神经受压时股神经牵拉试验多为阳性，但有笔者认为这一体征并非特异性的。此外，神经根的受压还可产生相应的运动、感觉障碍和反射减弱。

（二）直腿抬高试验

阳性率各家报道不一。关于直腿抬高试验阳性率各家报道不一，Broom 报告 13 例，其中有 10 例为阳性。Jackson 和 Glah 报道 16 例中直腿抬高试验阳性者占 8 例。Epstein 统计 170 例极外侧型腰椎间盘突出，直腿抬高试验阳性者占 94%。而在 Abdullah 等治疗的一组 138 例中直腿抬高试验阴性者占 65%，如果将其余 35% 直腿抬高试验阳性者中合并椎管内椎间盘突出、严重椎管狭窄以及以往手术遗留瘢痕等影响因素考虑在内，则阴性率亦可达 85%~90%。

（三）腰痛和下肢放射痛

经常腰痛和下肢放射痛亦是最为常见的临床症状，由于后根神经节常与神经根同时受到卡压，其下肢放射痛程度可相当严重。当 $L_{1\sim3}$ 神经根受累时将引起髋部、腹股沟区及大腿前侧的疼痛。部分患者还可出现股四头肌的萎缩。

伴有先天发育性腰椎椎管狭窄的病例不仅发病早，且症状明显为重。

四、极外侧型腰椎间盘突出症影像学检查

由于本病的临床表现与上一间隙的后外侧型椎间盘突出基本相同，故诊断主要依据影像学检查。影像学检查还有助于排除引起类似症状的其他疾患，如侧隐窝狭窄、腹膜后血肿、腹膜后肿瘤、神经根畸形或肿瘤等。

（一）X 线检查

【X 线平片】

一般认为 X 线平片对于极外侧型椎间盘突出无诊断价值，除非陈旧已钙化及骨化之病例。

【造影】

1. 脊髓造影　由于蛛网膜下腔终止于后根神

经节，脊髓造影很难显示极外侧型椎间盘突出，因而脊髓造影和 X 线平片一样，主要用来排除其他病变。因此当患者存在神经根卡压症状而脊髓造影结果为阴性或与临床表现不符合时，应高度怀疑椎间孔内、外的椎间盘突出。还有人主张行神经根造影，但临床应用较少。

2. 椎间盘造影　对于椎间盘造影的诊断价值一直存在不少争论。曾有一组 77 例椎间盘造影，诊断正确率为 92.2%，但不仅操作复杂，且患者剧痛，故未普遍应用。

（二）CT 及 CTM

CT 扫描，尤其是 CTM 三维重建影像能够清晰地显示椎间盘突出的位置和程度，因而随着这一影像学技术在临床上的广泛应用，有关极外侧型椎间盘突出的报道亦明显增多。呈软组织密度突出的椎间盘髓核与硬膜囊及硬膜外脂肪具有较好的对比度，但当突出物位于椎间孔内或椎间孔外时，其邻近的神经根和（或）后根神经节与之密度大致相等，可能会给诊断带来一定困难，甚至误诊为肿瘤。再者，CT 扫描如未包括椎弓根下方层面也可能会导致诊断遗漏。因此，应采用包括上、下椎弓根在内的薄层扫描，以免遗漏，必要时还应行冠状面重建。CTM 更能进一步提高诊断的正确率，可酌情选用。尤其当 CT 扫描结果疑及为极外侧型椎间盘突出而诊断又难以确定时，应行 CTM 检查，其阳性率可高达 90% 以上（图 4-3-3-8-1）。

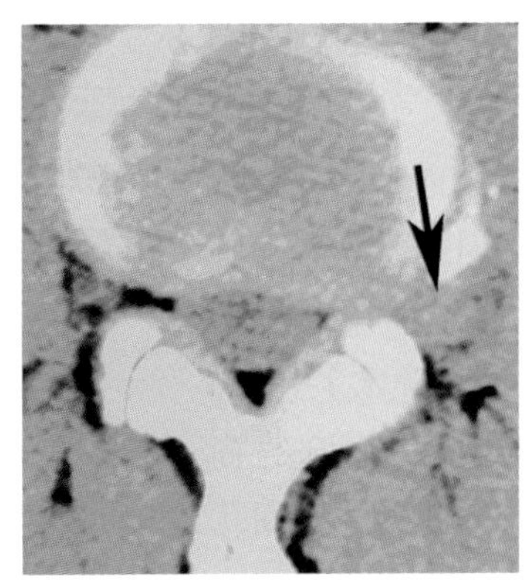

图 4-3-3-8-1　腰椎极外侧型脱出症 CT 扫描水平位所见（箭头所指处）

（三）MR

多平面 MR 技术对椎间孔结构的显示更为理想，突出髓核与神经根之间的界线也比 CT 扫描图像更为明确（图 4-3-3-8-2、3）。从理论上讲 MR 对神经根受压部位及程度的显示应更为满意，但根据文献报道这一技术在极外侧型椎间盘突出诊断方面的应用远不及高分辨 CT 扫描普遍。其原因可能是 MR 矢状位图像常未包括椎间孔，扫描层厚也高于 CT 扫描之故。

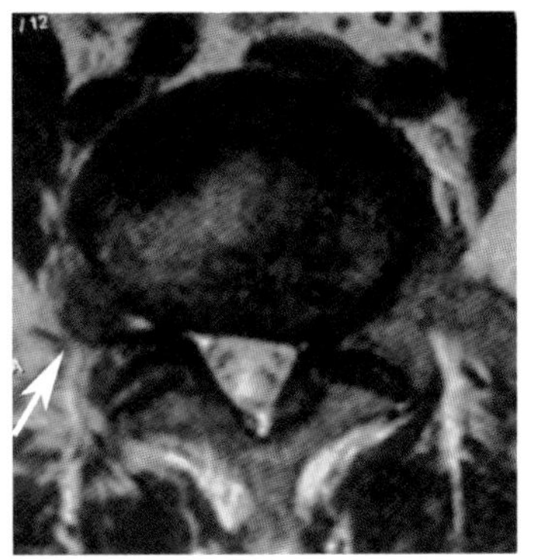

图 4-3-3-8-2　腰椎椎间盘及极外侧型脱出症 MR 横断面所见（箭头所指处）

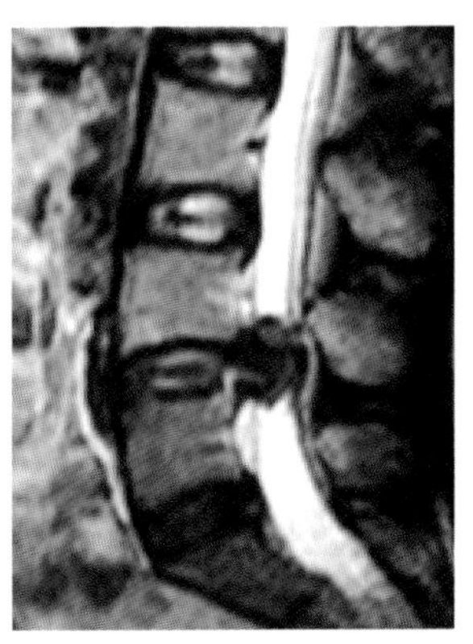

图 4-3-3-8-3　腰椎间盘脱出症 MR 矢状位所见

五、极外侧型腰椎间盘突出症诊断与鉴别诊断

根据临床特点与影像学所见，诊断较为明确。但本病需与多种疾患鉴别，基本上与前节相似，可参阅。

六、极外侧型腰椎间盘突出症非手术治疗

如患者症状轻微且无明显神经学体征，可采用非手术治疗，其主要方法包括卧床、制动、物理疗法及药物治疗等。但由于极外侧型腰椎间盘突出症临床症状多较严重，因此需行手术治疗的机会也更多。大约只有10%~20%的患者经4~6周正规保守治疗后可取得满意疗效。在诸多非手术疗法中，绝对卧床休息及牵引仍为最简便易行、疗效稳定的治疗手段。

七、极外侧型腰椎间盘突出症手术治疗

关于极外侧型腰椎间盘突出症手术治疗方法各家意见不一，其疗效亦难以相互对比。一般公认应根据每个病例的病理解剖特点选用最为安全、较为直接和有效的术式。

（一）麻醉、体位、切口、手术入路步骤等

均同前节，不赘述，仅将临床多用术式阐述于后。

（二）腰椎开窗减压切除术

【概述】

为微创类手术，切口小，直接通过切除椎板或牵开周围组织达到术野，临床上可供选用的手术方法有以下几种。

【椎板间开窗术】

后方患侧正中旁或侧方1.5~2cm长切口入路，在此基础上的行椎板间开窗摘除髓核，此法最为常用。

首先充分显露手术椎节患侧的上下椎板及同侧小关节，在切除椎板下缘的同时并将小关节内侧缘切除，尤其是下一椎体上关节突的内侧缘以及椎弓根的上缘均需切除。神经根在神经根管由内上方至外下方斜行走行，故向上便于显露位于神经根管内上方突出的髓核，向外则可显露位于神经根管外下方，甚至椎间孔外的突出髓核。其中L_5~S_1水平神经根管较少发生狭窄，椎弓根间距亦可，故采用此术式易使突出的髓核获得较好显露和摘除。

由于对椎间孔外的突出髓核显露不够理想，不应选用此术式，以免非直视下硬性摘除造成神经根的损伤。

【经峡部椎板间开窗术】

系在通常施行椎板间开窗术间隙的上一间隙切除椎板上缘及椎弓峡部的一部分，但小关节仍予保留。即L_4神经根受压时，在L_3~L_4间隙施术，L_5神经根受压时在L_4~L_5间隙施术。这一术式无法同时探查中央椎管及神经根管内口病变，仅适用于定位十分明确的单纯极外侧型突出症病例。

【外侧开窗手术】

对突出髓核位于椎间孔内、稍偏外侧和（或）椎间孔外的病例可行外侧开窗手术，即切除椎弓峡部的外侧缘及小关节的上外侧缘。

这一术式的优越性在于最大限度地保留小关节的完整，减压时应同时切除横突间韧带的内侧部分和位于椎间孔外口的黄韧带。外侧开窗手术还可与切除内侧小关节的椎板间开窗或经峡部椎板间开窗手术联合应用，在最大限度保留腰椎稳定结构的基础上完成对神经根的充分显露。

从理论上讲，此种术式的优越性颇多，但在实际操作上经后正中切口入路显露椎间孔外病变难度较大，出血多，且视野欠佳，易误伤脊神经根，这无疑增加了手术的危险性，因此，临床上多不选用，除非在该解剖段合并肿瘤、畸形等病变时。

（三）小关节切除（开）术

【概述】

此术式较前者为大，切口稍长对椎节稳定性有所影响，因此，多需同时行椎节内固定术。临床上常用的术式有以下两种。

【椎间孔切开术】

当对神经根受压部位尚不十分明确时，可沿神经根走行方向切开椎间孔，以使神经根得到更好的显露。由于小关节切除范围较大，常需同时行腰椎融合术，因此，本术式仅适用于合并腰椎不稳、需通过一侧小关节行界面内固定之病例。

【全小关节切除术】

当患者合并严重小关节畸形、变异及神经根管狭窄时则需将小关节全部切除，以求彻底减压及清晰地暴露整条脊神经根和神经节的走向。但这一术式容易导致手术后腰椎不稳，因此我们认为当合并退行性腰椎不稳或腰椎滑脱时，在施行全小关节切除术后行腰椎融合术方可选用。

临床经验表明，即使程度很轻的腰椎不稳也会对手术疗效造成不利影响，因此当小关节被全部切除后，无论患者是青年还是老年人均应行腰椎融合术。融合的方式除可采用传统的后外侧融合、后路椎体间融合及小关节融合等术式外，目前已开展的单枚斜向界面内固定器颇受大家欢迎，椎弓根钉技术也可酌情选用。

（四）正中旁切口入路手术

本术式适用于单纯极外侧型椎间盘突出。经正中旁切口，由多裂肌和最长肌之间进入，直达小关节和横突间韧带深面的最（极）外侧间隙，小心牵开神经根后即可发现突出于椎间孔外的髓核。

保证这一手术成功的关键在于熟悉局部解剖：后根神经节通常位于椎间孔内，在其远端前、后根会合成腰神经后立即发出后支和前支。前支紧贴椎弓根尾部的后外侧向腹尾侧斜向走行，并通过椎间隙表面；后支的走行方向则偏向后侧和背侧，分成内侧支、外侧支和肌支穿入极外侧间隙。在穿出椎间孔的神经根外侧尚有节段血管伴行，其中以与腰神经后支的外侧支伴行的节段动脉的终末支最为重要，伴行的静脉多有变异，常环绕神经根形成静脉丛。手术中应避免对上述结构的损伤。

当突出髓核位于 L_5~S_1 水平时，切除髂骨翼上缘将有助于显露。但对于肥胖患者显露仍较困难，操作时应注意。

（五）椎管成形术

即经椎弓峡部行一侧或两侧椎板整块切断、掀开，行椎管内减压及椎间盘切除后再将椎板植回原位以重建和维持腰椎稳定。此术式的优点显而易见，但关键是注意对植回椎板的固定和稳定，以防意外。

（六）显微外科手术及经皮椎间盘切除术

既往认为经旁正中切口在显微镜下切除突出髓核的优点为视野清楚，但近年来发现此种操作技术误伤率高和疗效欠佳，因此目前已不再为大家选用。

经皮椎间盘切除术因适应证范围窄，故临床应用较少，加之极外侧型突出并非经皮技术的手术指征，曾有人报道 1 例后外侧型突出行经皮手术 3 周后髓核又从椎间孔外穿刺孔处突出。

本术式将有专节阐述。

（赵　杰　赵长清　赵　鑫　马　辉　谢幼专　匡　勇　李　华　赵定麟）

第九节　腰椎后路显微外科技术

一、概述

显微外科技术治疗腰椎疾病兴起于 20 世纪 80 年代初期。1977 年 Yasargil、Caspar 利用显微外科技术治疗腰椎间盘突出症，继后 Williamos、Wilson、Goald 等相继开展。1998 年 McCulloch 开展显微入路将同侧椎板间扩大到对侧，并借助手术器械对侧隐窝进行减压，同时还做后路椎弓根器械固定术。腰椎后路显微外科技术具有对同侧椎旁肌损伤小，通过一侧入路可对两侧椎管进行减压等优点。显微外科椎管内部扩大技术可以完整地保留后部张力 Banding 系统（棘上韧带、棘间韧带和棘突）及对侧椎旁肌。能安全分离与硬膜粘连的瘢痕组织；局限性的切除对椎板、小关节突、硬膜外脂肪、硬膜外静脉丛起到了保护作用。最低限度干扰脊髓和神经根，有可能修复或重建纤维环和黄韧带。最终使患者术后创口疼痛轻微，出血少，早期下床活动和防止术后并发症（例如深静脉血栓、尿路感染、肺部感染）。但后路腰椎显微外科手术也存在着技术缺陷，除手术医师需进行培训外，因术野较小，易对神经血管造成损伤。

二、病例选择、术前准备、麻醉与体位

（一）手术适应证

1. 正中、正中旁、椎间孔内及椎间孔外椎间盘突出；
2. 退行性腰椎管狭窄；
3. 伴有无症状的神经根管 / 侧隐窝狭窄；
4. 腰椎骨折。

（二）术前准备

【X 线片】

旁正中椎板间入路术前必须有比较清晰的前后位和侧位 X 线片，以反映腰椎弯曲程度、椎间隙高度、脊椎关节病变程度、椎间窗的大小和形状，由此预测是否有必要扩大椎板间隙，确定术中选择合适的椎间融合器。

【CT 扫描】

CT 扫描可以明确了解椎间盘与椎管的骨性变化，椎管神经根管横截面上的变化，更能从骨窗像上了解椎体骨性变化确定选择不同大小的椎间融合器，同时可以二维或三维重建脊椎。

【MR 扫描等】

1. MR 成像已成为腰椎间盘突出诊断的标准手段。MR 扫描可以明确反映椎间盘基础病变影像，突出椎间盘的大小、形态、部位；反映椎间小关节大小和形态，黄韧带厚度和形状，侧隐窝和椎管的容积，反映硬膜外脂肪、脊髓神经及硬膜外静脉系统的情况。

2. 其他　酌情行椎管造影术或椎间盘造影术。

（三）麻醉与体位

【麻醉】

全麻或硬膜外麻。

【体位】

1. 胸、膝俯卧位　髋关节和膝关节弯曲 90°，保证下肢静脉回流，减少下肢深静脉血栓形成的几率。患者的支撑点在膝、臀和胸部，这些部位均需用凝胶软垫加以保护，以防压疮形成。适当倾斜手术台后部，减少或完全代偿腰椎前凸，这不仅可以扩大椎管体积，还可以张开椎间隙。患者腹部必须游离，避免受压，胸廓下垫软垫。头面前额部垫软圈，防止眼、鼻、下颌受压，以防失明和压迫性溃疡。两上臂外展、肘屈曲 90° ，以防臂丛损伤。

2. 俯卧位　患者前胸和髂嵴部垫凝胶软枕各一个，使腹部悬空，前胸软垫不可太靠前，以防压迫气管影响两肺通气。两髂嵴垫枕不能太靠中线，以防腹部压迫，影响静脉回流，增加术中出血。前额部垫软圈，注意颈部过旋转或后仰，防止眼、鼻及下颌受压而导致失明或压迫性溃疡。两前臂不得过于外展，以防臂丛损伤。手术台折刀位，以增加椎板间隙张开度，减少腰椎前凸。

三、手术步骤

（一）旁正中椎板间入路

【体表定位】

在 C- 臂 X 线机透视下确定将要进入的病变间隙反映在皮肤上的投影，并做好标记。皮肤消毒后，将穿刺针与棘突平行进入预定的椎间隙。穿刺针应插入手术入路的对侧，以避免皮下和肌肉血肿妨碍手术分离（图 4-3-3-9-1）。

【切口】

皮肤切口于中线外侧 5mm，病变间隙必须位于皮肤切口的中 1/3，这表明术者不仅需暴露病变的椎间隙，还要暴露此间隙头侧或尾侧的椎管，皮肤切口应随椎间盘突出范围的扩大而延长（图 4-3-3-9-2）。

【具体操作步骤】

1. 沿中线将浅层和深层腰背筋膜切开，在相邻棘突间以半圆形分离筋膜，将中间部分筋膜轻轻提起并缝合固定。

2. 自棘间韧带和相邻椎板间牵开浅层椎旁肌层，在显微镜良好照明和放大条件下，双极电凝处理横越静脉。

3. 确认椎板间隙后，以花生拭子清理软组织，从外侧上位椎板和小关节囊锐性分离多裂肌群中回旋肌的附着点。

4. 插入扩张器牵开肌群，暴露椎板间隙、黄韧带，使上位椎板的下部处于手术视野的中央。

5. 用显微外科手术刀从椎板及其小关节突的附着点上剥离黄韧带，而中间部分被保留。中间部分的黄韧带可以向中线提起而不需切除，术毕，黄韧带可以简单地复位并覆盖椎管。

6. 首先确认手术野下方区域，即下位小关节的下方边界为脂肪垫，由此进入两层黄韧带之间，并摘除外层黄韧带的下外部分，这是进入椎管最安全途径。黄韧带外层被切除，内层被保留，一旦打开内层黄韧带即进入椎管。

7. 亦可将中型显微外科分离器沿头尾方向移动分离器，进入椎管用 Kerrison 咬骨钳切除黄韧带外 1/3。如果黄韧带肥厚，至少潜行切除椎板或做椎板切除术，直到硬膜囊后外侧，尽量避免灼烧硬膜外脂肪，因术后这些脂肪组织会覆盖神经结构起保护作用（图 4-3-3-9-3）。

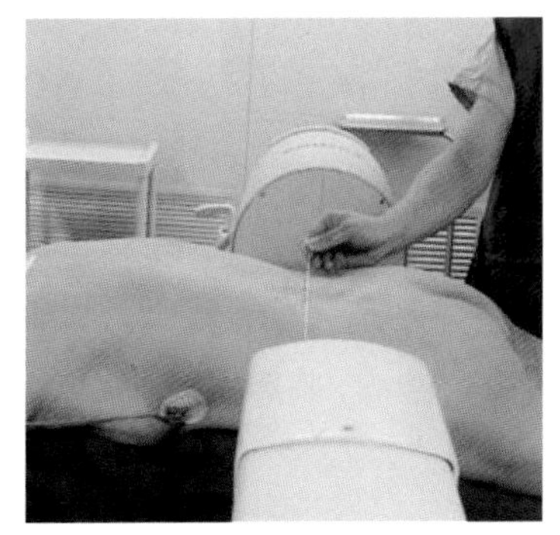

A

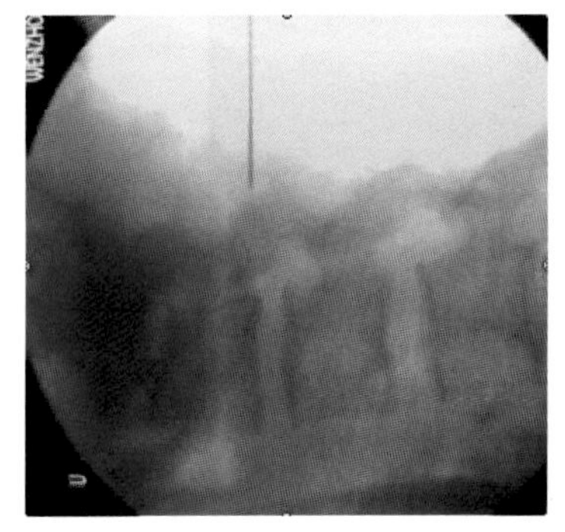

B

图 4-3-3-9-1 临床举例 体位与定位（A、B）

A. 俯卧位，腹部悬空；B. C- 臂 X 线机监透下定位针插入

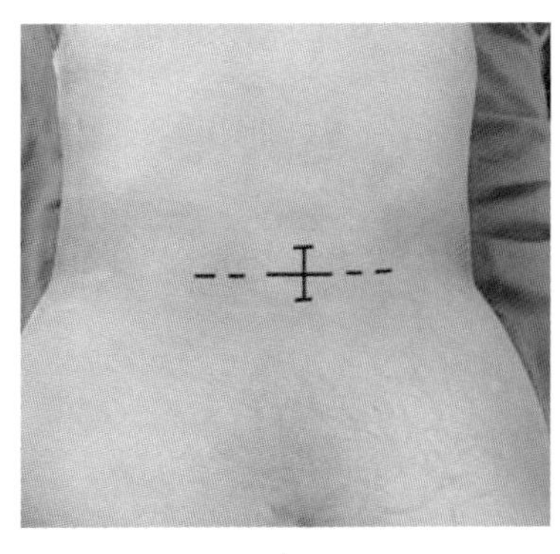

A

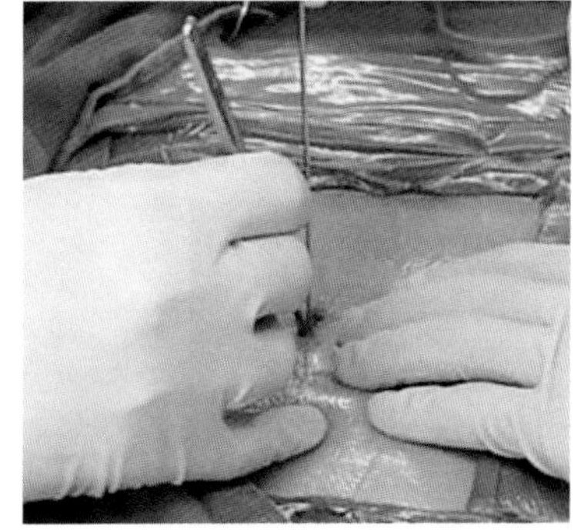

B

图 4-3-3-9-2 临床举例 皮肤切口与入路（A、B）

A. 定位间隙皮肤切口；B. 旁正中入路

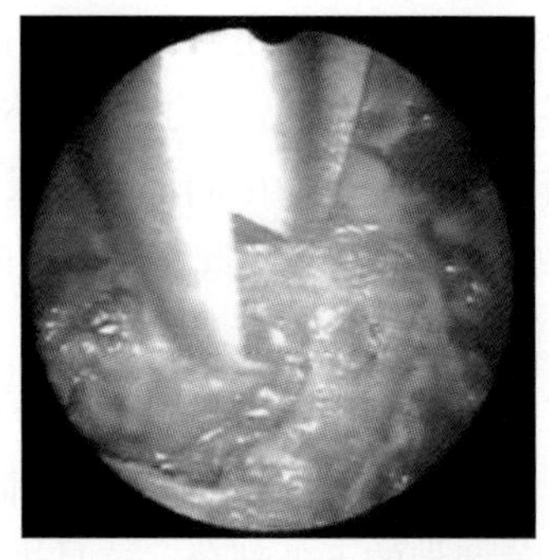

图 4-3-3-9-3　临床举例　用 Kerrison 咬骨钳切除黄韧带

8. 用高速磨钻将上位椎板的下缘及增生的小关节内侧部分磨除，即可暴露神经根，用探子确定下位椎弓根内侧缘，一旦确认，神经根可以全部暴露直至进入椎间孔，并可看到神经根外侧和尾侧，咬骨钳沿神经根走行平行使用，进行减压，确认神经根肩部及腋部，向中线推开神经根即可暴露椎间盘（图 4-3-3-9-4）。

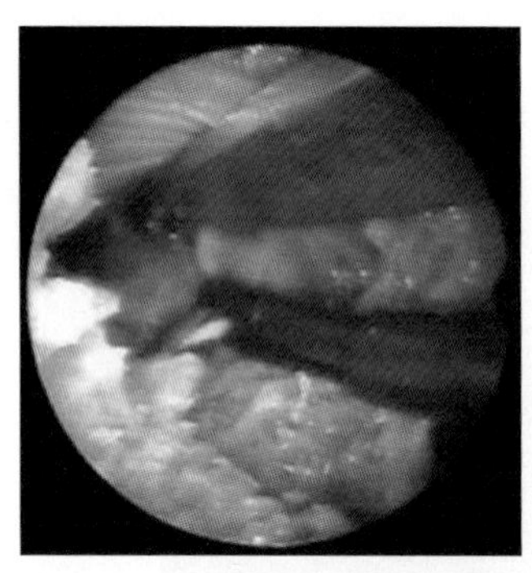

图 4-3-3-9-4　临床举例　向中线推开神经根暴露椎间盘

9. 仔细探查有无硬膜外游离椎间盘碎片，应轻柔游离并切除孔内椎间盘突出，并向椎间盘头侧或外侧扩张，必要时可做上位椎板的头侧或外侧广泛切除，但必须保留小关节的峡部（图 4-3-3-9-5）。

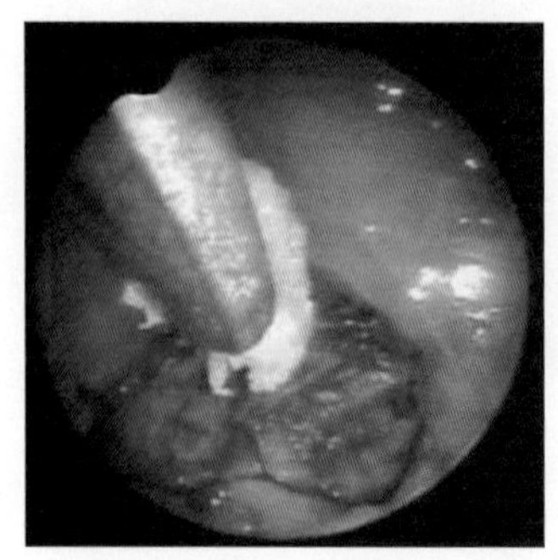

图 4-3-3-9-5　临床举例 摘除椎间盘

（二）外侧、椎孔外入路

术前准备、麻醉及体位同旁正中椎板间入路。

【体表定位】

在 C- 臂 X 线机透视下确定椎间隙体表投影定位。应在皮肤切口对侧进行标记，以防穿刺标记针刺穿硬膜或血管产生脑脊液漏和手术入口处血肿。在棘突外侧一横指、突出病变的椎间隙下缘垂直皮肤进针，在此水平画一水平线（A 线），将 C- 臂 X 线机换成前后位，病变椎间盘上位横突的下缘做一水平线（B 线），同时画两条垂线，即棘突连线（C 线）和椎弓根外侧缘连线（D 线），两条水平线之间距离（AB 线）即是皮肤切口（图 4-3-3-9-6）。

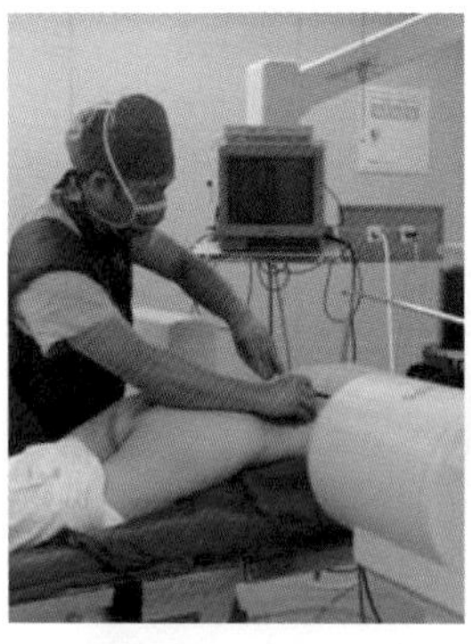

A

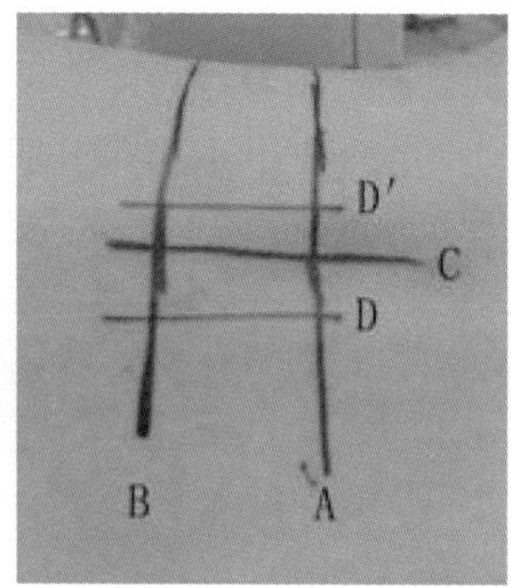

B

图 4-3-3-9-6　临床举例　定位与切口（A、B）

A. 俯卧位 C– 臂 X 线机定位；B. 皮肤切口定位线划分

【切口】

皮肤切口长 3~4cm，位于旁正中线约 4cm。

【具体操作步骤】

1. 切开皮下组织和腰背筋膜的后层，纵形行切开竖直肌腱膜。

2. 用示指沿多裂肌和最长肌之间钝性分离肌肉（图 4-3-3-9-7）。

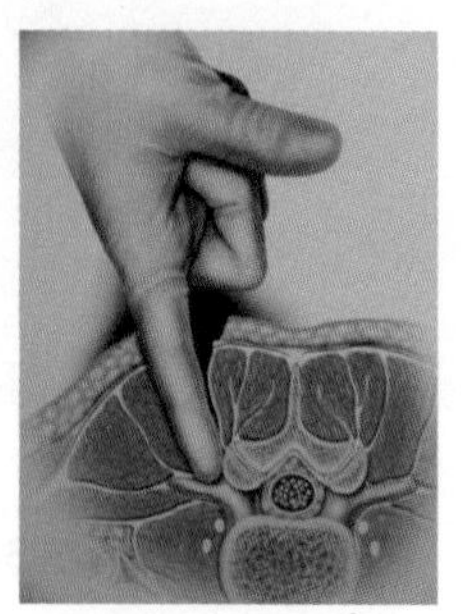

图 4-3-3-9-7　用示指沿多裂肌与最长肌之间钝性分离示意图

3. 暴露手术野　将扩张器－拉钩插入肌间牵开，将扩大器尖部支撑在横突上，从而暴露手术野上下界，即暴露上位横突下半部与下位横突上半部。而关节突间部分的外表面和横突末端分别代表手术野中间界和外侧界，此时可做侧位X线透视防止定位失实。

4. 显微减压　将手术床倾斜15°~20°离开术者，这样能更好地观察椎弓根的外侧区域（图4-3-3-9-8）。小关节有过度增生可以切除骨赘，切开横突间肌肉的中间部分，并将其牵向外侧，从而暴露横突间韧带，切开横突间韧带即可看到包绕神经根的脂肪。避免过度牵拉背根神经节，以免发生术后烧灼痛。

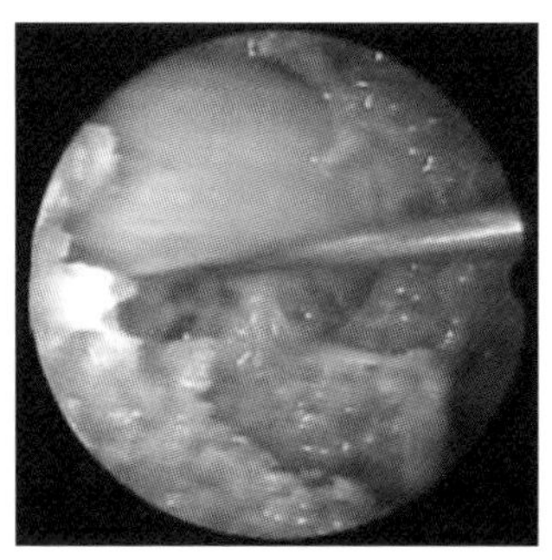

图4-3-3-9-8　临床举例　显微镜下观察神经根处外侧区域

对腰动脉的分支应尽量保护并分离，如该分支血管有碍摘除椎间孔碎片，可以对其烧灼。

在显微镜下摘除椎间盘（图4-3-3-9-9），如遇到困难，应改为传统直视下手术。

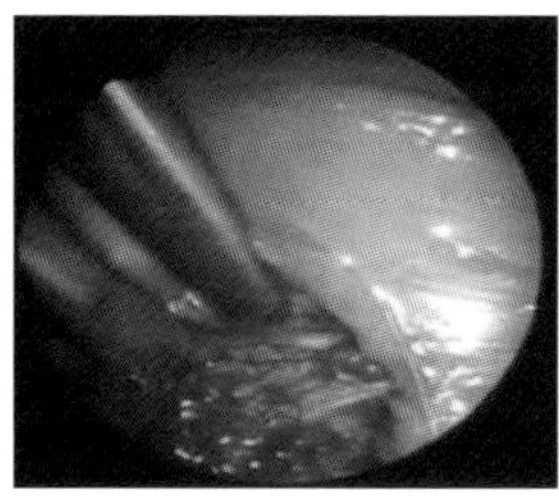

A

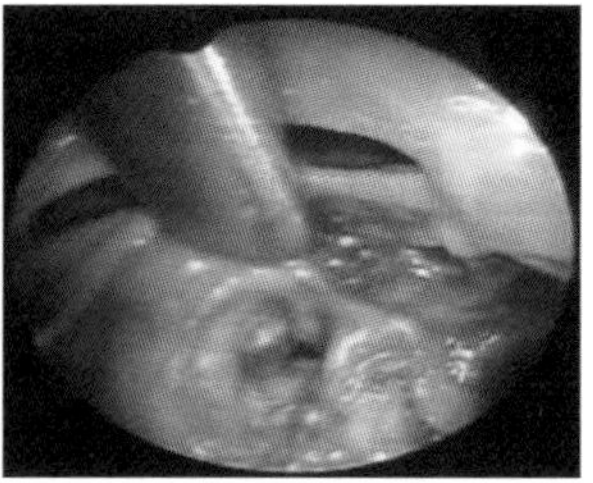

B

图4-3-3-9-9　临床举例　暴露和切除椎间盘（A、B）
A. 将神经根推向中线暴露椎间盘；
B. 切除椎间盘后检查神经根周围情况

5. 创口缝合可以选择性放置引流，肌肉不需缝合，筋膜和腱膜可用吸收线缝合。

（三）操作注意事项

【旁正中椎板间入路】

1. 适当折刀位，倾斜手术台，以减少或完全代偿腰椎前凸，这样不仅可以扩大椎管体积，还可以张开椎板间隙，对运动节段柔软性差的患者更应这样做。

2. 定位穿刺针应插在非手术侧，以避免皮下和肌肉血肿妨碍手术入路显微分离，穿刺针不能过深和过偏外，以免误伤硬膜或血管和肠壁，导致脑脊液漏、血肿和感染。

3. 插入扩张器牵拉椎板间隙肌肉，应旋转90°朝向助手打开，注意不要过度牵拉，以避免皮肤坏死，并使椎板间窗、黄韧带和上位椎板的下部处于视野中央。

4. 常规显微外科手术均切除黄韧带，若保留黄韧带，显微外科手术刀从椎板及小关节囊上附着点剥离黄韧带，中间部分内层黄韧带保留，切除外1/3黄韧带时必须朝向尾侧方向直达下位椎板的上界。

5. 暴露神经根时，建议在6点位置开始暴露神经根，切除上位相邻椎骨的下关节突内侧部分，咬骨钳应始终保持与神经根走向平行使用，否则有硬膜撕破的可能。上位椎板的下缘和外侧缘可广泛切除，但不能切除小关节之间的峡部，如果上位椎板切除范围超过10mm，造成峡部区域破坏的危险性将增加。

6. 硬膜外瘢痕组织增生，是手术分离神经根最大障碍，瘢痕组织分离和切除必须从正常硬膜外处逐渐向上或向下仔细而小心分离，不可动作粗暴，以免损伤神经根或硬膜。

7. 遇上硬膜外静脉丛出血，严禁用单极电凝止血，也尽量减少双极电凝止血，最佳方法是注入冰盐水，暂时性应用明胶海绵和脑棉压迫止血，数分钟后硬膜外静脉丛出血均可凝住。在去除脑棉和明胶海绵时可导致再次出血，可持续性注入冰盐水，脑棉压迫出血，待止血成功后，移除脑棉，以生物蛋白胶喷涂凝固止血。

【外侧、椎孔外入路】

1. 外侧、椎孔外入路适应证要严格掌握在椎间盘完全脱出到椎间孔外或至少达椎弓根外侧2/3。并且没有其他病变需要处理（如椎管狭窄、小关节突广泛增生、椎管内椎间盘突出）。

2. 手术台倾斜 15° ~20° 离开手术者，可以更好地观察椎弓根的外侧区域。

3. 分离肌肉以钝性分离为主，必要时可以用双极电凝止血并分离。

4. 避免过度牵拉背根神经节，以免发生术后灼烧痛。

5. 对腰动脉分支应仔细分离，尽可能避免损伤，对并行的静脉如果妨碍椎间盘摘除时可以电凝结扎。

四、术后处理

1. 术后严密观察生命体征及两下肢运动、感觉和括约肌情况；

2. 术后第一天开始进行等长肌肉练习，指导患者随意自由活动，只要不引起或加重下腰部疼痛或坐骨神经痛，可以让患者起床活动；

3. 术后四周后可以从事一般正常活动；

4. 术后应用抗生素（口服）。

五、并发症防治

显微外科技术椎间盘切除术的并发症比传统手术摘除要低得多，最主要、最常见的并发症包括以下几种。

（一）术前并发症

术前定位错误：由于术前 X 线监测时，没有准确安置好体位或 X 线机位置，体表投影与切口不符合，导致间隙定位错误。所以要高度重视体表定位，尤其是 L_5~S_1 间隙，解剖结构常有变异，如腰椎骶化、骶椎腰化时，易引起定位错误。

（二）术中并发症

【神经根损伤】

特别在侧隐窝狭窄的扩大手术，在切除小关节突内侧骨赘时，采用枪式咬骨钳扩大，易导致神经根损伤。在黄韧带相当肥厚时做切除，易损伤神经根。我们建议做侧隐窝扩大，应采用薄骨刀切除或高速磨钻切除。

【硬膜撕裂】

椎管狭窄减压术中最常见的并发症为硬膜撕裂，导致假性脑膜炎或脑脊液漏，发生率达13%。硬膜撕裂主要原因是体位不正确，腹部受压，脑脊液压力增高，硬膜处于紧张饱满状态，插入咬骨钳可能导致硬膜内折，产生撕裂。一旦硬膜被撕破，减压完成后，在显微镜下进行修补，一般采用 8-10/0 无损伤缝线修补。

【硬膜外出血】

当脊髓减压时，有时产生脊膜外出血，难以止血。主要原因是腹部压力增高，硬膜外静脉丛瘀血，减压时易撕破静脉丛，或电凝后的硬膜外静脉电凝结痂脱落继之出血。由于硬膜外静脉丛壁薄，交通支无静脉瓣，出血量大，暂时性止血后易产生再出血。长时间俯卧位，手术干扰内环境，以及腹压增高，均可导致硬膜外出血。硬膜外出血以薄棉片压迫止血，适当应用明胶海绵或生物蛋白凝胶止血。

【腹膜后血管损伤】

导致腹膜后血管损伤，大多是由于髓核钳等工具插入椎间盘时，穿透前方或侧方纤维环及前纵韧带而将血管或肠管误认为髓核摘除，以致引发严重后果。一旦损伤，必须紧急仔细进行修补，必要时应施行传统切口，进行血管修复。对这种损伤的预防措施是在髓核钳插入椎间隙内的深度进行控制，或在髓核钳上刻有长度标志，或在 C-臂机透视下确定髓核钳头的位置，钳夹时应防止粗暴撕拉。

（三）术后并发症

【深静脉血栓】

长时间牵拉或压迫髂血管，术后可产生静脉血栓。血栓多发生于股静脉、髂股静脉或腘静脉，出现下肢肿胀、疼痛，伴有不明原因的发热及白细胞计数增高，应疑有深静脉血栓。通过超声检查或 ^{125}I 纤维蛋白原扫描或肢体深静脉造影均可明确诊断。深静脉血栓重在预防，应经常测量肢体围径，观察有无肿胀，及时行血流动力学检查，平日应鼓励积极活动肢体，一旦血栓形成应禁止剧烈活动，以防血栓脱落引起肺梗塞而致猝死。肝素有预防血栓形成的作用。已有血栓形成，可应用尿激酶、双嘧达莫、阿司匹林或右旋糖酐静脉滴注，肢体肿胀可在2~3周消退。

【椎间隙炎】

在腰椎手术中，椎间隙炎是椎节深部的亚急性或慢性感染。椎间隙炎可发生于任何方式的腰椎间隙摘除手术中，也可发生于椎间盘造影、髓核化学溶解或经皮穿刺活检或椎间盘切削术。发生椎间隙炎的其临床症状表现为剧烈腰背痛和背肌痉挛。实验室检查有轻微白细胞总数升高或正常，但血沉增快明显。MRI检查是最可靠的手段，其敏感性和特异性均在90%以上。并可在C-臂X线机引导活检做抽吸和培养，尽管其培养的阳性率仅在50%以下，但阳性结果确诊及药物敏感试验具有重要作用，对培养为阴性者，也不能否定感染的存在。对椎间隙炎的治疗，首先为制动，任何刺激和活动均可增加疼痛。可以采用骨盆牵引，解除椎间隙压力，缓解疼痛。其次应用足量广谱或敏感抗生素。对上述非手术治疗无效者，可以切开冲洗椎间隙，置双管引流。

【脑脊液漏】

脑脊液漏可由多种原因所致，如锐利的骨片刺伤，手术操作时损伤，术中未观察到的硬膜损伤等。术后患者有恶心、呕吐、头晕和头痛，加之创口处有澄清脑脊液溢出，或引流管引流出澄清液体均可诊断为硬膜损伤之脑脊液漏。多数病员卧床休息，头低足高位，局部加压，2~3d可以停止漏液。如果仍有渗液，则需做创口外深缝合或拆开创口做深部组织缝合，通常能够解决问题。如果仍有脑脊液漏，则需做另处脊膜下穿刺置细软的引流管引流脑脊液，待创口漏液完全消失后，再拆除置放的引流管。

【马尾综合征】

马尾综合征主要表现为急性尿潴留伴有鞍区麻痹，严重时伴有坐骨神经痛，下肢无力，以及腿和足部的感觉障碍。检查生殖器官感觉和直肠括约肌的收缩功能对诊断马尾综合征患者具有重要意义。发生马尾综合征的原因诸多，如术后血肿，干扰止血药物应用（非甾体消炎药、阿司匹林、肝素等），电凝损伤马尾神经或脊髓血供，以及脊髓或马尾的术中牵拉损伤等。对马尾综合征应按急诊处理，一般均需在24h内进行手术探查。探查前需做MR、脊髓造影等影像学诊断，同时可酌情选用大剂量皮质类固醇与脊髓损伤同等处理。

【继发性蛛网膜炎】

继发性蛛网膜炎是指覆盖脊髓或马尾表面的软脑膜炎症，产生炎症的主要原因是蛛网膜下腔出血、手术后的感染及脊髓造影等因素，多属医源性。轻微的蛛网膜炎没有临床症状，严重的可出现背疼和腿疼，个别病例可出现痉挛性瘫痪。MRI检查、腰椎穿刺脑脊液检查对该病有诊断意义。继发性蛛网膜炎的治疗仍以保守疗法为主，如胎盘组织液、α-糜蛋白酶、胰蛋白酶应用可消除粘连物。椎管内推注消毒氧气40~60ml，亦有一定疗效。消炎止痛药物及中草药治疗亦有效果。对非手术无效者，且症状加重可行手术治疗，其方法有根性减压、粘连松解等。该病预后一般较好，化脓性感染或全椎管蛛网膜下广泛粘连引起瘫痪可致死亡。

【相邻椎节不稳】

后路腰椎手术广泛切除椎板或破坏小关节突关节或对退变性滑椎进行减压而又没有进行有效的融合，术后相邻椎节或手术椎节相应产生生物力学上的不稳定，后关节及椎间关节受力不均匀，相邻椎节退变增快而产生不稳。所以手术时应尽量减少破坏椎板小关节突关节，对不稳的椎节摘除椎间盘后应做椎间融合，尽量避免多节段椎间融合。

六、临床举例

［例 1］ 图 4-3-3-9-10 女性，32 岁。右侧腰腿痛二个月，右第一足趾不能背伸一周入院。入院查体：骨盆右侧倾斜，两腰肌稍紧张，L_4~L_5 间隙偏右压痛。右侧直腿抬高 30°，Laseque 征（+），右第一足趾背伸肌 III 级，右侧小腿外侧感觉迟钝。踝关节活动佳。X 线片未见明显病变，MR 扫描示 L_4~L_5 椎间盘变性后凸入椎间孔，脊髓神经根右侧明显受压。CT 提示 L_4~L_5 椎间盘右外后方突出，神经根受压。择期在双人双目显微镜下施行髓核摘除术。术后两周疼痛症状消失，右小腿外侧感觉恢复正常。术后半年复查右第一足趾背伸肌力恢复，恢复原有工作。

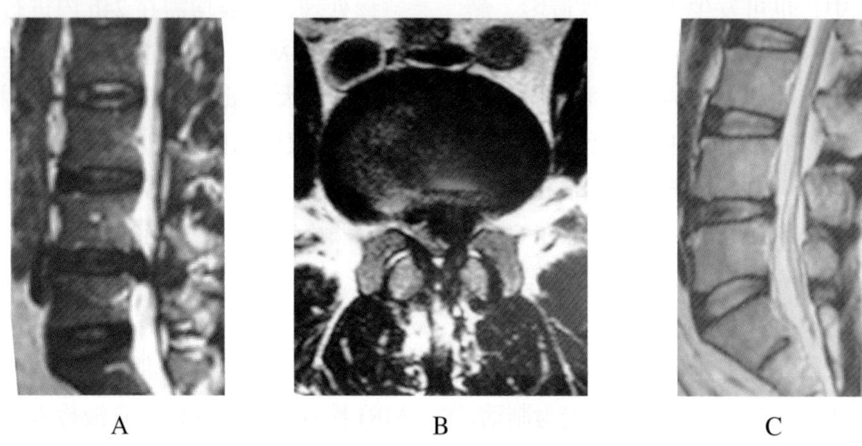

图 4-3-3-9-10 临床举例 例 1 L_4~L_5 椎间盘突出症后路显微摘除术（A~C）

A. MR 矢状面示 L_4~L_5 椎间盘变性，突出；
B. MR 横断面示椎间盘后外侧型突出，压迫神经根；C. 术后 MR 复查示椎间盘突出消失，压迫解除

［例 2］ 图 4-3-3-9-11 男性，40 岁。右侧腰腿痛半年，疼痛加重一周。入院查体：脊柱无明显畸形，L_5~S_1 间隙压痛，右侧直腿抬高 30°，Laseque 征（+），右第一足趾背伸肌 V 级，右第一足趾跖屈肌力Ⅳ级，腱反射弧正常。MR 扫描示 L_5~S_1 椎间盘突出，神经根受压。择期在双人双目显微镜下施行 L_5~S_1 椎间盘摘除术。术后半年复查，症状消失，功能完全恢复，参加原有工作。

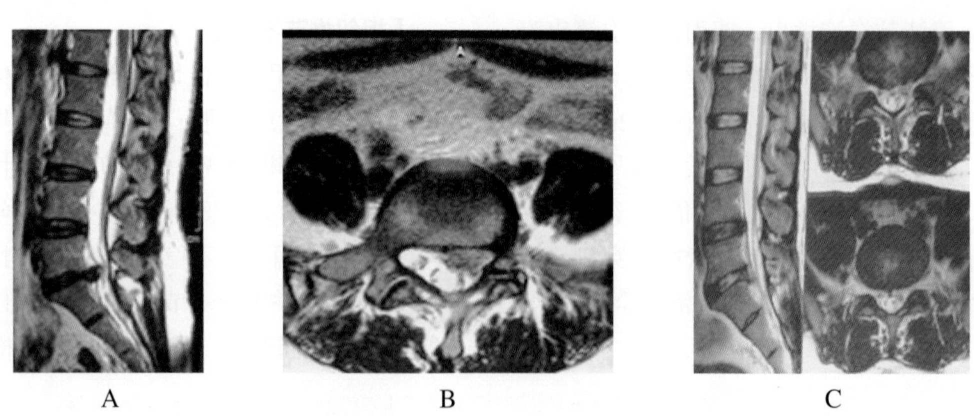

图 4-3-3-9-11 临床举例 例 2 L_5~S_1 椎间盘突出症后路显微摘除术（A~C）

A. MR 矢状面示 L_5~S_1 椎间盘变性突出；B. MR 横断面示椎间盘后外侧型突出，
压迫神经根；C. 术后 MR 复查示椎间盘突出消失，压迫解除

第十节 微创TLIF在腰椎手术中应用

随着微创外科技术的快速发展，脊柱外科微创技术也经历了从启蒙到发展直至目前的广泛开展阶段。脊柱微创技术既包括早期的经皮穿刺技术，亦包括之后的内窥镜如椎间盘镜、腹腔镜、椎间孔镜技术以及经腹前路的Synframe支架技术等。近年来发展起来的扩张通道技术如Mastquart技术。扩张管道由于不改变外科医生的操作习惯，同时又达到微创手术的目的，因而受到脊柱外科医生的青睐。本节介绍可扩张通道下TLIF技术在下腰椎疾患中的运用。

一、微创TLIF技术概述

一个多世纪以来，脊柱融合术已经广泛应用于治疗脊柱感染、创伤、畸形、退变及脊柱肿瘤切除后的重建等多个领域。脊柱融合术可采取前方、后方、侧方以及后外侧等手术入路。1953年Cloward首次提出了后路腰椎椎体间融合术（Posterior Lumbar Interbody Fusion，PLIF）。该手术仅通过单纯后方入路，可达到360° 融合的目的，避免了前路手术及相关并发症的发生，逐渐成为治疗下腰椎疾患的经典手术方式。然而，该技术对于手术操作要求较高，术中需广泛剥离肌肉组织，对骨性结构破坏较大，从而影响康复效果，同时该术式对硬膜囊及神经根牵拉比较严重，易导致足下垂等并发症，文献报道早期PLIF手术后足下垂的发生率可高达20%，因而近年来其应用受到限制。

经椎间孔腰椎椎体间融合术（Transforaminal Lumbar Interbody Fusion, TLIF）最初由Blume和Rojas提出，随后由Harms和Jeszensky进一步推广，是在PLIF术式的基础上发展而来的新型手术方式。与需要大范围减压并牵开双侧神经根以显露椎间隙的后路腰椎体间融合术不同，TLIF技术经过椎间孔到达椎间隙来完成，其对硬膜囊及神经根牵拉程度更小。相比而言，TLIF较PLIF更安全。TLIF术式部分或全部去除一侧关节突，进入椎间隙的部位较之PLIF术式更为外侧，仅需轻度牵拉神经根即可完成，因而大大降低了足下垂并发症的发生率。但是作为传统开放性手术，也存在着切口长，肌肉剥离范围大，切除结构多等缺点，易导致椎旁肌缺血坏死，失血量增加以及硬膜外纤维化等，无形中增加了住院及恢复时间。

在传统开放TLIF的基础上，2001年Foley首次提出了微创TLIF技术的概念，在之后的10年里，微创脊柱外科技术得到了快速的发展。微创脊柱外科被认为可降低术后疼痛程度，并通过有限的软组织牵拉和剥离使患者得到更快的软组织修复，显微镜、可扩张通道和专科器械的应用使得外科医师得以通过很小的切口完成手术。脊柱后方结构由多组位于椎体附近并具有多个肌腱附着点的肌肉维持动态稳定。多裂肌具有短而有力的肌纤维，能够在短距离内产生巨大肌力，因而对稳定脊柱有非常重要的作用。传统中线切开式手术使肌腱离断、血运阻断和挤压损伤，进而破坏了这些肌肉的功能。微创脊柱外科技术是在试图使手术损害最小化和保留正常解剖功能的基础上发展而来。该手术方式的原理基于限制手术入路，最低限度的暴露手术目标位置，使维持正常功能所必需的解剖结构的损伤最小化。传统手术使用的自动牵开器可导致肌肉挤压伤，在微创手术中可被对肌肉、血管和神经压力最小、安装于手术台上的管状通道所取代。与开放式手术相比，微创术式的目标是对受累神经结构进行充分减压及稳定不稳节段。后路腰椎微创手术基于以下主要理念：

1. 避免由自动拉钩长时间牵拉引起的肌肉挤压伤；

2. 不破坏重要肌肉的肌腱附着点，特别是棘突处的多裂肌起点；

3. 手术入路利用解剖学上已知的神经血管和肌间隙，最大限度减小对肌纤维的离断；

4. 通过限制手术通路的范围使伴随软组织的损伤降至最低。

二、微创TLIF手术适应证及禁忌症

微创 TLIF 治疗下腰椎疾病的适应证目前仍存在争议，多数作者认为其手术适应证类似于传统开放式 TLIF 手术，但由于通道使用的限制，早期的微创 TLIF 最适于腰椎单节段病变患者，而对于存在严重滑脱及椎管狭窄患者，其应用也较之开放式 TLIF 手术受到一定的限制。综合目前文献，笔者归纳其适应证及禁忌症如下。

（一）微创 TLIF 下手术适应证

【Ⅰ～Ⅱ° 腰椎滑脱症】

腰椎滑脱症伴有顽固性腰痛或下肢神经症状者是腰椎融合术的有效适应症之一。Ⅱ度以下腰椎滑脱由于其滑脱程度轻，多可通过提拉椎弓根螺钉而获得复位，故而可以经微创通道下完成。

【腰椎间盘突出症】

腰椎间盘突出引起下肢疼痛、麻木反复发作三个月以上，合并腰椎不稳或慢性腰痛症状患者，影响日常工作、生活，经保守治疗不能缓解，可在减压的同时行椎间融合手术，微创 TLIF 是一个较好的选择，特别是一侧椎间盘突出或极外侧椎间盘突出以及复发性椎间盘突出的病例。

【椎间盘源性腰痛】

持续的严重腰痛，经影像学检查明确为椎间盘源性腰痛者，即便未见明显硬膜囊及神经根明显受压，经保守治疗不能缓解，排除肿瘤、炎症及其他原因，亦可考虑在微创 TLIF 下行椎间盘切除植骨融合术。

【腰椎后路椎板切除术后不稳】

因为首次椎板切除手术很少涉及椎间孔，而微创 TLIF 术式从侧外方入路行椎弓根螺钉置入内固定，避开了首次手术入路大范围剥离软组织形成的瘢痕组织；同时远离了缺如的椎板和裸露的硬膜囊表面，可减少术中出血、硬膜囊及神经根损伤等翻修手术并发症。因而微创 TLIF 手术适用于腰椎板切除术后继发的腰椎不稳患者。

【腰椎骨折内固定】

腰椎骨折具有手术指征的患者中，部分患者无需减压或骨折复位即可达到减压目的者，建议采用微创 TLIF 入路行椎弓根螺钉内固定。可避免术中大范围椎旁肌的剥离，减少出血量，大大节省手术时间。由于未破坏患者棘突肌肉附着点，使患者能更早的下地活动，恢复期后腰部疼痛程度较传统手术明显减轻。

【椎间假关节形成】

椎间假关节形成发生于腰椎间盘切除植骨融合术后融合失败的病例，多见于肥胖、吸烟、糖尿病患者。大部分的椎间假关节形成患者需行进一步翻修手术治疗，微创 TLIF 术式避开了首次手术入路部位，可直接进入椎间隙行椎间植骨、椎弓根螺钉固定。

（二）微创 TLIF 手术禁忌证

【重度腰椎滑脱症】

重度腰椎滑脱难以通过单纯椎弓根螺钉提拉复位，且重度滑脱患者解剖结构紊乱，瘢痕组织增生，通道下视野狭窄，易造成软组织松解不够及神经根损伤等并发症。

【多节段（>3 节段）腰椎退行性病变】

微创通道下减压范围有限，尽管目前长节段固定器械已力图解决多节段减压问题，但多节段腰椎间盘突出或狭窄往往手术范围大，微创手术耗时较长，往往真正难以达到微创的目的。故而对于多节段严重腰椎病变，不强求进行微创手术。

【联合神经根】

少数患者神经根出口存在联合神经根现象，往往术前 MR 平扫难以发现，微创通道下易造成神经根损伤，故术中发现联合神经根应改为开放性手术。

【严重骨质疏松者】

严重骨质疏松易导致内固定失败，不管是开放手术还是微创手术，均应视为禁忌。

三、微创TLIF手术技术

（一）术前准备

【一般准备】

术前准备基本同传统开放性腰椎融合手术。术前需明确患者是否适合行微创 TLIF 手术，如患者是否存在明显的腰背痛和根性痛。如果患者存在神经症状，术中需对涉及神经压迫的节段进行减压。同时，患者既往是否行腰椎手术也是必须考虑的因素之一。对于年龄较大患者，必要时行骨密度检测以明确骨质疏松程度。

【影像学检查】

1. X 线检查　术前需行腰椎正侧位 X 线片以评价椎间隙形态、高度、骨赘增生情况以及腰椎的曲度；此外，伸屈侧位 X 线片用于判定腰椎是否存在不稳；

2. CT 平扫检查　腰椎 CT 平扫可用于判断腰椎椎体骨质疏松程度，腰椎 CT 三维重建能提示腰椎骨折患者骨折椎体的形态，而对于腰椎再手术患者亦能明确显示手术部位骨质缺损程度；

3. MR 平扫检查　腰椎 MR 平扫可更好的评价腰椎退变及神经受压程度。T_2 高信号等腰椎间盘退变表现可认为是腰背痛的原因之一；纤维环撕裂也可通过 MR 上纤维环区域高信号以及终板的改变来判定；对于腰椎翻修患者，MR 增强扫描可区分压迫神经组织为椎间盘结构还是瘢痕组织；术前是否需常规行腰椎间盘造影术仍存在争议，但该方法对于判断是否为椎间盘源性疼痛有一定的帮助。

（二）手术操作

【概述】

可扩张通道下行微创 TLIF 根据术者习惯可有不同方式，如在通道下减压，植入椎间融合器后，经皮行椎弓根螺钉固定，或术侧行通道下减压植钉而对侧行经皮椎弓根螺钉固定等。笔者偏向于双侧均在通道下植入椎弓根螺钉，如此不但可以减少透视时间，也能减少手术时间，比较适合国内高强度的手术室条件要求。

【手术定位】

患者常规气管插管麻醉后，俯卧位于可透视手术床。消毒前使用 C- 臂机先行正侧位透视。强调标准的前后位透视下，标记椎弓根的横向及纵向位置。定位预手术节段椎间隙及上下椎节椎弓根的体表投影点（图 4-3-3-10-1）。

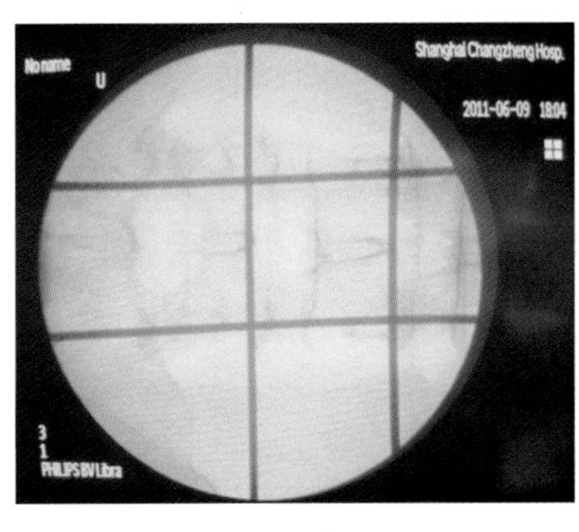

A

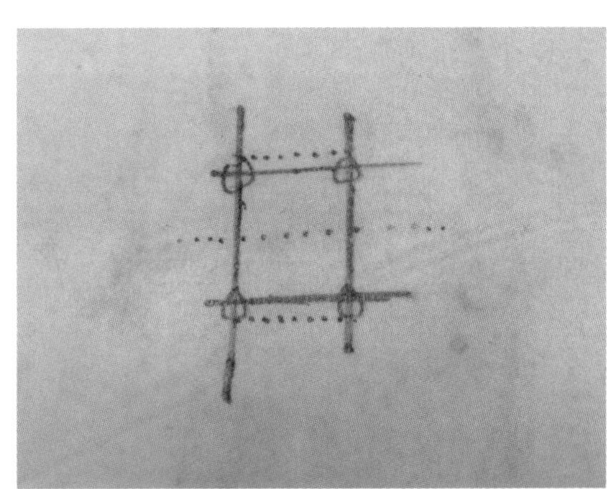

B

图 4-3-3-10-1　临床举例　术前定位：标准前后位透视，使定位标记针交叉点准确位于椎弓根入钉点，之后标记椎弓根连线的位置（A、B）

A. 透视下定位椎弓根；B. 椎弓根体表投影点标记

【切口选择】

常规消毒铺单，一般于后正中线旁 3cm 作长约 2.5~3cm 的纵行切口。笔者认为，尤其对初学者，由于对通道的掌握难以游刃有余，故而切口选择显得较为重要。切口过于靠内，减压方便但往往难以兼顾椎弓根螺钉植入；切口偏外，则减压操作难以完成。笔者的经验是在透视下椎弓根投影点的外侧约 3cm 处选择皮肤切口。切口的起始点以上位椎弓根投影点为中心，约 3cm。

【显露及安装通道】

依次切开皮肤、皮下组织及腰背肌筋膜。经多裂肌间隙，置入特制定位导针直至骨面。轻轻滑动定位针芯，探及骨面边界，使定位针芯定位至关节突关节为最佳，沿导针依次插入不同型号扩张管逐步撑开肌间隙。沿最外层扩张管置入通道。取出导针及扩张管。通道连接蛇形臂并固定于手术台上，撑开通道两翼，清除通道内残余软组织并止血，显露椎板及患侧上下关节突。透视确认显露节段为手术节段。期间可松开蛇形臂并调整通道位置以便进行减压操作（图 4-3-3-10-2）。

【椎管减压】

使用自带光源的通道或使用头灯及放大镜可确保操作的安全性及可靠性。使用枪钳逐步切除上一椎体的下关节突及下一椎体的上关节突内侧，暴露椎间孔。碎骨块备植骨用，小心分离并切除下方黄韧带及硬膜外脂肪。术中无需显露完整的神经根，但术者需充分掌握神经根的走行方向。对于伴有中央型狭窄的患者，可通过调整通道角度以扩大视野，达到扩大椎管减压的目的，实际操作中，在通道下通过去除棘突底部（Undercut）可减压至对侧椎板，并去除对侧黄韧带及扩大侧隐窝（图 4-3-3-10-3）。

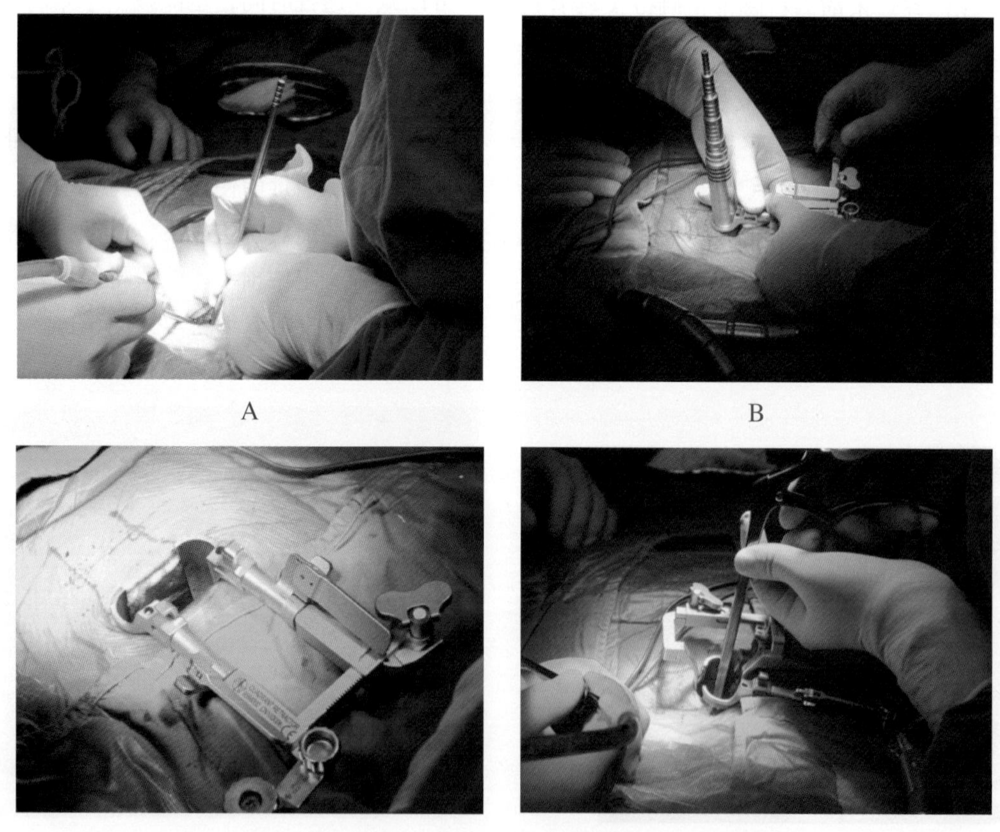

图 4-3-3-10-2　临床举例　微创 TLIF 入路显露过程（A~D）

A. 探针探至椎板表面；B. 逐级安装扩张套筒；C. 撑开器撑开术野；D. 开始减压

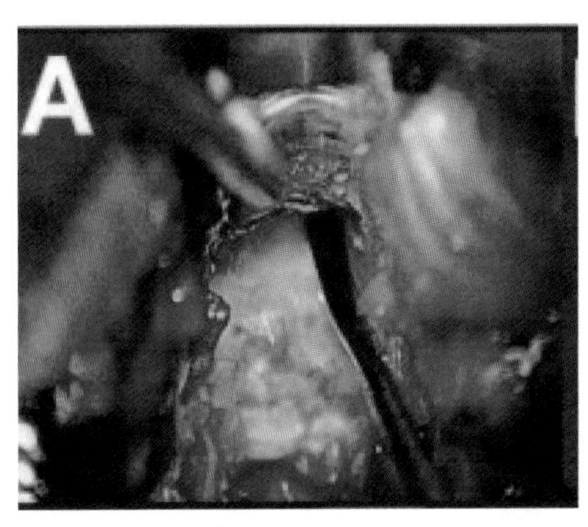

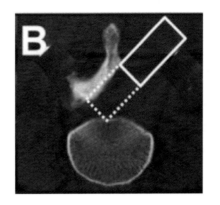

图 4-3-3-10-3　临床举例　微创经椎间孔腰椎体间减压融合术（A、B）
A. 术中图像显示硬脊膜，神经剥离子到达对侧部位；B. CT 横断面显示手术通道

【椎间盘切除及椎间植骨】

向一侧保护神经根及硬膜囊，显露突出退变的椎间盘纤维环后缘，经通道可在直视下看到椎间盘的位置，故减压步骤同传统开放性手术中椎间盘切除的操作步骤。操作过程中使用的器械较传统开放手术略有不同，适用于通道下减压操作。减压完成后可根据患者需求及经济条件选择自体骨、同种异体骨及椎间融合器的植入。

【椎弓根螺钉置入】

对于需要内固定的病例，由于通道下视野及操作空间有限，一般先行减压及椎间植骨，后行椎弓根螺钉置入。减压侧椎弓根螺钉的置入同样可在通道中直视下完成。对于仅单侧神经症状患者或单纯腰椎骨折患者，可采用经皮椎弓根螺钉置入技术来完成对侧及骨折节段椎弓根螺钉内固定，其目的是最大程度的将椎旁肌肉的损伤降到最低。经皮内固定技术是在 X 线透视定位下应用套针来完成。套针一旦置入椎弓根后拔出管芯，插入导丝。随后使用软组织扩张器扩开一条通道，在导丝引导下依次置入丝攻和螺钉。在进行椎弓根置入时，最外层的套管可起到保护的作用。连接杆使用特定器械经皮置入以使软组织损伤最小化（图 4-3-3-10-4）。

（三）术后处理

术后常规给予激素、脱水、消炎止痛、营养神经药物，抗生素使用不超过 3d；术中切口放置橡胶管引流，24~48h 后拔除；在引流管拔除、切口无明显疼痛的情况下，患者可早期在腰围保护下下床活动；在条件允许下可复查腰椎正侧位片以评价内固定情况。

四、微创TLIF术后康复及并发症处理

（一）术后康复

【一般护理】

微创 TLIF 手术均采用全身麻醉，患者未完全清醒时去枕仰卧，头偏向一侧，给予持续低流量吸氧，并严密监测血压、脉搏、呼吸，平卧 4~6 h 后，如血压及呼吸平稳即可翻身。翻身时保持脊柱的稳定性，采取轴线 45° 防止脊柱扭转，可采取左 45° →平卧→右 45° 的方法，每两小时翻身一次，由二人一起操作，并观察双下肢感觉及运动有无异常，排尿是否异常。

【康复指导】

此期间的康复指导很重要，正确指导患者掌握要领。应该在患者不感到疼痛的范围内逐渐增加次数和角度，循序渐进地进行，加强腰背肌及腿部肌肉锻炼，增加脊柱的稳定性与手术有密切关系，可分为一、三、五、七法：

1. 第一天 ~ 第三天　患者原发病为腰椎管狭窄或腰椎间盘突出等，术中进行神经根减压，术后早期行直腿抬高锻炼，是防止神经根粘连的有效措施。术后第一天可进行此锻炼，初次由 30° 开始，逐渐加大抬腿幅度，并指导患者做股四头肌等长收缩，每天两次，每次 30 min；

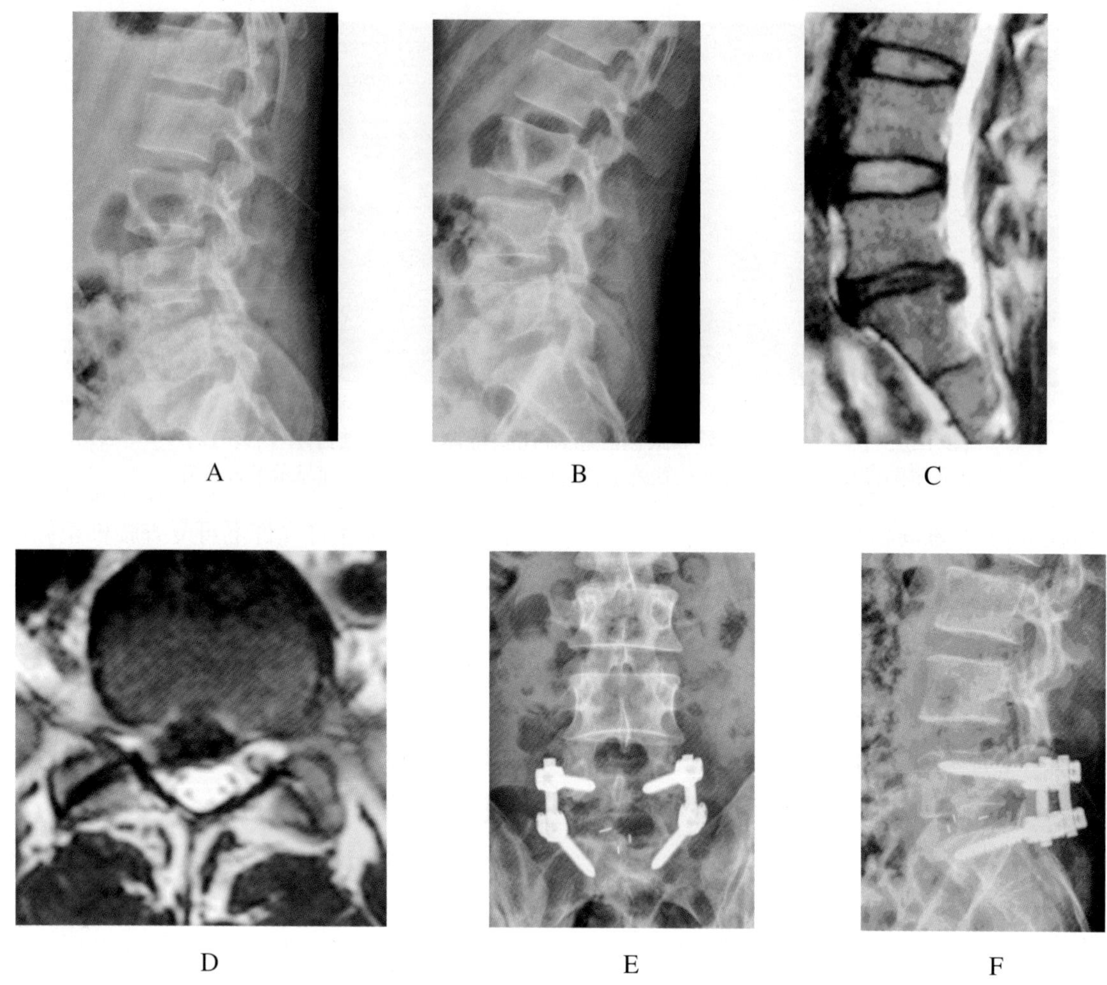

图 4-3-3-10-4　临床举例　腰椎间盘突出症后路微创手术（A ~ F）

A、B. 术前腰椎屈伸位 X 线片；C. 术前 MR 矢状位观提示 L_5~S_1 椎间盘突出；D. 术前 MR 横断面提示椎间盘向右后侧突出，神经根受压；E、F. 术后腰椎正侧位片

2. 第三天 ~ 第五天　术后第三天鼓励患者主动行直腿抬高锻炼，因患者已掌握其要领，增加康复的信心，每天做 20 次，分两组进行，每组 10 次。应注意敷料情况，有脱落及时更换；

3. 第七天 ~ 第十四天　开始腰背肌的锻炼，提高腰背肌的力量，增强脊柱的稳定性。

开始用五点式，即两足跟、两肘、后枕支撑床抬起身体；二周后改为飞燕式，即俯卧位，头、双上肢、双下肢同时抬起。每天 2~3 次，每次 30 min，逐步增加次数，逐渐过渡到日常生活中，即使痊愈出院，也应坚持半年以上。

（二）并发症及局限性

【常见并发症】

1. 硬脊膜损伤及脑脊液漏　由于通道下手术视野及手术范围的局限，为术中并发症的处理带来了极大的困难。硬脊膜损伤破裂造成脑脊液漏是微创 TLIF 手术常见的并发症，通道下进行硬脊膜缝合难度极大，可采用脂肪、肌肉、筋膜等自体组织覆盖，或使用明胶海绵填塞压迫或者纤维蛋白粘合剂覆盖。术后每天密切观察引流量、引流液颜色及患者全身情况，如发现问题需及时处理。

2. 定位错误　微创 TLIF 手术在通道下视野

狭窄，极易出现手术节段偏高或偏低的现象，且部分患者伴有腰椎骶化或骶椎腰化，术前需行正侧位 X 线、MR 平扫明确病变节段，术中透视反复核对以确定手术节段准确无误。

3. 螺钉错位　TLIF 手术学习早期可能因手术视野变小出现螺钉错位甚至突入椎管，术中需多次反复透视以明确螺钉位置，随着逐步掌握微创技术以及熟悉微创手术相关器械可避免螺钉错位的发生。同时充分掌握腰椎解剖学结构、术中应用肌电扫描记技术也可降低相关并发症的发生。

4. 对侧神经症状　由于单侧减压，术中对同侧螺钉进行加压固定后可能导致对侧椎间孔狭窄，引起对侧神经症状，术中应避免过度减压。术前需仔细阅读腰椎 MR 平扫，评判对侧是否存在神经根出口狭窄，若术前对侧已存在神经症状，对侧也应进行减压手术。

【局限和不足】

1. 射线照射　微创后路椎弓根螺钉植入存在多种技术，仅经皮椎弓根螺钉技术软组织损伤最小，且适用于单节段或多节段融合。然而，其应用有赖于术中多次 X 线透视定位。应用高级的透视技术，手术时间的增加与高级的透视技术有关，随之而来的是增加了辐射暴露的累积量。高精确度 C 型臂以其便利性使得术中透视成为微创脊柱外科日益必要的组成部分。

2. 微创脊柱外科学习曲线　尽管微创 TLIF 手术拥有许多优势，但也存在局限性。掌握该项技术需要一个较长的学习曲线。与传统开放性手术不同，微创手术显露范围局限在单纯的手术操作区域这一狭小的空间内，因此必须对该区域解剖结构充分了解。同时，术者需熟悉适用于微创通道的特制手术器械的使用。

结合国内外文献，微创 TLIF 手术可减少术中椎旁肌等软组织剥离、降低术中出血、缩短手术及住院时间，但长期病例随访发现微创 TLIF 手术与传统开放性腰椎融合手术临床疗效无明显差别，随着微创脊柱外科的持续发展，重要的是通过前瞻性长期临床研究正确评估微创技术的利与弊。

第十一节　经皮椎间孔镜技术（PELD）

一、PELD概述

经皮内镜椎间盘切除术（Percutaneous Endoscopic Lumbar Discectomy，PELD）是一个较为宽泛的概念。当我们提起这个术语时，多数人的理解是椎间孔镜下椎间盘切除术或者经椎板间隙入路的内镜下椎间盘切除术。而椎间孔镜技术则是专门指经皮穿刺经腰椎椎间孔途径放置内镜进行椎间盘切除减压技术（Transforaminal Endoscopic Spinal Surgery, TESS）。从内镜初始工作区域的不同，分为两种。

一是 Yeung 提出的 YESS 技术（Yeung Endoscopy Spine System，YESS），也被称作盘内技术（Intradiscal Technique）；

二是 Hoogland 提出的 TESSYS 技术 (Thomas Hoogland Endoscopic Spine System ,THESSYS)，也被称为盘外技术 (Intracanal Technique)。

而椎间盘镜（Microendoscopic Discectomy，MED）则通过管道辅助而非经皮穿刺，故一般不列为 PELD 的范畴。

二、PELD发展史

经皮内镜椎间盘切除术（PELD）并不是一个全新的技术，它经历了一个逐步演化发展的过程。20 世纪 40~50 年代，自从 Valls 和 Craig 等应用后外侧入路行椎体组织活检，奠定了经后外侧入路的腰椎微创手术基础。这一微创技术经历了经皮髓核化学溶解术、经皮穿刺髓核切吸术、经皮激光椎间盘切除术，以及关节镜辅助下椎间盘摘除术的历程。而后，Kambin 等首先提出可经椎间孔部位的安全三角区域置入内镜行腰椎间盘切除和神经减压手术。1997 年，Yeung 研制出第三代脊柱内窥镜 YESS 系统，采用经皮后外侧入路经 Kambin 三角进入椎间盘进行减压操作。2005 年，Hoogland 在 YESS 技术基础上进行扩展，采用经椎间孔入路内镜结合椎间孔成型技术，直视下直接到达椎管内突出的椎间盘，理论上可以摘除任何部位的间盘突出，并且能处理侧隐窝狭窄、椎管狭窄，对神经根进行直视下直接减压，这一技术被称为 TESSYS 技术。2008 年，Hoogland 在 THESSYS 的基础上，设计了 Maxmore 穿刺技术，并且配备了相应的穿刺工具。该方法与 THESSYS 技术不同之处在于关节突切骨的方法的改变，由原来环锯磨切关节突改为骨钻直接磨钻关节突，以期更为直接和可靠的椎间孔成形。总体而言，Maxmore 技术算是 THESSYS 技术的某种改良，均强调切除部分上关节突而扩大椎间孔将工作通道放置到硬膜囊前间隙。

三、YESS与THESSYS技术主要异同

（一）基本概念

YESS (Yeung Endoscopy Spine System，YESS) 技术和 TESSYS (Transforaminal Endoscopic Spine System) 技术都是在局麻下经后外侧入路行腰椎间盘切除，但无论在手术理念、穿刺方法和手术工作套管的放置部位上都有所不同。YESS 技术是在原有腰椎侧后路经皮椎间孔内窥镜的基础上，设计出来的一种硬杆状、组合式、多管道、广角的经皮椎间孔内窥镜系统，同时将手术工作套管末端设计为不同角度斜面，这些设计不但使术者在广角手术视野下经单通道即可完成直视下的椎间盘切除和神经根减压，而且也可在同一广角视野下看见硬膜外间隙、纤维环的内外侧壁和椎间盘内间隙。在具体手术操作技巧上，采用经 Kambin 安全三角进入椎间盘，由椎间盘内逐步向外切除椎间盘组织，并在高速磨钻、双极射频和侧孔激光辅助下行椎间孔扩大成形的单通道或双通道技术。YESS 手术操作比较简单和容易掌握，但也存在适应证相对狭窄，难以摘除脱出和游离的椎间盘组织。

（二）两者对比

临床应用表明 YESS 手术相对 TESSYS 技术具有以下特点：

1. 操作过程中 X 线照射次数相对较少，平均 9 次，而 TESSYS 手术组为 23 次/例，说明 TESSYS 手术操作步骤更多，操作的精确性要求更高；

2. YESS 手术操作相对简单，不易损伤椎管内的神经根、硬脊膜囊和血管，因此适合初期开展腰椎间盘微创手术的医生。但 YESS 手术适应证相对狭窄，难以取出脱出型和游离型腰椎间盘组织，对中央椎管和侧隐窝狭窄难以有效处理，容易导致手术失败。

普遍认为，包容型和韧带下型腰椎间盘突出是 YESS 手术的最佳适应证；

3. YESS 技术对髂嵴较高的椎间盘突出极难处理，特别是对新开展该项微创手术的医生。

（三）改进型

Hoogland 等针对 YESS 技术存在的不足，设计了一套不同直径的椎间孔环锯，通过逐级切除下位椎的部分上关节突腹前侧骨质结构，扩大椎间孔，将手术工作导管直接置入椎管，在内窥镜直视下，经硬膜囊前间隙直接取出脱出或游离腰椎间盘组织。采用该技术不但能处理各种类型的腰椎间盘突出或脱出，而且还能直接取出游离的椎间盘组织，更为重要的是可同时行腰椎间孔扩大成形。由于 TESSYS 手术是经扩大后的椎间孔进入椎管，不但手术工作套管比较容易置入，而且不经过范围比较狭小的 Kambin 三角进入椎间盘内，有效避免和降低了穿刺与置管过程中对出行神经根和背根神经节的损伤。但该技术也存在

操作难度较高、学习曲线较长、易损伤椎管内血管、走行神经根和硬膜囊等缺点。

四、穿刺技术的改变演绎着内镜治疗理念的改变

（一）解剖关系

椎间孔镜技术与下列解剖结构关系重大：椎间孔、侧隐窝、神经根管、安全三角。

【椎间孔的解剖】

椎间孔是节段性脊神经出椎管，及供应椎管内软组织和骨结构血运的血管及神经分支进入椎管的门户。

1. 椎间孔的上、下界为椎弓根；
2. 前界为椎体和椎间盘的后外侧面；
3. 后界为椎间关节的关节囊，黄韧带外侧缘亦构成部分椎间孔后界。

【神经根管的解剖】

神经通过椎间孔的管道中，被一些蜂窝组织和小血管所包绕。神经根自离开硬膜囊到出椎间孔的一段路程的总称为“神经根管”。它的外侧份为椎间孔，内侧为侧隐窝。

【侧隐窝的解剖】

侧隐窝的前壁是椎体和纤维环的后外侧，外壁为弓根内侧面，内侧为硬膜外脂肪及马尾神经囊，后壁为上关节突和黄韧带的侧份。侧隐窝向外下续为椎间孔。

【安全三角】

安全三角 Kambin 三角是对腰椎“安全三角工作区”即出口神经根、下位椎体后上缘与硬膜囊外侧缘之间的区域解剖研究及概念描述（图 4-3-3-11-1）。

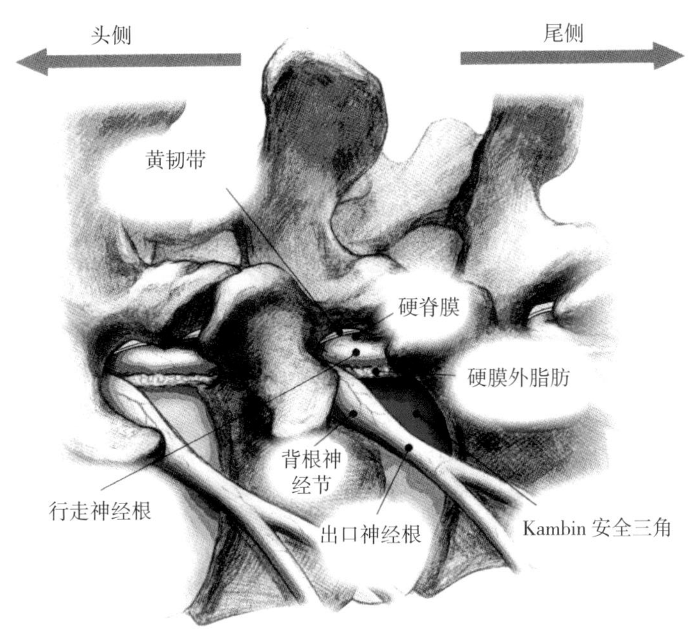

图 4-3-3-11-1　Kambin 安全三角及相邻解剖

由解剖结构可知，下位椎体的上关节突既参与形成椎间孔，同时又是侧隐窝的主要结构。当由于上关节突增生肥大导致侧隐窝狭窄或椎间孔狭窄，需要将切除部分关节突作为减压操作时；或者因其他种种考虑，试图将内镜工作套管置放到椎管内、硬膜囊前间隙时，切除部分上关节突则是穿刺过程中必须的过程。有效地切除部分上关节突，不仅可以扩大侧隐窝，既神经根管入口，同时也可以更为有效地将工作通道放置到椎管内、硬膜囊前间隙。李振宙通过生物力学测试，

认为借助 7.5mm 环锯切除部分上关节突，不破坏关节面、关节囊，既可以达到侧隐窝减压同时也不危及腰椎侧屈稳定性（图 4-3-3-11-2）。

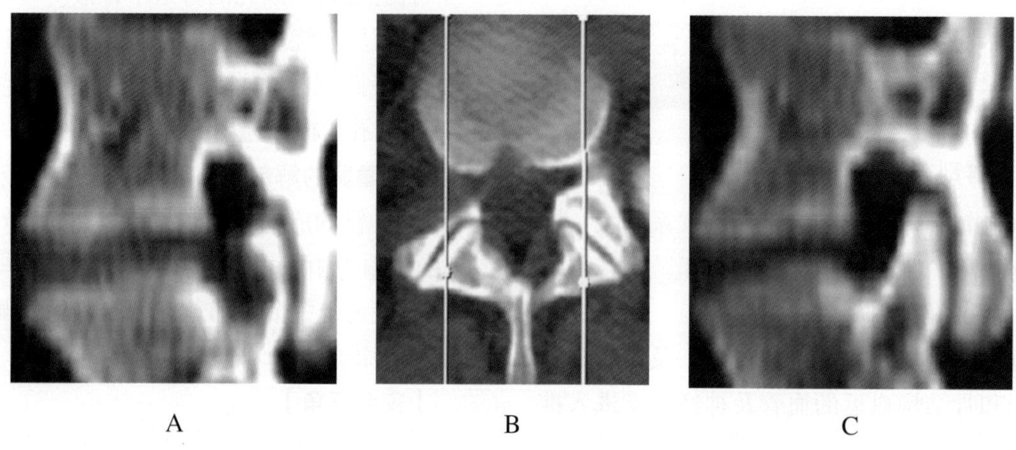

图 4-3-3-11-2 临床举例 侧隐窝入路（A~C）

A. 右侧扩大的椎间孔矢状位重建相显示椎间孔下半部分被有效扩大，关节突关节的关节面无破坏；B. 轴位扫描显示右侧椎间孔被扩大，工作套管可以进入椎管内，到达右侧走行神经根的腹侧；C. 左侧正常椎间孔为上宽下窄的腔隙

（二）操作技术

椎间孔镜操作主要分为两大部分：穿刺、置放工作通道及镜下操作。YESS 技术通过安全三角直接将工作通道置放入椎间盘，该技术的特点是在穿刺起初就避过关节突，而在椎间盘内创造工作套管的工作空间，然后在有需要的时候，将工作套管后撤，通过镜下的磨钻或者激光等设备，切除部分关节突，而达到解除狭窄的作用。该技术特点对穿刺的要求相对 TESSYS 技术低很多。而 TESSYS 技术，即所谓盘外技术的要求是首先通过切除部分下位椎体的上关节突，也就是打开椎间孔的后壁，工作管道相对更偏背侧，由此轨迹进入椎管，到达硬膜囊前间隙（腹侧）以及下行神经根的前外侧，达到直接暴露神经及突出椎间盘组织的目的。YESS 技术在穿刺时不需处理上关节突，而恰恰这个步骤是 TESSYS 技术的关键。有效地切除下位椎体的上关节突，不仅可以正确地放置工作通道，同时还能将椎间孔扩大，从而达到治疗椎间孔狭窄及侧隐窝狭窄的作用。

但是，使用 TESSYS 技术的初期术者在术中经常会遇到如下情形：当关节突切除完成后置入工作套管插入内镜后，术者发现关节突腹侧依然有明显骨质存留，从而将神经根覆盖，无法有效地暴露神经根，这种情况主要是因为在环锯切骨的过程中，各级环锯形成的骨道发生漂移导致。由于 TESSYS 技术的切骨，是将环锯紧贴在关节突上，是一个磨切的过程，术中一旦磨切用力的支点出现松脱，则磨切骨道将漂移（图 4-3-3-11-3）。鉴于此，Maxmore 的设计理念做出了重大的调整。应用尖锐的实心针（TOMshidi）直接在上关节突上钉入，并用导丝更换该针进入所切骨道，骨钻则以导丝为轴心，其所切骨道不易产生类似 TESSYS 操作的漂移，从而将关节突有效切除。如此，关节突的切除更加切实可靠，则椎间孔及侧隐窝的打开变得切实可行。应用 Maxmore 穿刺理念，使得椎间孔镜处理上述区域的狭窄的效力有了很大改善。但是，Maxmore 技术实施骨钻切骨时，第一级骨钻在导丝引导下进行，此时导丝被固定在狭窄的骨道中，所以第一级骨钻方向不易偏移，然而后续骨钻在被逐渐扩大的骨道中切骨时，导丝实际上已经不能固定骨钻的方向，所以稍不注意，依然会发生骨道的飘移，术者在行此步骤时，应该注意手感，并且适当按压骨钻，在正侧位透视引导下，及时修正骨钻进入椎间孔及椎管的轨迹。

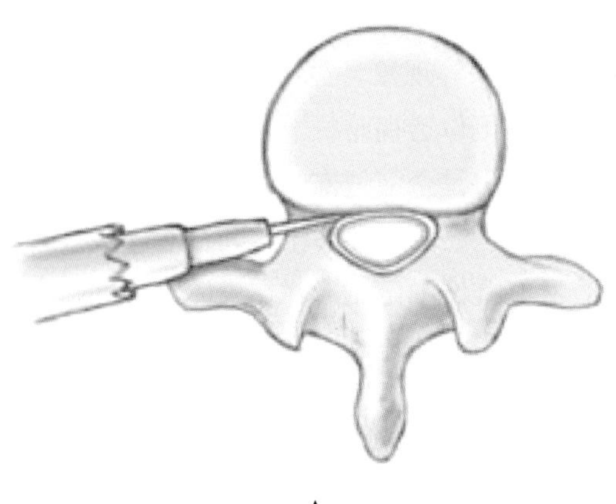

A

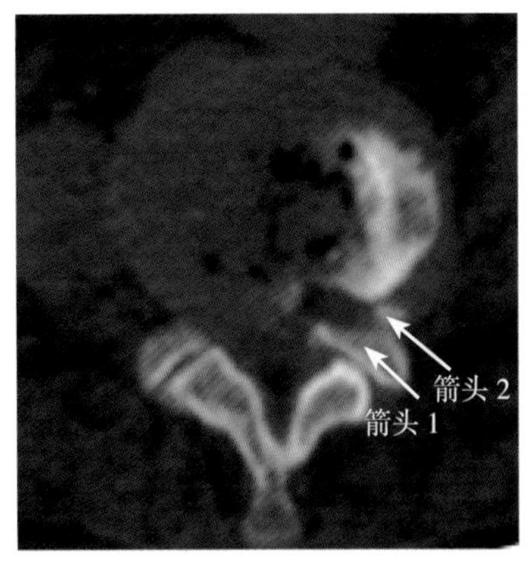

B

图 4-3-3-11-3　临床举例　THESSYS 技术利用椎体后壁及关节突作为磨切的支点，当前一级环锯锯骨结束后，后续环锯过程仍应确保支点的可靠方能有效切除关节突（A、B）

A. 示意图；B. 当使用 THESSYS 技术锯骨形成骨道时，容易产生磨切骨道的漂移，经常容易遗留上关节突背侧面骨质，致使置镜后，神经根暴露困难。图上两个箭头形成夹角即为骨道漂移形成的偏移，箭头 1 为理想的锯骨轨迹，但实际轨迹是箭头 2 形成，导致关节突背后侧骨质没有有效切除，神经根依然被覆盖在剩余关节突下，而无法理想暴露

五、THESSYS及Maxmore技术的穿刺置管过程

（一）术前定位

术前对目标节段及突出间盘的位置以及狭窄部位的确定非常重要。穿刺的最终目的是将工作套管置放到所要工作的地方，由于目前所有的工作套管以及在套管内工作的抓钳均为硬质材料，并非可以任意扭曲或随要求而弯曲，所以套管的头端务必直接到达突出髓核的部位。如图 4-3-3-11-4 所示，工作套管最终应该到达正侧位所圈示处。周跃教授提倡的“靶向穿刺”就是这个原理。

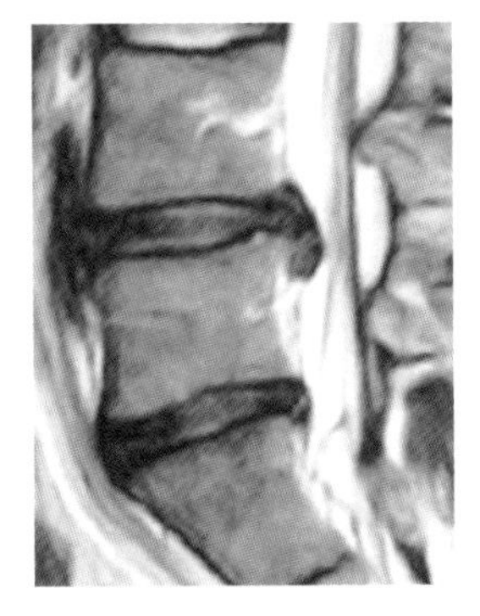

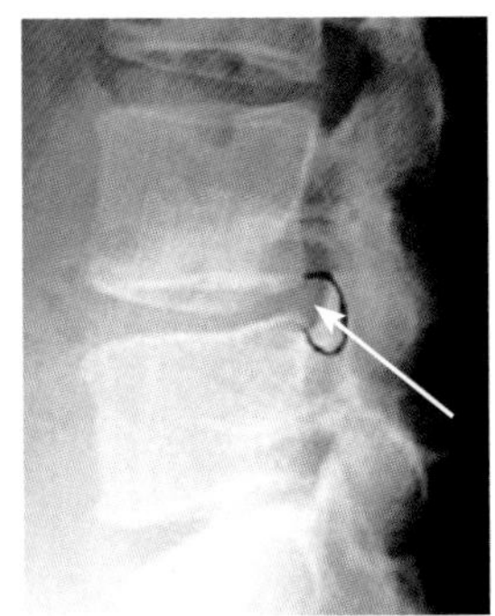

A

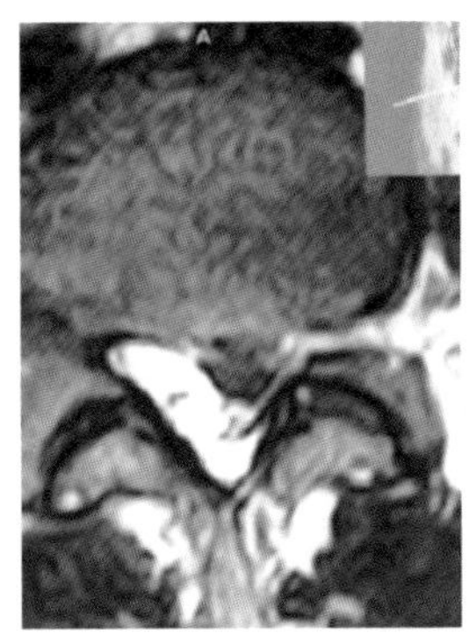

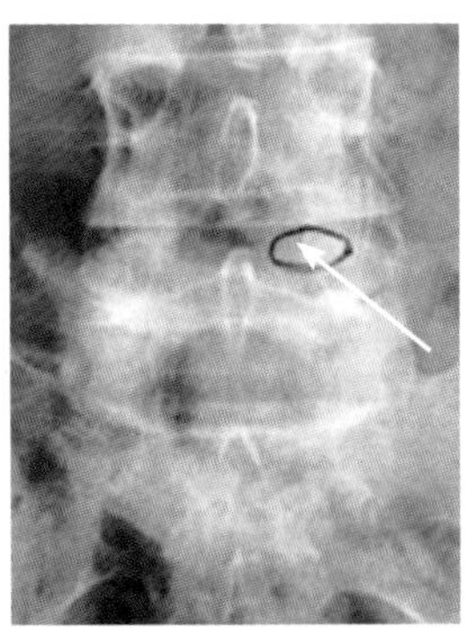

B

图 4-3-3-11-4　临床举例　A 及 B 上标出的区域为术前确定的穿刺目标区域，即工作通道所要到达的区域，有效接近该区域才有可能去除突出之髓核组织。以确定的区域为穿刺置管目标，就是所谓的“靶向穿刺”技术（A、B）

A. 侧面观；B. 正面观

（二）C– 臂透视影像的要求

C- 臂作为椎间孔镜手术的最为重要的工具，往往被习惯开放手术的医生忽视。传统开放手术中，C- 臂应用的要求比较低。但是椎间孔镜手术中，手术者应该始终对 C- 臂的应用及在术中获得影像有严格的审慎的评估，以便及时修正操作。在开始穿刺前，应该首先要力求得到清晰的正侧位的影像，整个穿刺过程中应该力求在相同的影像条件下进行，以求获得稳定的穿刺透视参照。任何细微的对透视结果的误读，如不及时修正，最终可能使

穿刺置管失败。目标穿刺节段应置于C-臂获得的影像的中央，不正确的X线投照会使实际穿刺的路线和影像反应的结果有很大的偏差，术者应始终保持该理念，否则极易在失真的透视图片的引导下逐步积累错误而最后南辕北辙。侧位上：上下终板应平行，椎体后缘不能有重叠，双侧小关节突应重叠为一个影像；正位上：棘突在中央，上下终板应平行，所要穿刺的上关节突应该清晰可见。

（三）18号及21号穿刺针的使用

18号穿刺针用来定位关节突，21号针用来椎间盘造影。当然，椎间盘造影并非必须，但是初期开展最好使用，有利于术中对退变及突出的髓核的辨认。当然椎间盘源性腰痛时，造影本身即为处理的重要程序，无法省略。18号穿刺针应该一次性使用，在穿刺过程中容易弯曲，将误导穿刺定位。穿刺寻找定位关节突的过程中，最好双手持针，左手留意针体上的刻度，并相对固定，如此可以使术者保持进针的程度；同时双手持针向上向下寻找定位关节突的合适点，不容易产生弯针，或者贸然进针太深等现象。当使用18号针穿刺开始时，初始应在侧位透视监督下，在此位上，术者可以随时观察针尖是否穿越椎体，当穿越椎体时，则易损伤肠腔结构，甚至在高位椎间盘时穿刺入肾脏；当针尖处在椎体中份又恰好在椎体靠近椎体横动脉处，应警惕损伤动脉致出血的可能。

（四）定位上关节突

【THESSYS技术】

该技术中，关节突的定位显得不如Maxmore中那么重要。因为在THESSYS技术中，一旦关节突骨面麻醉后，18号针尖便“绕过”上关节突。穿针时，手感上应使针尖行走在关节突的斜面上，慢慢往腹侧移动，有突然落空的感觉，标志着针尖刚好进入椎间孔。由于关节突表面有关节囊等软组织包裹，实际行针时往往难获此手感，那么可以在针尖感觉靠近关节突腹侧边缘时，将针面旋转180°，此时针的斜面正好与关节突骨面贴合，然后将针推

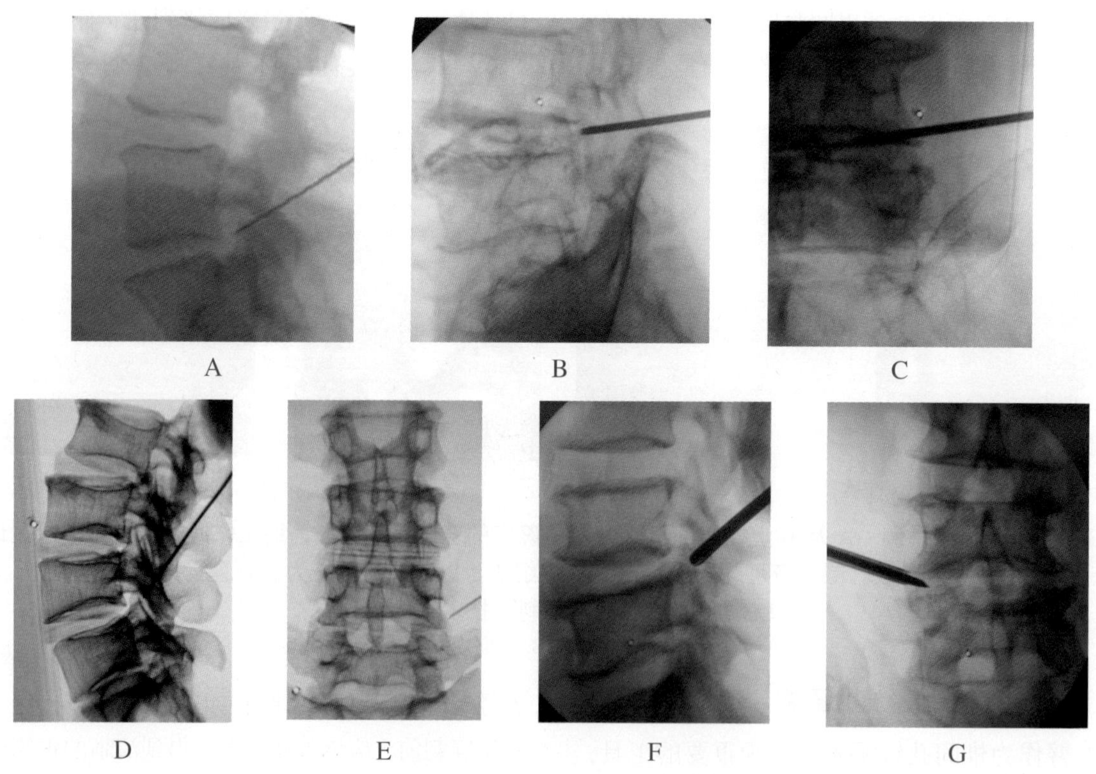

图4-3-3-11-5　临床举例　THESSYS操作技术（A~G）

A~C为THESSYS技术、A.18号针尖刚好“绕过”上关节突头端，之后引导第一级导杆进入椎间孔；B、C.图示第一级导杆顺着18号针开拓的途径贴着关节突滑入椎管；D~G.为Maxmore技术：D、E.示18号针并不绕过关节突，而是停留在关节突上，将引导TOMshidi直接在关节突上钻孔，通过该孔进入椎间孔；F、G.示TOMshidi已经穿透关节突皮质，固定其上，正侧位透视将确定该针进入椎管的轨迹。

入椎间孔，此技术即所谓的“滑针”技术。由此可见，在 THESSYS 技术中，上关节突只是进入椎间孔的一个屏障，将 18 号针紧紧地绕过，紧贴着关节突表面滑入孔内，18 号针作为引导第一级导杆进入椎间孔的向导（图 4-3-3-11-5A~C）。

【Maxmore 技术】

该技术中，关节突不再成为支点，将 TOMshidi（图 4-3-3-11-6）敲入关节突本身，骨钻跟进就可以磨钻关节突，从而形成工作套管的通道。18 号针尖在关节突上的位置将决定着 TOMshidi 的位置（见图 4-3-3-11-5D~G）。而后者在上关节突上的位置及其进入关节突后指向椎管的轨迹，决定着后续穿刺工具乃至最终工作套管进入椎管的区域及轨迹。

（五）进椎管的轨迹的确定及其意义

最为理想的工作套管的放置是(图 4-3-3-11-7)：正位尖端到达椎管近中央处，侧位尖端到达椎体后壁；同时应该与椎体后壁保持一定角度，以确保足够的椎间孔的打开，同时应该无限接近目标区域。

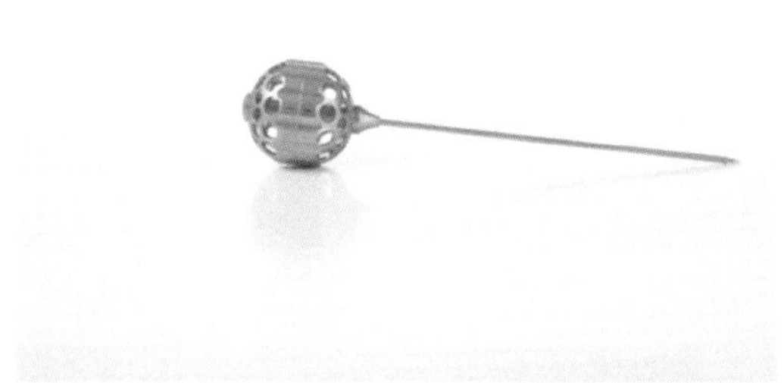

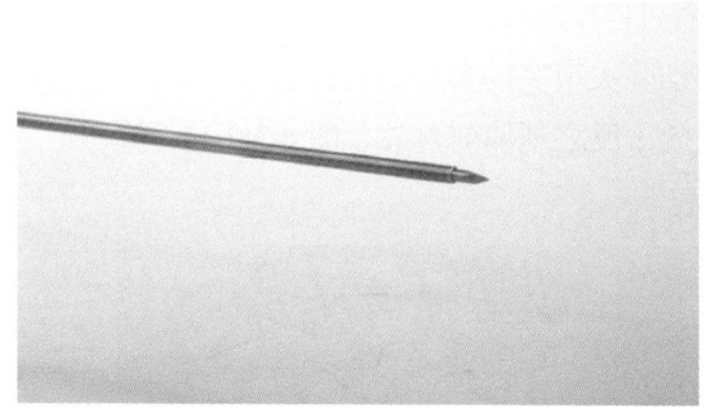

图 4-3-3-11-6　TOMshidi 尖端类似斯氏钉，合于中空的套管内，尾端形成两个半球通过螺纹咬合成一个整体；用于在关节突上开孔，并且初步确定进椎间孔的轨迹实物照。

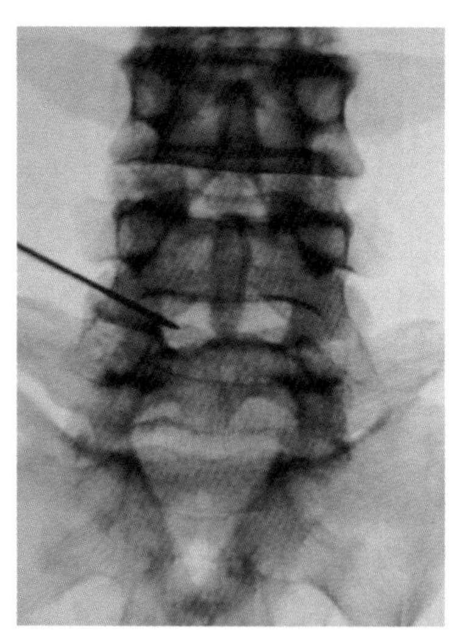

A

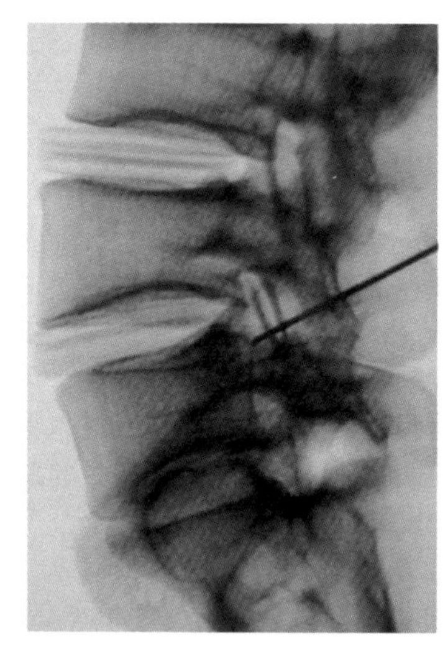

B

图 4-3-3-11-7 临床举例　THESSYS 第一级导杆在正位上到达上下椎弓根连线的内侧缘，同时侧位上已经到达椎体后壁，说明该导杆沿着神经根外前侧进入了椎管（A、B）

A. 正面观；B. 侧面观

TESSYS 技术将针尖绕过关节突后，通过导丝转换，引导导杆进入椎管，导杆到达的椎管内的位置，基本上意味着工作套管能够到达的位置，也就是说，导杆进入椎管的轨迹确定了工作套管的进管轨迹。在临床操作中，术者很难有效地通过环锯控制切除上关节突的骨量的多少，也就是说，当需要更多地切除关节突腹前侧面时，事实上术者无法有效自主地实施。

Maxmore 技术则是直接在关节突上钻孔借此引导后续骨钻进入椎管。两者的目的是相同的，但是开辟的椎管内硬膜囊前间隙的工作空间是有差异的。后者可以根据椎管内操作的区域的偏前或偏后，来决定切除关节突的多少，切除越多，工作套管越偏后置放；反之则偏前置放（图 4-3-3-11-8）。

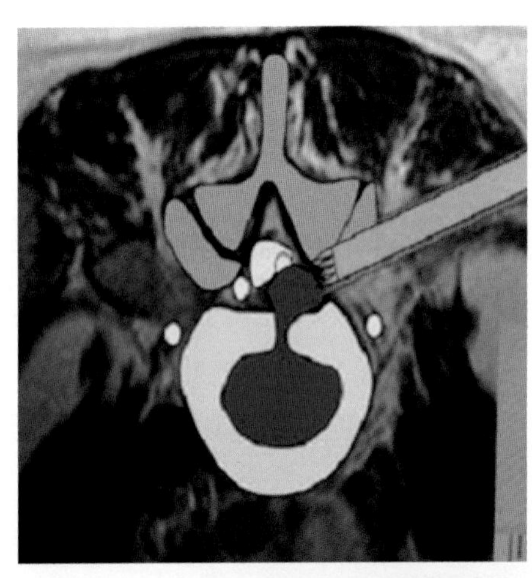

图 4-3-3-11-8　Maxmore 技术相对于 THESSYS 技术而言，关键的差别在于可以更多自主地决定关节突腹前侧面切除的多少，从而可以更随意地决定工作通道的偏背侧抑或是偏腹侧置放；其关键在于可以控制上关节突腹前侧骨量切除的多少以及进入椎管的轨迹；绿色轨道偏腹前侧进入椎管，白色轨道偏背侧进入椎管模型图

但是，在术中确定可靠满意的关节突磨钻点，从而确定理想的进管轨迹，时常面临困难。上关节突外前侧面较大，患者侧卧位时其骨面与水平面成 45°左右的斜面，针尖太靠近关节突腹侧则容易滑脱，且后续切骨量太少，导致工作通道放置偏前偏向椎间盘，而无法有效进入硬膜囊前间隙；如试图矫正而增加与水平面夹角，那么会导致后续所钻骨道太过陡直进入椎间孔，最终使工作套管放置偏后偏背侧，则无法进入到硬膜囊前间隙，甚至根本看不到椎间盘结构，导致手术失败（图 4-3-3-11-9）。如何高效地确定 Maxmore 在关节突上的进入点，需要术者对透视影像及手感的手摸心会，反复训练后，就能较快地根据术前设定的工作区域而确定进入椎管的轨迹。

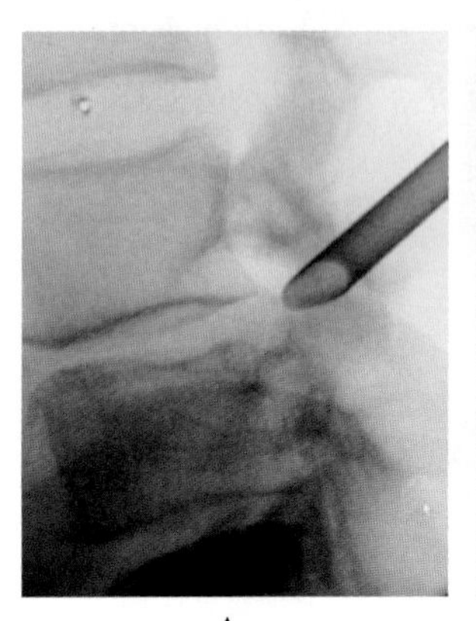

A

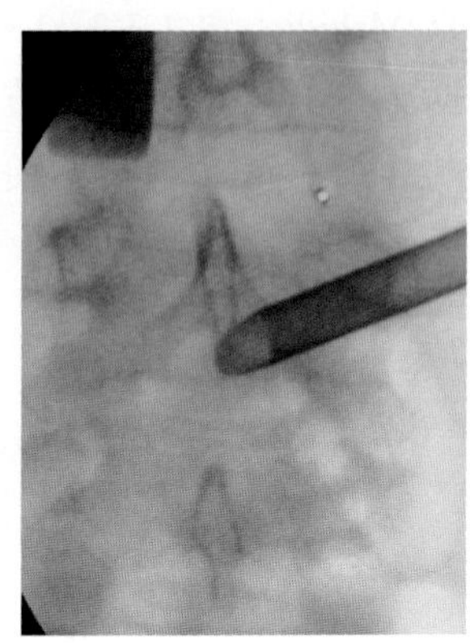

B

C

图 4-3-3-11-9　临床举例　确定理想进管轨迹较为困难（A~C）

A、B. 在该患者术中，通道被放置到椎管中央偏背侧；C：内镜见通道位于硬膜囊及根袖处，无法到达硬膜囊前间隙；镜下可见硬膜囊边缘部分根袖，无法暴露椎间盘

对于一般的椎间盘突出而言，无论是采用哪种技术，对于上关节突的切磨要求不需很高，只要将工作套管放置到理想位置就行，但如下情况，则必需有效切除上关节突的腹内面：

1. 巨大椎间盘突出，横断面上突出髓核或间盘已经到达椎管后半部分。突出间盘偏背侧，则势必与工作套管开口面离的较远，如置管时有意向背侧调整，那么抓钳就更容易到达。Ann 等研究认为，突出间盘组织与椎管横截面的比例大于50% 是术后减压不充分的重要相关因素（如图4-3-3-11-10）。

2. 老年侧隐窝狭窄，关节突增生，其本身已经成为下行神经根的压迫因素。

3. 以黄韧带增生为主，导致神经根管或者侧隐窝狭窄。此种情况，工作套管偏前放置，则术中切除黄韧带将异常艰难，相反，有效切除上关节突的腹侧面同时，将增生的黄韧带一并切除，至镜下操作时就省力很多。

（六）切磨关节突

【THESSYS 技术】

磨切关节突成功与否的关键因素是确定两个磨切的支点。其一是关节突本身，其二是椎体后壁或者椎间盘纤维环后缘。18 号针定位到关节突的腹侧边缘后，应该“绕过”关节突边缘，往前进入到椎间孔内，其针尖理想的位置：正位在上下椎弓根内侧缘连线内侧至棘突之间，侧位在椎体后壁处，该点的确立标志着针尖位于硬膜囊前间隙至椎间盘之间，并且在下行神经根的腹外侧，这个过程的正确完成，那么关节突和椎体后壁这两个支点就可以确立了。TESSYS 技术中，每级环锯与相应的导杆、导管相匹配，当第一级环锯锯掉一层关节突骨质后，应当将后一级导杆往椎管内进一步卡紧，因为此时原来作为支点之一的关节突已被磨削掉部分，只有将后续导杆进一步插紧，才能继续紧贴椎体后壁及关节突，达到继续磨削关节突的作用。

【Maxmore 技术】

直接将关节突作为钻磨对象。这个技术通过钻磨掉关节突腹前侧部分，从而相对 TESSYS 技术更为可靠地进入椎管。该技术（如图 4-3-3-11-11）和 TESSYS 锯骨工具不同，但技术相同的地方是：均为逐级扩大骨道。Maxmore 的穿刺工具相对 TESSYS 比较简单（见图 4-3-3-11-12）。应用各级磨钻，沿着同一根导丝逐级旋转磨切关节突上的骨道。该技术的关键是：如何保证第一级骨钻磨出的骨道在后续的过程中不发生漂移？理论而言，关节突上的骨道其进入椎管的轨迹是三角形的一条直线斜边，但是随着一级、二级、三级骨钻的逐级磨切，骨道逐渐扩大，最初用来导引磨切方向的导丝势必不再能确定磨切的方向，如此极易导致后续骨钻钻出的骨道形同滑滑梯的滑道，呈现一个漂移的弧形，而非三角形的直线斜边。

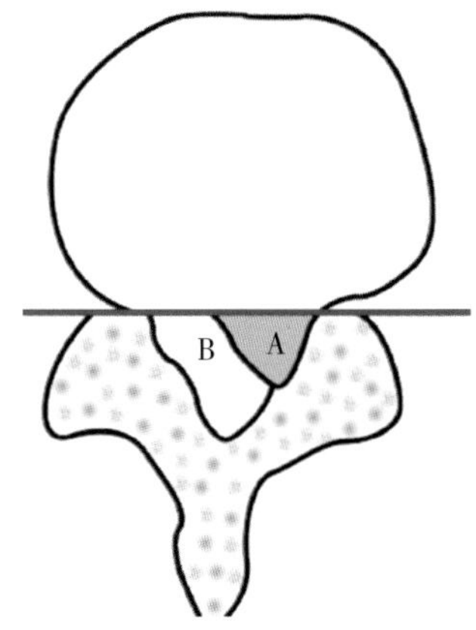

图 4-3-3-11-10 巨大椎间盘突出手术示意图

A 为突出间盘，B 为椎管横截面，其比值大于 50% 是减压不充分的重要相关因素。

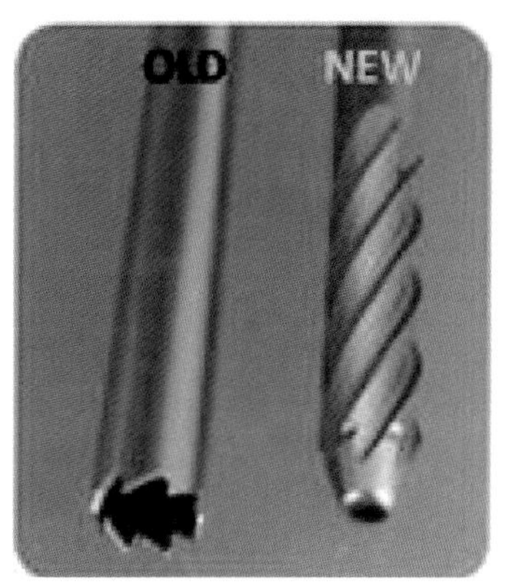

图 4-3-3-11-11 TESSYS 技术应用环锯（以 old 标志）；Maxmore 技术应用骨钻（以 new 标志），通过在关节突上导丝导引，直接磨钻骨质，形成骨道

如何避免此种现象呢？TESSYS 技术在切骨时须保持两个支点（上文已述），但是 Maxmore 技术在磨钻时，除了第一级骨钻有导丝确定方向，第二级第三级骨钻时则术者必须靠手感控制磨钻的轨迹，尤其国内好多医生所用器械陈旧，切骨能力减弱，则更易出现打滑或者漂移现象。若置镜后发现骨道不够理想，无法有效暴露神经根，可以通过镜下的环锯或者镜下电动磨钻行关节突切除。

（七）放置工作套管

工作套管外径和第三级环锯（THESSYS）或者第三级骨钻（Maxmore）的外径相同，一般为 7.5mm，故从理论上说，只要第三级环锯或骨钻能到达术者要求的位置，那么工作套管也能到达。但事实上并非总是如此。常见原因：切除关节突过程中形成的骨道，即使不发生上文讲述的偏移，也经常切骨过程中有些许的偏差而导致骨道的道壁不光整或者有骨渣掉落而卡塞骨道，这时，最好的办法是用大一号的骨钻将骨道“抛光”一下。但如果是应用 THESSYS 技术的话，没有骨钻可使用，那么只能用锤子将工作套管轻轻敲击进入，但需警惕导致关节突骨折等异常情况发生。

（八）镜下操作

镜下操作部分，THESSYS 和 Maxmore 技术是相同的。镜下操作所使用的器械主要包括以下大类：

【各类抓钳、蓝钳】

抓钳分为有齿及无齿。镜下工具较为纤弱，有齿设计可以更好地抓持组织（如图 4-3-3-11-13）。抓钳主要用于抓取髓核组织以及镜下较为疏松的组织。应该配备不同角度及带弧形弹簧的抓钳，使术者的抓取范围有效扩大。

但突出髓核组织多被固定在纤维环裂口处，形成卡压状，当镜下暴露该部位后，直接用抓钳试图取走多较困难，此时用纤维环剪刀或者激光将卡压处松解，Ann 称此步骤为“Annular Release”。笔者习惯用蓝钳处理纤维环裂口，但当角度不便使用时，可以用射频将该处消融。蓝钳的主要作用即松解，除突出髓核的松解外，蓝钳还较多用于椎间孔处椎间孔韧带的剪断，以及关节突下黄韧带的处理，熟练地应用蓝钳，将大大地缩短镜下手术的时间。

【与开放腰椎手术不同的是，椎间孔镜技术中不用枪钳】

切除骨性结构依赖镜下环锯、骨刀或电动磨钻或者激光。YESS 技术强调将工作套管首先放置于椎间盘内，当处理完毕椎间盘突出后，如需进一步处理椎体后缘骨赘或者关节突时，则可在镜下应用上述工具。而 THESSYS 技术则在较多在进入椎管的过程中，直接需面对骨赘或者突出间盘钙化的问题，此时如未有效去除这些遮挡，则有可能导致工作套管无法有效进入工作区域。Kitahama 等设计带有护翼保护神经的组合环锯，可以在置放穿刺针过程中将关节突等骨性遮挡切除（图 4-3-3-11-14）。

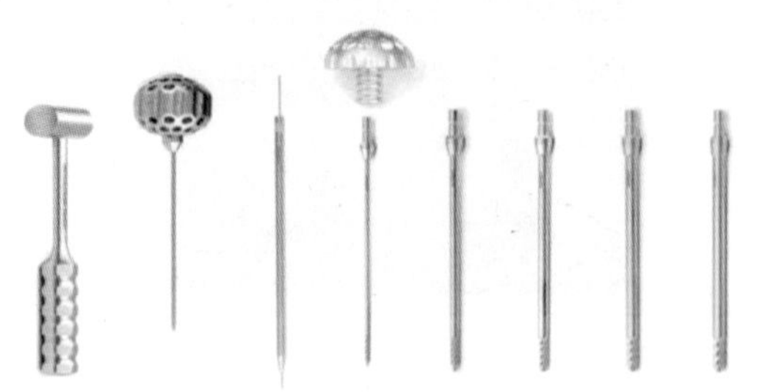

图 4-3-3-11-12　Maxmore 技术的穿刺工具；相对 THESSYS 技术而言，穿刺程序得到简化

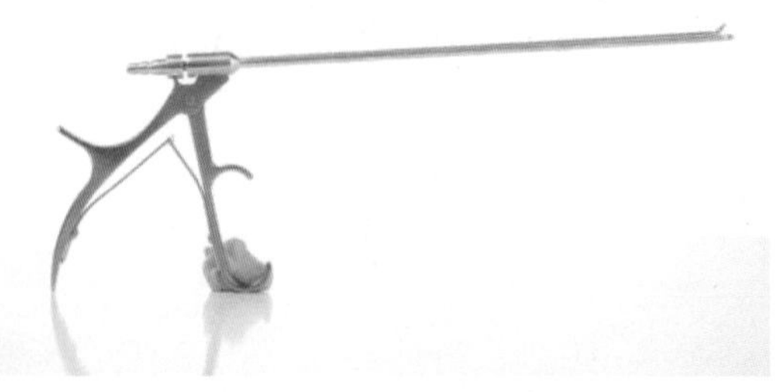

图 4-3-3-4-13　镜下抓钳相对传统手术工具而言较为纤细，其钳嘴抓取能力有限，需要在其他工具：如蓝钳或者射频以及镜下骨刀等辅助下切除较为粘连或者坚硬组织

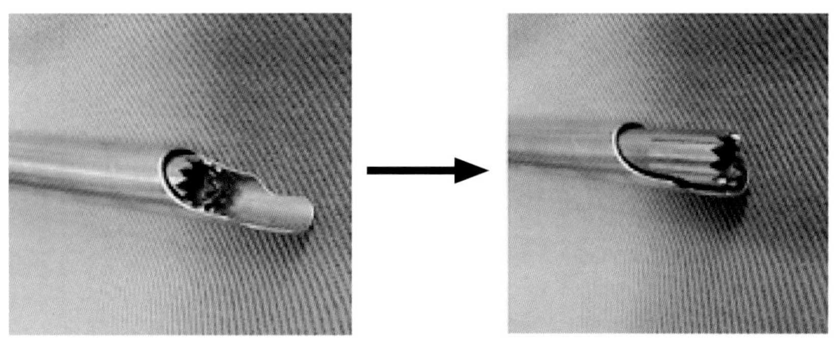

图 4-3-3-11-14　当需要骨性切除解除侧隐窝狭窄时，可以用镜下环锯进一步切除关节突标本图

镜下电动磨钻的应用可以大大地减少上述盲视下环锯的使用。采用电动磨钻可代替镜下骨刀，可以对钙化突出的椎间盘采用逐步暴露、磨除，而且小巧灵活，使用方便，钻头位置和钻速容易控制，镜下直视操作，既方便又安全。锋利的磨口可以磨薄椎体后壁、后缘骨赘、骨化块等坚硬骨质。高效地使用镜下电动磨钻，可以一定程度上降低对穿刺、置放工作套管的要求。因为，置镜后一旦发现视野遮挡，如：关节突切除不利，导致骨道漂移，神经根无法暴露；前方椎间盘钙化或者椎体后缘骨赘遮挡导致工作套管进入椎管深度及角度不佳，无法达到工作区域。此时应用电动磨钻边磨边深入工作套管，给术者带来巨大便利（见图 4-3-3-11-15）。

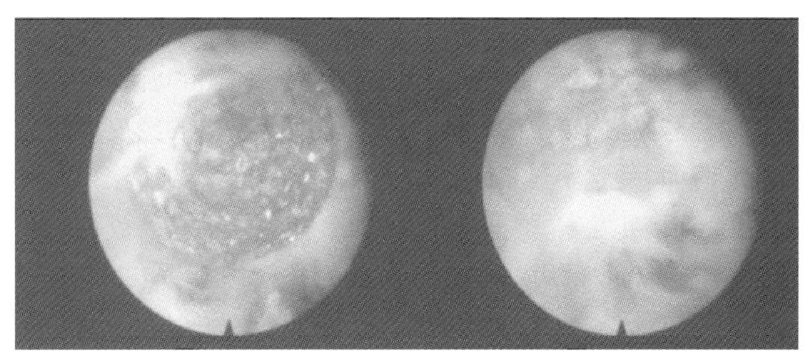

图 4-3-3-11-15　临床举例　左图为镜下电磨钻正紧贴关节突腹侧面磨除骨质；右图可见骨面已被磨除部分，6 点方向见剩下的黄韧带和纤维环

【双极射频电刀】

双极射频是椎间孔镜镜下操作的重要的工具（见图 4-3-3-11-16）。目前国内使用的射频较多的是 elliquence 公司的射频电刀。其主要特点如下：双频电波频率最高可达到 4.0MHz；拥有双极通道，可用于切割、止血；工作界面温度、消融时周围组织温度≤ 42 °；可以在液态环境下工作，如组织液或血液中，也可在冲洗液中工作；单次点击工作时间≥ 6s。

射频的第一个作用是消融镜下飘絮物，扩大有效视野。纤维环上的细小纤维在水流灌注中浮起飘动，抓钳通常无法有效去除，而射频刀头可以很快将之消融。另外神经附近的脂肪组织也容易遮挡视野，也可用射频将之去除。中老年患者黄韧带肥厚者，结合蓝钳、抓钳、射频交替使用，可以有效地去除。

射频头可以呈弧形地伸出套管 1.5cm，理论而言，即使工作套管刚刚到达椎弓根内侧缘，那么伸出的射频刀头最远也能到达椎管中央处（椎管中央到椎弓根内侧缘一般在 1.2~1.8cm）左右。在此范围内，射频刀头既可以消融也可以凝切。但是，对于熟练术者来说，可利用射频刀头的可

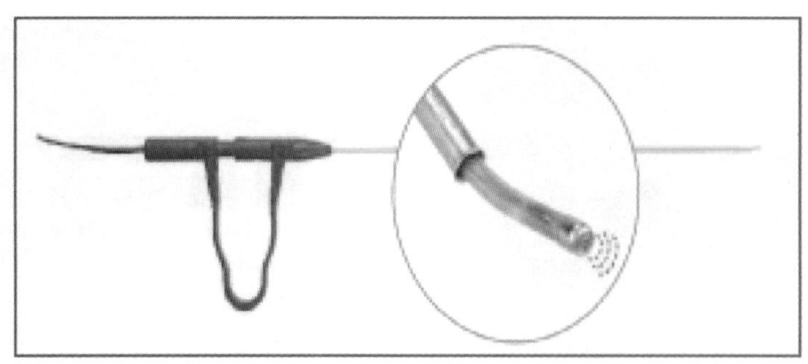

图 4-3-3-11-16 射频刀头呈现弧形弯曲，有一定柔软度，在切割、消融、止血之外，亦可用作神经探针、神经剥离子的作用示意图

伸缩性及可弯曲性，将它用作类似开放手术中的神经剥离子、神经拉钩，当突出髓核组织游离到硬膜囊中央时，术者可用伸出的射频刀头探向椎管中央，将髓核组织扫出；有时可将射频刀头当做神经探针，探向内镜视野的远近端，以确定该处是否存在狭窄及神经的紧张。

目前普遍使用的是双极射频，其刀头外层套管非常纤弱，有一定的可弯曲性，当尝试将射频用作上述用途时，射频刀头外层套管很有可能折断。所以，用力别曲射频时，应注意用持内镜手的拇指适当推按射频刀头外层，如此可以使整个射频杆受力分散，避免射频杆与其手柄连接处发生折断。

目前我国国内，YESS 技术一般采用 WOLF 公司生产的经皮椎间孔镜手术系统，而 TESSYS 技术者一般采用 Joimax 公司提供的经皮椎间孔镜手术系统。后者主要包括监视系统（镜头、监视器、冷光源、录像机）；6.5mm 内径的圆形楔形口手术通道、逐级环锯和逐级扩张管道；专用配套手术器械，包括：各种型号髓核钳，可曲性髓核抓取钳、微创手术剪，神经探子，Ellman 双极射频消融刀等。近几年，Maxmorespine 公司推出基于 Joimax 工具的全新的穿刺器械，从而将椎间孔镜技术的理念及应用往前推送了一大步。但前者与后者的主要差异在于穿刺理念及技术的改变，而镜下操作理念并无多少变化，所涉及的工具也大致相同。

PELD 技术是一项正在焕发出青春的新技术，随着脊柱内窥镜技术和手术器械的不断改进和发展，以及先进手术设备如激光、射频、手术导航和手术机器人系统的临床应用，使经皮椎间孔镜技术正在发生着革命性的改变。从早期的后外侧经皮腰椎间盘盲切，发展到当今内窥镜直视下的直接切除；从过去经 Kambin 安全三角区进入椎间盘内行间接的椎间盘减压，发展到当今能经椎间孔入路行椎间盘游离组织块的直接摘除和粘连神经根的松解；从过去只能做单纯的包容性腰椎间盘突出，发展到能完成各种类型的腰椎间盘突出、脱出和游离组织块的直接手术摘除，以及椎间孔狭窄的经皮椎间孔扩大成形术；从过去只能做椎间盘的切除，发展到能完成经皮的腰椎间融合，该手术已成为当今最具发展潜力和最微创的脊柱内窥镜技术。但是，椎间孔镜技术一个毋庸置疑的事实就是它陡峭的学习曲线，使得临床医生较难顺利地入门。相对于 YESS 技术，TESSYS 技术更强调偏向椎管内的通道放置和直视下的直接神经根减压操作，但同时学习曲线更长，手术风险更高，对术者的解剖知识、影像定位 / 匹配能力和操作技能也提出了更高的要求。术者需要着重于培养以下手术技能：逐步掌握和熟悉靶向穿刺技能，熟悉影像学资料和术中透视下器械位置的匹配，对镜下结构的准确辨识以及镜下器械的操控能力。所有这些因素中，通过穿刺是否将工作通道放置到位，是影响到手术成功与否的决定性因素，所以，对椎间孔镜穿刺理念的透彻理解以及相应器械的熟练应用，是所有初期开展椎间孔镜手术者的必修课。

（祝建光　刘忠汉　于　彬）

参考文献

1. Ahn Y. Transforaminal percutaneous endoscopic lumbar discectomy: technical tips to prevent complications. Devices2012,9(4), 361–366
2. Atlas SJ, Tosteson TD, Blood EA.The impact of workers' compensation on outcomes of surgical and nonoperative therapy for patients with a lumbar disc herniation: SPORT.Spine (Phila Pa 1976). 2010 Jan 1;35(1):89–97.
3. Blease C. The principle of parity: The "placebo effect" and physician communication. J Med Ethics .2012; 38:199–203.
4. Broetz D, Burkard S, Weller M. A prospective study of mechanical physiotherapy for lumbar disk prolapse: five year follow–up and final report. NeuroRehabilitation. 2010 Jan 1;26(2):155–8.
5. Carragee EJ, Spinnickie AO, Alamin TF. A prospective controlled study of limited versus subtotal posterior discectomy: Short–term outcomes in patients with herniated lumbar intervertebral discs and large posterior anular defect. Spine (Phila Pa 1976) 31:653–657, 2006.
6. Carvi y Nievas MN, Hoellerhage HG. Unusual sequestered disc fragments simulating spinal tumors and other space–occupying lesions. Clinical article. J Neurosurg Spine. 2009 Jul;11(1):42–8.
7. Chang CW, Lai PH, Yip CM, Hsu SS. Spontaneous regression of lumbar herniated disc. J Chin Med Assoc. 2009 Dec;72(12):650–3.
8. Cheng LM, Chen ZQ, Li ZR. Study of spinal sagittal plane curve in patients with thoracolumbar intervertebral disc herniation. Zhonghua Yi Xue Za Zhi. 2009 Nov 24;89(43):3047–50.
9. Coumans JV, Walcott BP. Rapidly progressive lumbar subdural empyema following acromial bursal injection. J Clin Neurosci. 2011; 18:1562–1563.
10. David G, Ciurea AV, Mitrica M et al.Impact of changes in extracellular matrix in the lumbar degenerative disc. J Med Life. 2011; 4:269–274.
11. De Schepper EI, Damen J, van Meurs JB.The association between lumbar disc degeneration and low back pain: the influence of age, gender, and individual radiographic features., Spine (Phila Pa 1976). 2010 Mar 1;35(5):531–6.
12. Dewing CB, Provencher MT, Rifenburgh RH. The outcomes of lumbar microdiscectomy in a young, active population: Correlation by herniation type and level. Spine (Phila Pa 1976) 33:33–38, 2008.
13. Fakouri B, Nnadi C, Boszczyk B.When is the appropriate time for surgical intervention of the herniated lumbar disc in the adolescent?, J Clin Neurosci. 2009 Sep;16(9):1153–6. Epub 2009 Jul 9.
14. Gerszten PC, Smuck M, Rathmell JP, S. Plasma disc decompression compared with fluoroscopy–guided transforaminal epidural steroid injections for symptomatic contained lumbar disc herniation: a prospective, randomized, controlled trial.J Neurosurg Spine. 2010 Apr;12(4):357–71.
15. Gibson J N, Cowie J G, Iprenburg M. Transforaminal endoscopic spinal surgery: The future "gold standard" for discectomy? A review. The Surgeon, 2012,10:290–296
16. Hatano E, Fujita T, Ueda Y. Expression of ADAMTS–4 (aggrecanase–1) and possible involvement in regression of lumbar disc herniation. Spine (Phila Pa 1976) 31:1426–1432, 2006.
17. Hsu HT, Chang SJ, Yang SS, et al. Learning curve of fullendoscopic lumbar discectomy. Eur Spine J, 2012 Oct 17. [Epub ahead of print]
18. Jansson KA, Nemeth G, Granath F. Health–related quality of life in patients before and after surgery for a herniated lumbar disc. J Bone Joint Surg Br 87:959–964, 2005.
19. Kambin P, Zhou L. History and current status of percutaneous arthroscopic disc surgery. Spine (Phila Pa 1976), 1996, 21(24 Suppl):S57–61.
20. Kim JS, Lee SH, Moon KH, Lee HY. Surgical results of the oblique paraspinal approach in upper lumbar disc herniation and thoracolumbar junction.Neurosurgery. 2009 Jul;65(1):95–9; discussion 99.
21. Kitahama Y, Sairyo K, Dezawa A .Percutaneous endoscopic transforaminal approach todecompress the lateral recess in an elderly patient withspinal canal stenosis, herniated nucleus pulposus andpulmonary comorbidities. Asian J Endosc Surg 2013,6:130–133
22. Lee JH, Lee SH. Clinical effectiveness of percutaneous adhesiolysis using navicathfor the management of chronic pain due to lumbosacral disc herniation. Pain Physician .2012; 15:213–221.
23. Lee S H, Kang B U, Ahn Y. Operative Failure of Percutaneous Endoscopic LumbarDiscectomy: A Radiologic Analysis of 55 Cases. SPINE, 31(10): E285–E290
24. Li CD, Sun HL, Liu XY. Retrospective study of application of interspinous implants for degenerative lumbar diseases. Zhonghua Yi Xue Za Zhi. 2009 Dec 8;89(45):3196–200.
25. Louhiala P, Puustinen R. Rethinking the placebo effect. J Med Ethics. 2008; 34:107–
26. Louhiala P. The ethics of the placebo in clinical practice revisited. J Med Ethics. 2009;35:407–409.
27. Madhok R, Kanter AS. Extreme–lateral, minimally invasive, transpsoas approach for the treatment of far–lateral lumbar disc herniation.J Neurosurg Spine. 2010 Apr;12(4):347–50.
28. Majlesi J, Togay H, Unalan H. The sensitivity and specificity of the slump and the straight leg raising tests in patients with lumbar disc herniation. J Clin Rheumatol 14:87–91, 2008.
29. Manchikanti L, Pampati V, Damron KS. The role of placebo and nocebo effects of perioperative administration of sedatives and opioids in interventional pain management. Pain Physician .2005; 8:349–355.
30. Manchikanti L, Buenaventura RM, Manchikanti KN, Effectiveness of therapeutic lumbar transforaminal epidural steroid injections in managing lumbarspinal pain. 2012; 15:E199–245.
31. Marshman LA, Metcalfe AV, Krishna M, Friesem T. Are high–intensity zones and Modic changes mutually exclusive in symptomatic lumbar degenerative discs?J Neurosurg Spine. 2010 Apr;12(4):351–6.
32. Matsumoto M, HasegawaT, hoM, eta1. Incidence ofcomplicadons associated with spinal endoscopic surgery : nationwide survey in 2007 by the Committee on Spinal Endoscopic Surgical Skill Qualification of Japanese Orthopaedic Association. J Orthop Sci.2010;15 : 92–96.
33. McCarthy MJ, Aylott CE, Grevitt MP. Cauda equina syndrome: Factors affecting long–term functional and sphincteric outcome. Spine (Phila Pa 1976) 32:207–216, 2007.
34. Nellensteijn J, Ostelo R, Bartels R, Peul W, van Royen B, van Tulder M. Transforaminal endoscopic surgery for symptomatic lumbar disc herniations: A systematic review of the literature.Eur Spine J2010; 19:181–204.
35. Papadopoulos EC, Girardi FP, Sandhu HS. Outcome of revision

discectomies following recurrent lumbar disc herniation. Spine (Phila Pa 1976) 31:1473–1476, 2006.

36. Pearson AM, Blood EA, Frymoyer JW. SPORT lumbar intervertebral disk herniation and back pain: Does treatment, location, or morphology matter? Spine (Phila Pa 1976) 33:428–435, 2008.

37. Righesso O, Falavigna A, Avanzi O. Comparison of open discectomy with microendoscopic discectomy in lumbar disc herniations: Results of a randomized controlled trial. Neurosurgery 61:545–549, 2007.

38. Ruetten S, Komp M, Merk H. Full-endoscopic interlaminar and transforaminal lumbar discectomy versus conventional microsurgical technique: A prospective, randomized, controlled study. Spine (Phila Pa 1976) 33:931–939, 2008.

39. Saxler G, Kramer J, Barden B. The long-term clinical sequelae of incidental durotomy in lumbar disc surgery. Spine (Phila Pa 1976) 30:2298–2302, 2005.

40. Schubert M, Hoogland T. Endoscopic transforaminal nucleotomy with foraminoplasty for lumbar disk herniation. Oper Orthop Traumatol, 2005, 17 (6):641–661.

41. Schubert M, Hoogland T. Endoscopic Transforaminal Nucleotomy with Foraminoplasty for Lumbar Disk Herniation. Oper Orthop Traumatol 2005;17:641–61

42. Sipko T, Chantsoulis M, Kuczy ń ski M. Postural control in patients with lumbar disc herniation in the early postoperative period.Eur Spine J. 2010 Mar;19(3):409–14.

43. Slover J, Abdu WA, Hanscom B. The impact of comorbidities on the change in Short-Form 36 and Oswestry scores following lumbar spine surgery. Spine (Phila Pa 1976) 31:1974–1980, 2006.

44. Takamori Y，Arimizu J，haki T，et a1. Combined measurement of nerve root blood flow and electrophysiological values：intraoperative straight-leg-raising test for lumbar disc hemiation. Spine. 201036(1)：57–62.

45. Tian W, Qi H.Association between intervertebral disc degeneration and disturbances of blood supply to the vertebrae.Chin Med J (Engl). 2010 Jan 20;123(2):239–43.

46. Wang BG, Fu YH, Fu Q, Wang GB. Clinical analysis in treating lumbar intervertebral disc herniation with nucleus pulposus resection through small incision and lamina fenestration. Zhongguo Gu Shang. 2009 Oct;22(10):744–6.

47. Weinstein RS. Glucocorticoid-induced bone disease. New Engl J Med. 2011; 365:62–70.

48. Wu X, Zhuang S, Mao Z. Microendoscopic discectomy for lumbar disc herniation: Surgical technique and outcome in 873 consecutive cases. Spine (Phila Pa 1976) 31:2689–2694,2006.

49. Yang LY, Lu DJ, Li YH. Observation on therapeutic effect of fire-needle therapy on lumbar intervertebral disc herniation. Zhongguo Zhen Jiu. 2009 Jun;29(6):449–51.

50. Yeung AT, Yeung CA. Minimally invasive techniques for the management of lumbar disc herniation. Orthop Clin North Am 38:363–372, 2007.

51. Yeung AT. Minimally invasive disc surgery with the Yeung Endoscopic Spine System (YESS). Surg Technol Int, 2000, 8:267–277.

52. Yousef AA, EL-Deen AS, Al-Deeb AE. The role of adding hyaluronidase to fluoroscopically guided caudal steroid and hypertonic saline injection in patients with failed back surgery syndrome: A prospective, double-blinded, randomized study. Pain Pract. 2010; 10:548–553.

53. 何向阳，李平生 .MED 椎间盘镜治疗腰椎间盘突出症 . 中国骨与关节损伤杂志 . 2005; 20: 403–404.

54. 刘锦涛，姜宏，王拥军，等. 破裂性椎间盘突出重吸收基质的研究. 中国骨与关节损伤杂志 .2009;24：991–993.

55. 周跃 . 正确认识经皮椎间孔镜技术 . 中国骨与关节杂志，2013,2（4）: 181–184

56. 姚远林，何云武，姚小刚，等 . 椎间孔镜微创术治疗腰椎间盘突出症 90 例疗效观察 . 中国医药指南 .2012;10：41 – 42.

57. 宋振强，李艳娟，张婷玉. 经皮腰椎间盘摘除术和经皮激光腰椎间盘汽化减压术治疗腰椎间盘突出症的比较. 中医正骨 .2010;22：12 – 13，16.

58. 李振宙　侯树勋　吴闻文 . 经皮侧后路腰椎间孔成形术对腰椎解剖及生物力学影响的实验研究 . 中国骨肿瘤骨病，2010，9（6）503-508

59. 王建，周跃，初同伟，等 . 显微内镜腰椎间盘髓核摘除术与开放手术的比较研究 . 中国骨与关节损伤杂志 . 2005; 20: 387–389.

60. 王欢，刘学勇，李雷，等 . 可调节斜位在显微内窥镜腰椎间盘切除术中的应用 . 中华外科杂志 . 2005; 43: 1080–1083.

61. 田海军，杨立利，何志敏，等 . 三种手术方法治疗腰椎椎间盘突出症的影像学及临床疗效比较 . 脊柱外科杂志 .2010.8：339 – 344.

62. 苏庆军，王庆一，康南，等 . 人工腰椎间盘置换术的并发症及其防治 . 中国脊柱脊髓杂志 . 2005; 15: 326–329.

63. 郑文杰　周跃　李长青 . 经皮椎间孔镜技术治疗腰椎间盘突出症的策略和方法，中国骨与关节杂志，2013，2（4）: 228–231

64. 郑燕平，刘新宇，贾龙，等 . 腰椎后路椎间融合术后椎间融合的 X 线片及三维 CT 评价 . 中华骨科杂志 .2009;29：1104 – 1108.

65. 陆晓文，李明，侯铁胜，等 . 显微椎间盘镜治疗腰椎间盘突出症失败病例分析 . 中华显微外科杂志 .2005;28: 267–268.

66. 陈良军，张越，陈艳 . 经皮激光椎间盘汽化减压术治疗腰椎间盘突出症 380 例 . 解放军 医药杂志 .2012;24：16 – 18.

第十二节　经皮腰椎间盘髓核成形术

一、病例选择及基本器械

（一）手术适应证

经皮腰椎间盘髓核成形术可治疗腰椎间盘突出症和椎间盘源性下腰痛；治疗腰椎间盘突出症需同时符合以下几项：

1. 腰腿痛、跛行、感觉异常，且腿痛重于腰痛等临床症状明显；

2. 有脊神经受压的阳性体征，如直腿抬高试验、踇趾伸屈试验等；

3. 包容型腰椎间盘突出，单纯性膨出，纤维环完整；

4. 临床症状和体征与 CT、MR 等影像学诊断相一致；

5. 经保守治疗三个月无效或反复发作。

治疗椎间盘源性下腰痛要同时符合以下几项。

1. 持续性腰痛六个月以上；

2. 保守治疗无效；

3. 神经系统体检无异常发现；

4. 直腿抬高试验阴性；

5. MR 检查无脊髓神经根受压表现，并提示椎间盘内有高信号区（High-Intensity Zone，HIZ）；

6. 病变节段椎间盘造影能诱发典型的下腰痛，相邻节段诱痛实验阴性。

（二）手术禁忌证

1. 突出的椎间盘已钙化；

2. 纤维环破裂，髓核组织脱出或游离于椎管内。

3. 合并腰椎管狭窄；

4. 椎间盘突出导致肌力下降，足下垂或膀胱直肠等功能障碍；

5. 有精神异常或心理障碍者；

6. 有出血倾向，严重心脑血管疾病者；

7. 病变节段椎间盘造影不能诱发典型的下腰痛者。

（三）基本器械

同经皮颈椎间盘髓核成形术。

二、手术步骤

（一）体位与麻醉

【体位】

取俯卧位。

【麻醉】

用 2% 利多卡因 5ml 局麻。

（二）具体操作步骤

【定位】

透视下定位，病变椎间隙后正中线患侧旁开 8~12cm，L_5~S_1 椎间盘旁开 6~8cm 标记穿刺进针点。

【穿刺】

用穿刺针在 X 线透视或 CT 引导下取与躯干正矢状面 45°~60°角进针，刺入病变椎间隙中心部，正位位于棘突附近，侧位位于椎间隙中央（图 4-3-3-12-1）。正侧位透视证实穿刺针位置准确后，退出穿刺针芯。

【沿套管插入工作棒】

将与Arthro Care 2000 组织气化仪连接的工作棒（直径0.8mm）在C-臂X线机监视下沿套管针进入椎间盘内，并按术前治疗方案，设置消融能量为4档（250Vrms），椎间盘内缓慢来回移动工作棒，对髓核组织进行汽化和固化各1~1.5min（图4-3-3-12-2、3）。

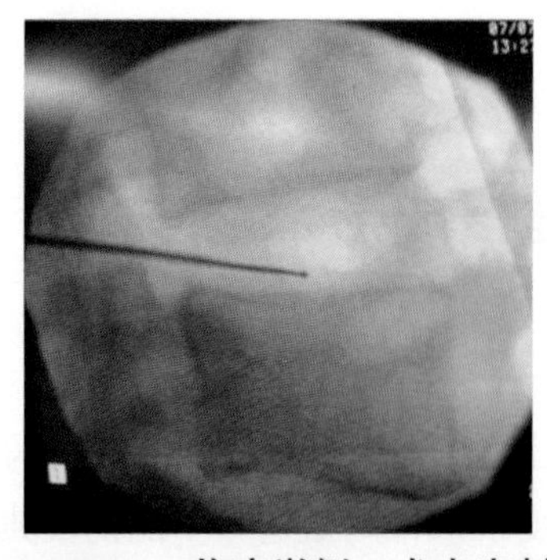

图 4-3-3-12-1　临床举例　术中穿刺进针

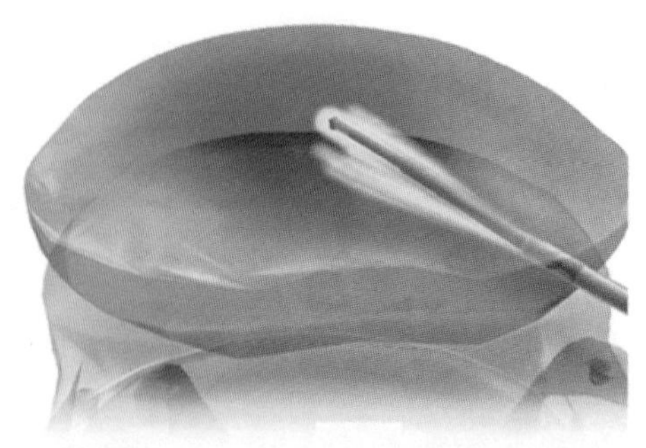

图 4-3-3-12-2　术中射频消融示意图

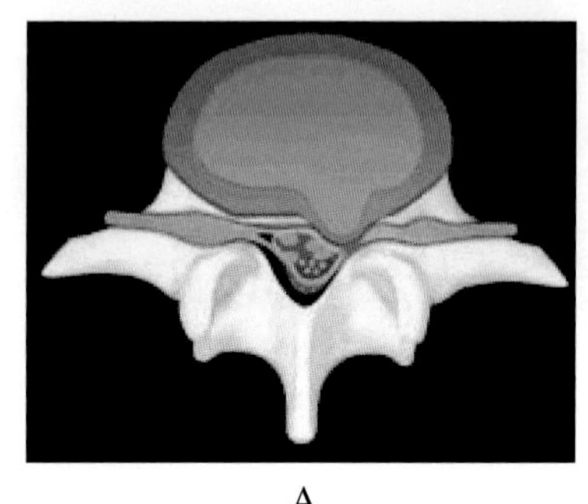

A

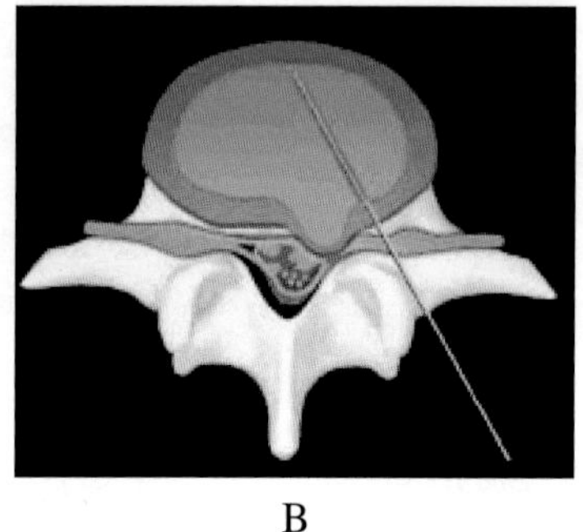

B

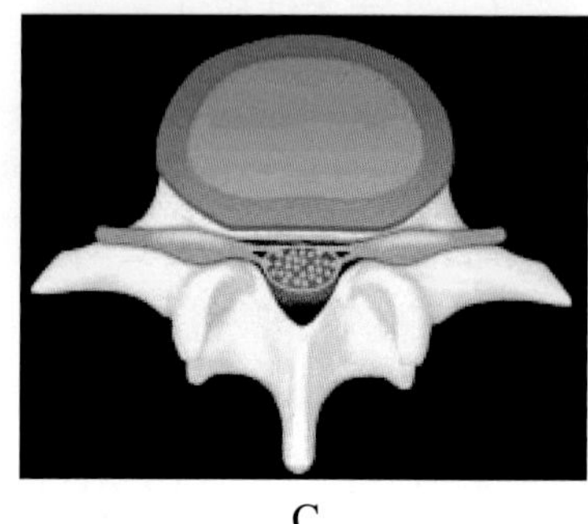

C

图 4-3-3-12-3　腰椎间盘突出髓核成形术前后模型图（A~C）

A. 术前椎间盘左后方突出；B. 髓核成形术；C. 术后椎间盘突出消失

【测压】

在椎间盘内插入一根直径为 0.8mm 的克氏针，探测髓核腔内压力，感空虚无弹性时，说明椎间盘内已减压充分。

【闭合创口】

退出工作棒及穿刺针，创可贴覆盖创口。

三、操作细节及程序

为便于初学者操作，现将操作细节以图解方式阐述于后，见图 4-3-3-12-4~17。

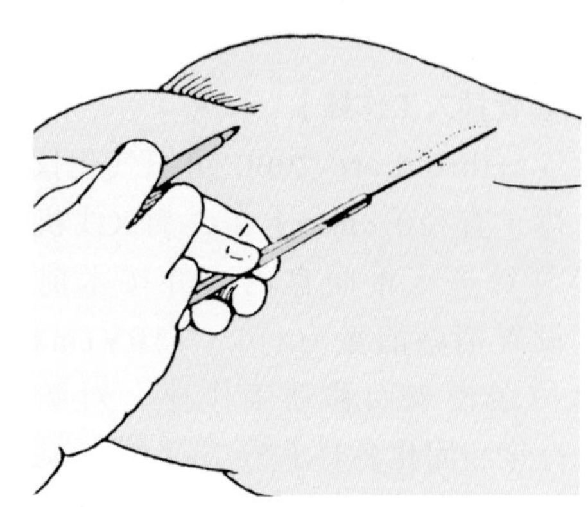

图 4-3-3-12-4　经皮髓核摘除术定位示意图

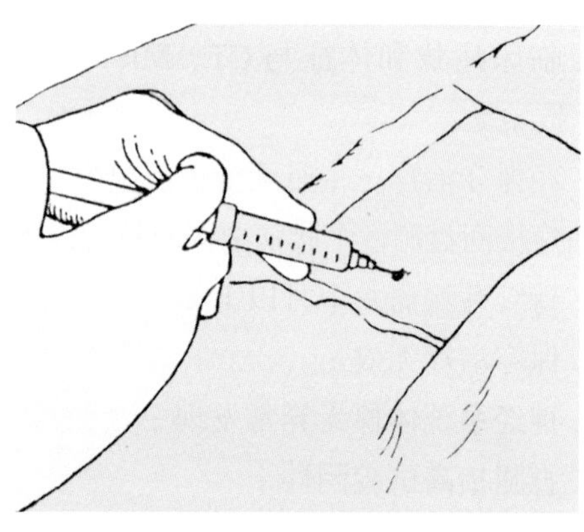

图 4-3-3-12-5　局部麻醉示意图

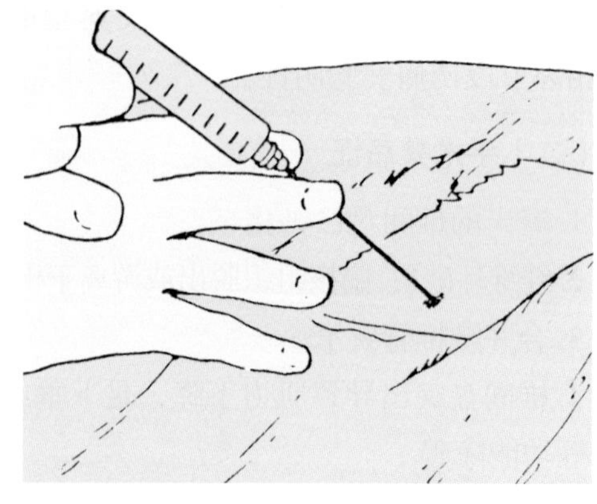

图 4-3-3-12-6　穿刺示意图

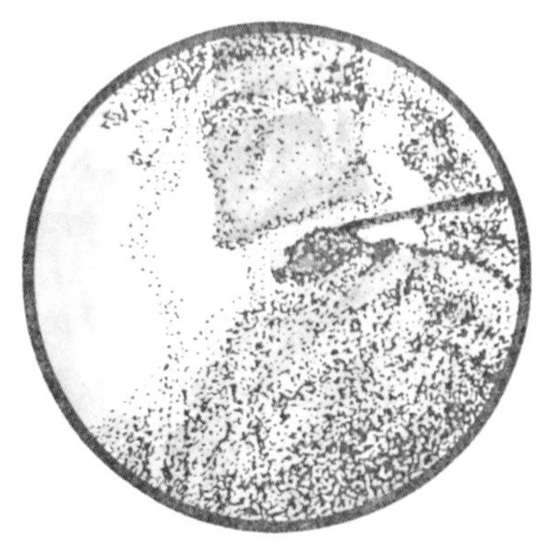
图 4-3-3-12-7　髓核造影示意图

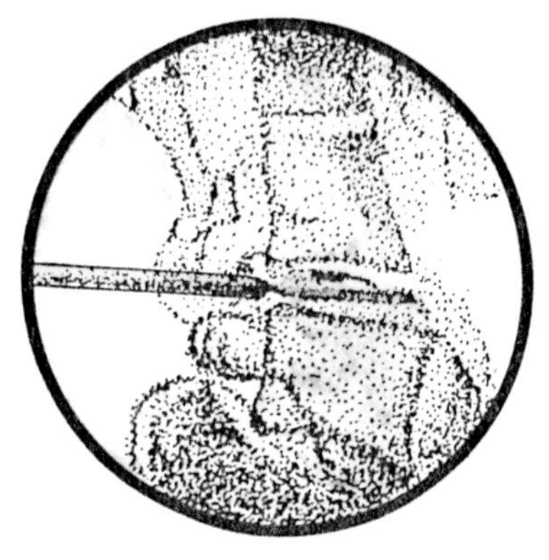
图 4-3-3-12-10　X 线透视下观察扩张管位置示意图

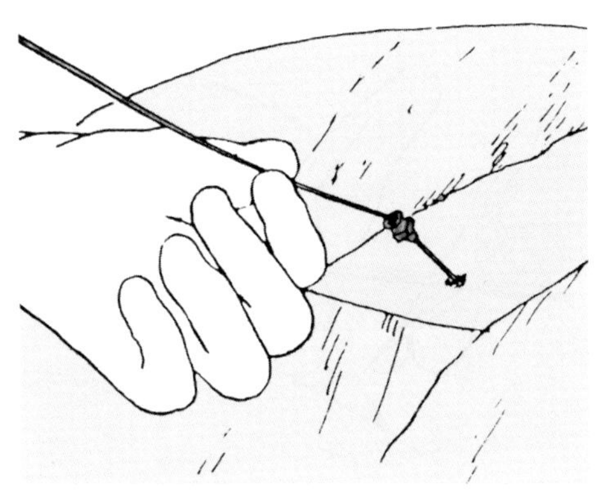
图 4-3-3-12-8　引入扩张管示意图

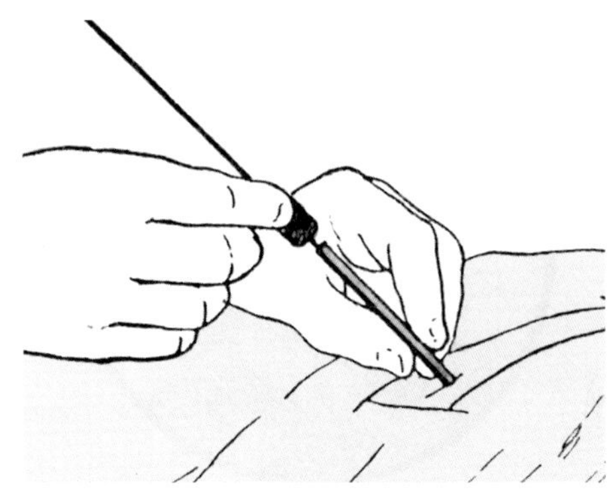
图 4-3-3-12-11　取下扩张管接头示意图

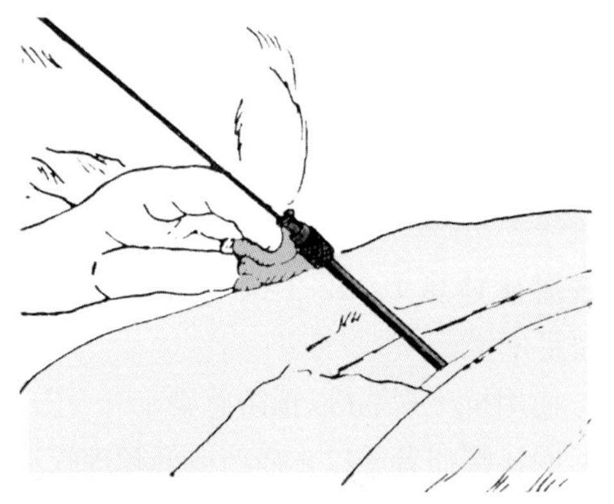
图 4-3-3-12-9　导入扩张管示意图

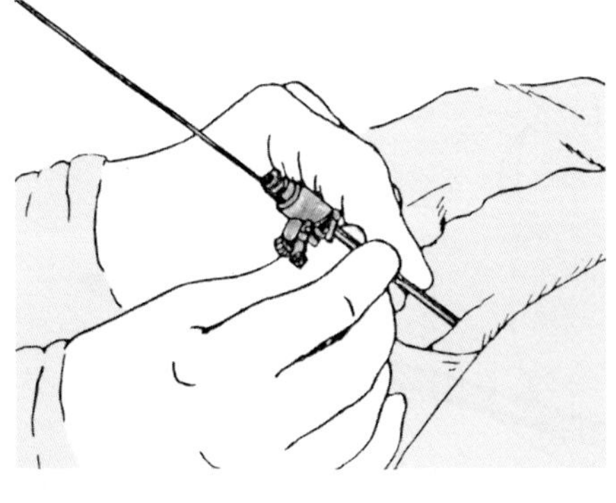
图 4-3-3-12-12　导入环锯外套管示意图

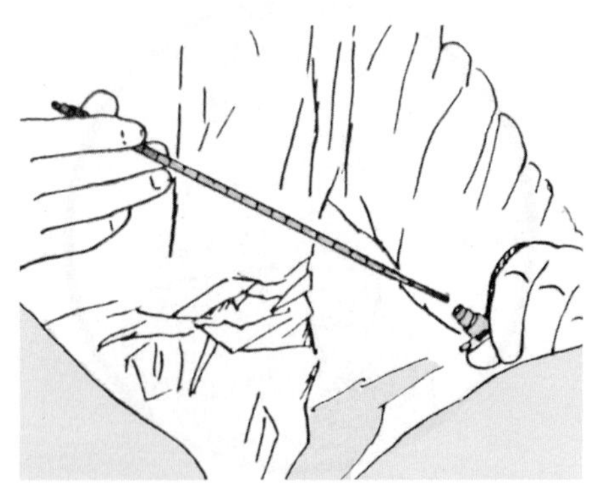

图 4-3-3-12-13　导入环锯示意图

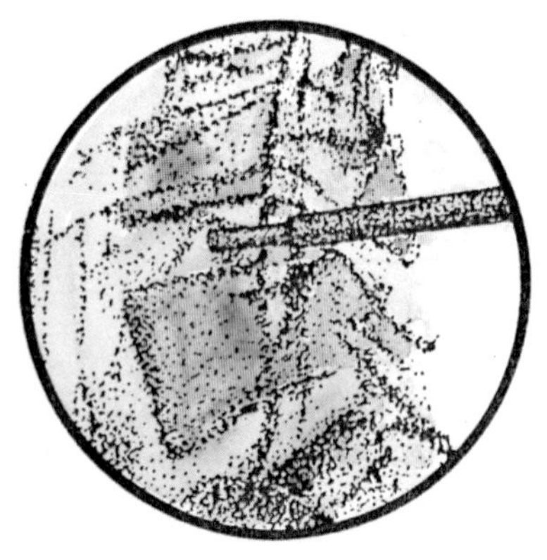

图 4-3-3-12-14　锯穿纤维环示意图

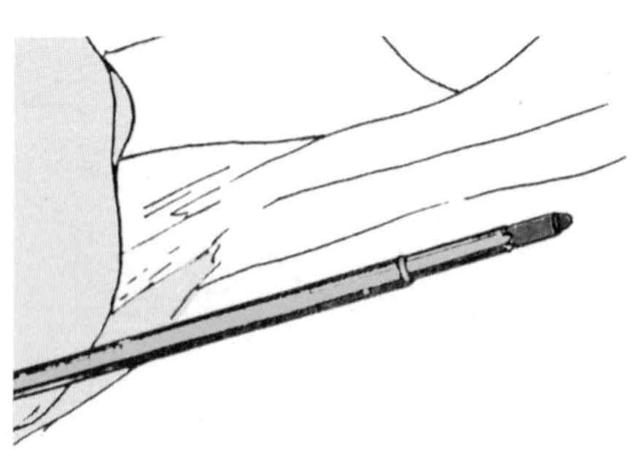

图 4-3-3-12-15　锯取纤维环及部分髓核示意图

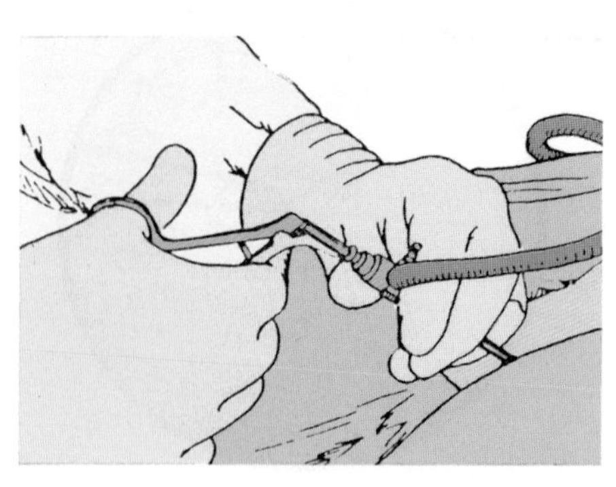

图 4-3-3-12-16　插入髓核钳示意图

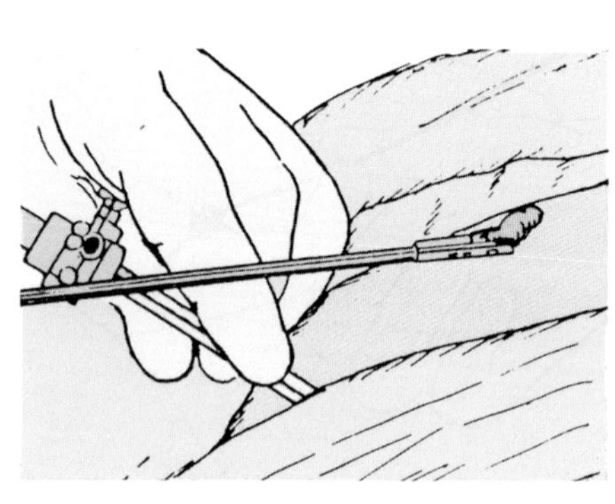

图 4-3-3-12-17　摘除髓核示意图

四、操作注意事项

同经皮颈椎间盘髓核成形术。

五、术后处理

1. 卧床休息 1~2d，3~5d 出院，可根据患者情况而定；

2. 使用抗生素 3d 以预防感染；

3. 明显腰痛者予以止痛药或低频理疗治疗；

4. 术后三个月内应避免承重和进行剧烈运动，如弯腰、侧弯、旋转，半年内加强腰部的适应性康复计划，避免重体力劳动和腰部的过度活动。

六、并发症防治

（一）神经根损伤

神经根直接和汽化棒接触可能造成神经受损。若患者突感剧烈疼痛或放电样麻木，应立即停止消融，检查位置是否正确后继续操作。术前精确定位，术中缓慢穿刺，消融凝固过程中严密监视是预防这类并发症的有效措施。如有损伤，术后给予营养神经治疗。

（二）椎体终板损伤

一般不会引起严重后果，多由穿刺位置不当引起。在椎间隙穿刺针宜从上、下椎板间置入椎间盘且应平行于椎间盘轴避免损伤上下终板。

（三）椎间盘炎

常由感染或化学因素引起，发生率极低。预防措施为严格执行无菌技术操作，术后常规预防用抗生素。一旦发生感染应予以制动、抗炎、止痛和肌松药治疗。必要时清除病灶，冲洗。

七、临床举例

患者，男性，67 岁，因“腰痛，继之伴右下肢放射痛半年，加重一周”入院。半年前出现腰痛，后又出现右下肢放射痛，劳累、久行、久立后疼痛加重，休息缓解，一周前上述症状加重。入院查体：腰部活动受限，直腿抬高试验左 70°，右 15°，L_4~L_5 椎旁压痛，右侧小腿外侧皮肤感觉减退。腰椎 CT 示 L_4~L_5 椎间盘突出压迫硬膜囊。入院诊断 L_4~L_5 椎间盘突出症。入院后完善各项检查，择期在局麻下行 L_4~L_5 椎间盘突出经皮髓核成形术，术后卧床一天，观察三天后出院，嘱下床活动时戴腰围固定。14 天后右下肢放射痛明显缓解，但仍遗留腰痛，随访 MR 提示椎间盘部分回纳（图 4-3-3-12-18）。

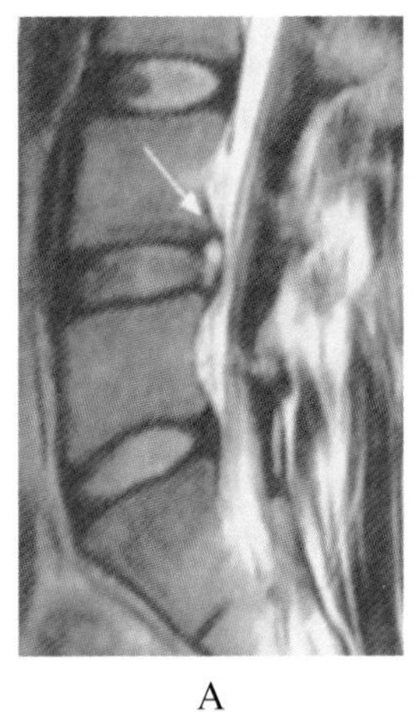

A

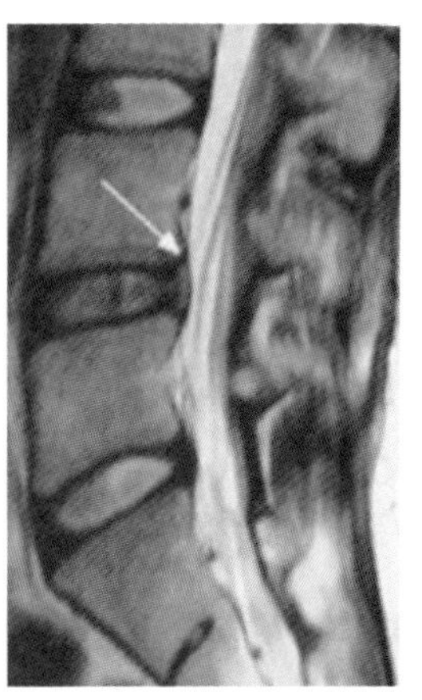

B

图 4-3-3-12-18　临床举例　L_4~L_5 腰椎间盘突出经皮髓核成形术（A、B）

A. 术前示 L_4~L_5 椎间盘突出；B. 术后 6 个月后椎间盘部分回纳

（王向阳　林　研）

第十三节　经皮激光腰椎间盘汽化减压术

一、病例选择及器材

（一）手术适应证

需同时符合以下几项者方可施术。

1. 腰腿痛、跛行、感觉异常且腿痛重于腰痛等临床症状明显；

2. 有脊神经受压的阳性体征，如直腿抬高试验、踇趾伸屈试验等；

3. 包容型腰椎间盘突出：单纯性膨出，纤维环完整；

4. 临床症状和体征与 CT、MR 等影像学诊断相一致；

5. 经保守治疗三个月无效或反复发作。

（二）手术禁忌证

1. 突出的椎间盘已钙化；

2. 纤维环破裂，髓核组织脱出或游离于椎管内；

3. 合并腰椎管狭窄；

4. 椎间盘突出导致肌力下降，足下垂或膀胱直肠等功能障碍；

5. 有精神异常或心理障碍者；

6. 有出血倾向，严重心脑血管疾病者。

（三）所需器材

同经皮激光颈椎间盘汽化减压术。

二、操作步骤

（一）体位及麻醉

【体位】

患者俯卧或侧卧位；

【麻醉】

2% 利多卡因 5ml 经皮肤、皮下组织、肌筋膜直达三角工作区附近进行局部浸润麻醉。

（二）具体施术步骤

【检查与定位】

1. 术前检查光纤　透视下定位，病变椎间隙后正中线患侧旁开 8~12cm，L_5~S_1 椎间盘旁开 6~8cm 标记穿刺进针点（图 4-3-3-13-1）。

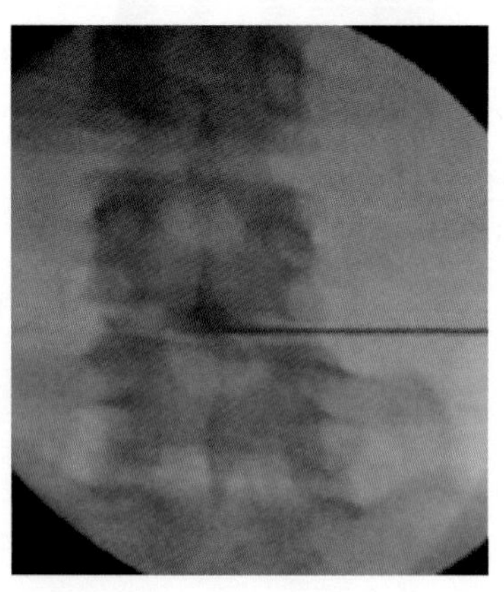

A

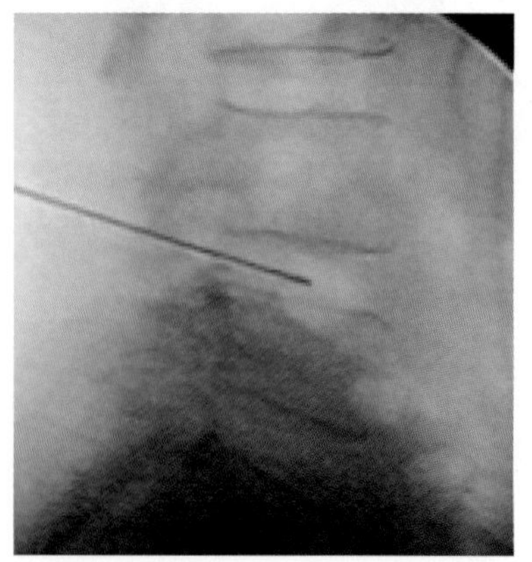

B

图 4-3-3-13-1　临床举例　透视下穿刺针的位置（A、B）

A. 正位像；B. 侧位像

2. 定位　用穿刺针在 X 线透视或 CT 引导下取与躯干正矢状面 45° ~60° 进针，刺入病变椎间隙中心部，正位位于棘突附近，侧位位于椎间隙中央或中后 1/3 处。

【置入激光光纤】

正侧位透视证实穿刺针位置准确后，退出穿刺针芯，置入激光光纤，固定在穿刺针内。激光光导纤维经穿刺针腔置入到腰椎间盘髓核的适当位置。将光导纤维连接到激光器上，并打开和调试激光器的各参数。

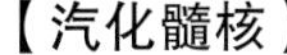

【汽化髓核】

以半导体激光器为例，将激光功率调至 15W，脉冲持续时间 1.0s，脉冲间隔时间 2~10s。激光总能量可根据椎间盘突出的大小和变性程度控制在 1200~1600J。

【扩大范围】

汽化过程中要不断调整激光纤维的深度和角度，以便能在预设能量范围内扩大汽化腔，一般汽化腔直径 1cm 左右为宜，尤其要尽量使椎间盘后部的髓核汽化（图 4-3-3-13-2）。

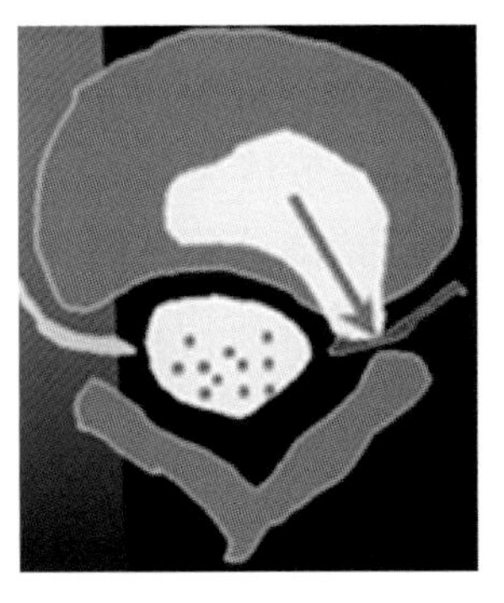

A

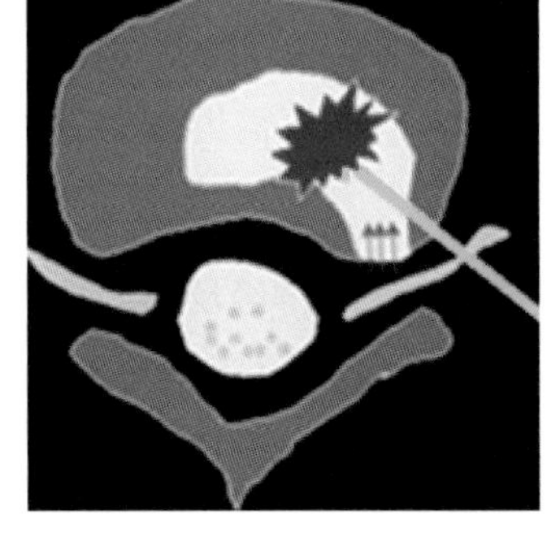

B

图 4-3-3-13-2　激光汽化前后模型图（A、B）

A. 汽化前椎间盘突出压迫神经根；B. 汽化后椎间盘减压，神经根压迫减轻

【包敷局部】

达到治疗能量后退出光纤和穿刺针，包敷穿刺口。

（三）操作注意事项

同经皮激光颈椎间盘汽化减压术

三、术后处理

1. 卧床休息 1~2d，3~5d 出院，可根据患者具体情况确定；

2. 使用抗生素 3d 以预防感染；

3. 明显腰痛者予以止痛药或低频理疗治疗；

4. 如有神经根症状，可静脉滴注七叶皂苷钠，共 3~5d；

5. 半年内加强腰部的适应性康复训练，正确进行腰部动作，避免重体力劳动和腰部的过度活动。

四、并发症防治

（一）术中腰部胀痛

术中腰痛发生率约为 56.9%，经抽吸减压后缓解，考虑为激光汽化产生的气体增加髓核压力所致，及时抽吸减压即可。术中抽吸能有效避免或减轻气体对椎间盘周围组织的损伤作用，其机制可能是由于负压的作用，术中 PLDD 汽化所产生的炽热气体能及时引流体外，减少热量在体内的聚集，更重要的是避免炽热气体向椎间盘周围潜在间隙中的弥散，有效防止热损伤的发生，同时也防止了蛋白质中的硫、氮等成分在汽化过程中产生的氧化产物给组织带来的可能损伤反应。

（二）术后腰背痛

大约有 60% 的患者治疗后可出现腰背痛，

多数程度较轻。其原因可能与热损伤引起椎间盘组织肿胀和水肿（即反应性椎间盘炎）有关，或与椎间盘内残留气体或穿刺创伤有关。一般不需特殊处理，数天后自行缓解。个别无菌性椎间盘炎引起的较剧烈的腰背痛，使用抗生素和止痛治疗后可消退。

（三）腰部肿胀

常为反复穿刺损伤或出血所致。腰神经根周围的腰动脉脊支、腰升静脉和腰旁静脉丛结构是穿刺中易发生出血的解剖基础。因此要警惕对腰部血管的损伤，穿刺时尽量避开腰神经及周围血管结构。烧灼完毕，拔针前用力抽吸并在负压情况下拔穿刺针出椎间盘后，不需继续负压抽吸，以减少出血。

（四）神经根损伤和交感神经反射消失

穿刺和激光的热损伤都可能造成神经根或交感神经的功能障碍，虽然发生率低，但有个别患者的神经损害是不易恢复的，应引起高度的重视。术前精确定位，术中缓慢穿刺，汽化过程中严密监视是预防这类并发症的有效措施。

（五）椎间盘炎

PLDD 为高温环境，椎间盘炎发生率极小。预防包括术中注意无菌操作，术前和术后抗生素预防感染。一旦发生，应绝对卧床休息，并予以止痛药、肌松药和大剂量抗生素，必要时清除病灶，冲洗。

五、临床举例

患者，女性，50 岁，因“腰痛六年，左下肢疼痛伴麻木半年”入院。六年前因劳累后感腰痛，呈进行性加重，休息及外敷膏药后症状有所缓解，时轻时重。近半年来又感左下肢疼痛伴麻木，咳嗽、打喷嚏时左下肢有传电般的放射性疼。曾在外院行推拿及激素注射治疗效果差。查体一般情况尚可，L_4~L_5 左侧椎旁压痛明显，直腿抬高试验左侧 35°、右侧 80°，双侧膝反射及跟腱反射均正常，左侧小腿外侧皮肤感觉减退，双下肢病理反射未引出。腰椎 CT 示 L_4~L_5 腰椎间盘突出并压迫左侧神经根。入院诊断 L_4~L_5 椎间盘突出症。入院后完善各项检查，择期在局麻下行 L_4~L_5 椎间盘突出经皮激光椎间盘汽化减压术，术后卧床一天，观察三天后出院，嘱下床活动时戴腰围固定。14 天后随访左下肢麻木症状消失，留有轻微疼痛感（图 4-3-3-13-3）。

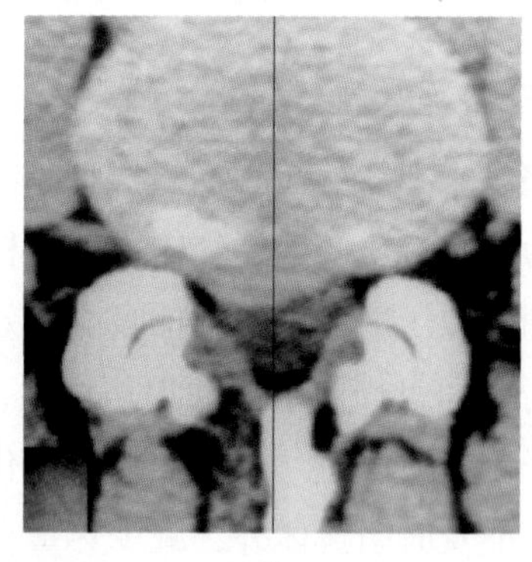

A

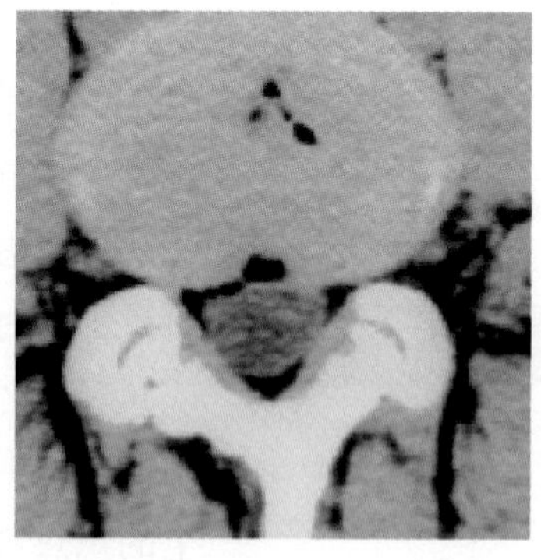

B

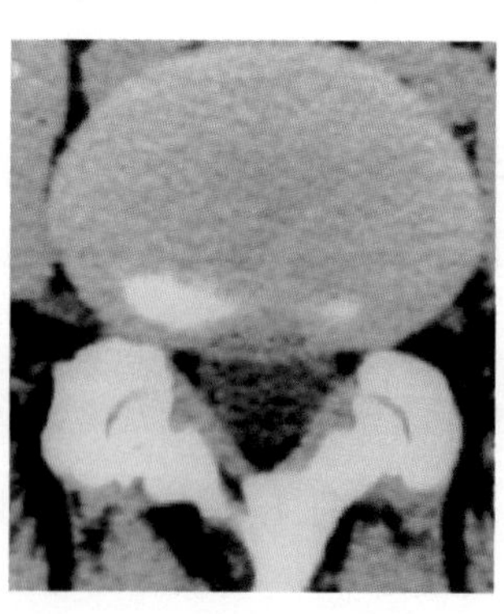

C

图 4-3-3-13-3 临床举例 L_4~L_5 腰椎间盘突出症经皮激光椎间盘汽化减压术 CT 扫描观察（A~C）

A. 术前；B. 术后；C. 随访（14 天后）

（王向阳 黄其衫）

参考文献

1. 池永龙．脊柱微创外科学．北京：人民军医出版社，2006
2. An-Li Yang, Liang Liu, Meng-Wei Yao, etal. Clinical value on therapy OF lumbar disc herniation by plasma radiofrenquency ablation combined with ozone. SICOT Shanghai Congress 2007
3. Hong-Jian Liu, Yi-Sheng Wang. Ultrastructure evaluation of vertebral bodies after percutaneous vertebroplasty with three different filling materials：an experimental study on osteoporotic goats. SICOT Shanghai Congress 2007
4. Jian Wang, Yue Zhou, Tong-Wei Chu, et al.Comparison between microendoscopic surgery and open surgery for far lateral lumbar disc herniation. SICOT Shanghai Congress 2007
5. Jian Wang, Yue Zhou, Tong-Wei Chu, etal. The cognition of the learning curve for microendoscopic discectomy（Med）. SICOT Shanghai Congress 2007
6. Joh JY, Choi G, Kong BJ, Park H.Comparative study of neck pain in relation to increase of cervical epidural pressure during percutaneous endoscopic lumbar discectomy.Spine（Phila Pa 1976）. 2009 Sep 1; 34（19）：2033-8.
7. Kai-Wu Lu, Dong-Bin Qu, Shu-Fang Zhang,etal. Treatment of extreme-lateral lumbar disc herniation by selective discectomy under percutaneous endoscope. SICOT Shanghai Congress 2007
8. Li-Jun Li, Wei Zhou, Qing-You Lu，etal.The early report of Minimally invasive transforaminal lumbar interbody fusion（TLIF）in treatment of lumbar diseases. SICOT Shanghai Congress 2007
9. Li-Xue Yang, Xiao-Qun Li, Zhi-Ping Sun,etal.treatment with radiofrequency hot congeal target puncture for lumbar intervertebral disc herniation. SICOT Shanghai Congress 2007
10. Manchikanti L, Derby R, Benyamin RM A systematic review of mechanical lumbar disc decompression with nucleoplasty.Pain Physician. 2009 May-Jun; 12（3）：561-72.
11. Min Wang, Yue Zhou, Jian Wang,etal.Clinical experience and results with lumber med procedure: a follow-up study of 5 years. SICOT Shanghai Congress 2007
12. Oppenheimer JH, DeCastro I, McDonnell DE.Minimally invasive spine technology and minimally invasive spinc surgery：a historical review. Neurosurg Focus. 2009 Sep; 27（3）：E9.
13. Puentedura EJ, Brooksby CL, Wallmann HW, Landers MR.Rehabilitation following lumbosacral percutaneous nucleoplasty: a case report.J Orthop Sports Phys Ther. 2010 Apr; 40（4）：214-24.
14. Shao-Keh Hsu.Percutaneous endoscopic lumbar spine surgery（surgical technique and outcome in 480 cases）. SICOT Shanghai Congress 2007
15. Singh V, Benyamin RM, Datta S.Systematic review of percutaneous lumbar mechanical disc decompression utilizing Dekompressor.Pain Physician. 2009 May-Jun;12（3）：589-99.
16. Singh V, Manchikanti L, Benyamin RM. Percutaneous lumbar laser disc decompression：a systematic review of current evidence, Pain Physician. 2009 May-Jun; 12（3）：573-88.
17. Wang J, Zhou Y, Li C, Zhang Z, Zhang N.［Percutaneous endoscopic lumbar discectomy for treatment of chronic discogenic low back pain］Zhongguo Xiu Fu Chong Jian Wai Ke Za Zhi. 2009 Apr; 23（4）：400-3.
18. Yue-Zhou, Jian-Wang, Tong-Wei Chu, etal.Microsurgical strategies and options for far-lateral lumbar disc herniation. SICOT Shanghai Congress 2007
19. Zhi-Ping Sun, Li-Xue Yang, Xiao-Qun Li, etal. treatment of lumbar disc herniation using radio frequency hot congeal. SICOT Shanghai Congress 2007

第十四节　脊髓镜应用

一、脊髓镜应用概述

MR 的出现使脊髓脊椎疾病的影像诊断得到了飞跃的进步，但有时还有在脊髓血管病变的临床诊断上很难获得肯定的影像的病例，为此，有必要将此类病例所用的可屈性（Fexible）脊髓内镜的适应证、使用范围及其最近的进展加以介绍。

二、脊髓镜检查适应证

一般适用于经脊髓造影、脊髓血管造影、CT 和 MR 等其他方法未能确诊的病例，因此不包括用 MR 容易诊断的脊髓肿瘤以及椎间盘等的脊椎变性性疾病，也不包括用血管造影能清晰显现出来的脊髓动静脉畸形，而是怀疑为慢性脊髓变性性疾病以及脊髓血管障碍等病例。

以前临床上亦曾试用过脊髓镜，但因内镜的硬度与直径粗大而未能被广泛应用。现在使用的内镜要求外径为 0.75mm，并有一定程度的可屈性纤维导管，这些直径为 0.75mm 的导管内含有 3000 根成像用和光源用的极细的光学纤维与视频信息处理机系统（Video Processor System）相连接，所以在电视监测上能得到良好的影像。

三、脊髓镜检查方法与临床应用

检查方法是以一般的脊髓引流（Spinal Drainage）为基准，在局麻下用 17G 脊髓针自 L_4~L_5 的腰椎棘突间刺入，通过其内腔将内镜导入蛛网膜下腔内。在检查中几乎无任何阻力能将内镜自下部腰椎插入约 40cm，受检者也几乎无痛苦。在 X 线透视下施行内镜检查时，内镜在进入蛛网膜下腔后引导向上腹侧，至腹侧硬膜处将其翻转，穿过马尾之间，再从脊髓后面的蛛网膜旁正中部上行。由此可将硬膜内面、脊髓表面、马尾神经以及蛛网膜的小梁形成（Trabe-Culation）等脊髓蛛网膜下腔构成物质在脑脊液搏动下清晰地描绘出来。

四、脊髓镜临床应用时病变判定

如在脊髓后面查出扩张屈曲的血管群，则提示有脊髓动静脉畸形的内镜检查所见，此法可弥补脊髓血管造影和 MR 未能描绘出来的病变，特别是对部分血栓形成的脊膜脊神经根型的脊髓动静脉畸形，这也证实了内镜检查的可靠性。

用内镜能推测出脊髓动静脉畸形，是因为这些病例的大部分是以脊髓后静脉作为其流出静脉，是最容易用内镜检查出来的病变的缘故。但是像脊髓肿瘤这类占位病变也能引起脊髓静脉系统的扩张，所以不能因为用内镜看到了扩张屈曲的血管群就诊断为脊髓动静脉畸形，而应结合 MR 等其他检查所见综合地加以分析。当然，对于用血管造影查出的动静脉畸形就不需要再做脊髓内镜检查。

血管造影查不出病变的原因可以举出如部分血管血栓形成，血流过缓以及患者年龄太大，不能全面评价脊髓血管系统的病例等。在这些病例的一部分中也包括亚急性坏死性脊髓炎综合征（Foix-Alajouanine Syndrome）。脊髓动静脉畸形时，其症状的发生机制与血管异位及静脉瘀血有关，所以病变与症状的水平并不一定相符，在血管造影不能成像时诊断就很困难。利用 MR 诊断本病时主要是以血流缺失（Flow Void）为基准，对于血管造影描绘不出来的病变做诊断时，如果考虑到胸腰髓为本病的好发部位，就能有一定程度的界限。

五、脊髓镜优点

脊髓造影是把阴影变成图像，与之相比较，内镜则是直接观察病变的实际影像本身，而且不需要像脊髓造影那样在考虑造影剂充盈的时间调整同时进行摄影，只要使内镜静止就能有充分时间反复观察，这些都是内镜的优点。目前脊髓内镜有以上的优点和问题，因此可以把其他方法不能确诊的脊髓疾病作为脊髓内镜检查的适应证。

六、脊髓镜存在问题

脊髓镜临床应用目前所存在的问题是由于棘突的方向，只能将内镜从插入部位向上方推进，观察腰椎以上的脊髓后面，因此不适于观察脊髓的侧面和下部病变。还有就是视野角度限制在大约53°，所以只能观察到脊髓的旁正中部，而不能诊断出脊髓侧方的病变，也就是内镜尚不具备能将其尖端向任意方向转动的功能，因此其可视范围受到限制，尚未能广泛地应用于临床诊断，今后应将内镜改进成为尖端能够弯曲转动的内镜。

（周天健）

参考文献

1. 陈元贵，侯铁胜．椎间盘退变的基因治疗进展［J］．中国组织工程研究与临床康复，2008, 12（42）
2. 陈志明，赵杰，金根洋等．复发性腰椎间盘突出症的手术治疗［J］．中华外科杂志，2007, 45（16）
3. 陈志明，赵杰，连小峰等．复发性腰椎间盘突出症的影像学分析及临床意义［J］．中国脊柱脊髓杂志，2007, 17（1）
4. 韩凯伟，贺石生，侯铁胜．腰椎管狭窄症的微创手术治疗［J］．中国矫形外科杂志，2006, 14（17）
5. 黄师．腰椎间盘退变性疾病中 Modic 改变的相关研究进展［J］．中国脊柱脊髓杂志，2006, 16（10）
6. 李忠海，马辉，赵杰等．腰椎椎间盘突出症再手术治疗的临床分析［J］．脊柱外科杂志，2010, 8（1）
7. 孙风翔，张文祥，季祝永，等．极外型腰椎间盘突出症发病机理及诊治探讨．中国矫形外科杂志，2003, 11：494–496
8. 田海军，陈德玉，卢旭华等．腰椎融合手术方式的比较研究［J］．脊柱外科杂志，2008, 6（2）
9. 严宁，侯铁胜，栗景峰．腰椎间盘囊肿伴突出一例报告［J］．中华骨科杂志，2008, 28（8）
10. 叶伟胜，冯世庆，曹沛宏主译．微创脊柱外科学．天津：天津科学科技出版社，2003, 74–94
11. 张海龙．细胞移植治疗稚间盘退变的研究进展［J］．中国脊柱脊髓杂志，2007，17（3）
12. 赵定麟，王义生．疑难骨科学．北京：科学技术文献出版社，2008
13. 赵定麟．现代脊柱外科学，上海：上海世界图书出版社公司，2006
14. 赵新刚，石健，侯铁胜．经腹膜后入路暴露新西兰大白兔腰椎间盘［J］．中国组织工程研究与临床康复，2007, 11（41）
15. 赵新刚，石健，侯铁胜．兔腰椎间盘退行性病变模型的建立及影像学改变［J］．中国组织工程研究与临床康复，2008, 12（7）
16. 赵新刚，石健，侯铁胜．腰椎间盘退变动物模型的建立及影像学改变［J］．脊柱外科杂志，2008, 6（5）
17. 赵鑫，张海龙，黄师等．骨髓间充质干细胞复合藻酸盐凝胶支架修复兔退变椎间盘的效果［J］．上海医学，2008, 31（8）
18. 周跃，王建，张峡，等．内窥镜下经横突间入路治疗椎间孔外侧型腰椎间盘突出症．中国脊柱脊髓杂志，2004, 14: 86
19. Allen RT, Rihn JA, Glassman SD. An evidence-based approach to spine surgery.Am J Med Qual. 2009 Nov-Dec;24（6 Suppl）: 15S-24S.
20. Atlas SJ, Tosteson TD, Blood EA.The impact of workers' compensation on outcomes of surgical and nonoperative therapy for patients with a lumbar disc herniation: SPORT.Spine（Phila Pa 1976）. 2010 Jan 1; 35（1）: 89–97.
21. Broetz D, Burkard S, Weller M.A prospective study of mechanical physiotherapy for lumbar disk prolapse: five year follow-up and final report.NeuroRehabilitation. 2010 Jan 1; 26（2）:155–8.
22. Chang CW, Lai PH, Yip CM, Hsu SS.Spontaneous regression of lumbar herniated disc.J Chin Med Assoc. 2009 Dec; 72（12）: 650–3.
23. Cheng LM, Chen ZQ, Li ZR.[Study of spinal sagittal plane curve in patients with thoracolumbar intervertebral disc herniation]Zhonghua Yi Xue Za Zhi. 2009 Nov 24;89（43）: 3047–50.
24. Fu C, Zhang GL, Yang CY.［Treatment of lumbar intervertebral disc herniation accompanying with lumbar instability with internal fixation and spinal fusion］Zhongguo Gu Shang. 2009 Oct; 22（10）: 755–6.
25. Gerszten PC, Smuck M, Rathmell JP, S.Plasma disc decompression compared with fluoroscopy-guided transforaminal epidural steroid injections for symptomatic contained lumbar disc herniation: a prospective, randomized, controlled trial.J Neurosurg Spine. 2010 Apr; 12（4）: 357–71.
26. Hai-Ping Qian, Li-Sheng Yan, Guo Li,etal.Comparative study of micro-operaion with headlamp and routine fenestration operation on lumbar disc

protrusion. SICOT Shanghai Congress 2007

27. Hong-Xun Sang, Wei Lei, Zhuo-Jing Luo,etal.The preliminary report of a noval lumbar fusion instrument CAPSTONETM as first applied in china. SICOT Shanghai Congress 2007
28. Hong-Wei Gao, Gao Lei, De-Min Luo,etal.The application of b-twin under METRX posterior endoscope for treating lumbar intervertebral disc protrusion and vertebral instability. SICOT Shanghai Congress 2007
29. Huang-Yuan Huang, Xin Ma, Jian-Yuan Jiang.Application of 3D navigation system in the spine surgery. SICOT Shanghai Congress 2007
30. Jensen TS, Kjaer P, Korsholm L.Predictors of new vertebral endplate signal (Modic) changes in the general population.Eur Spine J. 2010 Jan;19 (1) : 129-35.
31. Jian-Fei Wang, Zuo-Peng Wu, Long Guo,etal.Surgical treatment of large central intervertebaral disc herniation. SICOT Shanghai Congress 2007
32. Jian Wang, Yue Zhou, Tong-Wei Chu, etal.The cognition of the learning curve for microendoscopic discectomy (Med) . SICOT Shanghai Congress 2007
33. Jian Wang, Yue Zhou, Tong-Wei Chu, et al.Comparison between microendoscopic surgery and open surgery for far lateral lumbar disc herniation. SICOT Shanghai Congress 2007
34. Jian Wang, Yue Zhou, Tong-Wei Chu, et al.Primary study on predictive factor of outcome of lumbar disc herniation treated by microendoscopic discectomy. SICOT Shanghai Congress 2007
35. Jian Wang, Yue Zhou, Tong-Wei Chu, et al.Primary study on predictive factor of outcome of lumbar disc herniation treated by microendoscopic discectomy. SICOT Shanghai Congress 2007
36. Jin-Tang Wang, Xiao-Wei Zhang, Shu-Ming Li,etal.Upper lumbar disc herniation. SICOT Shanghai Congress 2007
37. Jun-Jie Du, Zuo-Jing Luo.Wide Lumbar Canal Fenestrtion Decompression Of Spinous Process Ligament Retained Complex. SICOT Shanghai Congress 2007
38. Jun Tan, Ning Xie, Xiong-Sheng Chen,etal.Anterior Lumbar Interbody Fusions (ALIF) Using the SynFrame System. SICOT Shanghai Congress 2007
39. Li-Jun Li, Wei Zhou, Qing-You Lu, etal.The early report of Minimally invasive transforaminal lumbar interbody fusion (TLIF) in treatment of lumbar diseases. SICOT Shanghai Congress 2007
40. Madhok R, Kanter AS..Extreme-lateral, minimally invasive, transpsoas approach for the treatment of far-lateral lumbar disc herniation.J Neurosurg Spine. 2010 Apr;12 (4) : 347-50.
41. Min Wang, Yue Zhou, Jian Wang,etal.Clinical experience and results with lumber med procedure: a follow-up study of 5 years. SICOT Shanghai Congress 2007
42. Qun Xia.Biomechanical and clinical evaluation of stand-alone anterior lumbar interbody fusion (ALIF) . SICOT Shanghai Congress 2007
43. Se-Il Suk.Recent Research and Applications in Spinal Surgery. SICOT Shanghai Congress 2007
44. Shun-Wu Fan, Xiang-Qian Fang, Xing Zhao,etal.Preliminary report of minimally invasive posterior lumbar interbody fusion (plif) assistanted by x-tube system in the treatment of low back disorders. SICOT Shanghai Congress 2007
45. Shun-Wu Fan , Xiang-Qian Fang, Yue Huang,etal.Lower lumbar interbody fusion and related problems. SICOT Shanghai Congress 2007
46. Van Tulder M, Peul W, Koes B.Sciatica: what the rheumatologist needs to know.Nat Rev Rheumatol. 2010 Mar;6 (3) : 139-45.
47. Wang BG, Fu YH, Fu Q, Wang GB [Clinical analysis in treating lumbar intervertebral disc herniation with nucleus pulposus resection through small incision and lamina fenestration] Zhongguo Gu Shang. 2009 Oct; 22 (10) : 744-6.
48. Xiang-Qian Fang, Shun-Wu Fan, Qiao-Wei Zhang.Radiologic evaluation of instrumented posterior lumbar interbody fusion. SICOT Shanghai Congress 2007
49. Ya-Dong Zhang, De-Liang Cao, Jia Wang,etal.Microsurgical lumbar intervertebral cage fusion by x-tube system. SICOT Shanghai Congress 2007
50. Yong Hao,Yue Zhou,Tong-Wei Chu,etal.Biomechanical test on degradable material (PDLLA) cage. SICOT Shanghai Congress 2007
51. Yue Zhou, Jian Wang, Tong-Wei Chu, etal. Clinical application of transforaminal lumbar decompression, interbody fusion and sextant percutaneous pedicle screw fixation under metrx system. SICOT Shanghai Congress 2007
52. Yue Zhou, Jian Wang, Tong-Wei Chu, etal.Endoscopic transforaminal lumbar decompression, interboy usion and pedicle screw fixation (mi-tlif) under x-tube system—report of 42 cases. SICOT Shanghai Congress 2007
53. Zhao J, Hai Y, Ordway NR, Park CK, Yuan HA. Posterior Lumbar Interbody Fusion Using Posterolateral Placement of a Single Cylindrical Threaded Cage. Spine, 2000; 25 (4) : 425-430.

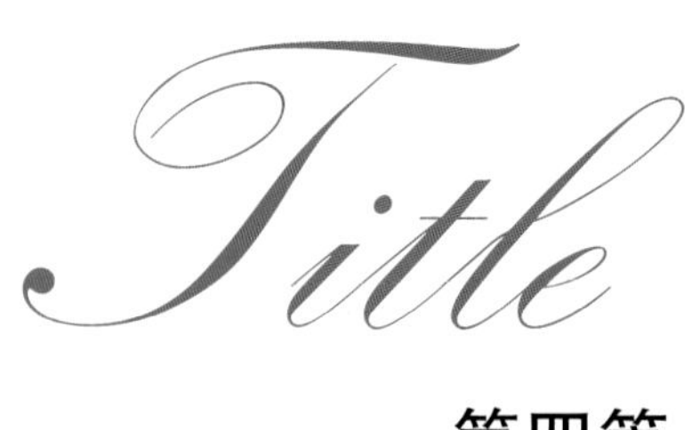

第四篇

腰椎椎间盘源性腰痛

第一章　腰椎椎间盘源性腰痛基本概念及非手术疗法　1822

第二章　腰椎椎间盘源性腰痛的前路非融合手术疗法　1836

第三章　腰椎椎间盘源性腰痛其他疗法　1844

第一章　腰椎椎间盘源性腰痛基本概念及非手术疗法

第一节　腰椎椎间盘源性腰痛基本概念

一、腰椎椎间盘源性腰痛概述

慢性腰痛是脊柱外科中最常见的疾病。引起腰痛的原因很多，其中常见原因之一是退行性腰椎椎间盘源性疾病（Degenerative Disc Disease，DDD）。椎间盘源性痛指纤维环退变形成内裂症，退变的物质刺激位于软骨终板和最外层的纤维环中来自于窦椎神经末梢的伤害感受器，并使间盘间隙内压力增加而诱发疼痛。随着退变，周围的血管和感受伤害神经纤维长入纤维环的外层和上、下终板内，进一步导致病理性改变的加剧。椎间盘源性痛无神经根受损的症状和体征，以慢性腰骶部疼痛为主，坐位、尤以站立位时加重。

临床上本病多见于下腰椎，尤以 $L_{4\sim5}$，其次为 $L_5\sim S_1$ 及 $L_{3\sim4}$，此与其解剖生理及生物力学特点等相关，将分节详述。

病变节段的间盘摘除和前路或后路融合术成为接受治疗该病的方法，但其术后疗效时有不佳，且可出现某些并发症，包括融合不良、邻近节段过度应力集中及供骨区部位疼痛等。因此，很多学者不断地尝试发展动态稳定的人工椎间盘假体，目的是使其更符合人体正常的腰椎活动模式，排除由于融合导致的一系列相关并发症，以进一步提高患者治疗后的生活质量。

二、下腰部解剖特点

（一）脊柱与下腰椎大体解剖

【概述】

为进一步深入了解本病的发生机理、症状特点及治疗方法选择等，首先应对其解剖生理特点有一全面了解。

脊柱共有 33 节，其中颈椎 7 节，胸椎 12 节，腰椎 5 节，骶椎 5 节和尾椎 4 节。由于后两者多呈融合状，故实际参与活动的仅 26 个椎骨。借助于周围丰富的肌群、韧带与关节囊而将此 26 节环环相扣，组成一个活动自如、并具有强大支撑力的链条状结构。

【主要功能】

其主要功能是保护脊髓和将头颈与躯干的负荷力传导至骨盆。在自然状态下，它的稳定是由外在的肌肉和内在符合生物力学的椎骨、椎间盘与韧带所构成。此种平衡状态保证了腰骶部的正常功能。两者平衡一旦失调，或是由于外来因素直接地或间接地破坏了此种平衡，则将引起功能障碍，轻者造成病痛，重者则丧失功能，甚至形成伤残。为此，需对其正常的生理与解剖特点有一较全面而深入的了解，以争取对此类患者获取正确的诊断，为选择理想的疗法打下基础。

（二）下腰椎的主要功能

以下内容将就腰椎局部解剖与生理特点加以阐述。

下腰部位于脊柱的下端，其虽不像颈段灵活，也不像胸段稳定，但对颈胸椎而言，是两者灵活与稳定的基础。因此，对其在解剖、生理与生物力学方面的特点必须有一全面了解。

下腰部是指以腰骶关节为中心的解剖段。狭义的指 L_4 至骶骨这一范围；广义的尚应包括 L_2~L_3、双侧骶髂关节及其邻近组织。由于此处含有马尾和构成坐骨神经的脊神经根，故其症状范围除见于腰部外，尚涉及臀部和下肢，并易与该处本身疾患相混淆。

（二）人体倒三角形力学结构及其临床意义

从生物力学的角度来看，人体共有三个倒三角形力学结构见图 1-1-2-6-1，即上三角、中三角和下三角。

【上三角】

上三角系指以头顶水平切线为底边，通过头颅两侧形成夹角，致使头颈部的负荷（自身重量及各种运动的负荷等）集中于下颈段，在一般情况下以 C_5~C_6 所受的压应力最大。

【中三角】

中三角指以双侧肩峰为底边，沿胸腹两侧将头、颈、躯干之负荷集中至腰骶椎的倒三角形力学结构。

【下三角】

下三角系则指以双侧髂嵴水平线为底边，并通过骨盆及髋部两侧将头颈、躯干及盆腔的负荷沿身体中部使力量向下传递的倒三角形力学结构。

【三个三角各尽其责，但下三角负荷最大】

以上三个倒三角形结构，从所承受负荷力强度来看，当然以下三角为最大，但实际上，由于此种作用力通过腰骶部，以双下肢所分别承受的分力形式而将其分散，以致下肢诸骨关节结构平均所承受的负荷不仅相对减少，而且为多关节所承担。而上三角与中三角由于负荷力集中到脊柱上某一椎节，因此从单一骨关节来讲，较下三角明显为大，临床上显示 $C_{5\sim6}$、$L_{4\sim5}$ 及 L_5~S_1 最早出现退变，即证实这一点，尤其是腰骶段更为明显，这就是腰椎椎间盘源性腰痛多见于 $L_{4\sim5}$ 及 L_5~S_1 之解剖学基础。

（三）椎管形态的改变与发病关系

在新生儿时，下腰椎椎管与颈、胸及腰上段相似，亦呈卵圆形，但随着后天的负荷、运动和劳动等，以致使腰骶部椎管逐渐演变成三角形或三叶草形。此种形态的椎管，虽然在生物力学上提高了局部负荷强度，可承受日益增加的体重与活动、劳动及运动的强度，但却造成椎管和神经根管的矢状径明显狭小，以致椎管与神经根管的有效间隙减少或消失，从而提高了椎管与神经根管的内压（图 4-2-1-1-2A）。如再加上各种后天获得性因素，诸如椎间盘的膨隆、下腰椎的失稳、黄韧带的松弛与肥厚，以及凡是可减少椎管内容积病变，均可对马尾与脊神经根形成刺激与压迫，或是通过局部的窦 - 椎神经反射引起症状。在同样椎节病变状态下，椎管（尤其是根管）狭窄者，腰椎间盘突出症的发生率高，反之则易引发腰椎椎间盘源性腰痛。

（四）小关节面特点及其临床作用

由图 1-1-2-5-3 可以看出，颈椎的小关节面呈水平状，因此在活动时相当灵活，但在外伤时易引起脱位而造成对脊髓神经的压迫与损伤。胸椎的小关节面角度较大，与人体横切面约成 60°，由于其有两侧肋骨及前方胸骨所构成的胸廓的固定与制动作用，其活动度十分有限。但在腰椎，由于其小关节面近于矢状，尤以腰骶关节，而使局部的侧弯和旋转活动范围明显受限。然而其伸屈活动范围却较大，越是下方越大。有人测量腰部的活动量，发现在屈曲时从 $L_{1\sim4}$ 这三个椎节的活动量为 5%~10%，L_4~L_5 为 15%~20%，但 L_5~S_1 却达 60%~75%。如此，不仅此处易引起退行性变，且也必然增加其外伤机会，从而构成腰椎退变好发部位的第二个解剖生理学基础。

（五）小关节的旋转活动轨迹位于后方体外，因而易加剧椎体间关节退变

由于椎体在水平位上前后均有关节存在，因此椎节在作左右旋转活动时，二者有其特定的运动轨迹，尤其是后方的小关节，视其轨迹中心点的差异，对病变的形成以及病理生理与病理解剖的演变提出相应的依据。

当颈椎做左右旋转活动时，椎节后方两侧小关节运动轨迹中点的垂直线相交于前方体外，胸椎位于椎节前方（体内），而腰椎的运动轨迹交叉于椎节后方体外（图 1-1-2-5-4）。因此，只要腰椎小关节少许活动，即可引起椎体间关节的大幅度运动，以致椎体间关节较之后方小关节易于出现劳损、退行性变和损伤性关节炎，此为腰椎椎间盘易发生退变的又一解剖生理学基础。

三、下腰椎退变较其他椎节为早

（一）解剖因素决定下腰椎椎节退变早

综上所述，可以发现，由于下腰部的负荷和活动量大，其退行性变的开始时间也较其他关节为早。髓核及纤维环退变多在 20~30 岁左右发生，棘间韧带 30~40 岁，黄韧带肥厚与松弛可见于各种年龄（其多与外伤及过多的超限活动有关）。在此基础上，$L_{4\sim5}$ 及 $L_5\sim S_1$ 椎体间关节易出现狭窄、松动及失稳等征象，进而易于继发椎间关节和后方小关节的增生性变化与损伤性关节炎。因此，当在 X 线片上发现此种现象时，则意味着椎间盘与韧带的病变更早，更加广泛。

（二）髓核含水率逐年降低

当胎儿初生时，纤维环及髓核的含水率分别为 80% 与 90%；在髓核退变开始的早期，主要表现为含水量降低。当发育至成年时减少 10%；之后随着退变的加剧而水分日渐减少，至 35 岁左右，纤维环降至 65%，髓核则为 75%~78%。由于失水，纤维环及髓核的体积相应减小，以致引起椎节的失稳、松动与狭窄等病理解剖变异，渐而形成腰椎椎间盘源性腰痛的病理解剖学基础，亦可演变成腰椎间盘突（脱）出症。

（三）病变从髓核转至小关节及椎体间关节

在正常状态下，由于椎间隙呈饱满状态而与椎管维持相应的比例关系，椎管内的马尾与神经根处于游离与松弛状态，一旦椎间隙变窄，椎体后方的后纵韧带与椎板前方的黄韧带必然突向较为空虚的椎管，以致神经根或马尾易受刺激或压迫（图 4-4-1-1-1、2）。椎节的松动与失稳亦出现相似的病理解剖所见，其致压物除了后突的髓核、增厚的黄韧带外，主要为椎间关节或小关节的椎管侧骨缘（增生、管道变形及骨刺）。

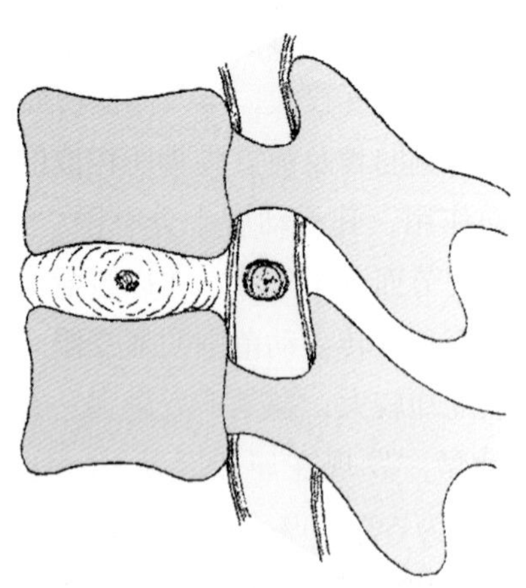

图 4-4-1-1-1　正常状态示意图
椎间隙为饱满状态时，神经根呈游离状

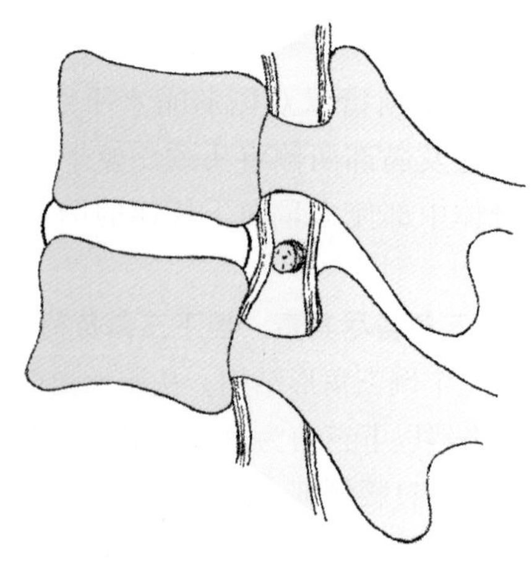

图 4-4-1-1-2　病变状态示意图
椎间隙狭窄与松动，易刺激或压迫脊神经根

四、其他解剖特点促使下腰痛各组病变的病理解剖学基础

（一）椎间孔狭小

腰脊神经根越往下方越粗，但由上、下椎弓根切迹所构成的椎间孔却愈往下方愈狭小，尤以 L_4~L_5 及 L_5~S_1 处为明显。此种反比关系构成该处脊神经根更易受累的解剖学基础。

（二）椎间盘高度逐年减少

于青少年时，椎间盘的高度随年龄的增加递增，但至成年后则逐年减少，尤于 50 岁以后，女性更年期后更为明显，不仅构成椎节病变的病理解剖学因素，而且致使脊柱本身原有的生理曲线产生变异及身材缩短，当然也使椎管内的有效间隙缩小。

（三）脊神经根的定位与命名

其不同于颈段，由于自枕下及第 1 颈椎之间发出的脊神经命名为第 1 颈脊神经，以此类推，诸颈脊神经的命名是以颈椎关节的下一序列数定位命名的，即从 C_5~C_6 椎节发出的脊神经为第 6 颈脊神经，C_6~C_7 发出的为第 7 颈脊神经，而 C_7~T_1 发出的则为第 8 颈脊神经。因此于胸、腰椎椎节发出的脊神经，则按椎节的上一序列数定位命名（图 1-1-2-5-5A）。

（四）脊神经走行的角度

颈脊神经由颈髓发出几乎呈水平状，胸髓则角度逐渐减少，于腰骶段则可达 50°~60° 状。此种角度的大小与腰椎间盘突（或脱）出所造成的根性受压定位具有一定关系（图 1-1-2-5-5B）。

（五）神经支分布

腰椎的各组织内不仅有着丰富的血供,且其神经支的分布亦遍及每一部位（图 1-1-2-5-6A、B）；其包括体神经与交感神经支，以及由两者所组成的窦椎神经。因此，其对疼痛的反应比较敏锐，且通过交感神经与内脏保持联系。当椎节病变时，则于相应的内脏区出现症状。但髓核组织的营养来源及与神经感受器之间的关系尚有待更进一步的研究。

第二节　下腰部生物力学特点

一、脊柱自身的承荷作用

脊柱为人体的中轴，除活动功能外，尚具有坚强的承重作用，因此，其亦属于负荷的结构。外部的负荷使椎体与椎间盘产生相应的应力和应变。由皮质骨与松质骨构成的椎体较之椎间盘具有更大的弹性模量，以致椎间盘更易产生应变。

二、脊柱自身的稳定

在静力状态下，脊柱主要表现出其特有的生理曲线。从侧方观，包括以下四个曲度，即颈椎前凸、胸椎后凸、腰椎前凸和骶椎后凸。此种生理曲度，在直立的灵长类中，是唯有人类方具有的特征（图 4-4-1-2-1）。

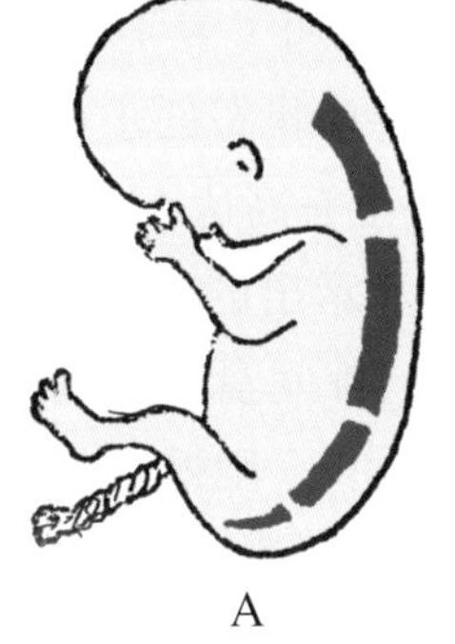
A

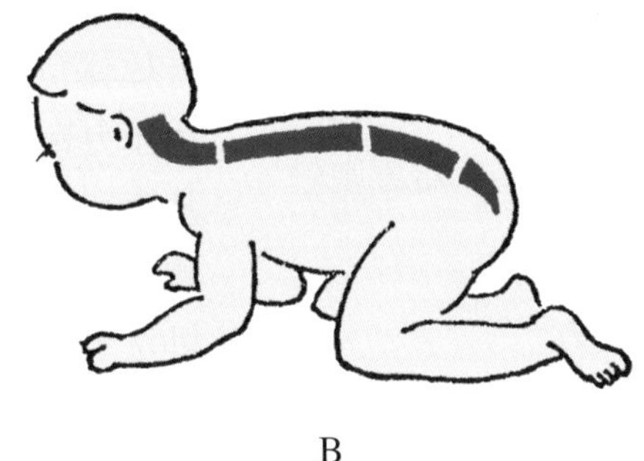
B

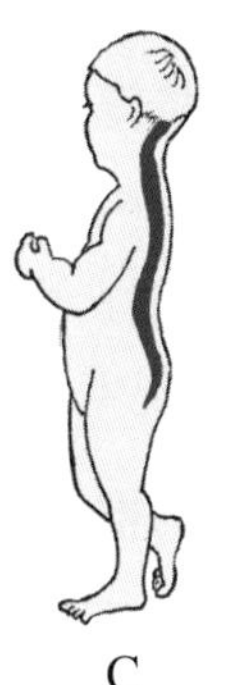
C

图 4-4-1-2-1　人体生理曲线演变过程示意图（A~C）
A. 胎内原始弯曲；B. 胎生后继发弯曲；C. 站立后生理弯曲

此种生理曲线的存在，表明脊柱自身的稳定，在正常直立位状态下，脊柱必然承受纵向的压应力、剪力、张应力以及弯曲和旋转的力量等。此种稳定性的存在与维持，主要依赖于内源性稳定因素与外源性稳定因素。前者主指髓核内在使两侧椎体分离的压应力与纤维环及周围韧带（前纵韧带、后纵韧带、黄韧带、棘间韧带及棘上韧带等）抗髓核分离的压应力之间的平衡；两者不同方向的综合力，是脊柱稳定性的重要保证。而外源性稳定因素则主指脊柱周围、髋部以及胸腹腔内外肌群内部的协调与平衡。从临床观察中发现，脊柱的外在因素较之内源性稳定因素更为重要，如将二者去其一，显示无内源性稳定因素时，脊柱异常改变较慢，而失去外源性稳定因素时（例如外伤性或炎性瘫痪时），脊柱则难以维持其正常外形与功能。

三、腰椎间盘的功能

（一）概述

腰椎间盘与颈、胸段椎间盘的结构及功能相似，均由软骨板、纤维环和髓核三部分所组成。其主要功能包括以下各个方面。

（二）连结上下两椎体

使两者构成椎间关节，并具有关节的活动度。

（三）保持椎节高度

由于椎间盘占有一定高度，因此从全局来讲，维持了脊柱（或人体）的高度，并随着生长发育而增长，也随着年龄的老化而缩小。在正常情况下，椎间盘占脊柱长度的 1/5。

（四）维持脊柱的生理曲线

此主要由于椎间盘前后部厚度不一所引起。腰段与颈椎相似，椎间盘在前方较厚，后方则较菲薄，因而呈现生理性前凸曲线。

（五）平均椎体表面的压应力

尽管每一椎节倾斜度不一，但由于通过髓核本身的半液体状结构而保证使其表面承受相似的压应力。

（六）缓冲作用

人体活动、运动及负荷时常会发生突然增加负荷的现象，尤其是在跳跃或高处跌下时，椎间盘本身的弹性结构，特别是通过髓核的变形作用而起到吸收震荡及逐渐减压的缓冲作用。

（七）维持椎间孔及小关节的大小与高度

此主要由于椎间盘的厚度所作用，在生理情况下难以显示出其意义，一旦出现椎间关节变窄或失稳，不仅刺激周边的窦 - 椎神经产生神经症状，而且小关节也同时出现退变加速，椎间孔变窄，以致脊神经亦可受压（或遭受刺激）。

（八）保护与滋养功能

前者主指软骨板对发育时期骺板的缓解压应力的作用，后者则为椎体与椎间盘之间营养液体的交换主要是通过软骨盘进行。

四、腰椎间盘及椎骨内的压力测定

（一）概述

近年来已从活体上进行了大量研究。Nachemson 将压力测定装置直接插至人体髓核内测定压力，表明不同姿势、不同负荷时椎间盘内压力具有明显差别（图 4-4-1-2-2）。既往一般认为站立较坐位负荷为大，但事实上并非如此，此对下腰部伤患的治疗与预防具有重要意义。根据 Nachemson 等对第 3 腰椎间盘不同体位及活动状态下测量表明（表 4-4-1-2-1），由于人体体位的差异和活动状态的不同，在椎间盘内压力悬殊甚大，甚至有高达 10 倍以上的差距。从表 4-4-1-2-1 中所显示出的数字，说明向前弯腰、伸膝伴负重时，椎间盘的负荷最大，而仰卧位（尤其是附加牵引），则最小。

除椎间盘内化学物质刺激和高压状态引发腰

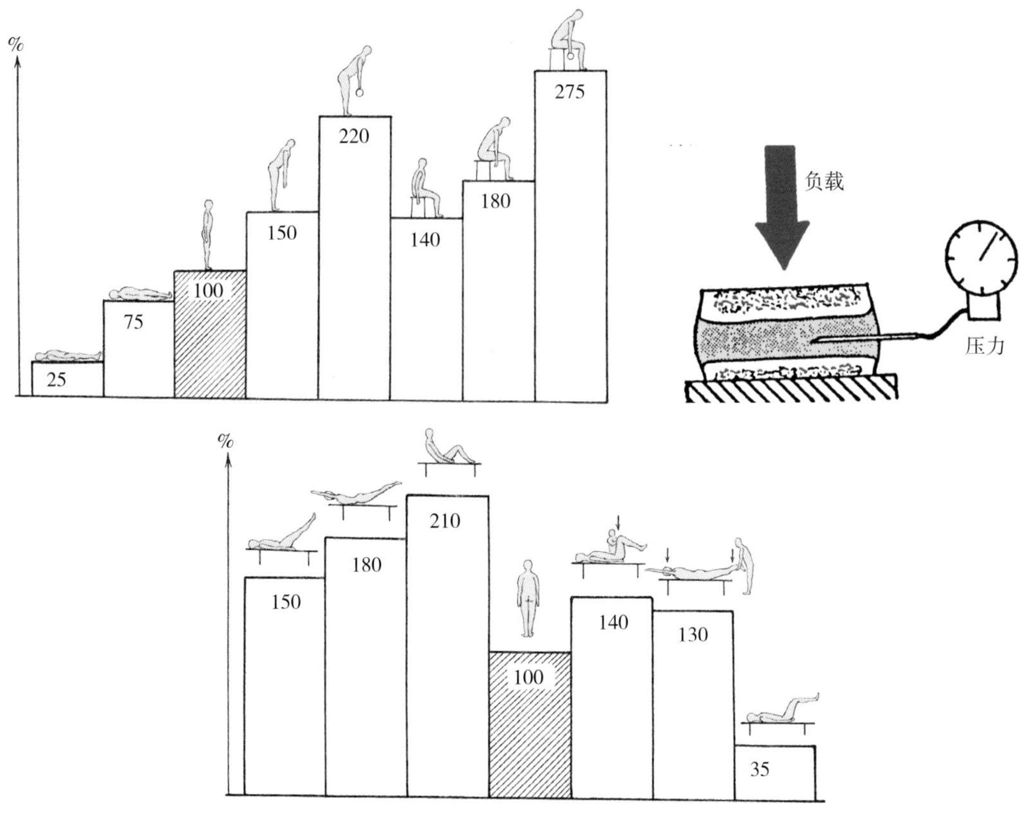

图 4-4-1-2-2　不同活动与体位时第 3 腰椎间盘内压力，图中显示坐位时大于立位示意图

表 4-4-1-2-1　第 3 腰椎椎间盘在不同活动情况时负荷量

活动情况	负荷（kgf）	活动情况	负荷（kgf）
仰卧位下牵引	10	伸背	120
仰卧位	30	大笑	120
站立	70	向前弯腰 20°	120
行走	85	仰卧、双腿直腿抬高	120
扭身	90	仰卧、背部过伸活动	150
侧弯	95	伸膝、坐起锻炼	175
端坐（无依托）	100	屈膝、坐起锻炼	180
咳嗽	110	前弯 20° 双手各持重 10kg	185
静止腹肌锻炼	110	屈膝、伸腰负重 20kg	210
跳跃	110	伸膝、弯腰负重 20kg	340

痛外，腰椎椎骨内压的升高，也是腰痛的病理生理基础，Arnoldi 对腰痛患者椎骨内压测试，发现在腰痛时其压力明显升高（图 4-4-1-2-3）。

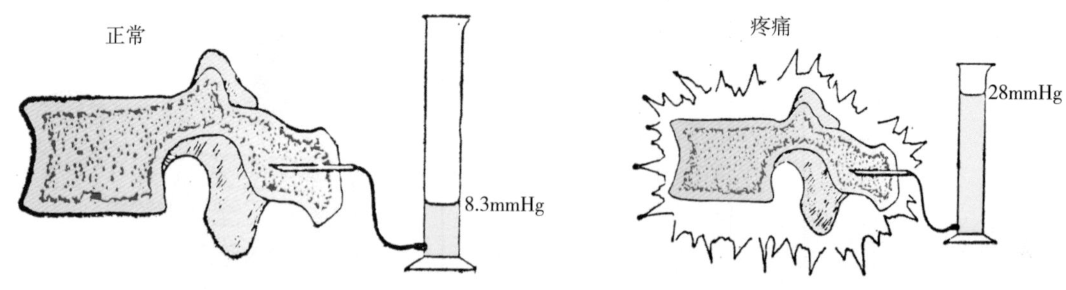

图 4-4-1-2-3　腰痛患者椎骨内压力明显增高示意图

1mmHg=0.133kPa

（二）腰椎的运动

腰椎的运动轴位于椎间盘中后 1/3 交界处，即诸腰椎间盘髓核的连线。由于此运动轴的存在保证了腰椎的屈伸、侧弯和旋转等活动，三者同时动作，称之为环行运动。由于解剖学上的特点，腰椎旋转运动范围甚小，每个椎节约为 2°~3°，整个腰椎的左右纵轴旋转活动仅 15° 左右，侧弯活动幅度亦较小。因此腰椎的主要运动方式是屈伸活动。

腰椎的前屈与颈椎相似，其是上一椎体下缘在下一椎体上缘表面向前滑动。此时髓核后移，以致椎间隙前窄后宽，并使后方纤维环及后纵韧带所受的压力增大。所幸后方的黄韧带、棘间韧带、棘上韧带，以及小关节囊和后纵韧带等出现相应的张应力而限制了腰椎的进一步前屈。腰椎的后伸运动与前者相反，为上一椎体下缘在下一椎体上缘向后方滑动，此时髓核前移，以致前纵韧带及前方纤维环处于紧张状态，并限制其更进一步后伸，而后纵韧带及各椎弓间韧带呈松弛状。此时后方后突的骨性结构由于相互抵撞，亦起限制后伸范围之作用。

腰椎的活动范围与年龄成反比。以伸屈为例，在青少年时期为 60°~70°，青壮年时降至 40° 左右，中年约为 30°，老年仅 20° 左右，当然与平时锻炼亦有密切关系。

腰椎的活动与椎管内容积及硬膜囊之状态亦有密切关系。当腰椎前屈时，硬膜囊被相对拉长，马尾与脊神经根亦相应增长，此时椎管内有效间隙增加，对椎管狭窄症者起到缓解压力之作用，但此时硬膜囊后壁张力增加，并对椎管前方形成压应力，因此对椎间盘突出（或脱出）已对神经根形成压迫者则起到加压作用。而腰椎后伸，因硬膜囊出现手风琴式的皱褶样改变，以致马尾、脊神经根等相对增粗而使椎管内有效间隙减少和内压升高，并可使椎管狭窄症患者诱发或加剧症状，如再伴有黄韧带松弛与肥厚则症状更为明显。

（三）腰椎的负荷及其生物力学特点

脊柱在正常状态下的负荷是通过以椎间盘中点为连线这一负荷力线，但由于人体在发育体型及具体活动时的差异，其负荷力线易发生位移，以致引起腰部脊椎内外平衡的失调而出现各种症状。

第三节 腰椎椎间盘源性腰痛的诊断、非手术疗法和预防

一、腰椎椎间盘源性腰痛诊断

腰椎间盘源性腰痛（DDD）的诊断并不困难，主要依据逐渐增重的腰痛，尤以站立时为甚，持物负重更甚，但坐位腰痛可减轻，躺下则完全或基本消失。一般病例均无下肢放射痛等脊神经根症状，个别病例可有轻微之下肢放射症状。

影像学检查主要是在 MR T_2 加权片上显示明显之退变征，整个椎节呈低信号，即变“黑”（图 4-4-1-3-1），与正常椎节形成鲜明对比。

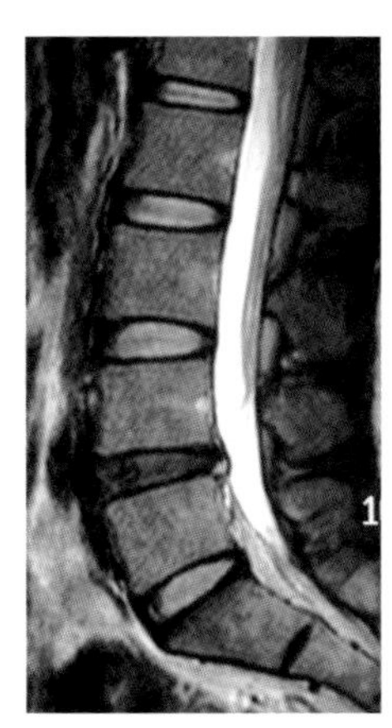

图 4-4-1-3-1 临床举例 MR T_2 加权所见
腰椎间盘源性腰痛（L_4~L_5）MR T_2 加权影像呈低信号表现

二、腰椎椎间盘源性腰痛鉴别诊断

本病主要与腰椎间盘突出症、腰椎管狭窄症及单纯性腰椎不稳症相鉴别，详见本卷第三篇相关内容。

三、腰椎椎间盘源性腰痛非手术疗法

基本上与腰椎间盘突（脱）出症相同，请参阅本卷第三篇相关内容。

四、腰椎椎间盘源性腰痛预防

（一）概述

本病之发生与发展主要是腰椎椎间盘的退行性变，为防止退变应从预防做起，尤其是青少年及青年人，其要点包括日常生活、劳动、运动及锻炼等方面内容。

（二）避免肥胖等诱发因素

从图 4-4-1-3-2 可以看出，当人体前方的体积增大时（例如肥胖、妊娠等），由于增大部分所构成的重量增加及距椎间盘中央的力臂延长而使腰部负荷增大，并与前方增大部分的体积成正比。

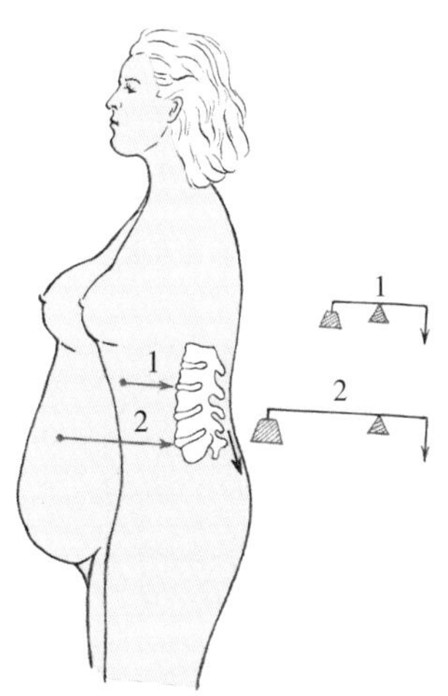

图 4-4-1-3-2 体型与腰部肌肉负荷之关系示意图

（三）降低劳动强度

【选择省力的工作方式】

根据人体活动的动作不同，诸力学结构的作用与状态亦不同，例如对同一物体的移位是“牵”省力或是“推”省力，如从生物力学的角度加以

分析很自然会得出正确结论。例如，图 4-4-1-3-3、4 所示，当将手术床上的患者逆方向拉行，此时脊柱后方的纵向肌群必须对抗由于水平牵拉所引起的弯矩，而当顺方向向前推动时，则由腹部纵向肌群对抗因推力所产生的弯矩，由于腹部肌群较之椎旁肌群为强大，因此在推动时对椎间盘的负荷较之拉动时为小。这也是推车较之拉车（逆向）省力之原理。

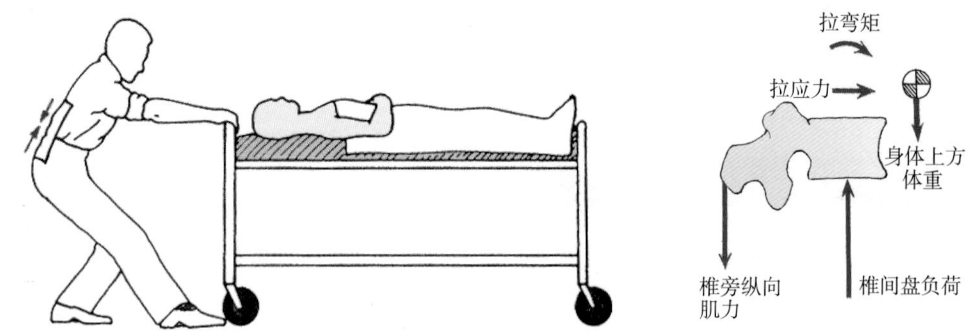

图 4-4-1-3-3　**拉车费力示意图**

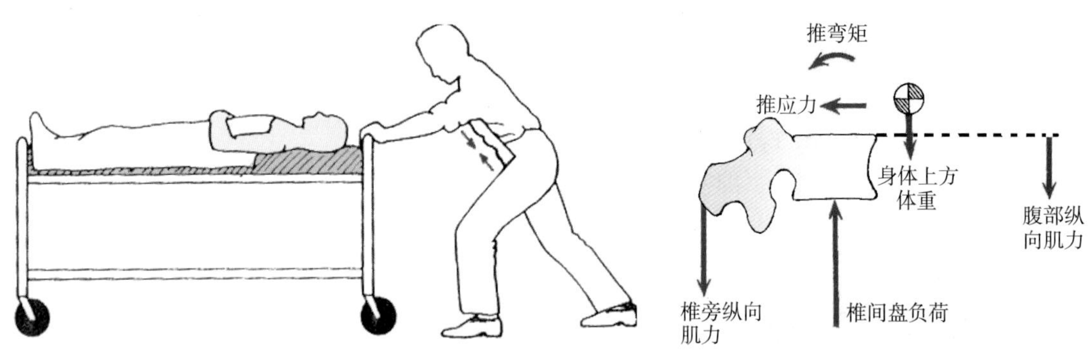

图 4-4-1-3-4　**推车省力示意图**

【避免增加腹压的因素】

Eie.N &Wehn.P 的实验表明：腹内压力的调节对脊柱的支撑与负荷亦具有重要作用。图 4-4-1-3-5 表明，当运动员将一个 130kg 重的杠铃举起时，腹内压力可高达 225mmHg。十分巧合的是，当人体做俯卧撑时（以双手手指及双足足趾为负重力点），腹内压也高达相似水平（图 4-4-1-3-6）。

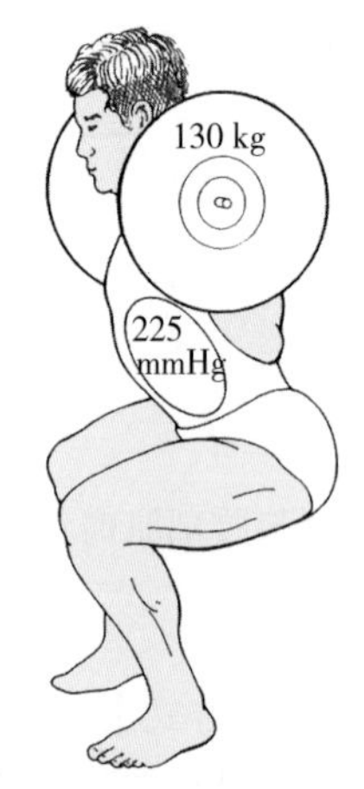

图 4-4-1-3-5　**举重时腹内压力示意图**

当将 130kg 重物举起时，腹内压力可达 29.9kPa（225mmHg）

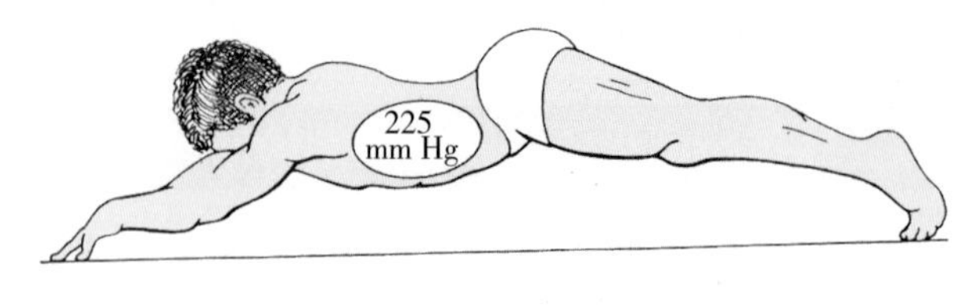

图 4-4-1-3-6　**俯卧撑时腹内压力示意图**

做以双手及双足趾为着力点的俯卧撑时，腹肌及椎旁肌群均起到重要作用，此时腹内压力可达 29.9kPa（225mmHg）

（四）改变劳动及休闲方式

【注意休闲时姿势】

在相对静止状态下，人体的姿势和位置与腰部负荷亦有密切关系，Nachenson 的研究证明，腰背部休息时的角度和腰部有无支撑物依托，对椎间盘内压力有着直接关系。图 4-4-1-3-7 显示由直角状态的坐姿改变为向后倾斜达 120° 时，可使椎间盘内压力明显降低，此时如再于腰部加一 3cm 厚依托物，可使椎间盘内压力进一步降低，如将此支撑物加大至 5cm 厚，则椎间盘内压可降低至 -0.3kPa。

【注意劳动方式】

同样，在负荷状态下，脊柱所承受的负荷基本上依据下列公式。即物体重量（或称负荷力，缩写为 W）× 力臂（即物体中点距椎间盘中点之距离，以 X 为代表），等于腰骶部肌肉的承担力（以 M 代表）× 脊柱曲线距中央线的距离（以 Y 表示），即 WM=MY（图 4-4-1-3-8）。

当物体并不重，但其力臂过长，WX 的乘积势必增大而使腰部的负荷增加（图 4-4-1-3-9）。此时如将力臂缩短，则腰部的负荷亦随之减少（图 4-4-1-3-10）。

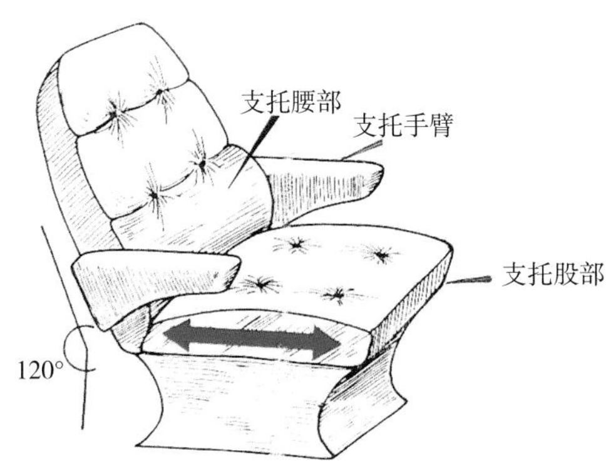

图 4-4-1-3-7　设计合理用具示意图

设计一种舒适、合乎生物力学要求的保健座椅，具有合理的斜度，腰部、上臂及股部均有支撑物依托，且可调节体位

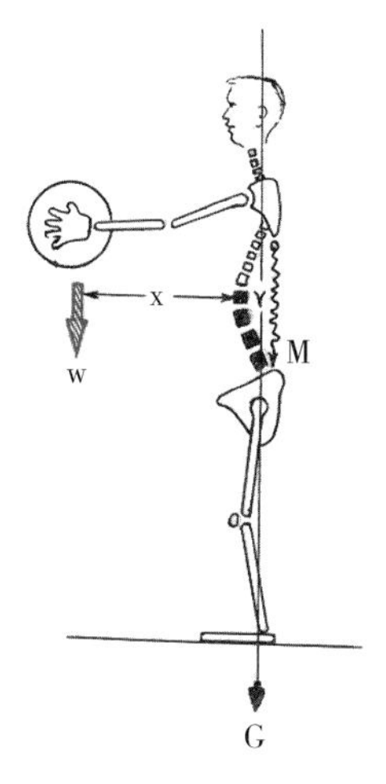

图 4-4-1-3-8　脊柱的负荷示意图

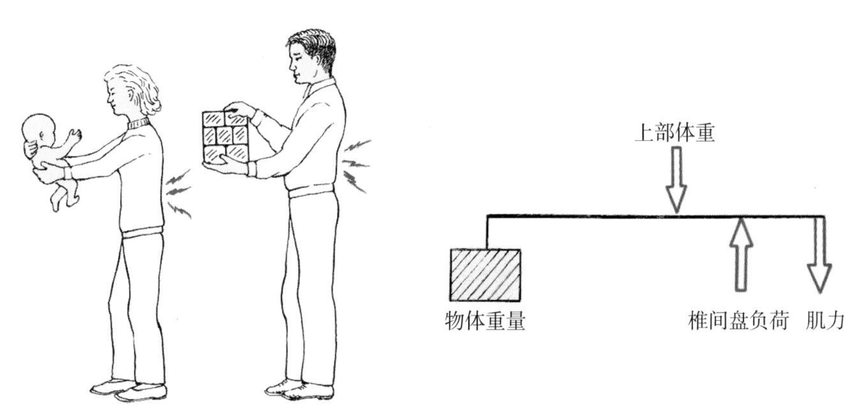

图 4-4-1-3-9　力臂长费力示意图

当所持物体力臂较长时（距椎间盘中心较远）则腰部负荷增大，易劳损

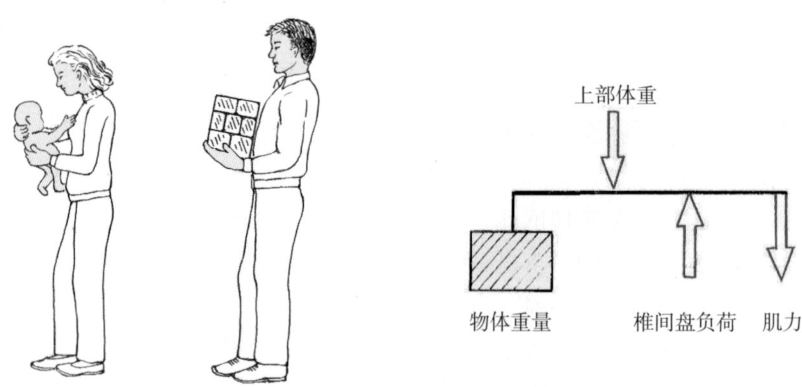

图 4-4-1-3-10　力臂短省力示意图

当所持物体力臂较短时（距椎间盘中心较近）则腰部负荷较小

为避免腰部损伤的概率，日常生活中各种不良动作和姿势均应避免，例如提水桶的动作，如果突然直线提起（图 4-4-1-3-11A），由于腰部肌群突然收缩而易扭伤；如采取图 4-4-1-3-11B 所示，在逐渐提升之同时，缩短力臂距离则腰肌受累概率则明显降低。此外，平日生活中各种姿势及一般性动作均应有正、错之分，应选择合乎腰部（椎）生物力学的姿势与动作，详见图 4-4-1-3-12~24。

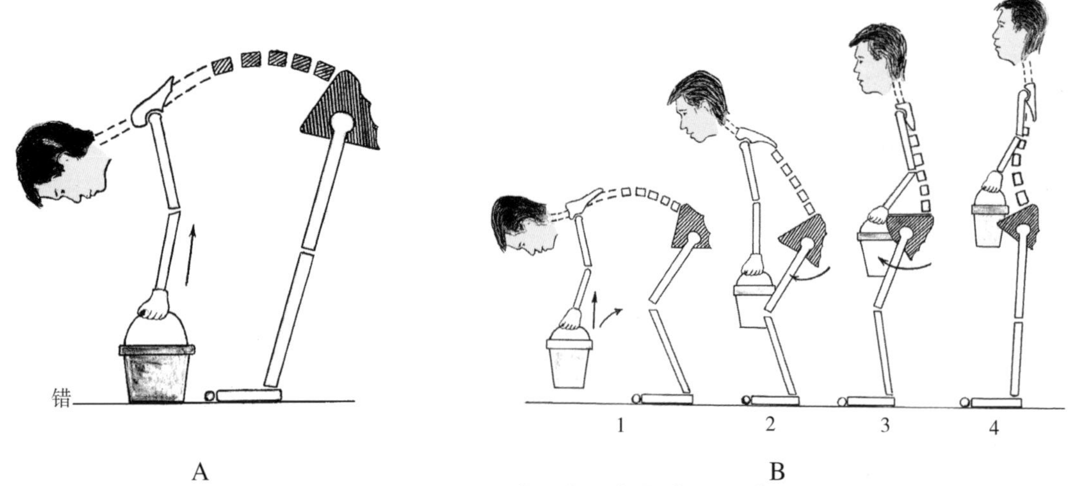

图 4-4-1-3-11　正常用力示意图（A、B）

A. 突然直线提升重物，腰肌易受损；B. 如采取缩短力臂同时提升重物则较省力、安全

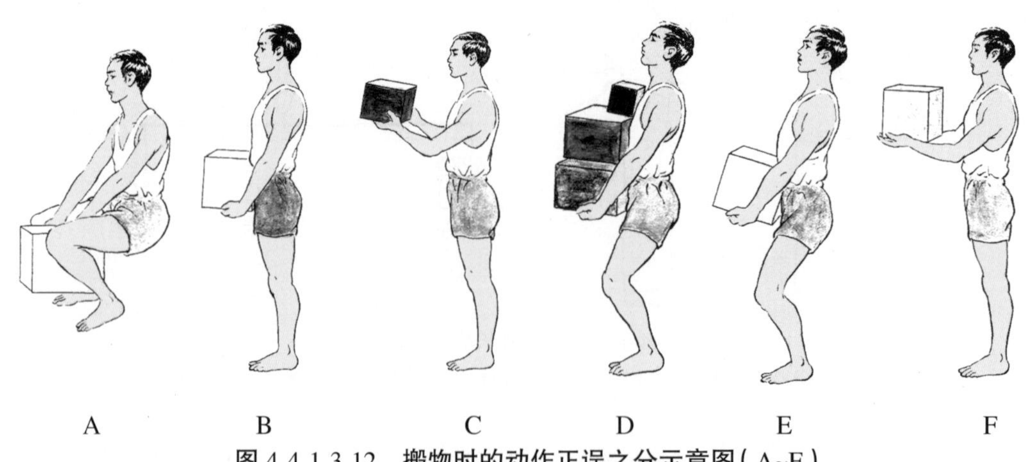

图 4-4-1-3-12　搬物时的动作正误之分示意图（A~F）

A、B. 正确动作；C~F. 不当动作

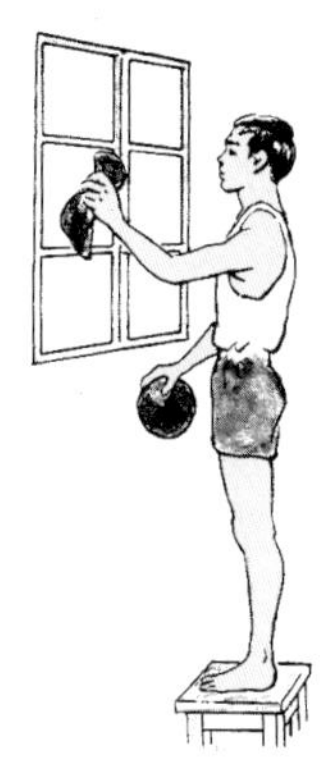
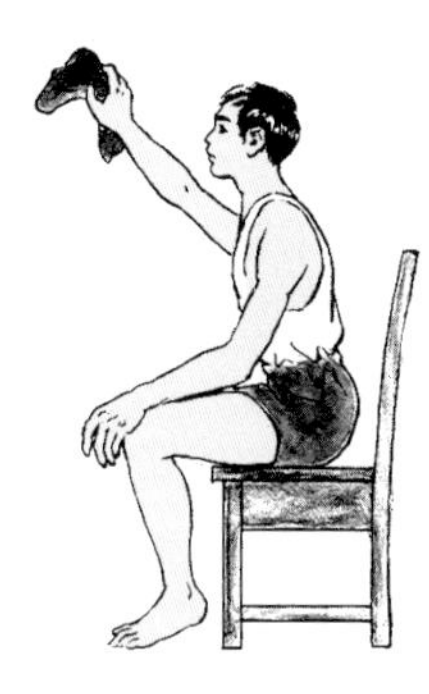

A B

图 4-4-1-3-13 擦窗动作正（A）误（B）之分示意图

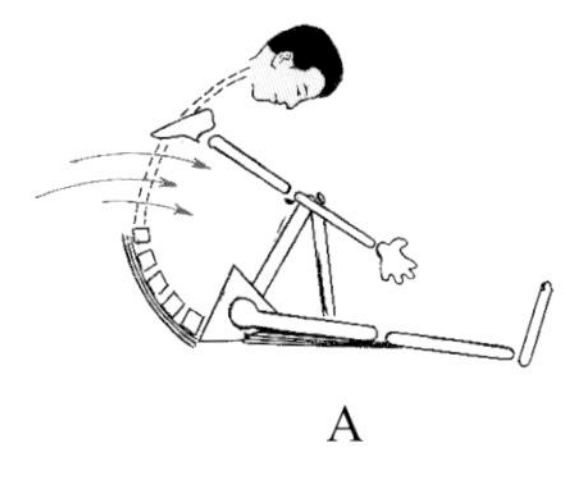

A

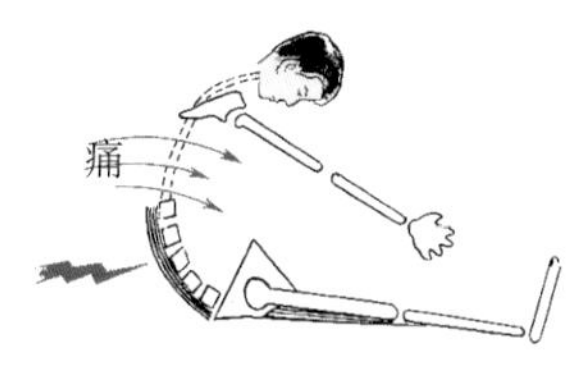

B

图 4-4-1-3-14 坐起动作正（A）误（B）之分示意图

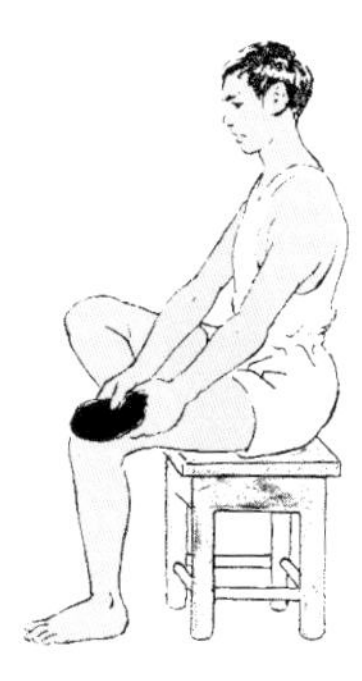
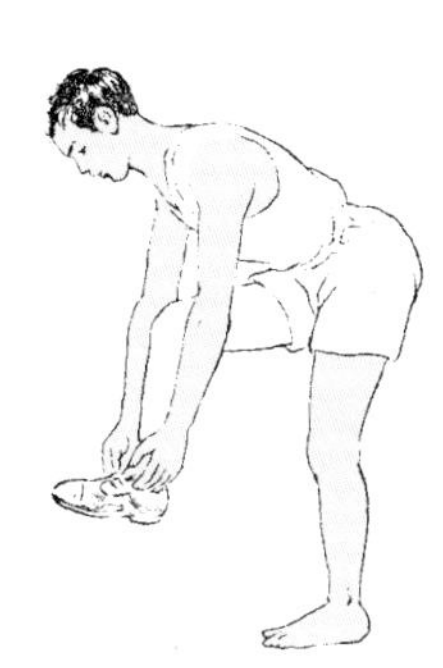

A B

图 4-4-1-3-15 穿鞋动作正（A）误（B）之分示意图

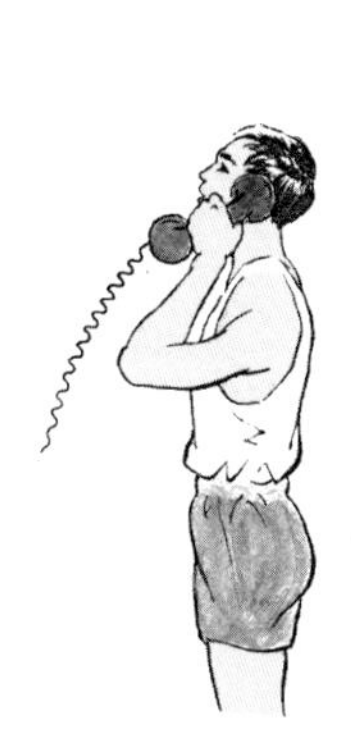
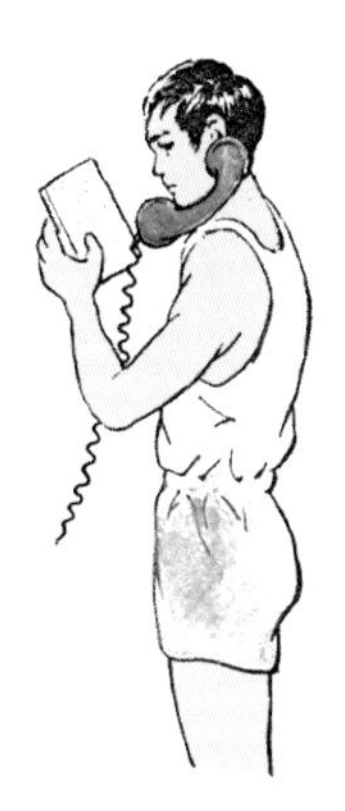

A B

图 4-4-1-3-16 打电话动作正（A）误（B）之分示意图

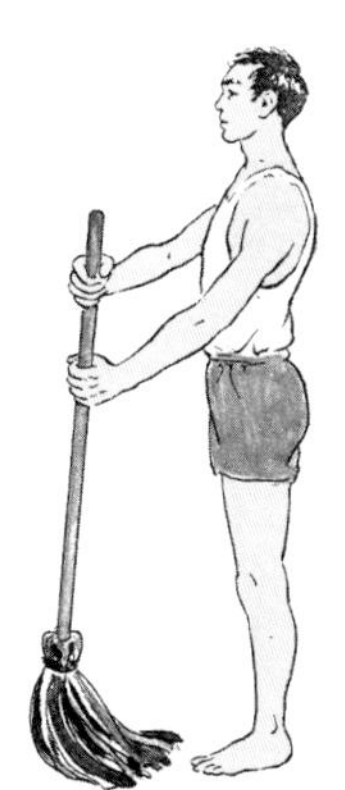
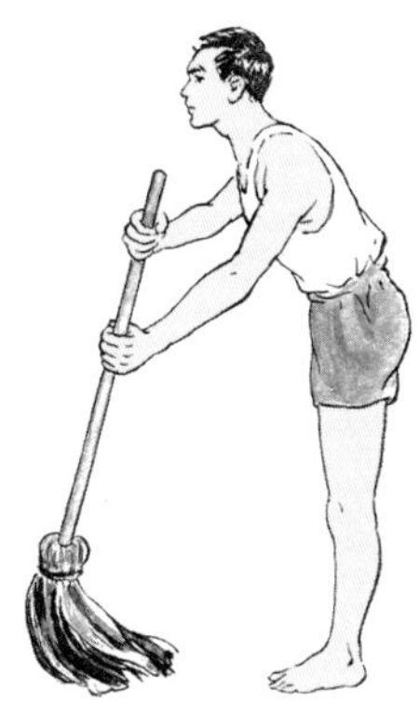
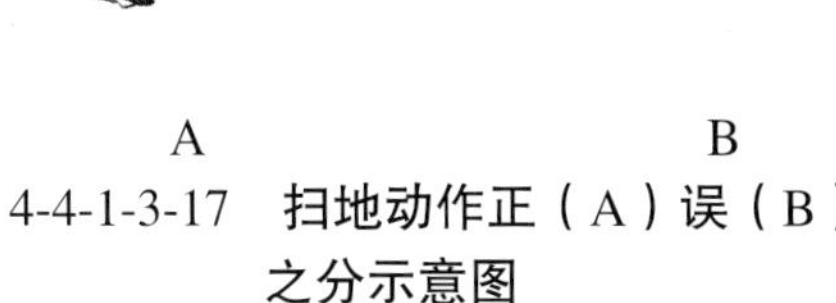

A B

图 4-4-1-3-17 扫地动作正（A）误（B）之分示意图

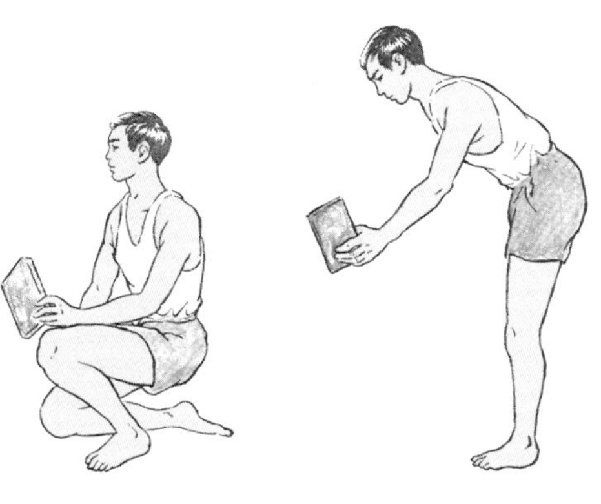

A B

图 4-4-1-3-18 放书动作正（A）误（B）示意图

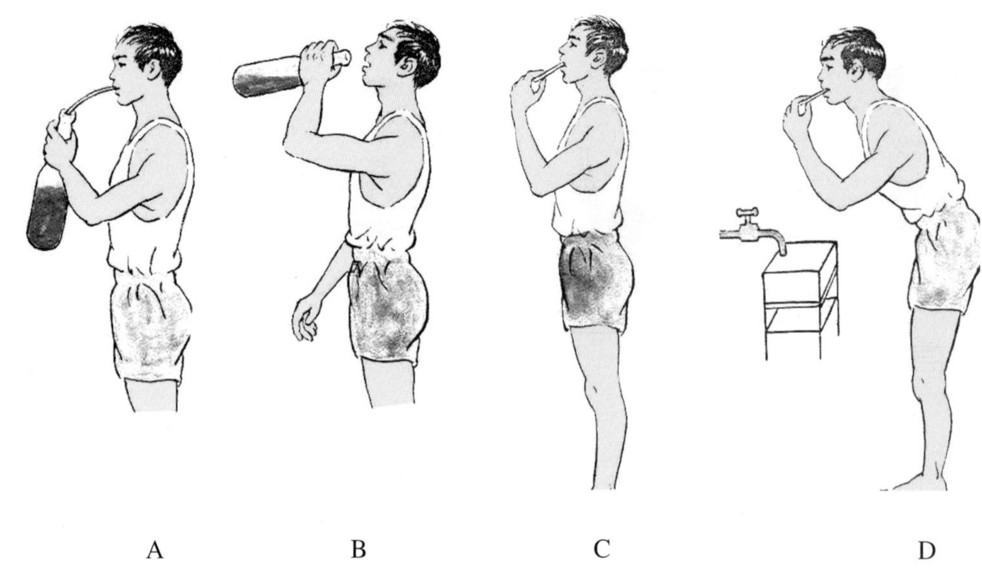

图 4-4-1-3-19　喝饮料、刷牙动作正（A、C）误（B、D）之分示意图

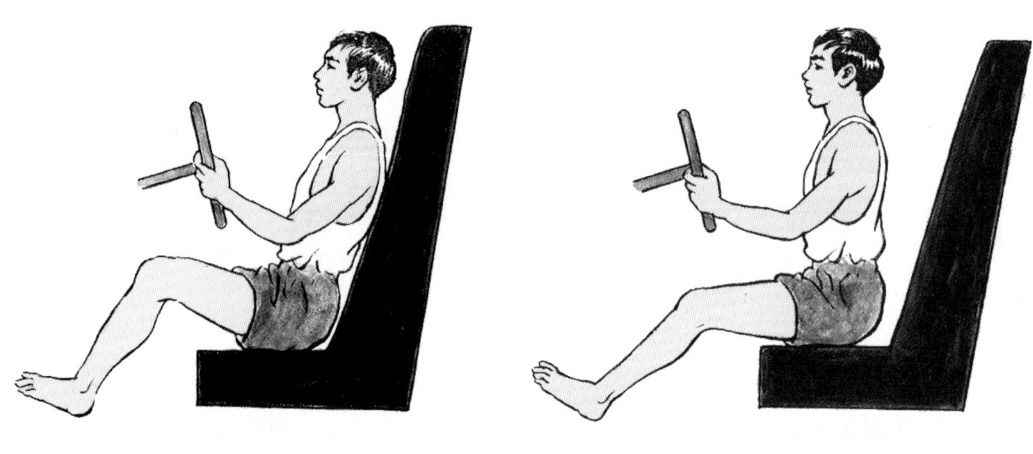

图 4-4-1-3-20　驾驶动作正（A）误（B）之分示意图

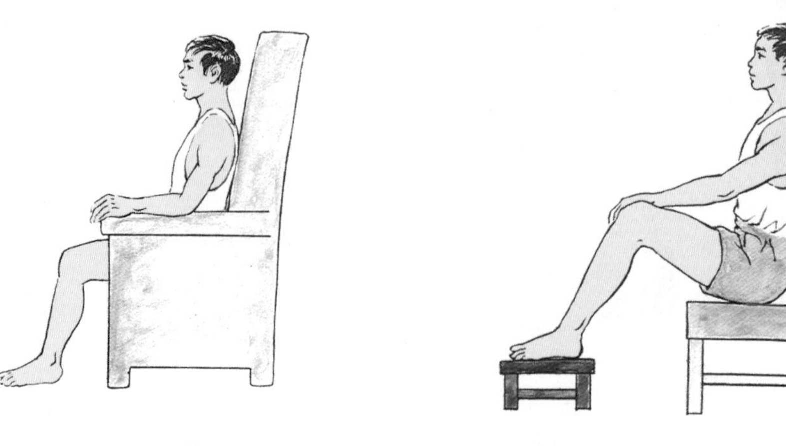

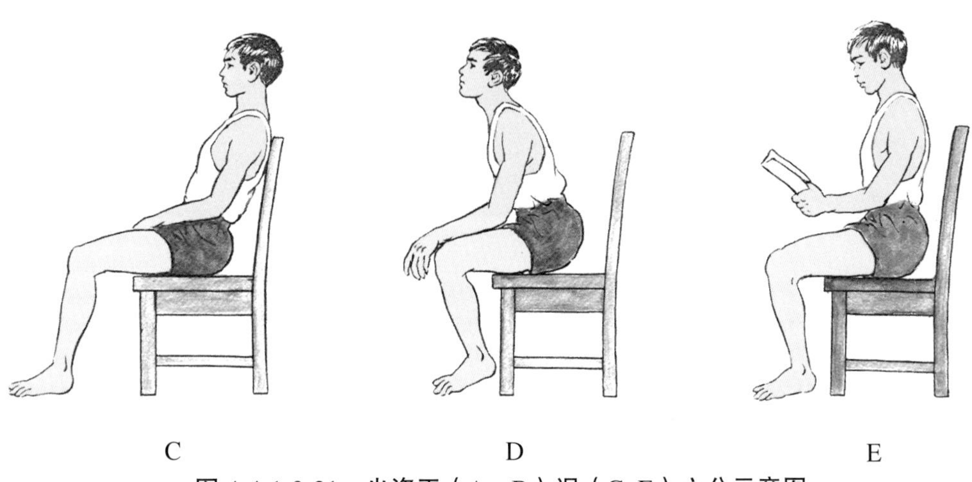

图 4-4-1-3-21　坐姿正（A、B）误（C~E）之分示意图

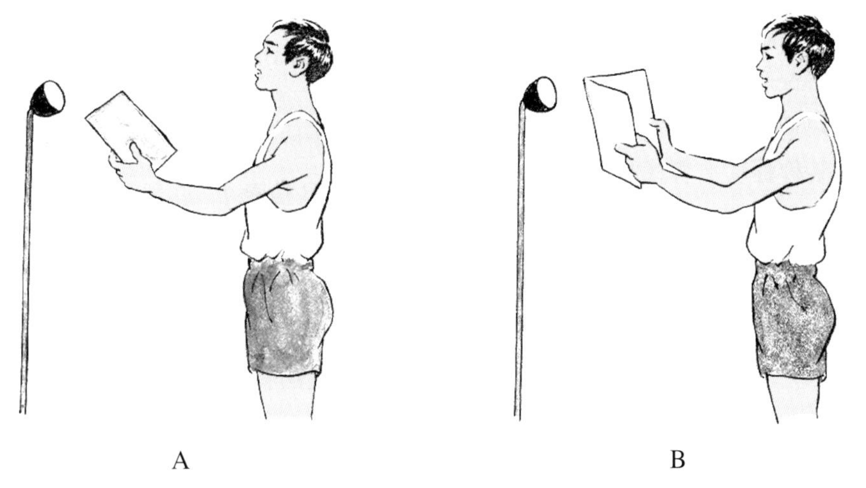

图 4-4-1-3-22　演讲姿势正（A）误（B）之分示意图

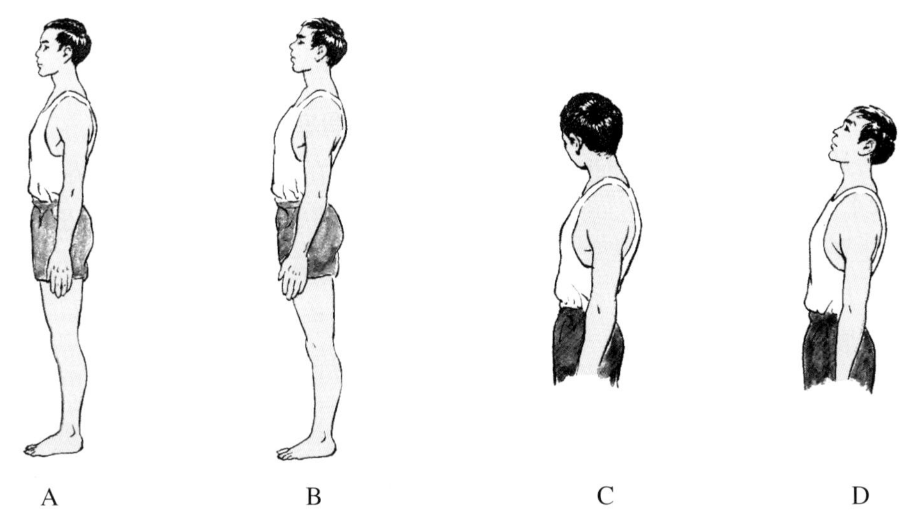

图 4-4-1-3-23　站姿正（A）误（B~D）之分示意图

（赵　杰　陈德玉　林　研　赵定麟）

第二章　腰椎椎间盘源性腰痛的前路非融合手术疗法

第一节　腰椎椎间盘源性腰痛前路非融合技术临床病例选择

一、TLDR概述

目前，人们对腰椎人工间盘置换术（Total Lumbar Disc Replacement，TLDR）能否像四肢关节假体置换一样可以作为常规手术开展，或者TLDR是否可以在某种程度上替代腰椎融合术仍在争论中，但临床病例表明只要手术适应证符合严格外科程序操作，疗效基本满意。现就本专题当前概况及相关技术阐述于后。本病的前路椎节融合技术和后路非融合技术将在腰椎间盘突（脱）出症一章中阐述。

二、TLDR手术适应证

（一）临床状态要求

【一般情况】

男、女性别无限制；年龄以18~60岁为宜，最佳年龄是小于50岁，精神状态评估正常。

【临床症状】

临床表现主要为慢性腰椎间盘退变引起的椎间盘源性腰痛，持续时间在1年以上者，多伴有放射性痛，可至腹股沟、臀部及大腿，前屈位坐姿及站立位时加重，仰伸则可缓解。

（二）影像学改变

【X线片】

正位X线片提示无脊柱侧凸畸形，侧位X线片提示椎间高度丢失超过0.3 cm，前屈后伸位X线片显示无明显节段不稳定，并保持一定的活动范围。

【CT扫描】

CT三维血管造影显示腹部血管无畸形及变异，无明显钙化及硬化。

【MR检查】

MR T_2加权影像显示退变间盘呈低信号，即“黑色椎间盘”影像，常伴有椎体的Modic Ⅰ度或Ⅱ度改变，有时伴椎体前缘或后缘骨赘形成。在多节段的置换中，亦可使用间盘造影以确定主要致痛间盘的客观依据。但我们认为，由于间盘造影具有假阳性率及主观性，且患者有难以忍受的剧痛，因此我们更倾向于依赖患者主诉、临床表现及MR检查。

（三）骨密度及体重

【骨密度测量】

应在正常范围，对女性患者尤为重要，特别是个别孕后及卵巢切除术后的患者。

【体重】

患者的体重及身体承重评估应在正常范围以内。

三、TLDR手术禁忌症

（一）临床症状

明显的腰椎间盘突出，直腿抬高试验阳性，

并出现膝以下放射痛，以及椎管狭窄所致的腰痛。伴有小关节突所诱发的疼痛者亦不宜选择。

（二）影像学检查

X 线片提示有骨质病变，包括脊柱肿瘤、脊柱侧凸畸形、脊柱骨折或骨折术后、腰椎滑脱及腰椎后柱结构缺如等均不选择。退变椎节间隙高度低于 0.3 cm，该节段无活动范围的游离型腰椎间盘突出及有中央椎管或神经根管狭窄者亦不可选择。其他如 MR T_2 加权影像显示间盘源性退变的“黑间盘”影像，且伴有椎体的 Modic Ⅲ度改变，或伴有巨大的椎体前缘或后缘骨赘及严重的腰椎小关节突关节退变者等均列为手术禁忌范围。

（三）其他

【骨量】

骨量减少和骨质疏松症患者术后易产生压缩性改变而失效。

【过度肥胖及有腹部手术史者】

应视为相对禁忌证，取决于术者在前路暴露、术中可能遇到之复杂情况和腹部血管的状态等具体条件。

四、TLDR具体病例选择

（一）概述

可从理想状态及能接受状态两方面来考虑，在特殊情况下也可扩大施术者的范围。其基本条件主要是以下三点。其一，病变间盘间隙变窄，但残存间盘间隙高度大于 3 mm。其二，MR T_2 加权出现黑间盘现象和 Modic Ⅰ度或Ⅱ度改变。其三，患者经六个月保守治疗无效，并需排除单发的腰椎关节突疾病、腰椎中央管狭窄、骨质疏松、腰椎矢状面或冠状面畸形、腰椎后柱成分缺失及游离型腰椎间盘突出症等疾患亦可施术。

（二）理想（最佳）状态

【主要要求】

1. 单节段的腰椎间盘源性退变，伴 Modic Ⅰ度改变；

2. 伴有大的中央型间盘突出；

3. 无任何腰部及腹部手术史。

【腰椎间盘退变】

间盘结构非均匀分布，中等强度灰信号，模糊的髓核和纤维环边界，椎间隙高度正常或轻度降低（即 Pfirrmann MR 分类的Ⅲ度）和（或）呈现间盘结构非均匀分布，中等至低信号，髓核和纤维环边界消失，椎间隙高度正常至中等降低（即前者分类Ⅳ度）；腰部椎旁肌退变程度，即按 Goutallier 肌肉退变分类为Ⅰ度（即肌肉内无脂肪浸润），关节突关节无明显退变（按 Weishaupt 分类为 0 度，即关节突间隙在 2~4 mm 之间）。

（三）可接受状态

1. 双节段的腰椎间盘源性退变，有或无椎间盘突出，Modic Ⅱ度改变。

2. 无椎板切除的单纯间盘摘除手术史并有残留症状，无明显关节突关节的改变。

（四）扩大化的患者选择

1. 邻近节段融合术后，如 L_4~L_5 间盘源性退变伴有 L_5~S_1 的融合术后；

2. 轻度退行性脊柱侧弯，但 Cobb 角 $< 15°$；

3. 轻度的腰椎滑脱。

第二节　腰椎前路非融合技术操作步骤

一、麻醉

患者全麻，仰卧位，双腿并拢，腰部保持正常曲度（图 4-4-2-2-1）。术者站立于患者右侧，手术均经腹膜后入路。

二、切口

取脐下斜形切口，切口长度根据置换节段数的不同，单节段 5~7 cm，双节段或多节段 6~12 cm（图 4-4-2-2-2）。为了避免下腹交感神经丛的副损伤，L_5~S_1 节段尽量采用右侧或腹部横切口，双节段或多节段患者均取下腹部左侧旁开脐约 2 cm，长约 10 cm 弧形切口，逐层切开皮肤及皮下组织，暴露病变椎间盘及上、下椎体（图 4-4-2-2-2、3）。

三、暴露腹直肌鞘

可用电刀游离腹直肌鞘周围脂肪及软组织，并纵向（头侧至尾侧）切开腹直肌鞘（见图 4-4-2-2-3），长度等同皮肤切口。显露腹直肌后，助手上提左侧腹直肌鞘，使腹直肌与左侧腹直肌鞘处于高张力状态，充分暴露腹直肌与左侧腹直肌鞘之间的筋膜组织，小心保护进入腹直肌的血管神经束（图 4-4-2-2-4），跳跃性地切断 1~2 束，以免术后可能并发的腹直肌瘫。暴露腹直肌后壁与内壁连接线，以此为标志，锐性切开腹直肌后壁与内壁，显露腹膜后间隙，可见腹膜后脂肪组织及内侧的腹膜。

四、暴露术野

钝性分离腹膜后脂肪组织，显露左侧的腰大

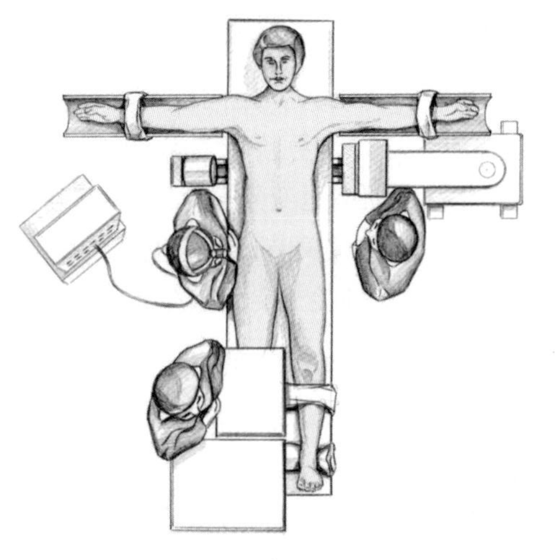

A

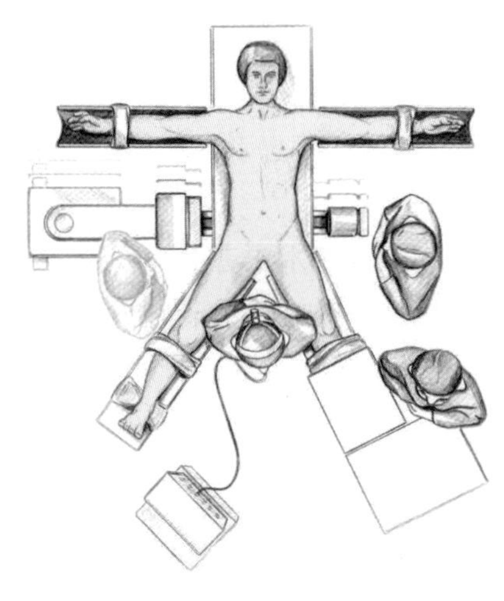

B

图 4-4-2-2-1　术者体位示意图

A. 患者体位及术者站立位置示意图；B. Da-Vinci 体位

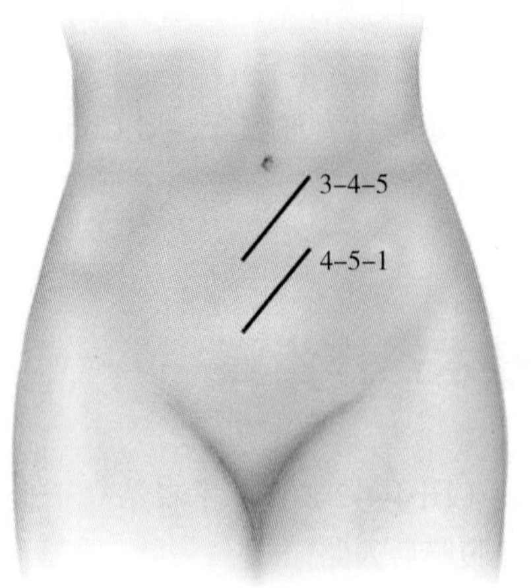

图 4-4-2-2-2　L_3~S_1 皮肤切口示意图

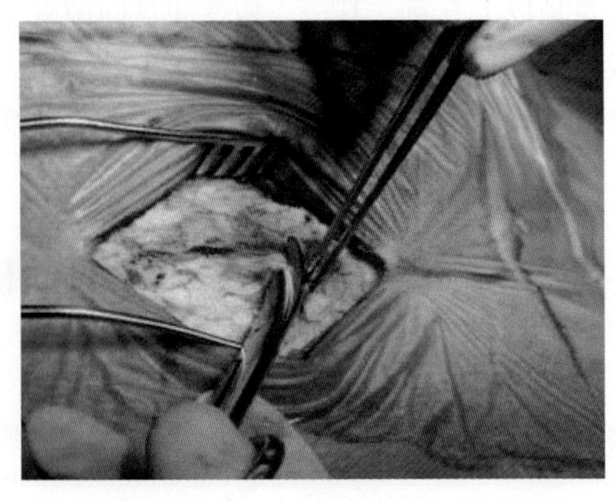

图 4-4-2-2-3　纵形切开腹直肌鞘

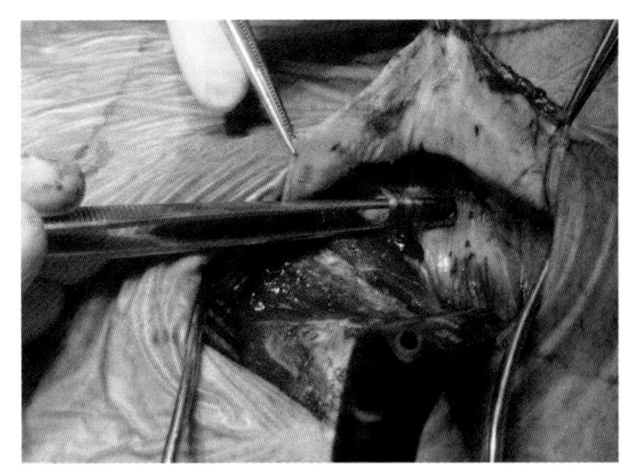

图 4-4-2-2-4 显露保护腹直肌神经血管

肌，直视下可见腰大肌外侧的腹股沟神经，腰大肌内侧的生殖股神经，腰大肌内侧依次为髂总动脉及向内侧走行的髂内动脉，向外侧走行的髂外动脉，及位于下方伴行的髂总静脉（图 4-4-2-2-5）。同时显露腰大肌内侧的输尿管，L_5~S_1 常位于血管分叉处下方，相对较易显露。$L_{4\sim5}$ 节段常位于血管分叉处上方，腰椎前路暴露最大的困难集中在 L_4~L_5 节段的血管处理。首先应仔细辨认下腔静脉在 L_4~L_5 节段处的腰升静脉走行的变异，用花生米大小棉纱球于腹主动脉与腰大肌之间钝性分离显露 L_4~L_5 间隙，此时可触及 L_4 及 L_5 椎体；"花生米"游离椎间隙左侧的脂肪组织，显露同侧的腰升静脉及左侧的 L_4 神经根。可用钛制血管夹或缝线阻断（结扎）腰升静脉自髂总静脉分出的近端及远端，剪刀剪断腰升静脉后继续用"花生米"钝性游离，充分暴露 L_4~L_5 间隙及 L_4 与 L_5 椎体。用双极电凝阻断椎体前侧的小静脉，直视下保护椎体左侧的交感神经链，将动脉及下腔静脉由左侧向右侧牵拉（图 4-4-2-2-6）。再用花生米棉球向两侧充分剥离椎前筋膜，按顺时针方向依序放置专用定位拉钩保护血管、周围组织及腹膜。

五、退变间隙处理：切除椎间隙组织

将病变间盘的前纤维环全部切除，再用锐性骨膜剥离器切除上、下软骨终板，以求最大限度去除退变间盘的软骨终板，但应保存骨性终板的完整性（图 4-4-2-2-7）。之后，用撑开钳适度撑

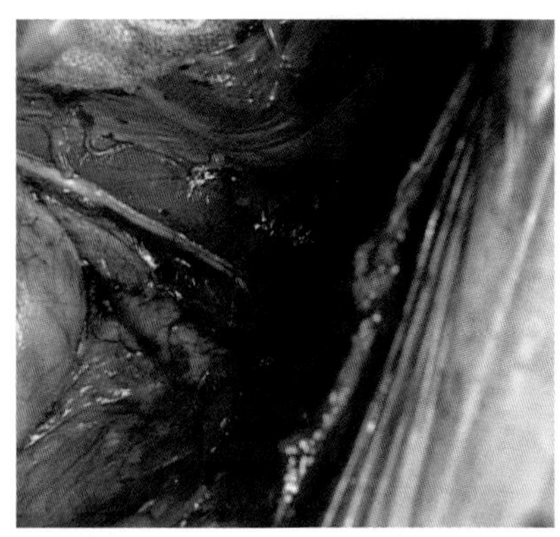

图 4-4-2-2-5 暴露腰大肌旁侧的血管神经

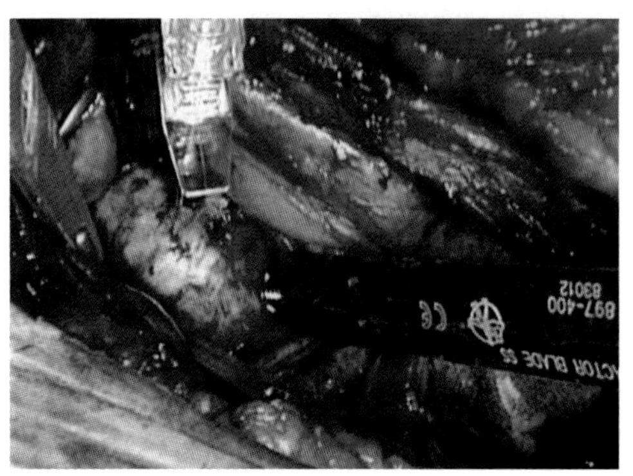

图 4-4-2-2-6 用钝性拉钩将血管牵开、保护

开椎间隙（图 4-4-2-2-8），再用髓核钳摘除残存的髓核组织（图 4-4-2-2-9），并用 Kerrson 钳咬除椎体后缘骨刺，尽可能保护后纵韧带完整性。术中椎间隙应避免过度撑开，以防止神经根遭受过度牵拉及破坏骨性终板，甚至可造成术后移植物假体下沉。术中有限地对两侧的神经根管减压，并最大限度地保存神经根管的骨性结构和椎间隙撑开后的稳定性。

六、人工假体置放

在 C-臂 X 线机监测下，将试模（假体模板）置入，放置的中点应位于上、下棘突的连线中点并与两侧椎弓根等距（图 4-4-2-2-10）。依照模板尺寸并参照上、下椎体的大小、外部轮廓及该节段的前凸角选择最佳植入假体备用。再用骨刀在上、下椎体内沿中线凿取骨道，使假体稳妥地置于接近下位椎体的后缘，并最大限度重建该节段屈曲、伸直的旋转中心（图 4-4-2-2-11）。在 C-臂 X 线机侧位像

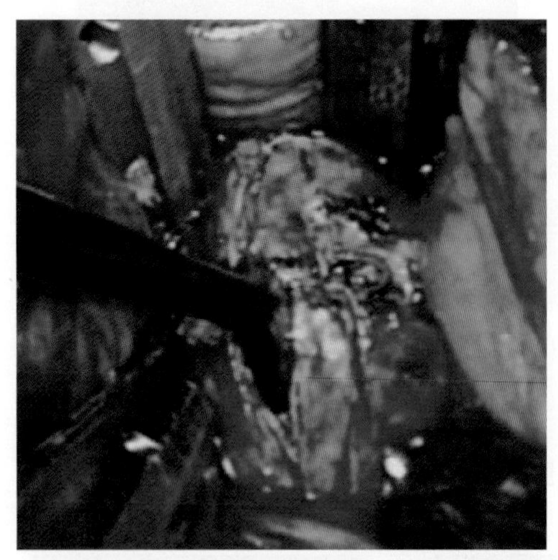

图 4-4-2-2-7　临床举例　保留终板
用钝性及锐性骨膜剥离器剥除全部软骨板，但应注意保留骨性终板的完整性

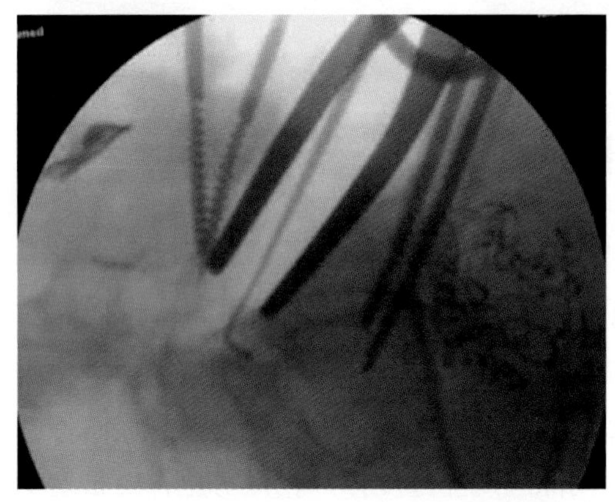

图 4-4-2-2-8　临床举例　术中用撑开钳撑开椎间隙

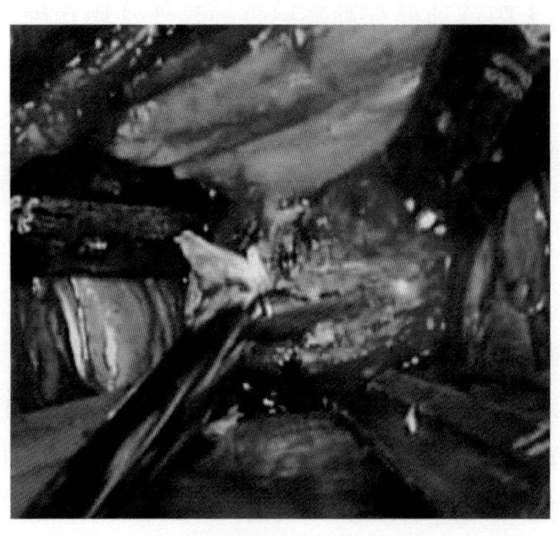

图 4-4-2-2-9　临床举例　用髓核钳摘除残存之间盘组织

监测下进行，以防假体穿至椎管内。术后放置引流管，逐层缝合伤口，无菌敷料包扎。

七、术后处理

术后第一天，患者可不佩戴保护性腰围下地行走。两个月后方可跑步、跳跃、腰部承重、腰部旋转及侧屈。

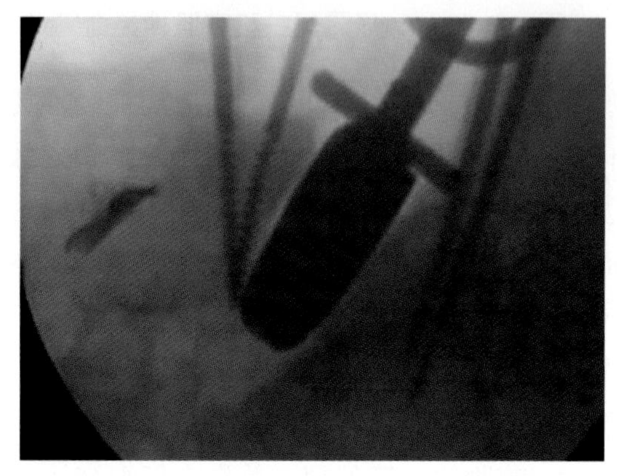

图 4-4-2-2-10　临床举例　C- 臂 X 线透视机监控下插入试模

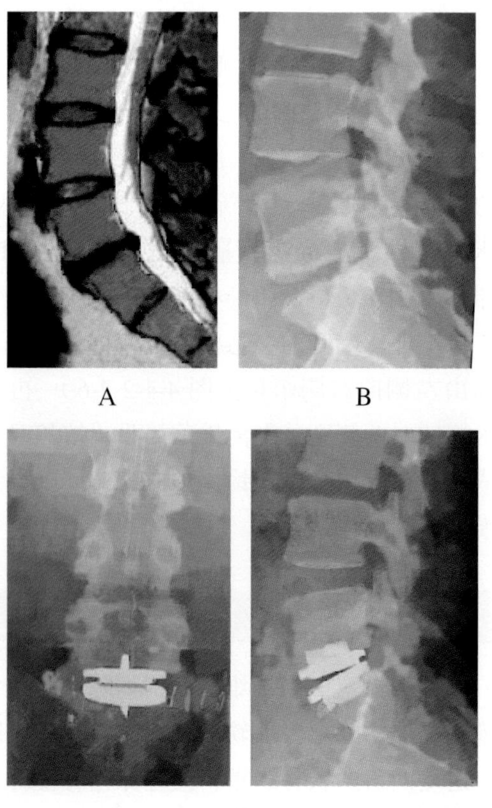

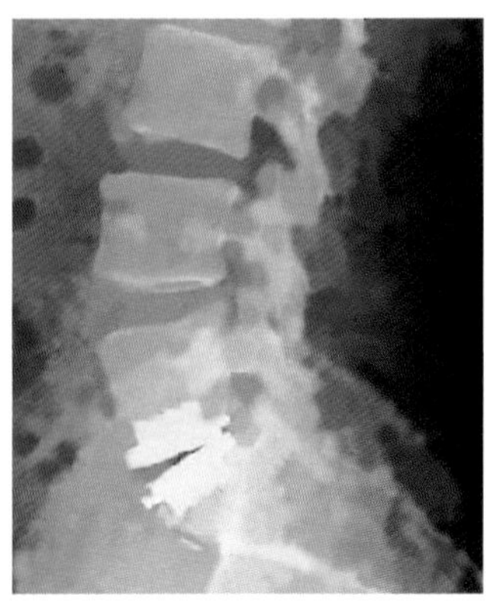

D（a）

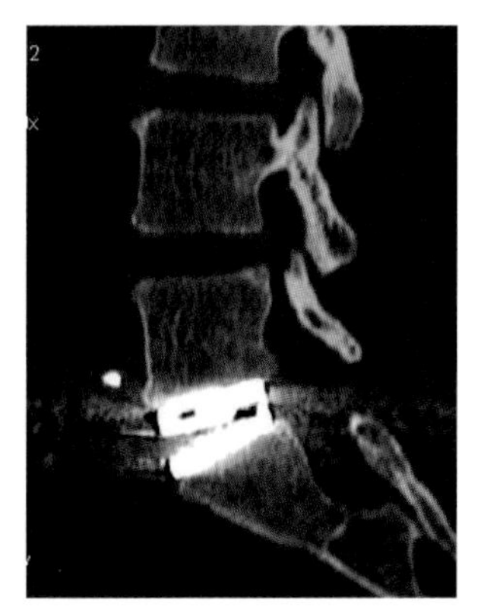

D（b）

图 4-4-2-2-11　临床举例　男，35 岁　腰痛伴放射至臀部疼痛一年，行单节段人工间盘置换术（A~D）

A. 术前 MR T_2 加权像显示 L_5~S_1 节段间盘呈水分丢失的低信号改变，提示典型间盘源性退变，诊断为 L_5~S_1 椎间盘源性腰痛，并拟行 TLDR；B. 术前腰椎侧位 X 光片测量 L_5~S_1 节段间隙后高度为 0.5mm，前高度为 1.0cm；C. 术后即时测量 L_5~S_1 间隙后高度为 1.3cm，中间高度为 1.6cm，前高度为 2.2cm；D（a）术后 52 周，X 线侧位显示椎间隙后高度为 1.1cm，前高度为 2.3cm；D（b）同前，CT 扫描显示椎体呈正常形态，移植假体周围无骨吸收，亦无下沉

第三节　腰椎前路非融合技术并发症及评述

一、TLDR并发症概述

虽然 TLDR 具有较好的临床效果和患者术后满意率，但仍存在较高的术后并发症。包括人工间盘假体下沉、下肢深静脉血栓、假体松脱和双下肢放射痛等，Van Ooij、Bertagnoli 和 Siepe 等报道血管损伤及腹膜后血肿偶有发生。

二、TLDR并发症相关因素

根据术后观察，我们发现引起相关并发症的因素可归为以下四个方面。

（一）与患者相关的因素

相对肥胖的患者增加前路暴露的难度，加剧假体在体内的耗损，个别患者生理与解剖结构的变异，可在假体植入后引发其生物相容性和精神状态产生异常反应。

（二）与术者相关的因素

欧洲学者将大多数 TLDR 的医源性并发症归纳为较短的专业移植技术学习曲线，包括错误的患者筛选及假体尺寸的选择，不熟练的前路入路和较差的操作技巧，不精确的或错误的假体置放所导致该节段神经根管继发性狭窄而并发背侧神经节和神经根的卡压，术中椎间隙过度的撑开则可导致神经根牵拉而引起下肢放射痛。

（三）与手术入路相关的因素

相对于其他前路入路，可能发生的并发症有伤口感染、腹膜后血肿、术后肠梗阻、尿道损伤及男性患者术后逆行射精，大血管损伤则属于最危险的术中并发症。

（四）与移植物相关的因素

该因素取决于假体的类型，置放技术的不同要求，假体金属终板在椎体上的早期固定及远期融合，在所有类型的人工间盘假体中，假体向前、后位移，间盘假体聚酯核脱落，早期或晚期假体下沉进入椎体内等均有报道。此外金属或聚酯物粒子在体内的释放，亦可引起假体力学性的研磨和体内生物学反应。虽然在体外的力学实验证明以上两种人工间盘假体的耗损率及生物相容性满意，但人体内特殊性等仍需长期大样本资料随访。

三、评述TLDR手术疗法

（一）TLDR 治疗腰椎间盘源性退变的优点

【概述】

目前，非融合技术在腰椎外科领域不断成熟，TLDR 成为非融合技术中的重要组成部分。相关文献陆续报道了 TLDR 初步令人满意的结果。本人选用 TLDR 治疗，其早期优良率可达 95.55%。

【主要特点】

1. 术后迅速解除疼痛；

2. 避免由于融合不良而造成的假关节；

3. 避免腰椎融合术后长时间的制动，从理论上来讲，可以缓解邻近节段的退变；

4. 有效地恢复退变椎间隙及神经根管的高度，从而直接地解除了由于术前退变间隙变窄而产生对该节段神经根的直接压迫；

5. 保持了腰椎运动节段，并最大限度地模仿正常的生理运动模式，笔者曾有一例涉及三节段的人工间盘移植，术后三个节段均恢复正常腰椎活动范围，即 L_3~L_4 11.4°，L_4~L_5 17.6°，L_5~S_1 8.7°（图 4-4-2-3-12）。

（二）TLDR 和前路椎间融合术（ALIF）的对比

ALIF 长期以来较成熟的应用于治疗腰椎间盘源性的退变。直接比较 TLDR 和 ALIF 的效果非常困难。1997 年，Penta 和 Fraser 报告了 10 年的前路椎间融合的随访结果，103 例患者无一例出现融合不良，78% 的患者表示有明显的疼痛症状解除。这说明 ALIF 也具有较好的术后疗效。一般 ALIF 术后邻近节段发生退变常在融合术后的 5~10 年。由于本研究中有限的病例数和非随机性的研究方法，很难严格评定 TLDR 和 ALIF 这两种治疗手段的临床效果。TLDR 和 ALIF 这两种治疗手段的适应证存在一定的重叠，甚至可

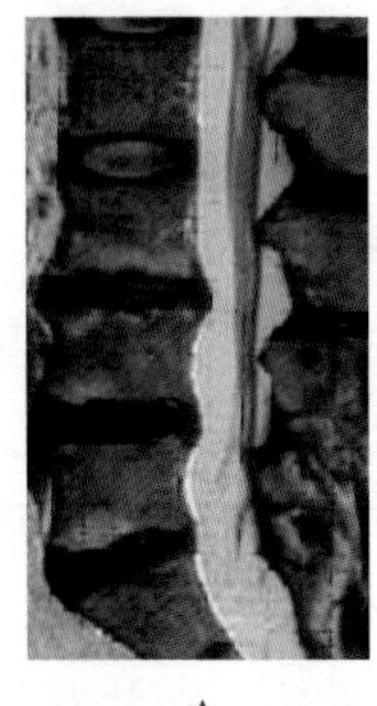

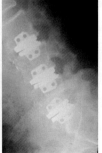

A

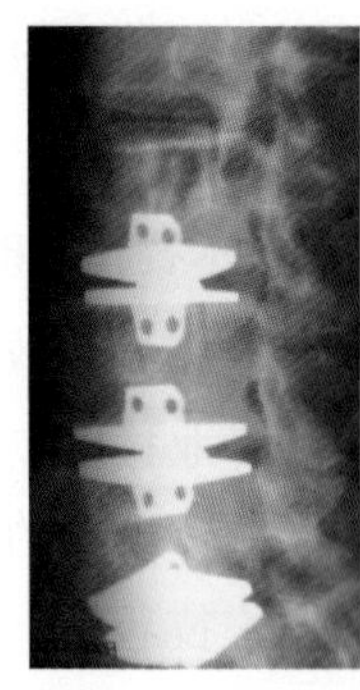

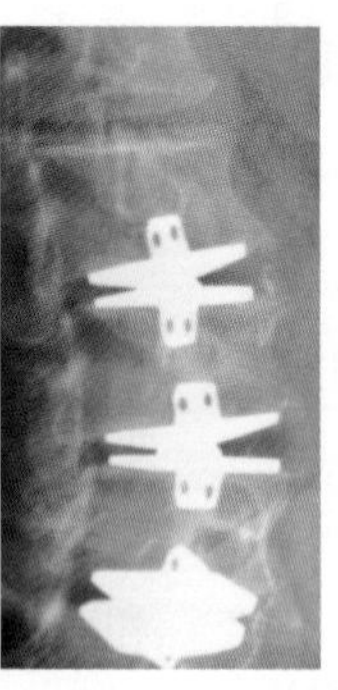

B

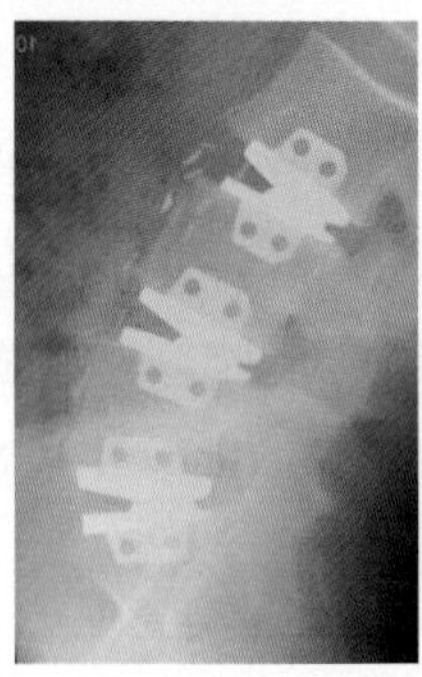

C

图 4-4-2-3-12　临床举例　男性，38 岁，腰痛且放散痛至臀部两年，诊断为 L_3~L_4、L_4~L_5、L_5~S_1 腰椎间盘源性退变并行三个节段人工间盘移植（A~C）

A. 术前 MR T_2 加权像显示 L_3~L_4、L_4~L_5、L_5~S_1 节段间盘成低信号改变，提示典型的间盘源性退变伴有 Modic Ⅱ° 改变；B. 术后 12 个月后双斜位显示神经根管高度仍呈恢复状态；C. 前屈及后伸位显示正常腰椎活动范围 L_3~L_4 11.4°，L_4~L_5 17.6°，L_5~S_1 8.7°

配合应用。两者均适用于腰椎间盘源性的退变，均能有效去除疼痛来源，恢复椎间隙和神经根管的高度，恢复腰椎正常的承重和稳定性。但在选择性应用哪种治疗方法时，应考虑术前的腰椎稳定性，椎间隙、椎旁肌及关节突关节退变程度。如果在术前的临床诊断及影像学检查中，发现病变节段间盘退变程度较重，且无有效椎间活动，即可归为前路融合的指征范围，其中最典型为退变间隙小于 0.3 cm，或伴有 Modic Ⅲ度改变。若对此种病例仍采用 TLDR，则将明显增加术后自发性融合的发生率。在一部分术前腰椎稳定性较差的病例中，例如 L_5 后脱位，ALIF 是最好的选择。此外，患者可否负担治疗费用也必须考虑在内，尤其对于自费患者。

随着腰椎前路手术入路的微创化（Less Invasive），对于符合手术指征的腰椎间盘源性退变的患者，采用 TLDR 治疗是很好的选择，但前提是具有严格的患者筛选。通过现阶段的随访资料可以说明，应用 TLDR 治疗腰椎退行性间盘源性疾病可保持腰椎正常生物力学运动模式，迅速解除临床症状，恢复椎间隙和神经根管的高度，保留腰椎后柱结构的完整性和稳定性，缩短术后康复时间。

（三）如何避免潜在术中及术后并发症的前提

1. 明确的间盘源性退行性病变的诊断；
2. 严格筛选患者及掌握手术适应证；
3. 术者熟练掌握前路腹膜后入路的手术操作及修复腹部血管损伤的能力；
4. 严格处理手术节段间盘终板，精确置放移植物假体。

（刘宝戈　Giovanni　Luc F. De Waele）

第三章　腰椎椎间盘源性腰痛其他疗法

第一节　腰椎经皮椎间盘内电热疗法

一、椎间盘内电热疗法概述

腰椎间盘源性腰痛患者并非少见，大多游离在骨科、神经内科、泌尿科和妇科之间，由于无明显的根性症状，往往会将其排除在腰椎间盘症之外。实际上此种以腰痛为主，尤其是活动后加剧、平卧休息即减轻的患者，主要是因退变之椎间盘刺激周边窦椎神经而引发经常性腰痛，此种病例更感痛苦。因椎间盘内电热疗法具有治疗作用，尤为放射科和其他兄弟科室感兴趣，在选择病例时应严格手术适应证。

二、椎间盘源性下腰痛手术病例选择及器械

（一）手术适应证

治疗椎间盘源性下腰痛要同时符合以下几项。

1. 持续性腰痛六个月以上；
2. 保守治疗无效；
3. 神经系统体检无异常发现；

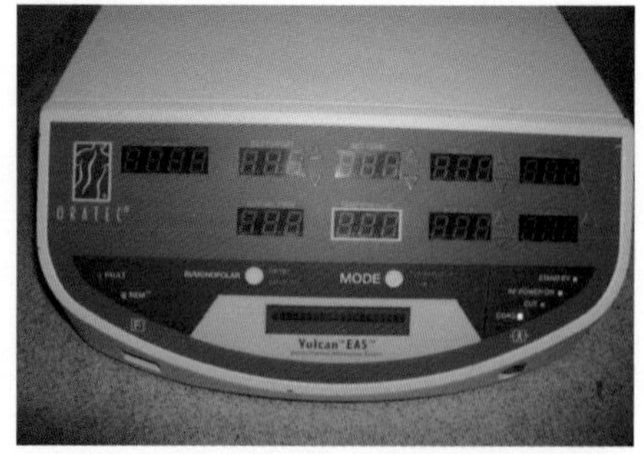

图 4-4-3-1-1　SpineCath 椎间盘内电热疗仪

4. 直腿抬高试验阴性；
5. MR 检查无脊髓受压表现，并提示椎间盘内有高信号区（High-Intensity Zone，HIZ）；
6. 病变节段椎间盘造影能诱发典型的下腰痛，相邻节段诱痛实验阴性。

（二）手术禁忌症

1. 椎间盘感染；
2. 有脊柱手术史；
3. 严重椎管狭窄；
4. MR 提示脊髓或神经根受压；
5. 椎体滑脱；
6. 椎间盘高度小于正常的 50%；
7. 病变节段椎间盘造影不能诱发典型的下腰痛；
8. 出血倾向、严重心脑血管疾病；
9. 精神异常或心理障碍者。

（三）基本器械

美国 Oratec 公司生产的 SpineCath 椎间盘内电热疗仪（图 4-4-3-1-1、2）。

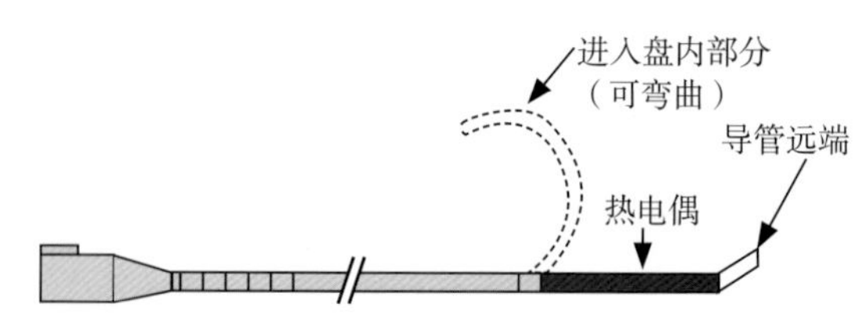

图 4-4-3-1-2　SpineCath 导管结构示意图

三、椎间盘源性下腰痛手术步骤

（一）体位与麻醉

【体位】

俯卧位。

【麻醉】

2% 利多卡因 5ml 局麻。

（二）具体操作步骤

【定位】

透视下定位，病变椎间隙后正中线患侧旁开 8~12cm，L_5~S_1 椎间盘旁开 6~8cm 标记穿刺进针点。

【进针】

用穿刺针在 X 线透视或 CT 引导下取与躯干正矢状面 45°~60° 进针。

【穿刺到位】

穿刺针经后外侧入路自疼痛较轻侧刺入病变椎间盘，直达椎间盘髓核中央或纤维环内层与髓核交界处（图 4-4-3-1-3），引入具可屈性、可转向的带温控热阻线圈的导管，继续插入该导管至椎间盘前方纤维环内层，并沿其表面转向对侧纤维环的后外侧区（图 4-4-3-1-4、5）。

【加热】

导管放置妥当后，在 13~17min 内加热至 90℃，并持续 4min 左右。90℃的导管温度可在纤维环上产生 60℃ ~65℃的温度。加热过程中患者可能会重现疼痛症状，若疼痛难以忍受，可适量使用镇痛药，若非常严重则降低导管温度至 85℃。

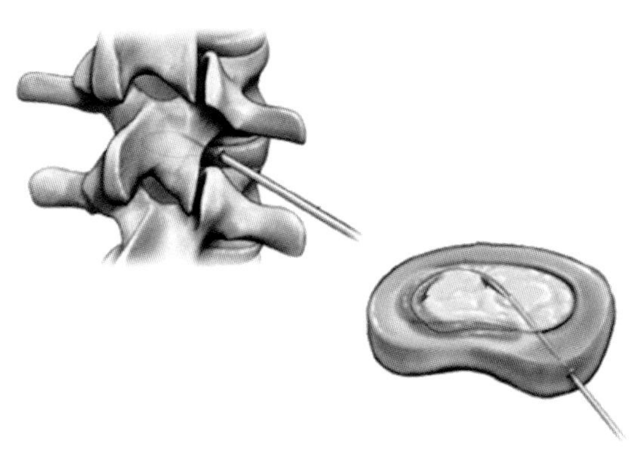

图 4-4-3-1-3　术中穿刺进针模型图

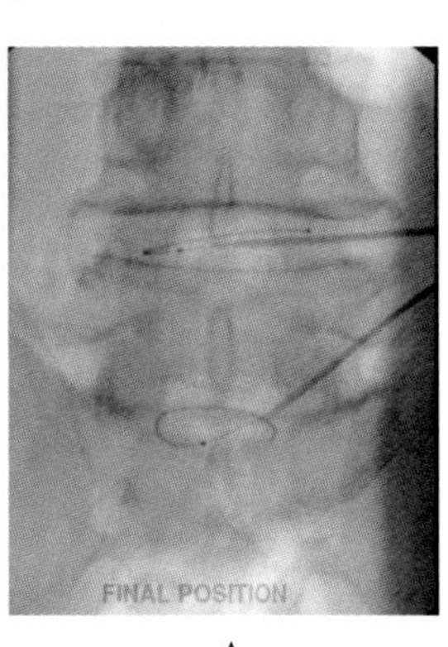

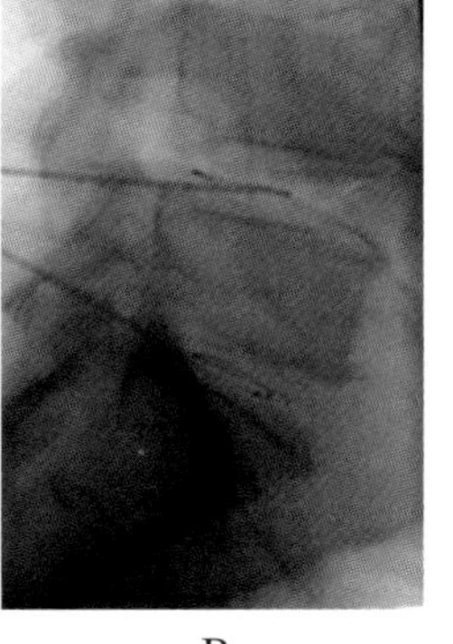

A　　　　B

图 4-4-3-1-4　临床举例　透视观察（A、B）

X 线正侧位片显示导管靠近纤维环行走

A. 正位像；B. 侧位像

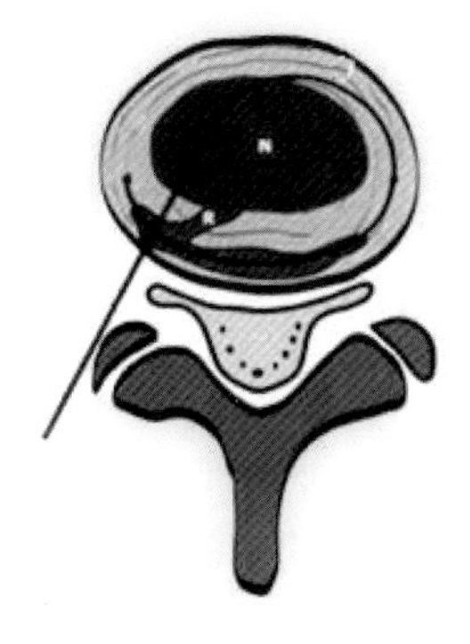

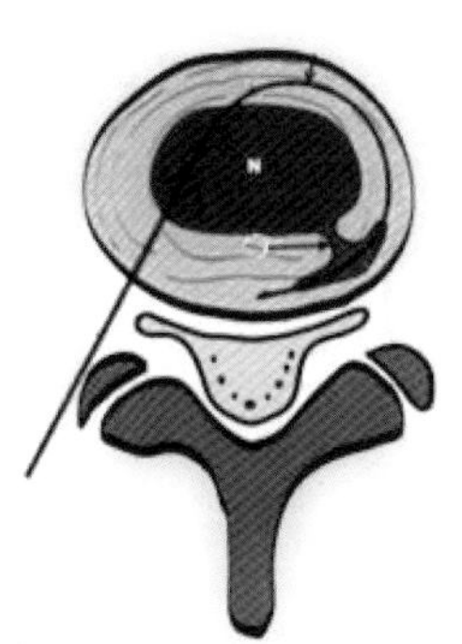

A　　　　B

图 4-4-3-1-5　导管靠近纤维环行走如“猪尾巴”状示意图（A、B）

【预防感染】

加热完毕后，撤出导管，通过导针注射10~20mg头孢唑啉预防术后椎间盘感染。

【退针】

退出导针，创可贴覆盖创口。

（三）操作注意事项

1. 术中治疗前要行椎间盘造影术，选择能成功复制出患者症状的病例进行治疗，以确保疗效。

2. 穿刺针宜从上、下椎板间置入椎间盘且应平行于间盘轴，避免损伤上下终板。

3. 大多导管盘曲较顺利，但也可能碰到准确置入较为困难的病例，原因可能是因为严重椎间盘退变，髓核组织严重脱水退变所致。

4. 全程应在C-臂X线机监视下操作，若患者突感剧烈疼痛或放电样麻木应立即停止操作，检查一切是否正常，以免损伤神经根。

5. 为充分加热纤维环，约40%患者需行双侧穿刺。

6. 安放位置满意后，线圈缓慢加热至90℃左右，此时如能重现典型下腰痛则提示线圈位置无误。如疼痛过于剧烈，可将温度下调至85℃左右，症状常能缓解。

四、椎间盘源性下腰痛术后处理

1. 卧床休息1~2d，3~5d出院，可根据患者情况而定；

2. 使用抗生素3d以预防感染；

3. 术后腰痛加重者予以止痛药或低频理疗治疗；

4. 术后3d开始腰背肌功能锻炼，术后3个月内应避免承重和进行剧烈运动，如弯腰、侧弯、旋转；半年内行加强腰部的适应性康复计划，避免重体力劳动和腰部的过度活动。

五、椎间盘源性下腰痛并发症防治

（一）神经根损伤

神经根直接和SpineCath导管接触可能造成神经受损。治疗过程中如患者出现剧烈腰腿痛等神经根症状或其他不适，应立即停止加热并检查导管位置是否准确，在重新定位并确保无其他不当操作的情况下方可继续治疗，必要时终止治疗。

（二）马尾综合征

主要原因是导管进入椎管造成。Hsiu报道一例56岁女性患者L_{4-5}和L_5~S_1椎间盘接受IDET治疗时，术中出现放射性左下肢烧灼样疼痛，透视发现导管置入椎管内，撤管后疼痛好转，但术后出现“马尾神经综合征”，随访6个月无好转。

（三）其他并发症（伤）

【导管破裂】

Orr报道一例因导管破裂进入椎管引起神经根性症状，移除后好转。

【椎体终板损伤】

一般不会引起严重后果，多由穿刺位置不当引起。在椎间隙穿刺针宜从上、下椎板间置入椎间盘且应平行于间盘轴避免损伤上下终板，引起坏死。

【椎间盘炎】

发生率极低，常由感染或化学因素引起。预防措施为严格执行无菌技术操作，术后常规预防应用抗生素。一旦发生感染应予以制动、抗炎、止痛和肌松药治疗。必要时清除病灶，冲洗。

【术后椎间盘突出】

其机制目前尚不明确。该并发症由Saal报道六例，其中二例保守治疗无效，需进一步行椎间盘切除术。

【穿刺部位表皮灼伤】

根据FDA的报告，35000人中共发生八例。

【椎体骨坏死】

Djurasovic等报道了一例L_5~S_1IDET术后发生椎体骨坏死的病例。

（王向阳）

第二节 人工髓核置换术治疗腰椎间盘突出症及相关问题

一、人工髓核置换术概述

腰椎间盘突出症是脊柱外科的常见病和多发病，髓核摘除术是腰椎间盘突出症外科治疗的主要术式。在严格非手术治疗无效的前提下，无论是传统开放式还是借助内窥镜的髓核摘除术都能获得良好的临床结果。但术后会导致一系列局部病理生理和解剖关系的变化，首先是椎间盘高度的丢失和后方关节突关节对合关系的错乱，从而引起运动节段内生物力学功能的紊乱，进而加速病变节段及邻近节段的退变。作为这一病理变化过程的结果包括椎间隙变窄、纤维环膨出、关节突关节骨关节炎、椎间孔变窄、椎间盘再突出等，也是导致术后腰痛及腿痛缓解不好或再复发的原因所在，因此，恢复或维持椎间隙高度和关节突关节正常对合关系对防止一系列退行性病理变化和保持运动节段正常生物力学功能非常重要。

近年来，致力于保持或重建腰椎运动节段功能的各种非融合技术研发备受关注。事实上，早在 20 世纪 60 年代就已开始了腰椎间盘假体的探索性研究。1966 年 Fernstrom 首先尝试了用不锈钢球替代摘除的髓核功能，术后 4~7 年仅 12% 尚维持椎间隙高度，这就是最早的第一代假体——预成型髓核假体。第二代假体是原位灌注成形髓核假体，其特点在于充填的材料成形后能与间盘内的腔隙紧密帖服、稳定而顺应性好，应力分布均匀，植入操作创伤小，但难以避免聚合物前体从纤维环切口或裂隙溢出，所用材料多方面的性能也难以达到要求，如硅胶、聚氨基甲酸乙酯等。第三代假体是半成形髓核假体，设计和所用材料日趋成熟，开始逐步应用于临床，一种为经脱水处理的半成形凝胶假体，可经体内水化膨胀，另一种是在可折叠囊袋中注入可原位凝固成半固态的高分子材料。理想的人工髓核假体应具备以下几方面特点，即具有液体泵的作用而为纤维环输送营养，维持纤维环的力学强度；良好的生物相容性、力学性能和抗疲劳性能；无需固定装置，在髓核空间中有良好的稳定性和顺应性；外形设计简单，便于微创手术和减少对纤维环完整性的破坏。

二、人工髓核构造与型号

人工髓核是目前唯一在全球销售的髓核假体产品（图 4-4-3-2-1），由水凝胶内核（图 4-4-3-2-2）、聚酯纤维外套、铂铱合金标记构成，植入后吸收水分而膨胀，在生理载荷下含水分 70%，在设计理念上注重模拟人体髓核的液态静力学功能，恢复病变节段椎间盘的解剖生理功能，降低椎间小关节和椎弓根的应力负荷和材料良好的生物相容性。为适应椎间隙不同形态和不同高度及角度，PDN 设置了各种型号，首先是 Anterior 型、Posterior 型和 PDN-SOLO 型（图 4-4-3-2-3），每种型号有依据不同角度和高度分出各种亚型（表 4-4-3-2-1）。对于椎间宽大，需前后并列植入两枚者，可依据椎间隙形态将 Anterior 型和 Posterior 型组合应用。

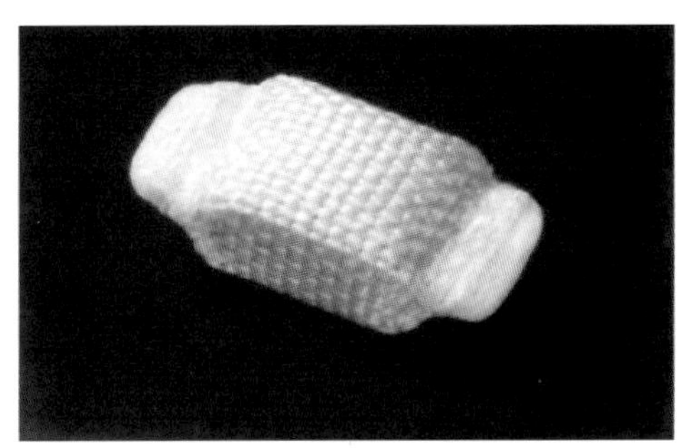

图 4-4-3-2-1 PDN 产品外观

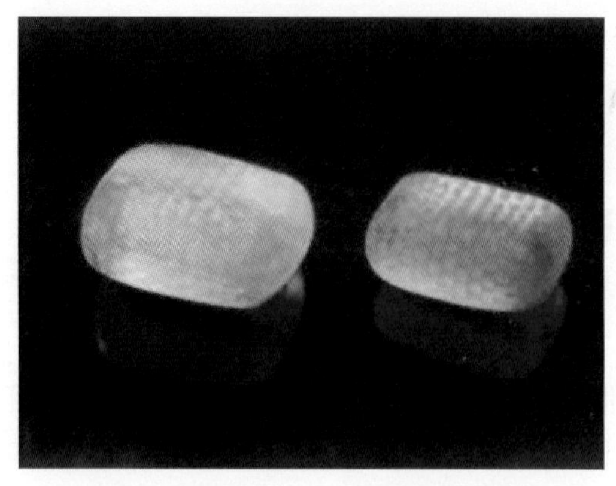

图 4-4-3-2-2　PDN 的水凝胶内核

	Posterion Devices	Anterior Devices
楔形	侧面观 P A 上面观 P A	侧面观 P A 上面观 P A
矩形	侧面观 P A 上面观 P A	侧面观 P A 上面观 P A
PDN-SOLO Model	上面观	侧面观

图 4-4-3-2-3　PDN 产品的不同型号示意图

三、人工髓核置换术实施

（一）病例选择

【手术适应证】

人工髓核置换术主要适用于需行髓核摘除术的后外侧型突出的腰椎间盘突出症，且脊柱相对稳定及椎间盘高度改变不大。同时需具备以下条件，即年满 18 岁以上；椎间盘退变处于早中期；有症状的 L_2~S_1 单节段椎间盘突出；影像学检查结果与椎间盘源性异常的症状和体征一致；后纵韧带完整。

【手术禁忌证】

1. 严重的椎管、椎间孔和侧隐窝狭窄，腰椎滑脱超过 I 度或有峡部不连接者；
2. 关节突退变或关节突骨折者；
3. 病变节段椎间盘有明显的 Schmorl 结节和（或）明显的终板炎改变；
4. 纤维环无功能；
5. 椎间隙高度小于 5mm；
6. 严重的骨质疏松和骨软化；
7. 脊柱、脊髓或相邻部位的肿瘤；
8. 全身或手术区局部感染；
9. 手术部位有骨折或创伤性神经功能丧失；
10. 手术部位有骨或脊髓畸形；
11. 病变在 L_5~S_1 节段，患者体重超过 90kg；
12. 体重指数超过 30；

表 4-4-3-2-1　PDN 产品型号的高度、宽度及长度

	高度（Central Disc Height）	横径（Wedge）	前后径（Rectangle）
前路植入	5~7 mm	AW525	AR525
	> 7~9 mm	AW725	AR725
	> 9 mm	AW925	AR925
后路植入	5~7 mm	AW525	AR525
	> 7~9 mm	AW725	AR725
	> 9 mm	AW925	AR925
PDN-SOLO™	5~7 mm	SOLO-5	
	> 7~9 mm	SOLO-7	
	> 9 mm	SOLO-9	

13. 有更年期症状的女性患者。

由于 PDN 植入手术的并发症发生率较高，故应严格掌握手术适应证和手术技术。

（二）PDN 植入手术的技术要点

【假体型号的术前选择】

对于身材高大者，尤其是欧美人，因椎间隙宽大，多选用 Anterior 型和 Posterior 型各一枚组合前后平行植入。对于身材较小者，一个间隙多选用一枚植入，下面是以后者为例的型号选择方法。

1. 术前测量病变椎间隙高度，选择最适合高度的 PDN（图 4-4-3-2-4）：

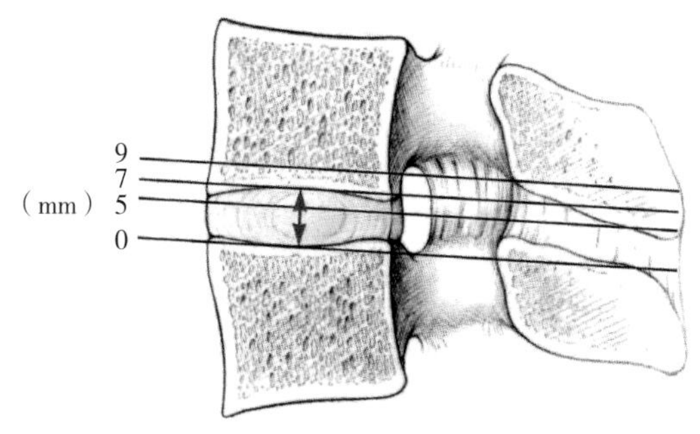

图 4-4-3-2-4　PDN 产品的不同高度型号选择示意图

椎间隙高度在 5~7mm，采用 525 型号。

椎间隙高度在 7~9mm，采用 725 型号。

椎间隙高度在 9mm 以上，采用 925 型号。

2. 术前依据髓核腔几何空间，选择最适合类型的 PDN（图 4-4-3-2-5）。

终板上、下平行时，宜选择矩形 PDN

髓核腔形似楔形时，宜选择楔形 PDN

髓核腔呈双凹形时，宜选择 PDN-SOLO

L_2~L_5 节段植入单个 PDN，后矩形为宜

L_5~S_1 节段植入单个 PDN，后楔形为宜

【手术步骤】

1. 麻醉与体位　可选用硬膜外麻醉或全身麻醉，俯卧位，屈髋屈膝，腹部悬空。

2. 切口　C- 型臂 X 线透视 A-P 位定位病灶椎间隙，取后正中切口。

3. 椎板间开窗显露突出的椎间盘　沿棘突切开椎旁肌止点，剥离肌肉显露椎板间隙，于椎板间隙开窗，并切除内侧 1/3 的椎间关节，摘除椎管内脱出游离的髓核组织，将神经根及硬膜囊牵向内侧显露椎间盘的突出部。

4. 椎间隙的清理和植入床的准备　沿平行椎间隙方向切开椎间盘的突出部，切口以小为宜，去除全部的髓核组织和破碎变性的纤维环（图 4-4-3-2-6），松解神经根，椎管内充分减压。

5. PDN 植入　用椎板撑开器适度撑开椎间隙，以试模确定 PDN 高度（如右图），对于椎间空间宽大者可选用两枚联合应用，对于东方人一般选用一枚，首先将引导器从纤维环开口置于椎间隙前壁，将七号线缝于 PDN 一端的外套打单结固定，以专用夹持钳持住外套的另一端，沿引导器将 PDN 的缝线端击入椎体间，再用击入器将其推入椎间隙，利用缝线将 PDN 旋转 90°（图

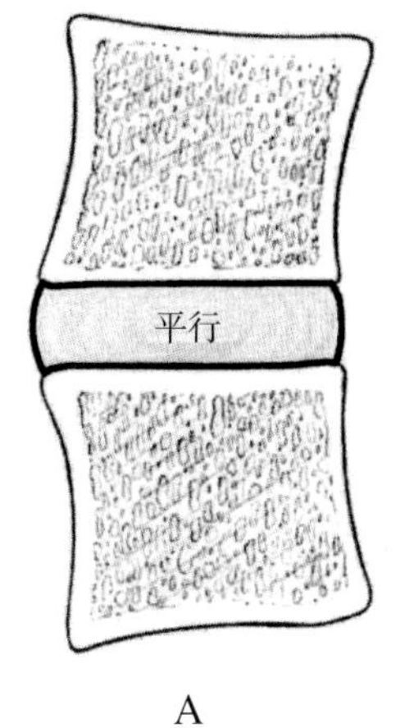

A

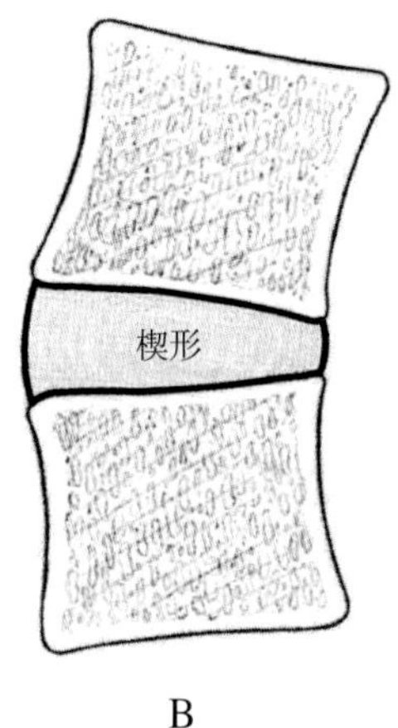

B

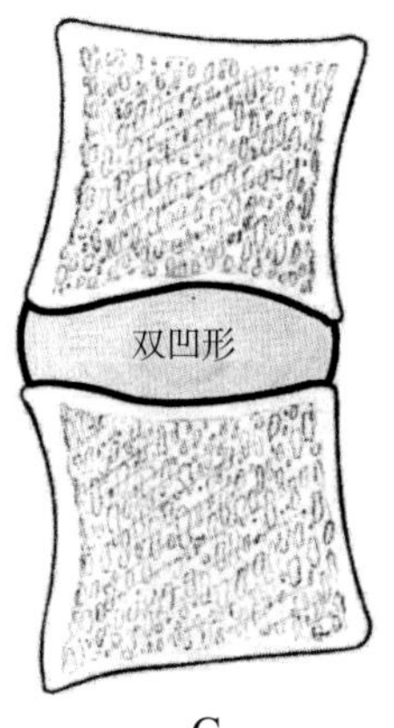

C

图 4-4-3-2-5　PDN 产品的不同几何空间型号选择示意图（A~C）

A. 平行型；B. 楔形型；C 双凹形

4-4-3-2-7)，取出引导器，在C-型臂X线透视下将其调整为正确的位置（图4-4-3-2-8)，剪断并取出缝线，以10ml生理盐水浸泡10min，使PDN水化，取出椎板撑开器。

6. 关闭伤口　彻底止血，逐层关闭伤口，视情况置放引流物，术毕应平行移动患者和滚动式翻身。

（三）术后护理及康复

【绝对卧床】

术后平卧或侧卧，腰椎不可弯曲或扭转，且保持伸位，绝对卧床休息5d；

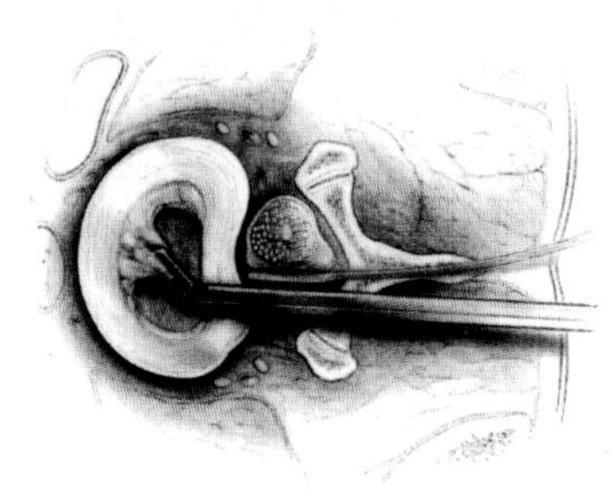

图4-4-3-2-6　清理椎间隙示意图
祛除全部的髓核组织和破碎变性的纤维环

【处理酸胀反应】

术后3~5d可出现腰部胀痛，可给予消炎镇痛及肌松药治疗；

【术后康复】

手术5d后逐渐行腰背肌功能锻炼，并戴皮围腰下床活动，术后四周内避免长时间坐及开车、坐车，禁止性生活；

【避免久坐】

术后4~6周避免长期坐软椅，腰过度屈伸扭转，举超过5kg的重物以及节制性生活，开坐车时间不能超过45min；

【腰围保护】

术后6周内穿戴皮腰围，不可弯腰、左右扭转，6周后逐渐恢复腰椎屈伸活动。

（四）成败关键因素

人工髓核置换手术必须特别注意在以下几个方面：正确选择患者，选择合适型号的PDN，标准的手术操作技术，保持PDN在髓核腔内的中置位，术后严格的护理和康复训练。

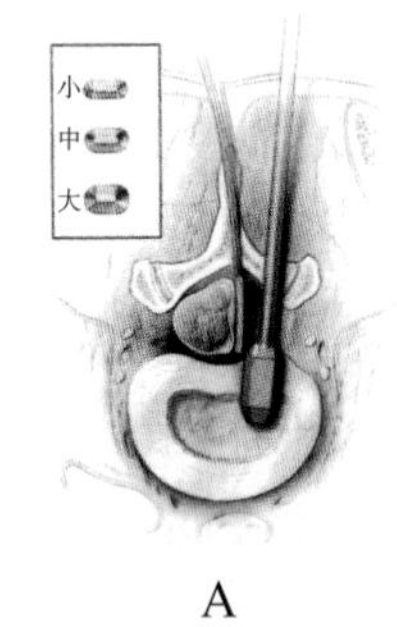

A

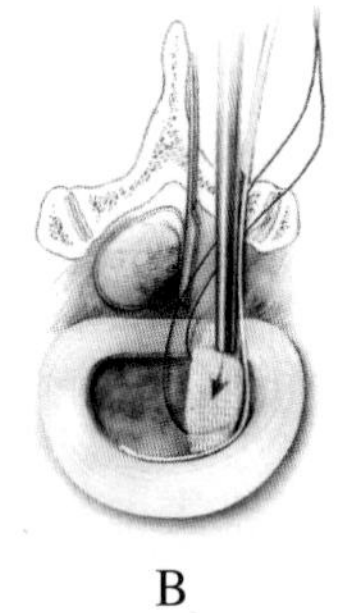

B

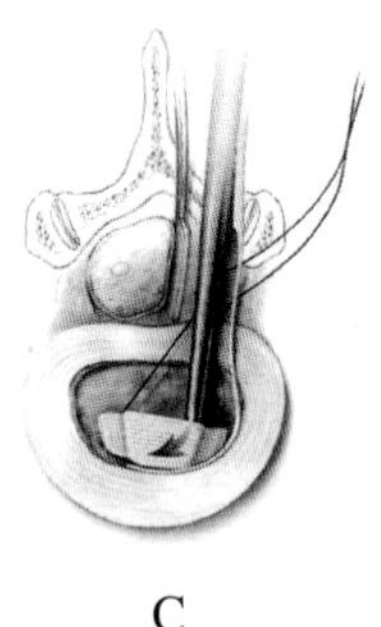

C

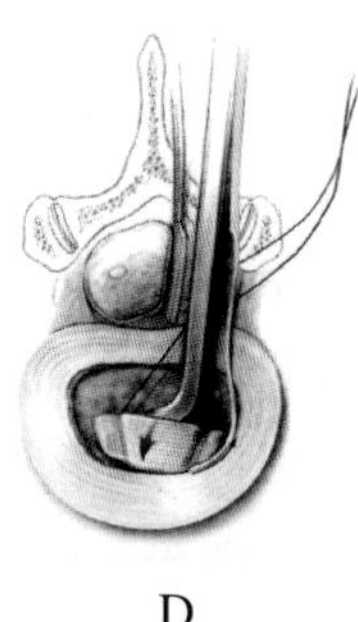

D

图4-4-3-2-7　PDN植入示意图（A~D）
A、B. 先用PDN试模决定型号；C、D. 再将PDN假体植入

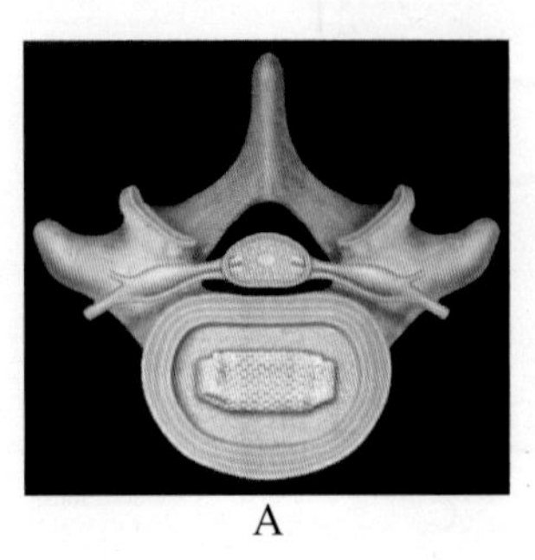

A

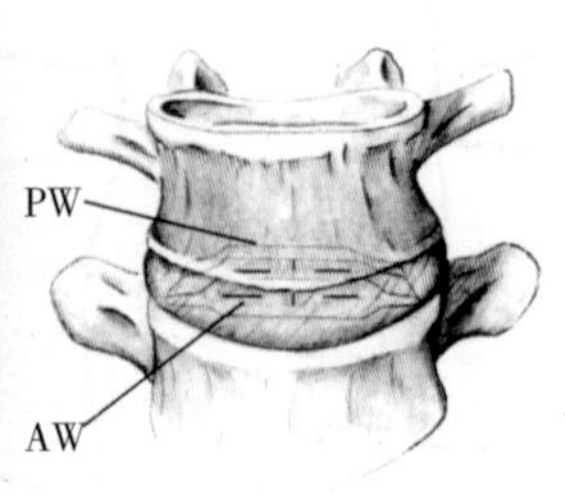

B

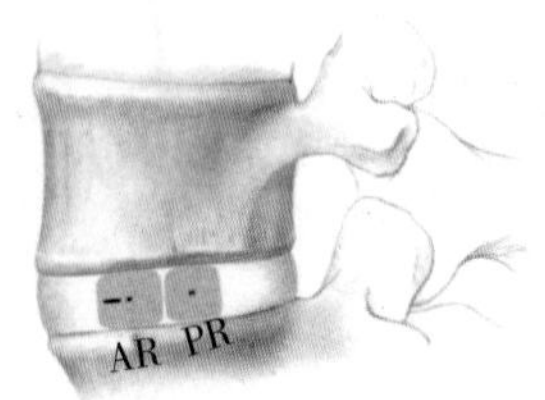

C

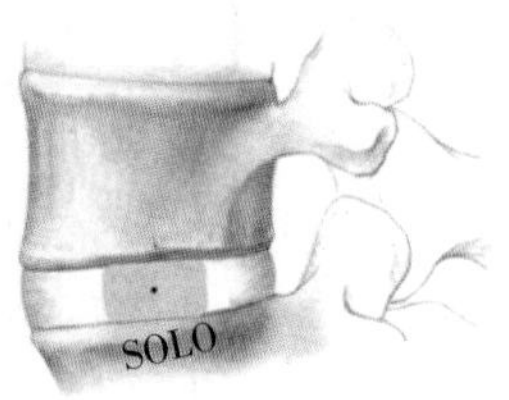

D

图4-4-3-2-8　PDN的正确位置示意图（A~D）
A. 垂直观；B. 前方观；C、D. 侧方观

四、人工髓核置换术预后及相关问题

（一）一般概况

自2003年6月至今，我院收治人工髓核（PDN）置换技术患者多例，男女各半，年龄25~59岁，平均39.7岁，L_4~L_5占45%、L_5~S_1 55%。所有患者均进行了5年以上随访。术后综合疗效评价，优60%，良好15%，可5%，差20%，总优良率为75%。有2例于术后一周出现假体脱出，再次手术取出；2例患者分别在术后一个月和二个月出现严重腰痛。

（二）相关问题

人工髓核置换术有以下几方面的问题和并发症需要给予关注和更长期的随访。

【术后腰部酸胀不适】

超过50%的病例于术后5~14d出现一过性的腰部酸胀痛或不适，后逐渐缓解。一般比较轻微，明显者可给予非甾体类抗炎药处理。主要原因可能是髓核假体水化膨胀及PDN型号选用偏大。

【无症状性的假体移位】

超过70%的病例出现假体在椎间隙内的移位，多为旋转移位，有脱出趋势。一般发生于术后7d内，患者一般无特殊自觉症状，目前也未发现其危害性。主要原因可能是PDN型号选用偏小以及PDN对髓核摘除后残腔三维空间形态的顺应性改变。

【假体突出或脱出入椎管】

假体突出或脱出入椎管是人工髓核置换术后严重并发症之一，直接导致腿痛复发，发生率在10%左右，一经证实应尽早实施手术取出。多发生于术后1~2周，一般在起床、行走或弯腰时出现，主要是由于PDN型号选择过小所致，与手术者的经验与操作技术有直接关系。

【术后严重腰痛】

严重腰痛是人工髓核置换术后另一严重并发症，严重影响着患者的生活质量，发生率在10%~20%。多发生于术后1~2月，患者因腰痛导致僵硬，活动受限，起卧床、行走及站坐困难，X线摄片可显示手术椎间隙明显下降（图4-4-3-2-9），MR显示严重终板炎信号改变及人工髓核疝入终板（图4-4-3-2-10）。可以用非甾体类抗炎药或中枢镇痛药控制或部分控制症状，多数患者最终需行融合手术。导致严重腰痛发生的可能原因复杂而多样，首先是PDN型号选择过大，导致椎间载荷集中于假体与终板有限的界面上，而导致的一系列炎症反应和病理变化；其次，假体移位偏于一侧，引起应力分布不均，而导致应力集中；其三，术前病变椎间盘已存在明显的终板和（或）纤维环退变，而致使其生物力学性能严重

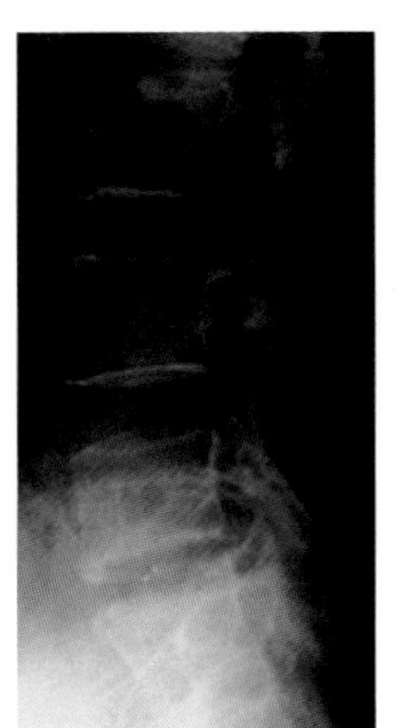

A

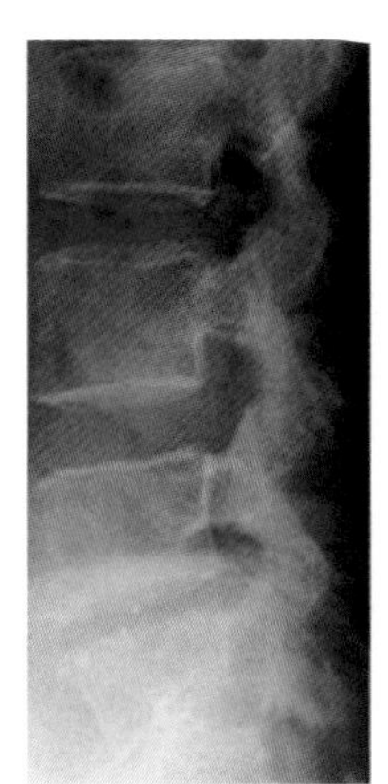

B

图4-4-3-2-9　临床举例　术后观察（A、B）

术后腰椎侧位X线摄片显示手术椎间隙（L_5~S_1）高度明显下降　A.术后一周；B.术后二个月

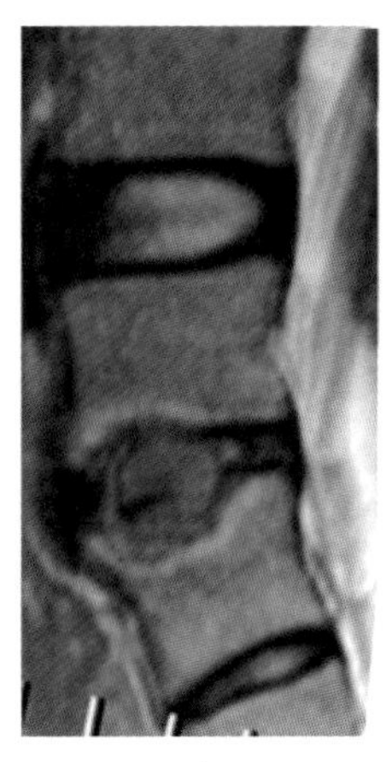

A

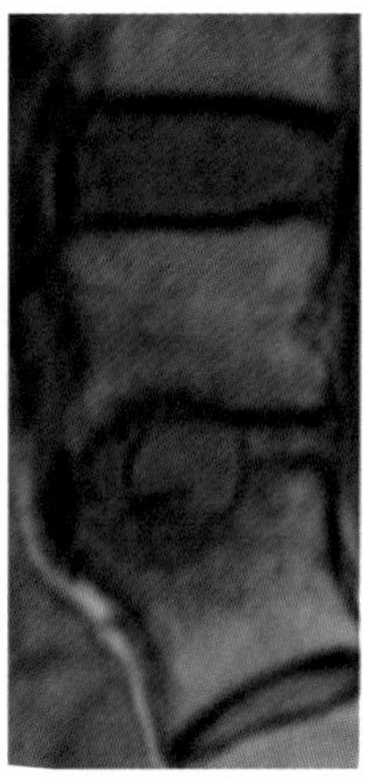

B

图4-4-3-2-10　临床举例　术后观察（A、B）

术后二个月MR显示严重终板炎信号改变及人工髓核疝入终板　A. MR T_2加权相；B. MR T_1加权相

不足或下降；其四，个体对材料的异物反应或材料的组织相容不足，导致局部炎症及骨质吸收；其五，存在椎间隙的感染可能。

【无症状的终板炎 MR 表现】

几乎所有患者术后均有不同程度的终板炎的 MR 表现，随时间的延长呈加重趋势，但一般无症状，或仅有轻微胀痛不适（图 4-4-3-2-11）；亦可伴有明显腰部疼痛不适者（图 4-4-3-2-12）。这一病理表现最起码代表了材料与终板间的界面炎症反应或（和）适应性的变化。因此，不能排除在长期随访过程中出现严重腰痛的可能，以及前述术后严重腰痛是这一病理变化按特定比例发生的临床表现。对症状明显者则需行手术取出 + 椎节融合术。

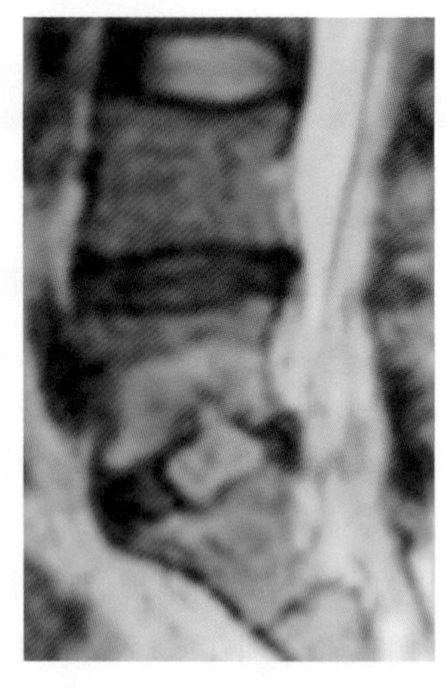

图 4-4-3-2-11　临床举例　远期随访

术后五年 MR 显示严重终板炎信号改变及人工髓核疝入终板，患者仅有轻度的腰部酸胀

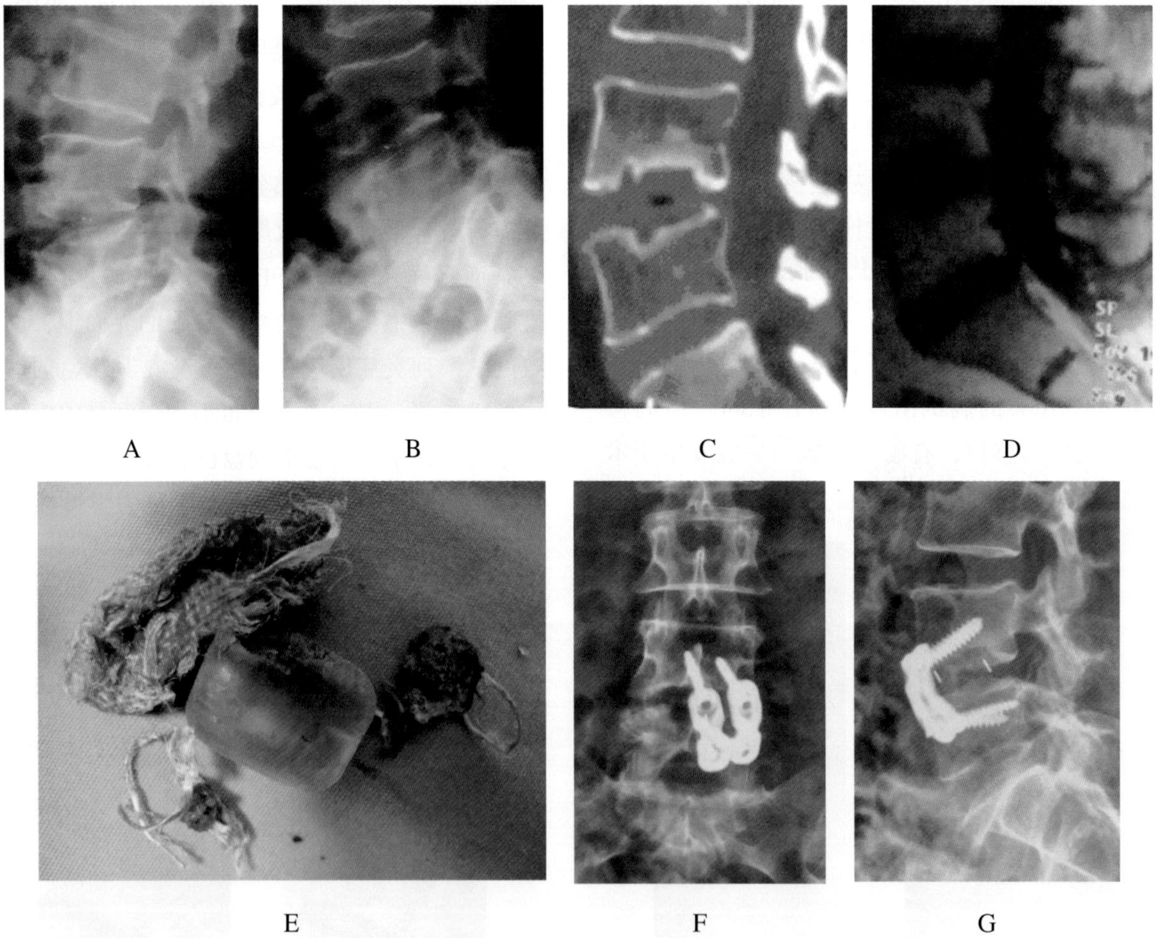

A　B　C　D

E　F　G

图 4-4-3-2-12　临床举例　$L_{4\sim5}$ 椎间盘人工髓核植入术后腰痛翻修（A~G）

A、B. 第一次术后腰椎屈伸动力位片示 $L_{4\sim5}$ 椎节不稳定；C. 第一次术后腰椎 CT 矢状位观重建；D. 第一次术后腰椎 MR 矢状位观；E. 翻修手术取出人工髓核；F、G. 前路椎间融合及钛板内固定术后腰椎正侧位片

五、人工髓核置换术结束语

人工髓核的设计理念充分体现了先进的仿生学原理，仍然是未来椎间盘假体研究的重要方向。虽然在材料科学和制作工艺等多方面尚存在着诸多的问题，需要在未来研究中加以解决，而不应该轻言放弃。同时，人工髓核置换术目前所存在的多种并发症及其高发生率，并不是依赖完美的手术技术都能解决。因此，人工髓核置换术应严格把握手术适应证，在充分认识其并发症等多方面问题的基础上慎重采用。

（周　强　许建中）

参考文献

1. 田海军，陈德玉，卢旭华等．腰椎融合手术方式的比较研究［J］．脊柱外科杂志，2008, 6（2）
2. 赵定麟．现代脊柱外科学，上海：上海世界图书出版社公司，2006
3. 赵定麟．现代骨科学，北京：科学出版社，2004
4. Beyaz EA, Akyüz G, Us O.The role of somatosensory evoked potentials in the diagnosis of lumbosacral radiculopathies.Electromyogr Clin Neurophysiol. 2009 May-Jun; 49（4）: 131-42.
5. Carvi y Nievas MN, Hoellerhage HG.Unusual sequestered disc fragments simulating spinal tumors and other space-occupying lesions. Clinical article.J Neurosurg Spine. 2009 Jul; 11（1）: 42-8.
6. Chao Zhang, Yue Zhou, Tong-Wei Chu,etal.Clinical observation of traumatic responses following posterior lumbar microendoscopic discectomy. SICOT Shanghai Congress 2007
7. Da-Di Jin, Zhong-Min Zhang, Jian-Ting Chen,etal.The comparative investigation of strong fixation and dynamic fixation to treat lumber destabilization. SICOT Shanghai Congress 2007
8. Da-Di Jin, Liang Zhao, Dong-Bin Qu,etal.Artificial nucleus replacement: surgical and clinical experience. SICOT Shanghai Congress 2007
9. Fakouri B, Nnadi C, Boszczyk B.When is the appropriate time for surgical intervention of the herniated lumbar disc in the adolescent?, J Clin Neurosci. 2009 Sep;16（9）: 1153-6. Epub 2009 Jul 9.
10. Jun Tan, Ning Xie, Xiong-Sheng Chen,etal.Anterior Lumbar Interbody Fusions（ALIF）Using the SynFrame System. SICOT Shanghai Congress 2007
11. Kai-Wu Lu, Dong-Bin Qu, Shu-Fang Zhang,etal.Treatment of extreme-lateral lumbar disc herniation by selective discectomy under percutaneous endoscope. SICOT Shanghai Congress 2007
12. Kim JS, Lee SH, Moon KH, Lee HY.Surgical results of the oblique paraspinal approach in upper lumbar disc herniation and thoracolumbar junction.Neurosurgery. 2009 Jul; 65（1）: 95-9; discussion 99.
13. Krebs EE, Lurie JD, Fanciullo G.Predictors of long-term opioid use among patients with painful lumbar spine conditions.J Pain. 2010 Jan;11（1）: 44-52. Epub 2009 Jul 22.
14. Li-Xue Yang, Xiao-Qun Li, Zhi-Ping Sun,etal.treatment with radiofrequency hot congeal target puncture for lumbar intervertebral disc herniation. SICOT Shanghai Congress 2007
15. Pilet B, Salgado R, Van Havenbergh T, Parizel PM.Development of acute schmorl nodes after discography.J Comput Assist Tomogr. 2009 Jul-Aug; 33（4）: 597-600.
16. Sipko T, Chantsoulis M, Kuczyński M.Postural control in patients with lumbar disc erniation in the early postoperative period.Eur Spine J. 2010 Mar;19（3）:409-14.
17. Sola S., Hebecker R., Mann S., Piek J.Clinical Evaluation of a new Lumbar Artificial Disc. SICOT Shanghai Congress 2007
18. Yang LY, Lu DJ, Li YH.［Observation on therapeutic effect of fire-needle therapy on lumbar intervertebral disc herniation］Zhongguo Zhen Jiu. 2009 Jun; 29（6）: 449-51.
19. Yildirim Y, Kara B, Arda MN..Evaluation of patients with spinal operation according to functional mobility.NeuroRehabilitation. 2009; 24（4）: 341-7.
20. Zhi-Ping Sun, Li-Xue Yang, Xiao-Qun Li,etal.treatment of lumbar disc herniation using radio frequency hot congeal. SICOT Shanghai Congress 2007
21. Zhi-Ping Sun, Li-Xue Yang, Xiao-Qun Li,etal.treatment of lumbar disc herniation using radio frequency hot congeal. SICOT Shanghai Congress 2007

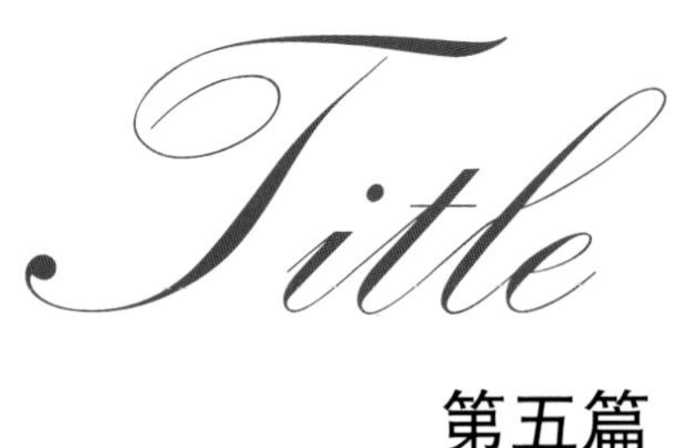

第五篇

退变性下腰椎不稳症

第一章　退变性下腰椎不稳症基本概念　1856

第二章　退变性下腰椎不稳症的治疗　1863

第三章　退变性下腰椎不稳症之腰椎前路手术　1876

第一章　退变性下腰椎不稳症基本概念

近年来大量的临床资料表明，下腰椎不稳症既是一个独立性疾患，又与各种疾患相关，甚至是许多疾患的病因及加速发展的主要因素。此外它也是许多腰椎伤患的一个症状，或称之为临床表现之一。此类伤患均有特定之病因和诊断，将在各相关章节中一并阐述。

第一节　退变性下腰椎不稳症概述、病理生理、发病机制及分期

一、退变性下腰椎不稳症概述

所谓不稳，系指结构处于不良的平衡状态。并被普遍认为是生物体结构的硬度下降，并失去最佳平衡的一种状态。而硬度是施加于某结构的负荷和所引起的位移的比率，即负荷偏移曲线的斜度。如图 4-5-1-1-1 所示，物体的硬度是 L/d。在同样的负荷下，结构 U 的位移距离为结构 S 的 1 倍，因此，与结构 S 相比，结构 U 的硬度下降，U 相对 S 是不稳定的。基于这个基本观点，可以认为，稳定性是反映载荷与其作用下所发生的位移之间的关系。在同样大小的载荷下，位移越小，稳定性就越强；反之，位移愈多，其稳定性就愈差。

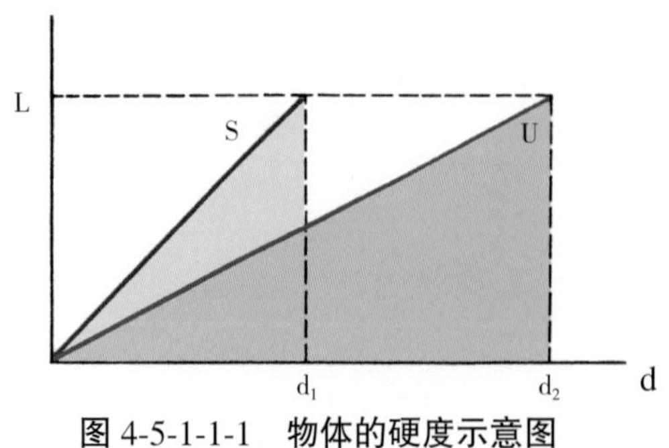

图 4-5-1-1-1　物体的硬度示意图

单纯从力学概念来理解脊柱的稳定与否显然是不够的。众所周知，相邻椎体的正常情况下存在着屈伸、旋转、左侧屈和右侧屈，以及复合运动等，此属于正常的位移运动，并有一定的限度。超过生理限度的位移，则称之为不稳。腰椎不稳虽与腰椎过多活动相关，但并非腰椎过度活动的同义词。腰椎不稳后患者出现经常性腰痛或腿痛等一系列临床症状和体征时，则称之为腰椎不稳症。

二、退变性下腰椎不稳症病理生理

（一）腰椎退变、不稳与不稳症三者之关系

人类能够从爬行到直立，脊柱及其稳定性起着主要的作用。人体可以看作三个倒立三角形结构，脊柱为其轴心。这就需要脊柱结构有维持其自身的生理平衡机能。从发病机制中可以发现，下三角是负荷最重之节段，因而最易退变。

当腰椎退变后已经出现不稳，则会引起腰椎椎体及小关节之间的负荷及生理咬合发生异常，并由此产生一系列病理过程和临床表现。当腰椎不稳进一步发展至无法正常负荷，则会刺激窦椎神经而引起腰痛等症状。此种过程，首先是通过椎体边缘的韧带 - 骨膜下出血、血肿机化和后期的骨质增生，并以此增大接触面来减轻对负荷和增加刚度的反应；之后再通过恢复腰椎稳定性而影响骶棘肌的肌力，以求维持椎体在正常负荷下相互之间的关系。退变是普遍存在的，而不稳症只有在其中一部分人发生；约占成人的 10%~15%。

（二）明确下腰椎不稳症的临床诊断标准

需一再强调的是在临床上应当把退变、不稳和不稳症区别开来。尽管腰椎退变多见，但只有当退变发展到出现异常位移时才可以称为不稳，当腰椎不稳患者出现临床症状时方可诊断为腰椎不稳症。其诊断标准将在诊断节中阐述。

三、下腰椎不稳症发病机制及分期

（一）概述

胎儿生后髓核内含水率高达 90% 以上，使椎间盘具有良好的张力和弹性。但随着年龄的增长其含水率逐年减少，并使椎节体积下降而导致椎节不稳。一般认为，腰椎不稳是腰椎退行性改变的早期表现之一，并与外伤及劳损等具有密切关系。与此同时，小关节面、关节囊以及椎间盘的软骨盘最容易受到损伤，使软骨纤维化、厚度减小和骨质致密化。随着损伤程度的不同，可引起轻微的微细骨折（Microfracture），且多见于软骨面下方。此时，周边滑膜亦可出现急性炎症反应，有液体渗出，渐而滑膜增厚，并可导致关节周围组织的纤维化。如损伤相对较轻，可通过组织修复而很快恢复。反复的损伤累积或较重的损伤可引起一系列变化。随着椎间盘高度减小，小关节的重叠程度加大，黄韧带可增厚或松弛，以致椎管与神经根管变窄。反复损伤将使腰椎不稳逐渐加重，并难以恢复原有的稳定性。

其病理解剖演变大多沿以下三期进行。

（二）早期或称退变期

即本病的开始阶段，以动力性不稳为主，故也叫功能障碍期。此时小关节囊稍许松弛，关节软骨可呈现早期纤维化改变。此时如施加外力，可使椎体出现移位；此期一般临床症状较轻，多为可逆性，即使有急性发作也可很快恢复正常。

（三）中期或称不稳定期

随着病变的加剧，促使小关节囊松弛度增加，关节软骨及椎间盘退变明显，并易出现各种临床症状，动力位摄片可见椎体异常移位。生物力学测试表明，在此阶段，不稳定节段最容易出现椎间盘突出，并产生一系列症状，其中以硬膜囊及脊神经根受压征为主，其发生机制以图 4-5-1-1-2 表示。

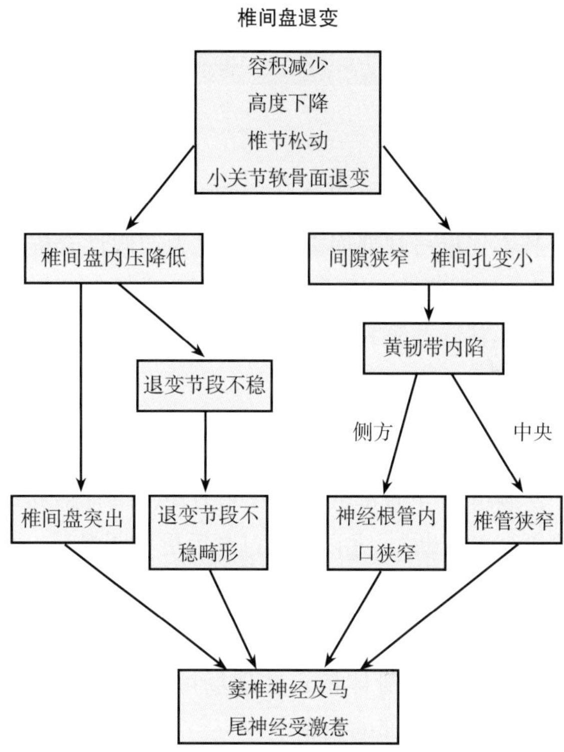

图 4-5-1-1-2　腰椎不稳发病机制示意图

（四）后期、或称畸形期

即随着病变的进一步发展，小关节及椎间盘周围骨赘的形成而使脊柱运动节段重新获得稳定，此时出现较为固定的畸形。病理检查可见小关节软骨退变已到晚期，纤维环与髓核中可有明显破裂与死骨，边缘可见骨刺（图 4-5-1-1-2）。固定畸形及骨赘的过度增生常使椎管的口径及椎节曲度等发生改变。此时由于椎节不再松动，因此“椎节不稳”这一病理特征将被“继发性椎管狭窄”或“退变性脊柱侧凸”等病变所取代；少数病例可形成退变性椎弓根崩裂或椎节滑脱等。

第二节 退变性下腰椎不稳症临床症状、体征、影像学特点及诊断

一、退变性下腰椎不稳症临床症状

（一）概况

轻者症状多不明显，重者则呈现脊椎滑脱症，因其不伴椎弓峡部崩裂，故称之为“假性脊椎滑脱”。其中腰痛及坐骨神经痛是腰椎不稳的主要症状。其特点如下。

（二）一般症状

【腰部酸、胀及无力】

除主诉下腰部酸、胀及无力外，患者感觉其腰部似“折断”，尤以站立过久后更为明显。

【惧站立、喜依托或平卧】

由于腰椎椎节间的松弛，多不愿长久站立，或是站立时将身体依靠在现场可以借用依托之处，以减轻腰部的负荷。

【可有急性发作】

原来可有慢性腰痛史，发作时常有明显的外伤诱因，可有或无神经症状。

【拒负重】

因腰椎不稳，且多伴有腰肌萎缩，因此患者不愿携带重物以减轻腰部负荷。

（三）疼痛

【一般性疼痛】

轻重不一，持续时间短，经休息、制动及物理治疗后可在 4~5d 内缓解，但容易复发。

【根性疼痛症状】

如果椎节的松动程度较大，则易使脊神经根受牵拉而出现根性放射性疼痛症状，但平卧后症状立即消失或明显减轻。

【双侧性】

疼痛常为两侧性，但两侧疼痛的程度可不同。疼痛由下腰部和臀部向腹股沟及腿部放射，很少波及膝以下。咳嗽及打喷嚏时腹压增高不会使疼痛加剧，有时因椎体间的异常活动引起疼痛。

（四）交锁征

患者由于椎节松动及疼痛而不敢弯腰，且可在腰椎从前屈位转为伸直位时出现类似半月板破裂时的“交锁”征而将腰椎固定在某一角度，需稍许活动方可“开锁”而恢复正常。

（五）可与腰椎间盘突出症同时发生

上述特点均较普遍存在于每例腰椎不稳患者身上。此外，对诊断腰椎间盘突出症的患者，如腰痛反复发作加重，并伴有严重的坐骨神经痛，提示同时存在腰椎不稳症。

二、退变性下腰椎不稳症体征

体格检查时要特别观察下列征象。

（一）骶棘肌的外形

如果站立时，骶棘肌紧张呈条索状，但俯卧时其硬度明显下降，说明退变节段不能正常负荷，只有通过随意肌的调节来支撑。当立位时，骶棘肌紧张，而卧位时则显松弛状态，这一体征对诊断有重要价值。

（二）观察腰部屈伸活动的整个过程

结合年龄、职业等因素进行分析，若表现为髋前屈或突然出现髋抖动，或活动突然停止等，均说明退变节段已变得十分软弱，松弛的韧带和后关节囊在腰部前屈活动中已不能起到正常的制约作用。

（三）其他

腰椎在不同体位其负荷是不等的，从坐、站立、行走到快步逐渐增大。对于一个硬度明显下降的节段，显然无法承受越来越大的负荷，临床上可以见到，患者在体位改变时，几乎都有疼痛感，且在短程奔跑后疼痛明显加剧。

总之，当一个正常椎节从开始退变至发展到不稳时，在临床检查中会发现其所特有的某些征象。

腰椎的退变、代偿及不稳的出现是一个漫长而复杂的过程，当腰痛反复发作等逐渐加重时，实际上这已经是组织损害的一种信号，退变性腰椎不稳症的患者几乎都有一个相同的主诉，即腰痛伴有含糊不清的臀部及大腿部酸胀、乏力，且体位改变或劳累后加重，由此证明退变节段已不能正常负重。

三、退变性下腰椎不稳症影像学特点

X 线对于腰椎不稳的诊断具有重要意义，尤以动力位摄片更具价值，可早于 MR 发现椎节不稳。常规摄片亦有一定的参考意义。

（一）常规腰椎平片

【一般所见】

在腰椎椎节不稳情况下，其主要表现为小关节、棘突的不对称排列，小关节增生、肥大及半脱位等异常所见。

【牵引性骨刺（Traction Spur）】

此种骨刺一般多位于椎体前方或侧方，呈水平方向突起，基底部距椎间盘外缘约 1mm。这是由于腰椎不稳时相邻椎体出现异常活动，使椎间盘纤维环的外层纤维受到牵张性劳损所致。其临床意义也不同于常见的爪形骨刺。小的牵引性骨刺意味着有腰椎不稳存在，而大的牵引性骨刺仅提示该节段曾经有过不稳。当腰椎重新获得稳定后，牵引性骨刺可逐渐消失（图 4-5-1-2-1）。

【椎间隙狭窄】

椎间隙狭窄是腰椎疾患中常见的一种征象，是髓核脱位、位移及整个椎间盘退变的间接依据。小关节的改变常与椎间隙狭窄同时存在，因为椎间隙狭窄使小关节承受的压力增加，容易受到损伤和产生疼痛。

（二）动力位摄片

【概述】

相邻椎体间的相对位移异常增加，是腰椎不稳的重要表现之一，也是腰椎不稳的实质所在。临床上对于怀疑腰椎不稳症的患者，医生总希望借助 X 线检查来发现腰椎不稳的可靠证据。但一般腰椎平片是在患者不做伸屈活动时的直立位拍摄的。由于骶棘肌的紧张及运动节段的静止，退变节段椎体间后缘相互位置的变化很难表现出来，此时须采用腰椎完全屈曲和伸展时的动力学

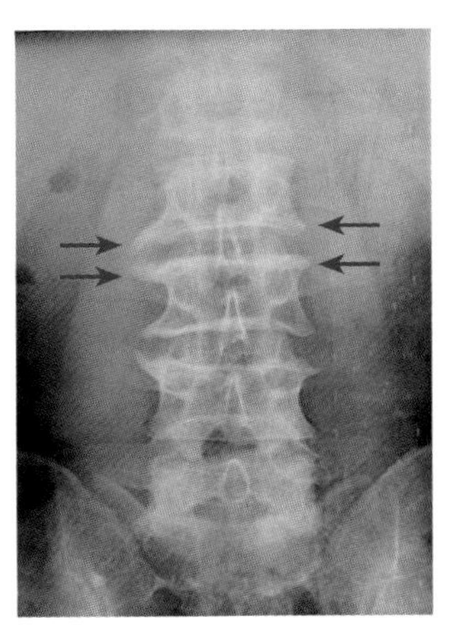

A

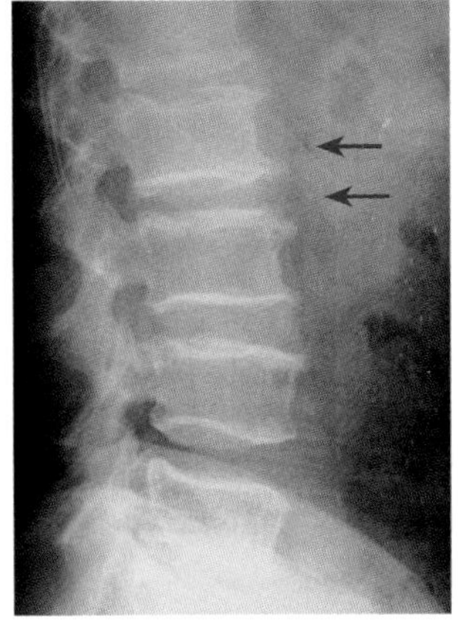

B

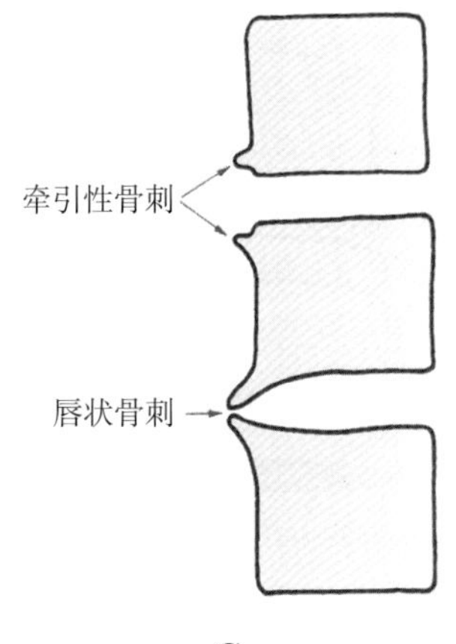

C

图 4-5-1-2-1 临床举例 牵引性骨刺（A~C）

A、B. 正侧 X 线片显示下腰椎不稳引起的牵引骨刺（一般超过椎体边缘 2mm）及唇状骨刺，箭头所指处；C. 示意图

观察。动力位 X 线摄影及测量技术的不断改进有助于腰椎不稳的诊断。

【摄片方法】

首先在腰椎 X 片上确认 Luschka's 关节的遗迹（图 4-5-1-2-2）。在正常运动节段上，Luschka's 关节遗迹的位置在活动时是保持不变的（图 4-5-1-2-3）。而当运动节段不稳时，它们相互之间的关系就会发生改变（图 4-5-1-2-4）。其次需要有一适当高度和长度的拱型架，患者俯卧或仰卧其上面，病变间隙置于最高点，使腰肌在完全松弛的情况下能达到完全屈曲和完全伸展的目的。在拱型架上摄腰椎动力片时，由于髂骨与骶骨相重叠，故

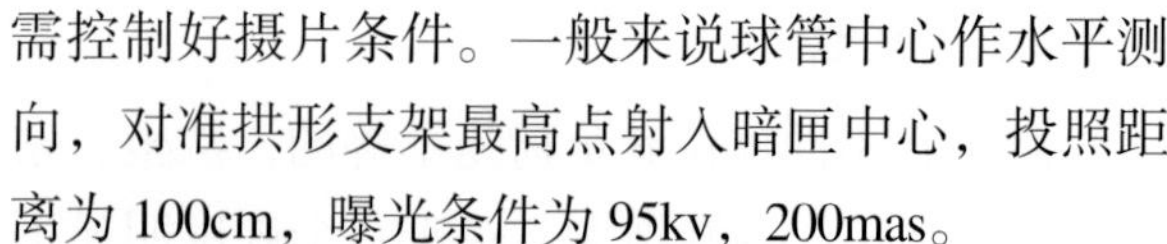

需控制好摄片条件。一般来说球管中心作水平测向，对准拱形支架最高点射入暗匣中心，投照距离为 100cm，曝光条件为 95kv，200mas。

【移位值的测量和计算】

在 X 线片上找出椎体间相互位置关系异常的节段，在下一椎体上，作后上缘和后下缘的连线 A，再通过上一椎体的后下缘作 A 的平行线 C。测量直线 A、C 之间的垂直距离，后移用 RO 表示，前移用 AO 表示，并测量上一椎体的矢状径 W。移位值 =RO（或 AO）/W × 100%，当仰卧位移位值 >9%，或俯卧位移位值 >6% 时，可以辅助临床诊断为退变性腰椎不稳症（图 4-5-1-2-5、6）。

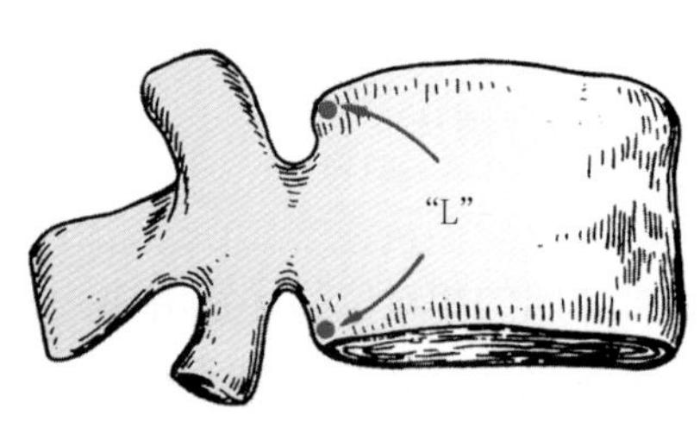

图 4-5-1-2-2　Luschka's 关节遗迹"L"示意图

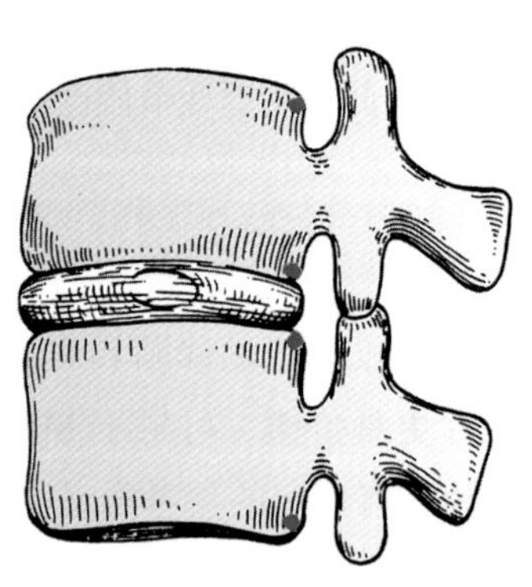

图 4-5-1-2-3　正常时状态下 Luschka's 关节遗迹示意图

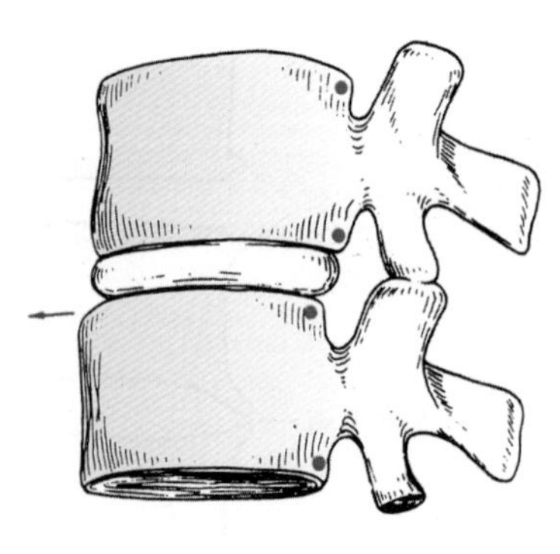

图 4-5-1-2-4　不稳定状态下 Luschka's 关节遗迹示意图

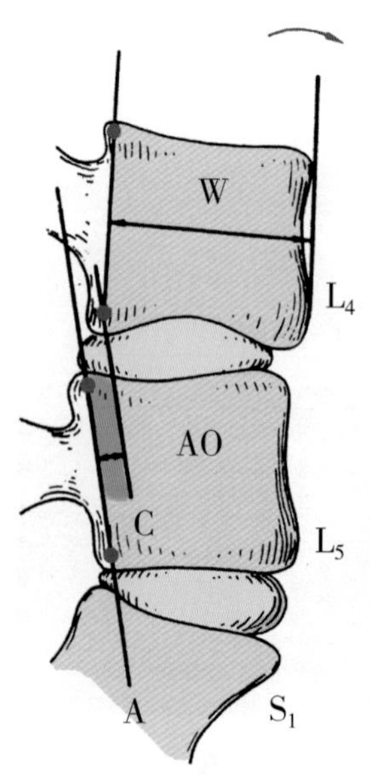

图 4-5-1-2-5　退变性腰椎不稳（屈曲位）示意图

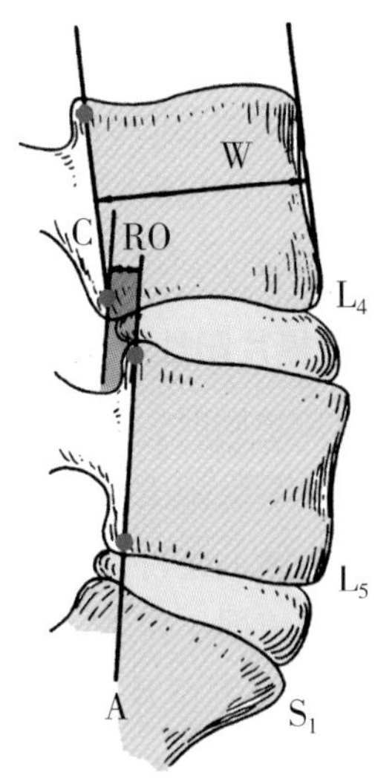

图 4-5-1-2-6 退变性腰椎不稳（伸展位）示意图

当腰椎完全屈曲时，如果病变运动节段的Luschka's关节遗迹的位置破裂，上一椎体向前滑移，一般说明间盘只有轻度的退变；当腰椎完全伸展时，如果病变运动的Luschka's关节遗迹的位置破裂，上一椎体向后滑移，一般说明间盘有中度或严重的退变。Adams等提出“优势损伤”的概念。他们认为腰椎完全屈曲时，棘间和棘上韧带有最高的紧张度，而腰椎完全伸展时，前纵韧带有最高的紧张度。因此，当间盘发生中度以上退变时，前制约因素 - 前纵韧带松弛。如果此时使腰椎完全伸展，那么已经松弛的前纵韧带就无力限制运动节段的后移，也即前制约因素的优势损伤。

（二）CT 扫描的诊断意义

由于X线平片只能反映所查部位的二维结构，CT能更详细地显示除平片所见到的退变征象外，还可清楚地显示一些与神经根和马尾神经压迫有关的改变，包括关节囊钙化、黄韧带肥厚、神经根管狭窄、侧隐窝狭窄、椎管变形或狭窄等改变，这些征象有助于解释临床症状和体征以及X线征象不符的问题（图 4-5-1-2-7）。在创伤性腰椎不稳的诊断方面，CT检查能提供更优越的作用。因为，CT不但能显示椎旁血肿，而且能显示后部结构的损伤，还可以检查出微小的骨结构排列紊乱和小关节交锁。

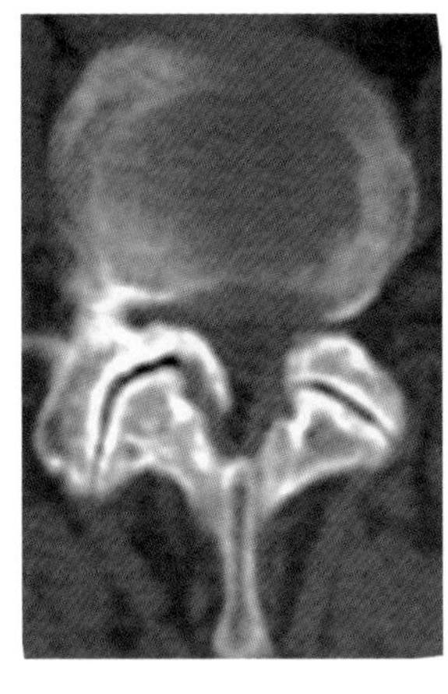
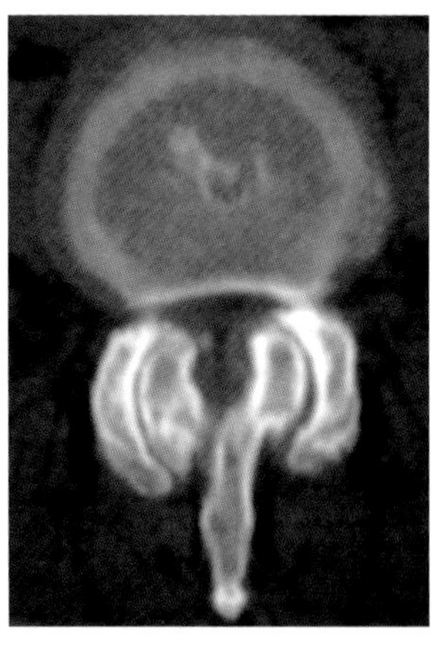

A　　　　B

图 4-5-1-2-7 临床举例 腰椎小关节排列方向的CT横断面扫描所见（A、B）

A. 冠状排列；B. 矢状排列

（三）MR 所见

主要显示早期退变征。早期不易发现，但在后期则显示：在 T_1 和 T_2 上，纤维环、后纵韧带、黄韧带均呈低信号。钙化也成低信号，因此在 T_2WI 上较易明确其对椎管的压迫程度。椎体可部分压缩变形，但是边缘在 T_2WI 上仍成低信号。许莫氏结节在MR矢状面或冠状面上显示为局限性的椎体边缘凹陷。在个别严重病例，脊髓受压可发生变形，受压局部脊髓出现片状长 T_1、长 T_2 的异常影，一般 T_2WI 上形态显示较佳（图 4-5-1-2-8）。

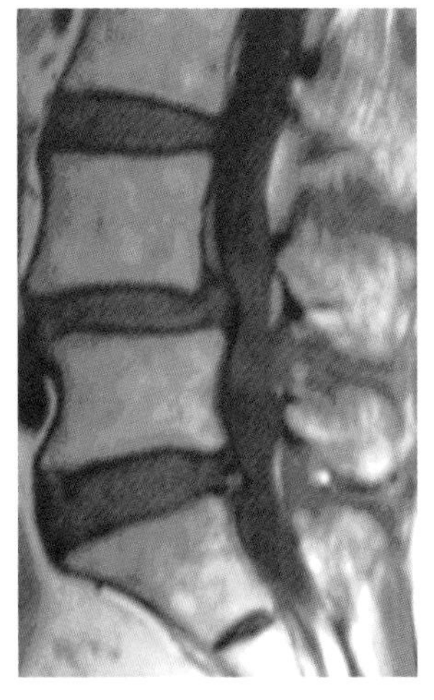
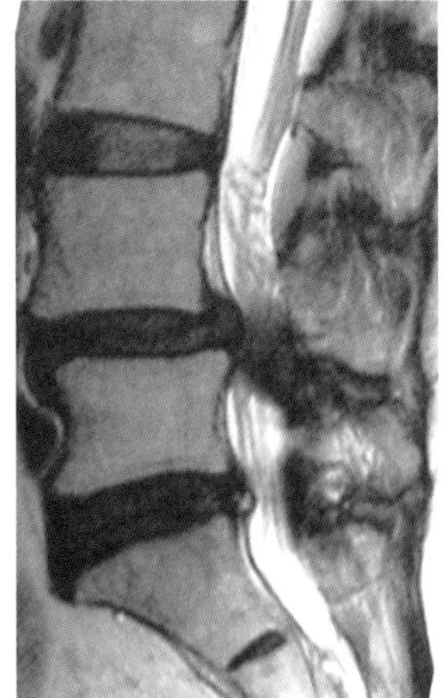

A　　　　B

图 4-5-1-2-8 临床举例 腰椎不稳的MR矢状位所见（A、B）

A. T_1 加权；B. T_2 加权

四、退变性下腰椎不稳症诊断

本病的诊断标准意见不一，笔者认为以下几点具有重要意义。

（一）一般性腰痛症状及腰部交锁征

由于腰椎不稳症常与其他腰椎疾病同时存在，因此，临床症状比较复杂，且多无特异性，与其他原因引起的下腰痛较难区别，有时甚至毫无症状。当有反复急性发作且持续时间短暂的剧烈腰痛时，即应想到腰椎不稳的可能。但如有腰部不稳所致的“交锁”现象，对本病的诊断具有明显的意义，应重视。

（二）平卧后症状消失

当患者处于活动状态时出现症状，亦可有阳性所见；但平卧稍许休息后，则症状明显减轻或完全消失，则表明此种动力性改变具有诊断意义。

（三）动力位摄片阳性所见

在动力位摄片之同时，测量椎体间的相对位移，不仅可对腰椎不稳做出明确的诊断，还可对腰椎不稳的程度从量上进行评价，亦是诊断腰椎不稳的主要手段和依据。作者认为，腰椎椎体间相对水平位移在屈伸侧位片上大于 3mm 及在侧弯正位片上位移大于 2mm 者，即应认为属于不稳定的客观表现（图 4-5-1-2-9~11）。对腰骶关节不稳的判定标准可增大 1mm。

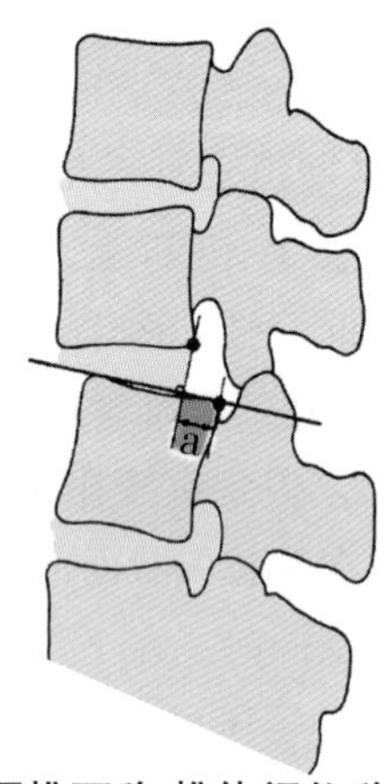

图 4-5-1-2-9　腰椎不稳 椎体间位移（a）大于 3mm 即可诊断腰椎不稳示意图

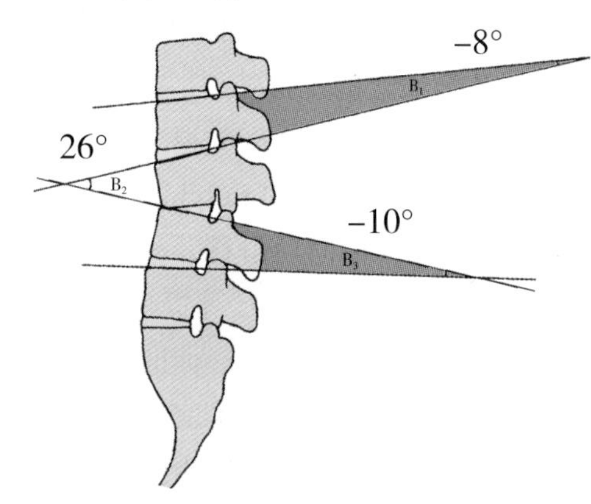

图 4-5-1-2-10　腰椎不稳椎体间成角 B_2-B_1（或 B_2-B_3）≥ 22° 即可诊断为腰椎不稳示意图

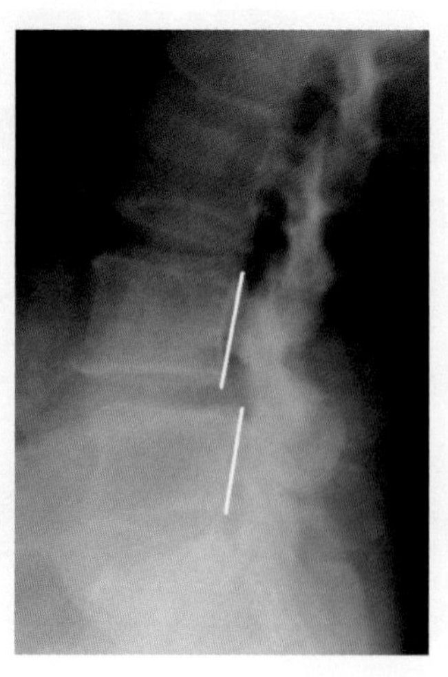

A

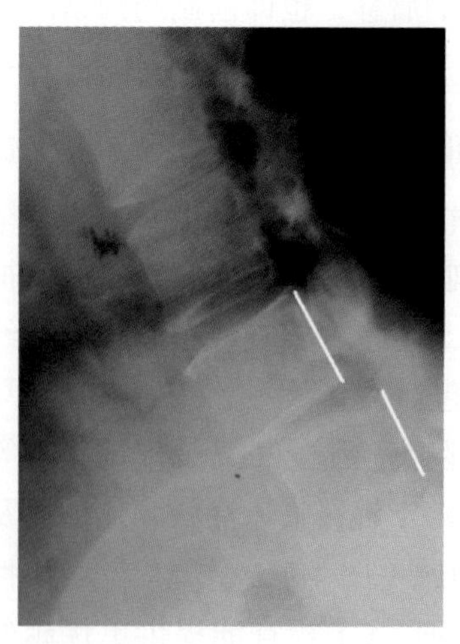

B

图 4-5-1-2-11　临床举例　$L_{4\sim5}$ 腰椎不稳（A、B）

A. 仰伸侧位 X 线片；B. 屈曲侧位 X 线片

（匡　勇　叶晓健　史建刚）

第二章　退变性下腰椎不稳症的治疗

第一节　退变性下腰椎不稳症传统治疗

一、退变性下腰椎不稳症非手术疗法

（一）概述

80% 以上的病例可以通过非手术疗法治愈或好转，因此对于退变性腰椎不稳症，患者一旦发病，首先选择非手术疗法。

（二）腰部制动

以平卧休息为主，避免腰部活动，尤其是旋转活动，以减少对不稳节段的剪力。当下地活动时，可使用腰围以减少对不稳节段的压应力及剪切力，目前国内外已有带牵引作用的充气腰围问世，可酌情选用。

（三）减肥

防止过剩体重局限在腹部，以减少对脊柱前凸的拉力而引发或加剧腰椎不稳定。

（四）腰背肌锻炼

训练和鼓励患者持久地进行腰背肌功能练习，以求强而有力的腰背肌加速恢复不稳椎节的稳定性。

（五）对症处理

包括理疗、针灸、局部按摩及各种药物可酌情选用，但不应推拿或推搬。

如果非手术疗法不能奏效，则应考虑手术治疗。

二、退变性下腰椎不稳症手术疗法的基本认识

（一）概述

腰椎稳定类手术有后路和前路之分，过去多作后路手术，如横突植骨融合术，小关节植骨融合术，H 形骨块椎板植骨术等。但从解剖生理学和生物力学角度来看，以椎体间植骨融合术最为合适；它不但能解除腰椎屈伸方向的不稳，也能同时解除因屈伸方向不稳而产生的侧向不稳和旋转不稳。如果因腰椎不稳发展到畸形，并导致马尾或神经根受压时，则要在解除压迫的同时行稳定手术。此时如何选择术式，应视患者的情况及医师的习惯来考虑。

（二）腰椎椎节融合术的要求

理想的融合术应在对脊柱结构破坏、功能及活动度影响都尽可能小的前提下，达到以下目的。

1. 重建或恢复脊柱受累椎节的高度、曲度与稳定性；

2. 恢复椎管形态，矫正畸形或防止畸形的进一步发展；

3. 消除症状。

（三）术式

主要分为后路与前路两种手术入路，现分述于后。

三、退变性下腰椎不稳症腰椎后路手术

（一）历史概况及术式种类

最初，腰椎后路融合固定主要分两大类：一是固定棘突，如 Albee 法和双钢板固定棘突术等。另一大类是固定椎间小关节及椎板，如 Hibbs 法、改良 Hibbs 法以及 King 小关节螺丝钉固定法等，两者联合应用的情况有时更为多见。后来，双钢板固定棘突术由于失败率较高而被摒弃，代之以 Steeffe 钢板、Luque 杆、Harrington 棒等技术。近年来，随着医用材料学的发展和对脊柱生物力学认识的进一步加深，新的融合、固定技术不断涌现，治疗腰椎不稳获得了比较满意的效果。

（二）后路手术的主要术式

【后方椎板融合术】

最早由 Hibbs 报道，又称为后侧融合术，具体做法为：选择腰椎正中纵行切口，沿皮肤切开深筋膜和棘上韧带。骨膜下剥离、显露后，依次自棘突、椎板及小关节突上凿起小骨片，翻在旁边，并相互部分重叠。再取适量自体髂骨植在小骨片表面，以增加植骨量，促进融合，然后逐层关闭伤口。由于该术式在腰椎假关节形成率较高，近年来已很少使用。

【后外侧融合术】

在后方椎板融合术的基础上发展而来，该术式的植骨融合范围从单纯椎板间，扩大至关节突和横突之间，融合范围广泛，成功率明显高于单纯的后侧融合方式。后外侧植骨融合术的优点包括：

1. 不影响后路椎板切除减压，对于合并有神经压迫的病例，可以一期同时完成减压和植骨融合的操作；

2. 相对于椎板植骨，后外侧融合时植骨于腰椎关节突关节和横突间，此处血运较为丰富，利于融合；

3. 手术操作简便。

不过，由于脊柱的后柱结构仅仅承担了 20% 左右的负荷，因此，后外侧融合后对脊柱整体稳定性的控制较前路椎间融合为差；且术中需要向两侧剥离的软组织范围亦较大；而由于融合的面积大，需要的植骨量相应较多；综上所述，后外侧融合技术虽较后方单纯椎板间融合为优，但仍存在较多缺点。

【后路椎体间融合术】

腰椎后路椎体间融合术（Posterior Lumbar Interbody Fusion，PLIF），最早由 Cloward 提出，1953 年开始应用于临床，是目前应用更为普遍的椎间融合方式。文献报道其术后满意率可达 79% ~93%，融合率为 88% ~96%。PLIF 术式在植骨之前，可彻底切除增生退变的椎板、黄韧带，并处理关节突关节，扩大中央椎管和侧隐窝，同时可以摘除突出的髓核并清理椎间盘，做到真正意义上的彻底减压。因此，临床融合效果确切。

植骨材料方面，可以是自体骨或异体骨。尽管自体髂骨块仍然是目前椎间植骨的金标准，其融合最为确切，但由于取骨区并发症发生率较多，应用越来越少；异体骨应用较多的是异体股骨和腓骨，皮质骨较多，支撑作用强，但生长能力差、排异反应明显，融合率相对较低。近年来，腰椎间融合器技术逐渐成熟，其最大的优点在于可以利用减压时切除的椎板等自体碎骨块填塞融合器，保证融合效果的同时，避免了既往自体取骨的并发症；而且，辅以后路椎弓根螺钉技术，则可大大提高腰椎术后即刻及远期的稳定性，患者可早日下地活动。因此，临床应用得以逐渐普及。以下以美国枢法模公司的腰椎融合器（Telamon）技术为例对经后路椎体间融合手术过程加以详细阐述。

（三）手术步骤

【麻醉】

以全麻为宜，亦可选用局麻或硬膜外麻醉，但后两者对腰部肌肉放松的效果较差。

【体位】

取俯卧位，酌情选用弓形架、U 形棉卷或双条形棉卷等，主要是将腰部垫高，腹部悬空。亦可采用跪姿（膝胸位）施术（图 4-5-2-1-1~4）。

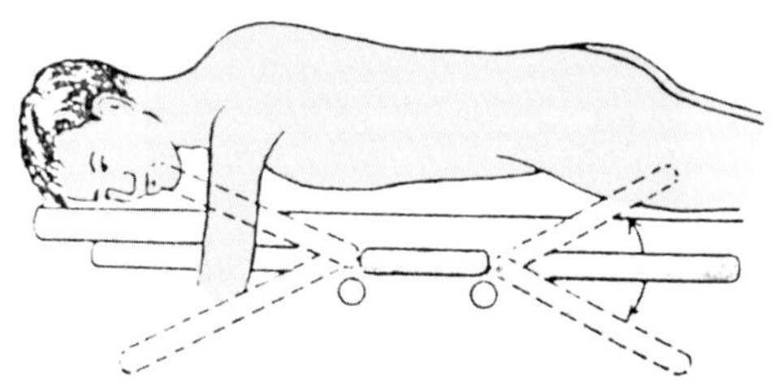

图 4-5-2-1-1　常用后路体位示意图

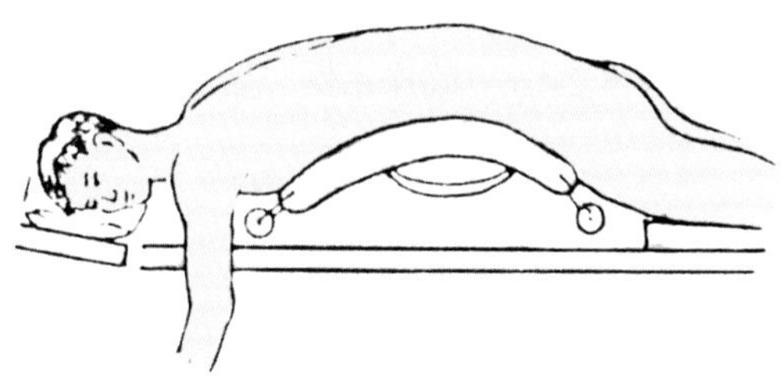

图 4-5-2-1-3　胸腹部亦可选用弓形架示意图

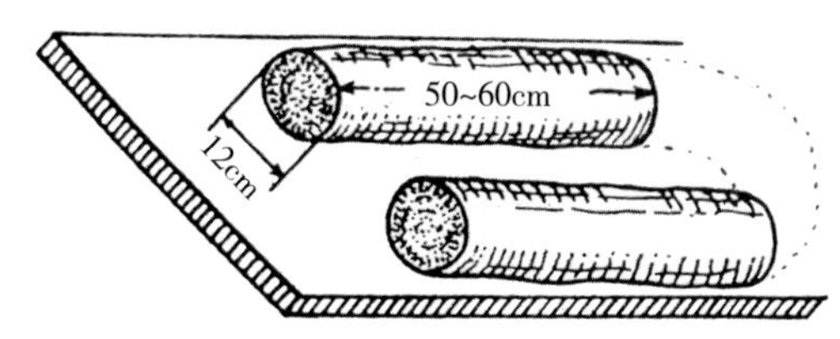

A

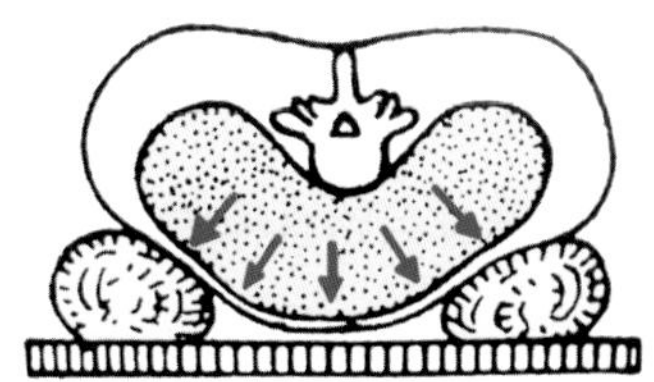

B

图 4-5-2-1-2　棉卷示意图（A、B）
A. 胸、腹及骨盆部可垫以双条或 U 形棉卷；
B. 棉卷置放位置

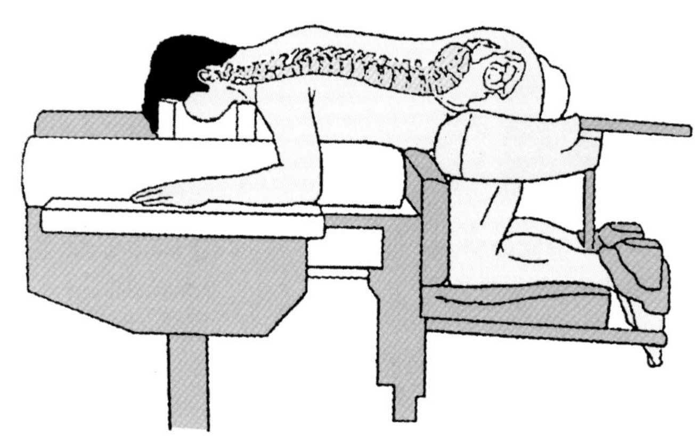

图 4-5-2-1-4　跪姿施术体位示意图

【切口】

切口视病变及手术种类而定，临床上多选用后路正中纵形切口、弧形切口、S 形切口及水平位切口等，长度 12~16cm（图 4-5-2-1-5、6）。

【显露病变椎节】

依序切开诸层，分离双侧骶棘肌，显露棘突两侧椎板及椎板间隙，视手术需要可酌情切开棘上、棘间韧带，之后再决定是否切除黄韧带显露患节硬膜囊（图 4-5-2-1-7~9）。在助手不足情况下亦可用横突拉钩及术者足部牵引显露病变椎节（见图 4-5-2-1-9C）。

（二）后路融合术

脊柱后路融合术已有百余年历史，并不断改进，因此术式较多，除固定棘突（即 Albee 法和双钢板固定棘突术等）和固定椎间小关节及椎板（即 Hibbs 法，改进 Hibbs 法，King 小关节螺丝钉固定法）外，目前更多选用的为椎体间融合术及椎弓根钉技术等，现分节加以阐述。

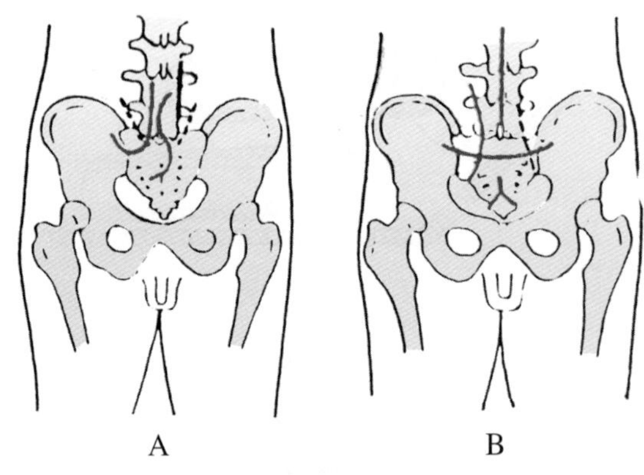

图 4-5-2-1-5　腰骶部后路各种切口示意图（A、B）

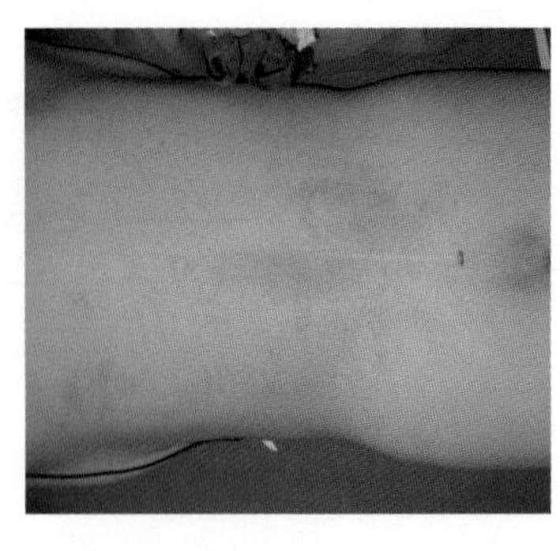

图 4-5-2-1-6　临床举例　后正中切口

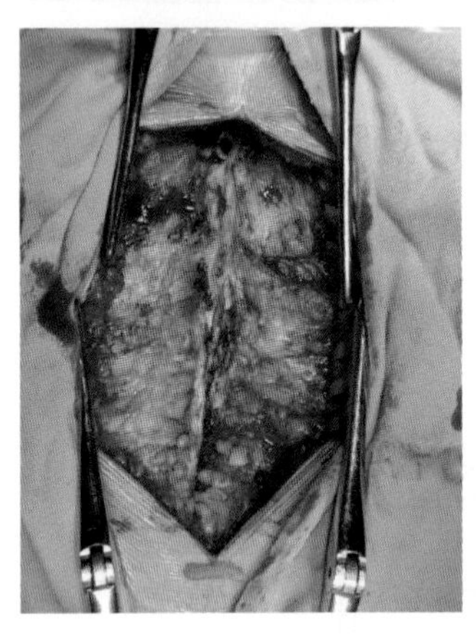

图 4-5-2-1-7　临床举例　显露棘突

切开皮肤、皮下组织，显露棘突及骶棘肌筋膜，并将其向两边分开示意图

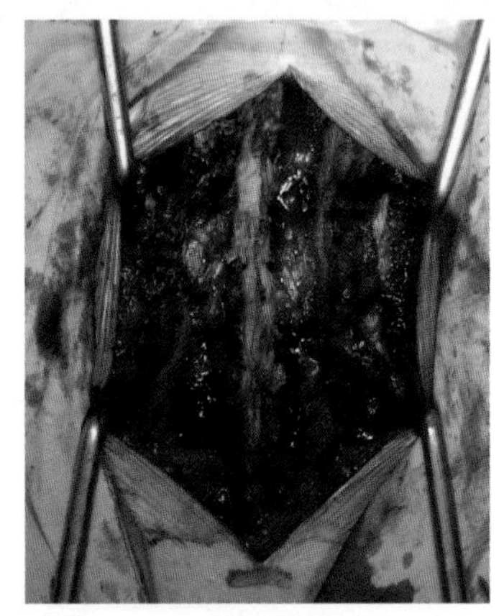

图 4-5-2-1-8　临床举例　显露椎板

显露双侧椎板，外侧达小关节处示意图

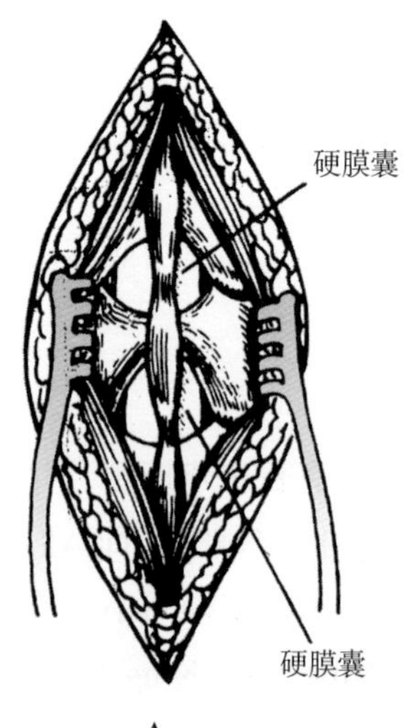

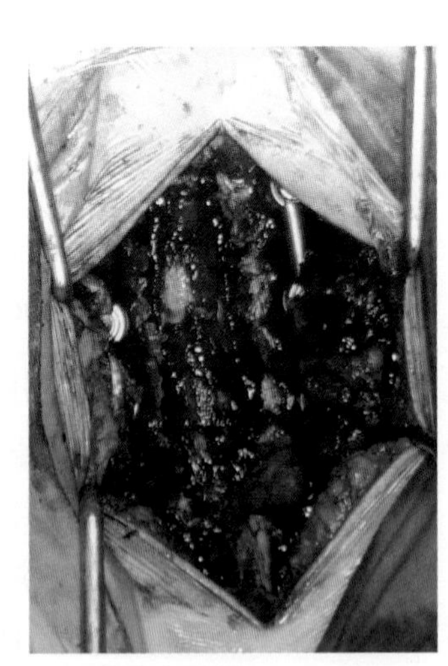

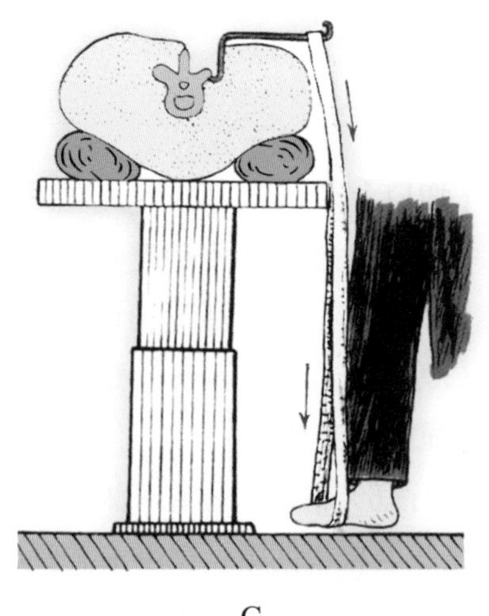

图 4-5-2-1-9　临床举例　显露施术椎节（A~C）

A. 示意图；B. 将黄韧带切除，显露硬膜囊，用梳式拉钩，或其他方式充分显露施术椎节；C. 示意图：利用横突拉钩，由术者或第一助手自行牵拉

第二节　腰椎后路传统植骨融合术

一、Hibbs脊柱后路融合术

后方正中切口，沿皮肤切开深筋膜和棘上韧带。依次自骨膜下剥离棘突、椎板及小关节突上凿起小骨片，翻在旁边，可相互部分重叠。之后在表面上植入适量自体骨以求促进融合，然后缝合切开诸层（图 4-5-2-2-1、2）。

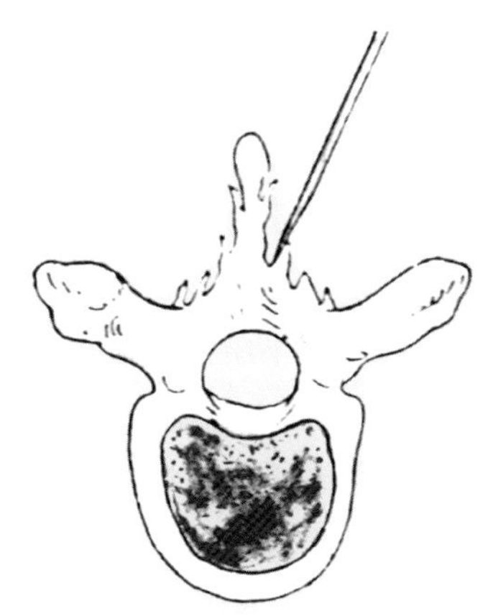

图 4-5-2-2-1　棘突与椎板植骨融合区凿骨（鱼鳞状）示意图

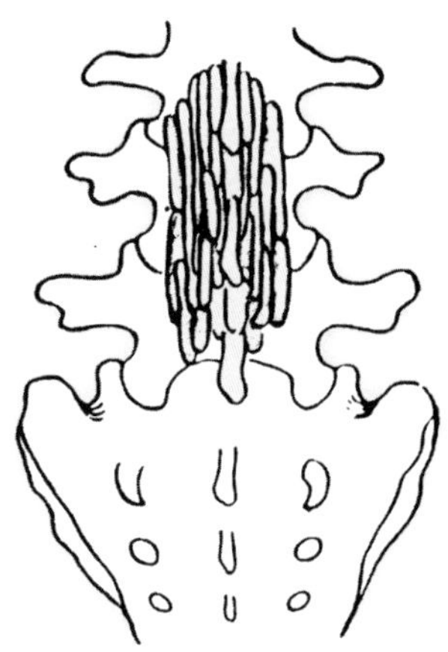

图 4-5-2-2-2　棘突与椎板植骨融合术示意图

二、H形脊柱后路植骨融合术

显露椎板同前。切除要融合的脊椎的棘突间的软组织。若融合三节脊椎，则切除中间之棘突。椎板以小凿凿成粗糙面。按融合范围，先在髂骨外板测量好植骨块长度和宽度，随即用骨刀取出该骨块。用咬骨钳将该骨块两头咬开使呈 H 形骨槽。下降手术台上下两端，融合处的上、下棘突即可自行分开些。放入修剪成形之植骨块，用手向椎板方向压迫植骨块，同时回升手术台上下端（图 4-5-2-2-3），并在植骨块两侧植入小骨块（片）以促进愈合。

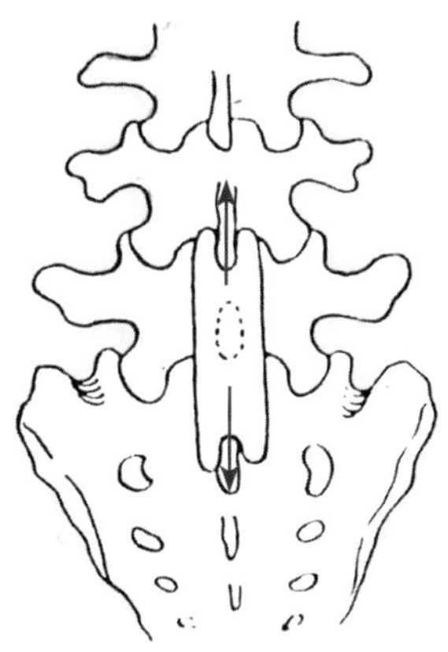

图 4-5-2-2-3　H 形植骨示意图
棘突间 H 形植骨融合术（具有椎节纵向撑开作用，即箭头所指方向）

三、脊柱后路横突间融合术

（一）显露横突

在骶棘肌之外缘切开腰背筋膜，将骶棘肌推向中线，即可用手在切口之深部触及横突。沿横突背侧将附着于其上的肌肉韧带作骨膜下剥离，显露横突之背侧，用纱布压迫止血。继而再向内侧剥离并显露小关节突，用骨刀把关节突的软骨面削除，压迫止血。

（二）放置骨块

用骨刀将附着于髂后上棘的肌肉作骨膜下剥离，显露髂后上棘。根据所需融合的长度，用骨刀凿下一层髂骨皮质的骨块，并取许多碎骨片。将取下的大骨块纵行跨越所需融合的腰椎和骶椎，骨块的上端放在横突上，下端放在骶骨已凿成的粗糙面上。为防止骨块滑移，亦可在植骨块中部用一枚螺丝钉穿过植骨块和中间的一个横突，再把许多小碎骨片放在小关节间及其附近，压平，使之相互接触而无空隙（图 4-5-2-2-4~6）。

在临床上，后路融合术往往在腰椎管探查后进行。因此，无法行棘突间或椎板间植骨，横突间植骨有融合不牢固的担心，往往同时采用其他脊柱固定术。

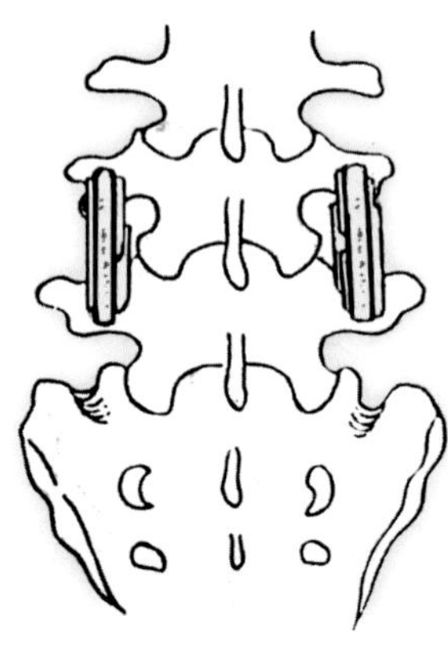

图 4-5-2-2-4　L_4~L_5 横突间植骨融合术示意图

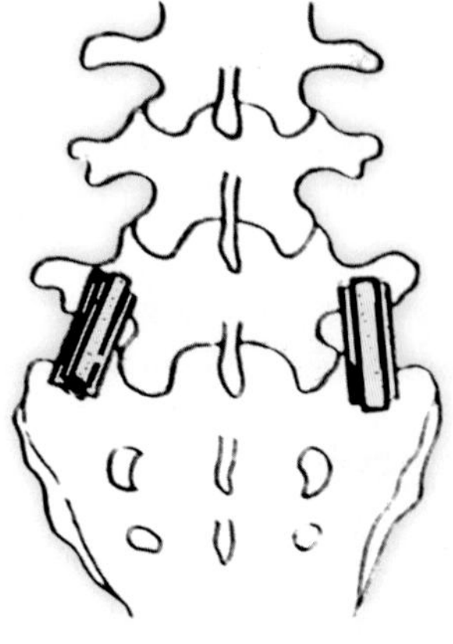

图 4-5-2-2-5　腰骶椎横突间植骨融合术示意图

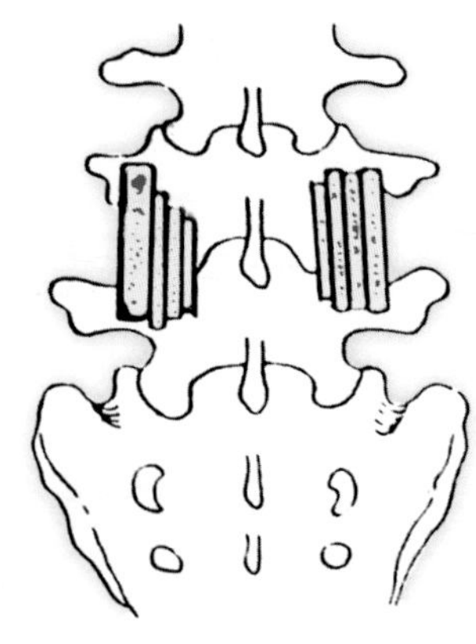

图 4-5-2-2-6　横突间 + 小关节植骨融合术示意图

四、脊柱后路棘突正中劈开植骨融合术

多用于下腰椎不稳，尤以伴有假性滑脱者，术式如下，先在自身他处取一条状骨片（髂骨或胫骨两端），之后将需要融合椎节的棘突（一般多在两个以上）正中部用电锯或骨凿（或薄形骨剪）将其切开，并稍许向两侧分离，将备用骨片嵌入（图 4-5-2-2-7）。两侧再用碎骨条填塞加强。对植入骨片不稳者，可用细钛镄（钢丝）或 10 号线通过在棘突中部穿孔将骨片固定之。操作时应注意，尤其是劈开棘突时，切勿进入椎管。术后腰部制动时间不少于 6 周。

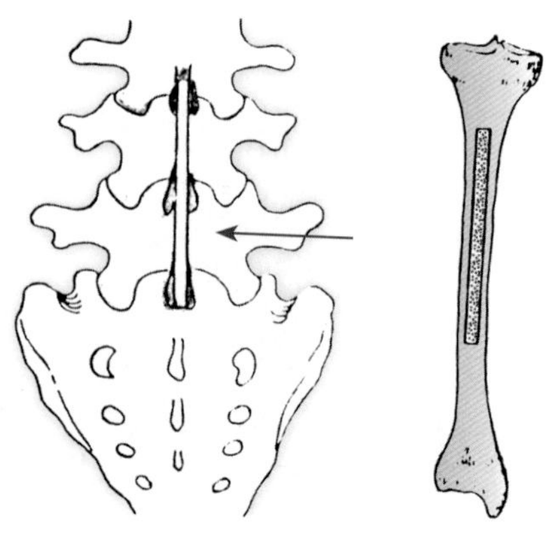

图 4-5-2-2-7　棘突正中植骨示意图

棘突正中劈开、植骨融合术

（供骨可来自腓骨、胫骨或髂骨）

五、脊柱后路小关节植骨融合术

主要用于椎节不稳及小关节损伤性关节炎病例，手术时先用锐凿（或刮匙）将双侧小关节面之软骨切除，直达骨质。而后切除邻近骨质（以棘突边缘或根部为方便），呈片状（或宽扁之条状）嵌于小关节间隙内即可（图 4-5-2-2-8）。操作时应注意切勿将骨条刺入椎管内。术后腰部制动时间不少于三周。

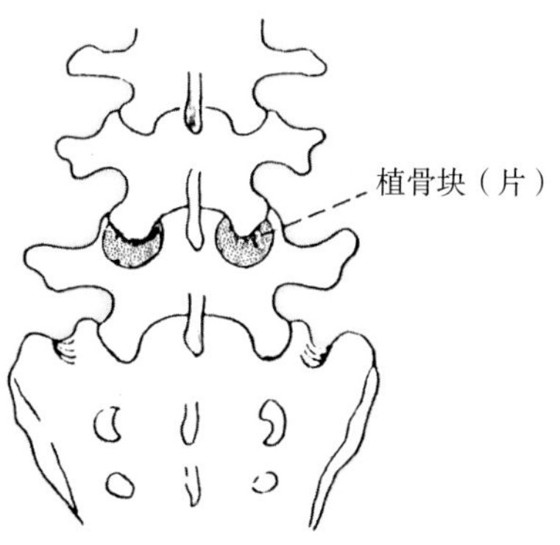

图 4-5-2-2-8　后路小关节植骨融合术示意图

第三节　合并椎间盘突出之腰椎不稳症后路减压+椎间隙融合术

一、概述

对合并椎间盘突出之腰椎不稳病例，应按椎节减压及髓核切除术等入路暴露患节椎间隙，并将硬膜囊及脊神经根牵向一侧，以髓核钳摘除髓核，直达前纵韧带，但切勿过深伤及椎前大血管（图 4-5-2-3-1）；之后再切除椎间隙两侧之软骨板，将预制好的髂骨骨块（或骨库骨）剪成与椎间隙相应垂直厚度大小植入椎节。

二、病例选择

主要为伴有腰椎椎间盘突出症之下腰椎不稳症患者，以中青年为多，病程较短，且不伴有椎管狭窄及骨质增生、退变严重者。

三、手术步骤

（一）麻醉、体位及显露椎节

同腰椎椎间盘后路手术，见本卷本篇第二章第一节相关内容。

（二）椎板开窗，切除突（脱）出之髓核

视椎节范围不同可切除 1 节或 2 节椎板及椎板前方的黄韧带，牵开硬膜囊即显露突出或脱出之髓核。按常规切开后纵韧带，摘除髓核，并以冰盐水冲洗术野。

（三）按传统术式植入骨块

确认突出之髓核已彻底切除后，取备用之条状骨块（长约 0.8~1.2cm）长方形骨块（宽度一般为 1~1.2cm，纵向长度 2~2.5cm）叩入椎间隙（图 4-5-2-3-2A），亦可在牵引下插入椎间隙叩入，达椎节深部，骨块后缘在后纵韧带下方 1~2mm。为减少患者经济负担，也可与后者技术结合起来，即在椎间隙一侧放置椎节间融合器，另侧植入骨块，并可利用切下之棘突及椎板交界处骨质修剪成相应大小骨块植入（图 4-5-2-3-2B~C）。

（四）植入椎间融合器（Cage）技术

【切开后纵韧带插入锯芯】

与前者相似，首先显露后纵韧带，再用尖刀

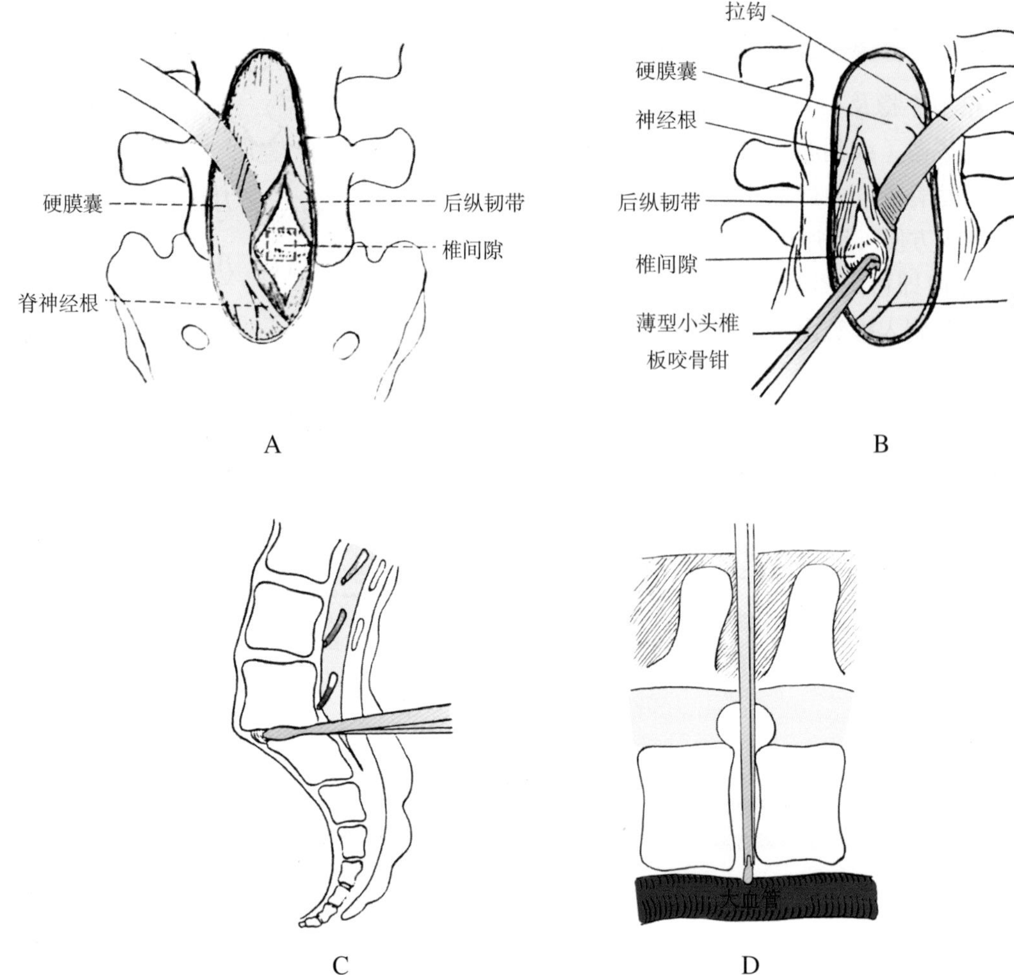

图 4-5-2-3-1　脊柱后路椎体间植骨融合术示意图（A~D）

A. 显露椎节后缘；B. 切除椎体边缘增生骨赘；C. 摘除髓核；
D. 操作时髓核钳切勿过深，以防伤及椎前大血管而引发致命大出血

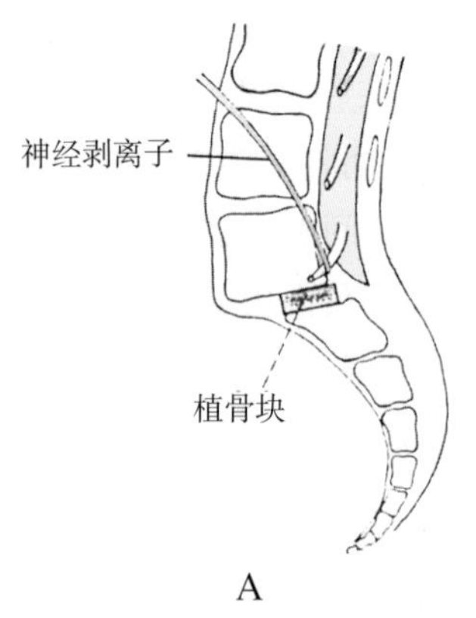

A

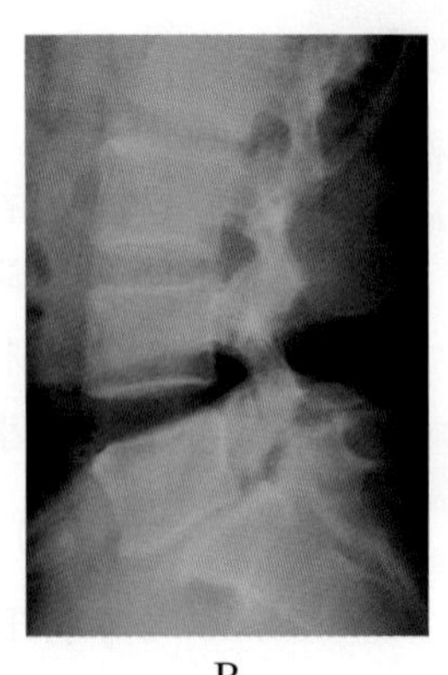

B

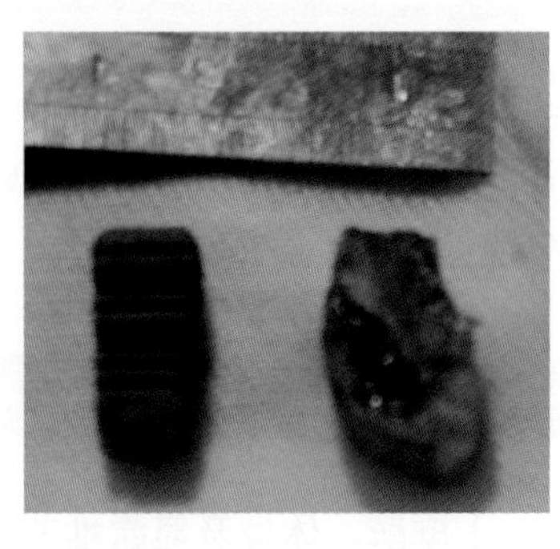

C

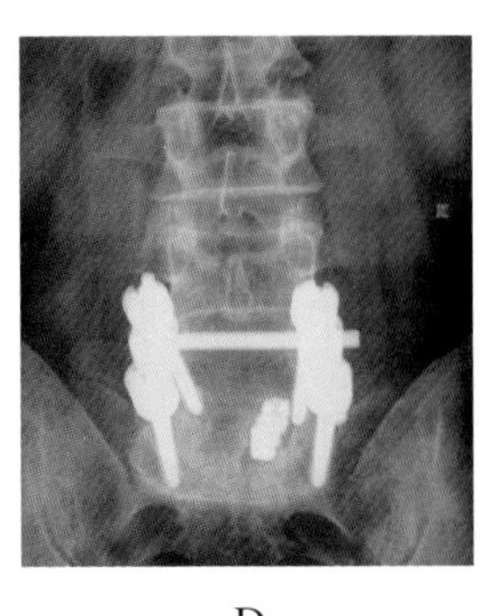
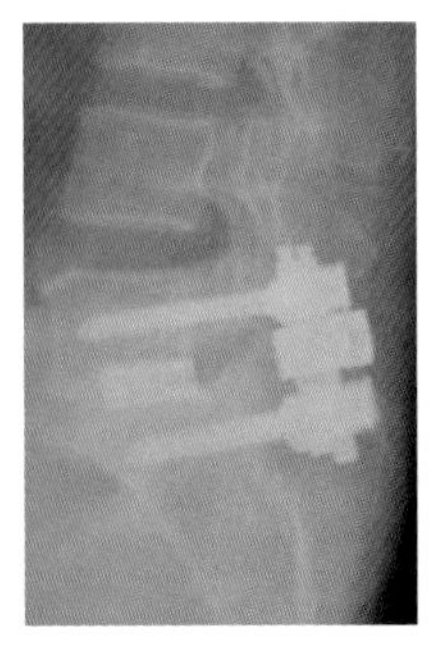
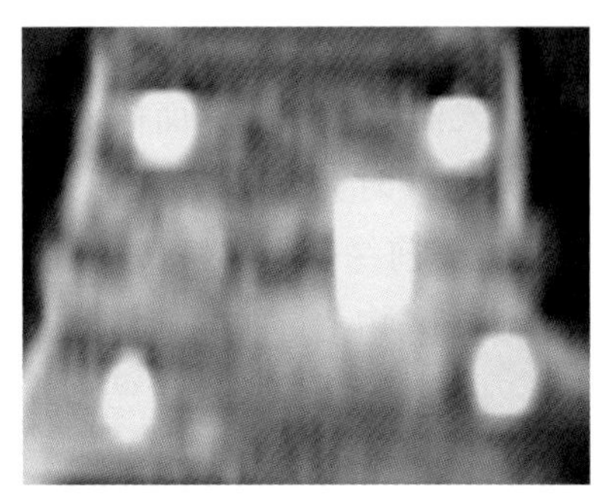

D　　E　　F

图 4-5-2-3-2　临床举例　将修整好之条形骨块嵌入椎间隙，尾部要低于椎管前壁 1~2mm；或一侧植入 Cage，另侧利用局部骨块植入椎间隙（A~F）

A. 示意图；B~F. 临床病例：B. L_5~S_1 滑脱术前侧位片；C. 术中将取下之椎节棘突及椎板修剪成略大于 Cage 之骨块作植骨用；D、E. 术后正侧位 X 线片；F. 半年后 CT 扫描显示椎节融合满意（自严力生、钱海平、钮心刚等）

将施术椎节后纵韧带横行（或十字形）切开，用髓核钳摘除内容物，再将直径 9mm 之第三代锯芯插入椎间隙，深度为 15mm。亦可用各厂家配套工具进入椎间隙切除椎间盘组织，一般从侧后方插入较为安全，但需避开（或牵开）脊神经根。

【摘除椎节内组织】

当环锯探至 25~30mm 时，应连同椎节内组织一并取出，包括椎节内之髓核、软骨板及其下方的骨质表层。术时应注意保护硬膜囊及脊神经根。为避免伤及两侧神经根及其周围血管，可选用相应型号之拉钩或垫以棉片加以保护。之后用髓核钳摘出椎节内之残留组织，并用冰盐水冲洗干净。

【用丝锥攻出椎节内螺纹阴槽】

选用同型号之椎节内螺纹模具—丝锥，沿椎节环锯钻孔之方向，均匀用力向深处攻入（图 4-5-2-3-3），深度约 25~30mm。而后旋出，清除残留物，并冲洗干净。

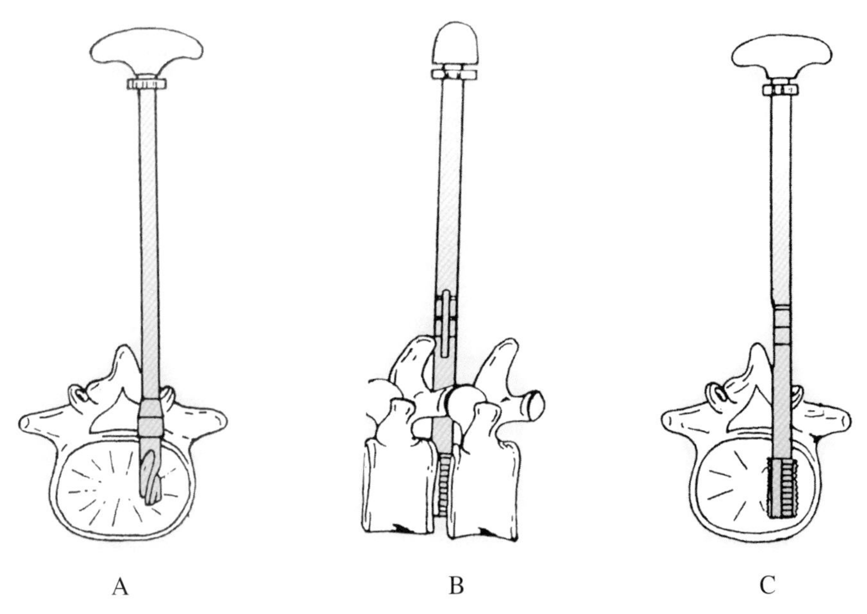

图 4-5-2-3-3　用丝攻攻出阴槽示意图（A~C）

A. 水平位观；B. 侧方观；C. 更换模具，旋出阴槽

【植入 Cage】

用 Cage 装入器将选好的界面植入物（腔内为碎骨块充填）按顺时针方向植入椎间隙内。其前后位置以距椎体前缘 3mm 为宜，上下方位置应呈对称状，使植入物上下两侧均匀地嵌入至上下椎体松质骨内，以便新骨长入。视椎节长短及 Cage 规格不同，可旋入一枚或两枚（图 4-5-2-3-4）。选用扁形 Cage 者，则借助持钳将 Cage 插入椎间隙，在牵引下轻轻叩入抵达理想位置（深度）。目前有不少学者主张斜向放置一枚 Cage，在保持有效性前提下，可减少一半开支（图 4-5-2-3-5）。之后将局部冲洗干净，术野留置明胶海绵 1~2 块。

（五）依序缝合切开诸层

术毕检查局部无异物存留，再次冲洗后依序缝合切开诸层。

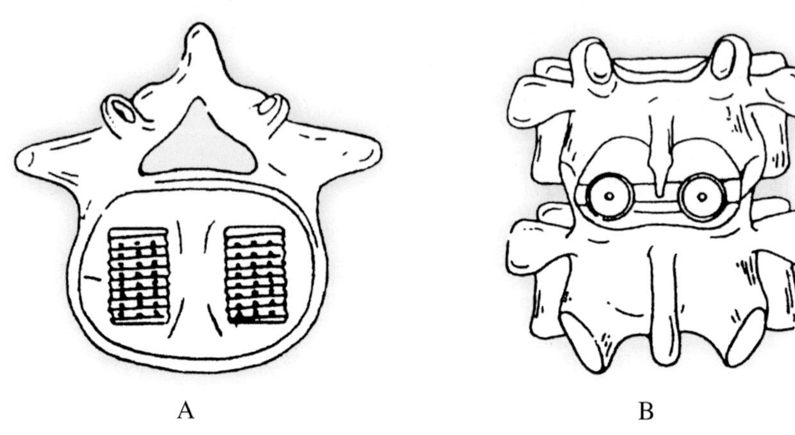

图 4-5-2-3-4　旋入 Cage 示意图（A、B）
A. 双 Cage 植入后横断面观；B. 同前，后面观

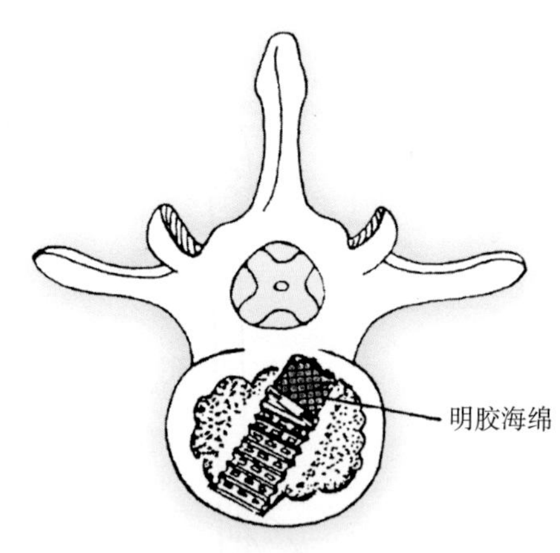

图 4-5-2-3-5　旋入单个 Cage 斜向植入，横断面观示意图

第四节　退变性下腰椎不稳症之椎弓根钉与非融合治疗技术

一、下腰椎椎弓根钉+局部植骨融合术

为近年来选择较多的新技术，其优点是采取三柱固定原理，因而不仅强度高，稳定性理想，而且患者可以及早下地恢复工作与正常生活，但费用较高。

二、椎弓根钉技术

见本书第二卷第三篇第三章，第五节，第五段相关内容。

三、局部植骨材料

植骨材料均取自椎节局部，包括棘突、小关节及骨赘等，骨质也较理想；如果自身植骨材料缺乏，或患者不愿另取髂骨，亦可选用人工骨等取代自体骨。植骨片（块、条）置于椎节两侧横突间或小关节外侧，亦可同时加用椎间融合器以求增强其稳定性，但费用太高。

四、椎弓根钉技术治疗下腰椎不稳症临床举例

［例 1］图 4-5-2-4-1　下腰椎不稳症椎弓根钉技术治疗。

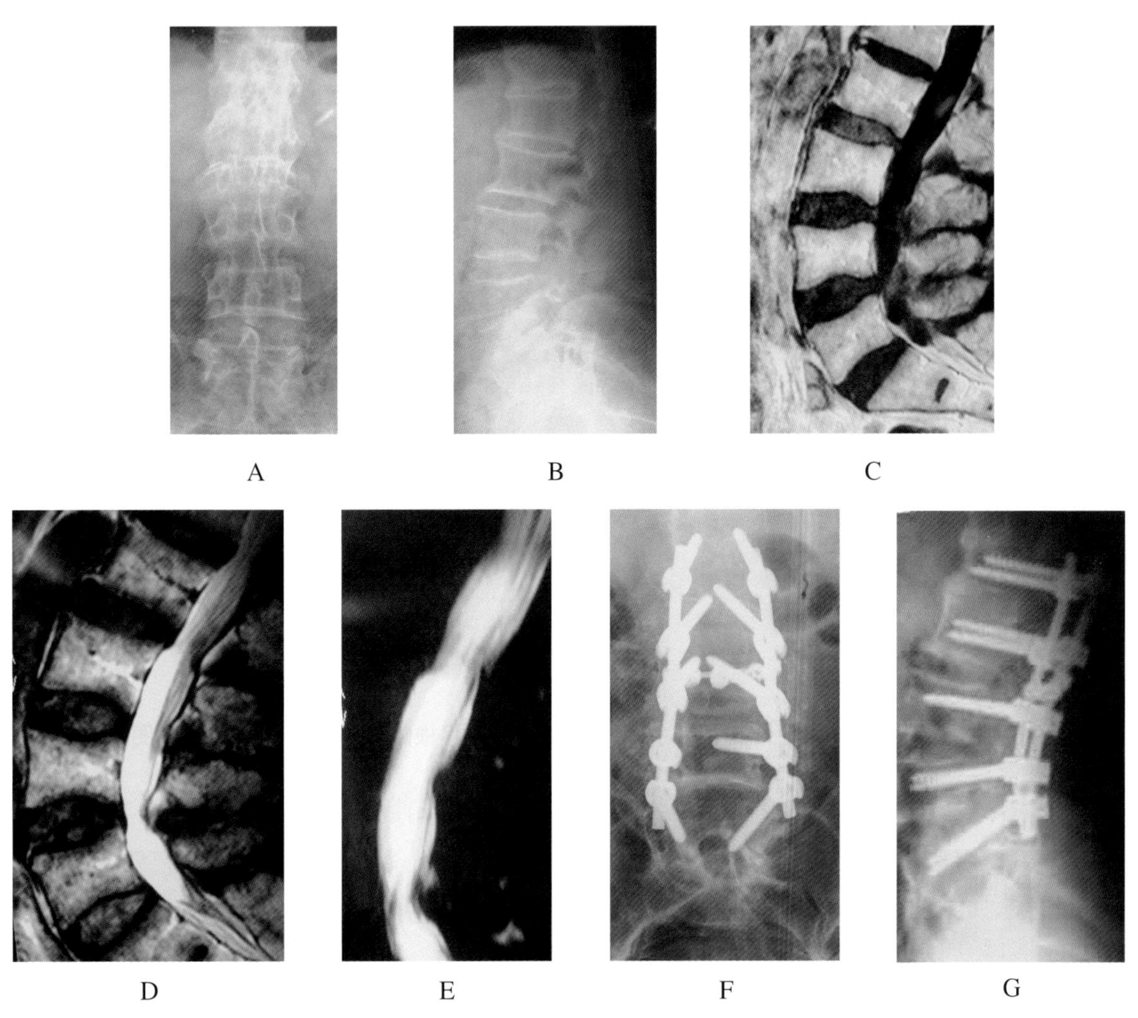

图 4-5-2-4-1　临床举例　例 1（A~G）

A、B. 术前腰椎正侧位 X 线片；C、D. 术前 MR 矢状位，显示腰椎不稳及硬膜囊受压征；E. 脊髓水成像（MRS）所见；F、G. 椎弓根钉（L_1~L_5）+ 撑开固定 + 植骨，术后 X 线正侧位片显示腰椎稳定性明显改善

［例 2］图 4-5-2-4-2　女性，68 岁，腰椎退变性侧向不稳定椎弓根钉技术治疗。

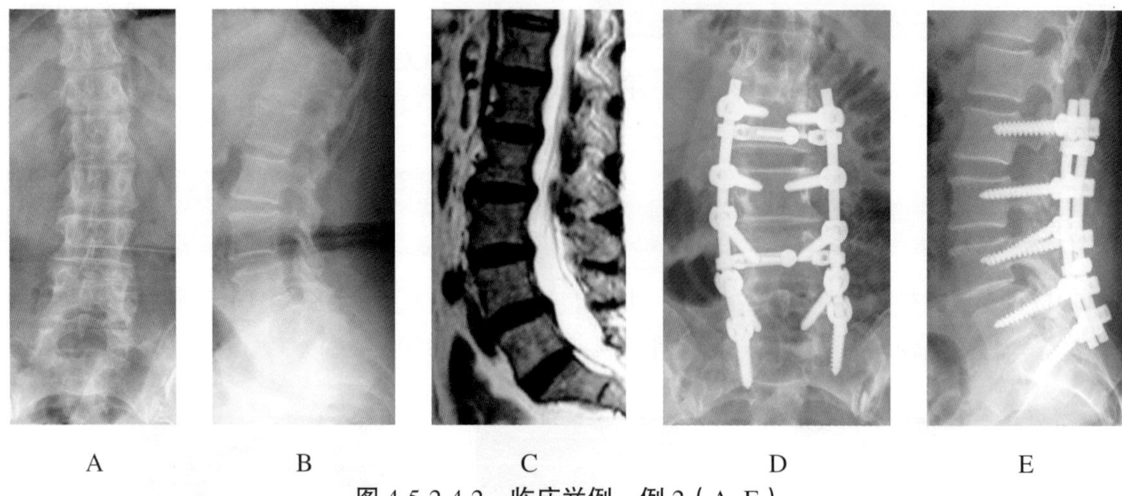

图 4-5-2-4-2　临床举例　例 2（A~E）

A、B. 腰椎 X 线正侧位片，显示腰椎不稳，以侧向不稳定为主；C. MR 矢状位观，显示腰段硬膜囊受累征；D、E. 全麻下行 L_2~S_1 椎弓根钉固定，适度撑开，椎板切除减压 + 椎旁植骨，术后 X 线片显示椎节趋向稳定，临床症状消失

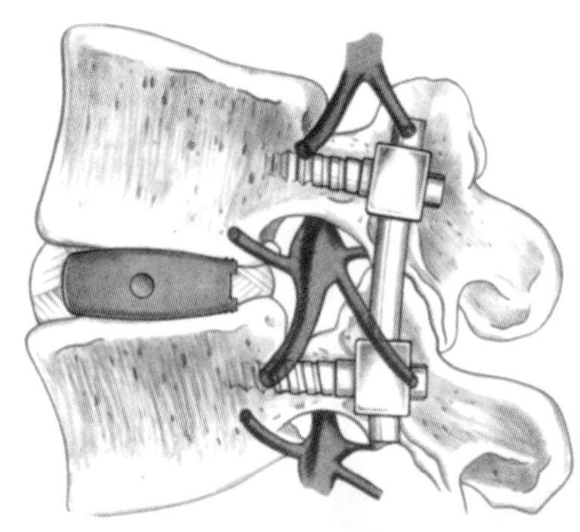

图 4-5-2-4-3　椎间融合器融合术同时附加后路椎弓根螺钉固定矢状位观示意图

［例 3］图 4-5-2-4-4　腰椎不稳症行后路椎间融合 + 椎弓根钉固定。

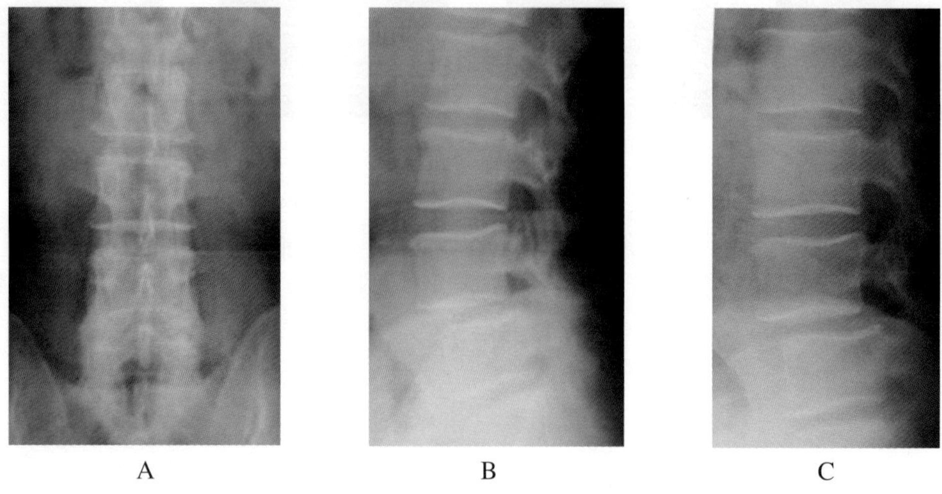

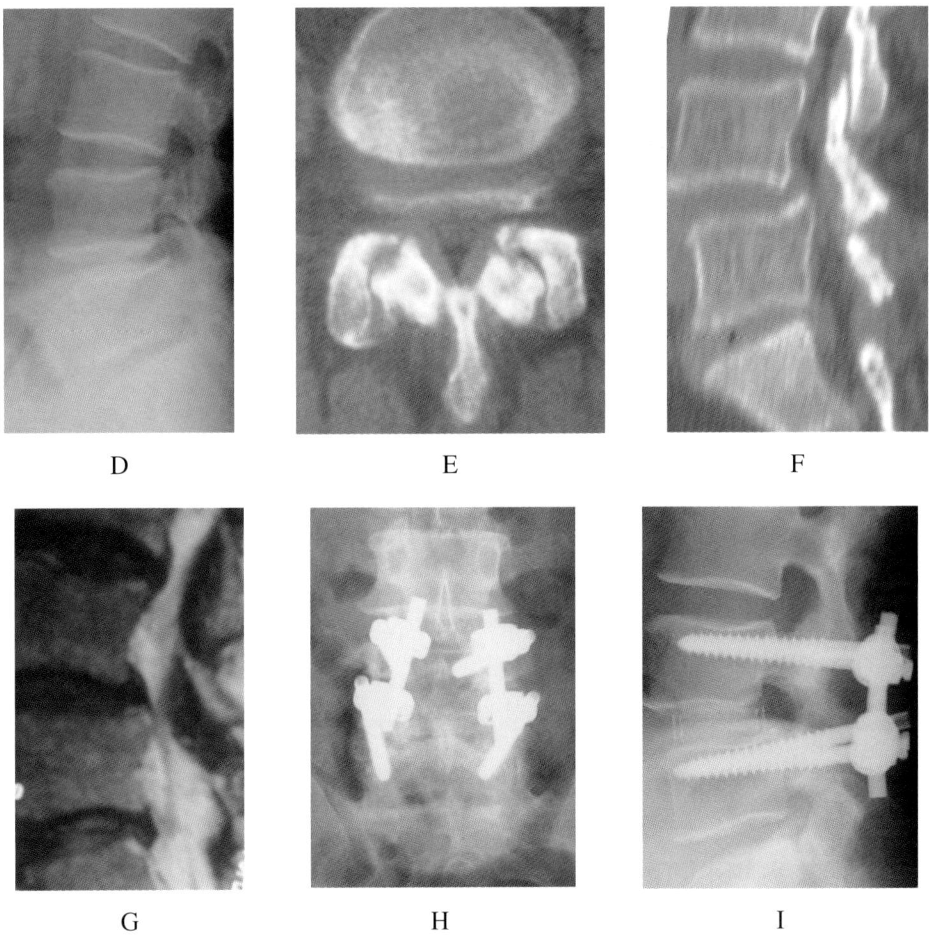

图 4-5-2-4-4　临床举例　例 3（A ～ I）

A、B. 术前腰椎正侧位 X 线片；C、D. 术前动态位片提示 L_{4-5} 间隙存在明显不稳；E、F. 术前 CT 横断位平扫及矢状位重建提示不稳节段退变明显，小关节增生；G. 术前 MRI 矢状位显示相应神经根受压；H、I. 术后正侧位 X 线片

五、腰椎后路Dynesys技术示意图

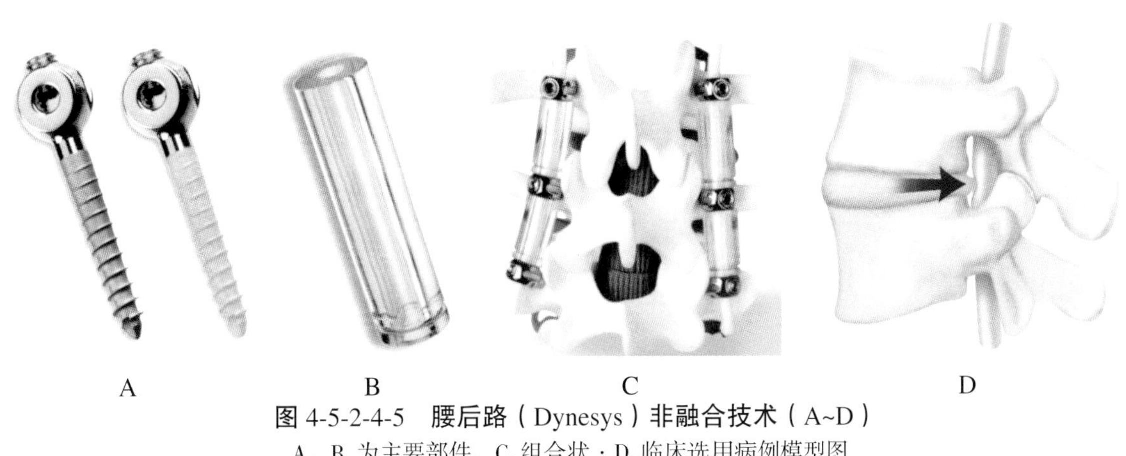

图 4-5-2-4-5　腰后路（Dynesys）非融合技术（A~D）

A、B. 为主要部件，C. 组合状；D. 临床选用病例模型图

（侯铁胜　叶晓健　史建刚）

第三章　退变性下腰椎不稳症之腰椎前路手术

第一节　常规腰椎前路手术

一、麻醉与体位

1. 多选用全身麻醉或硬膜外持续麻醉。

2. 仰卧位，腰部略垫高，如图 4-5-3-1-1 所示。

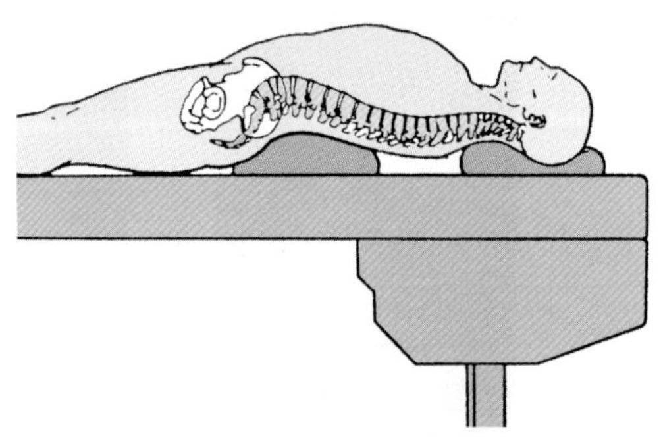

图 4-5-3-1-1　患者体位（腰部垫高）示意图

二、切口

根据病情及施术者习惯不同可酌情选择以下切口中之一种（图 4-5-3-1-2）。

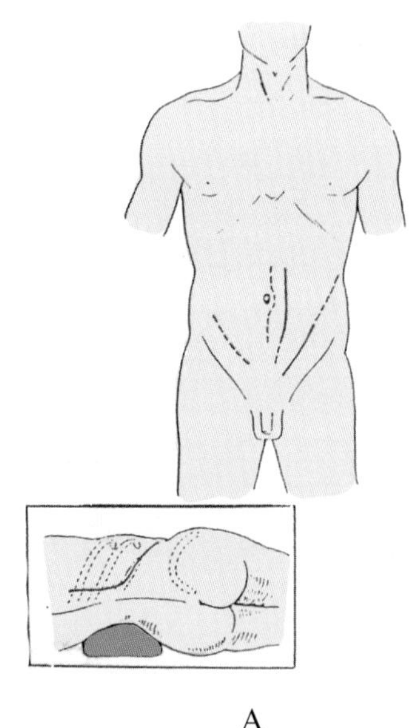

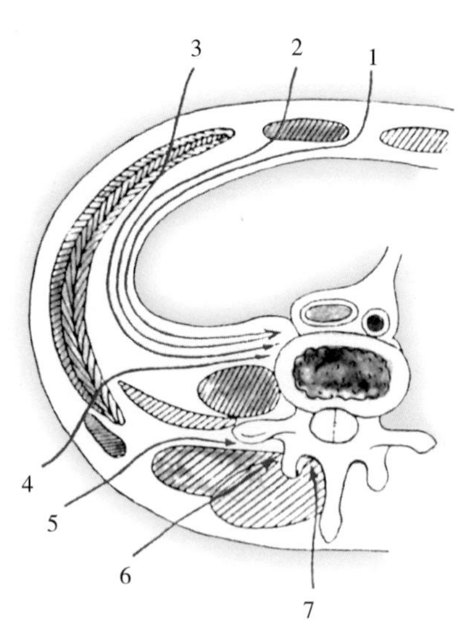

A　　B

图 4-5-3-1-2　下腰椎各种手术切口示意图（A、B）

A. 前、后方观；B. 水平剖面观

1. 前正中切口；2. 前正中旁切口；3. 前斜形切口；4. 肾脏切口；5. 后外侧切口；6. 后正中旁切口；7. 后正中切口

（一）前正中旁切口

主要用于体形较瘦者。按常规消毒、铺单后，沿腹直肌鞘外缘（为避开下腹部大血管，多自左侧进入，但病变在右侧者仍以右侧进入为妥）切开皮肤、皮下组织，并用治疗巾缝合保护术野后，沿腹直肌鞘外侧缘内侧 0.5~1.0cm 处先纵向切开腹直肌前鞘，之后将腹直肌推向内侧，暴露腹直肌后鞘（其下方甚薄，在分离时应注意），将其纵向切开即达腹膜外。

（二）前正中切口

即沿中线切开，暴露腹膜外间隙，较前者少用。

（三）斜形切口

系常规之下腹部麦氏手术切口，俗称倒八字形切口。视施术椎节部位不同而使切口偏向上方或下方。

三、显露椎节前方

切开皮肤和皮下组织，并用治疗巾缝合保护切口，剪开腹外斜肌鞘膜及分离肌纤维后，用直血管钳头部穿过手术野中部的腹内斜肌及腹横肌，并与助手相交替将肌肉向两侧分开达腹膜外方（切勿过深）。当可伸入手指时，术者一手持刀柄，另手用手指（食指和中指）将腹内斜肌及腹横肌深部两块肌肉向患者头侧分离，术者与助手各持一中弯血管钳在距裂口 1.5cm 处将该级肌肉对称钳夹、切断，并结扎缝合之。如此反复多次达切口长度而终止，之后用手指将腹膜及内脏推向右侧，用大 S 腹腔拉钩牵开（图 4-5-3-1-3）。

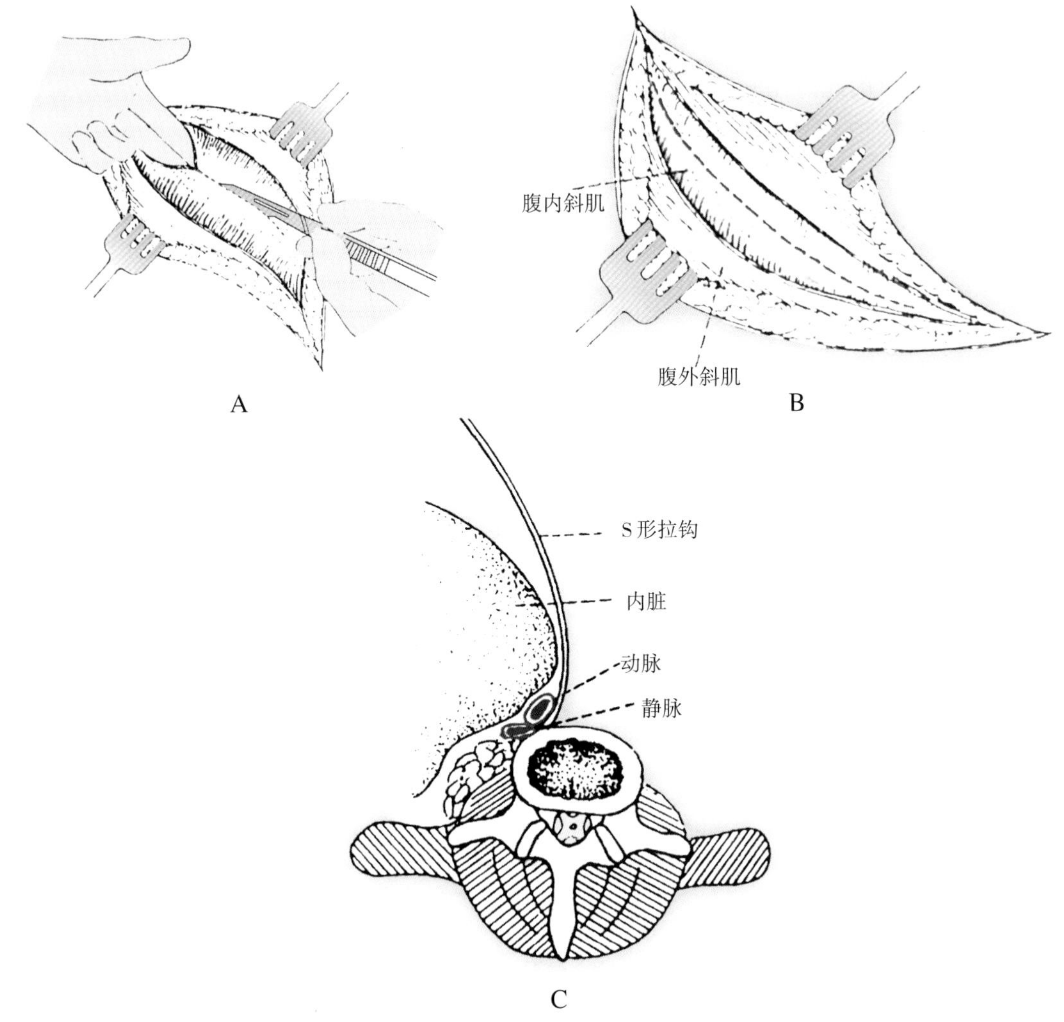

图 4-5-3-1-3　逐层显露、达椎节前方示意图（A~C）

A. 切开腹壁诸层，先斜形切口，切开腹外斜肌；B. 再切开腹内斜肌及腹横肌，进入腹膜后；C. 用大 S 腹腔拉钩牵开

下腰椎之定位一般多无困难，主要根据腰骶角这一较为明确的解剖特点。为避免错误，术中尚应摄片或 C- 臂 X 线机透视下定位。

四、保护或结扎邻近血管

提倡侧方（一般均系左侧）入路，因此无误伤对性功能起主导作用的骶中神经的机会。对侧方血管支应用带线的棉片加以保护；如果其腰动脉或静脉支（或其分支）妨碍手术操作时，则需在充分暴露的情况下，用长直角钳子将该血管游离后，贯穿中号结扎线作双重结扎（图 4-5-3-1-4）。当证明结扎确实后，将其剪断。之后用包以棉垫的大 S 拉钩，将椎体前方的大血管轻轻牵向对侧。并充分显露椎体侧方。

术中应注意骶前静脉丛。当其远端受压后，由于静脉丛腔内空虚而塌陷呈闭合状，其外观与一般腹膜后组织无异，因此易在分离时将其撕破或切开（误认为前纵韧带等）而引起大出血。一般均可避免，万一发生，采用明胶海绵压迫即可达止血目的，并注意补充相应的血容量。

五、腰椎前路髓核摘除术

对同时伴有髓核后突或早期脱出者，应在融合固定术前将病变之髓核摘除（无髓核病变者则勿需此步骤）。具体操作如下。

（一）切开前纵韧带

以病节椎间隙左侧为中点（相当椎体侧方中部），用长柄尖刀将前纵韧带作 Z 形或十字形切开，长度约 2 cm × 2cm，并将其向四周剥离，以显露出纤维环外层之纤维。

（二）切开纤维环

再用尖刀将纤维环软骨作十字形切开，深度约 5~7mm。

（三）摘除髓核

多在牵引下操作。具体步骤如下：先用小号带刻度髓核钳按预定深度（L_5~S_1 及 $L_{4\sim5}$ 处一般为 2.5~3.0cm）沿椎间隙边向深部插入，边使内容物向外缓慢拔出，一般多系留于椎间隙内之髓核组织；与此同时，突出至椎管内之髓核已呈碎裂状，应反复多次，并更换中、大号髓核钳尽可能彻底地将其摘除之。操作时应自浅部逐渐伸向深部（图 4-5-3-1-5）。

由于椎间隙为一中央厚、边缘薄之扁平状形态，当髓核钳达椎间隙后缘时可有阻力感，不易穿过（在非使用暴力情况下），因此，较为安全。

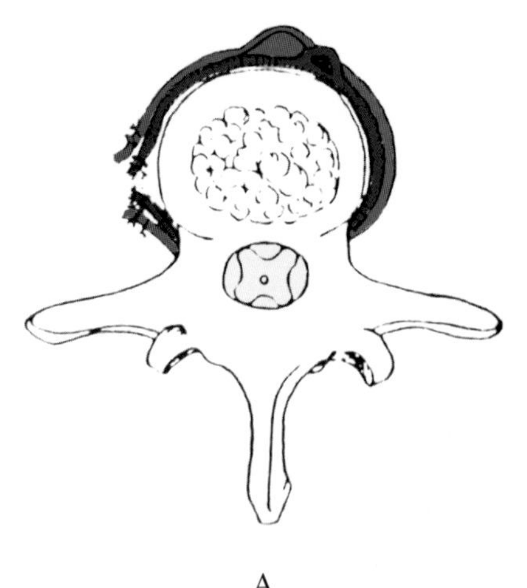
A

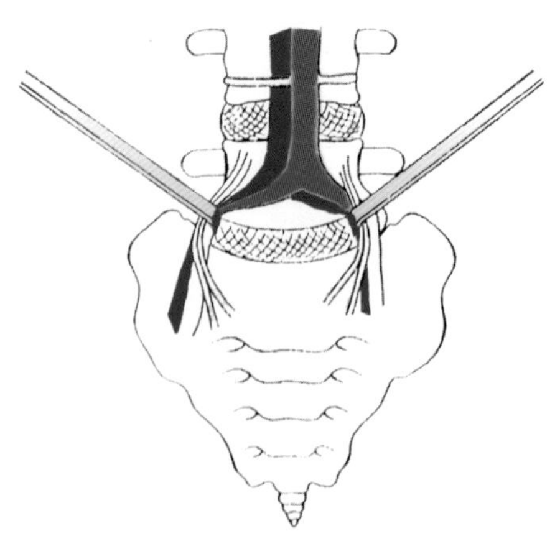
B

图 4-5-3-1-4　保护、结扎血管示意图（A、B）

A. 显露腰椎前方，术中如腰动静脉等妨碍操作非切断不可时，应双重结扎后剪断；B. 如腰骶关节前方有大血管时，需将其向两侧松解、分离和牵开

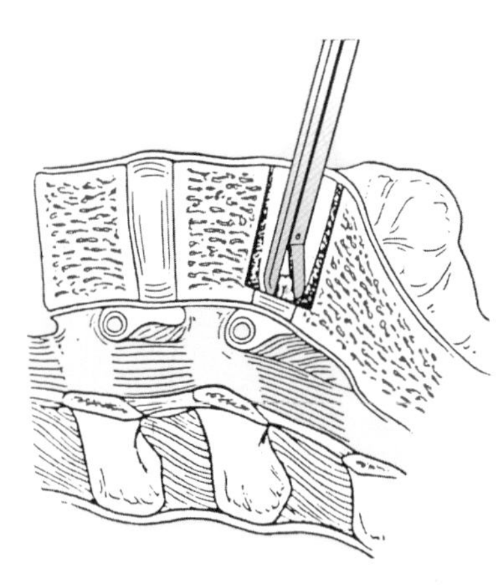

图 4-5-3-1-5 摘除髓核示意图

由浅及深，摘除髓核，并清除椎间组织

对残留的小碎块，或椎间隙狭窄者，可选用特种薄型髓核钳摘除之。但操作时应注意切勿过深，一般将口径相当的一段导尿管套在髓核钳柄预计深度处以便于观察。

于 5min 后再次摘除残留之髓核。此系日本著名脊柱外科专家中野升院长提出的经验，此时多可取出残留的髓核组织，且其体积并不碎小。笔者亦在施术中证实这一现象，此可能系当大块髓核摘除后，椎间隙由于压力降低而将椎管内或椎间隙边缘处的碎块吸至中部之故。

（四）冰冷等渗氯化钠注射液冲洗局部

确认髓核摘除完毕后，用 5°~10℃之冰冷等渗氯化钠注射液反复冲洗椎间隙，以清除椎间隙内细小碎块。

（五）明胶海绵置入

将明胶海绵一小块分二次做成条状插至椎间隙后方之后纵韧带前方。之后根据具体病情及原设计方案予以椎节植骨块融合术，或 Cage 或人工关节植入术。

六、自体局部凿骨及椎节植骨融合术

本术式由赵定麟于 20 世纪 70 年代设计、实施，主要用于一般性椎节不稳定病例，以中年病例为宜，对年迈及骨质疏松者不宜选用本术式，以防失血过多。

（一）凿取骨条

切开前纵韧带，显露施术椎节，确定取骨部位后，用带刻度直角凿（或用一般骨凿亦可，但需控制深度），即带深度指示器的阳凿置于椎体暴露面，其方向由左前方斜向右后方（图 4-5-3-1-6），与中线成 30°~45°。切勿朝向椎管方向而误伤脊神经。之后用骨锤叩击凿柄部，并从空心槽处观察进凿深度，当达到预定深度（一般 2.2~2.5cm），再将阴性凿置于前凿相对应之位置上，使两者相互呈嵌合状，按同一深度打入。此时前凿可能向外弹出，应稍许叩击，以维持原深度，切勿过深。

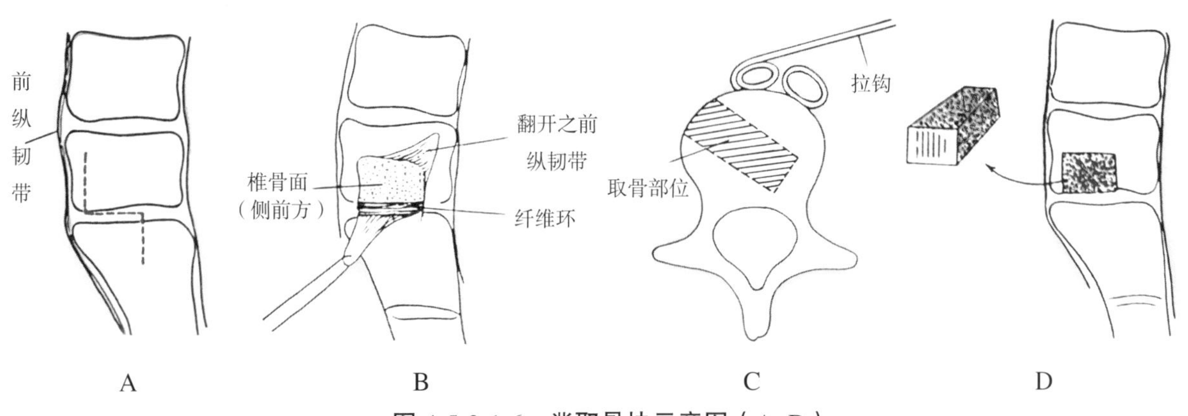

图 4-5-3-1-6 凿取骨块示意图（A~D）

A. Z 状切开前纵韧带；B. 翻开前纵韧带，暴露椎骨侧前方及纤维环；C. 取骨部位及方向；D. 取出骨块

当双凿打入预定深度后，术者双手将两凿柄稍许向外撬起，即可将凿下之骨块取出，交台上护士留置备用。此骨块体积一般为1.1cm×1.3cm×（2.2cm~2.5cm），以松质骨为主。当骨块取出后，取骨处可有骨髓腔渗血，用明胶海绵充填压迫即可（见图 4-5-3-1-6）。

（二）潜行切骨

通过骨外口向病节椎间隙方向用长柄角度刮匙挖开一 1.2cm×1.2cm 之开口，而后用髓核钳、有齿钳等将椎间隙内碎裂之髓核及其他组织摘除。之后再用较大角度刮匙将远侧椎间关节面挖一同样大小之骨孔，并达对侧椎体中部或近侧 1/3 处，使其形成一个与植骨块大小相仿的空腔（图 4-5-3-1-7）。

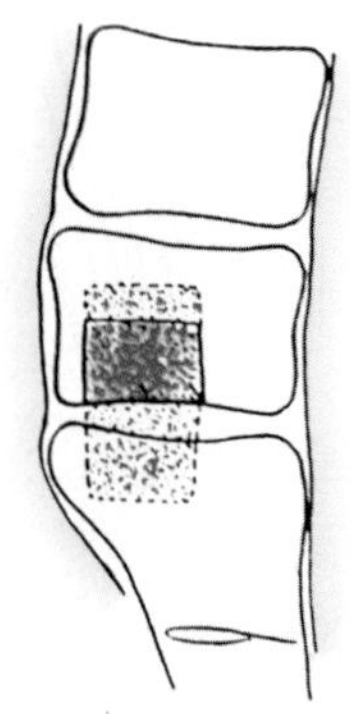

图 4-5-3-1-7　向融合椎体潜行切骨范围示意图

在此过程中可用较窄之骨凿将开口周边部骨质呈片状凿下备用，刮匙刮下之骨质亦留下待用。

（三）插入骨块行椎节融合术

先用冰盐水将潜行切骨部冲洗干净，将凿取的骨块改变方向，即从原来的水平向变为垂直向纵形插至患节椎间隙处，起植骨融合作用（图 4-5-3-1-8）。再将碎骨片（块）充填至椎节空隙处，表面敷以明胶海绵，起止血保护作用。

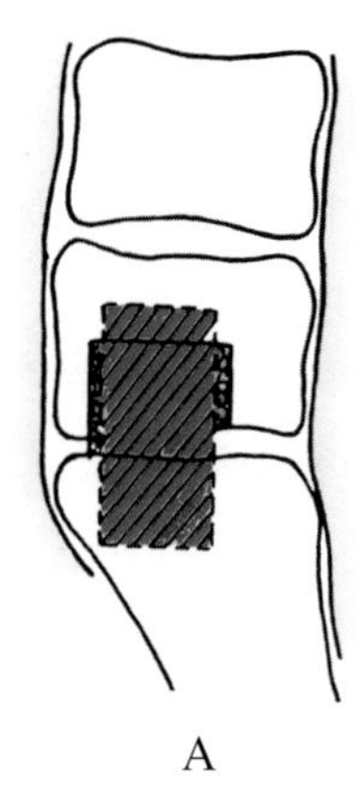

A

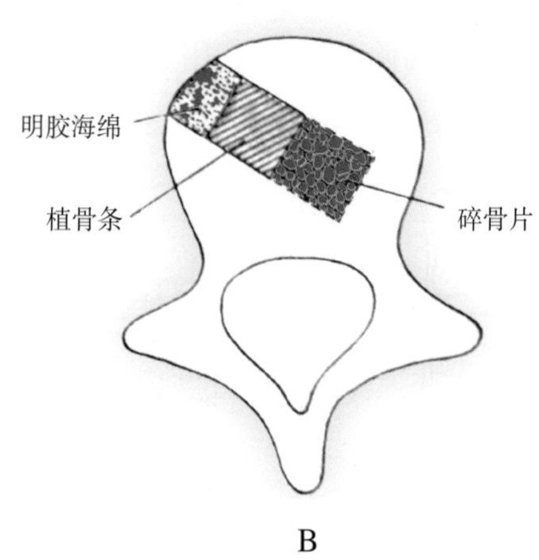

B

图 4-5-3-1-8　椎节融合术示意图（A、B）
将切取之骨块穿过椎间隙插入融合椎节　A. 侧方观；B. 横断面观

（四）缝合前纵韧带

之后缝合前纵韧带，检查深部无明显出血后，用 7 号缝线缝合切开的前纵韧带（图 4-5-3-1-9）。

（五）注意

在对椎节骨质切除时应避开前方横血管，一般紧贴纤维环边缘凿骨（图 4-5-3-1-10A），或是确认横血管后在其上方凿骨（图 4-5-3-1-10B）。

七、其他植骨方式

临床病例十分复杂，视病因不同，年龄差异，医师水平，经济条件及具体病情不同，术式差别较大。总之，术者应视具体状况而定。现列举三种术式分述于后。

（一）腰骶椎明显不稳或伴有滑脱者

多需自体髂骨块植入，可从髂前上棘向后沿髂骨嵴切开皮肤、皮下组织，显露髂骨翼，作两侧骨膜下剥离。然后切取带有双层皮质的全厚髂骨块，使髂骨翼的上缘（即其嵴部）朝向前方，双层皮质骨对向两侧，略高于椎间盘的高度（上下径），将植骨块锤入椎间隙内，使骨块前缘略低于椎体前缘平面。对 L_5~S_1 滑脱者，可将手术台尾端降低。先在植骨块前中部拧一螺丝钉与椎体水平骨面垂直，螺钉长度以透过植骨块及 L_5 椎体中部为宜。将骨块嵌入该间隙，并用特制螺丝刀将螺钉拧紧（图 4-5-3-1-11）。再摇平手术台，可使植骨块被压紧，并将多余部分咬除。此术式无需大量内固定材料，适用于基层地区。

（二）伴椎体病变之多椎节不稳者

可在对椎体槽式切除减压后植入髂骨条状骨块（图 4-5-3-1-12）；此术式适用于椎体伴有病变者，包括已稳定的脊柱结核及其他病变。

（三）椎节退变为主的多节段不稳定者

对多椎节椎间盘退变引发不稳定者可切除椎间盘 + 骨块植入，并用钛缆固定（图 4-5-3-1-13）。

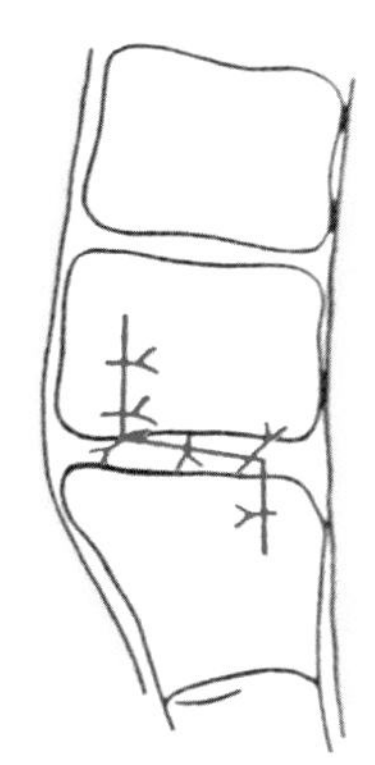

图 4-5-3-1-9　缝合前纵韧带示意图

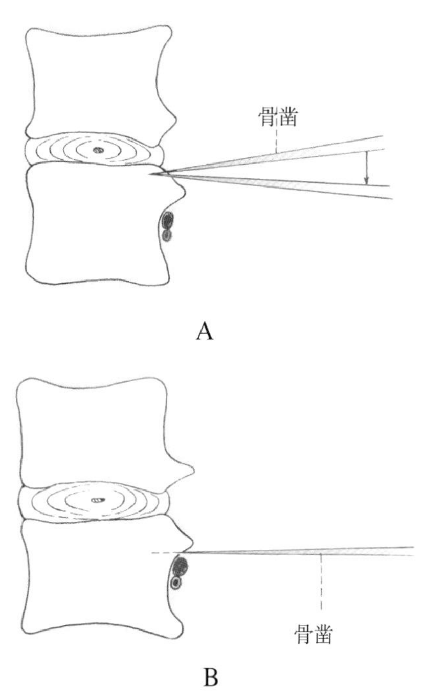

图 4-5-3-1-10　椎节切除应避开血管示意图（A、B）

A. 一般距纤维环 1~1.5mm；B. 或在横血管上方凿骨

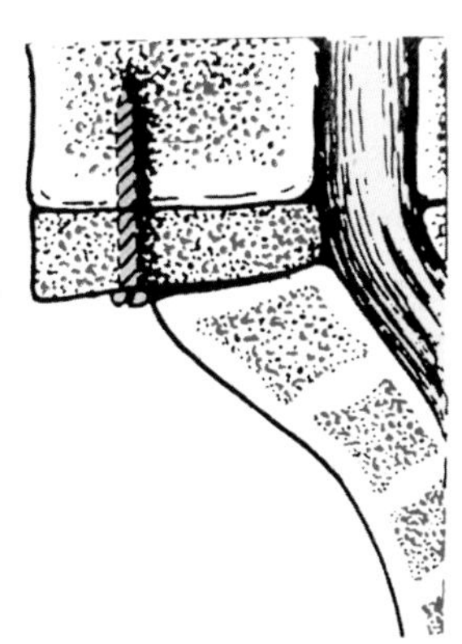

图 4-5-3-1-11　植骨、固定示意图

植骨块嵌入间隙后用螺钉垂直固定

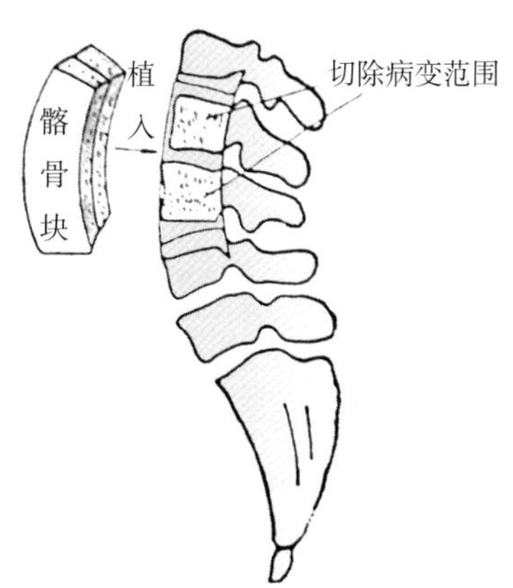

图 4-5-3-1-12　条状骨块植骨示意图

前路病灶清除 + 减压 + 植骨融合术（L_{1-4}）

在操作中，如选择左侧切口对 L_3~L_4 及 L_4~L_5 间隙的显露，效果较好，既便于操作，也比较完全，伤及大血管概率最低。

八、腰椎前路椎节融合器（Cage）技术

为近年广泛开展之技术，尤以欧美各国，为使患者尽早回复正常生活，常与后路椎弓根钉技术并用，术后 2~3d 即可下床活动。赵定麟、严力生等于二十年前施术（1995 年开始），大多于术后 2~3 周开始工作，经长期随访，至今仍维持满意疗效。

视选用植入物（融合器）不同，其程序与操作要领各异，现仍以圆柱形 Cage 为例加以阐述。前路与后路相比，较为简便，但应注意植入物之长度、位置及方向。具体操作步骤如下。

（一）环锯钻孔

取外方直径为 11mm、13mm 或 15mm 之环锯（前者为小号，后两者分别用于中号或大号植入物者），沿原切口于前纵韧带下方钻入椎节中部切取椎间隙组织及上下椎板和部分松质骨。而后将取出之组织进行观察，并将骨组织留作植骨用。

（二）旋出椎节内阴槽

选用与植入物大小相当的螺纹模具（丝锥）沿环锯钻孔方向均匀用力向深部钻入。椎节上下两侧呈对称状均匀旋入，达预定深度（25~30mm）后即旋出，并清理术野。

（三）旋入界面内固定装置

将相应型号的 Cage 植入物（腔内有碎骨块嵌入）套至装入器上，按顺时针方向钻至深部，使其恰巧卧于椎体中部，并注意上下、左右及前后方向的对称，或是取斜形插入亦可（图 4-5-3-1-14、15）。

根据笔者意见，每个椎间隙置入一枚 Cage 即可，亦可以后路手术状分左右各置入一枚，也可采取斜形植入方式，视病情及医师习惯而定。但手术操作需将椎体前方血管牵向左侧，切开前纵韧带，自椎节前方锯骨、植入。其操作要领同后路手术。长条形 Cage 及扁形植入物视其设计不同，按要求操作。

（四）缝合切开之前纵韧带

局部用冰盐水反复冲洗后，留置明胶海绵，将切开之前纵韧带以粗丝线缝合之。

（五）术后处理

除按后路施术之要求定期观察外，应按下腹部手术术后处理，3~6 周后带石膏腰围起床活动。

（六）临床意义

根据临床应用，发现用于腰椎的界面内固定器具有以下意义。

【早期制动确实可使患者早日下床】

可于术后 10~14d 下床，并逐渐行走，以防长期卧床所致各种并发症与心理障碍。

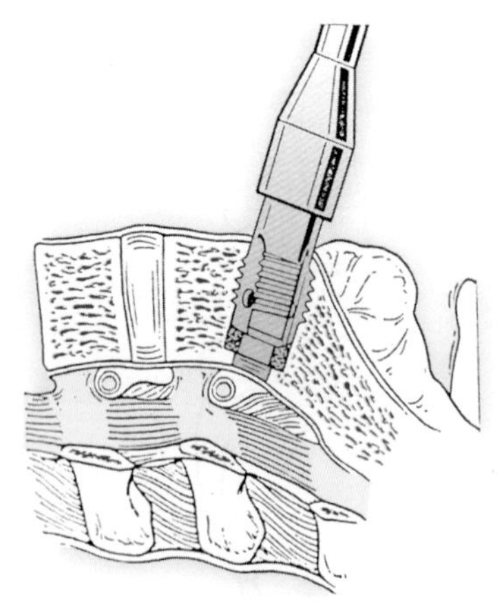

图 4-5-3-1-14　用配套器械攻丝示意图

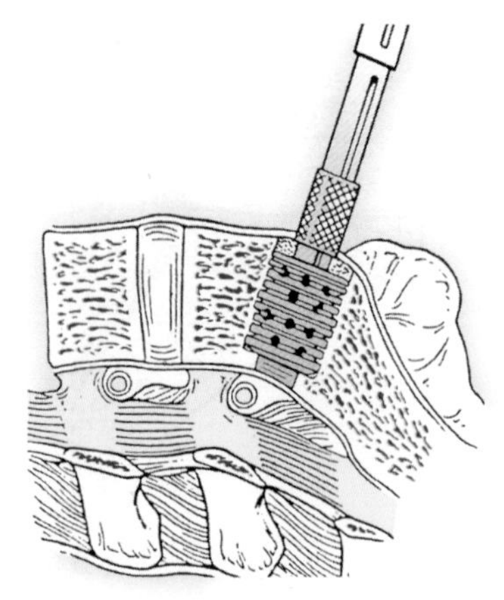

图 4-5-3-1-15　旋入配套之 Cage 示意图
CHTF、BAK 等均可

【无需另行切（取）骨植骨】

术中利用切取或刮下之骨块，将其充填至内固定器腔中，通过周壁上的孔隙与施术椎节融合，从而避免了取骨所引起的并发症。

【可使患者早日重返社会】

由于患者可早日下地活动，不仅腰椎局部及全身功能康复快，且可早日重返社会，从而提高了其生活质量与康复的信心。

从目前来说，上述认识表明 Cage 这项用于腰椎融合术的新技术无疑是具有科学性和先进性的，无论从早期椎节的稳定和后期的椎节骨性融合，均具有良好的疗效，因此值得推广。

（七）注意事项

【严格手术适应证】

任何手术均有其病例选择的标准，切不可过宽，更不可过滥，尤其是处于探索的早期阶段。

【量力而行】

界面内固定技术虽不十分困难，但亦要求具有相应之条件。除手术工具及植入物外，术中的观察条件（X 线透视或摄片），术者的临床技巧和经验等，均应全面考虑。

【严格手术操作程序】

此项技术每一步骤操作均有其相应要求，在目前阶段，尤其是对于初次开展者，不应任意更改。

九、腰椎前路人工椎间盘植入

为目前较为成熟之技术，适用于单节段和双节段早期及早中期病例，详见本篇第二章第四节内容。

十、其他技术

除上述各种前路椎节融合术外，近年来亦有人将用于腰椎骨折的钛网 + 钛板固定术用于本病，但损伤较大。人工椎体植入技术亦不适用于单纯椎节不稳之病例。

十一、术后处理

术后 1~3d 偶有腹胀，可行胃肠减压，待自行排气后即可停止。拔出胃肠减压管后即可停止输液，开始进食。术后 2~3d 摄腰椎侧位 X 线片观察骨块或内固定物（Cage 等）位置。术后两周可用石膏腰围帮助固定，下地活动。采用 Cage+ 椎弓根钉内固定者，可在术后 24~48h 开始步行。

（赵　杰　严力生　李　华　赵　鑫　赵长清　谢幼专　赵定麟）

第二节　腹腔镜下腰椎间融合技术

一、腹腔镜微创脊柱外科技术简介

1902 年，德国外科医生 Kelling 首先将 Nitze 膀胱镜置入活体狗的腹腔内，这种技术后来被认为是现代腹腔镜的雏形。20 世纪 50 年代初期由 Hopkins、Kanaty 和 Fourestier 发明的“冷光源”照明系统，通过引入 Hopkins 透镜设备大大改善了内镜的性能，使用石英和空气透镜产生更明亮、更清晰、更逼真的彩色图像。1963 年 Semm 设计了气腹机用于维持气腹，随着技术上的不断改进，现代全自动气腹机成为腹腔镜手术中维持良好视野的必须设备。

1987 年 Dubois 第一例腹腔镜胆囊切除术的成功，推动了现代腹腔镜外科技术的迅猛发展。1991 年 Obenchain 年首先报道了一例腹腔镜下 L_5~S_1 椎间盘摘除术，随后又报道了 15 例，术后患者效果良好。Zuckerman 等 1995 年首次报道了 17 例腹腔镜下前路 L_4~L_5 或 L_5~S_1 椎间 BAK 融合术。国内 1998 年吕国华等在动物实验的基础上，首先开展腹腔镜前路腰椎 BAK 融合术，并进行了下腰椎血管分布与腹腔镜腰椎外科前路手术入路选择的相关解剖学研究，随后也将该技术应用于椎间隙感染、腰椎结核病灶清除等手术。近年来，腹腔镜腰椎外科已由单一、简单病种的治疗走向多元、复杂病种的治疗，腹腔镜与小切口技术结合的微创手术弥补了早期闭合腹腔镜腰椎手术的不足及技术局限，进一步扩大了腹腔镜腰椎外科技术的应用范围。与传统开放手术比较，腹腔镜手术的器械操作手感和定位能力完全不同，并缺乏三维立体视觉效果，手术技术要求更高，所以需要一段较长的学习曲线才可达到熟练技术操作，具有一定的潜在风险。因此，选择腹腔镜腰椎前路手术时应谨慎，必须有经验丰富、操作熟练的医疗团队才能较好地完成该手术。

1993 年 Zdeblick 和 Mahvi 完成首例腹腔镜前路 BAK 腰椎融合手术。随后，Zucherman 等 1995 年报道了 17 例腹腔镜前路 BAK 腰椎融合术。初步研究结果表明，腹腔镜腰椎前路手术对腹腔内容物干扰少，创伤小，是一有效而可行的腰椎微创技术。

近十余年来，已有较多文献报道了腹腔镜腰椎手术及其有效性和安全性的相关研究。Regan 等将开放式腰椎间融合术与腹腔镜腰椎间融合术的对比研究显示，腹腔镜组较开放组住院时间短、手术创伤小、复发率低、疼痛小、费用低，且手术并发症相当。Zdeblick 等对 25 对腹腔镜和小切口 L_4~L_5 前路椎间融合术的对比研究显示，手术时间、失血量、住院时间统计学上无显著差别，仅在双节段融合手术中，腹腔镜手术组的时间花费较长，因此认为在 L_4~L_5 前路融合中，腹腔镜前路腰椎融合与腹腔镜辅助的小切口前路腰椎融合相比较，无显著优势。

二、腹腔镜前路腰椎融合术病例选择及术前准备

（一）概述

作为一项新型微创手术技术，可作为腰椎前路手术的技术补充。手术适应证、手术入路方式的正确选择，以及娴熟的腹腔镜手术技术是取得安全、有效、微创的基本保证。由于腹腔镜前路腰椎手术开展时间较短，其远期疗效有待进一步观察，目前虽然存在许多不足，但仍显示出勃勃生机。特别是借助腹腔镜的小切口手术，它不需要太昂贵的设施，技术简单，适于推广。相信，随着腹腔镜技术设备的改进及手术技巧的进一步提高，腹腔镜腰椎前路手术一定可在脊柱外科微创技术领域享有一席之地。

（二）手术适应证

经腹腔镜脊柱融合术的适应证为有症状的退行性腰椎间盘病变、椎间盘向内破裂及假关节形成，对有假关节形成的患者可应用腹腔镜进行骨栓植入融合术，椎间融合器 Cage 主要用于一或两个水平的症状性椎间盘疼痛综合征。X 线改变表现为单一椎间隙变窄、终板硬化的单节段椎间盘退变性疾病应用腹腔镜行腰椎融合术最合适。此症患者经 3~4 个月的康复训练后，若症状仍不缓解，则是经腹腔镜腰椎融合术的适应证。

（三）手术禁忌证

过度肥胖、慢性精神性腰痛或慢性多节段椎间盘退变，不适宜行腹腔镜腰椎融合术，骨质疏松或患者年龄超过 65 岁为相对禁忌证。经腹腔镜操作牵拉大血管时有栓塞或血栓形成的危险，故不宜选择年龄过大者。既往有肠梗阻手术而继发肠粘连者，腹腔镜下视野不清，可选用腹膜后入路。

（四）术前准备

术前仔细查阅患者 X 线片、CT、MR，了解椎间盘退变状况和椎体大小、椎间隙高度，以

确定置入 Cage 的大小，并了解大血管分叉部位，以制定手术入路和方式。术前导尿和清洁灌肠。

三、手术方法之一：经腹腔镜腰椎椎体间BAK融合术（L_5~S_1）

（一）麻醉和体位

气管插管全麻。取 Trendelenburg 体位（头低脚高位）仰卧于可透视手术床，使腹腔内器官向头侧移位。腰骶部垫一厚度为 8~10cm 的圆枕使病变椎间隙的开放，以利椎间融合器的稳定置入（图 4-5-3-2-1）。

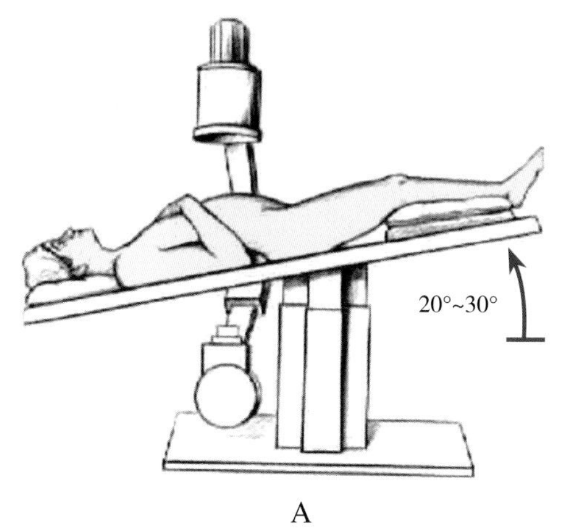

A

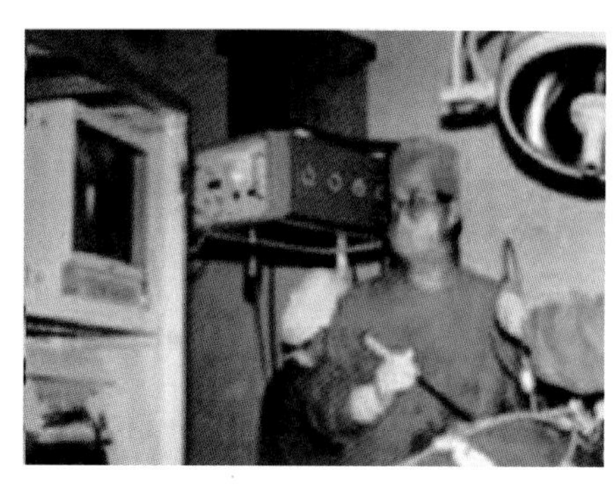

B

图 4-5-3-2-1 体位与术者位置（A、B）
A. 手术台位置，示意图；B. 术者位置

（二）手术通道建立

首先在脐下缘做一 10mm 切口达腹腔，成功向腹腔充入 CO_2 气体后（压力维持于 1.73~2kPa 或 13~15mmHg），经此插入腹腔镜，在电视腹腔镜监视下分别于腹壁右下象限、腹壁左下象限做一 5mm 入口，用于吸引器或牵开器进入和放置组织分离器，进行组织分离切除。在脐 - 耻骨联合连线中点做一 10mm 切口，并经此将克氏针插入手术椎间盘，经 C- 臂 X 线机确定病变的椎间隙，该通道起初可作为牵引和分离通道，以后可扩大至 18mm 作为操作通道，完成椎体间的融合。

（三）显露和椎间融合

进入腹腔后，辨认腹腔内结构，分清输尿管和髂总血管。将乙状结肠牵向左侧，用 Kitner 解剖器探查骶骨岬，在腹主动脉分叉远侧提起腹膜，并纵行切开。钝性分离牵开骶前神经丛，分离骶正中动、静脉，用钛夹在其远 - 近端结扎止血后切断，分离显露椎间盘。注意骶前分离勿用单极电凝或电铲，以免损伤骶前神经丛，而发生术后逆行射精并发症。在腹腔镜监视下经腹壁向已显露之椎间盘插入一克氏针，术中电视 C- 臂 X 线机确定目标椎间盘。在椎间盘中线，将腹腔镜工作套筒放入并稳定于耻骨上的位置。术中将左、右髂总动静脉向两侧牵开。通过脐与耻骨联合间小切口插入 18mm 的工作套管，经工作通道插入椎间融合 Cage 定位器，标示中线左、右侧 Cage 植入的合适部位后。在血管分叉间椎间盘上下缘嵌入 BAK 融合的安全保护套管。经该套管用腹腔镜专用椎间盘切除器械和镜下 BAK 融合器械，分别进行左右两侧椎间盘摘除、椎间扩张、椎间软骨切除和 BAK 椎间置入。整个手术过程在电视 C- 臂 X 线机监视下进行，以确保椎间工作的安全深度和 Cage 放置于正确位置。每个 Cage 内植入取自髂骨的自体松质骨。解除气腹后，观察无活动出血，则依次缝合腹膜、肌肉、皮肤（图 4-5-3-2-2）。

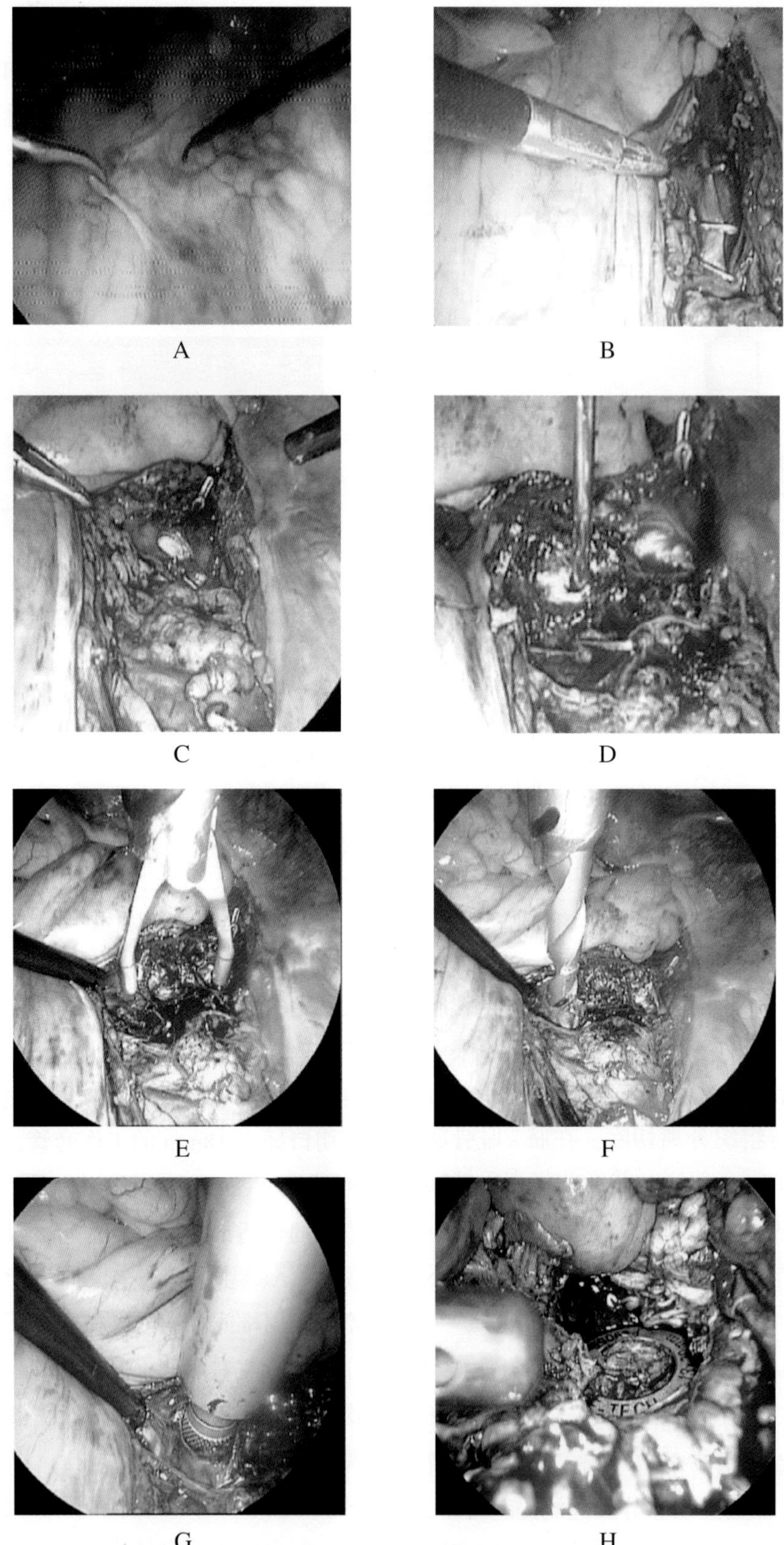

A. 提起后腹膜，纵形切开；B. 暴露结扎骶正中血管；C. 暴露 L_5~S_1 椎间盘；
D. 克氏针插入椎间隙定位；E. Cage 定位器定位；F. 摘除椎间盘；G. 椎间隙撑开；H. 植入 BAK

四、手术方法之二：经腹膜后腹腔镜腰椎椎体间BAK融合术（L_4~L_5以上椎间隙）

（一）麻醉、体位及通道

【麻醉和体位】

气管插管全麻，右侧卧位。

【手术通道建立】

首先在左侧 12 肋尖下缘做一 3cm 切口，伸入手指钝性分离腹肌直达腹膜后间隙，将 10mm 带分离气囊套管放入腹膜后间隙，气囊内加压注水 250ml 钝性分开腹膜后间隙，经腹腔镜观察腹膜后间隙分离成功后，将气囊内水排空，并更换一普通 10mm 套管，充入 CO_2 形成腹膜后气腹（压力维持 1.60kPa 或 12mmHg）。腹腔镜引导下分别在第一个切口水平腹侧腋前线处和髂嵴 - 腋前线交界处分别插入 5mm 和 10mm 套管，作为分离、牵开和椎间融合通道。

（二）显露和椎间融合

腹腔镜观察腰大肌、腹主动脉、下腔静脉，肾脏、输尿管、腹膜腔内容物。钝性分离腹膜后脂肪，在腰大肌和腹主动脉间的间隙进行分离达手术部位，保护好输尿管及从腰大肌内缘穿出的腰神经丛，向两侧牵开腰大肌和大血管，用钛夹结扎显露节段腰椎动脉并切断，显露椎体、椎间隙，将克氏针插入椎间盘，经电视 C-臂 X 线机确定目标椎间盘。在手术椎间隙相应表面腹壁切口插入 18mm 的工作套管。腹腔镜监视下，在腰大肌与大血管间、椎体前左侧缘、椎间隙上下，嵌入 BAK 融合的安全保护套管。经该套管用腹腔镜专用椎间盘切除器械和镜下 BAK 融合器械，分别进行椎间盘摘除、椎间扩张、椎间软骨切除和 BAK 椎间置入。在腹腔镜和电视 C- 臂 X 线机监视下，BAK 自左前外侧向右后外侧 45°置入。Cage 内植入取自髂骨的

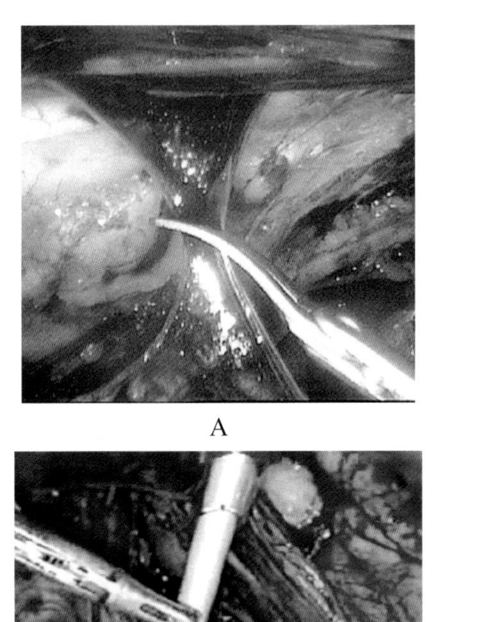

A

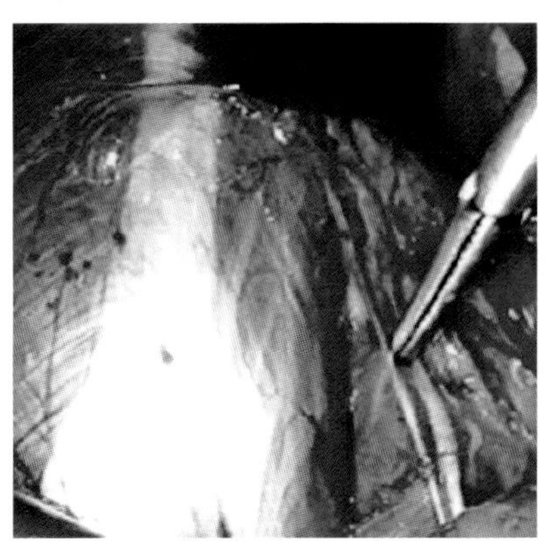

B

C

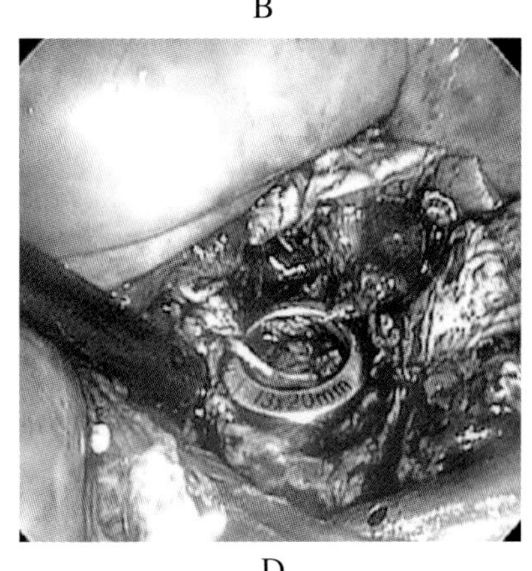

D

图 4-5-3-2-3　临床举例　经腹膜后腹腔镜腰椎椎体间 BAK 融合术（A~D）

A. 分离后腹膜粘连，暴露腰大肌；B. 保护腰大肌内侧缘输尿管及神经丛；C. 暴露 $L_{4\sim5}$ 椎间盘；D. 植入 BAK 融合 $L_{4\sim5}$ 间隙

自体松质骨。观察无活动出血，则依次缝合腹膜、肌肉、皮肤（图 4-5-3-2-3）。

（三）操作注意事项

如何安全地暴露大血管和有效显露手术所需的范围，是腹腔镜下前路腰椎融合手术的关键。术者需要熟悉腰椎前方血管解剖。同时具备动物活体模型操作经验，以及能在镜下分辨解剖变异。解剖变异主要是指由腹主动、静脉分为双侧髂总动、静脉的分叉点位置。L_5~S_1 操作时，由于椎间隙右侧为髂总动脉，先从此侧进入较为安全。左侧静脉壁较薄，弹性小，紧贴椎体，术中牵开时尤其要小心，不能强行分离。同时椎间融合操作时要注意保护髂血管，以免误伤。L_4~L_5 腹膜后操作时，节段血管通常不予结扎，但部分病例髂总静脉或髂腰静脉位置较高，如造成操作间隙狭小，可以双重结扎髂腰血管，同时避免过度牵拉髂总静脉，以防止撕裂。

五、腹腔镜下腰椎间融合技术术后处理

手术后将患者平稳搬运到病床，注意勿使腰部过度前凸，以防内置入物脱出。术后禁食 1~2d，待胃肠功能恢复后开始进食易消化食物。术后 1 周佩带腰围下床活动。腰围外固定 3 个月，在此期间避免腰部过伸、过屈活动，并避免重体力劳动。定期复查 X 线片和 CT（术后 3、6、12 个月），观察置入物稳定和融合情况。

六、腹腔镜下腰椎间融合技术并发症防治

（一）腹腔血管损伤

Zdeblick 报道的 100 余例腹腔镜腰椎融合术中，有 4 例因腹腔血管出血而改行开腹手术。主要是使用器械不当引起髂静脉出血，其中一例因患者有 7 次腹腔手术史，腹腔粘连，视野不清所致。Regan 等报道的 215 例腹腔镜脊柱融合手术中，腹腔血管损伤发生率为 2.8%（6 例）。Lieberman 等的报道中也有骶前静脉损伤的情况。

（二）逆行射精

Zdeblick 报道的 68 例男性患者中有四例（6%）发生逆行射精，其中三例于术后 3~6 个月恢复，一例为永久性损伤，可能是误伤副交感神经丛所致。Regan 等报道的发生率为 5.1%。

（三）输尿管损伤

发生率较低，多在术后两周，患者有肋腹部疼痛时才表现出来，可通过经皮置入输尿管树脂印模并导尿而逐渐恢复。

（四）置入物移位

Regan 等报道的 215 例患者中，仅有一例发生 BAK 装置移位。为 Cage 安装不当和 Cage 大小、型号选择错误所致。

（五）医源性神经根损伤

医源性神经根损伤常由于椎间盘突出或碎骨块突入椎管内造成，并非内镜技术本身的并发症。气腹式经腹腔入路手术的此类并发症发生率要稍高些。Regan 等报道 215 例患者中六例出现神经根损伤（2.8%），神经根减压再手术率为 2.3%。Escobar 等报道采用气腹式腹腔入路的 34 例患者中有六例发生了神经根损伤（18%）。这些患者均采用环锯切除椎间盘，置入螺纹椎间融合器进行椎间融合。其中一例出现急性椎间盘突出造成的急性马尾综合征，急症行后路减压术后该患者神经功能得以恢复。另外四例患者术后出现放射痛，经约半年治疗后症状缓解。

（六）腹腔粘连

Levrant 等统计的 124 例腹腔镜手术中，发生腹腔粘连 79 例，发生率为 64%，但无较大的不良后果。

（七）高碳酸血症

CO_2 注入腹腔的并发症，CO_2 在腹腔内的潴留，可以导致高碳酸血症，抑制膈肌的伸展，减小了肺顺应性。在手术过程中高压力的 CO_2 被吸入破裂的低压力静脉中形成的栓塞易导致心脏停搏、窦缓、心动过速、室速、纤颤、低血压等情

况均有报道。由于腹腔 CO_2 压力致下肢静脉瘀滞导致手术后肺栓塞也是一个需要考虑的并发症。应用间断性腹腔压力可以减少此并发症。

其他并发症如切口感染、肺不张或肺部感染、血栓形成或血栓性静脉炎等也不能忽视。

七、腹腔镜下腰椎间融合技术临床举例

［例 1］ 图 4-5-3-2-4 男性，46 岁。腰腿痛两年，加重两个月。患者有外伤史，腰痛活动后加重，不能久坐，自感右小腿后侧胀痛，休息缓解。近两个月加重，出现跛行。体格检查：腰椎前凸增大，L_5~S_1 右侧椎旁深压痛，右下肢直腿抬高实验（+），踝反射消失。影像学资料显示 L_5 双侧椎弓崩裂并 L_5 椎体Ⅱ度滑脱，椎间盘突出，诊断为 L_5 滑脱症。手术方式：后路 L_5 峡部瘢痕清除、神经根松解、RF 复位，一期前路腹腔镜下 L_5~S_1 椎间盘摘除，椎间 BAK 融合术，术中和术后无并发症。

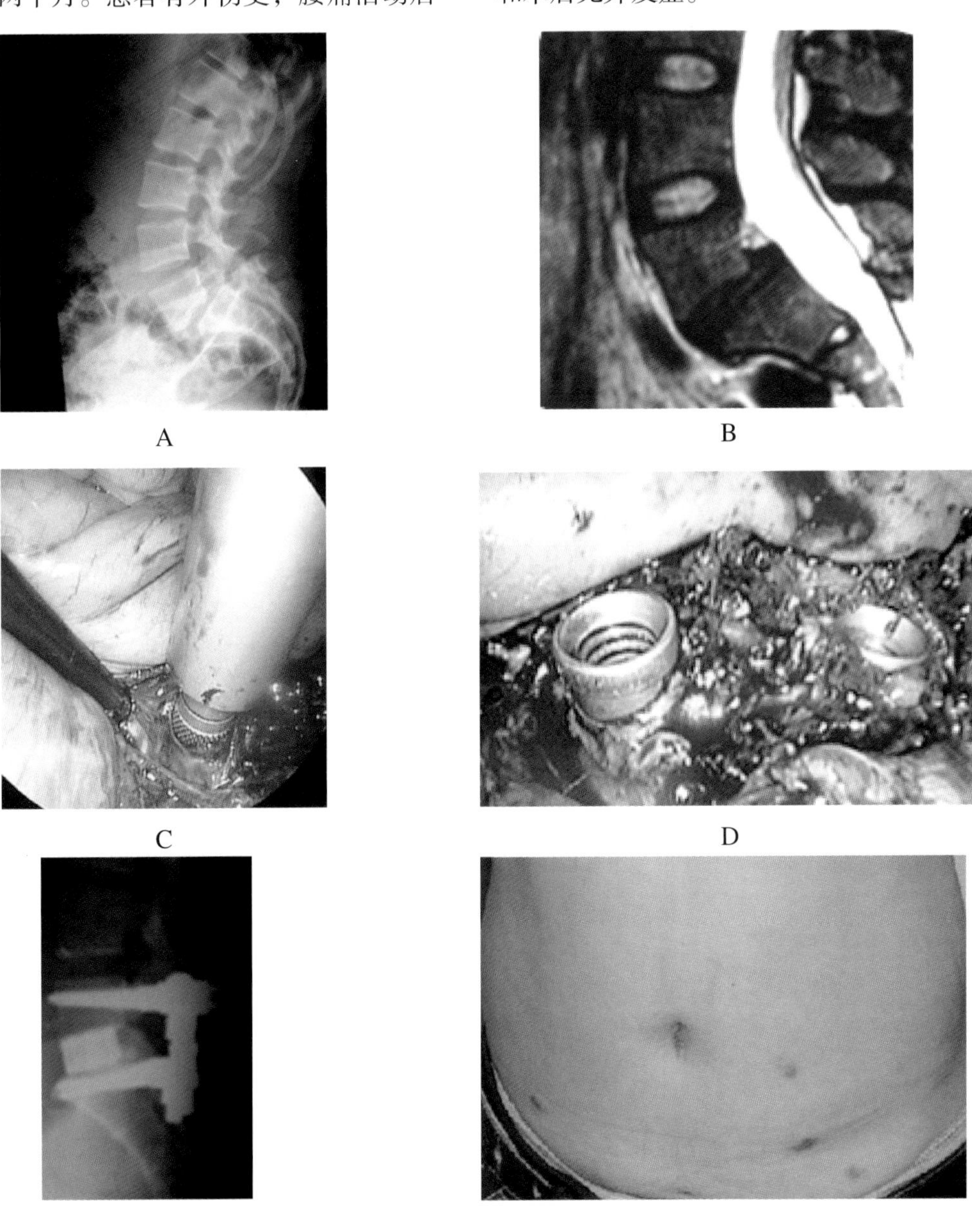

图 4-5-3-2-4 临床举例 例 1 L_5~S_1 滑移经腹腹腔镜下椎间融合后路椎弓螺钉内固定术（A~F）

A. L_5 峡部裂，椎体向前Ⅱ度滑移；B. MR 显示 L_5 滑移，L_5~S_1 间隙变窄，椎间盘突出；C. 撑开 L_5~S_1 椎间隙；D. 安装二枚 BAK；E. 术后 Cage 内固定位置良好；F. 术后腹部创口

［例 2］ 图 4-5-3-2-5 女性，45 岁，腰腿痛三年，加重伴间歇性跛行三个月。患者无明显外伤史，腰痛活动后加重，不能久坐，休息缓解。近三个月加重，出现间歇性跛行。体格检查：腰椎前凸增大，L_4~L_5 双侧椎旁深压痛，双下肢直腿抬高实验（+）影像学资料显示 L_4 双侧峡部裂并 L_4 椎体Ⅱ度滑脱，椎间隙狭窄，动力位片屈曲位时滑脱加重。诊断为 L_4 滑脱症。手术方式：后路 L_4 双侧峡部瘢痕清除、L_5 神经根松解、USS 复位，一期前路腹腔镜下腹膜后 L_4~L_5 椎间 BAK 植骨融合。术后出现全身皮下气肿，三天后消失，无其他并发症。

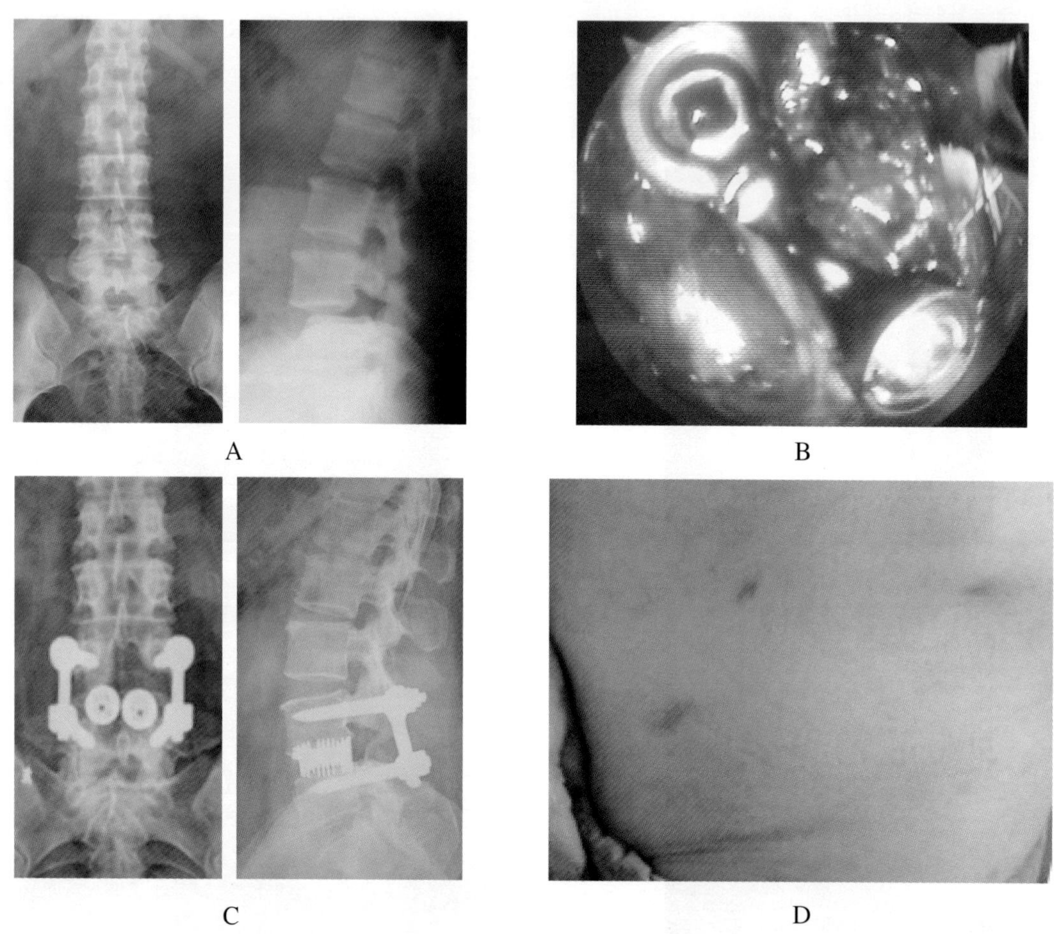

图 4-5-3-2-5 临床举例 例 2 $L_{4\sim5}$ 椎体滑移经腹膜后腔镜下椎间融合后路内固定术（A~D）

A. $L_{4\sim5}$ 峡部裂，椎体滑移；B. 镜下螺钉位置；C. 术后 Cage 与内固定位置良好；D. 术后腹部创口

（吕国华 王 冰）

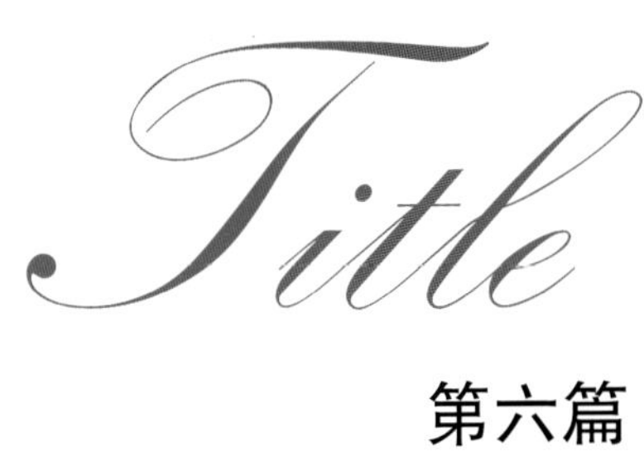

第六篇

退变性腰椎滑脱症

第一章　退变性腰椎滑脱症基本情况　1892

第二章　退变性腰椎滑脱症治疗　1902

第一章　退变性腰椎滑脱症基本情况

第一节　退变性腰椎滑脱症概述

一、退变性腰椎滑脱症定义

腰椎峡部崩裂和脊椎滑脱是因退行性变、外伤或先天性因素等而使椎体后方椎弓根或关节突（一侧或双侧）骨质连续性中断，称之腰椎峡部崩裂。椎骨出现变位致使连续性延长，以致上位椎节及椎弓根、横突和上关节突、共同在下位椎节上方向前位移者，称之腰椎峡部崩裂合并脊椎滑脱，或单纯性脊椎滑脱。

二、退变性腰椎滑脱症概况

脊椎滑脱 (Spondylolisthesis) 是由于先天性因素、退行性变或外伤等使得上位椎体及椎弓根、横突和上关节突一起在下位椎节上方向前（或向后）移位者。腰椎最为常见，由此引起一系列临床症状者，称之为腰椎滑脱症。脊椎滑脱最早由比利时妇产科医生 Herbiniaux 描述，Kilian 于 1854 年对其命名。Robert 于 1855 年后证实本病的病因为椎弓崩裂，因而后来又称之为“椎弓崩裂”。1930 年，Junghams 提出无椎弓崩裂的假性滑脱，1955 年 Newman 确认该类假性滑脱实由腰椎退变所致。在此基础上，Newman 于 1963 年将本病分为六类，即：先天性小关节发育不良性、椎弓崩裂性、急性创伤性、退变性、病理性及医源性。

腰椎滑脱的发病率因种族、地区及职业而异。在我国，其发病率约 4.7%~5% 左右，美国为 5.8%，欧洲人发病率与之相似，但爱斯基摩人却高达 50%~60%。运动员的发病率较高，傅士儒统计我国 555 名运动员中腰椎椎弓崩裂的发生率为 20.7%。腰椎滑脱多为单发，多发者极少。发生部位以 L_5 最多（占 75%~80%），L_4 次之（占 17%~20%），极少数发生于 L_3（占 3%~5%）。需要明确的是腰椎滑脱不等于腰椎峡部崩裂，后者系指由于各种因素所导致的椎体后方椎弓根或关节突骨质连续性的中断，其为引起腰椎滑脱的重要病因之一。

三、退变性腰椎滑脱症解剖学特征

从解剖上来看，腰椎峡部系指上、下关节突之间的狭窄部分，此处骨质结构相对薄弱。正常腰椎有生理前凸，骶椎呈生理后凸，腰、骶椎交界处成为转折点。上方腰椎向前倾斜，下方的骶骨则向后倾斜。因此，腰骶椎的负重力自然形成向前的分力，使 L_5 有向前滑移的倾向，但正常受到 L_5 下关节突和周围关节囊、韧带的限制，峡部正处于两种力量的交点。因此，峡部容易发生崩裂，也是 L_5 峡部崩裂最多的理由。脊椎崩裂分为先天性、退变性及外伤性三类，其中最为多见的是因退行性变所致者，约占全部脊椎崩裂的 60% 以上。

四、退变性腰椎滑脱症致病因素

腰椎峡部崩裂的真正原因仍不能肯定。多年来人们做了大量研究，发现慢性劳损和先天性发育缺陷或应力性损伤是两个可能的重要原因，一般认为以前者为主。

（一）退变性因素

当人体发育成熟后，由于各种负荷增加，特别是某些较超过常人的负荷，例如强度较大的翻砂工、搬运工、举重运动员及男芭蕾舞演员等，其所承担的重量最后都集中到下腰部，并再由此向双下肢传导。在此状态下，由于腰椎本身的生理前凸，L_4 和 L_5 椎体向前下方倾斜。因此这两个椎节，尤其是第五腰椎的承载力最大。在此节段，由上方传递的压应力分为两个分力，如前所述，一个作用于椎间关节构成挤压分力，另一个则为作用于关节峡部的脱位分力，此时通过上一椎体下关节突（尖端）将压应力集中至下一椎体的峡部而形成剪力。尤其过屈过伸时，因受力点过于集中而引发损害（图 4-6-1-1-1），如此易使体积较小的椎弓峡部反复遭受此种剪力而磨损，加之该处组织结构较薄弱，因而易引起断裂。本病易发生在劳动强度较大的中年以后人群。

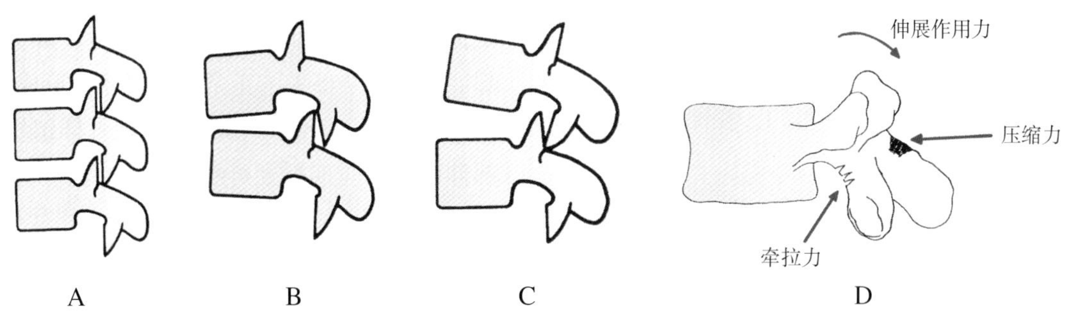

图 4-6-1-1-1　椎节退变时腰椎峡部的剪力作用示意图（A~D）

A~C. 为椎间盘退变早期阶段，后方小关节振幅逐渐增大；D. 脊柱前屈时，抵抗力作用于棘突上，使关节突峡部下方承受压缩力，上方承受牵拉力；脊柱后伸时，抵抗力作用于下关节突，峡部下方则承受牵张力，上方承受压缩力

（二）先天遗传性因素

腰椎胎生时有椎体及椎弓骨化中心，每侧椎弓有两个骨化中心，其中一个发育为上关节突和椎弓根；另一个发育为下关节突、椎板和棘突的一半。若两者之间发生不愈合，则形成先天性峡部崩裂（Spondylolysis），又称为峡部不连，局部可形成假关节样改变。当开始行走以后，由于站立、负重等因素而可发生位移，尤其是双侧峡部崩裂者，可使上方的脊椎向前滑动，称为脊椎滑脱（Spondylolisthesis）。此种病因多具遗传倾向。

（三）创伤因素

较少见，多为急性外伤，尤其仰伸性外伤多发，患者可闻及骨折声，局部休克期过后出现剧痛及活动受限；以竞技运动或强劳力搬运工等易发，第 4 或第 5 腰椎多见。

（四）疲劳性或慢性劳损性因素

也有许多专家认为：大部分患者系慢性劳损或应力性损伤在腰椎峡部产生的疲劳性骨折之故。很显然，腰椎是极容易遭受损伤的部位，由于人在站立位置时，下腰椎承受体重的大部分。腰骶关节是躯干前屈后伸活动的枢纽，加上腰骶椎的生理弧度，使 L_5 处于转折点的交界处，所承受的力量最大，特别是某些体力劳动者、舞蹈演员及运动员等，每日必须承受较大的负荷，更增加了下腰部损伤的可能性。L_5 承受的应力最大，其次是 L_4，故临床上发病率以 L_5 及 L_4 多见。

五、退变性腰椎滑脱症诱发因素

（一）肥胖

肥胖人群中发生腰椎滑脱的比例高于普通人群，尤其是中年女性。肥胖本身增加了下腰椎的负载，另外腹部脂肪堆积以及妇女在孕期也导致负载重心前移，与腰椎之间的力臂增大，使下腰椎有前倾倾向，容易发生腰椎滑脱。

（二）腰骶角增大

欧洲人种臀部后翘，腰骶角增高，增加了腰骶前滑的趋势，易致上位椎体的滑脱。

（三）腰椎骶化

在 L_5 椎体骶骨化的患者中，发生腰椎（L_4）滑脱者较多见，可能的原因是 L_5 骶骨化后，$L_{4、5}$ 椎间隙载荷增大所致。

（四）髂横韧带增厚

髂横韧带又称髂腰韧带，其纤维起自 L_5 横突的后外侧，另有一部分纤维起自 L_5 横突的下方，止于髂骨翼。该韧带的作用为对第 5 腰椎起辅助固定作用，如该韧带过于强大（L_5 横突过长时，见于 L_5 骶骨化者），则 L_5~S_1 相对固定，从而可导致 L_4 椎体更易滑脱。

（五）L_5 椎体位置异常

L_5 椎体相对于髂骨的位置异常亦是引起腰椎滑脱的一个好发因素。L_5 低位（髂嵴连线经过 L_4 椎体的上半部分）或 L_5 椎体高位（髂嵴连线位于 L_5 椎体中部以下）的人群，发生腰椎滑脱的几率增大。

六、退变性腰椎滑脱症病理学特征

其病理改变主要表现为椎弓断裂和其后继发的椎节滑脱。

（一）椎弓崩裂

椎弓崩裂以后，上关节突、横突、椎弓根、椎体作为上部，而下关节突、椎板、棘突作为下部，两者在峡部失去正常骨性联系，形成假关节，其间隙充填以纤维结缔组织和软骨样组织。腰骶部伸屈活动时崩裂处可出现异常活动。

（二）脊椎滑脱

大多在前者基础上发展而来，亦可单独发生。滑脱产生以后，躯干的重心发生改变，使腰部前凸增加，腰骶部过度后凸，更使向前滑移的力量加大。腰骶部滑脱是在病理改变基础上出现的一种征象，其病理解剖学因素可视为人体正常的骨钩滑脱之故，如图 4-6-1-1-2、3 所示。

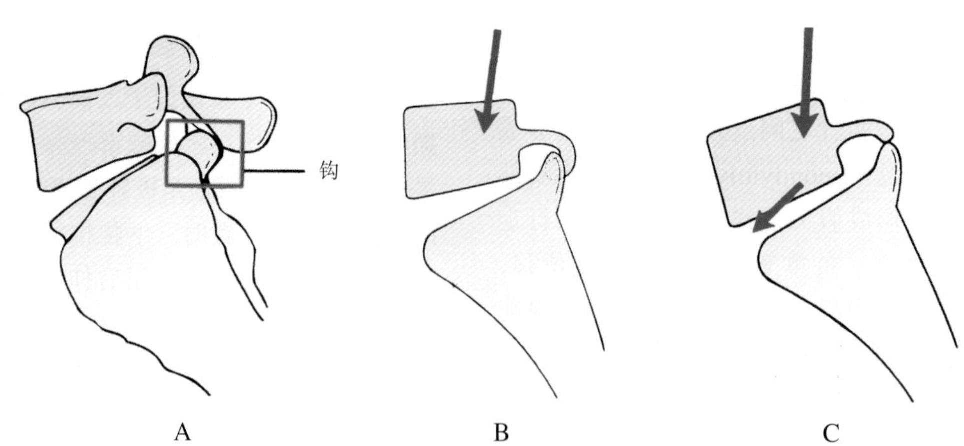

图 4-6-1-1-2　骨钩结构示意图（A~C）

A. 钩和锁扣；B. 正常骨钩；C. 发育不良骨钩；三者间承载状态不同

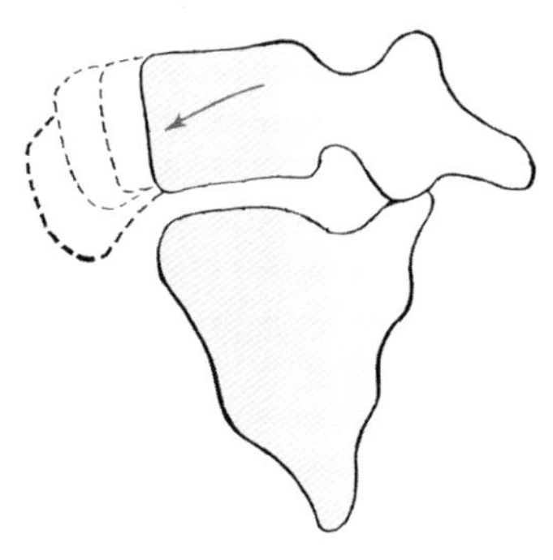

图 4-6-1-1-3　滑脱轨迹示意图

七、退变性腰椎滑脱症分型

对腰椎滑脱症的认识是自一个半世纪以前逐渐演变而来的，其分类亦经过很多更改。早期将腰椎滑脱与峡部崩裂等同视之，后随着研究的深入，发现引起腰椎滑脱的因素并非单一，目前将其分为六类。

（一）先天性发育不良型

由于腰椎峡部先天性发育过细或小关节高度过小，小关节面趋于水平及排列近矢状位，使腰椎后部的“骨钩”结构力量薄弱或消失。患者年轻时即可发病，影像学上椎弓根峡部并无完全断裂，有些病人可同时伴有隐裂等畸形（图 4-6-1-1-5）。上位椎体在下位椎体上滑移程度一般较小，但可随年龄的增长而变得明显，患者腰骶角多有增大。Wiltse 将该型腰椎滑脱分为三类：

A 型　小关节突呈水平方向（即发育低平）；

B 型　小关节排列呈矢状位；

C 型　伴有其它的腰骶段畸形。

（二）峡部崩裂型

峡部断裂可为单侧或双侧，其表现形式有两种，一为峡部分离型，指峡部由于疲劳骨折而分离或吸收，多见于 50 岁以下者；X 线片上可显示峡部假关节形成，断裂部位可有硬化骨。上位椎体在下位椎体上的滑移程度不等，可以无移位，亦可表现为Ⅲ° 以上的重度移位（图 4-6-1-1-6）。另一形式为峡部细长，由于椎弓峡部重复发生微骨折，并不断愈合，在承载状态下骨折和修复交替，使得峡部逐渐延长并较薄弱，当载荷超过其承受能力时则转变为分离型。

（三）创伤性滑脱

系外伤引起，“骨钩”复合体骨折后，使得上一椎节在下一椎节上滑移，但此型更多的是指由于椎弓根、小关节的骨折而导致的滑脱，如骨折部位恰好位于上下关节突之间的峡部，则表现为典型的峡部崩裂。X 线平片上显示断裂部位多无硬化骨出现，系新鲜骨折（图 4-6-1-1-7）。

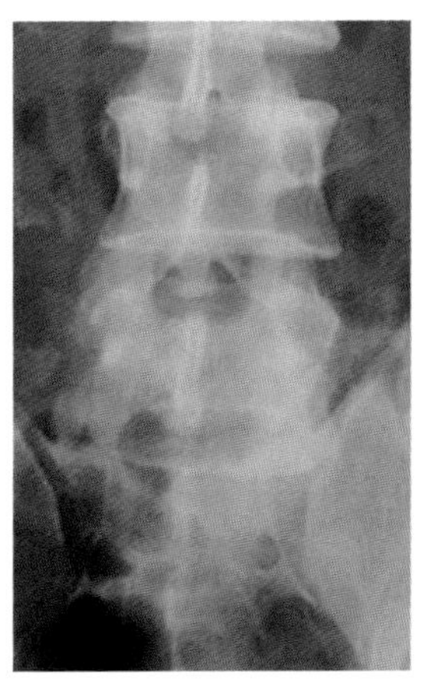

A

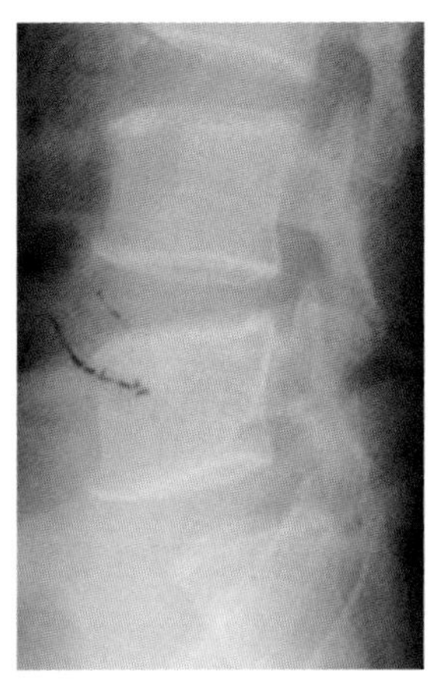

B

图 4-6-1-1-5　临床举例　L_5 先天性峡部发育不良伴隐裂

A. 正位片，箭头为骶骨隐裂；

B. 中立侧位 X 线片，L_5 峡部细长，向前滑移

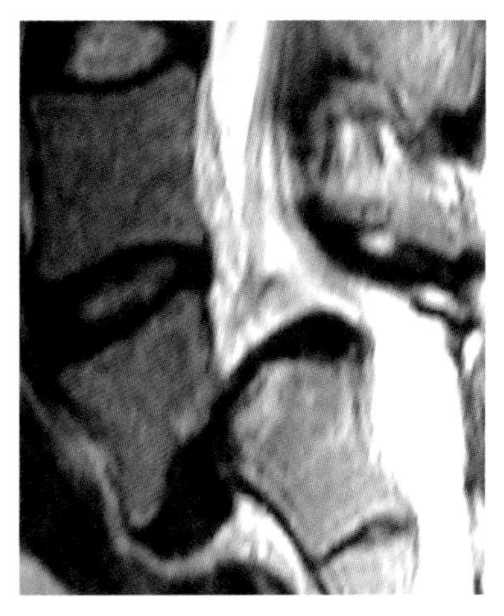

图 4-6-1-1-6　临床举例　L_5 椎体Ⅲ° 滑脱合并峡部断裂

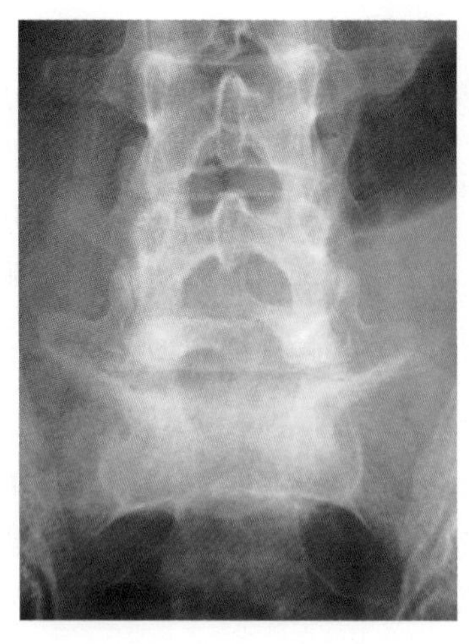
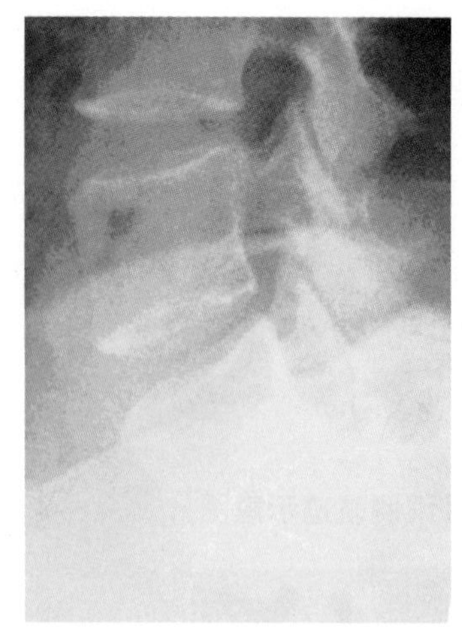

A　　B

图 4-6-1-1-7　临床举例　创伤性 L_5 椎体滑脱（A、B）

A. 正位 X 线片可见合并多发横突骨折；B. 中立侧位 X 线片，L_5 椎体明显前移

（四）退变性滑脱

由退变因素引起，多在中年以后发病，以长期从事站立性体位工作或强度较大工作者以及女性肥胖者多见。L_4 多发，患者椎弓峡部完整，但往往有小关节排列异常，伴明显的椎间盘退变，椎间隙狭窄，小关节处可有骨质增生。上位椎节在下位椎节上方向前滑移，一般滑脱程度较轻，通常小于 30%（图 4-6-1-1-8）。

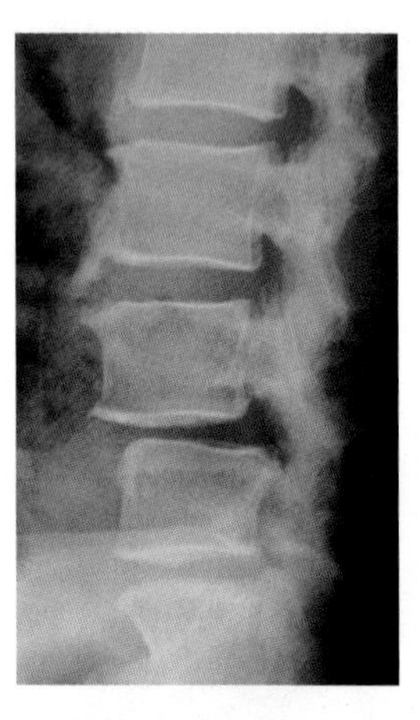
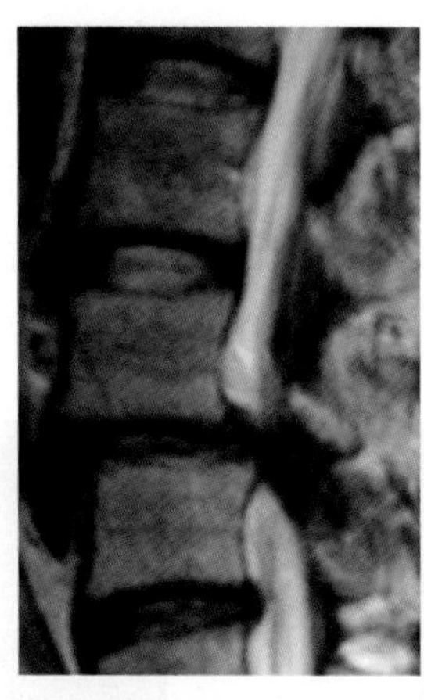
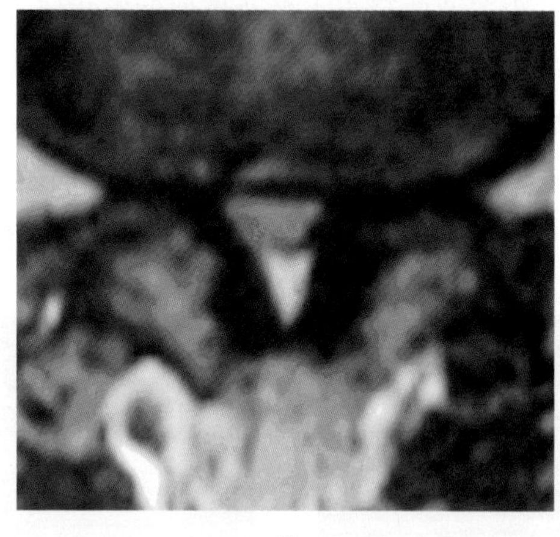

A　　B　　C

图 4-6-1-1-8　临床举例　L_4 椎体退变性滑脱

A. 腰椎侧位 X 线片提示 L_4 椎体向前滑移；B、C. MR 矢状位及横断位示椎体滑脱伴 $L_{4\sim5}$ 椎间盘突出，椎管狭窄

（五）病理性滑脱

骨钩部位的炎症、肿瘤等病变均可导致腰椎滑脱。除了滑脱征象外，尚有其它病变的病理改变。

（六）医源性滑脱

主要由于腰椎手术后所产生的不稳，久而久之产生滑脱。患者多有外科手术史，影像学上显示腰椎后部结构缺失（图 4-6-1-1-9）。

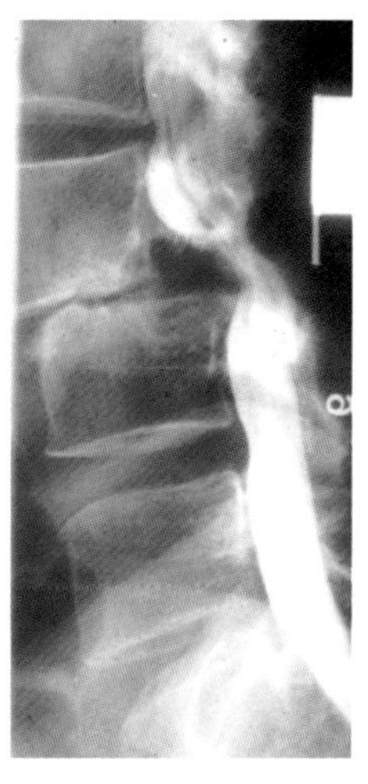

图 4-6-1-1-9　临床举例　L_3 椎体医源性滑脱

第二节　退变性腰椎滑脱症临床表现、影像学改变及诊断

一、退变性腰椎滑脱症临床表现

（一）一般症状

主要是下腰部酸痛，较轻，在劳累以后加剧，也可因轻度外伤开始。初为间歇性，以后则可成持续性，严重者影响正常生活，休息亦不能缓解。

（二）疼痛

腰椎滑脱早期不一定有临床症状，部分患者可表现为下腰部酸痛不适，部位较深在，可位于腰骶正中，也可偏向一侧。程度大多较轻，多在劳累后加剧，也可因轻度外伤开始。适当休息或服止痛药以后多有好转，故病史多较长。到了疾病的中期以后，腰痛即从最初的间歇性转为持续性，严重者影响正常生活，休息亦不能缓解。腰背部疼痛可同时向骶尾部、臀部或大腿后侧放射。若合并腰椎间盘突出或侧隐窝狭窄，则可表现为坐骨神经痛症状。

腰痛的原因主要是由于崩裂峡部局部的异常活动或纤维组织增生刺激周围神经末梢所致。亦可因局部异常活动刺激脊神经后支的分支，通过前支出现反射痛(窦 - 椎反射)。若脊椎滑脱严重，可能压迫神经根或马尾神经导致下肢放射痛，但较少见。另外，腰椎滑脱后产生的椎间盘退变，也可产生下腰痛症状。

（三）腰椎不稳及下坠感

患者多有腰部酸胀及下坠感。多主诉腰部无力，难以支撑躯体，尤其是较久站立或行走之后。患者常扶腰而行，久站后即想坐下或平躺休息。此主要由于人体载荷传递至下腰部后，在椎弓部位传递失去联系性之故。另外，退变性因素导致的腰椎椎间关节松动亦是产生不稳的原因。

（四）体征

体征不多，单纯峡部崩裂而无滑脱者可无任何异常发现。体检时仅在棘突、棘间或棘突旁略有压痛。伴有脊椎滑脱者，可出现腰向前凸、臀向后凸、腹部下垂及腰部变短（图 4-6-1-2-1）的特殊外观，此时病椎的棘突后突，而其上方的棘突移向前方，两者不在一个平面上。局部可有凹陷感，骶骨后突增加，腰部活动有不同程度受限。

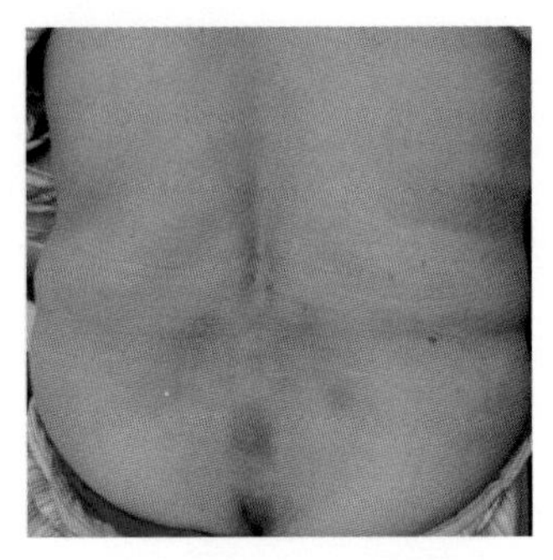

图 4-6-1-2-1　临床举例　腰椎滑脱患者短腰畸形外观

（五）根性症状

大多数病例均有根性痛，主要由于局部椎节松动所致的根性刺激之故，或通过窦椎神经反射出现的假性根性症状。其特点是平卧后即消失或明显减轻（图 4-6-1-2-2）。

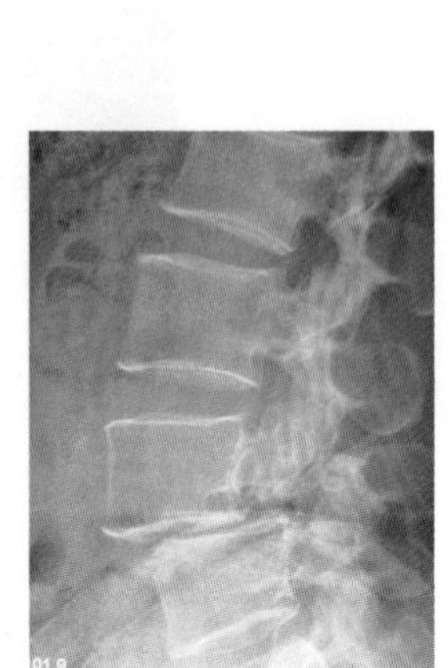

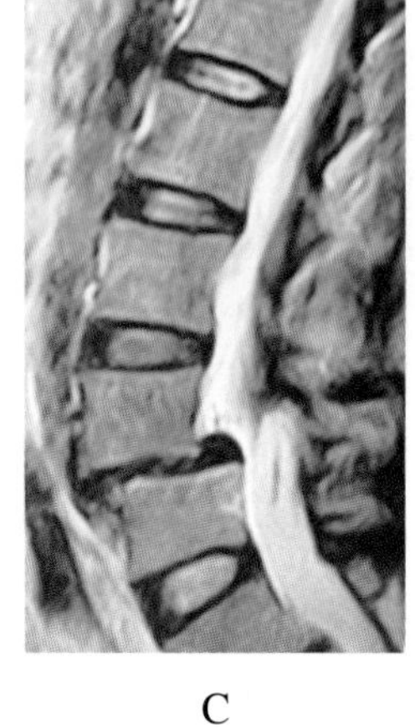

A　B　C

图 4-6-1-2-2　临床举例　神经根受压原理（A~C）

A. 示意图，箭头所指为增生之疤痕组织；B. 中立侧位 X 线片示 L_4 滑脱、$L_{4\sim5}$ 椎间隙狭窄；C. MR 矢状位示硬膜囊及神经根受压

二、退变性腰椎滑脱症影像学改变

（一）X 线片表现

【正位片】

按常规拍摄腰骶段正位片，滑脱明显者可见滑脱椎体重叠线，又称 Brailsford 弓形线（图 4-6-1-2-3），并有助于鉴别诊断。

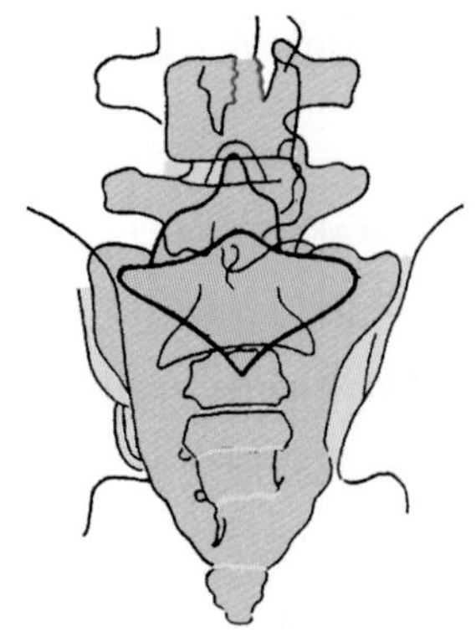

图 4-6-1-2-3　Brailsford 弓形线示意图（脊椎滑脱正位 X 线像）

【侧位片】

1. 单纯崩裂者　于病节椎弓根后下方处显示一条由后上方斜向前下方的透明裂隙，或是峡部变得细长，先天性者则出现假关节样外观。

2. 伴滑脱者　除上述条状透明裂隙较宽（其宽度与滑脱的程度成正比）外，尚可发现其他异常，主要是椎节的位移及松动等，并可加以对比。根据滑脱的程度不同，分为四度（图 4-6-1-2-4）。

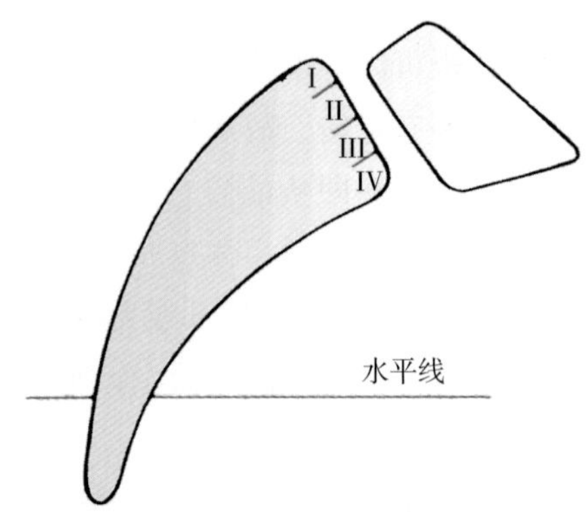

图 4-6-1-2-4　腰椎滑脱分度示意图

【分度】

Ⅰ° 指椎体向前滑动不超过椎体中部矢状径 1/4 者；

Ⅱ° 超过 1/4，但不超过 2/4 者；

Ⅲ° 超过 2/4，不超过 3/4 者；

Ⅳ° 超过椎体矢状径 3/4 以上者。

此外，Newman 提出脊柱滑脱分级来判定滑脱之程度，如图 4-6-1-2-5 所示，将第一骶椎上缘划分十个等分，之后按同等尺寸再在骶骨前方划出同样分划。其评判分级是依据上方腰椎椎体前缘所处的位置，例如Ⅰ=3+0，Ⅱ=8+6，Ⅲ=10+10。此种分级法定量较为精确。

此外尚应注意：

1. Ullmann 线 即自 S_1 前缘向骶椎平面作一垂线，正常情况下，L_5 椎体的前缘应在此线之后约 1~8mm，如与此线相接触或在此线前方，则表明有脊椎滑脱存在（图 4-6-1-2-6）；

2. 椎体－棘突间距 可测量滑脱椎体前缘至棘突表面之间距离，并与邻近节段对比来判定，如患椎该距离明显增宽，则多为椎弓崩裂型或创伤性的真性滑脱，而如果该值与邻近椎节相似，则多为退变性滑脱。

【斜位片】

对本病的判定临床意义最大（图 4-6-1-2-7）。球管倾斜 40°~45° 拍片，可获得一幅清晰的椎弓峡部图像，并巧合形成一似哈巴狗样影像（图 4-6-1-2-8）。现将该狗样影像各部所代表脊椎骨性解剖标志列举如下。

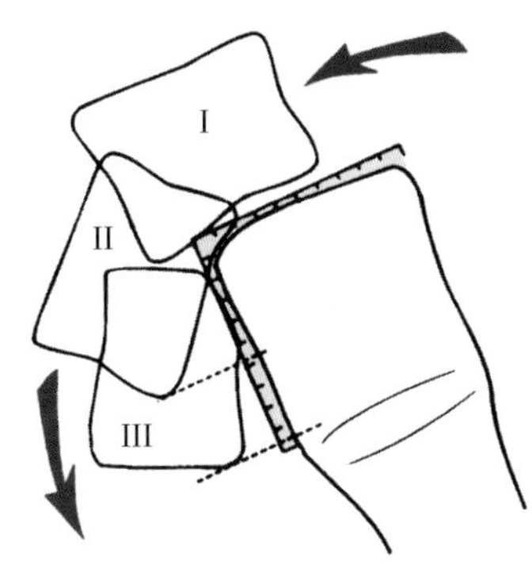

图 4-6-1-2-5 Newman 滑脱分度法示意图

滑脱程度用 2 个 10 位数读数相加来表示（一个沿骶骨终板划分，另一个沿骶骨前缘划分，均为 10 份）；Ⅰ=3+0, Ⅱ=8+6 和Ⅲ=10+10

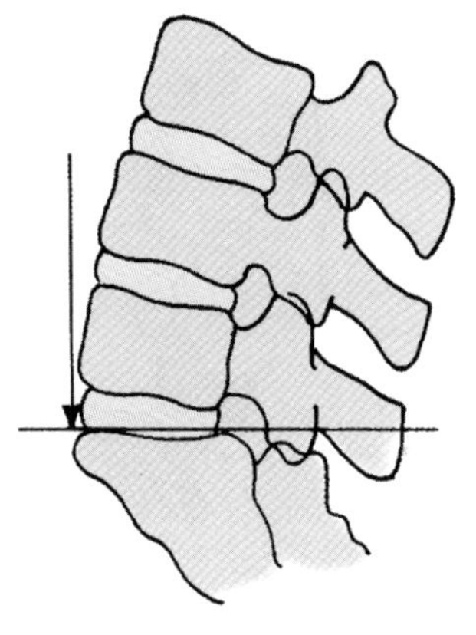

图 4-6-1-2-6 Ullmann 线示意图

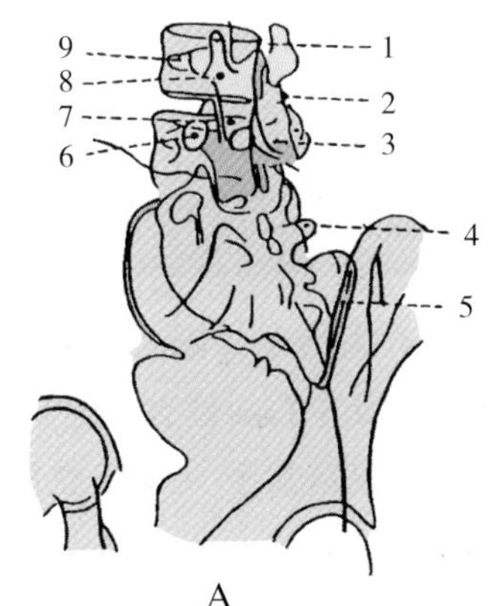

A

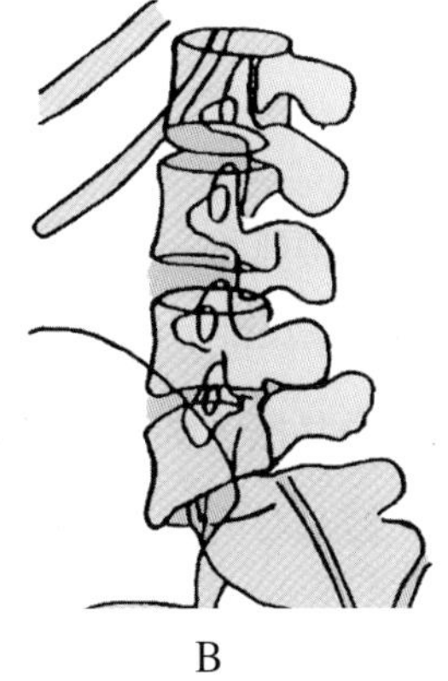

B

图 4-6-1-2-7 腰椎斜位片投影示意图（A、B）

1. 上关节突；2. 棘突；3. 对侧下关节突；4. 对侧横突；5. 对侧骶髂关节；6. 椎弓根 7. 下关节突；8. 峡部；9. 横突

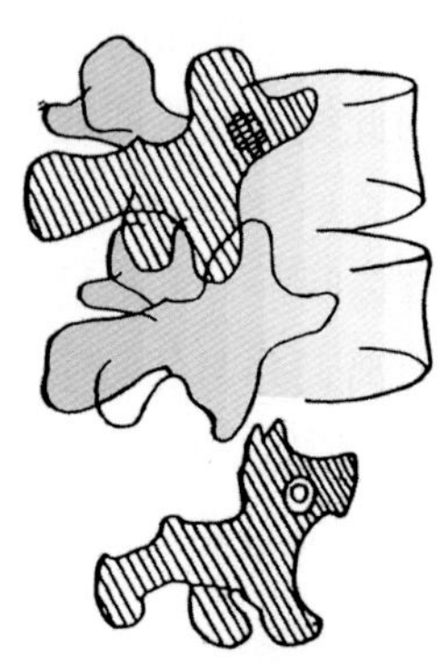

图 4-6-1-2-8　**正常腰椎斜位片示意图**

狗嘴——代表同侧横突。

狗耳——上关节突。

眼睛——椎弓根纵断面。

狗颈——椎弓峡部或关节突间部。

身体——同侧椎板。

狗腿——前腿为同侧、后腿为对侧下关节突。

狗尾——对侧横突。

于椎弓崩裂时，峡部可出现一带状裂隙，酷似在狗颈上戴了一根项链（圈），此“项链”愈宽，表示间距愈大，椎体滑脱的距离也愈多。甚至出现犹如狗头被“砍断”样外观（图 4-6-1-2-9）。先天性者，裂隙两端骨质密度增加，表面光滑，多出现典型的假关节征。外伤性者于早期则显示清晰的骨折线，但于后期亦有部分病例形成假关节样外观。

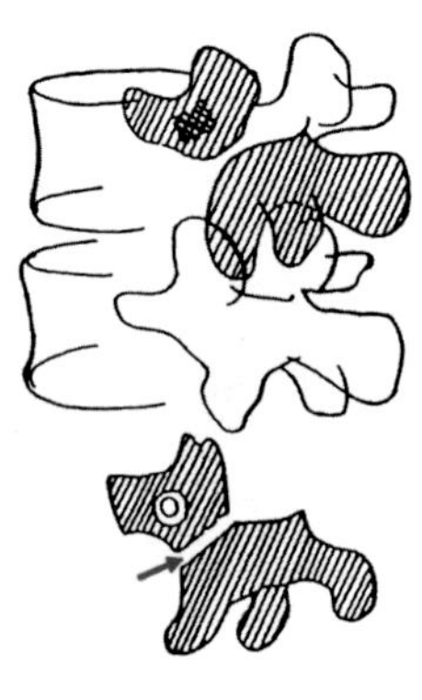

A

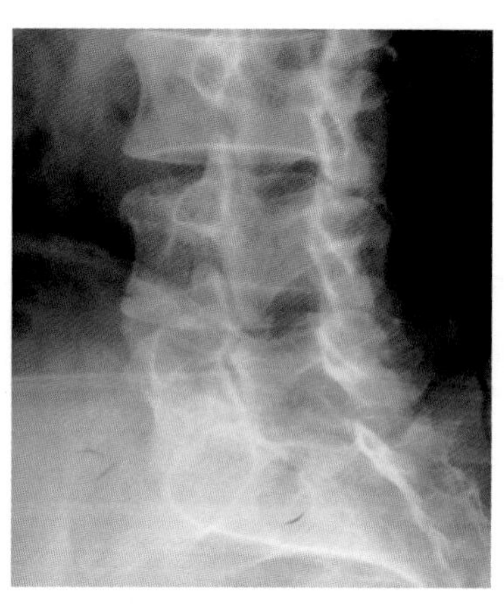

B

图 4-6-1-2-9　腰椎椎弓崩裂示意图及 X 线片（A、B）

A. 示意图；B. X 线斜位片

【动力侧位片】

即拍摄侧位腰椎及腰骶椎过伸与过屈状态下平片，观察椎节的稳定性及椎节的松动度。

（二）CT 扫描、磁共振（MR）及脊髓造影

一般并不需要，但对合并有神经症状或鉴别诊断时选用。

三、退变性腰椎滑脱症诊断

本病易于诊断，主要根据临床症状，体征，正、侧及左右斜位 X 线片等即可确诊，个别病例可参考核磁共振、CT 扫描及脊髓造影等检查（图 4-6-1-2-10）。

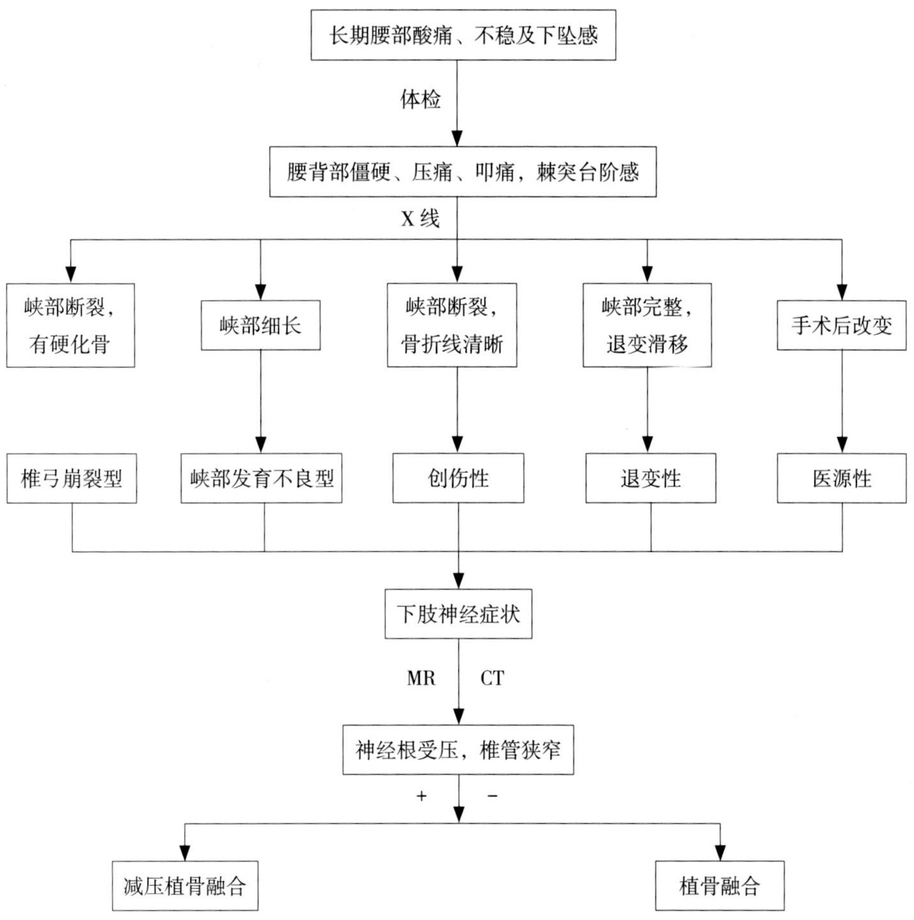

图 4-6-1-2-10　腰椎滑脱症的诊断线路图及治疗原则

第二章　退变性腰椎滑脱症治疗

第一节　退变性腰椎滑脱症之非手术治疗及手术疗法基本认识

一、退变性腰椎滑脱症治疗概述

除了少数无症状型的腰椎滑脱之外，大部分的腰椎滑脱患者都需要治疗。尽管目前出现了很多的手术治疗新方法，但腰椎滑脱的非手术治疗仍占主导地位。它既可以作为一种单独、有效的治疗手段，也可以作为手术治疗的术前准备和术后补充治疗方法。

二、退变性腰椎滑脱症非手术疗法

（一）非手术疗法的治疗原则

腰椎滑脱的非手术疗法是有效的，但其应遵循一定的治疗原则：

【非手术疗法方案应个体化】

应依据不同的患者，不同的病理、不同的病程选择相应的方法，以腰背部疼痛为主要症状者，可行卧床休息及支具治疗。而如已合并神经压迫症状，则还应予以保护及改善神经功能的药物。

【非手术疗法应采取综合措施】

此包括患者可同时采取支具、理疗及药物治疗中的一种或数种，以增强其总体疗效。

【非手术疗法应正规、足够疗程】

非手术疗法应足够疗程（至少数月），如其确实无效，才转为手术疗法。

（二）非手术治疗的适应证

非手术治疗适用于单纯崩裂、无明显滑脱、临床症状较轻微者。大多数的椎弓崩裂、脊椎滑脱患者，尤其因为慢性劳损所致者，可以长期停留在轻度滑脱的程度，只有少数腰痛症状持续、反复发作或保守治疗无效者才适应外科手术治疗。另外，非手术治疗亦可适应于选择手术治疗但又无条件立即行手术者，以及手术治疗后局部仍残留症状需康复治疗者，年老患者无条件施行手术治疗者，只能选择非手术疗法。

（三）非手术疗法

主要措施如下。

【腰背肌锻炼】

对增加腰椎的稳定性最为重要，可鼓励患者在症状非发作期选择腰背肌训练。

【腰部支架或腰围】

除保护作用外，可不同程度减小腰部负荷而达到减轻症状之目的。

【避免腰部外伤、重负荷及剧烈运动】

有助于防止病变发展，尤其已经出现椎节滑脱者。

【对症处理】

可采取腰部理疗、按摩，必要时给予解痉止痛类药物等，但一般不主张进行推拿。

三、退变性腰椎骨脱症手术疗法基本认识

（一）基本原则

目前大多数学者认为手术的基本原则是植骨融合加相应的内固定。随着各种脊椎内固定器的发展，使复位以后的稳定性增加，提高了植骨融合成功率，缩短了术后康复时间。因此，各种强而有力的新型内固定器的应用是近年来本症治疗的一大进展。但对年迈体弱、骨质严重疏松者不宜施术（图 4-6-2-1-1）。

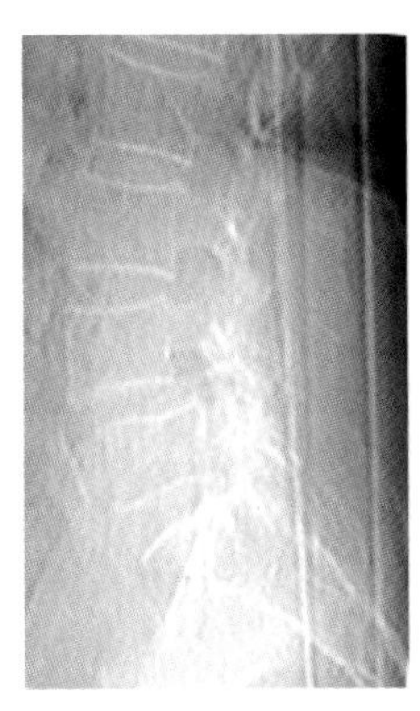

图 4-6-2-1-1　临床举例　女性，$L_{4\sim5}$ Ⅱ° 滑脱，因重度骨质疏松不宜施术，应先采取非手术疗法

（二）稳定

在适度复位的基础上进行植骨融合并辅以相应的内固定以保持病变椎节的稳定。随着各种脊椎内固定器的发展，可使复位以后的脊柱稳定性得到增强并维持，从而提高植骨融合成功率，缩短术后康复时间。因此，各种新型内固定器材的应用是近年来本症治疗的一大进展。

（三）脊椎滑脱者需否复位

至今仍有争议，原则上争取复位，如不能完全复位，部分复位亦可。因为复位以后可以恢复腰骶部的生物力学性能，恢复脊柱的三柱结构连续性，解除椎管及椎间孔的狭窄，改善外观。但由于病程已久，脊椎骨间的椎间盘组织及周围的韧带结构已适应滑脱状态，因而欲求完全复位实非易事。加之病程已久，原有之解剖结构已改观，且产生新的排列组合关系，对此类病例则不必强求复位，即使勉强复位，术后亦有可能再滑脱，尤其是内固定物欠确实及手术技术不到位者。

（四）减压

一般而言，有神经压迫症状者方需进行手术减压。但我们临床中发现，神经症状包括两种：一种是局部不稳而引起的刺激症状，另一种为真正的神经压迫所引起。对于前者，随着椎节的复位及稳定，症状则可以缓解，因而无需减压。

（五）手术疗效评定标准

一般分为以下四个级别。

【优】

植骨融合良好，内固定或植入物确实；患者无腰腿痛和神经损害体征，腰部活动功能接近正常，患者可恢复原来工作。

【良】

植骨融合良好，植入物满意，患者一般状态佳，唯自觉腰或下肢轻微酸痛，但无神经损害体征，腰部活动功能轻度受限，能从事一般劳动。

【中】

植骨融合尚好，内固定尚可，平日有轻度腰痛或腿痛，有轻度神经损害体征，腰部活动略有受限，能坚持一般轻工作。

【差】

植骨未融合，内固定欠满意，腰腿痛或神经损害体征未减轻，腰部活动明显受限，不能从事一般性工作。

第二节　退变性腰椎滑脱症后路手术疗法

一、单纯腰椎后路植骨融合术

（一）适应证

主要适应于无移位之椎弓崩裂或无明显症状的轻度腰椎滑脱者。

（二）手术方法

【棘突间 H 型植骨术】

常规显露腰椎棘突及椎板后，辨认拟融合椎节上下的棘突。剔除两棘突之间的棘间韧带、棘上韧带，修剪上位椎节棘突下缘及下位椎节棘突上缘的骨皮质。去除相邻椎板间隙的软组织，并去除椎板外层皮质骨。自髂嵴后方取一大块骨块，剪成 H 型嵌于相邻椎节棘突间（图 4-6-2-2-1），使髂骨松质骨面与椎板面相接触，并嵌紧。为防止骨块滑落，可辅加螺钉或软钢丝结扎固定。

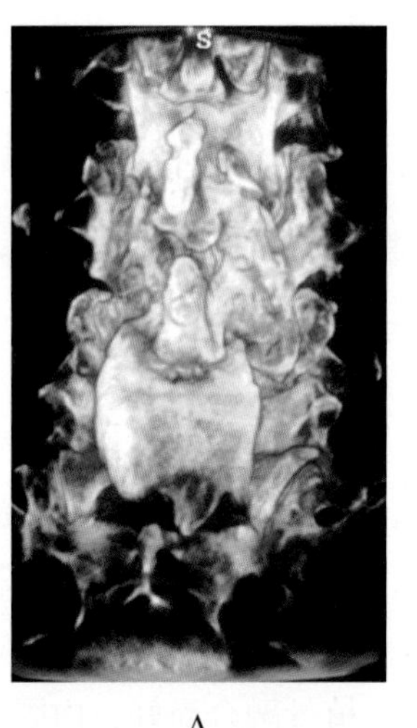

A

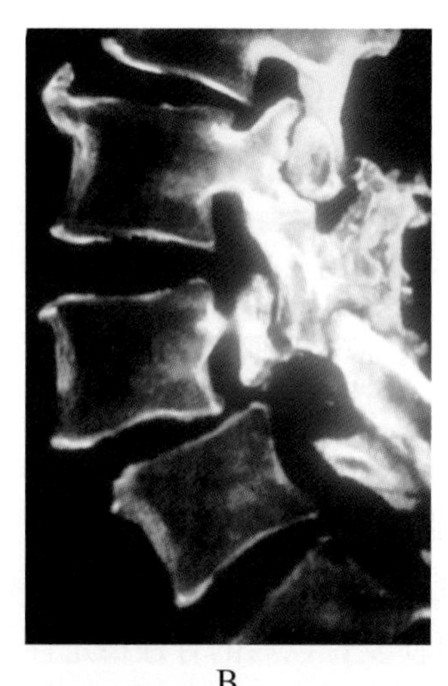

B

图 4-6-2-2-1　临床举例　棘突间“H”形植骨融合术（A、B）

A. 后方观；B. 矢状位观

【横突间植骨融合术】

同样显露腰椎后部结构，沿两侧小关节突外侧的横突根部向外剥离，显露移位椎间隙上下相邻的横突，去除表面皮质骨，从髂嵴处切取骨条置于病变椎节与相邻椎骨横突及小关节处。

【峡部植骨融合术】

自后正中切口显露病变椎节后，可提起椎板，即可发现断裂的峡部。以枪钳或神经剥离子去除断裂峡部内的软组织及硬化骨，将自体髂骨骨块植于其中。

【缺点】

此种单纯的植骨融合术术式虽仍在应用，缺点主要是患者术后卧床时间长，且疗效欠满意，尤其是伴有椎节松动、滑脱及椎管内病变者，因而目前其仅仅作为其他术式的辅助手段。

二、椎弓峡部植骨融合固定术

后路显露断裂的峡部，于其间植入松质骨并进行峡部螺钉固定的方法。此手术的最大优点是仅融合病椎，而不影响相邻的脊椎和椎间盘，手术创伤小，术后脊柱功能良好，且可同时行后路减压。

（一）手术适应证

【急性、外伤性椎弓崩裂】

椎弓峡部断裂间隙不超过 3 ~ 4mm，椎体之间无明显移位者；

【轻度脊椎滑脱】

I 度滑脱的椎弓峡部崩裂者，在伸屈动力位片上可基本复位者。尤其是 40 岁以下者较佳，因年老及骨质疏松者螺钉易松动。

（二）手术操作步骤

【体位及麻醉】

一般用俯卧位，全身麻醉，亦可采用硬膜外麻醉。

【术式】

1. 显露　常规显露滑脱椎节的椎板及关节突，提起病变椎节的椎板，以辨认断裂的峡部；

2. 处理断裂的峡部　以枪式椎板咬骨钳清除断裂峡部之间的纤维疤痕组织，咬除硬化骨组织，并清楚显露椎板的外下部；

3. 植骨　于断裂的峡部之间植入自体髂骨块，适当嵌紧，达到密切接触之目的；

4. 固定　有三种方法，可酌情选用。

（1）螺钉固定法　沿椎板下缘中部向头端倾斜 45°，向外倾斜 30° ~40°，钻入克氏针一枚，透视其位于椎弓峡部后，选择合适规格的加压螺钉，将螺钉拧入峡部，并适当加压（图 4-6-2-2-2）；

（2）椎弓根螺钉张力带法　在滑脱椎体的两侧椎弓根内拧入椎弓根螺钉，再将合适长度的钛棒预弯成 U 形，修剪滑移椎棘突下缘，将钛棒套在棘突根部；钛棒两端连接椎弓根螺钉，适度挤压钛棒，使棘突向上靠拢，从而在椎弓峡部产生加压作用（图 4-6-2-2-3）；

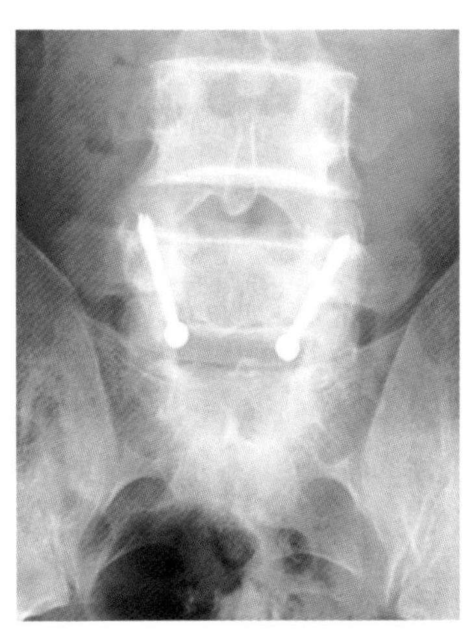

A

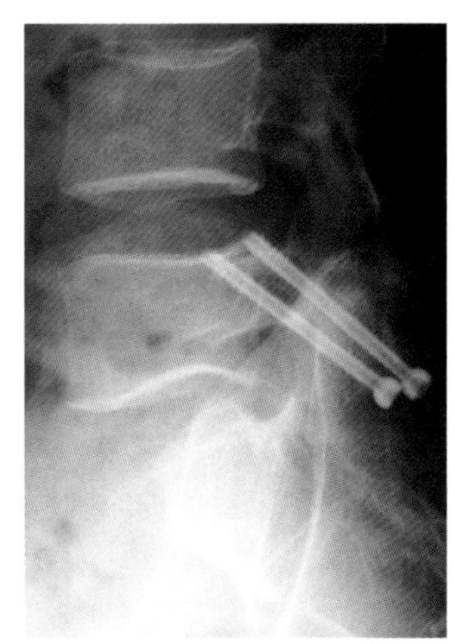

B

图 4-6-2-2-2　临床举例　腰椎峡部植骨 + 螺钉固定术（A、B）

A. 术后正位 X 线片；B. 术后中立侧位 X 线片

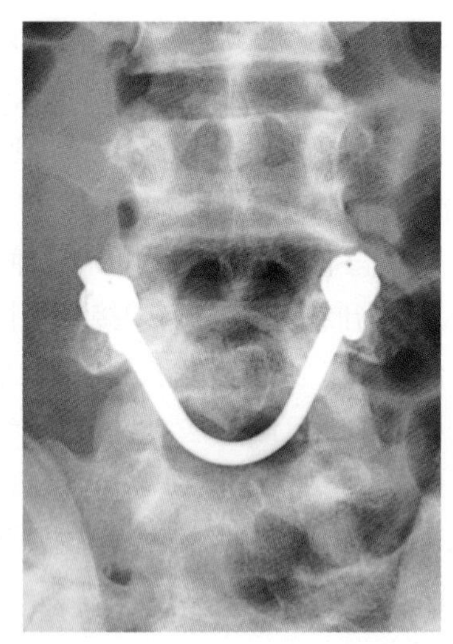
A

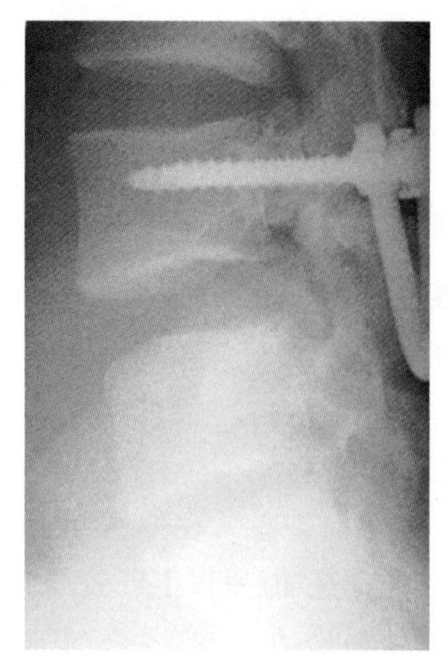
B

图 4-6-2-2-3　临床举例　峡部植骨椎弓根螺钉张力带固定术（A、B）

A. 术后正位 X 线片；B. 术后中立侧位 X 线片

（3）钩－螺钉固定　即在拧入椎弓根峡部螺钉的基础上，椎板下方放置椎板钩，并与加压螺钉相连，起到对峡部的加压作用。

5. 关闭伤口　将其余的碎骨块植入关节突周围，逐层缝合；

6. 术后处理　术后 3~5d 可带腰围逐渐下地活动。

三、腰椎后路减压、复位及椎弓根螺钉固定术

（一）病例选择

主要用于椎节有移位者，包括各种原因所致之椎弓崩裂以及退变性腰椎滑脱。

（二）手术操作步骤

【体位与麻醉】

1. 体位　俯卧位，腰骶部垫高，双髋微屈，腹部悬空，以免腹腔受压，减少出血量；

2. 麻醉　多选择全身麻醉。

【术式】

1. 显露　按常规切开皮肤、皮下，分离双侧骶棘肌，用自动拉钩将其撑开，显露病变椎节的棘突、椎板，两侧应达关节突关节外侧缘。

2. 拧入椎弓根螺钉　先清楚显露拟固定融合的相邻椎节的关节突外侧，于横突中部与小关节突外缘处，利用开口器开口，小心插入椎弓根探子，选择合适长度的椎弓根螺钉拧入椎弓根内。如需要提拉复位者，则应于椎弓根内拧入提拉复位螺钉，另一椎节内植入普通椎弓根螺钉。

3. 减压　视病情而定，强调峡部疤痕增生组织（有时部分软骨化）的切除，充分显露相应水平的神经根，尤其注意神经根出口处减压，并探查椎间孔，以保证减压彻底。无椎管内及椎间孔处神经受压症状者，则勿需此操作。

4. 椎节复位　将 USS 纵向连接杆上端安装固定夹，并套入提拉钉上，连接杆下端嵌入侧开口螺钉的开口处，沿螺钉连接杆上套入螺母并适度锁紧该螺钉。以撑开器分别撑开同侧两枚椎弓根螺钉，将上下椎节撑开，恢复椎节原有高度（或接近原有高度），之后将纵向连接杆上的固定螺钉锁紧以维持椎间隙高度。将内部有螺纹的复位套筒旋入滑椎椎弓根钉（反向滑脱时为下位螺钉），直至复位套筒与椎弓根螺钉螺帽的固定夹相抵，之后同时旋拧两侧的复位套筒，由于提拉复位螺钉下部有螺纹，与复位套筒内部的螺纹相匹配，且此时椎弓根螺钉固定夹未锁定。如此随着复位套筒的向下旋转，便可将滑椎椎弓根螺钉

连同椎体（向前滑脱者）向上提拉，达到复位目的。待双侧复位套筒基本旋紧后，透视腰椎侧位，如复位已理想，可沿复位杆外方套入内六角板手将提拉螺钉固定夹螺母锁紧，之后再取除复位套筒，完成固定（图 4-6-2-2-4）。

5. 植骨融合　可选用后外侧植骨融合术。

四、腰椎后路椎体间融合植骨内固定术（PLIF）

（一）适应证

适用于不同程度的各类腰椎滑脱需要减压者，尤其是合并椎间盘突出及椎管或椎间孔狭窄者。

（二）手术操作步骤

【体位、麻醉及显露】

取俯卧位，最好采用全麻。同前法显露腰椎后部结构。

【术式】

1. 拧入椎弓根螺钉　按前述的手术方法先行椎弓根螺钉固定，需复位者，应在滑脱椎体椎弓根内置入提拉螺钉；

2. 减压　行全椎板切除减压，上关节突内侧1/3~1/2 应予以去除。并注意尽量去除椎间隙内的髓核及纤维环；显露相应水平的神经根，并连同硬膜囊向内牵开，切除椎节局部之软骨板及纤维环组织等；

3. 撑开椎间隙　依次用撑开栓插入椎间隙内，直至椎间隙撑开满意。对侧同法操作；

4. 准备椎间融合植骨床　保留一侧撑开栓，维持足够的椎间高度，另一侧采用相应型号之铰刀及刮刀，清除髓核及终板软骨，保留软骨下骨质以维持足够的支撑面，清除要彻底，以便有良好的植骨床；

5. 植入椎间融合器　根据已恢复之椎间高度、终板角度以及椎体矢状径线，选择大小合适的椎间融合器，其内充填以局部减压所采集的松质骨骨粒。在确保神经无刺激和损伤情况下，锤击使其进入椎间隙内，其末端陷入椎体后缘下2~3mm 为宜。对侧同法操作；

6. 复位及内固定　在使用撑开栓过程中，随着撑开高度的增大，依靠其自身的牵张－撑开效应，椎节已获得适度之复位。对于轻度的腰椎滑脱，至此已完成基本操作。之后，放置椎弓根螺钉纵向连接棒，适当加压，锁住椎间融合器，防止后移，同时恢复腰椎生理曲度，而后拧紧各螺钉即可（图 4-6-2-2-5）。

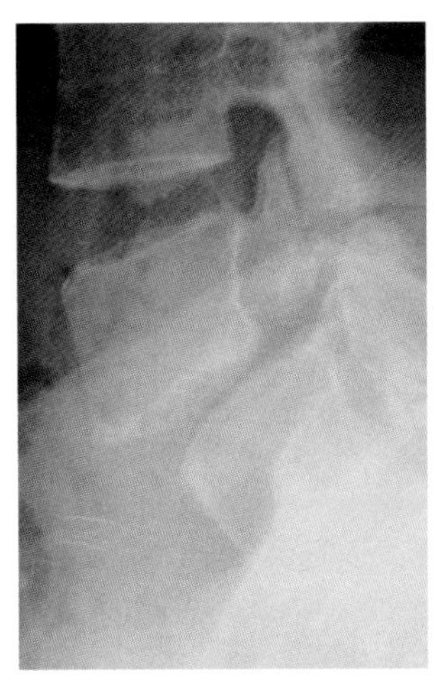

A

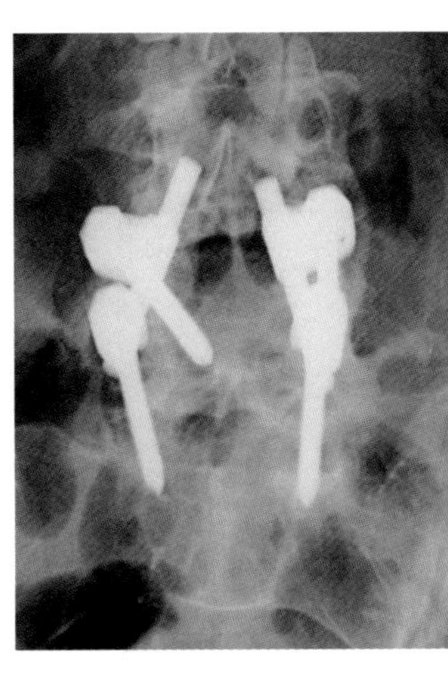

B

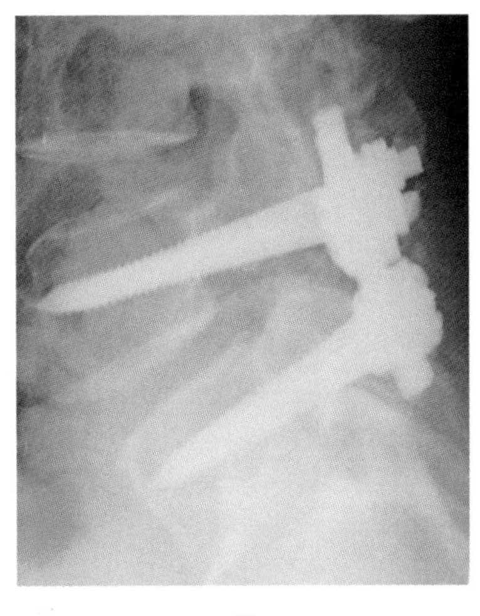

C

图 4-6-2-2-4　临床举例　L_5 椎体峡部裂伴Ⅱ°滑脱 USS 复位植骨融合术（A~C）

A. 术前中立侧位 X 线片；B、C. 术后正位和中立侧位 X 线片，后外侧植骨（目前多采用椎间植骨融合）

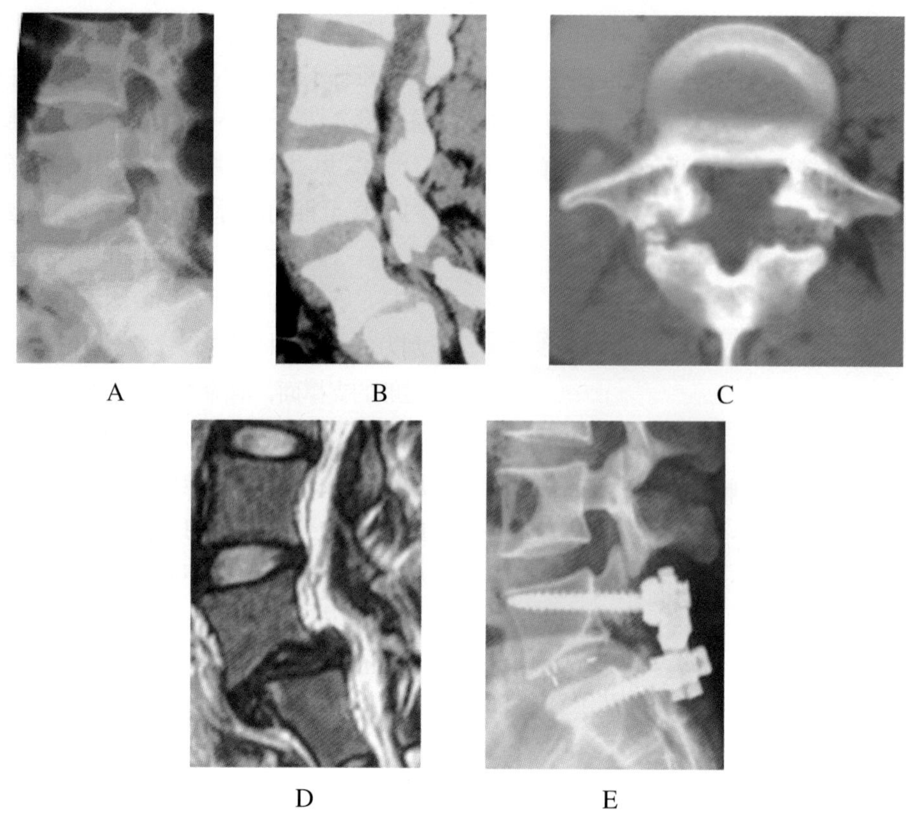

图 4-6-2-2-5　临床举例　L_5 峡部裂伴滑脱（A~E）

A. 术前中立侧位 X 线片；B. 术前 CT 重建示峡部断裂；C. 术前 CT 横断面；D. 术前 MR 矢状位；E. 行后路复位减压椎间植骨融合内固定术后中立侧位 X 线片

对于Ⅱ°以上的重度滑脱或者椎间隙明显狭窄，难以复位者，仅依靠椎体间 Cage 的撑开复位效应往往是不够的。在此种情况下，可在处理完椎间隙后，可先放置纵向连接杆，并进行提拉复位。复位满意后，再植入椎间融合器（一般为 2 枚），之后再对后柱加压拧紧各螺钉，完成固定（图 4-6-2-2-6）。

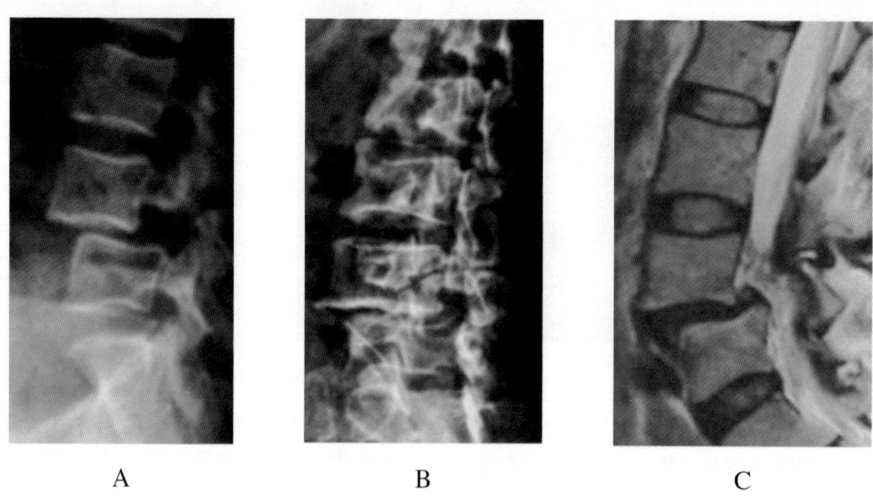

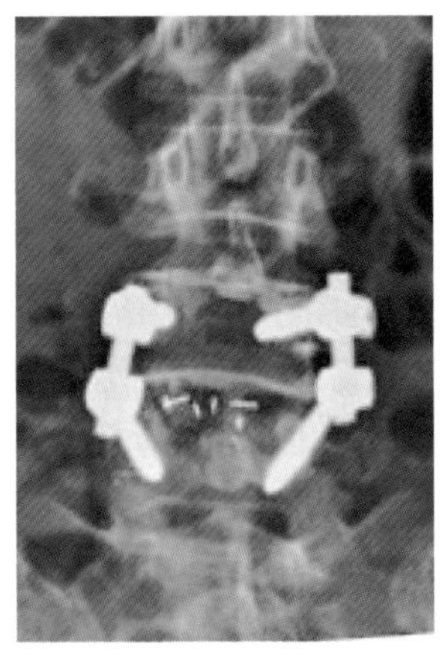
D

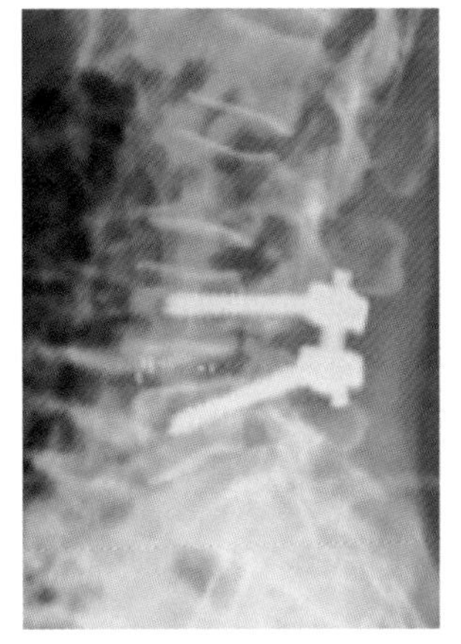
E

图 4-6-2-2-6 临床举例 L_4 峡部裂伴滑脱施术前后（A~E）

A. 术前中立侧位 X 线片，$L_{4\sim5}$ 椎间隙明显狭窄；B. 斜位 X 线片提示峡部断裂；C. 术前 MR 矢状位；D、E. 后路提拉复位 + 椎体间植骨融合内固定术后正位和中立侧位 X 线片

对于无条件行椎间融合器融合者，亦可自髂后上嵴切取髂骨块，植入椎间隙内。

五、经关节突入路行腰后路椎体间融合术（TLIF）

（一）病例选择

主要适用于Ⅰ°~Ⅱ°峡部裂型、先天性或退变性腰椎滑脱症，尤其是仅伴有单侧下肢神经症状者。

（二）技术原理

于椎体间放置融合器前须以撑开栓逐渐撑开塌陷滑移的椎间隙，这样借助椎体间融合器的撑开 - 复位原理，可以使滑脱有限复位，并恢复良好的腰椎力线。

（三）植入椎弓根钉及减压

常规行腰椎后路显露之后，施行以下步骤：

【植入椎弓根钉】

首先在病变节段的两侧相应位置置入椎弓根螺钉。

【减压】

选择有下肢神经症状的一侧行半椎板及预融合椎间隙的小关节突切除术，减压的同时，彻底显露一侧的硬膜、预融合椎间隙及该间隙的上位和下位神经根。如患者伴有双侧下肢症状，则行全椎板减压，但保留一侧的小关节突。患侧行椎间盘摘除术（保留终板）。

（四）椎体间融合术

临床上多选用椎体间植骨或 Cage 植入术。先在前者基础上，将硬膜囊牵开（图 4-6-2-2-7），切除椎节局部之软骨板及纤维环组织等，而后选择相应规格之植骨块（多取自患者髂后上嵴处）嵌入局部。为防止滑出，目前有多种椎节融合器设计可供选择，一般多采用充满碎骨粒之圆形或扁形 Cage 植入，或选用提拉钉技术 + 椎节融合术。

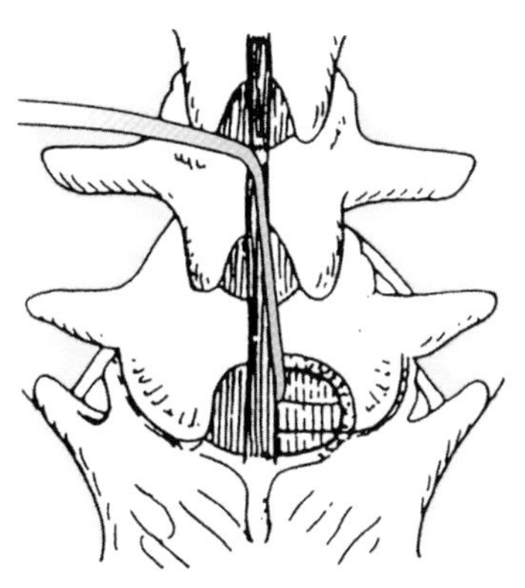

图4-6-2-2-7 牵开硬膜囊示意图

对较轻的Ⅰ°、Ⅱ°峡部型或先天性腰椎滑脱症者，亦可选用单枚椎间融合器辅助下的后路椎体间融合术，尤其适用于伴有单侧下肢神经症状者。

此项技术是借助椎体间融合器的撑开 - 复位原理，即在椎体间正式放置融合器前须以撑开栓逐渐撑开塌陷滑移的椎间隙，如此可以使滑脱有限复位，并恢复较好的腰椎力线。其具体手术方法如图 4-6-2-2-8 所示，选择有下肢神经症状的一侧行小关节突切除术，彻底显露一侧的硬膜、预融合椎间隙及该间隙的上序号和下序号神经根。如患者伴有双侧下肢症状，可保留一侧的小关节突。行椎间盘摘除术（保留终板）后，用撑开器扩撑椎间隙（撑开时不强求恢复椎间隙原有高度），在避免过度牵拉神经根和硬膜囊的前提下尽可能地复位，此时用纵杆连结对侧的椎弓根螺钉以维持椎间隙撑开状态，然后植入合适的单枚椎间融合器。最后用纵杆连接固定融合器植入侧的椎弓根螺钉。如图 4-6-2-2-9 所示，在植入融合器之前，切除下来的椎板碎骨块先植入椎间隙，而融合器的中空部分事先取髂骨松质骨泥填塞。此种术式的优点：一是利用了撑开栓对椎间隙的撑开作用而使滑脱有限复位，所以较通过椎弓根螺钉的提吊复位更为安全，植于椎体间的融合器则同时起到了腰椎前柱支撑和植骨融合的双重作用。二是因为整个椎节的应力由融合器和椎弓根螺钉系统共同承担，故很少有断钉等并发症发生，且仅需选用适合原位固定的椎弓根螺钉系统即可。三是由于只需放置单枚融合器，故仅需牵拉一侧的神经根和硬膜囊，从而避免了对无症状侧神经根的骚扰。

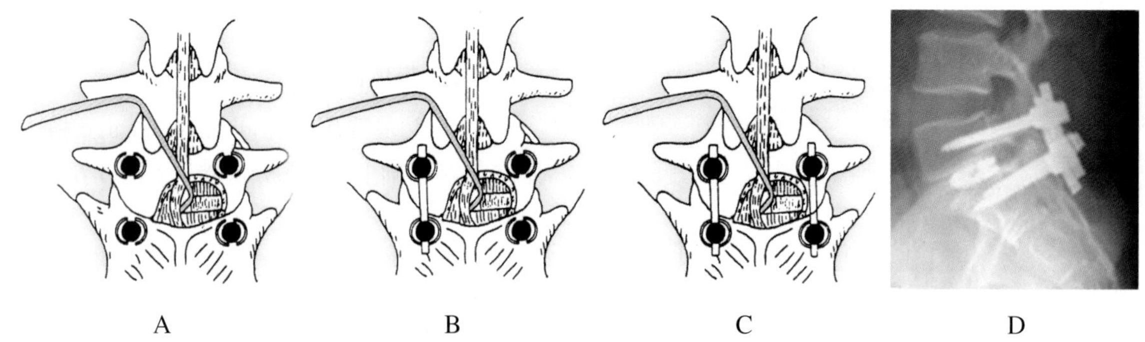

图 4-6-2-2-8　临床举例　椎体间融合术　后路椎弓根技术行椎节复位及椎间融合术操作要领（A~D）

A. 椎弓根钉置入；B. 装上纵向连接棒；C. 牵开及固定，再提升；D. 放置空心条形椎间融合器至 L_5~S_1 椎间隙（单枚斜放）

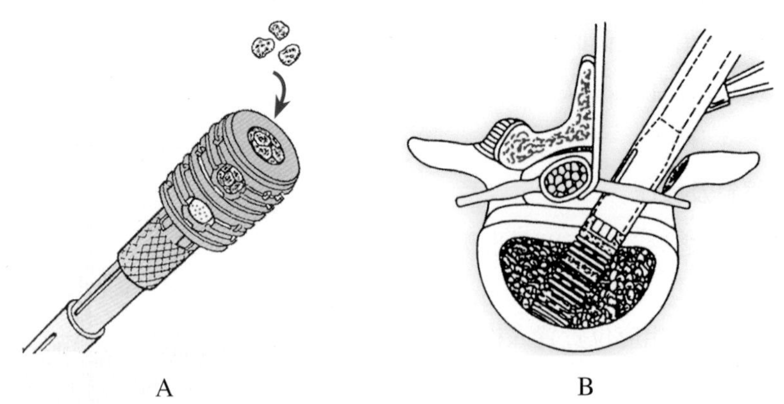

图 4-6-2-2-9　融合前准备及植入示意图（A、B）

A. 在植入融合器之前，将切除下来的椎板碎骨块置入融合器的中空处，或取髂骨松质骨泥填塞亦可；B. 而后将 Cage 斜向植入椎间隙

对于滑脱严重、椎节明显不稳、术后要求尽早进行剧烈活动和高强度负重者（多为运动员及舞蹈演员），也可从硬膜囊左右两侧各放置一枚椎节融合器（图 4-6-2-2-10）。

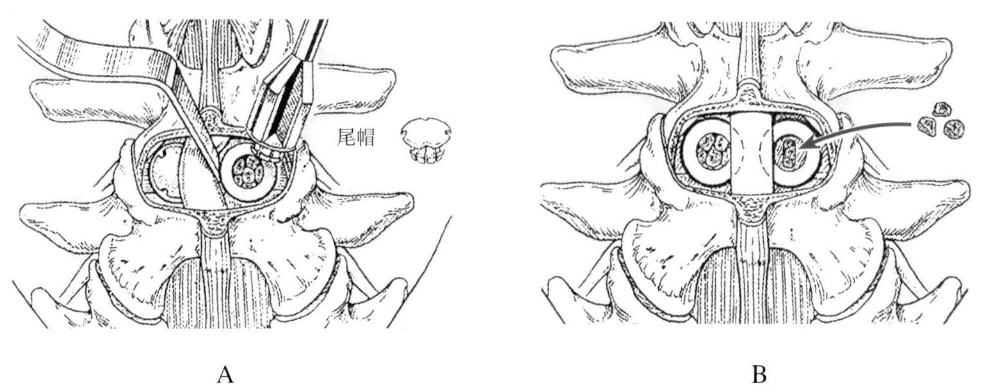

图 4-6-2-2-10　放置二枚椎间融合器示意图（A、B）

A. 先放入一枚，将碎骨粒植入后旋紧螺帽；B. 按同法放入另枚

（五）临床举例

［例 1］图 4-6-2-2-11　L_5 椎弓根崩裂伴 L_5~S_1 Ⅱ° 滑脱，已行椎体及椎节间融合术。

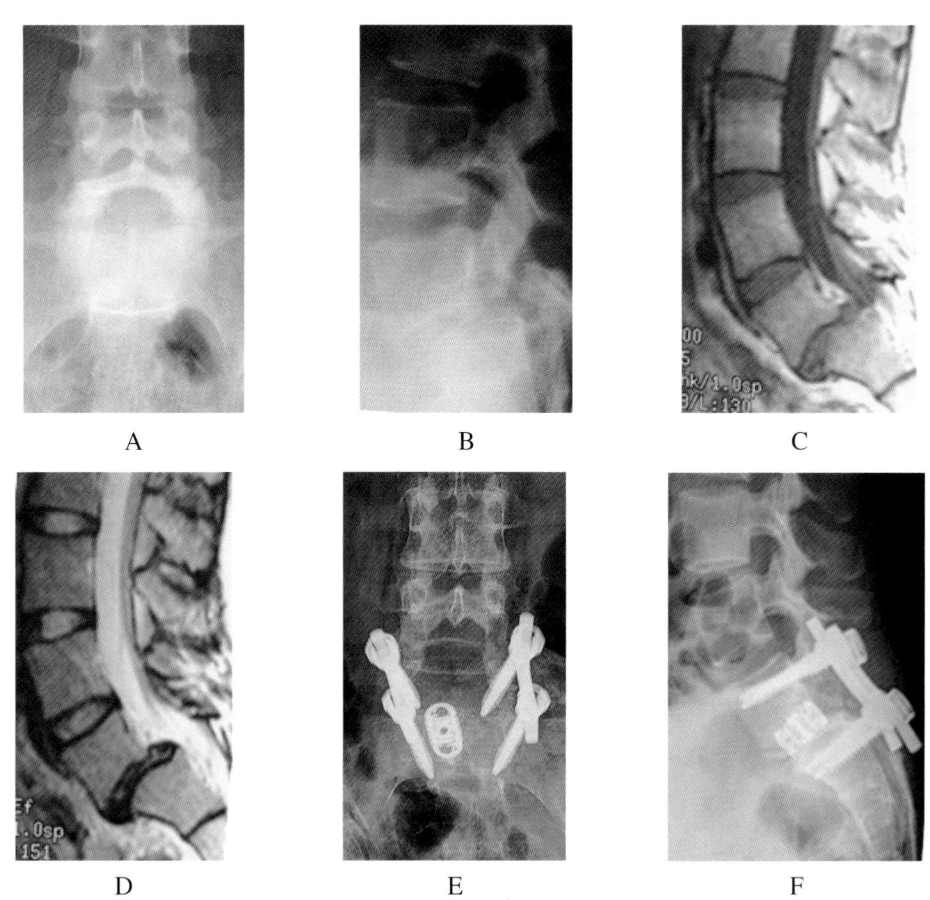

图 4-6-2-2-11　临床举例　例 1 （A~F）

A、B. 术前正侧位 X 线片；C、D. 术前 MR（T_1、T_2 加权）矢状位观；

E、F. L_5~S_1 节段椎弓根钉植入，先撑开、复位、置入椎体间融合器，再加压固定。术后正侧位 X 线片，恢复满意

［例 2］图 4-6-2-2-12　L_4 退变性滑脱手术治疗。

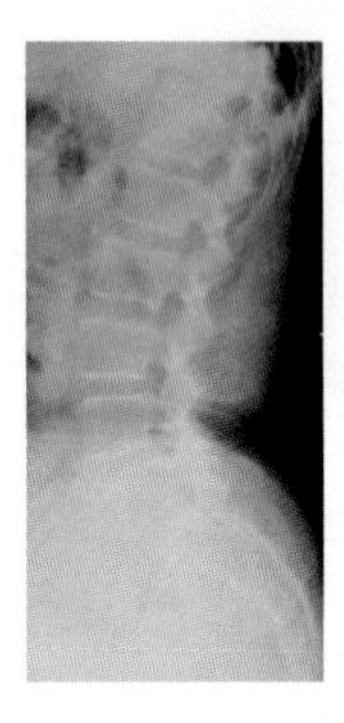
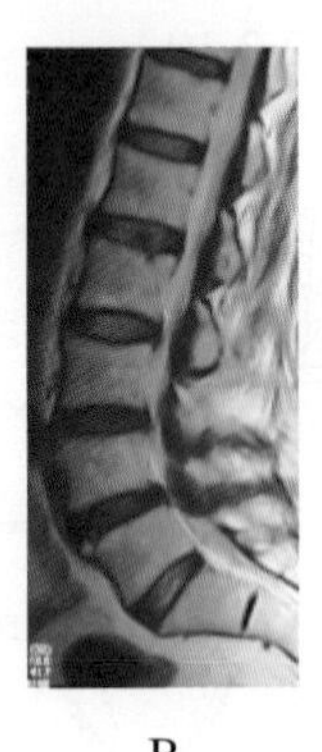
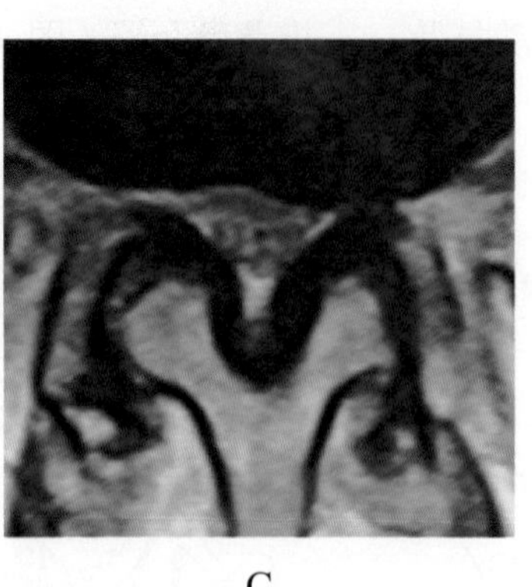
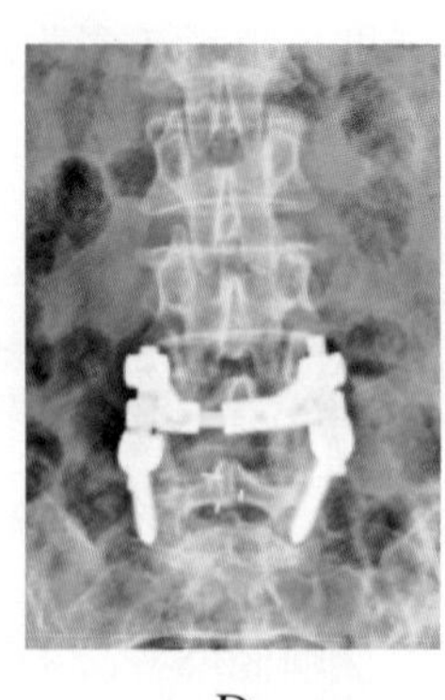
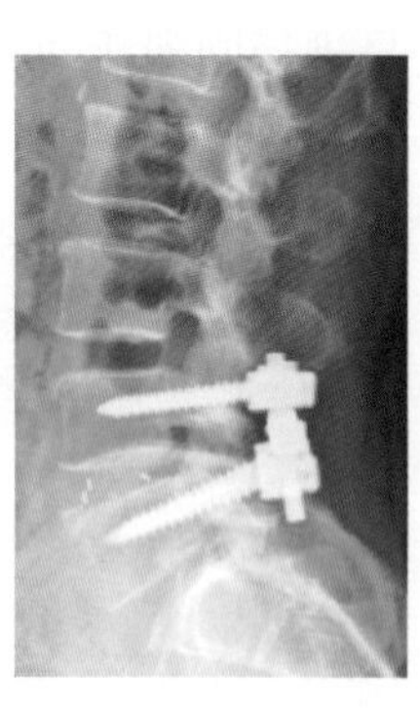

A　B　C　D　E

图 4-6-2-2-12　临床举例　例 2　L_4 退变性滑脱 TLIF（A~E）

A. 术前中立侧位 X 线片示 $L_{4\sim5}$ 滑脱；B、C. 术前 MR 矢状位及横断位显示 L_4 椎体滑移，$L_{4\sim5}$ 椎管狭窄；D、E. 后路复位 +TLIF 椎体间植骨融合内固定术后正位和中立侧位 X 线片

第三节　退变性腰椎滑脱前路及前后路手术疗法

一、腰椎前路椎体间融合术

（一）病例选择及显露术野

【病例选择】

本术式主要适用于下列病例。

1. 单纯性椎弓崩裂；

2. 腰椎或腰骶椎滑脱已后路施术，为增强椎节稳定者；

3. 因各种原因不适宜后路手术者。

【麻醉】

因需要腹肌松弛，多选用全麻或持续硬膜外麻醉；

【体位】

仰卧于手术台上，左腰、髋下方垫高；

【切口】

多选择左侧倒八字斜形切口或正中旁切口。如经腹腔入路，则取中线切口。

（二）显露病变椎节

依序切开腹壁诸层，缝合结扎肌层。钝性分离将腹膜及腹腔内容推向右侧，保护深部血管，即显露病变椎节，主要是 L_4~L_5 和（或）L_5~S_1。在此过程中务必小心，尤其是对椎节前方及两侧之血管、神经、输尿管及肠管等注意保护，切勿误伤（图 4-6-2-3-1、2）。

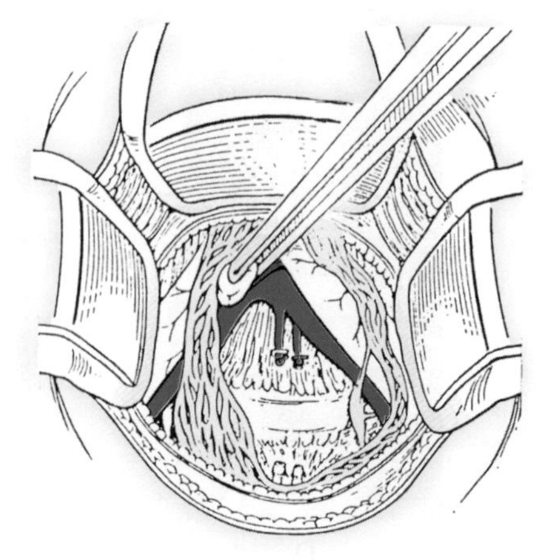

图 4-6-2-3-1　显露 L_5~S_1 椎间隙示意图

（三）切除椎间隙

可用骨刀在椎节软骨板下方将椎节内椎间盘及软骨板一并凿除，宽度 2cm 左右，深度 2~2.2cm，切勿过深，以防误伤后方之硬膜囊。用冰盐水反复冲洗术野后，对局部作进一步检查，有髓核突出者，可从前方摘除，切勿超过后纵韧带。对髓核脱出者，可酌情处理，早期病例仍可从前方摘除，而已形成粘连之后期病例，不可勉强从事，仍以从后路切除为佳。

（四）植骨融合或 Cage 植入

一般病例，可切取髂骨，呈一块状或 2~3 块状嵌入椎节局部，术中配合牵引椎节撑开 1~3mm 最佳。骨块不稳定者，可附加螺钉内固定。近年来大多数学者乐于采用中空式 Cage 植入，其既具有自动使椎节撑开之作用，又利于恢复椎节前方高度，且稳定性佳，空腔内充填之碎骨块可获得后期的骨性融合。笔者从 1995 年开始用于临床，疗效均满意，尚无失败病例（图 4-6-2-3-3~9）。

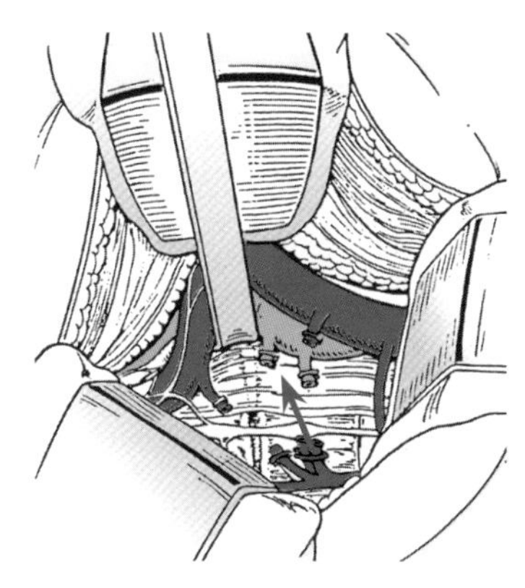

图 4-6-2-3-2　清除椎前组织示意图

向上分离、结扎、切断椎节前方之血管分支，即显露 $L_{4\sim5}$ 椎间隙（箭头所指处）

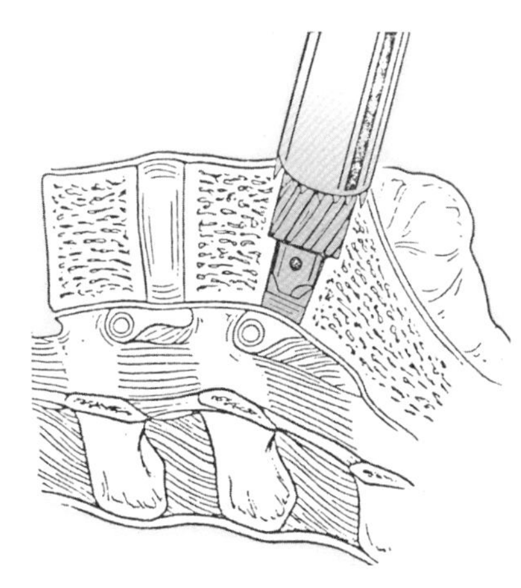

图 4-6-2-3-3　插入刨刀示意图

将刨刀插至护套内、按预定深度旋向椎节深部

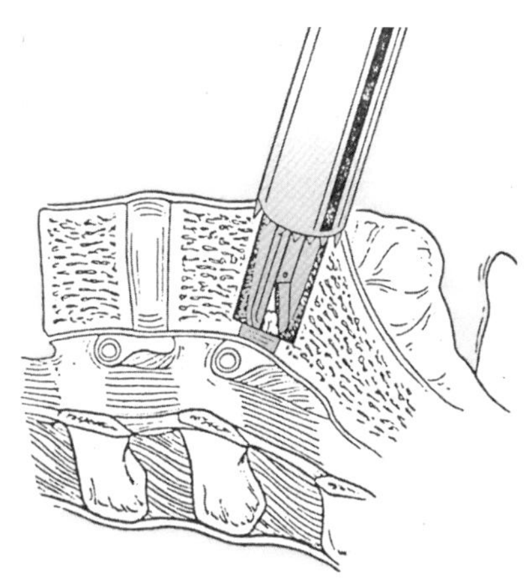

图 4-6-2-3-4　清除椎间隙示意图

用长柄髓核钳清除椎节内残留组织

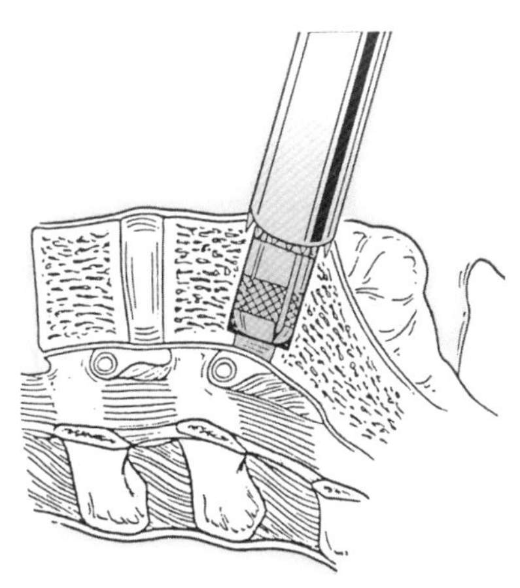

图 4-6-2-3-5　放置试模示意图

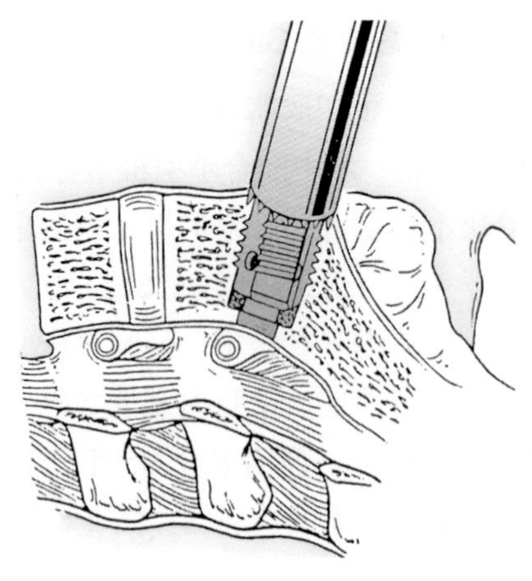

图 4-6-2-3-6　相应型号攻丝旋入椎节示意图

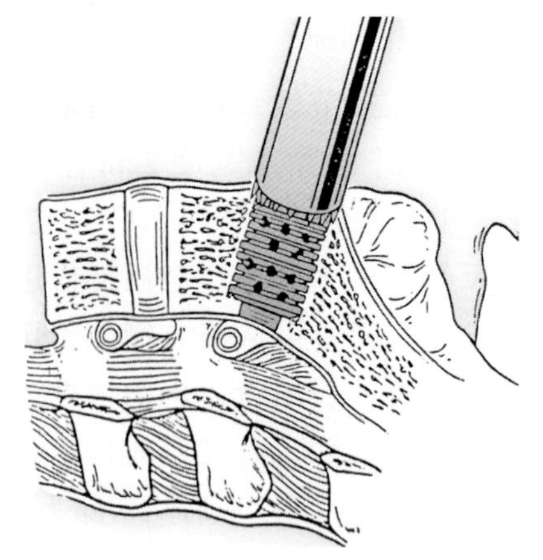

图 4-6-2-3-7　植入椎间融合器，示意图

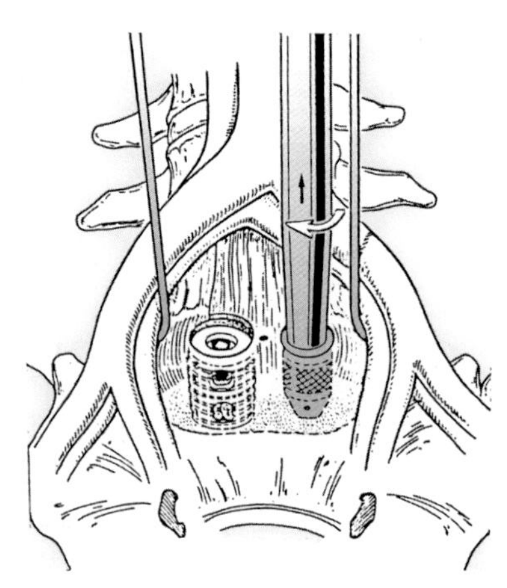

图 4-6-2-3-8　放置 Cage 示意图

可放置一枚，或在左右两侧各放置一枚

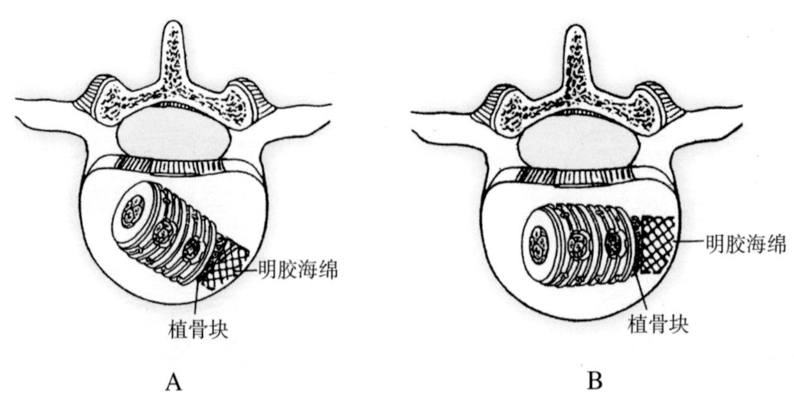

图 4-6-2-3-9　椎节融合器亦可横位植入或斜位植入此示意图（A、B）

多用于 $L_{3\sim4}$ 及其以上节段，可避开椎前大血管

A. 横斜向植入；B. 横向植入

二、腰椎前后联合入路手术

（一）概述

前后联合入路即后路复位、减压及内固定，同时作前路椎体间融合术。适用于脊椎滑脱程度较重者，既可复位，又可作内固定，提高骨融合率，但手术创伤大，出血较多。作者曾施术多例，疗效均较满意。具体术式选择如下。

（二）后路椎弓根钉固定、复位及减压术

具体操作同前述。全麻后，先让患者俯卧于手术台上，按常规行椎弓根钉固定及提拉复位术（无移位者则勿需复位操作）。对有根性受压者，应同时予以椎板切开减压。

（三）前路椎间盘切除 + 融合术

在麻醉下将患者由俯卧位改为仰卧位，切口侧（多为左侧）垫高。一般选左侧倒八字切口，钝、锐性分离肌层，牵开腹膜及保护腹腔内容物显露患椎椎节。先行椎间盘全切术，而后可行植骨融合术（多取自体髂骨），或是 Cage 植入术，或植骨 + 钛板植入术等（图 4-6-2-3-10）。国外许多学者选用钛网植入，但反对者认为由于网状结构降低了局部的剪力而持反对态度（图 4-6-2-3-11）。

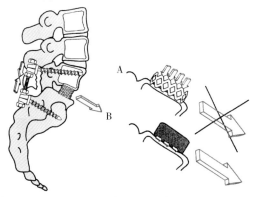

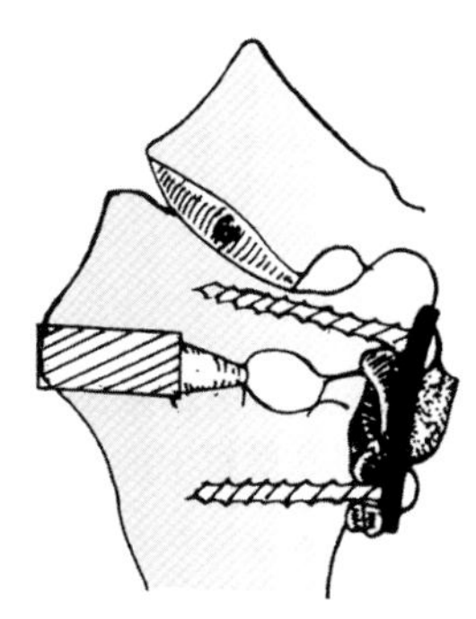

图 4-6-2-3-10　前、后融合术术式差异示意图
前后路联合融合固定术；前路多用髂骨块，后路多选择椎弓根钉技术

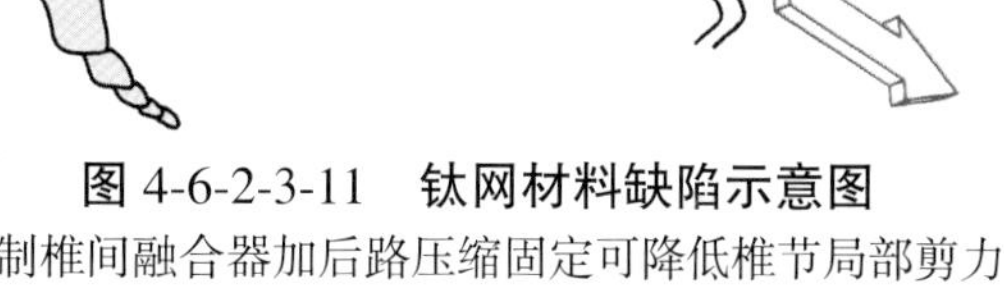

图 4-6-2-3-11　钛网材料缺陷示意图
钛制椎间融合器加后路压缩固定可降低椎节局部剪力
A. 为钛网，B. 为 Peek 材料

三、腰椎双节段椎弓根钉技术

其基本技术与前者相似，为获得更为确实的固定效果及使患部恢复脊柱前凸状态，在手术时可向另端延伸（增加）一个固定节段，如图 4-6-2-3-12 所示。此种病例，术后次日即可下地活动，

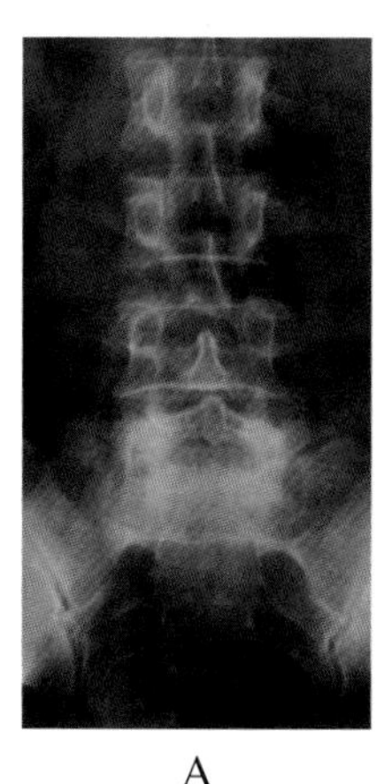
A

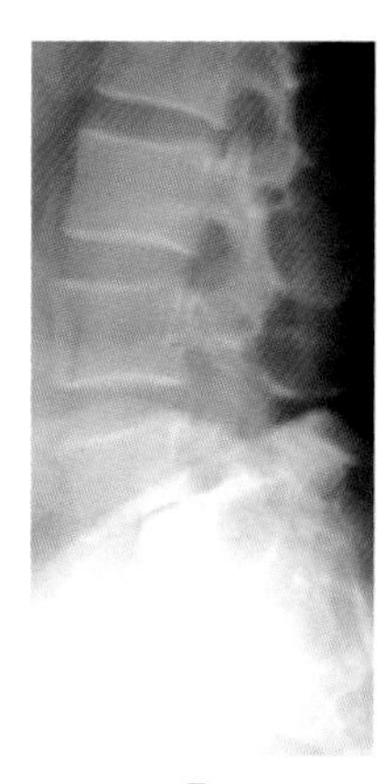
B

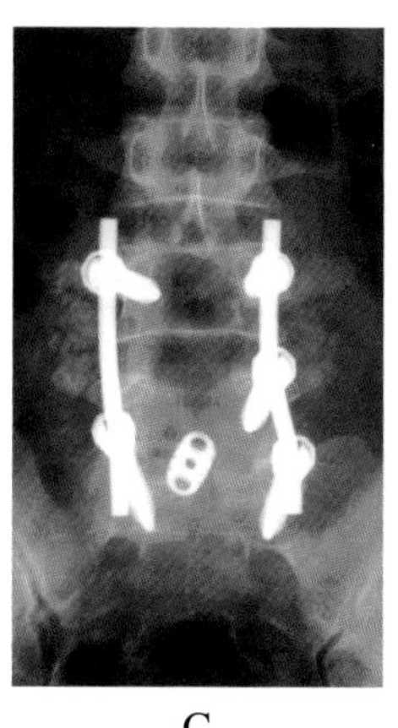
C

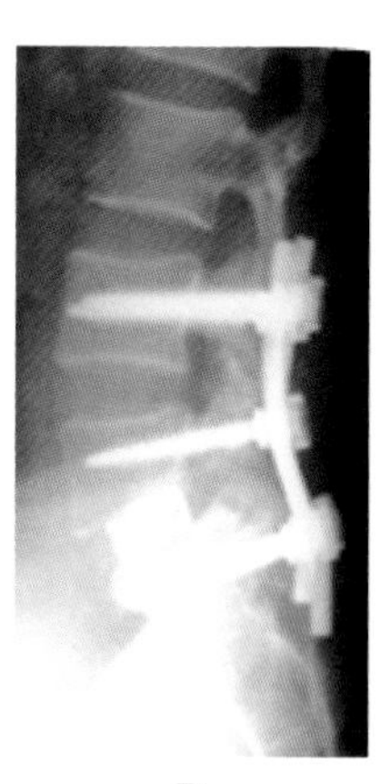
D

图 4-6-2-3-12　临床举例　双节段椎弓根钉技术治疗腰骶椎Ⅱ°滑脱及 $L_{4\sim5}$ 不稳症（A~D）
A、B. 术前正侧位 X 线片，显示 L_5 椎弓根崩裂，伴 L_5~S_1 Ⅱ°滑脱；
C、D. L_4~S_1 双节段椎弓根钉固定、撑开、复位、Cage 植入，加压固定

三周左右步入社会活动。前后路同时融合及固定技术更为理想。

四、其他技术

除上述椎弓根钉技术外，尚可选用 Back 技术，Scott 技术、Schollner 技术、加压螺钉技术及局部植骨技术等（图 4-6-2-3-13~16）。均需酌情及视每位临床医师的经验不同而酌情选择。

五、术后处理

视手术情况及内固定物强度不同可让患者于术后次日至一周左右下床活动。并按腰椎前路或与后路手术常规处理。

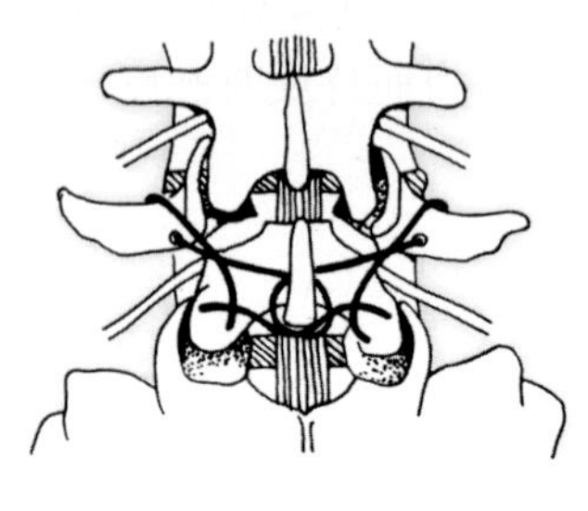

图 4-6-2-3-13 Scott 钢丝固定术示意图

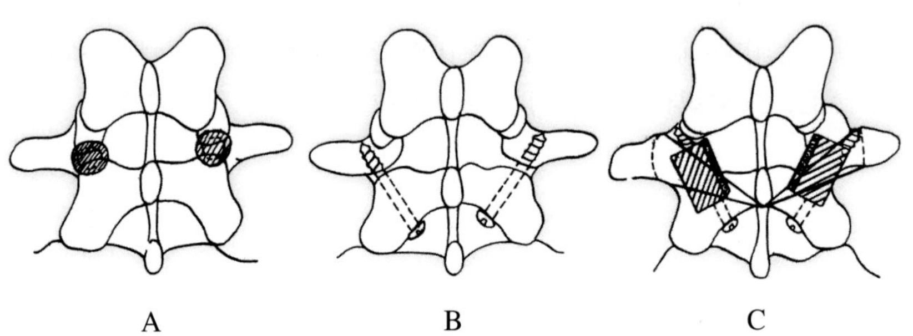

图 4-6-2-3-14 Buck、Scott 技术联合应用示意图（A~C）
A. 咬除硬化骨；B. 钻孔后拧入加压螺钉；C. 植骨

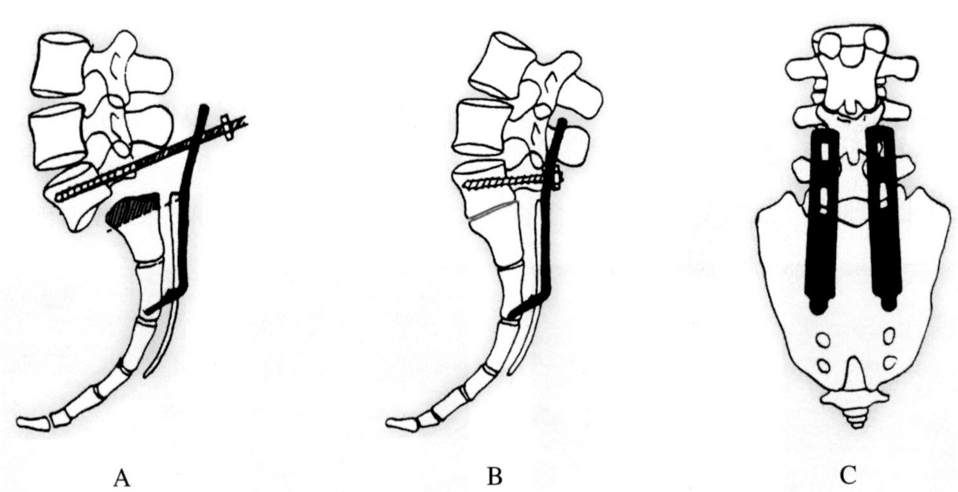

图 4-6-2-3-15 Schollner 技术示意图（A~C）
A. 椎弓根钉固定 + 截骨；B. 提升复位、融合；C. 后方观

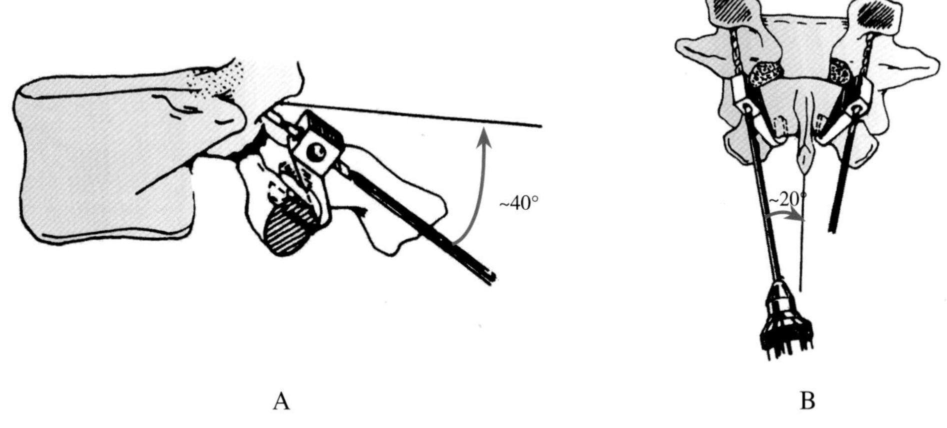

图 4-6-2-3-16　加压钩钉植骨固定示意图（A、B）
A. 侧位观；B. 后方观

第四节　退变性腰椎滑脱症临床举例

［例 1］图 4-6-2-4-1　男性，66 岁，L_5~S_1 Ⅱ° 滑脱伴下腰椎椎管狭窄行双节段固定复位术。

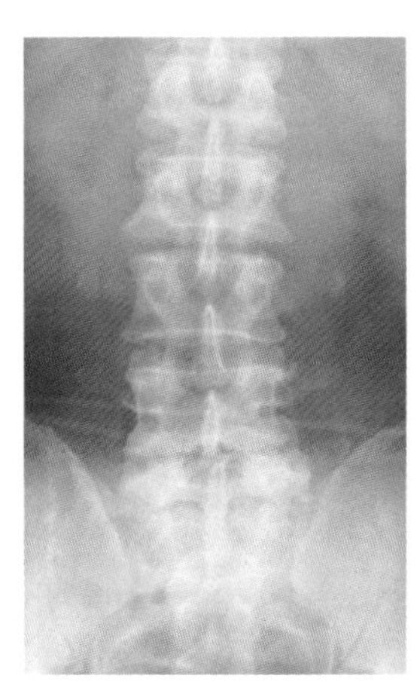
A

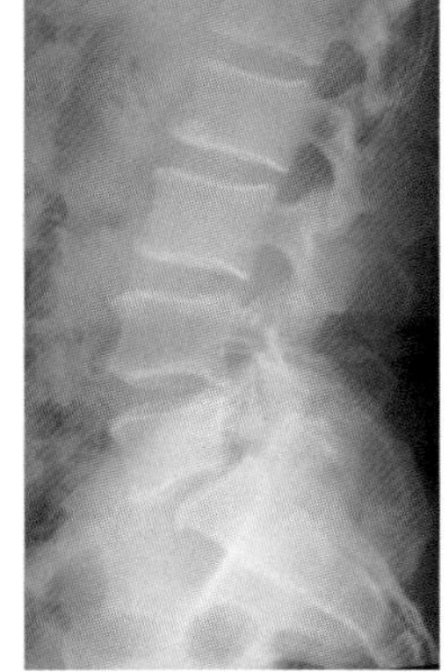
B

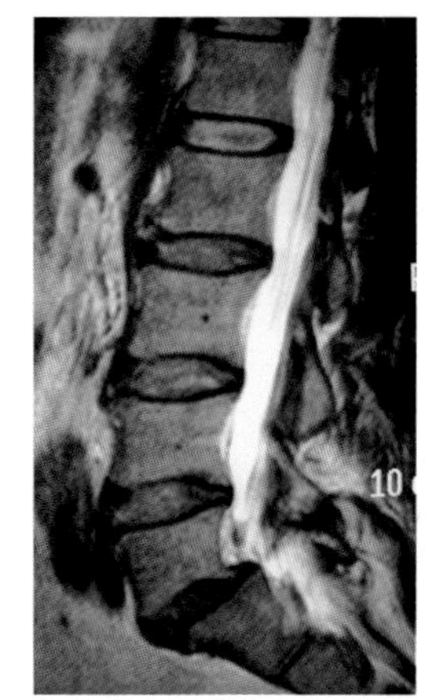
C

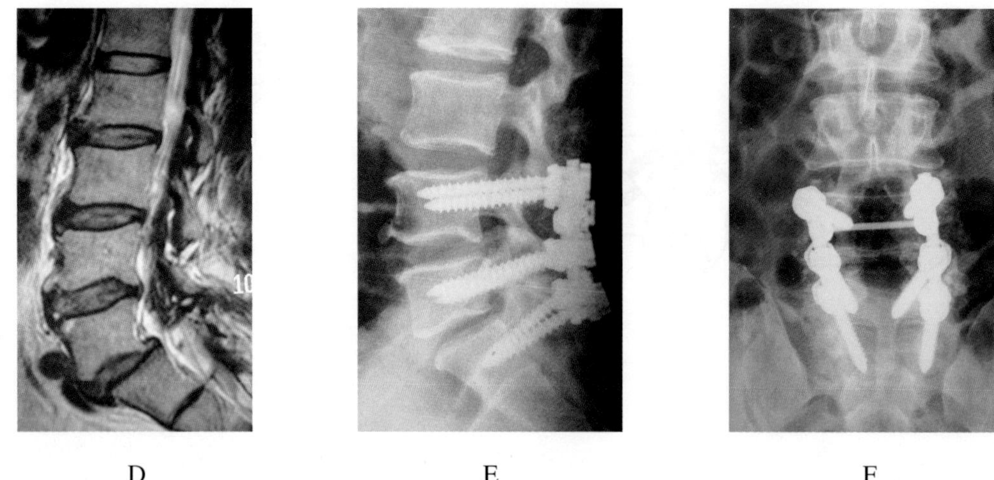

D　　　　E　　　　F

图 4-6-2-4-1　临床举例　例 1（A~F）

A、B. 术前正侧位 X 线片；C、D. 术前 MR 矢状位观（T_2、T_1 加权）；
E、F. L_4~S_1 两节段椎弓根钉固定、撑开，提升滑移椎，
后路切骨减压及放置横联结杆，术后 X 线正侧位片显示复位满意

［例 2］图 4-6-2-4-2　男性，65 岁，L_4~L_5 Ⅱ° 滑脱伴节段性椎管狭窄行短节段复位固定术。

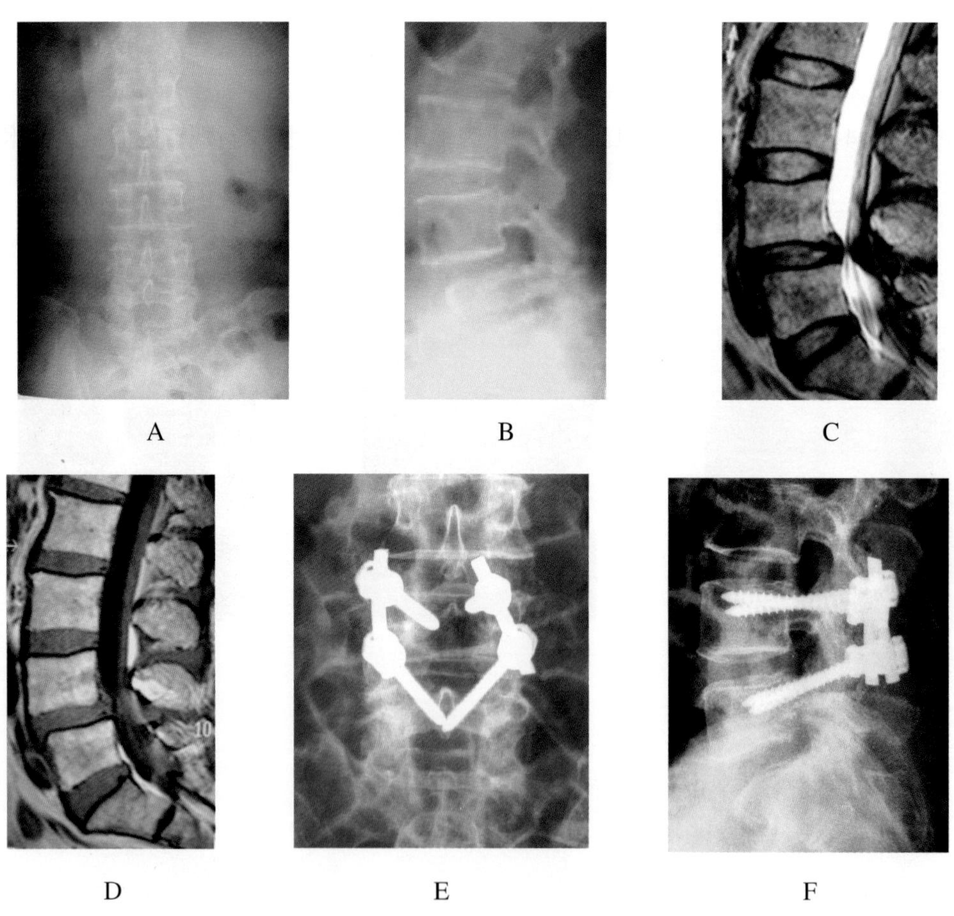

A　　　　B　　　　C

D　　　　E　　　　F

图 4-6-2-4-2　临床举例　例 2（A~F）

A、B. 术前正侧位片；C、D. 术前 MR 矢状位所见（T_2、T_1 加权），显示单节段病变；
E、F. 椎弓根钉置入、撑开、提升滑移椎，固定，术后 X 线正侧位显示复位满意

［例 3］图 4-6-2-4-3　女性，55 岁，L_4~L_5 Ⅱ° 滑脱，行复位固定术。

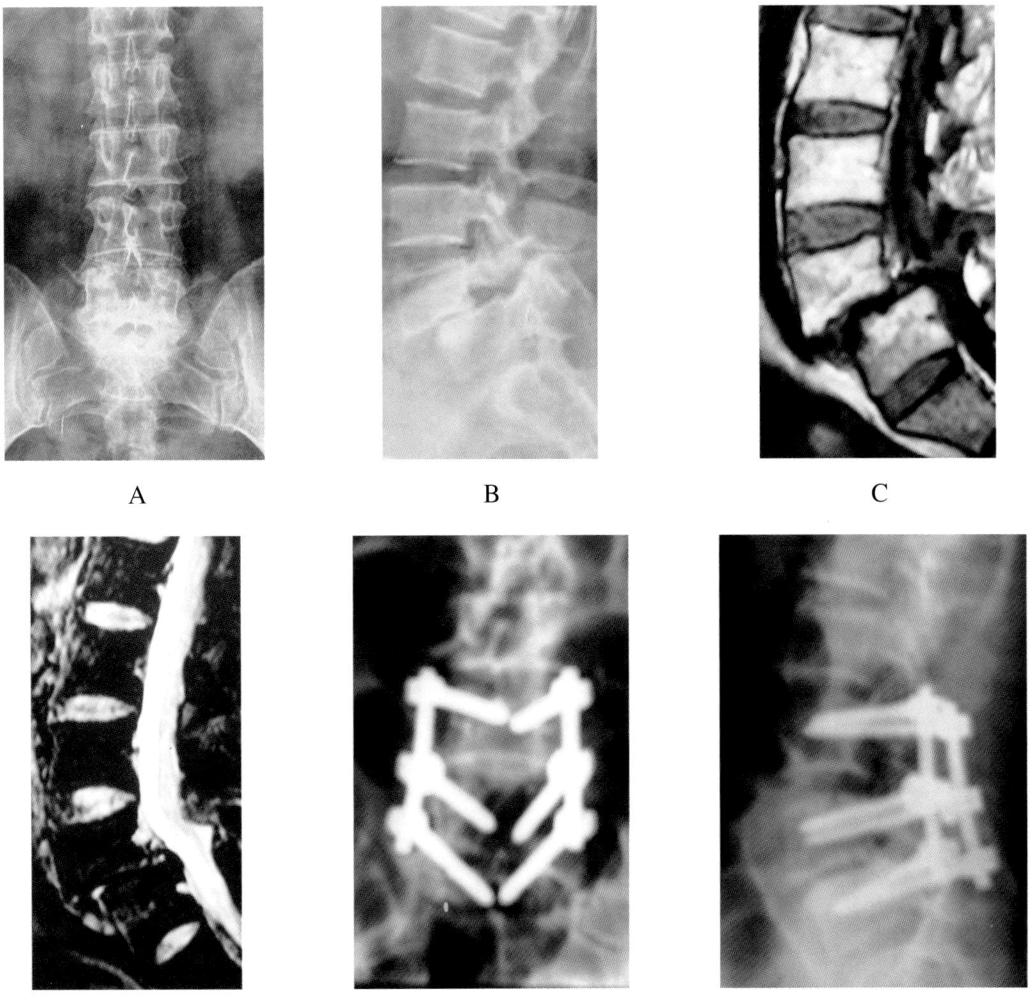

A　　B　　C

D　　E　　F

图 4-6-2-4-3　临床举例　例 3（A~F）

A、B. 术前 X 线正侧位片，显示 L_5~S_1 Ⅱ° 滑脱；C、D. MR 矢状位观（T_1、T_2 加权）；E、F. L_4~S_1 椎弓根钉置入、撑开、提升滑移椎，固定，X 线正侧位片显示复位满意

［例 4］图 4-6-2-4-4　女性，45 岁，L_4~L_5 滑脱伴 L_5~S_1 椎间盘源性腰痛病变行椎节复位固定术。

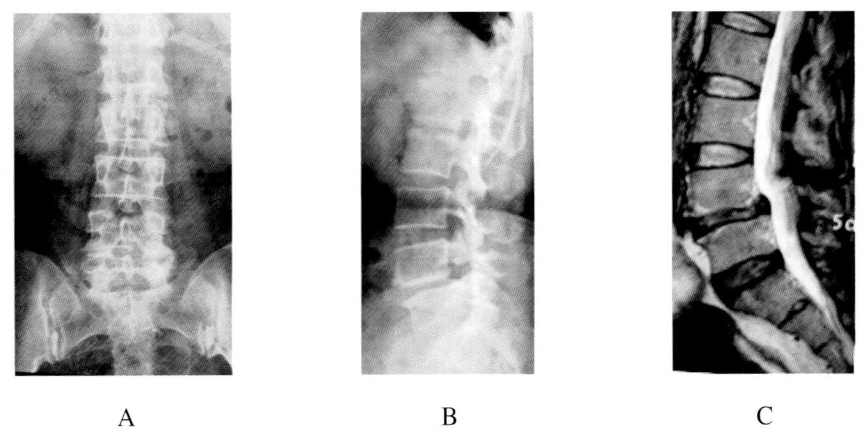

A　　B　　C

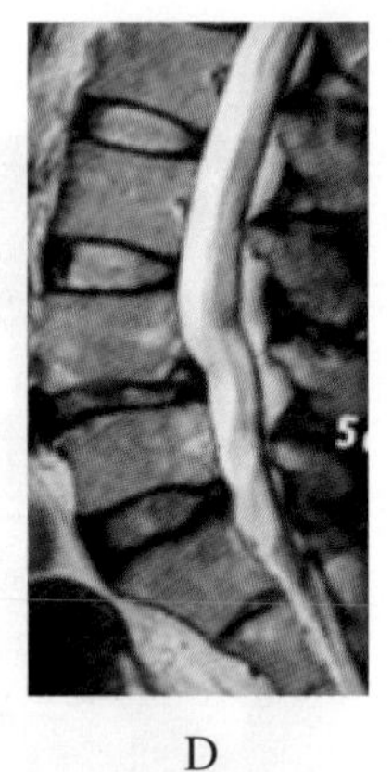

D

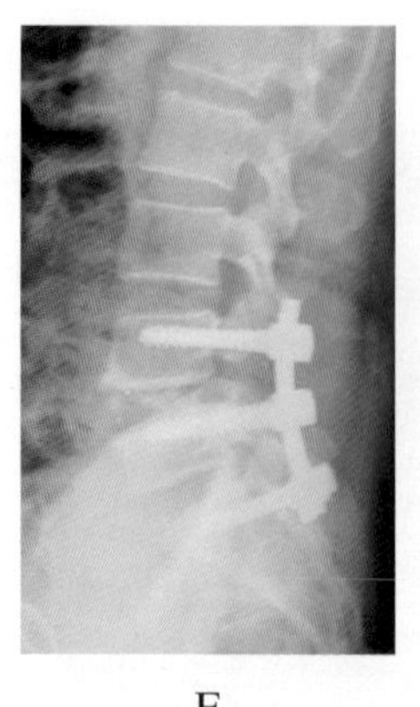

E

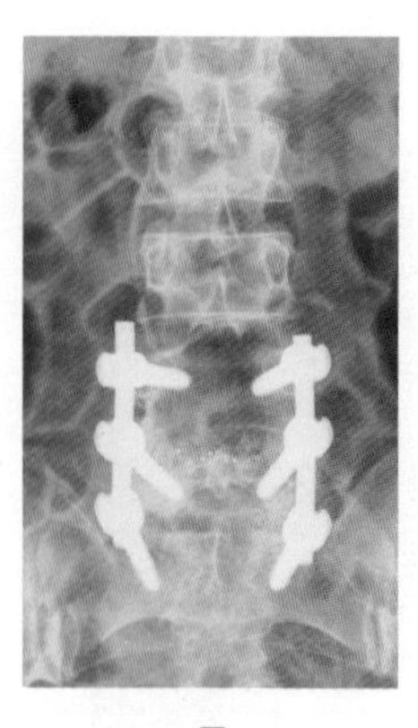

F

图 4-6-2-4-4　临床举例　例 4（A~F）

A、B. 术前正侧位 X 线片；C、D. 术前 MR 矢状位观，显示 L_4~L_5 滑脱及髓核突出，L_5~S_1 椎间盘源性病变征；E、F. 椎弓根钉固定、撑开、复位后摘除髓核，术后 X 线正侧位片显示复位满意，两周后原症状消失

［例 5］图 4-6-2-4-5　女性，70 岁，L_4~L_5 滑脱伴多节段髓核突出及继发性椎管狭窄行多节段切骨减压、复位及固定术。

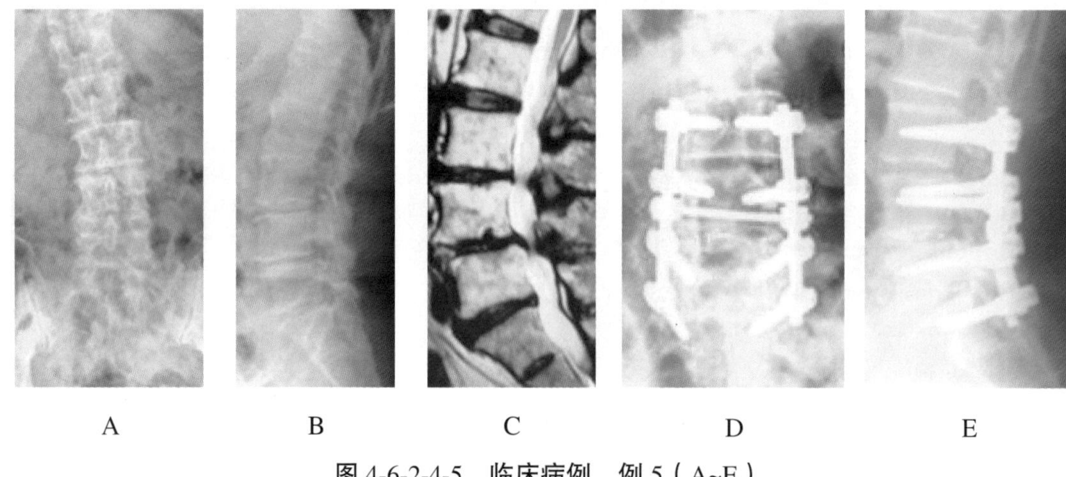

A　B　C　D　E

图 4-6-2-4-5　临床病例　例 5（A~E）

A、B. 术前 X 线正侧位片显示 L_4~L_5 滑脱及下腰椎侧凸征；C. MR 矢状位观，见 L_4~L_5 滑脱、多节段髓核突出及继发性椎管狭窄；D、E. L_3~S_1 椎弓根钉固定、撑开、提升滑移椎，L_4~L_5 插入椎节融合器（箭头所指处）、并加压固定，装横联结杆；术后 X 线正侧位片，显示复位满意，腰段曲度及高度恢复正常。

［例 6］图 4-6-2-4-6　男性，63 岁，L_5~S_1 退变性滑脱 Ⅰ° 伴 L_4~L_5 髓核突出症。

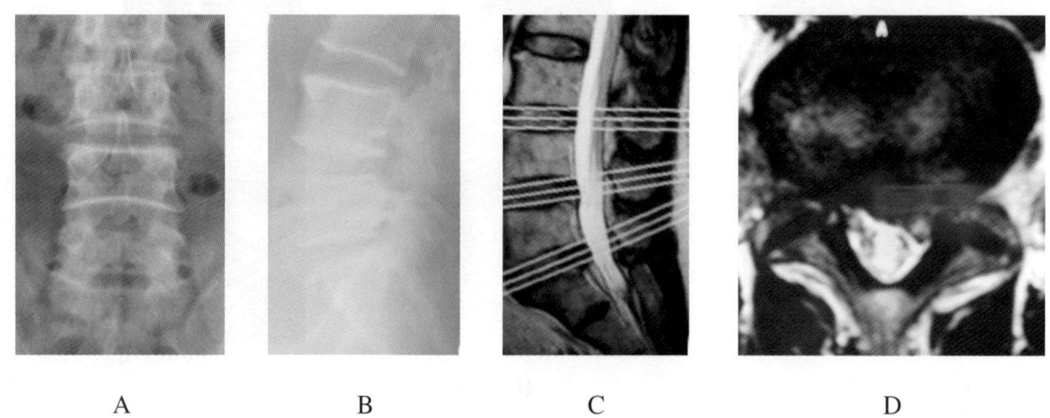

A　B　C　D

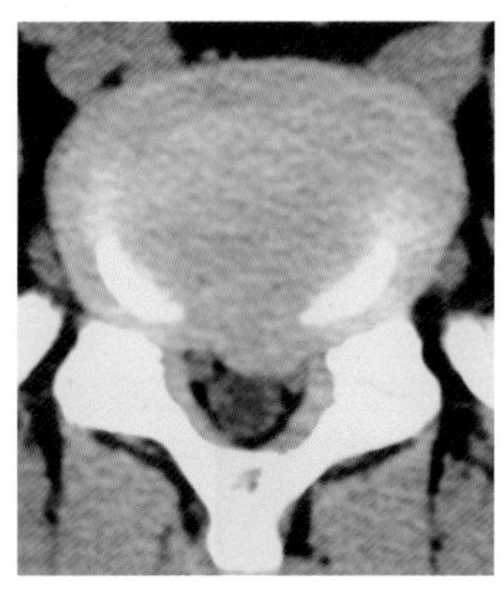
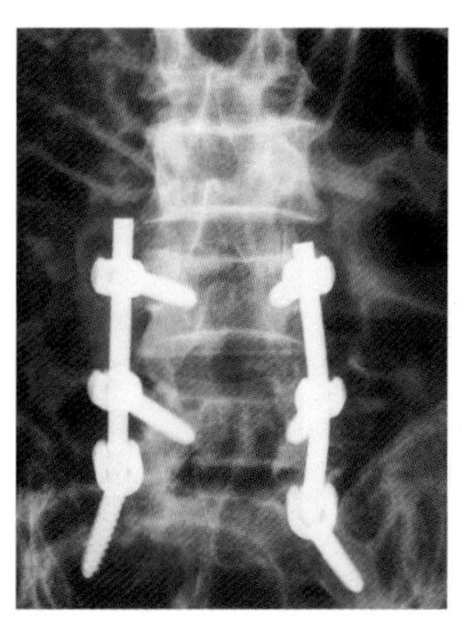
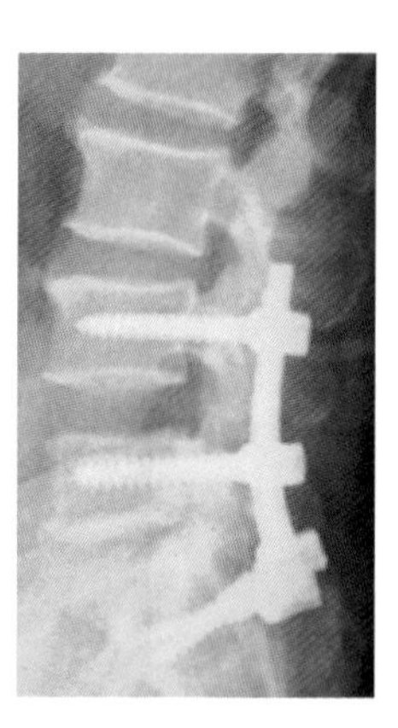

E F G

图 4-6-2-4-6 临床病例 例 6（A~G）

A、B. 术前 X 线正侧位片；C. MR 矢状位观；D、E. L_4~L_5 节段 MR 和 CT 水平扫描显示髓核突出征；F、G. L_4~S_1 椎弓根钉固定、撑开、复位、减压及髓核摘除，正侧位 X 线片显示对位满意，两周后症状消失

［例 7］图 4-6-2-4-7 女性，64 岁，L_4~L_5 滑脱及 L_5 骶化行后路椎弓根钉置入 + 撑开 + 提升复位术。

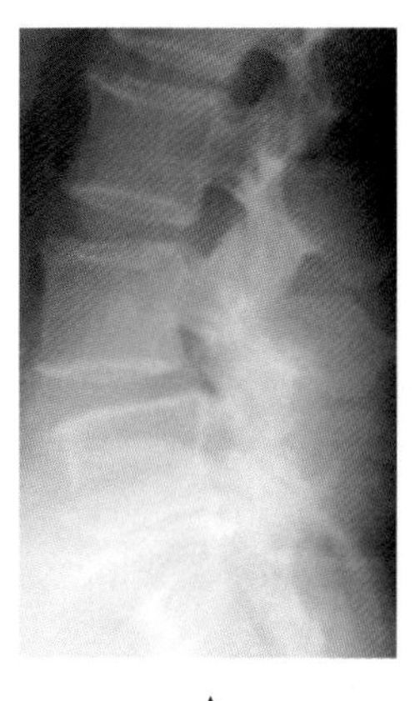
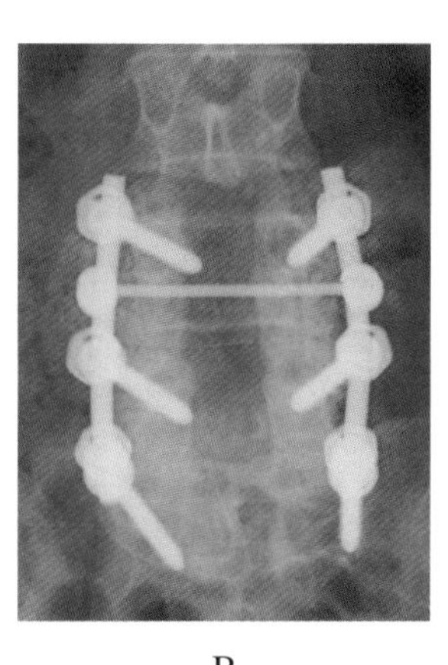
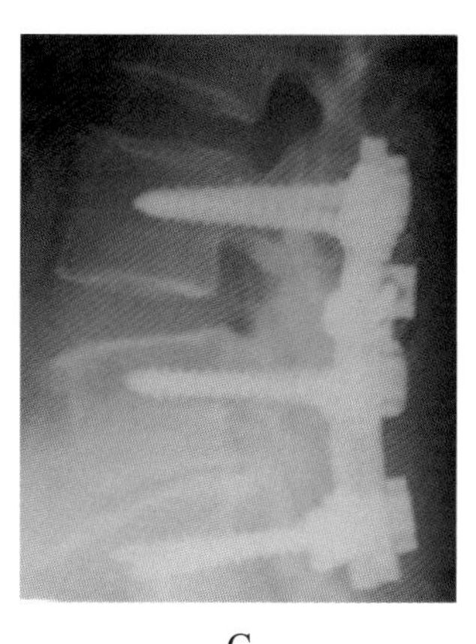

A B C

图 4-6-2-4-7 临床病例 例 7（A~C）

A. 术前侧位 X 线片；B.C. L_4~S_1 椎弓根钉固定、撑开、提升滑椎，术后 X 线正侧位片显示复位满意

［例 8］图 4-6-2-4-8 女性，58 岁，L_2~L_3、L_3~L_4 退变性滑脱行后路减压椎弓根钉置入 + 撑开 + 提升复位术。

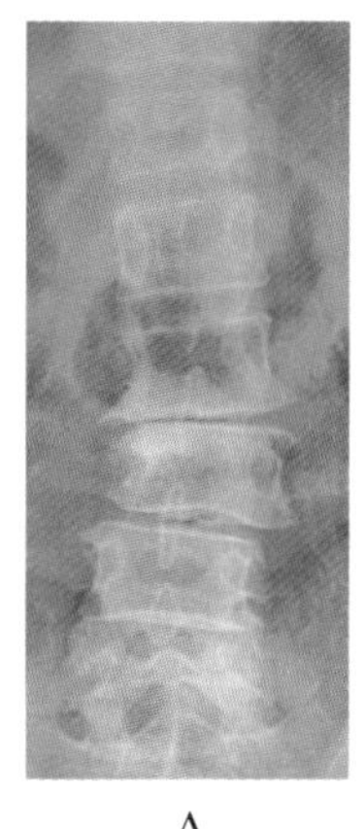
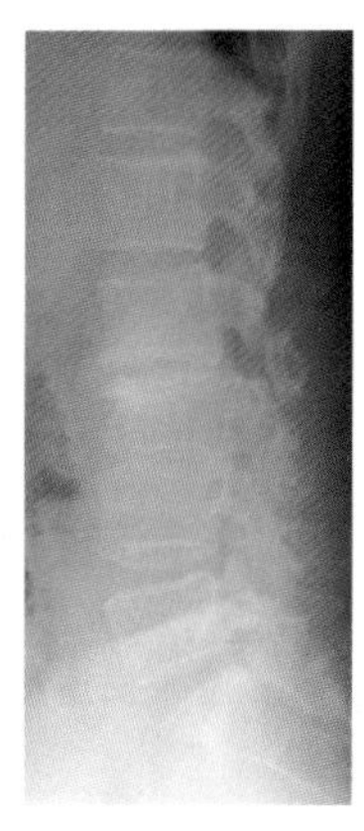
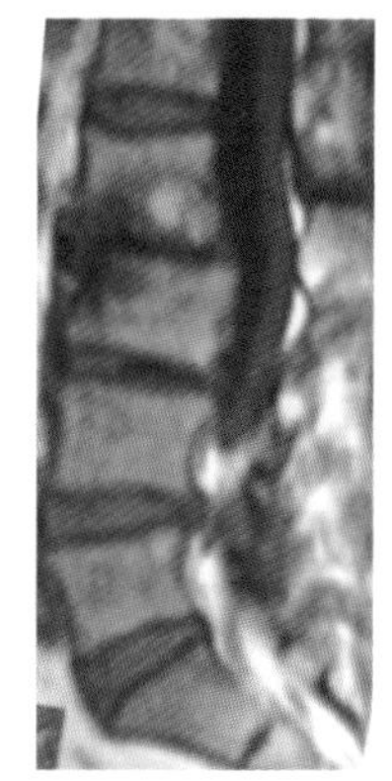

A B C

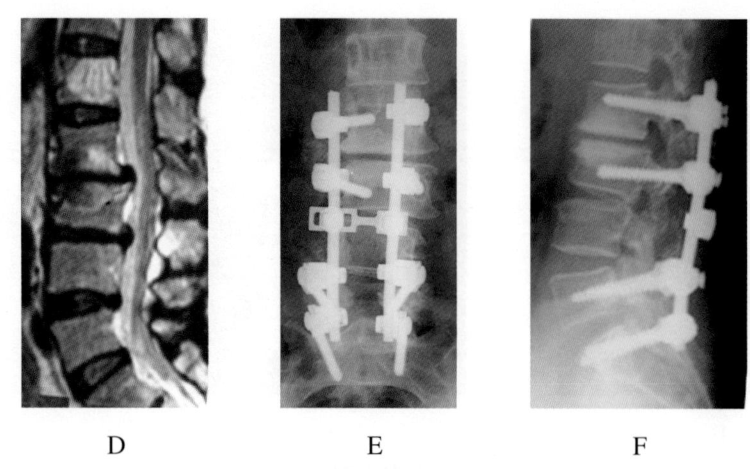

图 4-6-2-4-8　临床病例　例 8（A~F）

A、B. 术前腰椎正侧位 X 线片，显示 L_2~L_3 及 L_3~L_4 侧前方滑脱；C、D. 术前 MR 矢状位，见滑脱段硬膜囊多节段受压征；E、F. L_2~S_1 椎弓根钉置入、撑开、椎板切除减压 + 椎旁植骨，术后正侧位 X 线片显示椎节对位改善，已基本恢复腰椎生理曲度与高度

［例 9］图 4-6-2-4-9　女性，50 岁，L_5~S_1 Ⅱ° 滑脱短节段椎弓根钉固定提升复位。

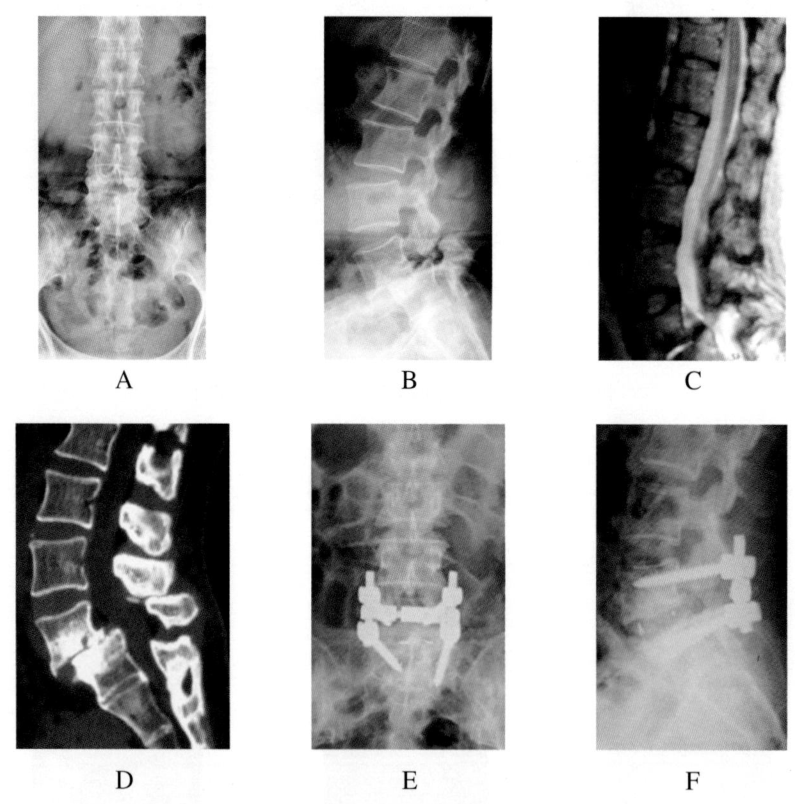

图 4-6-2-4-9　临床病例　例 9（A~F）

A、B. 术前正侧位 X 线片；C、D. 术前 CT 及 MR 矢状位，显示 L_5~S_1，Ⅱ° 滑脱；
E、F. 腰骶后路切口，短节段椎弓根钉固定 + 提升复位 + 横连接 + 植骨，术后正侧位 X 线片，显示复位满意

［例 10］图 4-6-2-4-10　女性，54 岁；L_4~L_5 滑脱伴 L_3~L_4 及 L_4~L_5 椎管狭窄及双下肢放射痛入院手术。

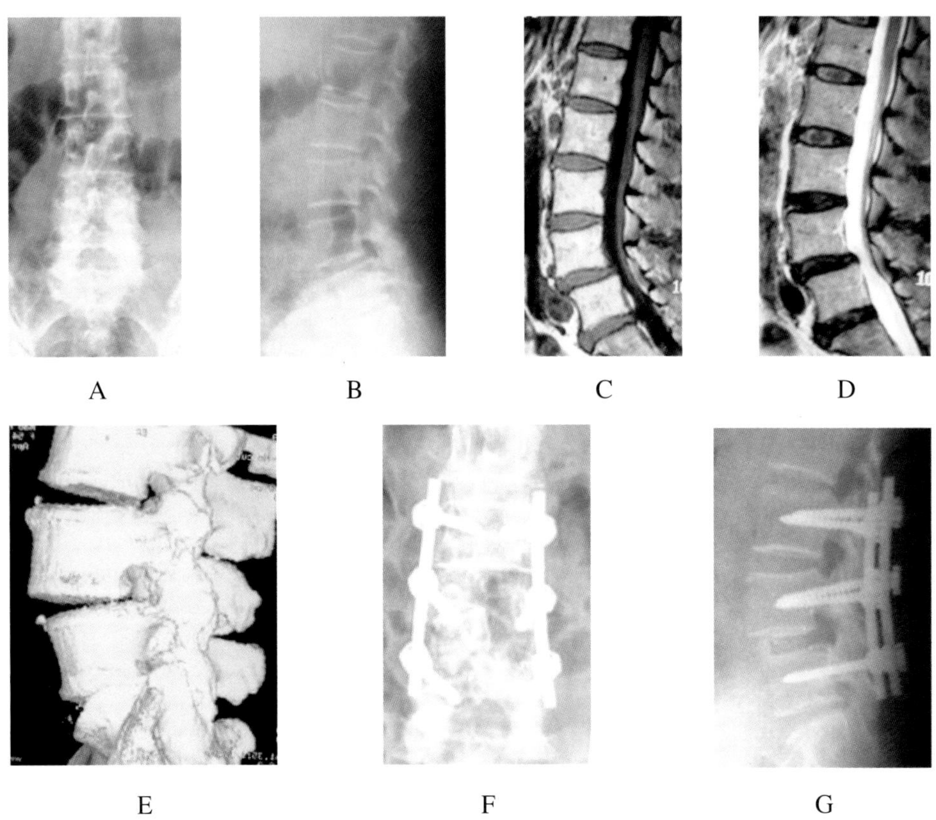

图 4-6-2-4-10　临床病例　例 10（A~G）

A、B. 术前正侧位 X 线片；C、D. 术前 MR 矢状位 T_1 及 T_2 加权，显示 L_4~L_5 滑脱 Ⅰ°，L_3~L_4 及 L_4~L_5 椎管狭窄，但 L_5~S_1 椎节属正常状态，无临床症状；E. CT 三维重建所见；F、G. 仅行 L_3~L_5 椎弓根钉短节段固定，术后原症状消失

（赵　杰　陈德玉　林　研　严力生　张玉发　李立钧　赵定麟）

参考文献

1. 陈志明，马华松，赵杰等．椎弓根螺钉提拉复位与椎间隙撑开复位治疗峡部裂型腰椎滑脱症的临床效果观察［J］．中国脊柱脊髓杂志，2010, 20（2）
2. 范友兵，郑久生．椎弓根螺钉内固定治疗峡部裂伴腰椎骨脱症［J］．颈腰痛杂志，2006, 27（4）
3. 冯虎，袁峰，周冰．单枚 cage 联合 cage 前间隙打压植骨附加椎弓根钉固定治疗腰椎滑脱症［J］．徐州医学院学报，2008, 28（9）
4. 贾俊峰，赵杰，陈志明等．腰椎峡部裂型滑脱症矢状位参数分析［J］．中国矫形外科杂志，2007, 15（11）
5. 马辉，赵杰，连小峰等．腰椎滑脱后路不同融合术式的有限元研究［J］．中华骨科杂志，2007,27（4）
6. 马辉，赵杰，侯铁胜等．腰椎滑脱后路融合术式有限元模型的建立［J］．脊柱外科杂志，2008, 6（3）
7. 田海军，陈德玉，卢旭华等．两种融合手术治疗腰椎滑脱症的影像学及临床疗效比较［J］．中华骨科杂志，2009, 29（5）
8. 田勇．单枚椎间融合器结合短节段椎弓根内固定系统治疗腰椎滑脱症［J］．华北国防医药，2008, 20（2）
9. 吴卫平，孙业青．胸腰椎椎弓根骨折分型及螺钉固定安全性研究[J]．同济大学学报（医学版），2010, 31（1）
10. 严力生，钱海平，钮心刚等．三种 PLIF 手术治疗崩裂性腰椎滑脱症的疗效比较［J］．颈腰痛杂志，2007, 28（6）
11. 赵定麟．现代脊柱外科学，上海：上海世界图书出版社公司，2006
12. Abdu WA, Lurie JD, Spratt KF.Degenerative spondylol-isthesis: does fusion method influence outcome? Four-year results of the spine patient outcomes research trial.Spine（Phila Pa 1976）. 2009 Oct 1; 34（21）: 2351-60.
13. Alicioglu B, Sut N.Synovial cysts of the lumbar facet joints: a retrospective magnetic resonance imaging study investigating their relation with degenerative spondylolisthesis.Prague Med Rep. 2009;110（4）: 301-9.
14. Alyas F, Sutcliffe J, Connell D, Saifuddin A.Morphological change and development of high-intensity zones in the lumbar spine from neutral to extension positioning during upright MRI.Clin Radiol. 2010 Feb;65（2）: 176-80.
15. Chen NF, Smith ZA, Stiner E, Armin S, Sheikh H, Khoo LT.Symptomatic ectopic bone formation after off-label use of recombinant human bone morphogenetic protein-2 in transforaminal lumbar interbody fusion.J Neurosurg Spine. 2010 Jan; 12（1）: 40-6.
16. Chen YH, Xu D, Xu HZ, Chi YL.［Coflex interspinous dynamic internal fixation for the treatment of degenerative lumbar spinal stenosis］Zhongguo Gu Shang. 2009 Dec; 22（12）: 902-5.
17. Cho BY, Murovic JA, Park J.Imaging correlation of the degree of degenerative L4-5 spondylolisthesis with the corresponding amount of facet fluid.J Neurosurg Spine. 2009 Nov;11（5）:614-9.
18. Gregg CD, Dean S, Schneiders AG.Variables associated with active spondylolysis.Phys Ther Sport. 2009 Nov;10（4）:121-4. Epub 2009 Aug 29.
19. Hui Ma, Jie Zhao, Tie-Sheng Hou, et al. The reconstruction of posterior fusion surgery of the lumbar spondylolisthesis evaluated with three-dimensional finite element method. SICOT Shanghai Congress 2007
20. Kim KS, Chin DK, Park JY Herniated nucleus pulposus in isthmic spondylolisthesis: higher incidence of foraminal and extraforaminal types. Acta Neurochir（Wien）. 2009
21. Li-Sheng Yan, Hai-Ping Qian, Xin-Gang Niu ,etal.Comparison of clinical outcome of three plif surgical treatment for isthmic spondylolisthesis. SICOT Shanghai Congress 2007
22. Oishi Y, Murase M, Hayashi Y, Ogawa T, Hamawaki J..Smaller facet effusion in association with restabilization at the time of operation in Japanese patients with lumbar degenerative spondylolisthesis.J Neurosurg Spine. 2010 Jan; 12（1）: 88-95.
23. Pollintine P, van Tunen MS, Luo J.Time-dependent compressive deformation of the ageing spine: relevance to spinal stenosis.Spine（Phila Pa 1976）. 2010 Feb 15; 35（4）: 386-94.
24. Stojanovic MP, Sethee J, Mohiuddin M.MRI analysis of the lumbar spine: can it predict response to diagnostic and therapeutic facet procedures?Clin J Pain. 2010 Feb; 26（2）: 110-5.
25. Toyone T, Ozawa T, Kamikawa K.Facet joint orientation difference between cephalad and caudad portions: a possible cause of degenerative spondylolisthesis.Spine（Phila Pa 1976）. 2009 Oct 1; 34（21）: 2259-62.
26. Wei-Qing Kong, Jian-Guang Xu, Hai-Bo Zhu, etal.A comparative study of the anterior lumbar intervertebral fusion（alif）with posterior lumbar intervertebral fusion（plif）for lumbar spondylolisthesis. SICOT Shanghai Congress 2007
27. Xian- Hu Zhou, Shi-Qing Feng, Yong-Fa Zheng. Surgical treatment of degenerative lumbar spondylolisthesis. SICOT Shanghai Congress 2007
28. Xiao-Qian Dang, Kun-Zheng Wang, Chuan-Yi Bai, etal.Surgical treatment of degenerative lumbar spondylolisthesis. SICOT Shanghai Congress 2007
29. Zhao J, Hou T, Wang X, Ma S. Posterior lumbar interbody fusion using one diagonal fusion cage with transpedicular screw/rod fixation. Eur Spine, 2003;12:173-177.
30. Zhao J, Wang X, Hou T, He S. One versus Two BAK fusion cages in posterior lumbar interbody fusion to L4-L5 Degenerative Spondylolisthesis: A randomized, controlled prospective study in 25 patients with minimum two-year follow-up. Spine, 2002; 27（24）: 2753-2757.
31. Zhao Jie.Isthmic spondylolisthesis treated with modified jaslow method : minimum 4-year results. SICOT Shanghai Congress 2007
32. Zhong-Min Zhang, Da-Di Jin, Jian-Ting Chen,etal.The surgical treatment strategy for severe lumber sponydlolisthesis. SICOT Shanghai Congress 2007
33. Zhuo-Jin Luo, Ming-Quan Li, Jun-Jie Du, etal.The surgical strategy for adolescent lumbar spondylolysis. SICOT Shanghai Congress 2007

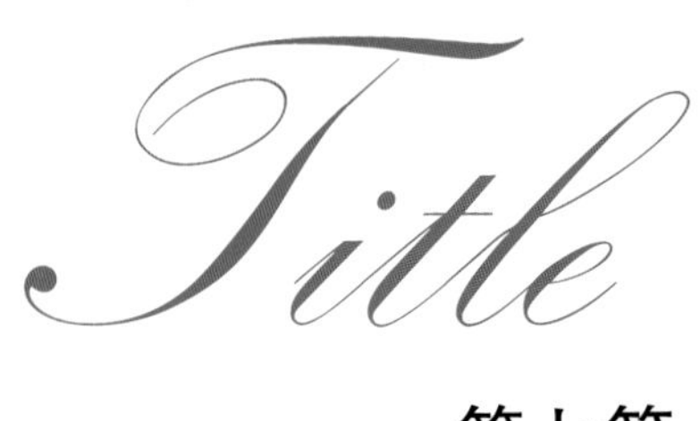

第七篇

腰椎韧带骨化症与腰椎小关节疾病

第一章　腰椎韧带骨化症　1926

第二章　腰椎小关节疾病　1932

第一章　腰椎韧带骨化症

第一节　腰椎后纵韧带骨化症

一、腰椎后纵韧带骨化症概述

以往对于脊柱韧带骨化病的研究集中于颈椎和胸椎，对于腰椎韧带骨化病很少有学者提及，但和脊柱其他部位一样，腰椎同样存在韧带骨化病，主要包括后纵韧带骨化和黄韧带骨化，也有前纵韧带骨化和棘间韧带骨化等。自 Kurihara 等最早于 1988 年报道此类疾病以后，先后有日本和欧美学者对此进行了相关研究。本章将对腰椎后纵韧带骨化和腰椎黄韧带骨化两种疾病目前的研究现状做一简单介绍。

后纵韧带骨化主要发生在颈椎和胸椎，对其发病机制、临床特点及外科治疗等内容在前面章节已做了详细介绍，但腰椎 OPLL 在文献和相关研究中却很少被提及，这主要是其发病率相对较低，国内外对此研究均相对较少。至今，仅有五篇国外文献对此进行了报道，国内尚无相关报道。

二、腰椎后纵韧带骨化症发病率

一般认为腰椎后纵韧带骨化的发病率较之颈椎和胸椎后纵韧带骨化要低得多，日本学者 Okada 等对其所治疗的 6192 例腰椎退变性疾病患者的 X 线和 CT 检查结果进行研究发现，其中仅有 10 例患者存在明显的 OPLL，发病率为 0.16%。但也有学者持不同意见，Epstein 等报道在他们所治疗的脊柱后纵韧带骨化病患者中，颈椎 OPLL 占 70%，胸椎 OPLL 占 15%，腰椎 OPLL 也占 15%。在 Albisinni 等的一篇流行病学报道，在 792 例腰椎退变性疾病手术患者中有 23 例存在 OPLL，发生率为 2.9%，这与颈椎 OPLL 的发生率无明显差异。

三、腰椎后纵韧带骨化症临床特点

总体而言，腰椎后纵韧带骨化患者和一般腰椎退变性疾病的临床症状无差别，其临床表现主要包括腰痛、下肢放射性疼痛、麻木，间歇性跛行、马尾综合征等。但由于腰椎椎管较颈椎、胸椎等脊柱其他部位的椎管容积更大，因此腰椎 OPLL 的存在并不一定引起临床症状，只有当 OPLL 达到一定的严重程度才会压迫马尾神经引起临床症状。这也是临床上腰椎 OPLL 发病率低的原因之一。

此外，由于解剖上后纵韧带在上腰椎要宽于下腰椎，因此 OPLL 在上腰椎更为多见，更容易产生椎管狭窄、马尾综合征等的临床症状，而下腰椎多表现为神经根刺激症状。在 Okada 等所报道的十例患者中，OPLL 位于 $L_{1\sim2}$ 的二例，$L_{2\sim3}$ 的四例，$L_{3\sim4}$ 的四例，$L_{4\sim5}$ 的五例，L_5~S_1 的四例，六例患者为单节段，四例患者为多节段。

四、腰椎后纵韧带骨化症影像学检查

腰椎 OPLL 可以通过 X 线和 CT 检查明确

诊断。X 线侧位片上在椎间孔位于椎体后缘的水平，可见沿后纵韧带解剖形态走形的骨化影（图 4-7-1-1-1），和颈椎、胸椎后纵韧带骨化不同，腰椎后纵韧带骨化多位于椎间隙水平。CT 检查可明确诊断 OPLL，尤其是三维重建可以较为明确的判断 OPLL 的位置、形态、范围（图 4-7-1-1-2）。OPLL 在 MR 的 T_1 和 T_2 成像上均为低信号，对于 OPLL 对脊髓、马尾神经压迫的判断具有较大意义。

五、腰椎后纵韧带骨化症鉴别诊断

（一）椎体后缘骨赘

腰椎椎体后缘骨赘和 OPLL 两者均位于椎间隙水平，但其起始部位和形态特点还是有较大区别，椎体后缘骨赘起始于椎体上、下缘，基底部较宽，形态如刺状，相应节段往往同时合并明显退变、椎间不稳；而 OPLL 可起始于椎体后缘中部，其底部较窄，呈弧形或钩状，相应节段可无明显退变。

（二）椎间盘钙化

椎间盘钙化在腰椎退变性疾病中相当常见，钙化灶主要集中于椎间隙水平，不涉及椎体后壁，一般发生在下腰椎；腰椎 OPLL 可起始于椎体后壁，多见于上腰椎，但腰椎 OPLL 患者可同时合并椎间盘钙化，而且并不少见，Izumi 等报道 OPLL 合并椎间盘钙化的比例达到 45%。

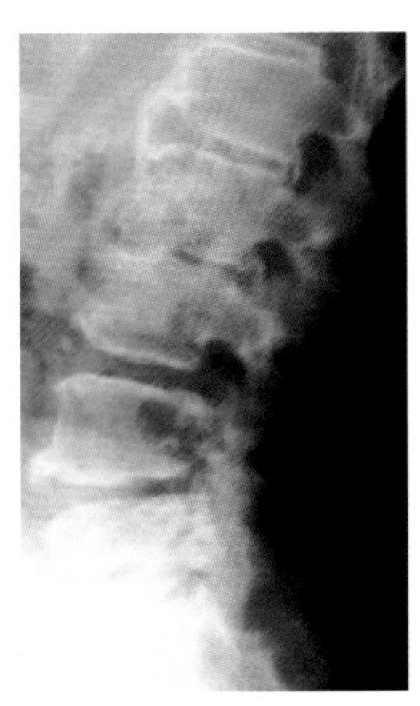

图 4-7-1-1-1　临床举例　腰椎后纵韧带骨化症 X 线侧位片

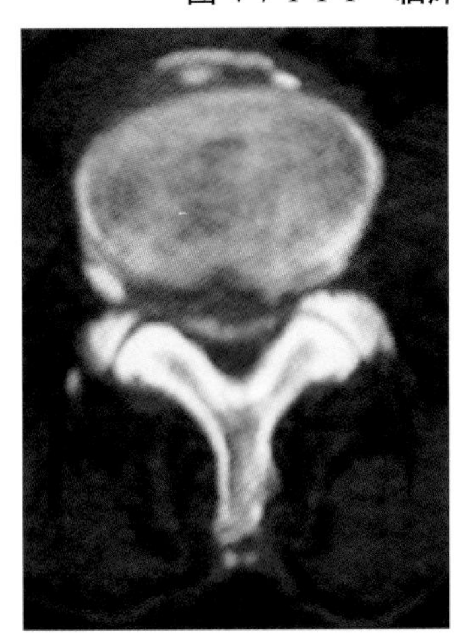

A

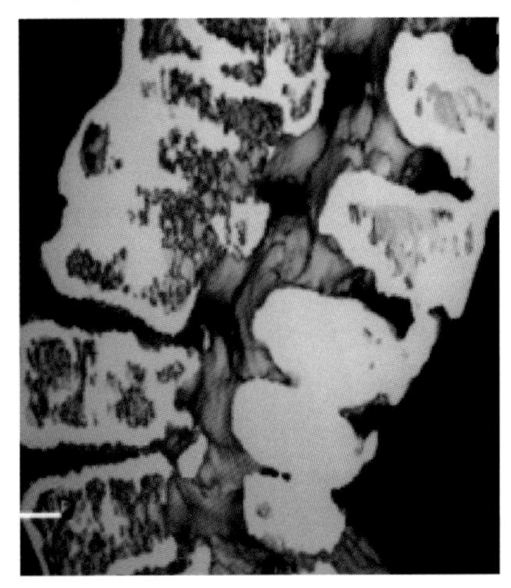

B

图 4-7-1-1-2　临床举例　腰椎后纵韧带骨化 CT 图像（A、B）
A. CT 横断面平扫；B. CT 三维重建

此外，对于合并脊柱其他部位韧带骨化性疾病的患者而言，由于其存在此类疾病发生的遗传或代谢性异常的基础，因此，更倾斜向后纵韧带骨化的诊断。对于怀疑后纵韧带骨化诊断患者而言，有必要对其整个脊柱进行影像学检查，明确是否合并其他部位的韧带骨化性疾病。

六、腰椎后纵韧带骨化症外科治疗

对于一些骨化早期、症状较轻的患者可针对其症状予以保守治疗，其方法包括卧床休息、腰椎保护、物理治疗以及止痛、神经营养等药物治疗。保守治疗可缓解患者部分或全部临床症状，但无法中断后纵韧带骨化的病理进程。对于经保守治疗无效，已引起间歇性跛行、下肢放射性疼痛、麻木等明显临床症状的患者，在无明确手术禁忌证的情况下可考虑手术治疗。对于腰椎OPLL的手术入路和方式选择同样存在着争议，根据手术入路的不同可分为前路手术、后路手术两类。

（一）前路手术

前路手术的优势是可以直接切除后纵韧带骨化物，尤其是对于上腰椎OPLL的患者而言，前路手术较后路手术切除后纵韧带骨化物更为安全。此外，对于一些进行过后路减压手术的病例也可以选择再次进行前路手术翻修，但前路手术的创伤和手术难度均较大。日本学者Tamura等曾报道采用前路手术减压治疗腰椎OPLL患者二例，手术中切除椎体至椎体后壁，使用磨钻将椎体后壁和骨化物尽量磨薄后，将骨化物分离、切除，如骨化物无法与硬膜囊分离，也可以使用漂浮法，将其与四周骨壁游离向前漂浮达到减压效果（图4-7-1-1-3、4）。

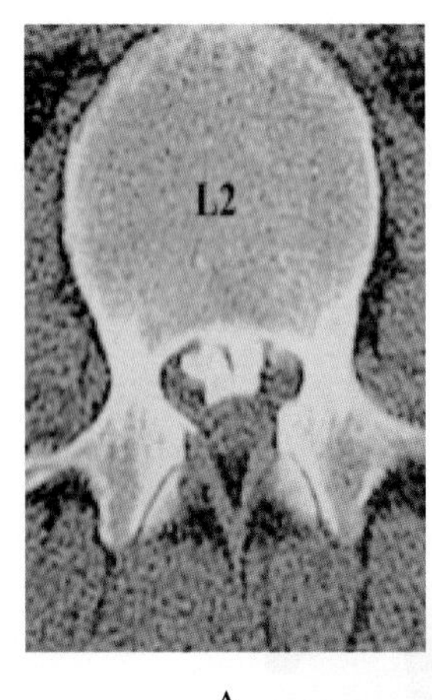

A

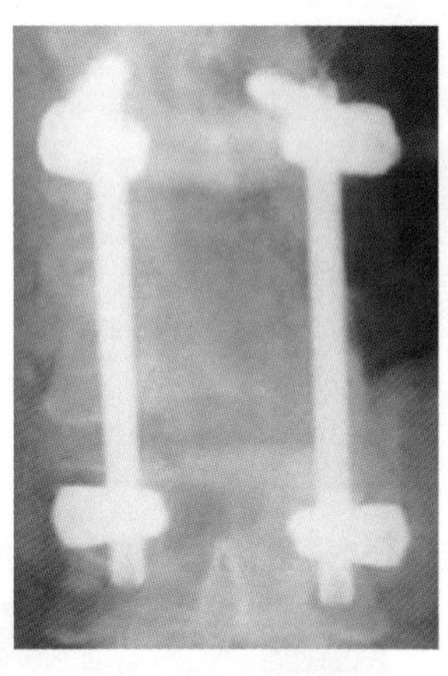

B

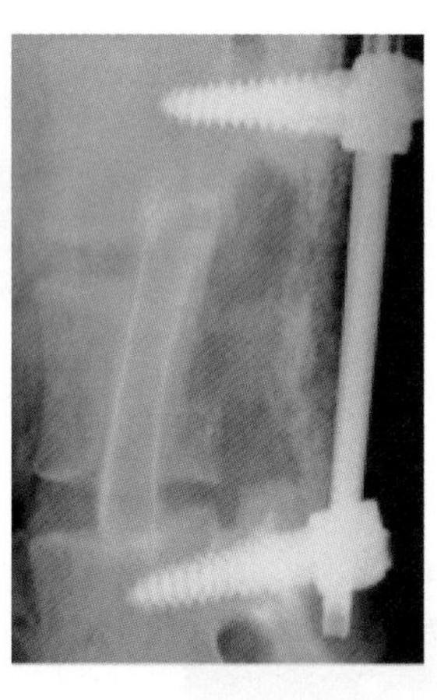

C

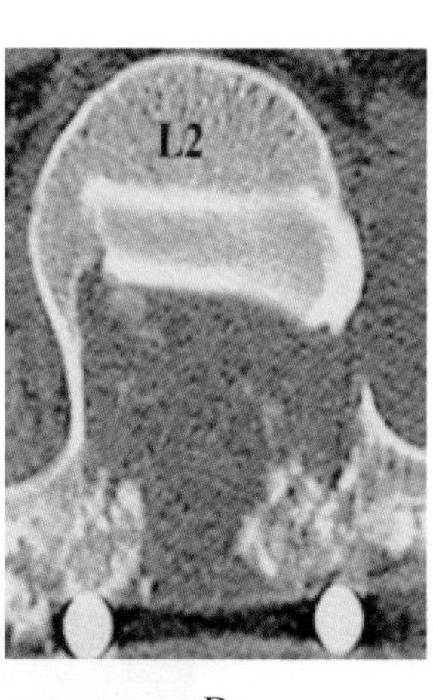

D

图4-7-1-1-3 临床举例 L_2 椎体后缘局限性后纵韧带骨化，手术采用侧前方入路切除骨化物减压、自体腓骨植骨联合后路椎弓根螺钉内固定（A~D）

A.术前腰椎CT水平位扫描；B、C.术后X线正侧位；D.术后CT水平位扫描

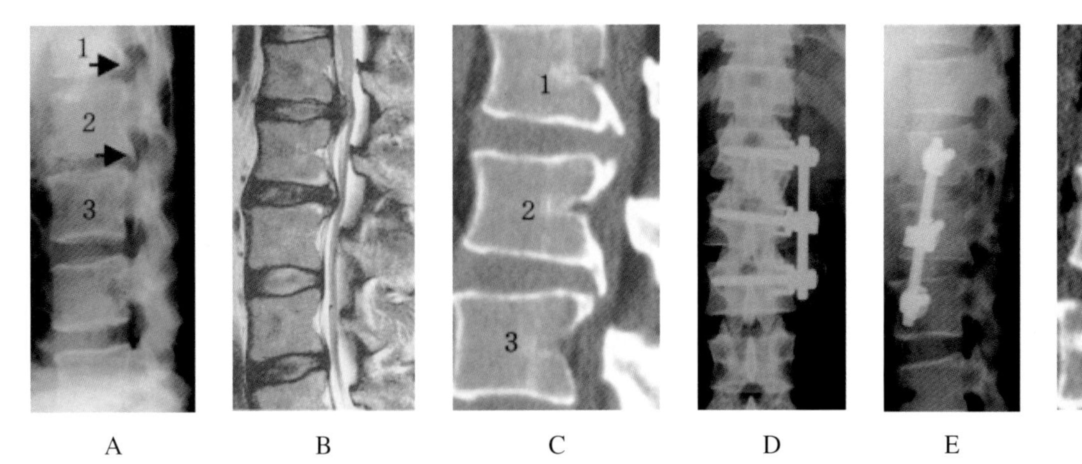

图 4-7-1-1-4　临床举例　$L_{1\sim3}$ 后纵韧带骨化，侧前方入路经椎间隙减压切除骨化物、自体髂骨植骨联合侧前方钉棒内固定（A~F）

A. 术前 X 线侧位片显示 $L_{1\sim2}$、$L_{2\sim3}$ 椎间隙水平鸟嘴样骨化影；B. 术前 MR 显示 $L_{1\sim2}$、$L_{2\sim3}$ 椎间隙水平神经压迫明显；C. 术前 CT 三维重建显示骨化物形态及范围；D、E. 术后 X 线正侧位片；F. 术后 CT 三维重建显示骨化物切除

（二）后路手术

后路手术与前路手术相比创伤和手术难度均大为减小，与颈椎和胸椎 OPLL 不同，在腰椎后路手术中我们也可以同时切除范围较为局限 OPLL，并在直视下解除神经根压迫，因此对于范围较小，以神经根压迫症状为主的腰椎 OPLL 患者而言可选择后路手术。此外，对于是否需要彻底切除 OPLL 同样存在争议，有些学者认为 OPLL 是一种进展性疾病，在减压手术后仍然可能进一步发展，因此需要彻底切除，但也有一些学者认为无需彻底切除 OPLL，仅后路减压即可，Lio 和 Lee 认为对于以椎管狭窄症状为主的患者，仅后路椎管减压即可，无需切除 OPLL，但对于以神经根放射性疼痛、麻木症状为主的患者而言，尤其是 OPLL 对神经根存在压迫、刺激的患者必须切除 OPLL 彻底减压。Okada 等报道了其采用单纯后路减压手术治疗的一组腰椎 OPLL 患者，术前 JOA 评分为 7.9 ± 3.4（4~14）分，术后随访 41~218 天后，JOA 评分改善为 17.9 ± 3.9(14~27) 分，神经功能改善率为 47.8 ± 16.3%（30%~86.7%）。

第二节　腰椎黄韧带骨化症

一、腰椎黄韧带骨化症发病率

和腰椎后纵韧带骨化一样，对于腰椎黄韧带骨化的研究也仅限于不多的临床病例报道。日本学者 Kurihara 等最早于 1988 年报道了 12 例腰椎黄韧带骨化患者，其中有四例患者同时合并脊柱其他部位骨化。此外，Kawaguchi 等也报道了 12 例腰椎黄韧带骨化患者。在欧美国家中 Epstein 等和 Weiss 等也曾进行过类似报道。但我们的临床实际工作中，在一些严重的腰椎退变、椎管狭窄的患者中，合并腰椎黄韧带骨化的情况并不少见，但似乎并未引起足够重视，国内也未见相关报道。日本学者 Kurihara 等曾对 2403 例患者腰椎的 X 线进行分析发现 OLF 的发生率可达到

8.4%，而且多数位于上腰椎。

二、腰椎黄韧带骨化症临床特点

和一般腰椎管狭窄症患者相比而言，腰椎黄韧带骨化对于患者马尾神经和神经根的压迫更为严重，患者的临床症状也更为明显，除了间歇性跛行、下肢神经根放射性疼痛、麻木等症状外，更多患者可能出现下肢肌力下降和括约肌功能障碍。在 Kawaguchi 等一组 20 例腰椎韧带骨化的病例中下肢肌力下降患者的比例达 85%。因此，对于此类患者应尽早明确诊断并进行手术治疗。

三、腰椎黄韧带骨化症影像学检查

腰椎黄韧带骨化在 X 线片较难发现，CT 检查明确其诊断。腰椎黄韧带骨化早期多位于单侧或双侧的小关节囊附件（图 4-7-1-2-1），这可能与腰椎所承受的应力分布有关。随着疾病的进展，骨化范围可逐渐扩张至整个椎板下黄韧带，甚至与椎板融合，两者难于区分（图 4-7-1-2-2）。OLF 在 MR 的 T_1 和 T_2 成像上均为低信号，与黄韧带肥厚、增生的病理改变难以区分，但可以明确 OLF 对马尾神经和神经根的压迫程度和范围，是手术范围选择的必要依据（图 4-7-1-2-3）。

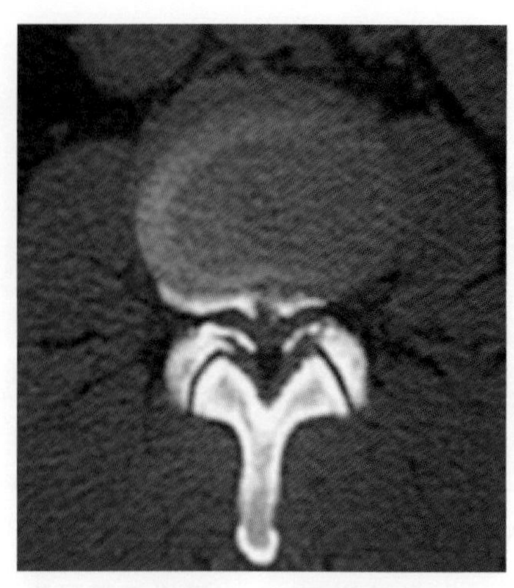

图 4-7-1-2-1　临床举例　腰椎黄韧带骨化早期、病变多位于小关节囊附近

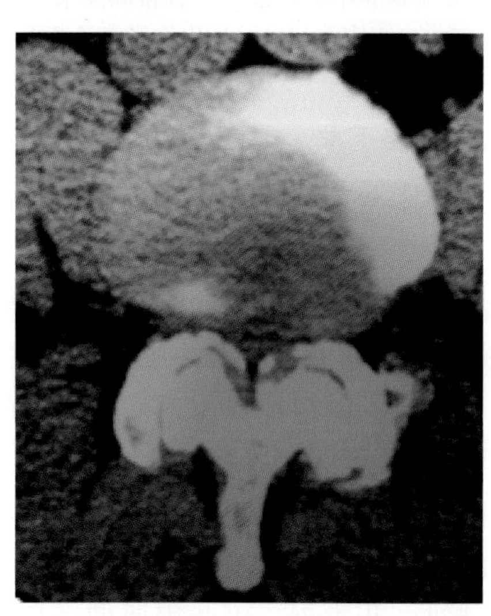

图 4-7-1-2-2　临床举例　腰椎黄韧带骨化，后期扩展至整个椎板下黄韧带，部分与椎板融合

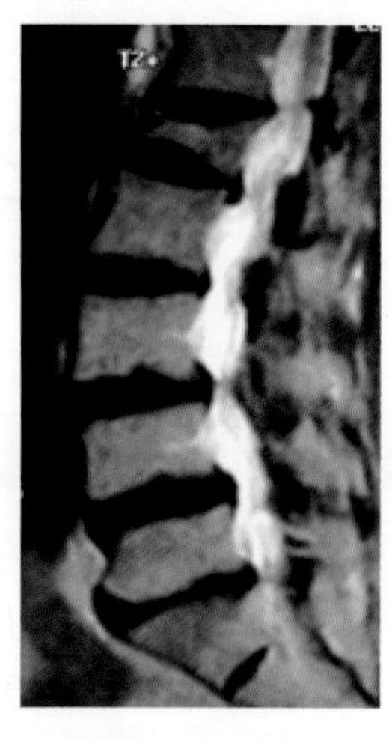

图 4-7-1-2-3　临床举例　腰椎 MR T_2 加权矢状位显示黄韧带骨化致压范围

四、腰椎黄韧带骨化症外科治疗

临床上腰椎黄韧带骨化患者往往已表现为明显神经压迫症状，包括下肢肌力下降、括约肌功能障碍等，因此一旦明确诊断，在无明确手术禁忌证的情况下可尽早选择手术治疗。手术方式主要选择腰椎后路椎板切除减压术，彻底切除骨化黄韧带，解除神经压迫。由于腰椎黄韧带骨化患者的病变范围往往较广，可根据患者腰椎结构破坏情况，酌情考虑使用腰椎内固定材料恢复其稳定性。Pantazis 等报道采用后路椎板切除减压治疗了 9 例腰椎 OLF 患者，其中单节段 2 例，双节段 5 例，三节段 1 例，四节段 1 例。临床症状肌力下降患者的比例达 66.66%，同时小便功能障

碍的患者比例也较高 33.33%。术前 JOA 评分平均为 16.00 ± 9.00（7~19）分，平均随访 4.00 ± 2.5（2~6）年，术后 JOA 评分平均 28.00 ± 8.5（19~29）分，神经功能改善率平均为 91.60 ± 43.85%（52.6%~100%），但术前患者下肢肌力下降和括约肌功能障碍等症状术后恢复较为困难。

（陈 宇 陈德玉 孙钰岭 陈德纯）

参考文献

1. Albisinni U, Chianura G, Merlini L, Calzolari S, Othsuka K, Terayama K. Ossification of the posterior longitudinal ligament of the lumbar spine [in Italian]. Radiol Med. 1988;75(5):482–485.
2. Epstein NE. Ossification of the posterior longitudinal ligament: diagnosis and surgical management. Neurosurg Q. 1992;2:223–241.
3. Epstein NE. Ossification of the yellow ligament and spondylosis and/or ossification of the posterior longitudinal ligament of the thoracic and lumbar spine. J Spinal Disord. 1999;12(3):250–256.
4. Kawaguchi Y, Oya T, Abe Y, et al. Spinal stenosis due to ossified lumbar lesions. J Neurosurg Spine. 2005;3(4):262–270.
5. Kurihara A, Tanaka Y, Tsumura N, Iwasaki Y. Hyperostotic lumbar spinal stenosis. A review of 12 surgically treated cases with roentgenographic survey of ossification of the yellow ligament at the lumbar spine. Spine (Phila Pa 1976). 1988;13(11):1308–1316.
6. Liao CC, Lee ST. Symptomatic ossification of the posterior longitudinal ligament of the lumbar spine. Case report. J Neurosurg. 1999;91(2 suppl):230–232.
7. Matsumoto Y, Harimaya K,et al. Clinical characteristics and surgical outcome of the symptomatic ossification of ligamentum flavum at the thoracic level with combined lumbar spinal stenosis.Arch Orthop Trauma Surg. 2012 Apr;132(4):465–70.
8. Okada S, Maeda T, Saiwai H, et al. Ossification of the posterior longitudinal ligament of the lumbar spine: a case series. Neurosurgery. 2010;67:1311–1318
9. Okumura T, Ohhira M,et al. A higher frequency of lumbar ossification of the posterior longitudinal ligament in elderly in an outpatient clinic in Japan.Int J Gen Med. 2013 Aug 27;6:729–32.
10. Pantazis G, Tsitsopoulos P, Bibis A, et al. Symptomatic ossification of the ligamentum flavum at the lumbar spine. Spine. 2008;33:306–311.
11. Tamura M, Machida M, Aikawa D, et al. Surgical treatment of lumbar ossification of the posterior longitudinal ligament. Report of two cases and description of surgical technique. J Neurosurg Spine. 2005;3(3):230–233.
12. Weiss MH, Spencer GE. Ossification of a lumbar interspinous ligament with compression of the cauda equine. J Bone Joint Surg (Am) 1970;52:165–7.
13. Yano T, Doita M, Iguchi T, et al. Radiculopathy due to ossification of the yellow ligament at the lower lumbar spine. Spine 2003;28:E401–E404.
14. 郭立新，刘蜀彬 . 棘突截骨椎管成形术治疗腰椎黄韧带骨化症 . 中国矫形外科杂志，2002，（9）1:8–10.
15. 芦健民，唐礼明 . 腰椎单节段黄韧带骨化引起的腰椎管狭窄症的手术治疗 (附 68 例报告). 第二届全国创伤骨科、第三届全军肢体伤残修复学术会议论文集 .2010.03.12
16. 张成凤，刘向军 . 手术治疗腰椎黄韧带骨化症 11 例分析 . 中华损伤与修复杂志（电子版），2010,05（5）: 54–55.
17. 赵刚，周英杰 . 腰椎后纵韧带骨化及其诊治探讨 . 中国骨伤 .2006,29(10):627–628.
18. 甄平，刘兴炎 . 腰椎黄韧带骨化并椎管狭窄 . 中国骨伤，2008,21(11): 853–854.

第二章　腰椎小关节疾病

第一节　腰椎小关节不稳症

一、腰椎小关节不稳症概述

腰椎小关节（Lumbar Facet Joint）可因外伤、退行性改变及先天发育等因素造成腰椎小关节不稳，又称之小关节半脱位或小关节错位，并引起腰痛、活动受限及其他一系列症状者；此时大多合并滑膜嵌顿。卧床休息可改善症状，一般多可治愈。

二、腰椎小关节不稳症病因学

腰椎小关节由上位椎体的下关节突与下位椎体的上关节突所组成。关节面被透明软骨覆盖，具有一小关节腔，其周围有关节囊包绕。关节囊松而薄，内层为滑膜，能分泌滑液，以利于关节的活动。

当腰椎受到垂直负荷应力或是腰椎过分旋转的剪力作用时，小关节容易发生损伤性滑膜炎，导致关节面软骨营养不良，软骨表面变薄，出现裂隙及关节面不平整。软骨下的松质骨也会发生退行性改变，骨质变硬。关节囊在承受负重和受到旋转应力后可以撕裂，并形成纤维瘢痕化。当椎间盘退变，椎间隙变窄，可致小关节囊松弛，直接造成小关节半脱位。

腰椎小关节的关节囊由纤维结构和滑膜两层组成。滑膜上有丰富的血管和神经。小关节突的神经为脊神经后支所支配，后支分为内、外侧支，两支均有小的分支，它是一种很丰富的神经结构，即小关节感受器。当滑膜受到机械性或化学性刺激后，便产生明显的疼痛。腰段的关节面排列近似矢状面，前方有黄韧带加强，后方有部分棘间韧带加强，腰椎的旋转活动受到小关节突的限制。当腰椎小关节突遭到旋转暴力时，很容易发生损伤。脊柱屈曲 50°~60° 时，主要发生在腰段。腰前屈时，小关节分离。腰后伸时，小关节会聚。椎体发生扭转时，小关节一侧合拢，另一侧张开。人到成年后，椎间盘、韧带等组织均发生不同程度的退行性改变。如果在没有充分准备的情况下，突然作脊柱旋转活动如腰部扭转、弯腰取物、扫地等均会因椎体及椎间组织在不稳定状态下承受较大的力，而使小关节咬合不良或错位。腰 5 的活动范围较大，容易发生小关节张开。当其张开时，小关节腔内的负压增加，关节囊滑膜被吸入、当其合拢时滑膜被吸而至内陷、折叠及嵌夹，形成小关节滑膜嵌顿。

近来有人通过对腰椎后关节内“半月板样结构”的解剖和组织学研究，认为该结构可能是腰椎小关节滑膜嵌顿及小关节综合征的结构基础。该结构的神经末梢可能是一种伤害性感受器（Nociceptive Receptors），当半月板样结构本身受到卡压刺激，便会产生疼痛。

三、腰椎小关节不稳症临床症状与体征

（一）腰痛

患者多为青壮年。急性发作时，患者多数在扭腰或弯腰变为伸腰的过程立即产生单侧或双侧下腰部疼痛，活动腰部则疼痛加剧，甚至向臀部、大腿及骶尾部放射。一般不累及小腿。患者常处于强迫体位，惧怕被别人触摸或搬动。

（二）神经根刺激症状

早期可有神经根刺激症状，可发生下肢痛，一般牵涉的范围略小，并不按神经根分布区扩散。S_1 神经根受累可出现跟腱反射减弱或消失。

（三）体征

急性发作时，腰部生理弯曲消失，棘突排列不规则，病变的小关节部有明显的叩击痛及压痛，用普鲁卡因或利多卡因行患椎小关节局部封闭可减轻疼痛。下肢肌力、感觉无异常。

四、腰椎小关节不稳症影像学检查

X 线平片检查可见腰椎生理弯曲发生改变，一般不易发现小关节位移。但动力性侧位片可显示松动征，并可发现两侧小关节突呈不对称状。左右斜位有时可见关节突嵌于峡部。CT 扫描显示退变增生、关节面毛糙改变及 MR 显示受累小关节囊与周围软组织水肿等征象。

五、腰椎小关节不稳症诊断

（一）临床症状与体征

见于青壮年，多发生在突然扭腰或由弯腰变为伸腰的过程中而发生的剧烈疼痛。腰部活动明显受限，骶棘肌明显紧张，腰部僵硬，腰骶部有压痛及叩击痛。

（二）封闭疗法

用 1% Novocain 5~10ml 注射到病变的小关节处，数分钟后症状缓解或消失，有助于本病的诊断。

（三）影像学所见

如前所述。

六、腰椎小关节不稳症治疗

（一）手法操作

手法复位是治疗腰椎小关节错位的有效措施，常用的手法有斜扳法、背法、旋转复位法等。在手法复位前，宜在腰背患处先行按摩。

斜扳法：患者侧卧位，下侧髋关节伸直，上侧屈髋、屈膝，在上位的肩部后仰。术者站在病人的前面，一手扶患者上位的肩部，另一手按扶上位的髂嵴。让患者全身放松后，术者双手同时作相反方向斜扳，使肩向后扭转，臀部向前旋转，此时可听到腰部发生“咯吱”声。斜扳可使关节突关节张开，利于被嵌顿的滑膜及错位的关节复位。让患者按相反的方向侧卧，用同法操作。斜扳后，如果错位的小关节复位与嵌顿的滑膜被还纳，患者顿时可感到腰痛减轻，翻身自如。如效果欠佳，还可重复斜扳 2~3 次（图 4-7-2-1-1）。

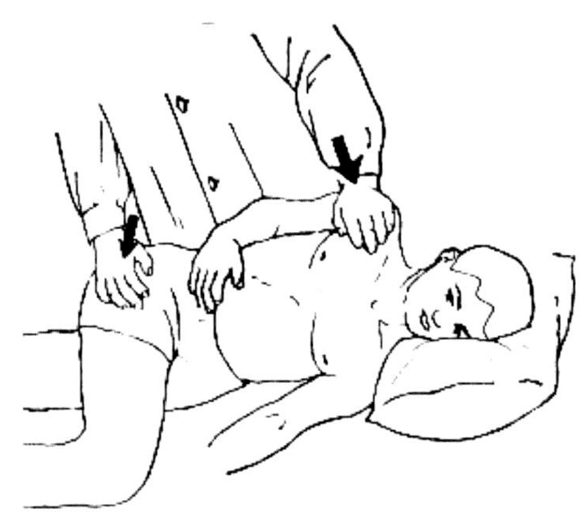

图 4-7-2-1-1　斜扳手法示意图

（二）卧床休息

急性发作或手法复位后的患者，应适当卧床休息，以消除骶棘肌痉挛，促使关节水肿消退并

减轻疼痛。

（三）骨盆牵引

腰肌痉挛严重而拒绝手法复位者，可先进行患椎小关节封闭，待疼痛缓解后再行骨盆牵引。牵引重量为患者体重的 1/8~1/10。一般牵引 3~5d 后，症状可消失或明显减轻。

（四）理疗

可应用热敷、超短波、频谱等物理治疗，以使肌肉放松、水肿消退及改善局部血循环。

（五）药物

腰痛明显时，可口服消炎止痛、解痉的药物，如布洛芬、散利痛、吲哚美辛（消炎痛）等。也可服用复方四物汤等，以活血化瘀。（复方四物汤的处方：生地 12g，白芍 9g，当归 9g，川芎 6g，丹参 9g，川牛夕 6g，延胡索 9g，乌药 6g）

（六）小关节封闭

小关节突关节囊封闭具有解痉镇痛的作用。可用 1% 普鲁卡因或 2% 利多卡因 5ml，加入确炎舒松 A 混悬液 1ml 或醋酸泼尼松龙(强的松龙）25mg 的混悬液，用 7 号腰椎穿刺针或心内注射针，在棘突旁 1.5cm 的小关节压痛点处，浸润小关节周围。一般选择 $L_{4\sim5}$ 以及 $L_5\sim S_1$ 小关节做多部位的注射。

第二节　腰椎退变性小关节损伤性关节炎

一、腰椎退变性小关节损伤性关节炎概述

因退行性改变波及到腰椎后方小关节的一部或全部，呈损伤性关节炎反应，并产生腰腿痛症状，称为腰椎退行性小关节损伤性关节炎。

二、腰椎退变性小关节损伤性关节炎病因学

由于小关节本身退行性改变所致；也可继发于双侧关节突不对称、腰椎间盘退变或椎间盘突出后。当髓核水份含量减少或髓核突出时，椎间隙则变窄，改变了关节突关节的正常结构，使相邻的两个小关节面重叠。加之纤维环变得松弛，椎体间的活动度增大，影响了关节突关节的稳定。以后，软骨面及软骨下骨质受到波及，由于周围关节囊壁的撕裂、出血而逐渐形成骨赘。小关节退行性改变所引起的关节囊松动、移位及骨赘形成，均可导致脊神经根被卡压或刺激，而产生腰腿痛。

三、腰椎退变性小关节损伤性关节炎症状与体征

（一）症状

【腰痛】

为持续性钝痛或酸痛，活动后加重。急性发作时，腰部可僵直，一般无腰部活动障碍。

【根性症状】

当神经根受到刺激时，可发生下肢放射痛，牵涉范围比较局限，疼痛并不完全按照神经根分布区域扩散。

（二）体征

小关节处有固定性压痛，压痛点深在、有叩击痛及传导痛。急性发作时，腰椎生理弯曲可消失，腰椎棘突排列不齐，患椎棘突间距离增大。在此处加压，可出现一凹陷。

四、腰椎退变性小关节损伤性关节炎影像学检查

（一）X 线摄片

需摄腰椎正、侧位及左、右 45°斜位 X 线片。早期可无明显阳性发现，有时可见腰椎小关节排列不对称、小关节间隙狭窄及松动。后期患处的关节突增生、小关节面硬化、上关节突向上突出并有骨赘形成，呈现肥大性改变。由于小关节周边骨赘形成，可使椎间孔变小。少数患者有假性腰椎滑脱，在腰椎伸 - 屈动力性摄片中，小关节不稳而致的腰椎滑脱程度则更为明显。

（二）体层摄片及 CT 扫描

【体层摄影】

可能显示小关节的狭窄及骨赘形成等改变。

【CT 检查】

可清晰地显示出小关节病变的程度及其与神经根管、椎管之间的解剖关系。

五、腰椎退变性小关节损伤性关节炎诊断

（一）临床表现

主要根据临床症状与局部体征。

（二）局部封闭试验

以 1% 普鲁卡因 5~10ml，用心内注射针注入到病变的小关节周围，如果在 10min 后腰痛症状减轻或消失，则为阳性，有助于对本病的诊断。

（三）影像学所见

依据 X 线平片、体层摄片或 CT 扫描的表现。

六、腰椎退变性小关节损伤性关节炎治疗

（一）非手术治疗

【手法复位】

可应用旋转复位或斜扳等方法进行小关节半脱位的整复。

【卧床休息】

急性期或手法复位后应当卧床休息 1~3 周。

【理疗】

可选用超短波、微波、频谱、局部封闭等多种物理及药物治疗。

【局部保护】

配戴腰围或支架。

【腰背肌锻炼】

为增强骶棘肌，可采用“飞燕式”方法训练，每次 30~50 下，每天三次。锻炼时，患者俯卧于木板床，双手置于臀部，同时挺胸仰颈及双下肢呈伸直抬起，此时仅腹部与床面相接触，然后复原。如锻炼后腰痛反而加重则需减少次数或暂停进行。

【药物】

疼痛明显者可口服止痛剂，如双氯芬酸钠（扶他林）、布洛芬、元胡止痛颗粒剂等。外敷香桂活血膏、红花油、骨质宁擦剂等。

（二）手术疗法

神经根受压症状明显经非手术疗法久治无效时，可行神经根管减压术。采用后路减压椎间融合固定术（PLIF）效果较为确切。

（严力生　李　国　钱海平　鲍宏玮　赵定麟）

参考文献

1. Jaumard NV, Welch WC, Winkelstein BA. Spinal facet joint biomechanics and mechanotransduction in normal, injury and degenerative conditions. J Biomech Eng. 2011 Jul;133(7):071010.
2. Kalichman L, Hunter DJ. Lumbar facet joint osteoarthritis: a review. Semin Arthritis Rheum.2007 Oct;37(2):69–80.
3. Kalichman L, Li L, Kim DH, Guermazi A, Berkin V, O'Donnell CJ, Hoffmann U, Cole R, Hunter DJ. Facet joint osteoarthritis and low back pain in the community–based population. Spine. 2008 Nov 1;33(23):2560–5.
4. Kong MH, Morishita Y, He W, Miyazaki M, Zhang H, Wu G, Hymanson HJ, Wang JC. Lumbar segmental mobility according to the grade of the disc, the facet joint, the muscle, and the ligament pathology by using kinetic magnetic resonance imaging. Spine. 2009 Nov 1;34(23):2537–44.
5. Lee JC, Cha JG, Yoo JH, Kim HK, Kim HJ, Shin BJ.Radiographic grading of facet degeneration, is it reliable? – a comparison of MR or CT grading with histologic grading in lumbar fusion candidates. Spine J. 2012 Jun;12(6):507–14.
6. Suri P, Dharamsi AS, Gaviola G, Isaac Z. Are facet joint bone marrow lesions and other facet joint features associated with low back pain? A pilot study. PM R. 2013 Mar;5(3):194–200.
7. Varlotta GP, Lefkowitz TR, Schweitzer M, Errico TJ, Spivak J, Bendo JA, Rybak L. The lumbar facet joint: a review of current knowledge: part 1: anatomy, biomechanics, and grading. Skeletal Radiol. 2011 Jan;40(1):13–23.

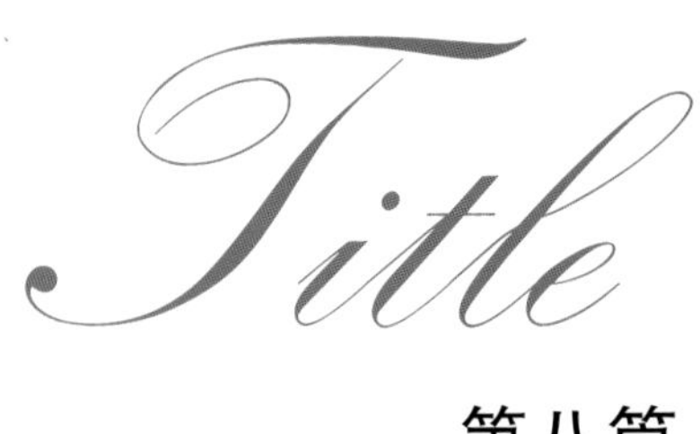

第八篇

腰椎手术并发症及各种翻修性手术

第一章　腰椎术后并发症　1938

第二章　腰椎翻修术概述及术前准备　1948

第三章　腰椎间盘疾患再手术及临床举例　1952

第四章　腰椎退行性疾患术后翻修术　1962

第五章　腰椎滑脱症和畸形术后病例翻修手术　1972

第一章　腰椎术后并发症

第一节　腰椎手术并发症基本概况

一、腰椎手术并发症概述

由于脊柱外科的高速发展，材料学的进步及植入器械的不断创新，使腰椎各种伤患的手术适应证逐渐扩大，手术病例日益增多，此不仅提高了疗效，且明显地缩短了患者卧床时间，促使其可以早日重返社会；术后3周即可步行及开始工作的病例已成为现实，由于这一原因，对外科医师也提出了新的要求，各级医师不仅需要通过继续教育培训或临床进修，而且由于手术数量的成倍增加和手术范围扩大，以致术中意外损伤的潜在可能性也就更多了。脊柱外科操作已经变得越来越复杂和困难，而且施术节段的范围与难度增大，这就更增加了施术的风险。

脊柱外科的并发症大多数导致手术失败，并直接影响患者的康复。以致最终出现慢性腰背痛、神经损害及需要再次或多次手术。补救性手术失败率更高，以致有的学者提出失败的后路椎体间融合术，我们难以提出任何成功的救助性手术。此种论点未免过于悲观，但从另一角度来看也说明其难度。

每位术者均应明确脊柱外科手术的某些并发症可以导致永久性的损伤，使患者术后状态变得比手术前更差。包括术后神经内和神经周围纤维化所引起难以治疗的疼痛性神经根病。因此，有人提出，除了癌症的化疗外，没有什么比脊柱外科手术风险中的危险与受益之比更近于相等（1 ∶ 1）了。因此，每位施术医师和患者均应共同认识脊柱疾患手术的风险性。

第一，要对并发症的客观性和可能发生的频率有一全面的了解；

第二，手术医师必须避免急于采用那些新的和自己并不熟悉的手术方法；

第三，每位外科医师都必须接受训练和继续教育，应一丝不苟地使用新的外科治疗手术，以求对患者的危险性降低到最低限度。

二、腰椎手术并发症发生率

Ramirez 和 Thisted 等学者曾对腰椎手术有关发病率和死亡率的流行病学进行了系统研究。他们提出椎间盘源性神经根病行椎板切除术的主要急性并发症这一基本概念。20世纪80年代，美国一组对众多医院共28395例腰椎手术进行的调查表明所有患者，即在1、2节椎节行椎板切除及椎间盘切除术者，包括未行椎节融合术之病例，其死亡率为0.06%，主要死于脓毒血症、心肌梗死和肺动脉栓塞等。总并发症发生率1.57%（表4-8-1-1-1）。

表 4-8-1-1-1　腰椎间盘 1~2 节切除术后并发症的发生率

并发症	发生率（%）
死亡	0.06
感染	0.61
神经并发症	0.30
马尾综合征	0.08
神经根撕伤	0.02
卒中	0.02
心血管	0.19
肺动脉栓塞	0.11
心肌梗死	0.06
脑脊液漏	0.11
腹侧穿透	0.02
合计	1.57

此后，Deyo 等人又对在 1986~1988 年期间在华盛顿州各个医院出院登记中查出 18122 例在住院期间行腰椎手术的病例。其中 84% 是腰椎间盘突出和腰椎管狭窄症者。统计材料表明：并发症的发生率随患者年龄增大而增多，在 74 岁以上的患者中可高达 18%。以病种而论，显示腰椎椎管狭窄症行手术的患者，其并发症之发生率最高。而且，视手术的类型不同亦有所差异。首次术后的再手术率从零到 20%，平均值在 10% 以下；硬脊膜撕裂的发生率为 5%~27%；伤口表浅感染发生率为 2.3%，深部感染为 1.08%。在使用哈氏棒作内固定的一组病例中，其伤口感染发生率可高达 7% 以上，甚至可达 20%。深静脉血栓发生率为 2.74%。所有并发症在 5%~15% 范围以内，平均为 12% 左右。

尽管国外文献报道脊柱外科的伤口感染率有所增加，但笔者的经验，只要在术前及术中使用预防量的广谱抗生素，可将感染发生率降低。当然，感染率的高低亦与手术难度、手术时间长短、损伤情况及内固定物状态等密切相关。高难度之复杂性手术，其发生率将明显增加。例如前后路联合脊柱减压、稳定及融合术之并发症可高达 15% 左右，国外文献有 50% 以上的报导。当然，大多为一般性并发症，其中严重的并发症亦可遇到。Anda 及同事在其报告的 2300 例椎间盘切除术中有四例血管损伤，虽然这是相当低的发生率，但其后果严重；此种并发症的死亡率高达 60% 以上。

第二节　腰椎手术过程中所致并发症及预防

一、椎节定位错误

这是临床上十分常见的错误，笔者曾收治已两次施术无效之椎间盘突出症者，第一次手术在病节的下一椎节，当术后发现错误后又第二次手术，结果又高了一个椎节，最后送到笔者所在医院总算为患者解决了痛苦。此种少见的错误虽不多见，但如不重视术前及术中之定位，则难以杜绝。因此，一位成熟的骨科医师应高度重视定位。除术前摄定位片外，对节段的命名应特别慎重，否则，定错节段的错误仍有可能。MR 更易误诊，当有部分或完全骶化时，在 MR 上椎间盘的痕迹易被确定为 L_5~S_1，而在放射线片上被认为是 S_1~S_2。术中对定位有怀疑时，应立即行放射线定位确认。

二、腰椎手术术中神经根损伤

（一）一般性致伤原因

此种并发症并非少见，且后果严重，其经常导致永久性的损害和肢体的顽固性疼痛。手术中对椎管内组织过度的牵拉、撕裂或者热灼伤等都可导致神经根的损伤。此外，腋下型椎间盘突出，根管狭窄，对伴有大量瘢痕（包括因反复硬膜外注射引起的瘢痕），椎体滑脱复位，特别是在成年人，由远端向近端对神经根减压，用力向内侧牵拉受到阻力的神经根，巨大型或者中央型腰椎间盘突出，出血时显露不当使视线模糊，以及使用单极电凝等，均易发生神经根的损伤。此种并发症的关键是预防。临床上具有重要意义的原因及预防措施等将在以下内容中阐述。

（二）腋下型椎间盘

腋部椎间盘突出易使人迷惑，尤其是临床经验较少者，当看到髓核碎片时，如果没有意识到被挤出视野以外的神经根，则有可能在用椎间盘钳夹取突出的髓核碎片时，将侧方之神经根一并钳夹致伤。因此，术中应保持硬膜外间隙清晰，在辨别出神经根后对其加以保护后，方可使用椎间盘钳。否则，不应在椎管内使用此种器械，可用一个神经钩将髓核碎片拨出来。

（三）根管狭窄

在根管严重狭窄的情况下，由于上关节突的肥大而易使神经根被完全包裹。此时，手术医师如果没有认识到此种解剖变异，则有可能伤及神经根。笔者在手术时，大多使用刮匙或安全骨刀先切除内侧 1/3 的下关节突，之后，确定上关节突内缘，此时可以看到神经根在上关节突近端的内侧下面潜行。在确认神经根的位置后，再用刮匙刮除，或用安全骨刀小心凿除上关节突内侧缘，但不要凿断，以防误伤下方的神经根。对凿下之骨块可用髓核钳或咬骨钳将其折断取下，之后再从近端向远端松解神经根，显露神经根的腋下，并从此处摘除髓核。

（四）复发性或再次施术者

对于复发性腰椎间盘突出或因复发性椎间盘突出及椎管狭窄等原因进行再次手术之病例，术中更易出现并发症。在椎板已被切除的情况下，尤应注意避免硬膜囊及神经根损伤。其关键是从正常椎节，或是从剩余椎板的下缘开始施术。在操作时，首先应刮除椎板下缘的瘢痕，并从椎板上剥下，当达足够的范围后，再用薄型椎板钳切除残留的椎板和关节突。此时，原椎间盘切除部位及与神经根粘连的瘢痕即可显示，应将其全部切除。

（五）电凝伤

由于电凝可以产生热量，在接近神经根和脊髓处应该避免使用单极电凝。双极电凝产生的热量较少，相对地较为安全。但无论如何，必须小心避免触及或伤及硬膜囊与神经根。

三、腰椎手术脊髓或马尾伤

缺乏临床经验或责任心欠佳者，难免在术中判断失误，将一般粘连性病变下方的脊髓或神经根错认为肿瘤等异常组织将其切除而造成严重后果。笔者曾接诊过此类病例。此外，当牵拉用力过度亦可累及脊髓或马尾，其受损几率更高，因为脊髓的耐受性远不如神经根。因此，在操作时应注意。显微外科技术和轻柔的外科操作手法是避免神经损伤的最好办法。

四、腰椎手术血管脏器伤

血管或脏器损伤的发生率在腰椎间盘切除术中大约是 0.2%，大多是由于髓核钳等工具在插入椎间盘时，穿透了前方或侧方的纤维环及前纵韧带而将血管或肠管误为髓核挟除，以致引起严重后果。此在临床上几乎每年都有所闻。笔者认为通过控制髓核钳插入椎间隙内的深度是预防这种并发症的主要措施。对髓核钳在操作上应依序进行，先是闭合状进入椎间隙，达髓核处再张开钳口，并依序向病变区推进，再闭合钳口，挟住碎裂的髓核后退出椎间隙。在手术时应避免在椎间隙内过多地使用刮匙，术中应随时用C-臂X光机透视髓核钳头之位置，以防过深引起误伤。

五、腰椎手术硬膜损伤

硬膜损伤的发生率约4%~5%，也有高达13%的报道。但再次手术及病程较久的病例其发生率明显为高，一般达20%左右。如再合并椎管严重狭窄时，其发生率还要高，可达30%~40%。在试图放置椎弓根螺钉时也有可能发生硬膜撕裂，尤其是向内角度较大或椎体出现旋转变形时。

在硬膜撕裂情况下，切勿使吸引器头部进入裂口内，以防吸引时造成马尾的损害。一般是先用棉片覆盖裂口处，再用吸引器低压吸引。待看清楚撕裂口后，予以间断缝合。在大多数情况下，选用细的缝合线在原位将其闭合，之后用一片明胶海绵盖在缝合口处。操作时一定要小心，切勿将神经根缝住，以致使一个一般性并发症转变成一个严重的并发症。如某些硬膜囊的撕裂因裂口太大或有缺损不适合做原位闭合时，可用一小片氧化纤维素和粘合剂进行修补（选用由凝血酶、氯化钙和新鲜冷冻沉淀物做成的粘合剂）。大的撕裂口则需采用筋膜移植或人工材料进行修补。

另外需注意隐性硬膜囊伤，即由于病变因素（硬膜与钙化的后纵韧带及黄韧带呈融合状）或操作之原因，硬膜已有缺损，而蛛网膜仍保持完整，此时在术中多无脑脊液溢出，但在术后由于腹压骤增等因素可引起迟发性脑脊液漏。对此类病例尽可能采用明胶海绵或肌瓣保护，术后如形成脑脊液瘘，则按此并发症处理，一般予以加压即可。

六、腰椎手术压迫疮与褥疮

所有患者均需防止褥疮，包括术中与术后各期。特别是术中，对手术时间长的患者，尤应注意最危险的部位，包括眼睛、眼眶、尺神经、髂骨嵴、乳腺和男性生殖器等。此外，周围神经，包括臂丛、尺神经和股外侧皮神经等也需加以保护。

七、腰椎手术体位性失血（休克）

患者的体位是否得当对于减少手术时血液的丢失也是十分重要的，甚至引发体位性休克，其中减轻对腹部的压力是关键。当患者的腹部无压力时，硬膜外静脉的血压亦低，如此不仅出血少，且止血也较容易。反之，台下护士如对未将腹部悬空，则在增加腹压的同时，创口出血亦明显增加，因此每位术者均应注意这一容易忽视的问题。

第三节　腰椎手术术后并发症

一、腰椎手术内固定失败

脊柱外科手术中，是否选择腰椎融合术式仍有争论。由于会增加风险及后期大多需要取出，因而是否使用，术前必须慎重考虑后决定。一般估计，至少有10%的患者未到期就要取出内固定或进行更换。其次是与固定器械有关的并发症，包括内固定术本身将增加手术时间而导致失血量的增加和感染发生率升高，固定器械断裂和松动，试图对滑脱进行复位、用力过猛时可引起神经根牵拉损伤，对椎管狭窄病例施术时如操作不当，亦可加重椎管病变的程度，包括神经根嵌压，硬膜撕裂及血管损伤等。

此外，在选用椎弓根螺钉固定之病例，螺钉折断及滑脱等操作失败亦是常见的并发症，可高达 20%。其原因包括设计不当，螺钉与钛板的质量不佳，以及操作失误等因素，均可引起此种技术的失败（图 4-8-1-3-1）。

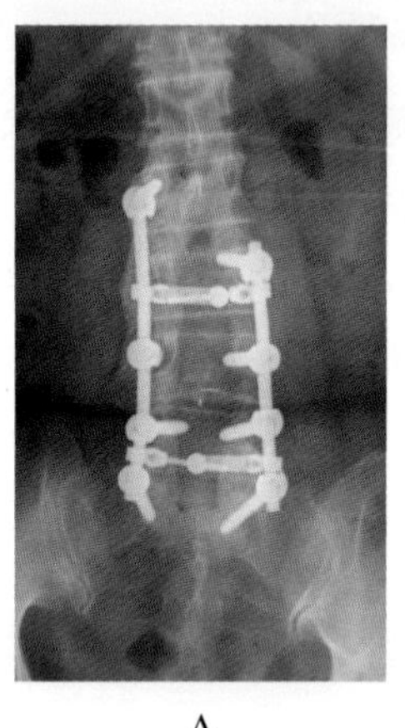

A

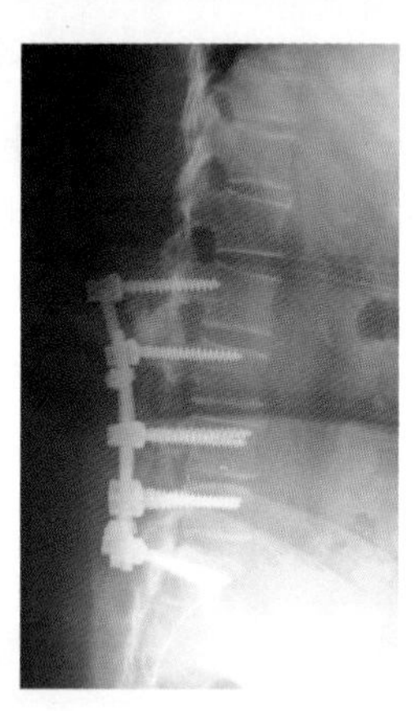

B

图 4-8-1-3-1　临床举例　女性，48 岁，因腰椎退变性椎节不稳及椎管狭窄施术，疗效满意，但术后一年发现上端螺钉滑动，腰椎前屈时滑出（A、B）

A. X 线正位片；B. X 线侧位片

二、腰椎手术髂骨取骨所致并发症

切取髂骨用于椎节植骨是腰椎融合术成功的条件之一，但在切取髂骨过程中可能伤及血管，主要是位于坐骨切迹下方的臀上动脉。大多由于剥离时锐性骨膜剥离器误入坐骨切迹下方伤及此血管，或者是企图过多地切取仍与肌肉附着的髂骨片时所致。为保证安全，切记不要在髂骨嵴远端至髂后上嵴近端 2cm 处切取供骨块，以保证安全。如果误伤此根动脉并出现撕裂时，在大出血的情况下盲目地在深部钳夹及缝线结扎时，则有可能伤及坐骨神经。如此动脉一旦退缩回盆腔，则需立即从前方腹膜外入路结扎。任何的延误都会引起致命的后果，临床上已有沉痛的教训。后方的臀上神经和前方的股外侧皮神经亦易误伤，其与臀上动脉遭受危险的方式相似。取骨部位的疼痛更易发生，可因髂骨骨折或其他各种原因所致。

三、腰椎手术发热反应及感染

腰椎自体髂骨植骨术后之发热反应在早期是较为常见的临床症状。体温大多在 38℃左右，属中等程度，一般不超过五天。这可能与手术局部吸收热、肺膨胀不全或外科创伤反应有关。如果发热超过 38.5℃，或者不能降至其基础水平时，就要考虑寻找发热的其他原因。包括肺不张、继发炎症、伤口感染、静脉炎、尿路感染和药物反应等，并加以区别。其中切口下血肿易继发感染，甚至形成脓疡、窦道（图 4-8-1-3-2），而影响内固定的稳定性及继发深部感染，以致使整个或数个椎节感染，因此应注意防治。一旦发生，应及早予以切开引流，或再次手术（图 4-8-1-3-3）。对经久不愈之窦道则需行切除及皮瓣转移术。

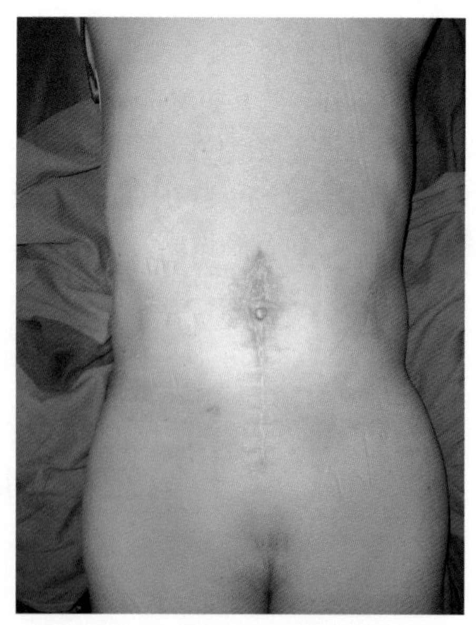

图 4-8-1-3-2　临床举例

男性，64 岁，腰椎手术后局部感染及窦道形成

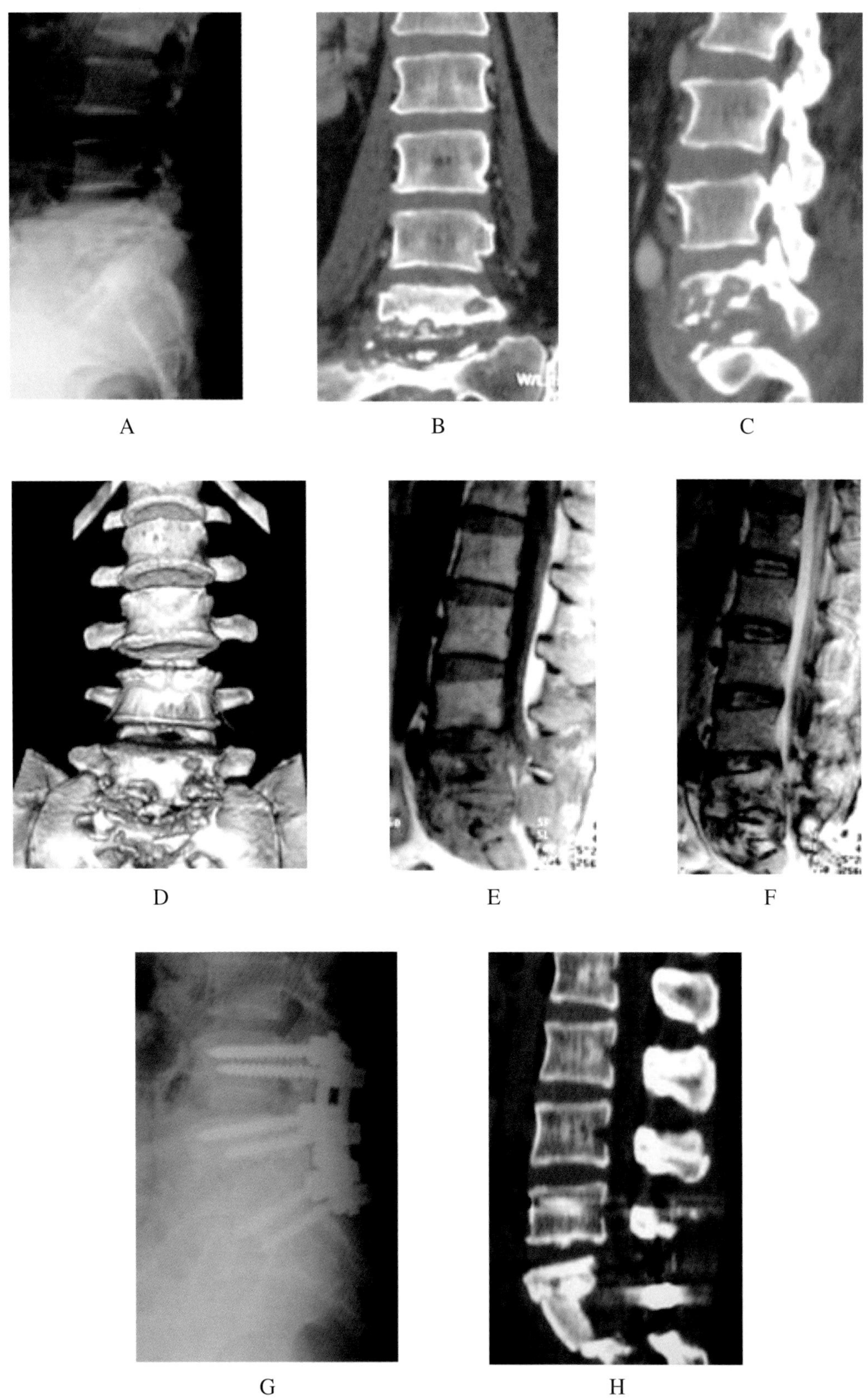

图 4-8-1-3-3　临床举例　女性，58 岁，L_5~S_1 椎节椎间盘切除术后感染（TB）而再次手术（A~H）

A. 初次术后 X 线侧位片；B~D. 术后 CT 所见；E、F. 术后 MR 矢状位，T_1、T_2 加权，显示 L_5~S_1 椎节广泛性炎症及破坏征；G. 病灶清除术 +L_4~S_1 椎弓根钉撑开固定；H. 再次术后 CT 矢状位扫描观，炎症已消失

四、腰椎手术并发椎间盘炎

在腰椎手术中，椎间盘炎是椎节深部的亚急性或慢性感染。此种相对少见的椎间盘炎除可见于任何术式的椎间盘切除术外，椎间盘造影、髓核化学溶解或经皮椎间盘切除术后背部出现疼痛和肌肉痉挛的患者，都要认真地加以考虑。MR 是最可靠的检查手段，其敏感性和特异性均在 90% 以上。在 MR 上主要表现为相邻椎体骨髓在 T_1 加权成低信号，且低信号区有强化。椎间隙上方和下方水平带状均一性强化，而平扫 T_2 加权征像则不可靠。此外，亦可酌情在 C- 臂透视下引导活检针对该椎间盘进行抽吸和培养，尽管其阳性率少于 50%，但阳性者对确诊及药敏试验具有重要作用。培养阴性也不能否定感染存在。采用抗生素治疗，可迅速获得恢复。一般不需要行融合术或清创术，仅个别病例需行病变椎节切除术。

五、腰椎手术并发肠梗阻

经腹腔（多为窥镜下手术）及腹膜外之前方腰椎减压融合术，术后经常继发不全性肠梗阻，并出现相应的临床表现。对这一常见并发症在处理上，脊柱外科与普通外科是一样的。首先拍 X 线腹部平片，以除外广泛盲肠扩张综合征 (Olgelvie Syndrome)。这时需要减压，包括经鼻插管持续胃肠减压，同时予以禁食及静脉输液直到肠鸣音恢复正常或近于正常，一般约需 3~4d。但一旦出现完全性肠梗阻时，则需由普外科医师专业处理。但此种情况十分罕见，笔者施术千例以上，尚未遇见此种并发症。

六、脑脊液漏及囊肿形成

（一）腰椎手术并发脑脊液漏

术后有可能发生脑脊液漏。这可因多种原因所致，锐利的骨刺，病程过久致使硬膜与椎管后壁粘连，甚至骨化，仅留一层蛛网膜（术中即使未破，术后亦易因腹压增加而引发脑脊液漏），手术时未察觉到的硬膜损伤。术后诊断并无困难，依据临床症状，如恶心、呕吐和头痛（特别与姿势有关）等，加之于切口处有脑脊液流出，即应考虑硬膜的损伤。对比脊髓造影可能有助诊断，其治疗措施以非手术疗法为主，包括卧床休息并使头部保持低位，并对局部加压（可用小沙袋）。如果在 2~3d 内不能使脑脊液漏停止，可将外口做较深的缝合，如此通常能够解决问题。如果脑脊液漏仍持续存在，则需要探查伤口，并酌情对裂口缝合或修补硬膜。

（二）腰椎手术并发脑脊液囊肿形成

此种病例甚为少见，一般性积液术后 3~6 个月内被吸收，仅个别病例残留、并形成囊肿，多无临床症状（图 4-8-1-3-4）。

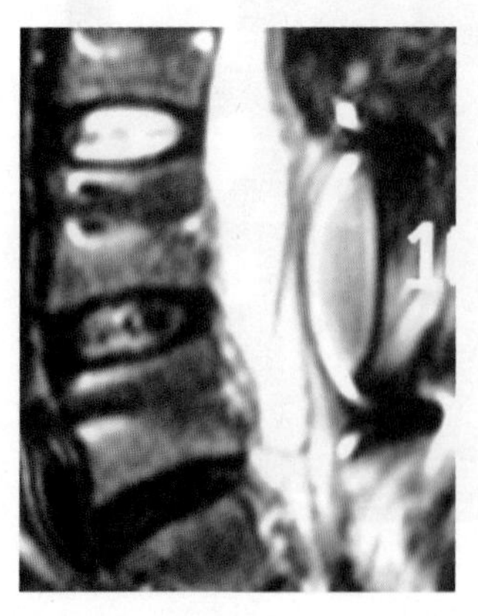

A

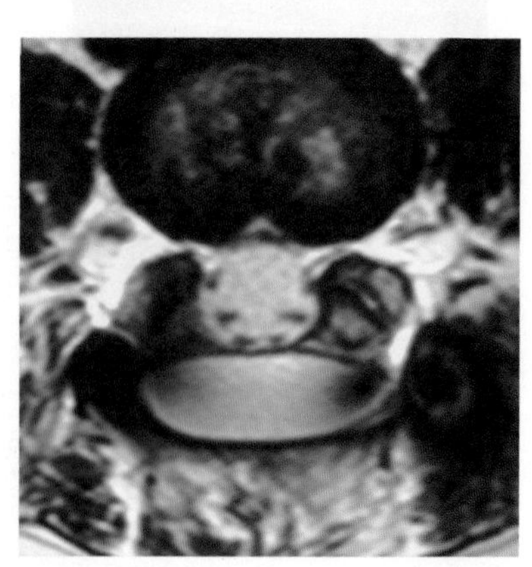

B

图 4-8-1-3-4　临床举例　下腰部脑脊液囊肿术后两年 MR 所见，无临床症状（A、B）

A. MR 矢状位观；B. MR 水平位观

七、腰椎手术并发马尾综合征

马尾综合征在腰椎外科手术中不常见，约占0.2%。本征主要表现为急性尿潴留伴有鞍区麻痹，严重的坐骨神经痛，下肢无力以及腿和足部（包括足底）的感觉障碍。检查生殖器感觉和直肠括约肌的收缩功能对疑有马尾综合征的患者具有重要意义。多种原因引起本征，其中最常见的是手术后的血肿。此外也与其他多种因素有关，例如使用干扰止血的药物，如非甾体类抗炎药物（NSAIDs），包括阿司匹林。此外，术中止血良好与否也具有重要意义。其他因素包括术中误伤、遗漏较大的髓核碎块等均可导致马尾综合征。下方大根动脉负责下段脊髓的血供，术中如果牵拉或电凝均有损伤该动脉的潜在可能。对马尾综合征，应按急诊处理，一般均需争取在24h以内进行伤口探查。探查前应常规MR或脊髓造影等影像学检查，以求在探查前对病情有一较全面的了解，包括除外硬膜内血肿等因素，同时可酌情选用大剂量的皮质类固醇，与脊髓损伤处理等同。

八、腰椎手术并发继发性蛛网膜炎

继发性蛛网膜炎是指覆盖脊髓或马尾表面的软脑脊膜－蛛网膜的一种炎症，其产生原因主要是由于蛛网膜下腔出血、手术后的感染及脊髓造影等因素，大多属于医源性。轻微的蛛网膜炎可以没有症状，但严重的病例则可出现背疼和腿疼，个别病例表现为痉挛性瘫痪。MR检查可做出诊断。

九、腰椎手术并发椎节不稳

此种具有“医源性”意义的腰椎不稳症，常见于椎板广泛切除后引起椎节的滑移。在手术时，如果对退变性滑椎进行减压而又没有获得有效的融合，必然引起更进一步的椎节滑移。因此，在减压前即使有一点滑移迹象，也应该考虑同时行原位融合手术。同时，当椎管狭窄进行广泛减压需要切除较多的关节突，则对该节段需要进行有效的融合。因为生物力学的研究证实，两侧小关节切除超过50%或一侧小关节完全切除，将会导致该节段的力学稳定性丧失。如果同时进行了椎间盘切除，稳定性将进一步降低。

十、腰椎手术并发异物反应

近年来由于材料学之进步，内固定所致异物反应逐年减少。但笔者发现个别内固定物异物反应十分明显，尤其是在翻修手术时，偶尔发现植入之钛板、椎弓根钉等，不仅组织相容性不佳，且呈现明显之异物反应，在植入物表面及深部周围组织（包括骨组织内）出现黑褐色肉芽组织，图4-8-1-3-5为一例多年前施术病例，X线及MR随访复查时，发现钉道周围骨质疏松反应，MR上伪影超常反应，在行翻修术时发现L_5~S_1钉道表层及深部，包括椎弓根钉深部均为黑褐色肉芽组织（图4-8-1-3-6）。虽为国际名牌产品，难免有移花接木之嫌，国内代理商私下找不规范小厂代加工之事例时有所闻，望同道们共同监督。

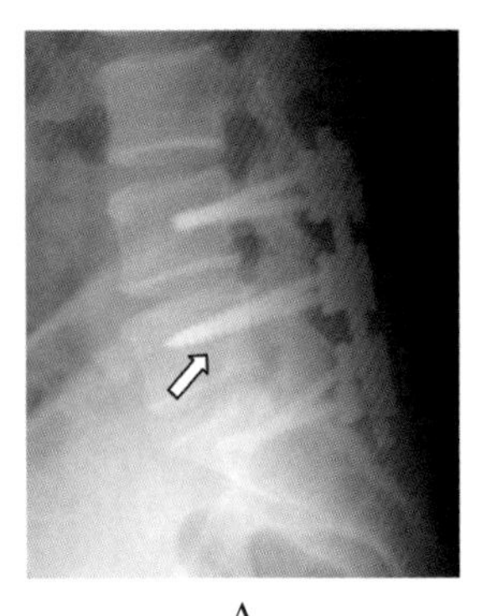
A

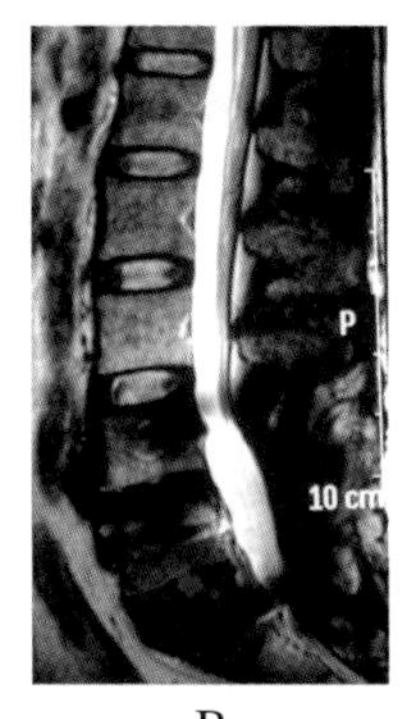

B

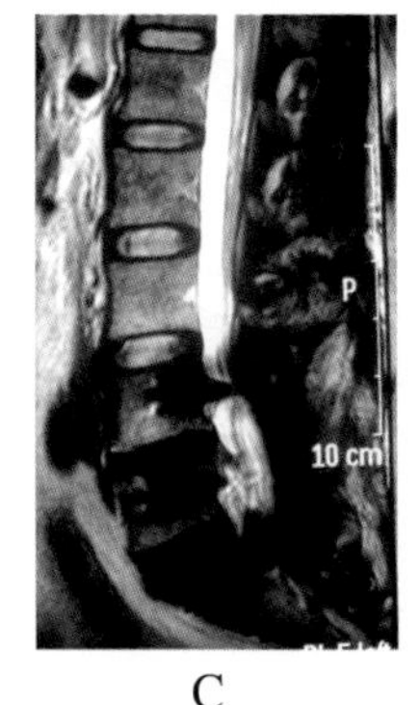

C

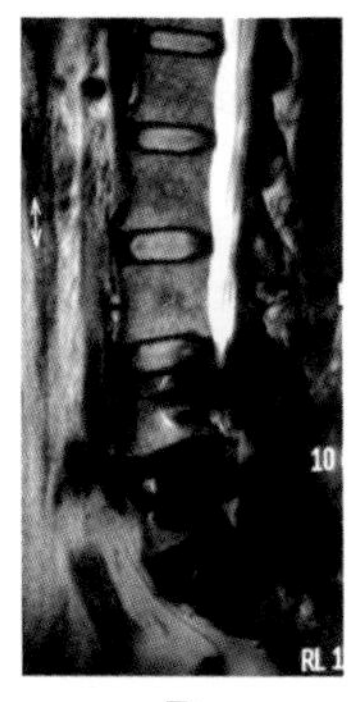
D

图4-8-1-3-5　异物反应临床影像学所见（A~D）

A. 因下腰椎椎管狭窄于六年前施术，腰椎X线平片复查所见；B~D. MR矢状位均显示异物反应征（箭头所指处）

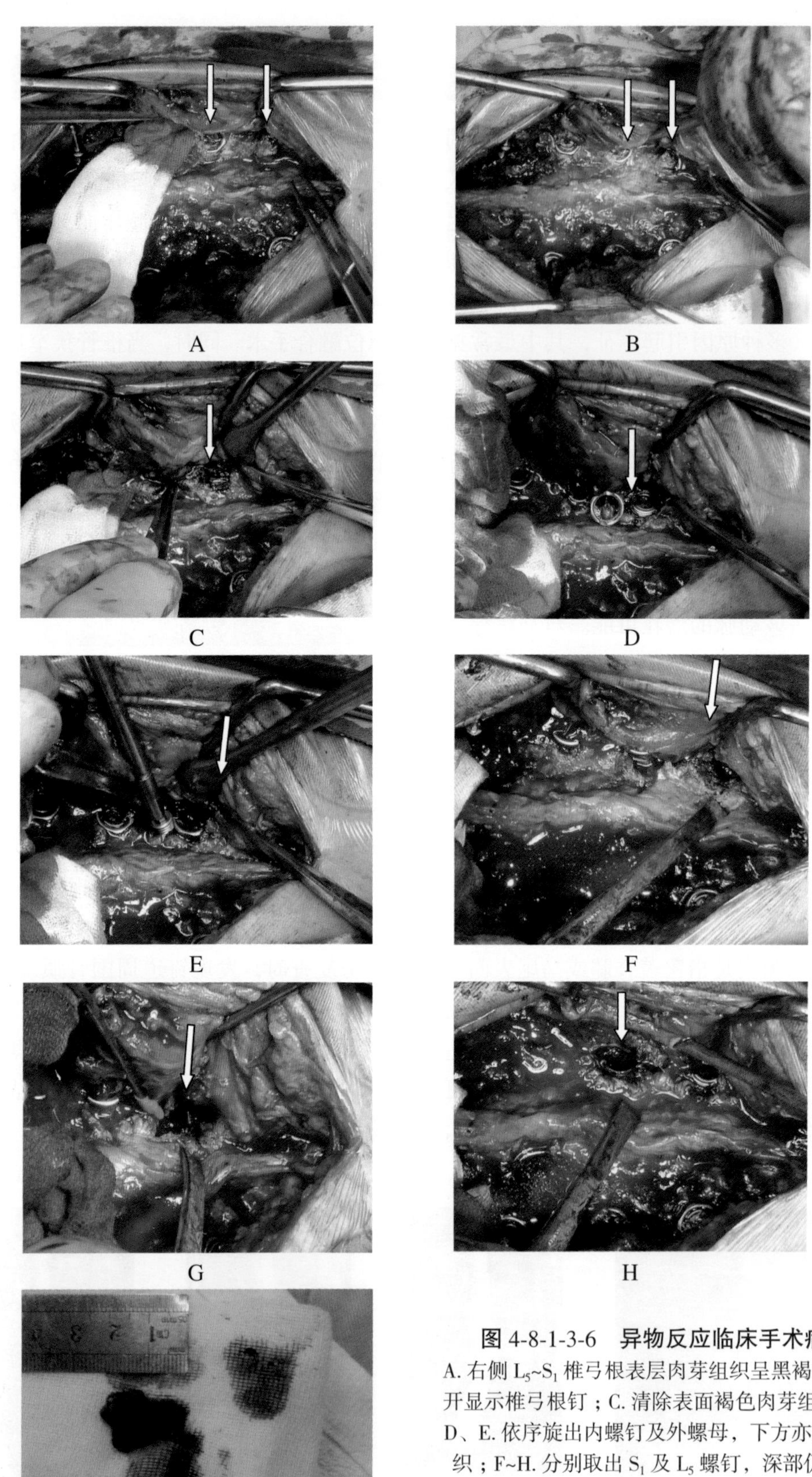

图 4-8-1-3-6　异物反应临床手术病例（A~I）

A. 右侧 L_5~S_1 椎弓根表层肉芽组织呈黑褐色状；B. 边缘切开显示椎弓根钉；C. 清除表面褐色肉芽组织后露出钉尾；D、E. 依序旋出内螺钉及外螺母，下方亦为黑褐色肉芽组织；F~H. 分别取出 S_1 及 L_5 螺钉，深部仍为黑褐色肉芽组织；I. 部分肉芽组织

十一、腰椎手术并发血肿形成

腰椎手术后突发性自发性腰部剧烈疼痛，随之几分钟至几天后出现压迫症状，疼痛部位以下运动感觉及括约肌功能障碍，严重者发展为截瘫，是腰椎术后硬膜外血肿的临床典型特征。雷伟等总结 8510 例腰椎间盘手术，共发生有症状的硬膜外血肿 12 例，发生率为 0.14%。本病发病率虽较低，但病情发展迅速，后果严重，早期易漏诊。MR 能清楚显示硬膜外血肿的部位、范围及脊髓或硬膜囊受压后的改变，是诊断本病的最佳方法。早期手术清除血肿是神经功能良好恢复的重要因素，起病至治疗的时间间隔越短越好。

（赵　杰　沈　强　谢幼专　赵　鑫　马　辉　赵长清　李　华　赵定麟）

参考文献

1. 李明豹，卢旭华，吴强．脊柱外科手术并发脑脊液漏的相关因素分析及防治措施 [J]. 脊柱外科杂志 ,2009,7(6)
2. 倪斌．腰椎后路手术致脑脊液漏的病因分析及其处理，中国现代手术学杂志 2008 年 10 卷 12 期
3. 饶志诚，宋跃明．脊柱外科手术学（第三版）．北京：人民卫生出版社，2006
4. 赵定麟，李增春，刘大雄，王新伟．骨科临床诊疗手册．上海，北京：世界图书出版公司，2008
5. 赵定麟．现代脊柱外科学．上海：上海世界图书出版公司，2006
6. Cloyd JM, Acosta FL Jr, Cloyd C, Ames CP.Effects of age on perioperative complications of extensive multilevel thoracolumbar spinal fusion surgery.J Neurosurg Spine. 2010 Apr;12(4):402–8.
7. Crandall DG, Revella J.Transforaminal lumbar interbody fusion versus anterior lumbar interbody fusion as an adjunct to posterior instrumented correction of degenerative lumbar scoliosis: three year clinical and radiographic outcomes. Spine (Phila Pa 1976). 2009 Sep 15;34(20):2126–33.
8. Crocker M, Jones TL, Rich P.The clinical value of early postoperative MRI after lumbar spine surgery.Br J Neurosurg. 2010 Feb;24(1):46–50.
9. Ha KY, Kwon SE, Kim KW, Oh IS, Lee YM.Vertebral compression fracture in the middle of fused segments without a history of injury: a case report.Spine (Phila Pa 1976). 2010 Feb 15;35(4):E137–9.
10. Kocak T, Cakir B, Reichel H, Mattes T.Screw loosening after posterior dynamic stabilization––review of the literature.Acta Chir Orthop Traumatol Cech. 2010 Apr;77(2):134–9.
11. Lotfinia I, Vahedi P, Tubbs RS.Neurological manifestations, imaging characteristics, and surgical outcome of intraspinal osteochondroma.J Neurosurg Spine. 2010 May;12(5):474–89.
12. Nian–Yu Wan, Qing–Lei Xu, Yan–Hu Gong.The reason analysis of revision operation for lumbar disc herniation resection. SICOT Shanghai Congress 2007
13. O'Leary PT, Bridwell KH, Lenke LG.Risk factors and outcomes for catastrophic failures at the top of long pedicle screw constructs: a matched cohort analysis performed at a single center.Spine (Phila Pa 1976). 2009 Sep 15;34(20):2134–9.

第二章　腰椎翻修术概述及术前准备

近年来，随着脊柱外科新技术的广泛开展，尤其内植物的使用增多，伴随而来的腰椎翻修手术病例亦逐渐增加。这种翻修手术的主要目的是矫正或解除原手术遗留或引起的畸形、不稳、内固定失败及脊髓神经功能障碍等，有些病例则属于邻近节段椎体或椎间盘退变加剧，或者肿瘤、炎症所引起的组织结构持续性破坏，需要再次手术修复与重建。腰椎翻修手术难度较大，治疗效果与初次手术不尽相同，个体差异大，受影响的因素较多，例如病人的心理因素等。因此，再次手术必须慎重对待，仔细的综合评价和缜密的手术方案，应贯穿于术前、术中及术后整个过程，以提高腰椎翻修手术的治疗效果。书中将分三章、八节分别对腰椎翻修术的基本概况、方案选择及各类伤患翻修术的特点等加以阐述。

第一节　腰椎翻修术基本概况

一、腰椎翻修术概述

临床实践中发现，引起原腰椎手术效果不佳或失败的原因很多，如疾病本身的发展、手术方式的选择以及手术操作技巧等。作为患者本人及家属往往都会对翻修手术存有顾虑，有些牵涉到医疗纠纷，从而对再手术要求较高，而那种不切实际地认为什么样的腰椎伤病都可以通过手术而治愈的期望会给医生带来很大压力。施行翻修手术前，手术医师要与患者进行交流，并收集详细的病史和病情，从体格检查至影像学分析全面考虑，并向患者及家属交代病情，使患者及家属了解再手术的目的、预期效果、可能出现的问题。外科医生应牢记对腰椎翻修患者应从术前、术中及术后多方位、多角度做好围手术期处理。

二、腰椎翻修术术前需详细询问病史

需要进行翻修的腰椎伤患之病史常比较复杂，外科医生应清楚患者前次手术后短时间内的效果和长期效果，重点了解术后症状缓解或消失的时间，以及脊髓功能障碍的情况。如果患者术后短期症状无明显改善，那就要考虑诊断是否正确及手术操作是否恰当，术后数周、数月患者症状有明显缓解，而后出现反复或不同的症状，要注意新的病变或并发症；如果术后症状缓解的时间较长，有数月、数年之久，新的病变、假关节形成，或手术邻近节段继发退变的可能性较大。要分析患者腰部疼痛和下肢痛在全部症状中的关系，分清患者的症状主要是干性疼痛、根性疼痛、脊髓压迫症或是这些症状的综合表现。如果存在

神经损伤症状，那么此次手术能否解决、能解决多少，以及加重之可能性均应考虑。最好能获得原手术记录等第一手资料，在对病人做解释工作时，要注意病人现在的心理状态、工作环境以及对治疗的期望值，抱着科学、客观的态度，切忌不负责任地评论原手术，以避免引起不必要的医疗纠纷。

三、腰椎翻修术术前全面体格检查

体格检查应包括下肢和全身的详细体检，并强调细致、全面的神经系统检查，以排除下肢的神经症状是否由其他神经及脊髓本身的病变引起。整个下肢的感觉、运动及反射应仔细检查，注意有无病理反射，如果出现某些肌群的萎缩，往往可预测治疗效果，应加以注意并详细记录。另外，要注意排除脊髓本身之病损，如仅有运动障碍而感觉正常，应警惕是否同时合并有运动神经元性疾病。常规检查腰椎的活动度，后伸范围的减少往往提示椎管或椎间孔的狭窄。

四、腰椎翻修术术前针对性影像学检查

（一）X 线检查

除常规腰椎正侧位片外，还应拍腰椎动力侧位片，尤其是考虑有不稳或植骨不愈合可能时，腰椎过伸过屈位片具有重要意义。测量融合节段棘突间距离有助于判断融合是否完全，未完全融合节段在过伸过屈位棘突间距的增减变化常大于 2 mm。此外，尚需结合患者现在的临床症状重新阅读以前的 X 线片，并加以比较，了解上次手术的范围、节段、类型，诸如椎板切除范围、融合程度、内固定类型、脊柱畸形、手术邻近节段的退变程度等情况。

（二）MR 检查

可根据患者的临床表现、内固定情况，以及神经功能变化等酌情选择 MR 检查及水成像技术。其对于显示脊髓信号的变化有优越性，能显示相关的骨和软组织变化。脊髓肿瘤、水肿和空洞等病变可导致脊髓形状的增大，而脊髓萎缩、脊髓软化等病变则常会导致脊髓形状的减小。脊髓信号的改变往往是脊髓内在的变性，提醒手术医师再次手术后发生神经并发症的可能性较大，术后神经功能恢复的可能性也降低。此外，对原手术残留的致压物位置、程度及性质亦可清楚显示，对明确病因和翻修手术方案的选择十分重要。然而所有影像学改变必须与患者的症状和体征有内在的联系，方具诊断意义。

（三）CT 扫描

则对腰椎骨性结构和内植物的了解优于 MR，尤其是三维重建，能准确反映出骨性结构病理变化情况，可酌情选择。

五、判定腰椎手术失败原因

根据详细病史，系统体格检查，结合以往影像学资料及目前影像学检查结果可对患者原手术失败的原因做出初步判定。

常见的原因有手术病例选择不当、诊断失误、手术适应证不当以及一些手术技巧问题。也有个别患者则是潜在疾病的发展，要予以鉴别。如果原因是错误的手术思路或不熟练的手术操作技巧，那么再次手术结果可能会比较好。如果原因为诊断或手术适应证选择错误，则再次手术效果难以满意。

第二节　腰椎翻修手术方案选择及并发症处理

一、腰椎翻修术手术指征

腰椎翻修手术复杂，影响因素较多，为取得满意疗效必须严格掌握适应证。

（一）首次手术不彻底

指手术后患者仍然存在神经压迫症状或逐渐发展，即有残留致压因素需彻底减压者；

（二）畸形

当患者存在不能接受的后凸畸形，以及畸形进行性发展并伴有神经损害逐渐加重需要恢复腰椎生理曲度者；

（三）椎节节段性不稳

当腰椎伴有明显腰部症状，或由于腰椎载荷能力的异常变化引起神经功能损害，则应行稳定性手术；

（四）融合及内固定失效

指植骨不愈合或有假关节形成及畸形时，则易引发神经功能损害，尤其是伴有内固定失败并引起并发症者

（五）复发或出现新的症状

腰椎椎间盘突出髓核摘除术后复发比较多见，如突发部位在同一节段及同侧，表明第一次手术有残留物，这种情况一是见于第一次手术时，患者椎间盘未完全变性，尤其是青少年型椎间盘突出，至中年之后再次突出；另一种情况是第一次手术不彻底所致，应再次手术解除神经根受压。如果椎间盘突出不在同一部位或对侧出现压迫，则应作为一个新的独立的问题行脱出髓核摘除。

二、腰椎翻修术手术入路的选择

后路翻修手术，可以从原切口进入。如首次手术采用腰后入路，再次手术需用腰椎前路时，可根据需要选择切口部位。然而，手术入路选择没有统一的标准，应根据需要作相应调整，即可采用首次手术的切口，必要时将原切口适当延长，也可从新鲜组织进入。从原切口进入时手术操作务必仔细，从正常部位进入，骨膜下剥离，以避免损伤相邻的主要结构。前路翻修术理论上来讲损伤血管、神经的危险性增加，但实际手术中并非如此。

三、腰椎翻修术术中应遵循的原则

腰椎翻修术式多样，因受原手术的影响，个体差异较大，病情变化较多而且复杂，因此，有些基本原则应当遵循。

1. 对手术难度做出充分估计，并制定周密方案；

2. 有些畸形不能单凭术中纠正，有指征者可术前牵引，以最大限度矫正畸形；

3. 手术入路要因人而异，结合术者经验和能力，有时需前、后路联合手术；

4. 充分脊髓和神经根减压，是神经功能恢复的关键；

5. 注意恢复和重建腰椎前柱高度和腰椎生理性前凸；

6. 植骨材料以自体骨首选。

7. 充分可靠的内固定，提高骨愈合率，减少术后外固定，方便护理与康复。

此外，为提高翻修手术的安全性，术中必须

使用C-臂X线透视机正确定位，以防定位错误。对脊柱有显著畸形需要矫正时，可考虑术中进行脊髓诱发电位监测。如有严重的脊髓压迫症时，可考虑预防性应用皮质激素。怀疑感染时，必须有针对性应用抗生素。

四、腰椎翻修术并发症处理

（一）脑脊液漏

由于原手术瘢痕粘连，再次手术减压时较易损伤硬脊膜而并发脑脊液漏，尤其是后路翻修。因此，在行翻修手术时，必须从正常硬膜处向瘢痕硬膜处进行分离，严防手术范围已误入蛛网膜下腔时还认为尚在硬膜外。术中一旦发生脑脊液漏，必须扩大术野，修补硬膜。修补方法同一般手术。如术后出现脑脊液漏，多经适当加压处理自行停止，但要及时更换浸湿之敷料，适当使用抗生素，防止逆行感染。对切口愈合慢，脑脊液漏出量较大，或者有低蛋白血症者可酌情补充白蛋白，纠正低蛋白血症，并促进切口愈合。

（二）植骨不愈合或内固定失败

翻修时因受瘢痕影响，植骨床准备较差，加之应力及承载较大等，较易发生植骨延迟愈合或不愈合。预防的关键是认真准备植骨床，以自体骨为骨源，必要时辅以内固定。对有些畸形明显，矫正后植骨承载较大，或植骨不确切、估计融合有困难者，尽管使用内固定，有时还要行前后路联合手术，尤其是存在有脊髓前后两个方向均受压迫者，一方面可获得确切稳定性，另一方面也可降低内固定失败的几率。此外，熟悉各种内固定系统的特点，根据不同术式进行选择，加上准确操作及有效植骨，内固定失败基本可以避免。

（三）神经功能恶化

同初次手术一样，翻修手术仍有神经功能恶化可能。虽然未见有比较两者发生率的文献报道，但再次手术时神经功能障碍恶化的可能性要比原手术可能性为大。在临床实验中发现，翻修术出现神经功能障碍加重的几率并不高，主要是在思想上要予以重视，翻修计划周密，操作仔细，这种并发症在很大程度上可以避免。

（四）重要结构损伤

前路翻修时，尤其合并有内固定松脱者，如操作不仔细，易损伤周围大血管，术中务必小心。术中一旦损伤可造成难以挽回的后果，故前路翻修手术时，有条件者最好请血管外科医生显露。后路翻修时易损伤硬膜囊及神经根，如同侧瘢痕严重，可从对侧进入，术中切勿故意显露硬膜囊和神经根。

（匡　勇　祝建光　钱海平）

第三章　腰椎间盘疾患再手术及临床举例

第一节　因腰椎间盘疾患再施术病例

腰椎间盘突出症及椎管狭窄症均为临床多发病，手术率亦高，而由于各种因素需再手术者亦不在少数，本节仅对其中有代表意义者，举例阐述于后。

一、再发性椎间盘突出症

腰椎术后再发腰椎间盘突出是需要再手术的一个常见原因，且在临床上占较高比例。椎间盘突出的节段可以是原突出和手术部位，也可以出现在其他节段。同一节段的椎间盘突出多由于首次手术髓核摘除不彻底所致，作者曾协助处理过连续两次再次手术的实例，尤其是青少年型椎间盘突出，首次手术往往难以彻底。因此笔者建议，在髓核摘除术后，不要立即关闭切口，应休息 5~8min 再次从原入口向深部摘取残留髓核 1~2 次。再发的椎间盘突出可以与前次手术同侧，也可以是对侧。

［例 1］ 图 4-8-3-1-1　男性，34 岁，在 22 岁（12 年前）时因 L_4~L_5 椎间盘突出症行开窗髓核摘除术。12 年后再发腰痛及左下肢放射痛，放射痛定位为 L_5 神经根。再次 MR 检查，发现 L_4~L_5 间有巨大椎间盘突出。因患者剧痛，且年轻，仍选择 L_4~L_5 扩大开窗髓核摘除术。

青壮年首次髓核摘除术后症状缓解期长短不

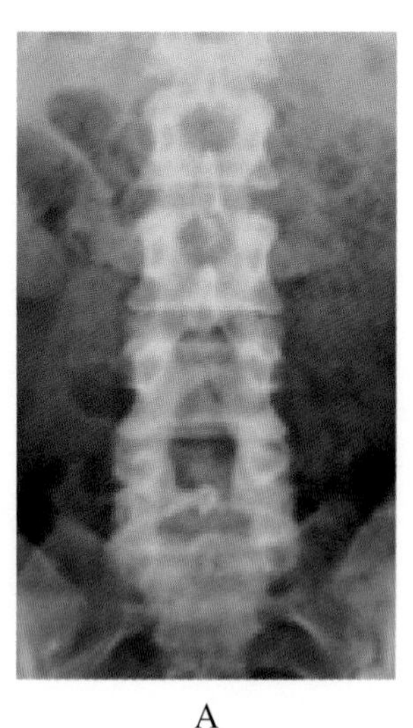
A

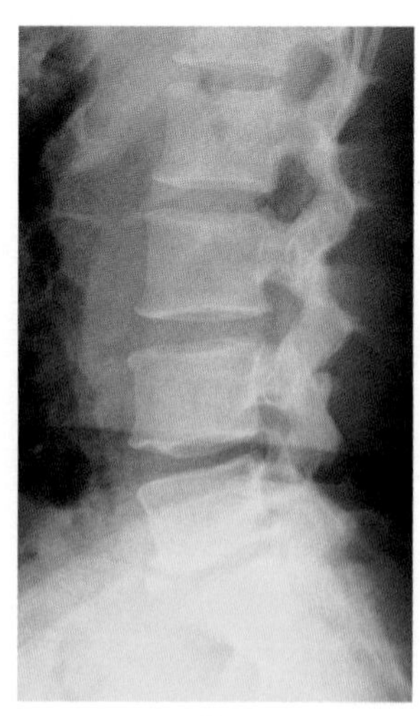
B

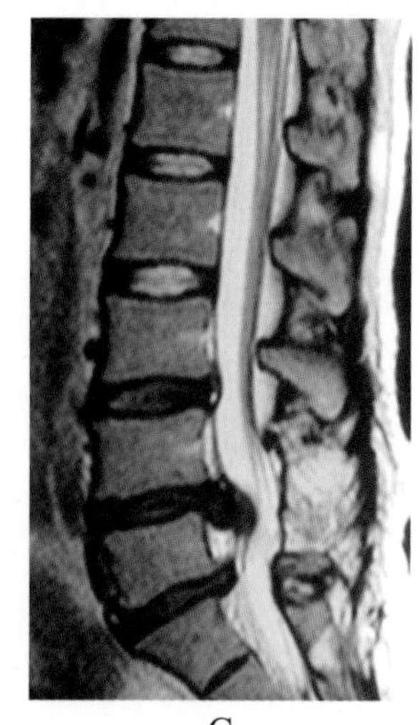
C

图 4-8-3-1-1　临床举例　12 年前行 L_4~L_5 开窗髓核摘除术　例 1（A~C）

A、B. 术后 X 线正侧位片；

C. 当前 MR 检查，矢状位示 L_4~L_5 椎间盘再次脱出并伴有 $L_{3\text{-}4}$ 及 L_5~S_1 间椎间盘突出，再次行髓核摘除术

一，如患者同时存在邻近部位椎间盘的退变，过早地施行融合手术，可能会加重邻近节段退变的进程。如果患者不存在明显的不稳，亦可考虑行再次扩大开窗、髓核摘除术，以保留病变椎节的活动度，减缓邻近节段病变的时间，最好予以非融合技术，但价格昂贵，多数患者难以承受。

［例 2］ 图 4-8-3-1-2 女性，47 岁，$L_{4\sim5}$ 腰椎间盘突出症，第一次手术行开窗髓核摘除术，术后下肢疼痛症状改善，一年后症状再发，复查 MR 示 L_4~L_5 再次椎间盘突出，L_3~L_4、L_5~S_1 椎间盘信号降低，仍行 L_4~L_5 开窗髓核摘除术。

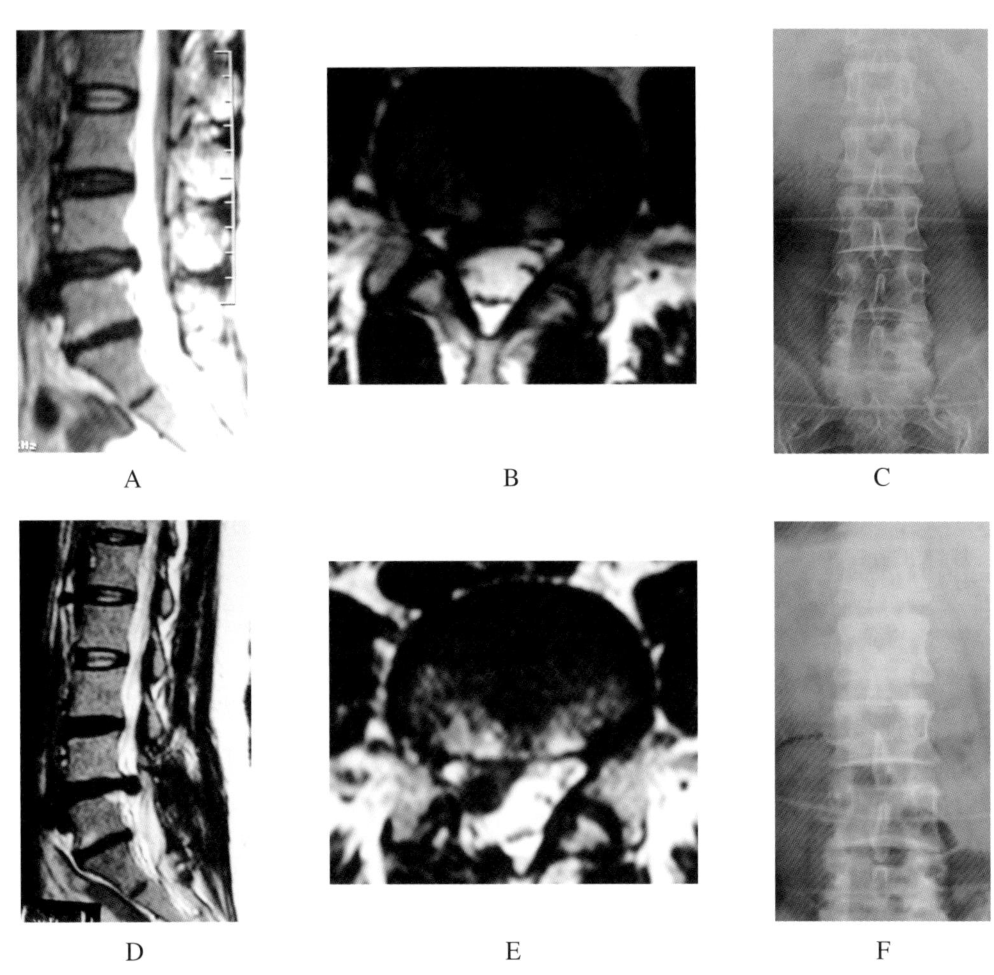

图 4-8-3-1-2 临床举例 例 2（A~F）

A、B. 二次术前 MR 矢状位及水平位观；C. 术后 X 线正位片；D、E. 一年后复发，MR 矢状位及水平位，显示 L_4~L_5 髓核脱出征，L_3~L_4 及 L_5~S_1 亦有髓核突出；F. 因具体条件所限，再次手术仅行髓核摘除术；术后 X 线正位片观

［例 3］ 图 4-8-3-1-3 男性，55 岁，20 年前因“L_4~L_5 椎间盘突出”，给予开窗减压及髓核摘除术。为一位在 35 岁时行腰椎髓核摘除术，二十年后再次发作腰痛及下肢放射痛者，影像学检查显示 L_4~L_5 巨大椎间盘脱出。再次手术行后路全椎板减压、椎体间融合及椎弓根螺钉内固定术。

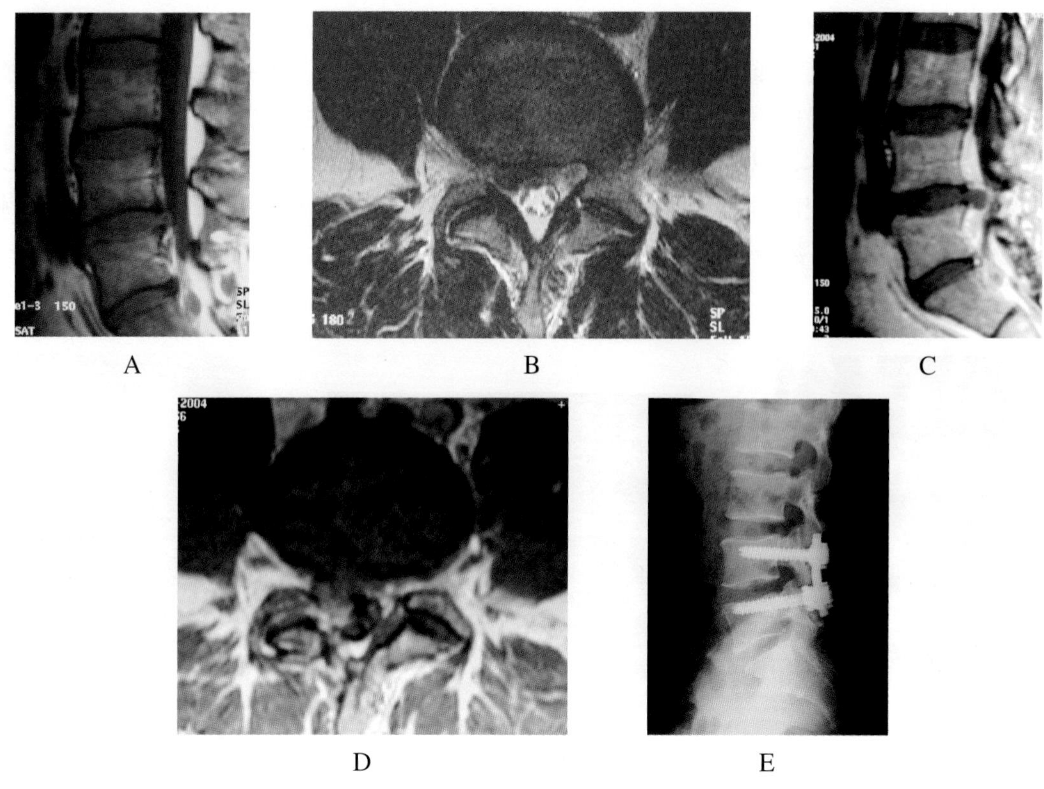

图 4-8-3-1-3 临床举例 例 3（A~E）

A、B. 当时 MR 矢状位及水平位片；目前因“腰痛伴右下肢放射痛”来诊；

C、D. MR 示 L_4~L_5 再次出现椎间盘脱出；E. 二次手术减压（摘除髓核）后予以椎弓根钉撑开内固定

二、邻节退变加剧引发同类病变

邻近节段的椎间盘突出也并非少见，一般发生在术后较长时间后再次出现症状，尤其在前次手术时，邻近节段已开始出现椎间盘退变者间隔时间则较短。对于再发的椎间盘突出合并不稳或椎管狭窄、年龄 55 岁以上及腰椎退变明显者，应在减压的同时辅以椎弓根钉内固定，甚至可以考虑辅加椎体间融合术。

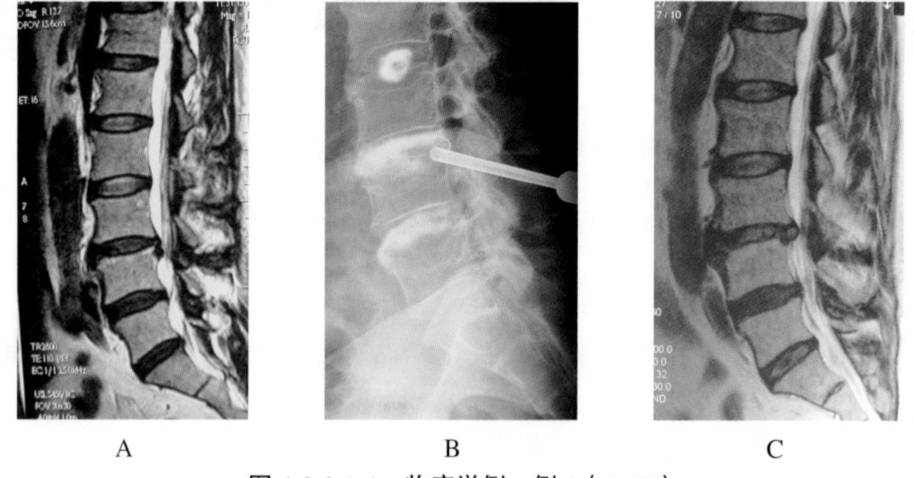

图 4-8-3-1-4 临床举例 例 4（A~D）

A. 术前 MR 矢状位示 L_3~L_4 腰椎间盘突出；B. 外院给予 L_3~L_4、L_4~L_5 节段的 PLDD 微创手术治疗，术后症状无缓解；

C. 复查腰椎 MR 示 L_3~L_4 节段仍有椎间盘突出压迫硬膜囊；再次手术给予后路减压及椎间植骨融合内固定术，术后症状消失

三、溶核手术后复发者

微创手术，以经皮溶核手术为多见，如患者症状改善不满意，甚至加重的，多因椎间盘突出引起，术中除彻底减压外，还应仔细探查神经根，明确是否前次手术时有损伤，以便对预后做出判断。

［例 4］图 4-8-3-1-4　男性，35 岁。

四、植骨及内植物操作不当致失败的翻修

（一）椎弓根钉伤及或刺激腰大肌

植骨块如果发生移位、塌陷、不融合及内植物使用不当，则可引发椎体间植骨融合或固定无效。一旦有假关节形成，并伴有明显症状时，则需要再次手术治疗。内固定使用不当而致的松动、脱出或断钉，尤其是椎弓根螺钉误入椎管引起神经损害时，应及时再手术。同样，椎弓根钉过深或偏外进入腰大肌时，亦可因刺激腰大肌而引发疼痛、屈髋及托马斯征（Thomas Sign）阳性。

［例 5］图 4-8-3-1-5　女性，58 岁，因腰椎椎管狭窄入院行后路椎弓根钉＋减压术，术后腿痛减轻，但出现屈腰征，Thomas 征阳性，遂行翻修术。

（二）椎弓根钉进入根管

腰椎后路减压固定术后，原无神经根症状的一侧出现症状，或原有神经根痛者症状加重等，则

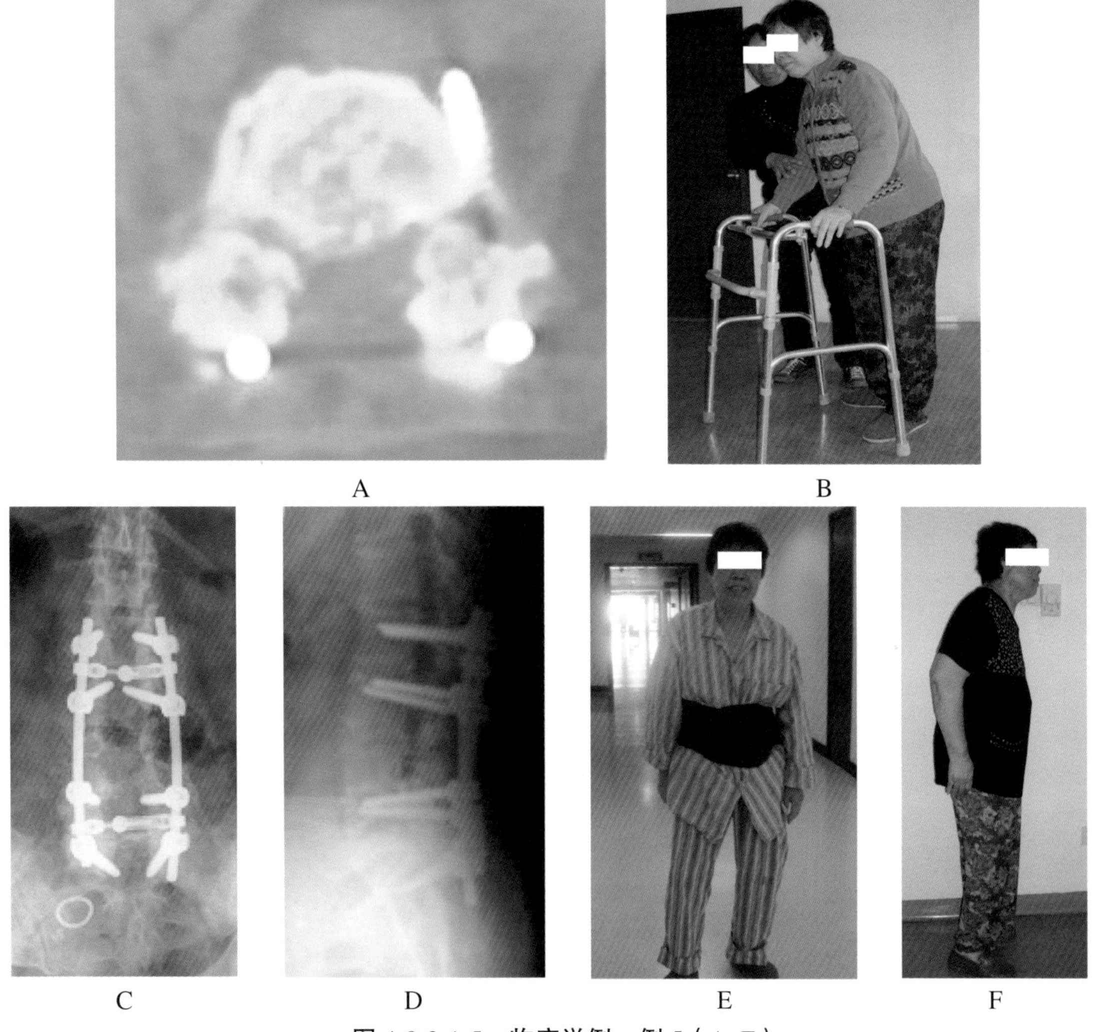

图 4-8-3-1-5　临床举例　例 5（A~F）

A. 第一次术后 CT 水平位见椎弓根钉进入腰大肌；B. 第二次术前患者只能扶助行器慢行；C、D. 第二次术后腰椎正侧位 X 线片；E. 第二次翻修术后次日患者佩戴腰围，直立腰部并独立行走；F. 三个月后随访恢复良好，二年后随访，日常功能已恢复。

应考虑椎弓根螺钉有无刺破椎弓根内侧壁或下壁而损伤或刺激相应椎节之神经根的可能。此种情况在 S_1 螺钉更易发生，尤其在进钉点偏内、腰骶角角度较大者，对此种怀疑行 CT 横断扫描可明确之。

［例 6］图 4-8-3-1-6　男性，L_4 滑脱，伴 $L_{3\sim5}$ 节段椎管狭窄，行 $L_{3\sim5}$ 节段全椎板切除减压、植骨及内固定术；术后出现右下肢疼痛症状，经卧床休息、药物治疗三个月未见明显好转。CT 检查发现 L_5 螺钉穿透内侧椎弓根，损伤 L_5 神经根，再次翻修手术取出 L_5 螺钉，症状逐渐消除。

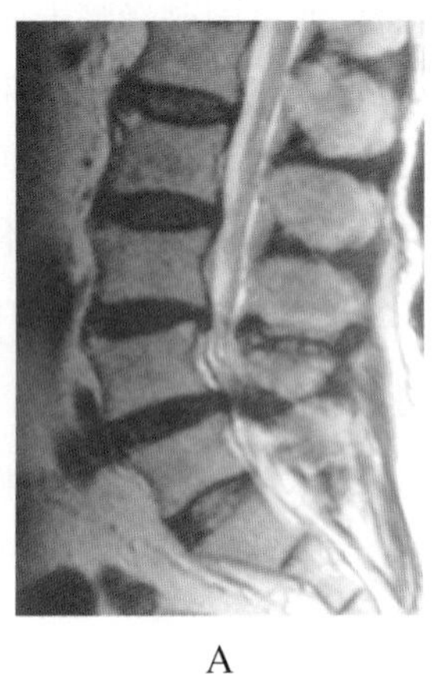
A

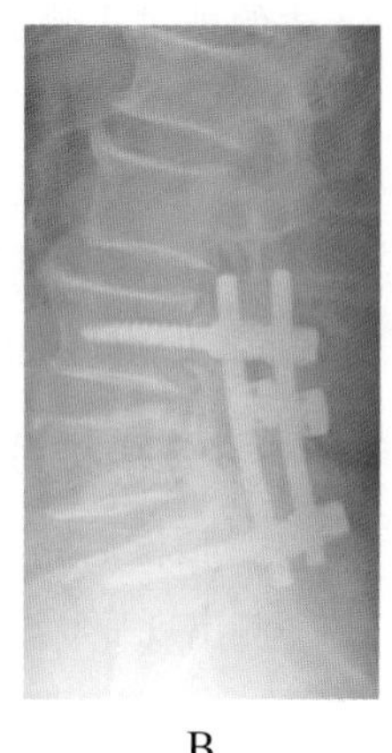
B

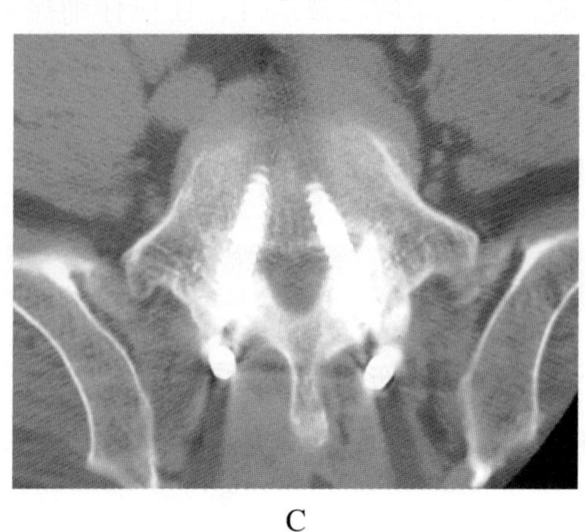
C

图 4-8-3-1-6　临床举例　例 6（A~C）

A. 术前 MR 显示 L_4 滑脱合并 $L_{3\sim5}$ 节段椎管狭窄；B. 已行 $L_{3\sim5}$ 节段全椎板减压 + 植骨及内固定术，术后 X 线侧位片所见；C. 术后 CT 发现 L_5 双侧螺钉穿透椎弓根内侧皮质，右侧甚至完全进入椎管（不在椎弓根内）

五、因继发性不稳症的翻修

继发性不稳症在腰椎后路手术中较为常见。主要原因是首次手术后解剖结构的破坏而又未行融合固定术所致。在全椎板切除后更易发生；因为在对椎板两侧切除时，有意或无意地切除了整个或大部分关节突，以致术后发生继发性不稳。

对于继发性不稳合并椎管狭窄或椎间盘突出者，减压之后宜选择椎弓根螺钉固定或同时辅以椎体间融合。

［例 7］图 4-8-3-1-7 为一例因 L_4 ~ L_5 椎间盘突出行开窗减压十年，十年后出现腰部酸痛，间歇性跛行等症状，影像学检查显示 L_4 ~ L_5 不稳、椎间盘突出，再次手术除了施行减压之外，针对不稳的椎节应同时行椎体间植骨融合，以椎弓根钉固定为多用。

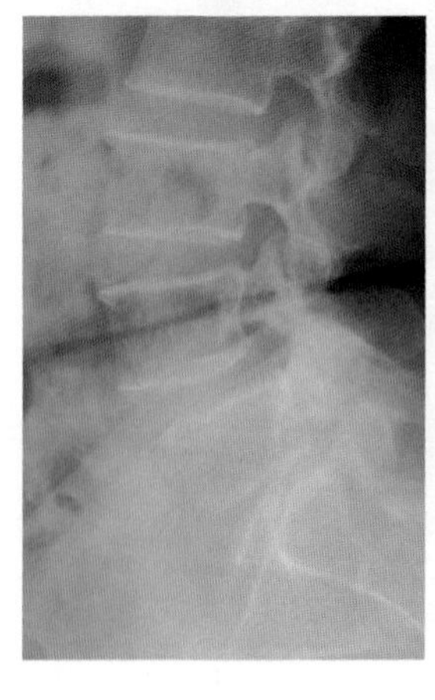
A

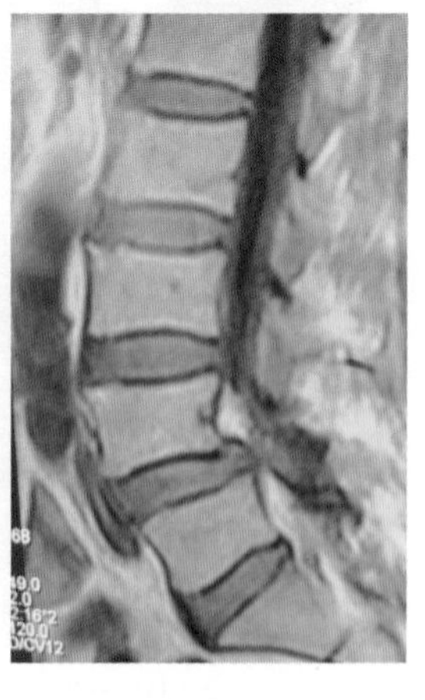
B

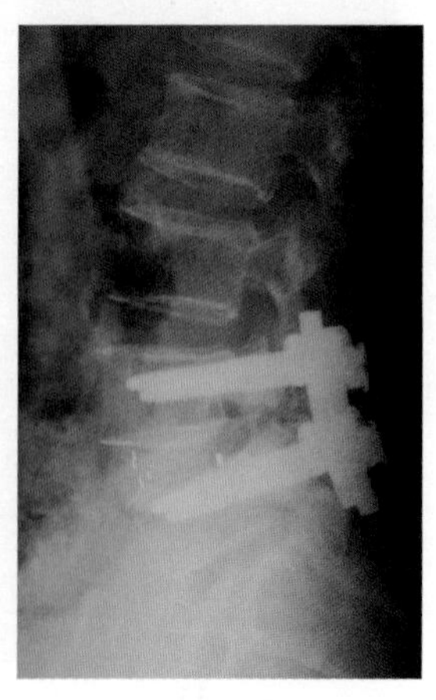
C

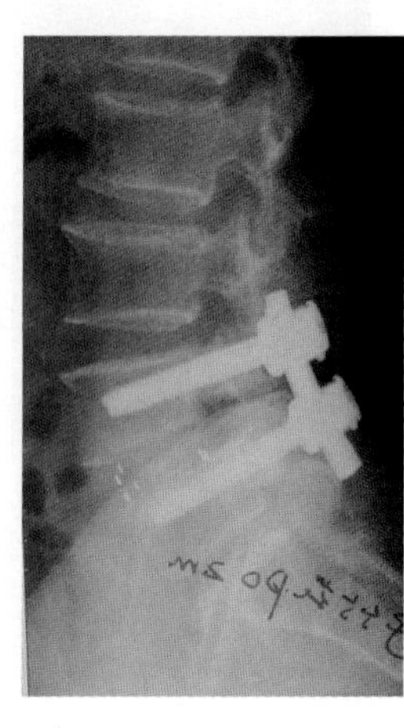
D

图 4-8-3-1-7　临床举例　例 7（A~D）

A、B. 第二次术前 X 线侧位片和 MR 矢状位所见，显示 L_4~L_5 滑脱；C. 复位及椎弓根钉固定术后 X 线侧位片；D. 术后两个月随访 X 线侧位片

如果患者仅有不稳引起的腰部症状而无明显神经根压迫症状，影像学检查无明显椎间盘突出及椎管狭窄，亦可采用不减压的椎板间植骨融合术，笔者更倾向于切除病变椎节的棘突以作植骨之用，如此可减少再次切取髂骨的创伤。如采用后外侧植骨融合，应充分显露横突，仔细处理植骨床，以提高植骨融合率。

六、术后血肿或碎骨块致压的翻修

在术后早期即出现的持续性根性痛或马尾功能障碍加重，可能为手术刺激或血肿压迫所致，如果神经症状逐渐加重，应行探查术，亦有可能为植骨块脱落压迫马尾神经或神经根，去除致压物，即可获得缓解。

[例 8]图 4-8-3-1-8　女性，28 岁。

七、腰椎人工髓核或椎间融合器植入术后滑出再手术

腰椎人工髓核（PDN）手术的目的是取代传统的植骨融合的概念而保留椎节间本身的活动度。近年来，随着新一代水化核 PDN 的出现，其应用又有流行趋势。但该操作技术看似简单，实际上要求较高。如操作不精确，则有可能导致髓核脱出而需重新手术。

引起人工髓核脱出的原因除适应证选择不当外，主要与操作有关，包括 PDN 型号过小，PDN 植入时歪斜，不在椎体的中部，从而导致术后滑出。另外，患者过早负重可能也是导致 PDN 脱出的原因之一。一旦 PDN 脱出，患者多有临床症状，故应尽早再次手术。术前准备与一般的腰椎再手术类似，要明确前次手术的侧别，PDN 放入的方向摄腰椎伸屈位片明确是否存在腰椎不稳。

例 9 即属此类病例，翻修术前应通过拍片及 MR 检查确认神经受压方可施术。手术时可取原切口入路，但显露范围要大于原手术。PDN 术后再手术均需采用全椎板切除术，必要时行植入侧的部分小关节切除。由于 PDN 水化的因素，其体积膨胀、增大，因而取出并非易事，术前应有充足的思想准备，准备好精良耐用的手术器械。充分暴露 PDN，将其周围的瘢痕及纤维环尽量分离，以髓核钳甚至尖嘴的鹰嘴咬骨钳方能将其取出。不能连同水化核一起取出时，只有先取出其周围的纤维环，之后再取出水化核。人工髓核取出后，反复冲洗创口。由于此类患者椎间隙明显松动，加之后路椎板切除范围较大，建议同时行后路固定、植骨融合术。如不行内固定，应嘱其不要过早下地，以免引起腰椎不稳。

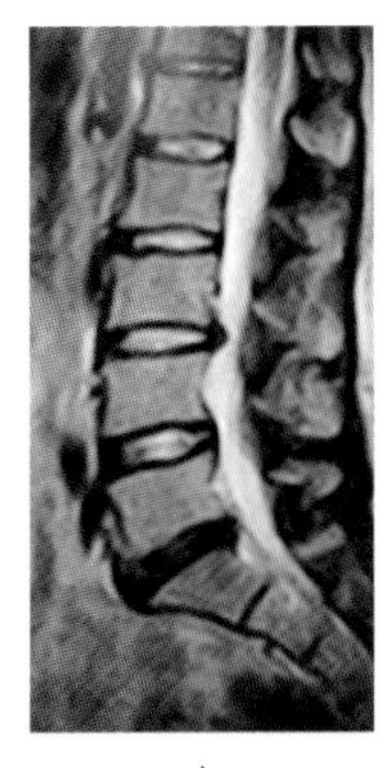

A

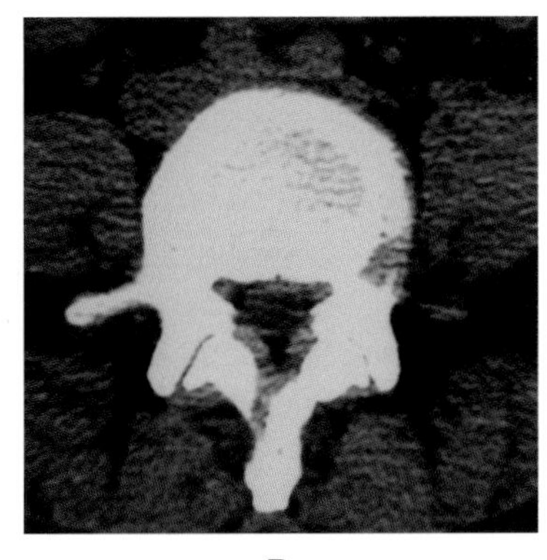

B

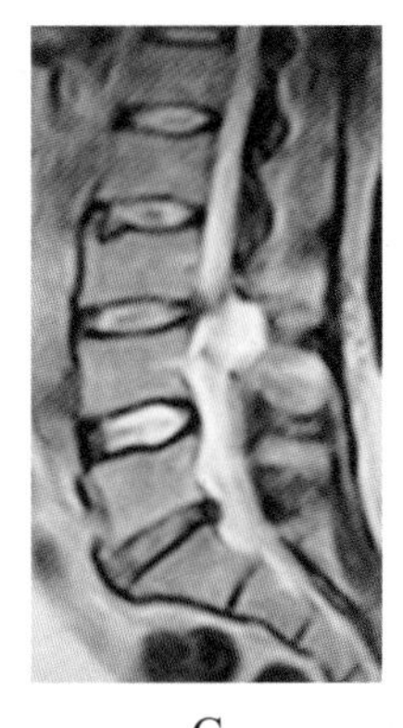

C

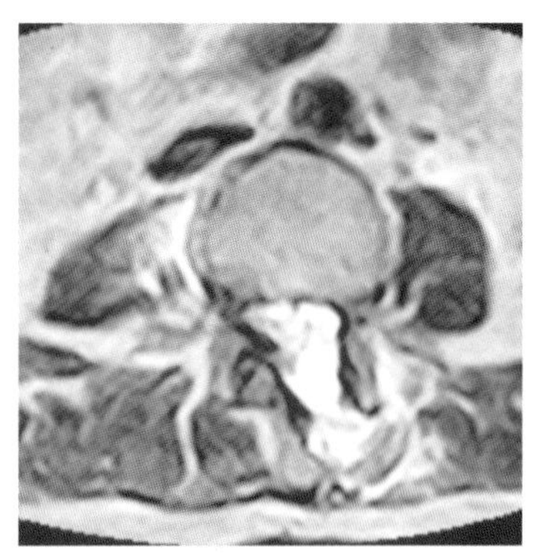

D

图 4-8-3-1-8　临床举例　例 8（A~D）

A、B. MR 矢状位及水平位显示 L_3 ~ L_4 腰椎间盘突出症，行腰椎后路开窗髓核摘除，术后出现双侧下肢不完全性瘫痪；C、D. MR 检查示手术部位存在压迫马尾神经的高信号阴影，后经再次手术清除血肿后症状缓解

［例 9］图 4-8-3-1-9　男性患者，因 L_4~L_5 椎间盘突出来院拟行人工髓核置入物摘除及椎弓根钉固定术（A~F）。

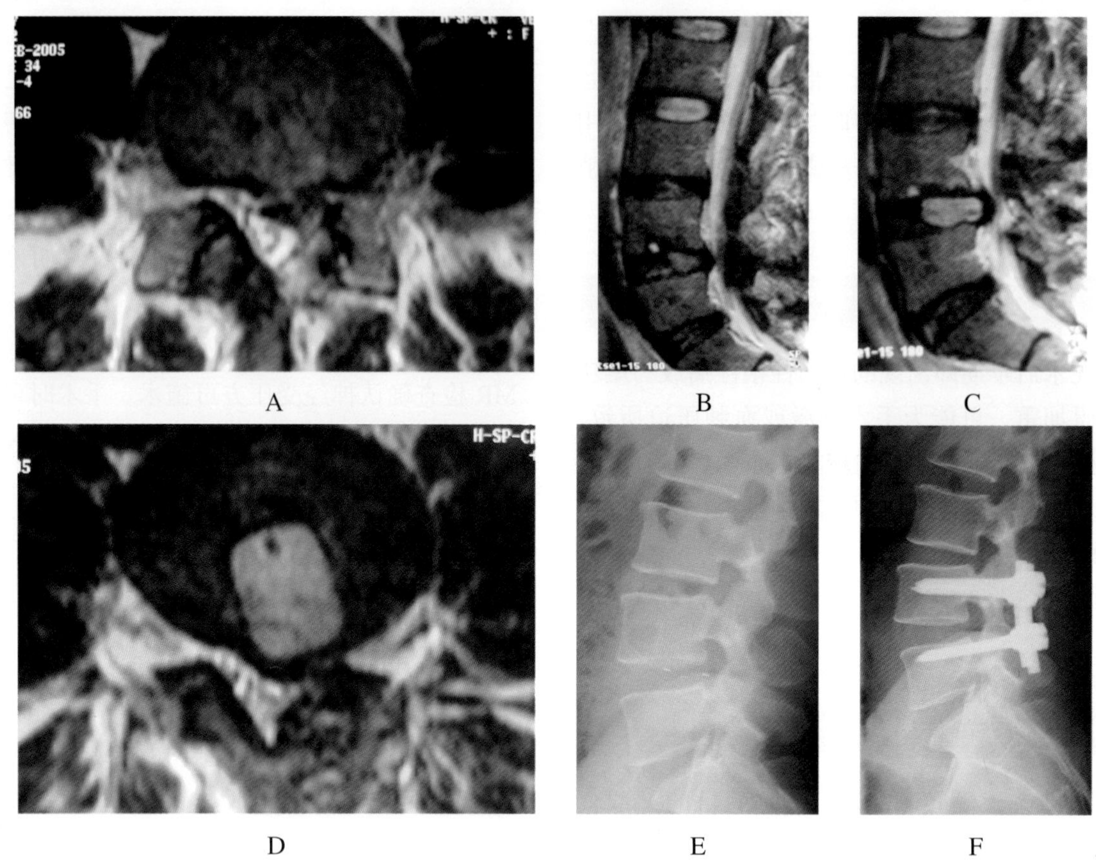

A　B　C　D　E　F

图 4-8-3-1-9　临床举例　例 9（A~F）

A、B. 术前 MR 水平位及矢状位所见；C、D. 术后 MR 显示人工髓核后移，假体压迫神经根导致症状复发；E、F. 二次手术取出脱落的人工髓核假体，并给予椎弓根钉内固定术

［例 10］图 4-8-3-1-10　因椎间融合器滑出而再手术。椎间融合器使用不当致患者腰部疼痛伴右下肢放射痛。

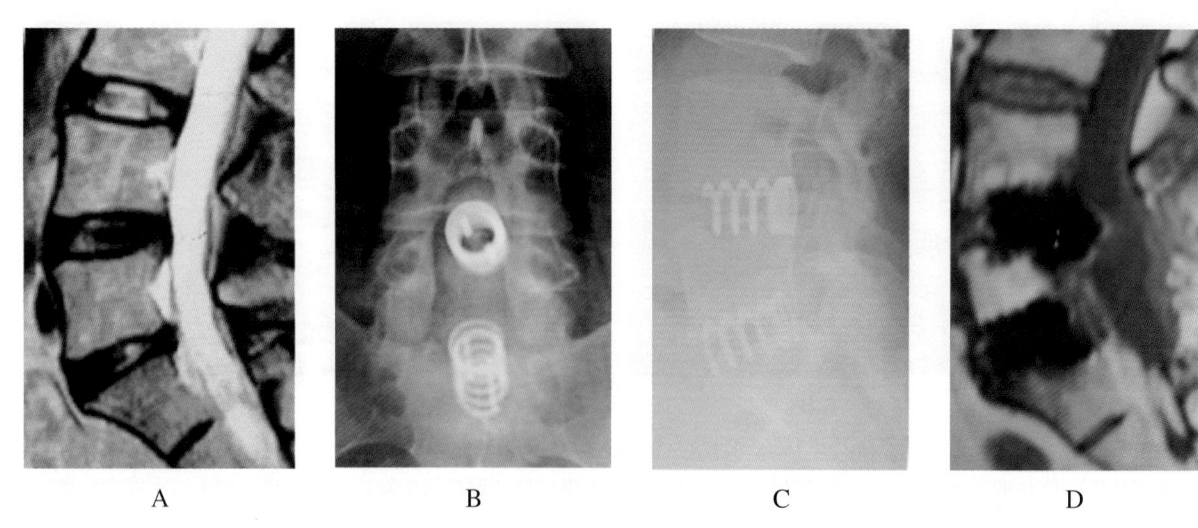

A　B　C　D

图 4-8-3-1-10　临床举例　例 10（A~D）

A. 术前 MR 示 L_{4-5}、L_5~S_1 椎间盘退变；B、C. 行腰椎后路减压摘除椎间盘并于 L_{4-5}、L_5~S_1 间隙植入 Cage，术后患者症状无缓解并有加重趋势，术后腰椎 X 线正侧位；D. 术后 MR 示椎间融合器位置不佳，部分侵入椎管

第二节 因腰椎椎管狭窄症再手术病例

一、因腰椎椎管狭窄症再手术概述

腰椎椎管狭窄术后效果不佳或失败的原因比较复杂，但较为多见的仍为减压不彻底、内固定失败以及邻近节段退变。疾病本身的发展、手术方式的选择失误以及手术操作技巧缺陷等，也是术后效果不佳的原因。有些患者可以通过再手术缓解症状，但有些患者即便是再次手术，其症状的改善也是有限的，认为腰椎伤病都可以通过手术治愈是不切实际的。因而，术前应充分向患者交待病情，以期达到良好的效果。

二、减压区边缘切除不够

椎管狭窄常表现为多节段病变，减压时如果在减压区的边缘处切骨不够彻底，或者未经修剪而形成锐利的折角，从而在减压区与非减压区间形成新的卡压，常会导致症状改善不理想，甚至加重。此种现象在 L_5 水平较常见，L_5 椎板斜角较陡者，行椎板切除减压，而未对 L_5 椎板上部或下部行切骨处理而致继发马尾受压加重，其他椎节亦可发生。

［例 1］图 4-8-3-2-1 男性，50 岁，因腰椎椎管狭窄症第一次术后 X 线正侧位片，其临床症状无明显改善。

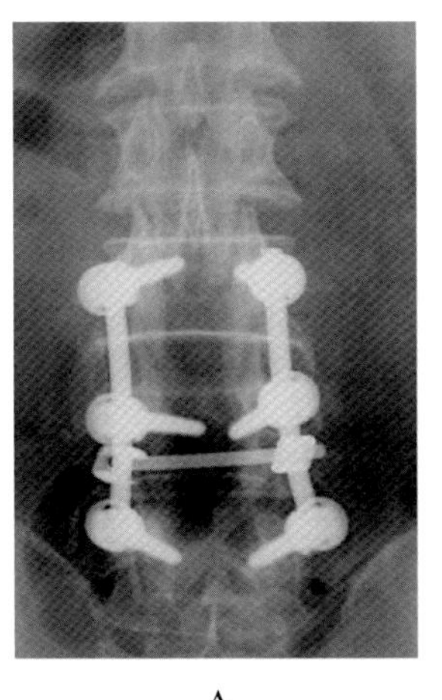
A

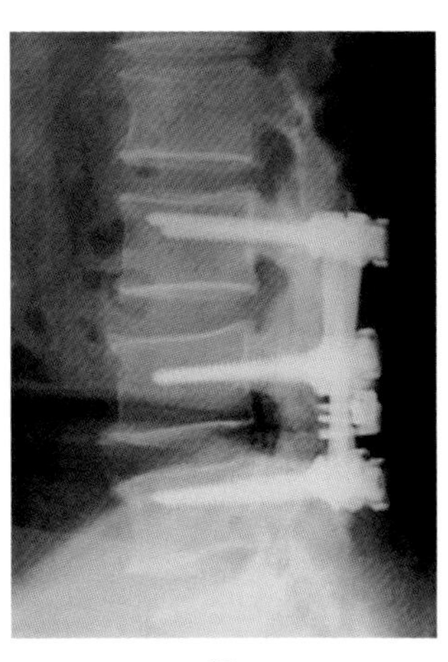
B

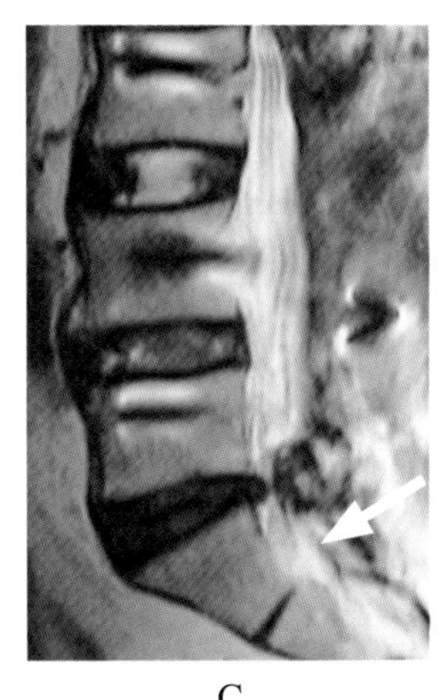
C

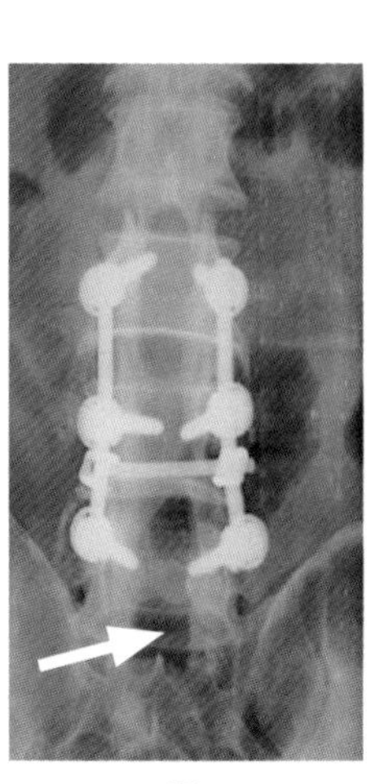
D

图 4-8-3-2-1 临床举例 例 1（A~D）

A、B. 二次术前 X 线正侧位片；C. MR 检查示在 L_5~S_1 处后方残留骨性致压物形成压迫（箭头所指处）；D. 二次手术扩大减压后症状改善（正位 X 线片所见，箭头所指处为 L_5~S_1，已减压）

三、椎管减压后继发后凸畸形

椎管狭窄患者一般病变范围较大，因而减压比较广泛。早期在行椎管多节段椎管减压之后，由于未辅助使用内固定，加之术后外固定不确实，可出现后凸畸形。主要是由于过多去除后部结构后，后结构张力带作用削弱所导致。后凸畸形严重者，其本身可造成顽固性腰痛之外，前方结构（椎间盘）向后挤压形成的弓弦效应，还可造成神经压迫症状。患者症状明显时，则需要手术矫正。

四、植骨和内植入物失败

内植物失败包括植骨块移位、塌陷、不融合及内植物使用不当。植骨移位多发生在前路椎体间植骨融合而无有效固定，加之固定不确实而引起。而植骨不融合主要与植骨床准备不良、植骨材料选择不当或固定不确实有关，一旦有假关节形成，并伴有明显症状时，则要再手术治疗。内固定使用不当而致的松动、脱出或断钉时应考虑再手术治疗。尤其是椎弓根螺钉误置进入椎管引起神经损害，应及时再手术。临床上可见腰椎后路减压固定术后，原无神经根痛，一侧出现症状，或原有神经根痛加重等神经根症状和体征，应考虑到椎弓根螺钉有无打破椎弓根内侧或下壁有损伤或刺激相应水平神经根之可能。尤其在进钉点偏内，而角度内倾较大者，CT 横断扫描可明确之，一旦确诊，则应尽早再手术进行翻修。

有些术者主张在行椎管减压的同时，使用椎间融合器行椎体间融合。椎间融合器的应用，可提高融合率和即刻稳定性。但同样也可能出现因融合器使用不当而引起的并发症。当 Cage 放置位置不佳及型号（大小）选择不当时，可造成 Cage 移位压迫神经，常需要再手术矫正。

因采用后路椎间融合器而导致的神经根和马尾神经过度牵拉所致的神经功能损害表现，术后影像学检查确定融合器和椎弓根螺钉位置均佳者，则不需再手术，应予以保守治疗。

五、腰椎继发性不稳

继发性不稳在腰椎管狭窄患者中较为常见。主要原因是首次手术后解剖结构破坏所致。此种情况在前次行全椎板切除，尤其是多节段全椎板切除而未使用内固定者更易发生。在行全椎板切除时，在彻底减压的基础上，尽量保留关节突关节的完整性，以保留椎节的稳定性。关节突关节切除 50% 以上则可明显降低椎节的稳定性。术后发生继发性不稳的可能性更大。前次手术后继发临近节段不稳也是引起翻修的一个原因。术后邻近节段继发不稳的情况在既往有退变的患者中更易出现。术中损伤了邻近节段关节突关节完整性，也容易导致不稳发生几率增高。邻近节段不稳，患者症状明显时，亦需要再次施行翻修手术。

六、邻近节段退变

患者术后症状消失相当长时间后又复发，而施术椎节融合固定良好者，应考虑相邻节段病变可能。其原因主要为施术节段植骨融合及固定后，腰椎的载荷分布发生改变，而原有的机械性压力持续存在，从而使融合之相邻节段退变加速。这种情况在长节段椎管减压、内固定后更易出现。早期表现为椎节不稳及椎间盘突出，渐而骨赘形成，造成椎管狭窄产生马尾和神经根的压迫症状。然而，其发病情况个体差异较大，且有关相邻节段退变的确切发生率和发生时间的文献报道亦很少。一般认为，相邻节段退变与手术融合节段多少有关，融合节段越多，发生几率越高。邻近节段退变，多数患者可不出现或仅出现轻微症状，症状明显者则应考虑再次手术。

七、其他

除上述原因外，其他各种因素均可引发手术失败，尤其是年龄较长者，可因心肺等因素而需再次手术（图 4-8-3-2-2）。

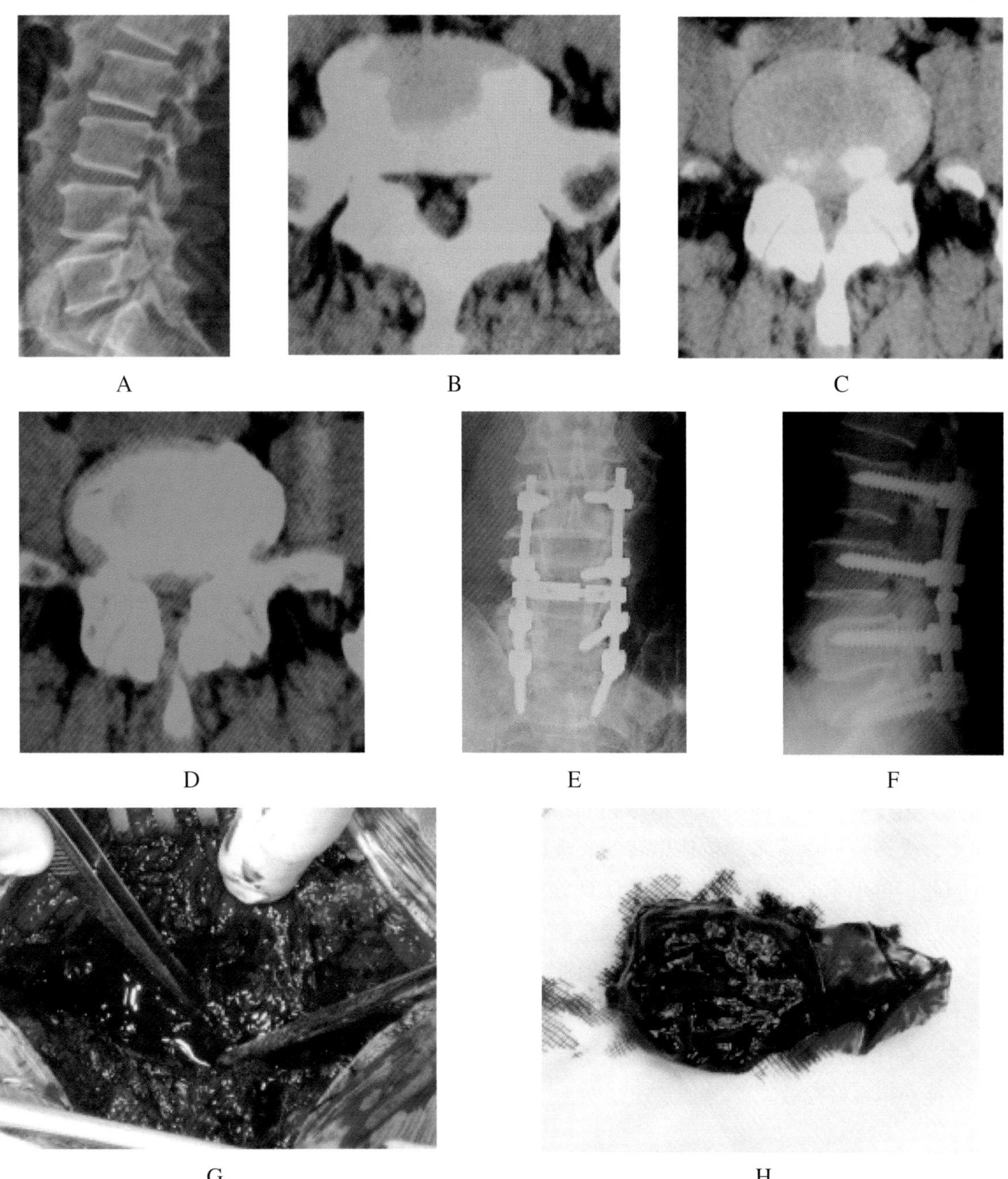

图 4-8-3-2-2 临床举例 男性，65 岁，既往曾行心脏支架植入手术，长期使用抗凝药物，多节段椎管狭窄，术后继发血肿压迫（A~H）

A. 术前侧位 X 线片；B~D. 因患者无法行 MR 检查，CT 平扫显示 $L_{3\sim4}$、$L_{4\sim5}$、L_5~S_1 多节段椎管狭窄；E、F. 腰椎后路减压内固定术后正侧位片；G. 二次探查血肿清除手术；H. 清除之血肿

（侯铁胜 匡 勇 李临齐 马 辉 赵 杰 赵定麟）

第四章　腰椎退行性疾患术后翻修术

第一节　腰椎退变疾患再手术基本概况

一、腰椎退变疾患再手术概述

腰椎退行性疾病术后再手术的主要目的是矫正或解除原手术遗留的或引起的畸形、不稳，以及内固定失败及脊髓功能障碍。由于腰椎手术的广泛开展及内植物的使用增多，这种再手术患者近年来有逐渐上升趋势。然而，腰椎术后再手术难度较大，治疗效果与初次手术亦不尽相同，个体差异大，受影响的因素多，包括患者的心理因素等。因此，再手术必须慎重对待，除认真分析病史和详尽的体格检查外，还应常规腰椎正侧位摄片、动力位摄片、CT 或 MR 检查，明确原手术效果不佳的原因，特别是神经根和脊髓受压部位及程度，有针对性彻底减压并重建施术节段稳定性，方能获得良好疗效。

二、腰椎退变疾患再手术影响因素

（一）找出主要因素

影响腰椎退行性疾患手术治疗的因素很多，诸如病程、病变范围、神经受压程度、手术方法的选择及时机等。上述单一或多个因素均可导致腰椎手术治疗效果不佳，部分患者需要再次手术，甚至三次、四次手术治疗，包括再次减压、恢复椎节高度、扩大椎管矢径和稳定椎节。在诸因素中，残留神经根和脊髓受压占主导地位，除诊断、手术入路的选择等原因外，还与操作技术及手术方法的选择等有关。

（二）手术不当

【骨赘切除不彻底或减压范围不够】

在对多节段或椎体次全切除减压时，如因小关节突影响或对上位椎体下缘和下位椎体上缘骨赘切除不彻底，尤其是对神经根管进行减压，因技术操作不便，减压常不充分。对多椎节病变仅施术 1~2 节，必然引发疗效不佳或复发之后果。

【减压区域边缘处理欠佳】

由于减压区域边缘，尤其是神经根管周围致压物咬除不彻底，致使脊髓和神经根受压，从而妨碍神经功能的恢复。

【多种致压因素合并】

部分患者除骨赘致压外还可合并髓核脱出和后纵韧带增生肥厚，单纯椎板减压难以达到彻底减压目的。在行椎板减压时如发现椎间盘突出、后纵韧带增厚，或影像学检查有髓核脱出到后纵韧带之下征象者，应切除增厚之后纵韧带并取出突出髓核，以达到彻底减压之目的。

【诊断不全】

临床上最为多见的是将“颈腰综合征”仅诊断为“腰椎病变”施术，术后由于疗效不佳或无效才发现颈椎退变性疾患而不得不再次手术，笔者曾遇多例。

（三）植入物位移等

【植骨块移位】

植骨移位引起脊髓受压大多为前路椎体次全

切除术后，主要是由于植骨块偏小，加之术后固定不确切，以致骨块进入椎管所致。

【内植物使用并发症】

椎弓根螺钉及 Cage 的使用，可能会出现融合器移位和螺钉松动、退出、断钉等并发症，此可能与其设计本身有关。诸如 BAK 等无盖，植骨块填塞不紧时，碎骨块可落入椎管并形成新的致压物。

（四）植骨不融合

腰椎前路或后路减压植骨不融合或假关节形成者，常因融合节段多、植骨床准备不良或植骨材料选择不当及缺乏有效固定所造成。受累节段表现有不稳、骨刺形成，并对脊髓和神经根产生刺激和压迫，诱发或加重神经症状。

三、腰椎退变疾患再手术翻修原因

腰椎退行性疾病再手术的原因主要包括以下病情。

（一）首次手术减压不彻底

患者表现为神经功能改善不明显或无变化，甚至原有症状不同程度加重（见临床举例 1 及图 4-8-4-3-1）。首次术后 MR 所示，残留致压物为脱出之髓核组织，患者主诉症状加重，再次手术摘除脱出之髓核，脊髓受压消除。

（二）与植骨和内植物有关

包括植骨块移位、塌陷、不融合及内植物使用不当。植骨移位多发生在术后早期，对向后有压迫脊髓征象或神经根者，要及时手术矫正之。植骨塌陷与植骨选择及固定方式有关，常合并有成角畸形。而植骨不融合主要与终板骨床准备不良或固定不确实有关，一旦有假关节形成，并伴有明显症状时，则要再手术治疗。内固定使用不当而致的松动、脱出或断钉时应考虑再手术治疗。

（三）邻近节段退变

患者术后症状消失相当长时间后又复发，而施术椎节融合固定良好者，应考虑相邻节段病变可能。其原因主要为施术节段植骨融合后，腰椎的载荷分布发生改变，而原有的机械性压力持续存在，从而使融合之相邻节段退变加速。早期表现为椎节不稳及间盘突出，渐而骨赘形成，产生脊髓和神经根的压迫症状（见临床举例 2 及图 4-8-4-3-2）。然而，其发病情况个体差异较大，且有关相邻节段退变的确切发生率和发生时间的文献亦报道很少。一般认为，相邻节段退变与手术融合节段多少有关，融合节段越多，发生几率越高。

（四）未恢复椎节的稳定性

腰椎的稳定性至关重要，任何手术均有可能影响椎节的稳定性，尤以切骨减压及髓核摘除术等，为此术后均需植骨融合，或选择椎弓根钉撑开置入术，既可瞬间恢复椎节的稳定，又可恢复椎节的曲度与高度。

第二节　腰椎退变性疾患再手术实施

一、腰椎退变翻修术术前准备

（一）详细病史及体检

除询问原手术前病史外，着重了解前次手术后症状改善情况，同时要做一系统的体格检查，包括神经系统的检查，并与原手术前记录加以比较。如果患者神经症状，尤其是疼痛、脊髓功能障碍手术后立即加重，往往与手术刺激或损伤有关。如术后一段时间虽无加重，亦无改善，情况有两种。其一是脊髓或神经根压迫较久，神经功能恢复较慢或较困难。另一种情况则是减压不彻底，脊髓功能障碍及神经根性症状无法改善。如患者术后症状有明显改善或已消除，经过相当长的一段时间后又出现类似症状，则有可能为相邻椎节新的病变所致。而诊断错误者，患者病情会随原发病病情发展而变化。因此要详细收集病史，认真分析，并结合体格检查，排除诸如椎管内肿瘤、椎体占位等其他疾患。此外，翻修术前还应多与患者交流，了解患者的心理状态，综合分析，明确手术效果不佳的原因，以便做出正确处理。

（二）影像学检查

对腰椎疾患行减压固定融合之患者，应定期拍摄腰椎X线平片，对需翻修术者均应行腰椎正侧位、过伸过屈动力侧位X线平片及CT或MR检查。影像学上可见原施术节段脊髓或神经根受压征象，以及脊髓的信号变化。部分患者在原手术椎节相邻节段有明显退变并骨赘形成、椎节不稳或椎间盘突出。影像学改变对明确病因和再手术方式的选择十分重要，然而，其必须与患者症状和体征有内在联系方具诊断意义。

二、腰椎退变翻修术处理基本原则

（一）根据不同病因进行处理

凡术后症状加重者，首先应明确原因，除因植骨块移位或内固定失误等造成医源性脊髓或神经根受压，需尽早手术矫正外，原则上均应先行非手术治疗，无效时方可考虑再次施术。

（二）根据致压因素选择手术入路

凡因后路手术失效者，残留的致压因素仍以后方为主者，一般仍采用后入路，仅少数病例需从前方入路。合并颈椎或胸椎病变者，可酌情选择颈前路或胸后路手术入路为妥。

（三）合理制订手术范围

再次手术者，其手术范围一般多超过前次手术，因此笔者建议行扩大性减压术、潜式减压术，必要时切除双侧小关节突，并选择有效之内固定技术。

（四）彻底减压

再手术之疗效主要取决于脊髓和神经根功能的改善情况、程度及时间，其与多种因素相关。凡减压彻底、椎管或神经根管充分敞开、椎间隙高度恢复至病前正常状态及椎节稳定性良好者，多可获得一定疗效。反之，则治疗效果往往不佳。

（五）恢复椎节的高度、曲度与稳定性至关重要

任何腰椎手术在减压术后均需在恢复椎节稳定性的基础上同时恢复椎节的高度与曲度，此是获得长期疗效的基本要求。

三、腰椎退变翻修术手术指征

腰椎后路或前路减压术后再次手术的指征主要是仍然残留或形成新的脊髓和神经根致压因素。致压因素多位于椎管后壁，故仍以后路手术为主。由于原来手术使组织结构发生改变，加之瘢痕明显，以致再次手术时难度较大。因此，术前必须认真分析临床症状、体征和影像学检查结果，去伪存真，以求选择合适的病例。

（一）减压不彻底

对首次手术减压不够彻底、并有致压物残留者，原有症状和体征无改善或加重者，经临床观察30日至6个月后无恢复，影像学检查，尤其MR成像显示有明确脊髓受压，应再次手术减压。

（二）内植物移位

对合并有内固定物或植骨块移位引起的神经压迫及有损伤邻近结构危险者，应尽早手术（见临床举例3及图4-8-4-3-3）。

（三）邻近节段病变

相邻节段病变通常发生在前次手术后相当长时间，此时脊髓受压或神经根损害再度出现，并与影像学表现相一致。

（四）植骨不愈合

对植骨不愈合者应根据实际情况，当患者出现明显腰部症状或因假关节形成，因不稳刺激神经根或脊髓，使其功能障碍恶化时，则要行翻修手术，使其融合。

四、腰椎退变翻修术术式选择

腰椎后路翻修术通常采用原切口进入，手术操作务必仔细，靠近硬膜囊时应先从较正常部位进入，避免硬膜囊、脊髓或神经根等重要结构损伤。尤其在取螺钉等内固定时更易发生，应予重视。翻修时应针对每一例患者的具体情况采取不同措施。

（一）脊髓或神经根的残余压迫或远隔部位有致压物者

腰椎疾患手术后脊髓或神经根性症状持续存在，或加重，或复发，其原因是多方面的。

【术后早期症状加重】

在术后早期出现的持续根性痛或脊髓功能障碍加重，可能为手术刺激，或骨性压迫减压不充分，有时为脱出髓核未去除所致。有植骨移位者，应行影像学检查以明确诊断，决定是否进行翻修手术。如果植骨块仅轻度移位，可立即行确切的外固定治疗。如果植骨块明显移位或内植物进入椎管，要尽快手术取出植骨块或内固定物，重新植骨固定（见临床举例 4、5 及图 4-8-4-3-4、5）。

【术后症状无缓解】

术后患者脊髓功能障碍及神经根性疼痛无变化或变化不明显者，首先检查颈、胸段有无病变，在确认诊断和术式选择无误，则可能由减压不彻底所致。经影像学检查，证实仍残留压迫者，并与临床症状、体征相符合，可采用后路翻修，但需注意的是应尽可能重建腰椎生理曲度，酌情选用椎弓根螺钉固定，以增加施术节段的稳定性，提高融合率（见临床举例 6 及图 4-8-4-3-6）。Cage 椎体间融合后需再手术时，必须充分认识，由于Cage与周围骨质融合较牢，取出时难度很大，需将 Cage 周围骨质开槽方可将其撬出。远隔部位有病变者，可在翻修术时一并处理（见例 7 图 4-8-4-3-7）。

【残留神经根症状】

全椎板切除减压，手术野大，能够快捷而安全地完成相对较为彻底的减压，对解除脊髓和神经根压迫具有重要作用，但由于受小关节突的影响，神经根管减压可能不充分，这样术后患者可能会残留神经根症状。这种情况下需结合患者神经定位体征及腰椎 MR 检查，确定需再次手术减压之神经根。

（二）融合失败

【对植骨融合失败并伴有后凸畸形的患者】

可采取前路椎体次全切除减压，自体髂骨移植、钢板固定。如椎管后壁有压迫因素，亦要后路减压，减压后需用自体骨植骨融合关节突关节，必要时加用椎弓根螺钉固定。前后路联合翻修手术中前路主要使用自体髂骨植骨，后路椎弓根螺钉固定，几乎所有病例均能获得可靠的融合。无论是前路、后路，或是前后路联合，关键在于确切有效的植骨，植骨时要将植骨床刮至点状出血，植骨床保证平整，以提供最大的接触面积，而植骨要有足够强度，以自体髂骨首选，同时有良好的固定方能提高融合率。

【腰椎椎体间植骨融合失败的翻修手术】

根据不同病情，一般采用以下治疗原则。

1. 腰椎后路融合失败伴腰部疼痛、神经根症状者采用前路翻修，假关节及椎体次全切充分减压，自体髂骨植骨，前路钢板固定。或后路翻修，椎间孔减压，自体髂骨植骨，椎弓根螺钉固定。如果伴有后凸畸形、脊髓压迫症，或相邻节段需要减压，可行前路椎体次全切除，自体骨植骨，前路钢板固定。

2. 腰椎前路固定、融合失败　如果前路固定装置松动，存在周围血管、神经损伤的危险，应立即行翻修手术，去除固定并二次植骨后再行腰后路植骨、内固定术。

（三）相邻节段的退变

【相邻节段退变的原因和临床表现】

术后患者如果在手术相邻节段出现退变，如节段性不稳、骨性狭窄、椎间盘突出、小关节或韧带肥厚增生等，则可能出现神经症状，需要再手术治疗。临床表现腰颈部疼痛、根性痛或脊髓压迫症状。如果有相邻节段的退变致腰椎不稳，X 线平片检查显示融合部位之相邻椎节不稳、骨赘形成或椎间隙高度下降，MR 或 CT 检查可明确脊髓或神经根受压情况。单纯的腰部疼痛的病因诊断则较困难，采用 CT、MR 扫描，小关节封闭以及椎间盘造影等有助于判断疼痛的原因。

【相邻节段退变翻修术基本原则】

一旦诊断为邻近节段退变并伴有相应神经根或脊髓压迫征象，决定翻修手术，则要遵循以下基本原则。

1. 节段性不稳如相邻节段的单纯不稳，一般选择后路融合、固定，如合并有神经压迫，则应根据具体情况决定如何减压。

2. 相邻节段的椎间盘突出选择后路椎间盘摘除术，一般不需植骨融合、椎弓根螺钉内固定。

3. 相邻节段的椎管狭窄或小关节病变行后路扩大减压植骨融合并应用内固定系统。

4. 相邻节段不稳并伴后凸畸形、脊柱后部结构缺失可行前后路联合植骨融合固定，并根据具体情况进行减压。

（四）术后不稳或后凸畸形

【术后不稳和畸形的原因及临床表现】

在腰椎前部或后部结构的完整性被破坏后会出现持续性的疼痛、畸形、神经压迫症状。腰部疼痛产生的原因可能为腰椎不稳、腰椎后凸畸形等，也可能是由于神经压迫产生。再手术治疗可行前路、后路或前后路联合手术。决定手术方式的因素除包括畸形是否活动和僵硬程度外，还包括有无神经压迫症状、腰椎骨的质量、上次手术后供骨区情况及每个患者不同的个体情况。

【活动型后凸畸形的翻修术】

若患者的后凸畸形有一定的活动度，且没有或仅有轻微的神经压迫症状，翻修手术目的是纠正畸形，防止畸形进一步加重，解除相关的疼痛。畸形矫正后可选择后路植骨融合，融合范围应包括前次手术椎板切除的上位完整的棘突和下位完整的棘突，术前腰椎牵引有助于复位和畸形矫正。内固定的目的是提高腰椎的稳定性，防止畸形复发，提高融合率。如果活动的后凸畸形有明显的神经压迫症状，患者应行牵引、椎管影像学检查以决定在畸形复位后能否解除神经压迫，如果畸形矫正后神经压迫症状能够解除，单纯行后路固定、融合手术即可。如果腰椎畸形矫正后持续存在脊髓受压，则要同时行后路减压、固定。

【僵硬型后凸畸形的翻修手术】

治疗椎板切除术后僵硬的后凸畸形，单纯的后路减压是不够的，手术既要解决脊髓压迫，又要矫正畸形。紧贴于椎体后凸畸形顶点处的脊髓容易受压、变性，单纯椎间盘切除，不能充分去除后凸区域的椎体后正中骨赘，因此前路减压十分必要。当前路减压后，行术中撑开复位，应用带三面皮质骨的髂骨块，行柱状植骨支撑、融合。也可用钛网加自体髂骨植骨或椎体切除的松质骨植骨。钛网的优点在于可根据需要之长度切剪，能够灵活适应椎体切除后所需的植骨长度，减少供骨区的并发症，比髂骨或腓骨植骨的强度更好。钛网提高了整个植骨体的抗扭转强度，上下缘锐利的齿增强了抗剪力作用。缺点是费用较高，对上下位椎体可能有切割作用致椎间隙塌陷。

第三节 腰椎退变性疾患再手术临床举例

［例 1］图 4-8-4-3-1 腰椎间盘突出症开窗髓核摘除术后症状改善不明显，二次手术行全椎板切除减压加内固定术。

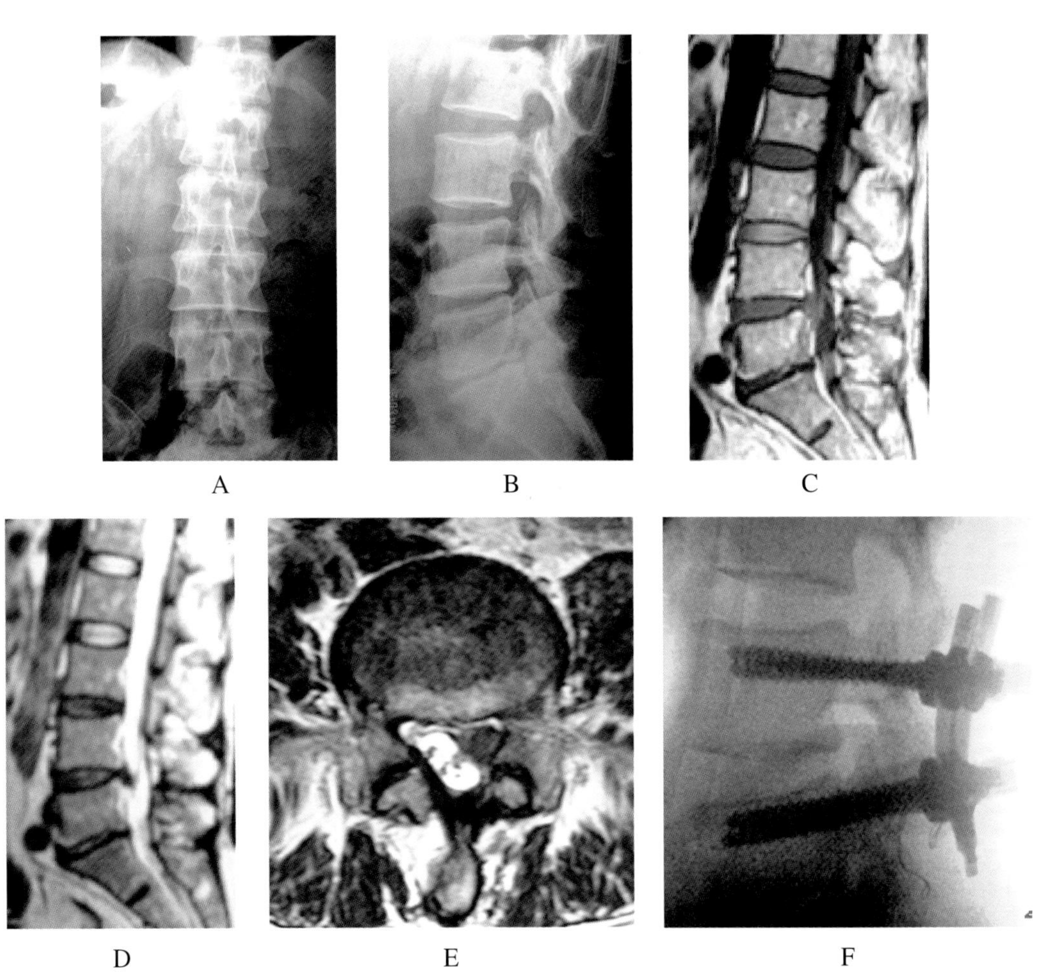

图 4-8-4-3-1 临床举例 例 1（A~F）

A、B. 第一次手术后 X 线正侧位片；C~E. 第一次手术后 MR 检查示残留髓核组织压迫硬膜囊；F. 第二次手术切除残留髓核，椎管扩大减压及椎弓根钉固定后侧位片观

［例 2］图 4-8-4-3-2　腰椎管狭窄单纯减压术后。

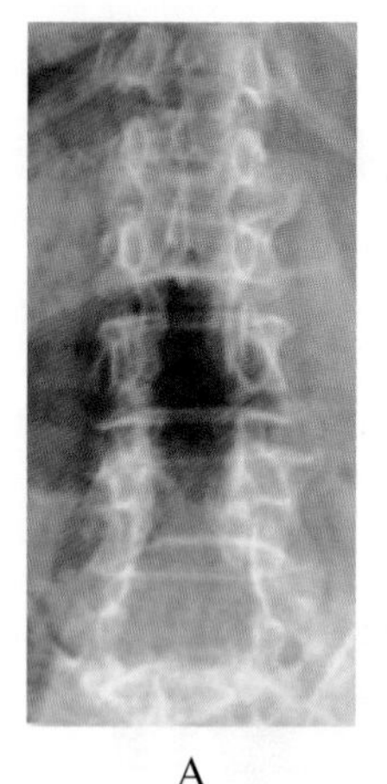
A

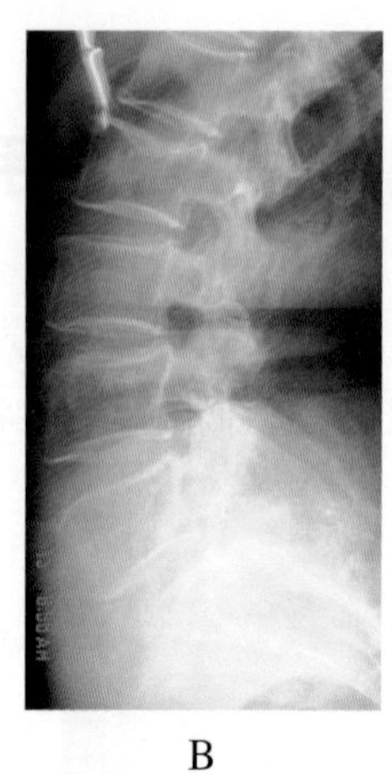
B

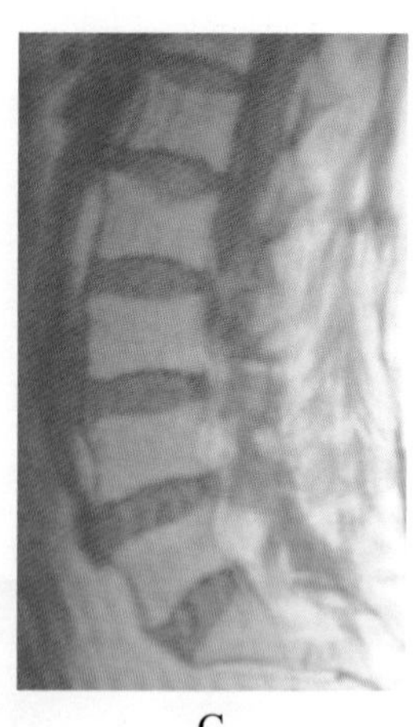
C

图 4-8-4-3-2　临床举例　例 2（A~C）

A 、B. X 线正侧片显示腰椎退变加速；C. MR 矢状位见减压节段及邻近节段椎间盘后突压迫硬膜囊，待进一步处理

［例 3］图 4-8-4-3-3　L_1 压缩性骨折后方入路内固定手术后内固定物螺帽松动脱落，再手术时取出内固定物，行椎节侧前方固定术。

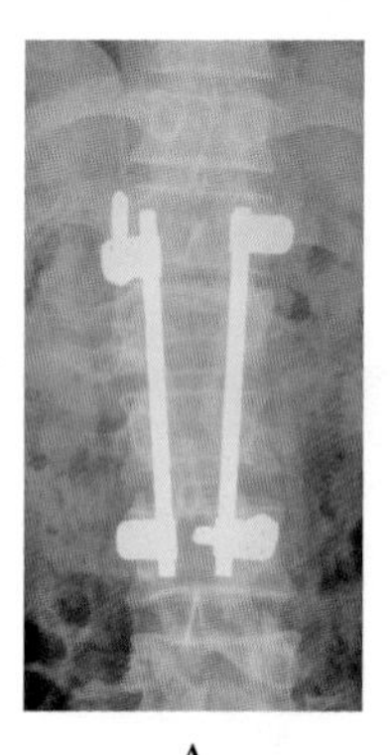
A

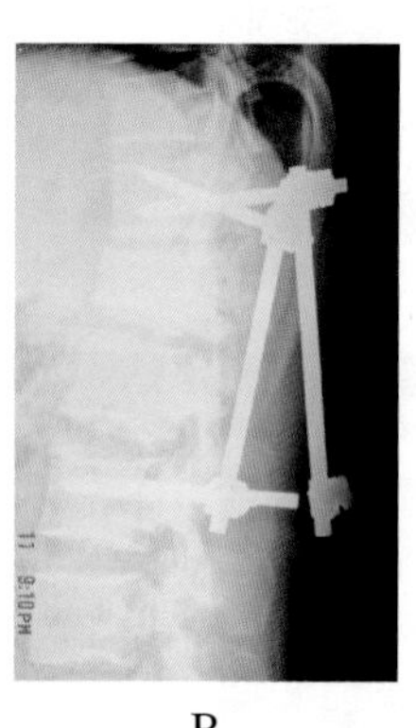
B

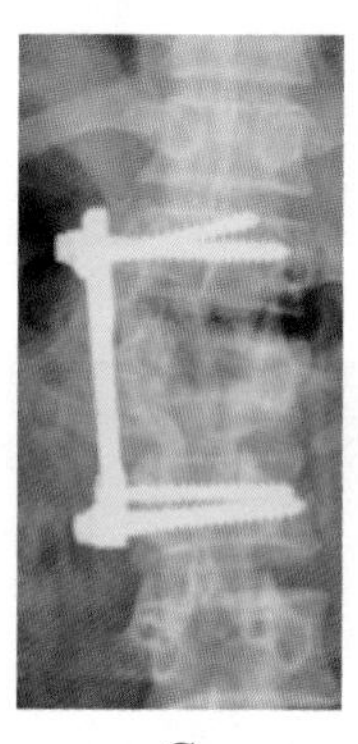
C

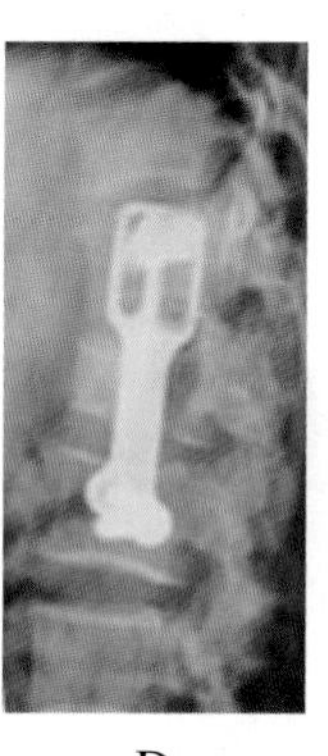
D

图 4-8-4-3-3　临床举例　例 3（A~D）

A、B. 术前 X 线检查示内固定物松脱；C. 再次手术时，先取出椎弓根钉；
D . 再行侧前方钛板螺钉内固定术，术后 X 线侧位片示内固定物位置满意

［例 4］图 4-8-4-3-4　患者行椎间融合术后症状加重。

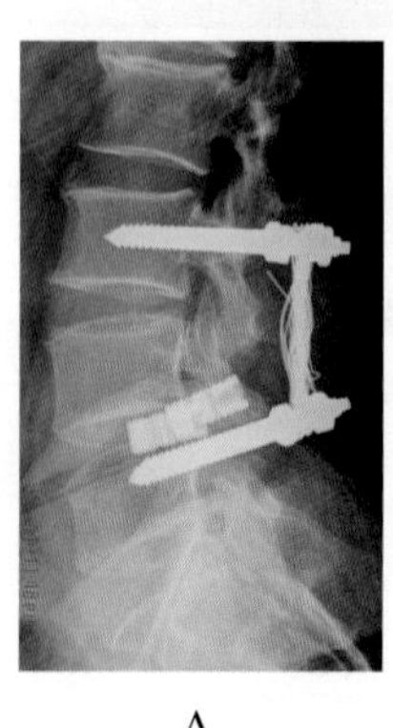
A

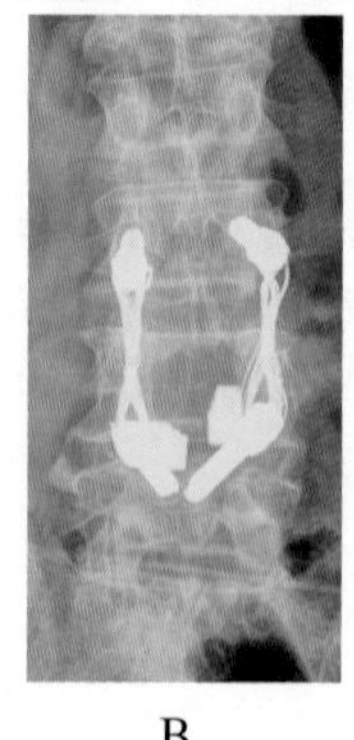
B

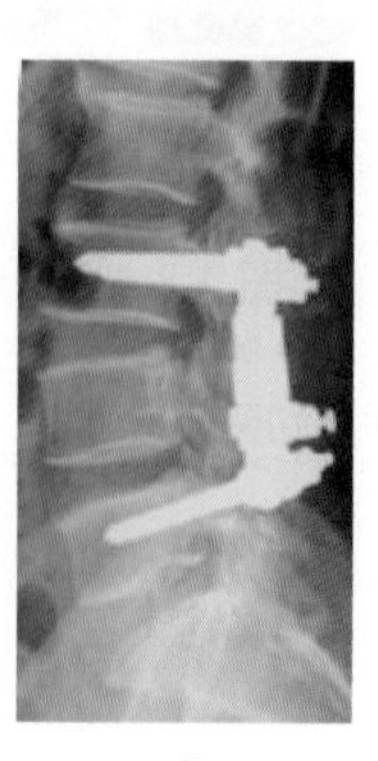
C

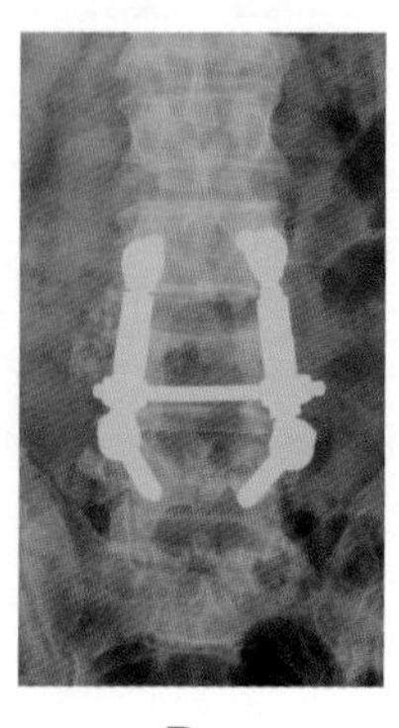
D

图 4-8-4-3-4　临床举例　例 4（A~D）

A、B. X 线正侧位片示椎间融合器向后移位滑入椎管；C、D. 翻修术时取出椎间融合器，调整椎弓根钉，并辅以横连结装置，并予以植骨，术后正侧位 X 线检查见椎节位置良好

[例 5] 图 4-8-4-3-5 患者行单纯椎间融合术，术后 X 线拍片检查示融合器轻度向椎管内移位，行后路植骨融合内固定术。

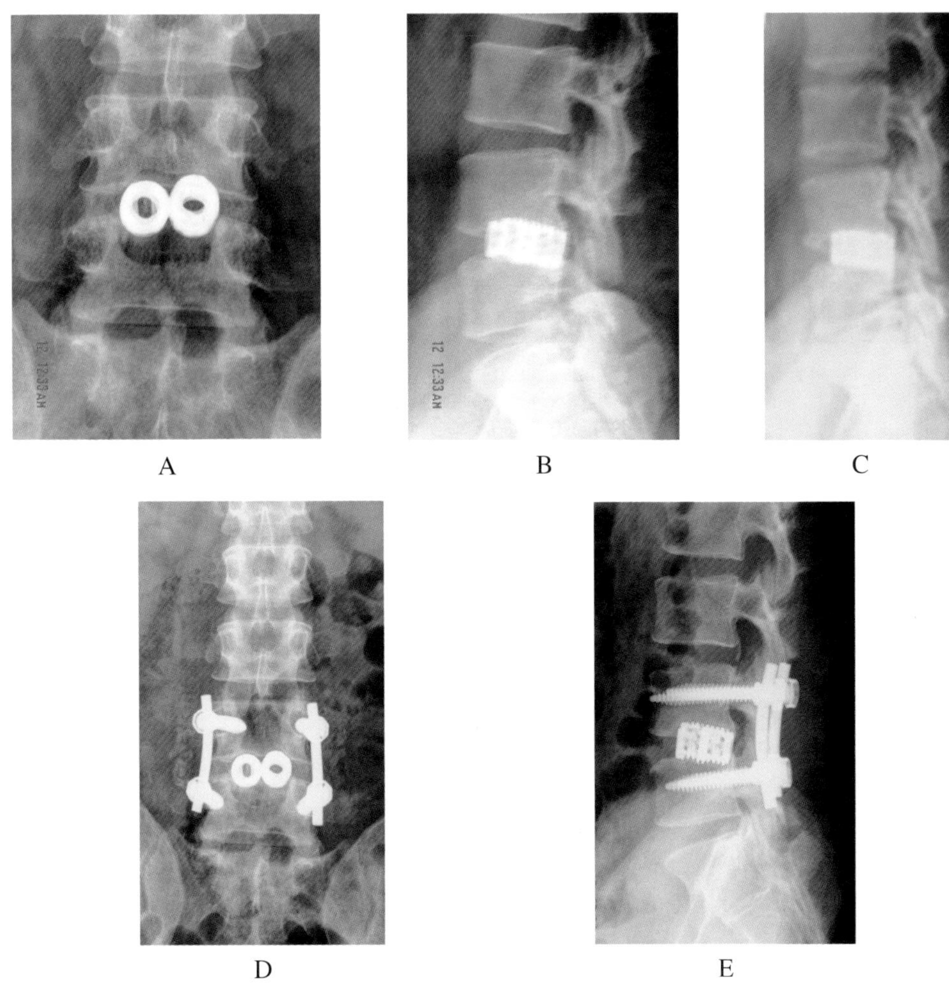

图 4-8-4-3-5 临床举例 例 5（A~E）

A. 术后 X 线正位片；B、C. 术后 X 线伸、屈位片，显示椎节融合器后移；
D、E. 第二次手术（向深部旋入椎节内固定器，辅加椎弓根钉加压固定）后 X 线正侧位片

[例 6] 图 4-8-4-3-6 选用椎弓根钉系统行后路翻修手术，重建腰椎生理曲度。

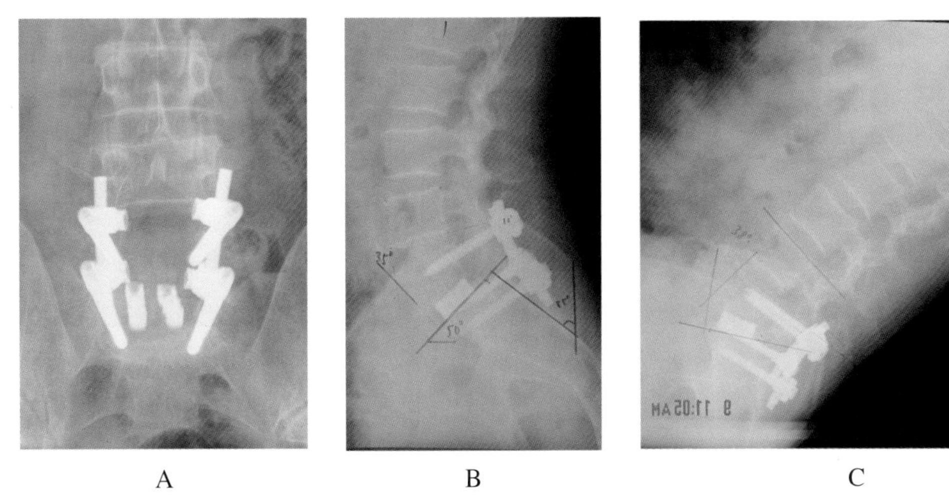

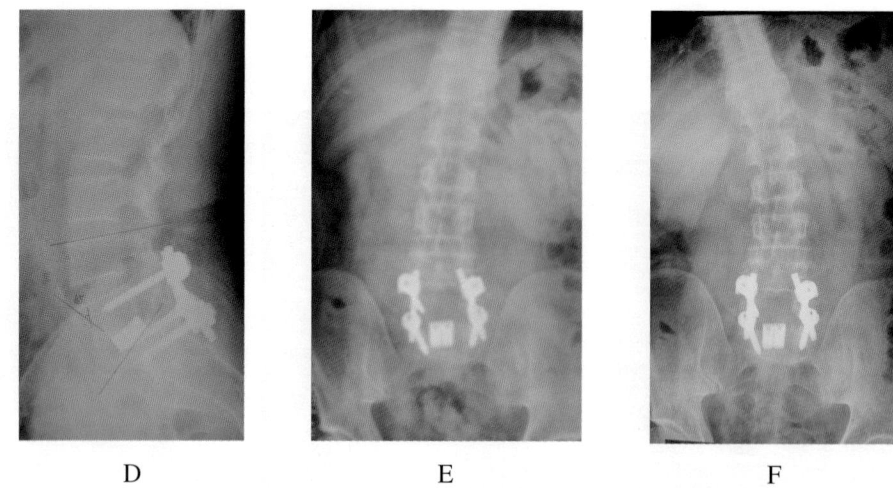

D　　E　　F

图 4-8-4-3-6　临床举例　例 6（A~F）

A、B. 第一次术后正侧位 X 线片；C、D. 第一次术后腰椎侧位伸、屈位 X 线片；E、F. 第二次术后左右侧屈位 X 线片

［例 7］图 4-8-4-3-7　67 岁，男性，患者于三年前因腰椎退变伴腰痛及手麻等在外院施术，术后无效长期呈俯卧位卧床不起，全身无力及四肢瘫痪状入院行翻修术。

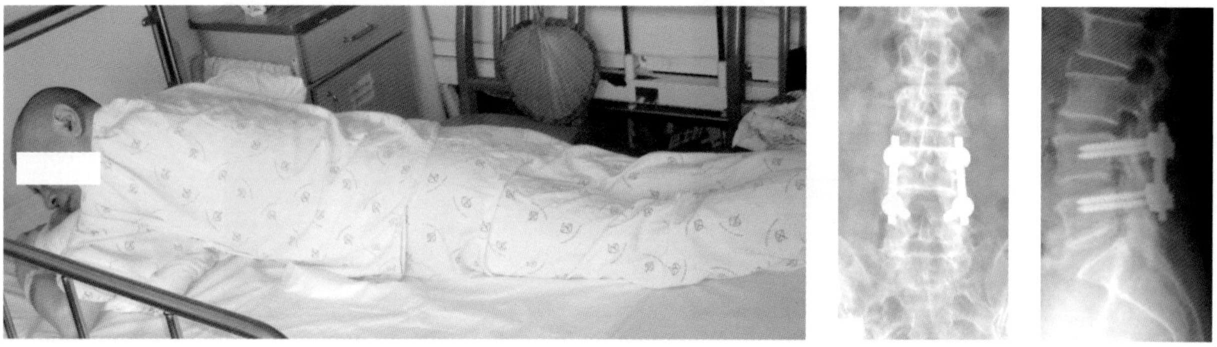

A　　B　　C

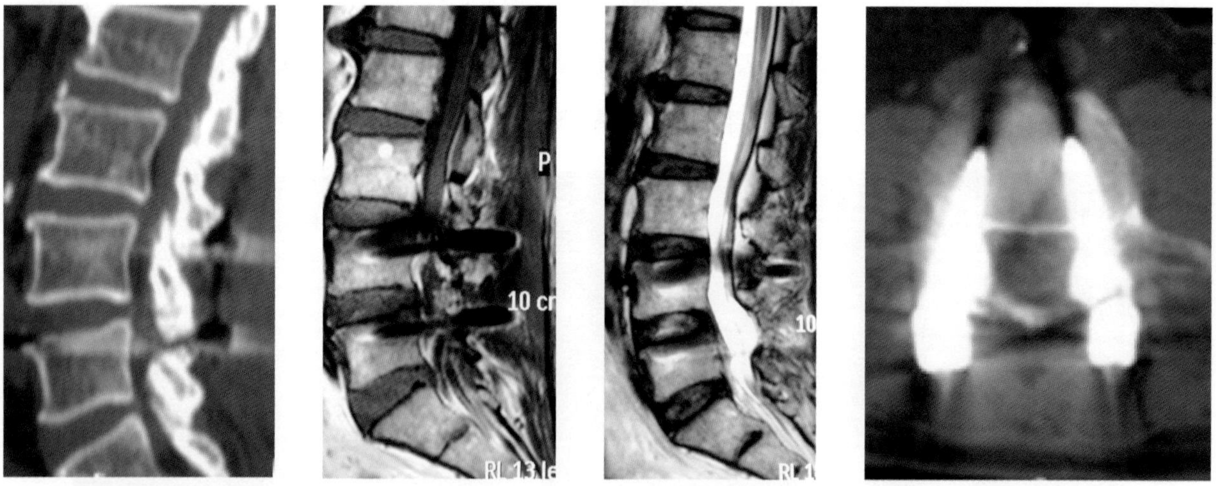

D　　E　　F　　G

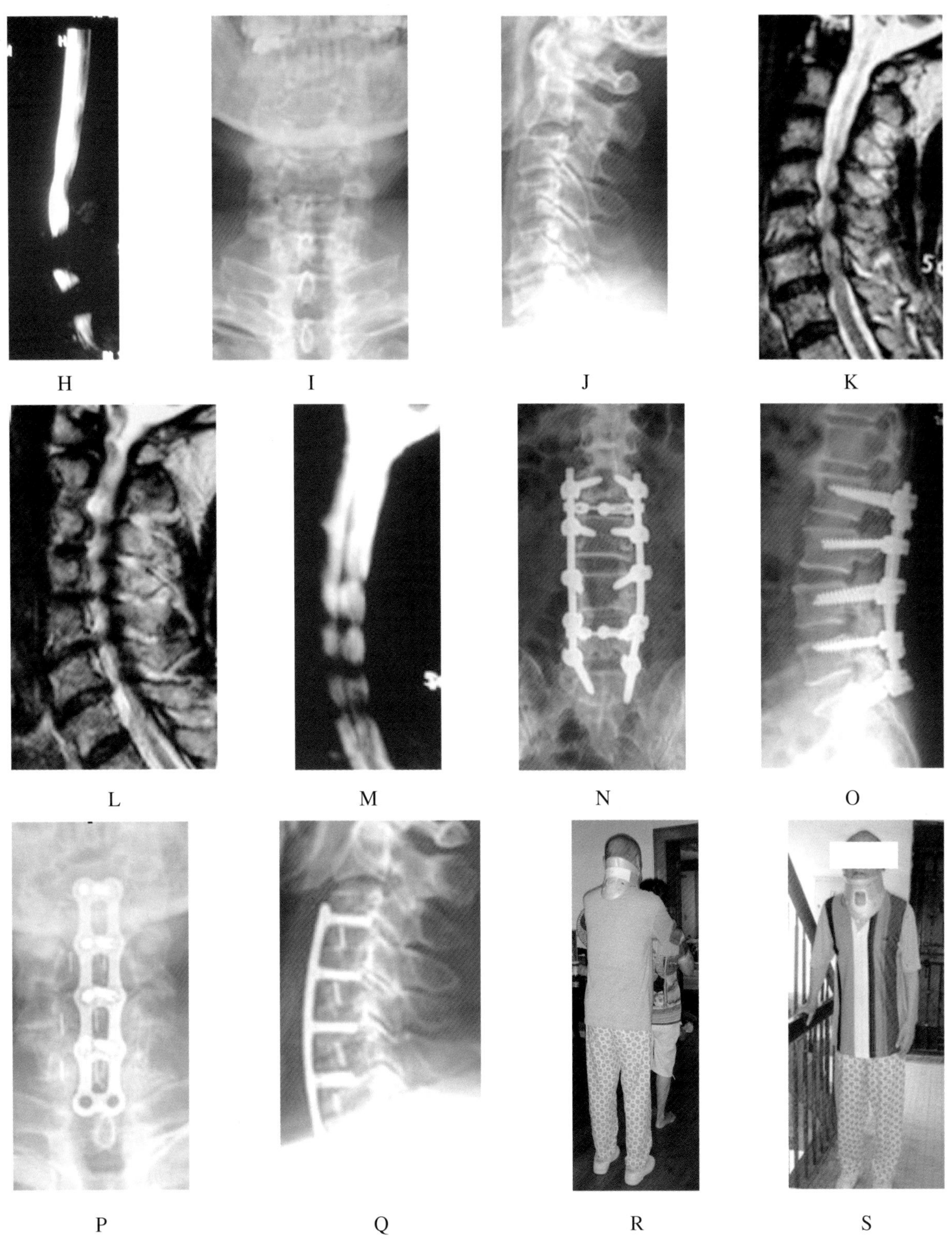

图 4-8-4-3-7 临床举例 例 7（A~S）

A. 术前卧床、跪行已近三年；B、C. 外院术后正侧位 X 线片；D~F. 第一次术后 CT 扫描及 MR 矢状位（T_1、T_2 加权）显示第一次手术减压部位及范围，表明减压及固定范围小于病变范围；G. MR 水平位显示椎弓根钉方向偏内，尤以右侧；H. 腰段水成像矢状位观；I、J. 入院时颈椎正侧位 X 线片；K、L. 来院时颈椎 MR 显示退变范围广泛，硬膜囊呈串珠状；M. 颈髓水成像所见；N、O. 先行腰椎翻修术，直视下对椎管彻底减压 +L_2~S_1 椎弓根钉撑开固定；P、Q. 同时行颈椎前路 $C_{3\sim7}$ 椎节潜式切骨减压 +Cage+ 钛板术后正侧位片；R. 术后一周已可在搀扶下步行；S. 术后两周可上下楼梯

（匡 勇 侯铁胜 祝建光 钱海平 赵定麟）

第五章　腰椎滑脱症和畸形术后病例翻修手术

第一节　腰椎滑脱症和畸形再手术基本概况

一、腰椎滑脱和腰椎畸形翻修术概述

腰椎畸形（滑脱症）治疗，除减压外，一般都同时辅以内固定。首次手术后，许多患者由于症状复发、持续存在或内固定失败，往往需要再次手术治疗。翻修手术指征主要根据术后残留症状，内固定失败情况，按出现时间可以分为早期翻修和晚期翻修手术。

二、腰椎滑脱和腰椎畸形翻修术后翻修术指征

（一）持续根性症状

对于具有明确手术指征，已行后路减压手术，但术后症状未能解除者应进行再次影像学检查以明确原因。除常规腰椎 X 线片检查外，应首选核磁共振（MR）检查，后者常能明确病因，但有些情况下还必须进行脊髓造影后 CT 成像，尤其要明确是否与骨性因素有关或需要矢状位重建者。随着腰椎后路内固定系统应用的不断增多，由于技术因素，腰椎椎弓根螺钉进入椎管亦有发生，此时，CT 检查亦可明确（图 4-8-5-1-1）。发生此种情况时，如螺钉占据椎管较少，可没有症状，然而部分患者可有根性刺激症状，这种医源性神经压迫需要翻修纠正。有些患者的持续根性症状原因比较复杂，则需认真分析，方能找出原因。这些残留症状可能是手术未能切除致压源，或手术节段错误所造成，针对这些情况，翻修效果较好。如果诊断和治疗均正确，但症状仍持续存在，此种情况则不属翻修之范围，应查找其可能的原因。另外，手术操作时如发生定位错误，应进行翻修手术。如果手术操作节段正确，但减压不充分而根性症状持续，且较明显，亦需要进行翻修。若操作正确，减压充分，但术后仍不能有效缓解症状者，应对患者进行解释并行非手术治疗，不宜进行翻修手术。

（二）脊髓功能障碍症状持续存在

对腰后路手术减压后，患者脊髓功能障碍表现无改善者，则应行 MR 检查以明确是否减压彻底，同时采用过伸过屈侧位像以明确腰椎是否稳定。有些患者脊髓压迫性因素与脊髓本身之变性并存，手术只能解除压迫，但对变性、囊性改变之脊髓帮助甚微，后者使神经功能障碍难以改善。Epstein 报道脊髓病变的减压手术有效率最高只能达到 75%，因此在术前一定要向患者解释清楚，并强调手术目的是解除神经压迫，改善患者生存质量，有时则仅能阻止疾病进展。如果首次手术未得到充分减压或出现脊柱不稳应考虑进行翻修手术。第一次手术已得到充分减压而症状仍持续存在不能缓解者，则症状主要由于脊髓软化引起，即使翻修后患者症状也不会得到有效改善，不宜再次手术。

（三）神经功能恶化

如果术后患者症状在 24~48h 内出现恶化，

应急诊行 MR 检查，以明确是否减压不彻底、血肿形成或出现其他致压因素。

【血肿形成】

如果术后神经功能恶化较快，并迅速加重，首先应该考虑的是局部血肿压迫可能。早期手术探查可沿原手术入路，如有血肿，应予清除，并仔细止血。术中应慎用明胶海绵，我们曾遇到硬膜外使用明胶海绵后出现粘连并产生压迫的病例。

【内植物失败】

如果术者对内固定操作不熟练，或固定不确切时，较易发生内植物置放不准确或移位，尤其是术中透视影像不清晰条件下，加之经验不足，则更易发生。因此对术后较早出现神经功能恶化，还应考虑内植物移位，一旦明确诊断，应及时给予翻修。

【术后早期感染】

术后早期出现神经功能症状恶化还应排除感染，这种情况需积极处理。患者在使用激素期间，早期症状可能被掩盖，应严密观察，密切注意切口变化及患者全身情况，以便尽早做出诊断。患者伤口出现分泌物，局部疼痛，伴发热，应进一步检查排除感染的可能。在白细胞计数正常时，应注意白细胞分类及 C 反应蛋白是否升高。感染早期翻修手术的关键是清除坏死和感染组织，充分引流。感染坏死组织在应用抗生素前做细菌培养。口服抗生素往往效果不理想，在培养及药物敏感试验结果未到前，应根据临床经验，静脉足量给予抗生素，待细菌培养和药敏结果出来后，有针对性选用敏感抗生素。是否取出或更换植入物应综合患者具体情况而定，包括患者的免疫力、牵涉到的组织及手术治疗的时间。处理原则是在治愈感染以后再行重建手术。如果植入物未直接与脓性组织接触，可以考虑大量生理盐水（4~6L）脉冲灌洗，仍保留植入物，放置引流后关闭伤口。必要时在 2~3d 后再次开放伤口进行清创，并根据培养结果静脉使用敏感抗生素。对可疑伤口感染者，则应加强观察，除加强抗感染措施外，必要时也可尽早手术探查。

三、腰椎滑脱和腰椎畸形翻修术晚期翻修手术指征

（一）复发或出现新的症状

腰椎椎间盘突出的晚期复发比较多见，如果出现发生在同一节段及同侧，则表明第一次手术不彻底，有残留物。在这种情况下应再次手术解除神经根受压。如果在不同部位同侧或对侧出现压迫，则应作为一个新的独立问题行半椎板切除加关节突部分切除，摘除脱出的髓核。另外，很少见的是同一节段对侧出现压迫症状，此时，除行半椎板切除和关节突部分切除减压外，必须同时进行后路融合，以免产生腰椎不稳症。

（二）脊髓功能障碍症状进展

如果脊髓病变症状进展，术者首先应该确定首次手术是否彻底减压。如果影像上显示减压不充分并与患者症状体征相符合，则应再次进行充分减压手术。症状复发则可能由于持续进展的后凸畸形或相邻节段的病变所引起，虽同样需要翻修手术，但其术式则有所不同，在减压同时，应行稳定性手术。有时，脊髓病变症状进展是由于椎板切除减压上下极处理不佳所致，随着硬膜囊减压后膨胀和脊髓后移，在椎板切除之上下极形成折点，产生继发性压迫，症状明显者亦要翻修。

（三）椎板切除术后不稳

有些患者术后早期症状得到缓解，但随后症状复发，如果早期后路手术后逐渐出现脊髓病变症状，则应详细检查，尤其需要注意腰椎矢状位序列。X 线检查除包括常规腰椎正侧位片外，必要时拍摄动力位腰椎过屈、过伸侧位片，以排除迟发性腰椎不稳。对于因腰椎不稳引起症状者，应考虑再次手术以稳定之。

（四）腰椎正常生理弧度消失或出现后凸畸形

腰椎生理曲度是否得到有效恢复对腰椎后路减压术后效果有明显影响。尽管腰椎具有很大的活动度，但后凸畸形会牵拉脊髓，尽管行椎板切除或者椎管扩大成形术，脊髓也难以向后漂移获得减压，而且椎板切除后，腰椎稳定性下降，易

产生额外的运动，尤其在屈曲位时，椎体后缘会对脊髓产生压迫。后凸畸形不仅压迫脊髓，更重要的是会压迫脊髓的血管，使脊髓血运障碍，而产生相应的临床表现。有时后者受压产生的脊髓功能障碍更明显、更广泛，而单纯后路减压并不能改变脊髓前方的压迫，除非随之进行前方的骨切除或在矢状位进行重建固定，纠正这种畸形，方能免除脊髓受到这种继发性损害。

（五）后路固定融合失败

椎板切除术后椎间融合和（或）内固定出现断裂很少见，一旦出现椎间植骨融合或内固定断裂，并有不稳趋势或患者有明显症状时，则可考虑行翻修术(图 4-8-5-1-1、2)。笔者曾碰到过三例，均发生在椎弓根螺钉断裂，但椎间融合良好，患者无不适主诉，随访 X 线片检查，亦无不稳征象，其中一例要求拔除内固定，另两例未作处理。

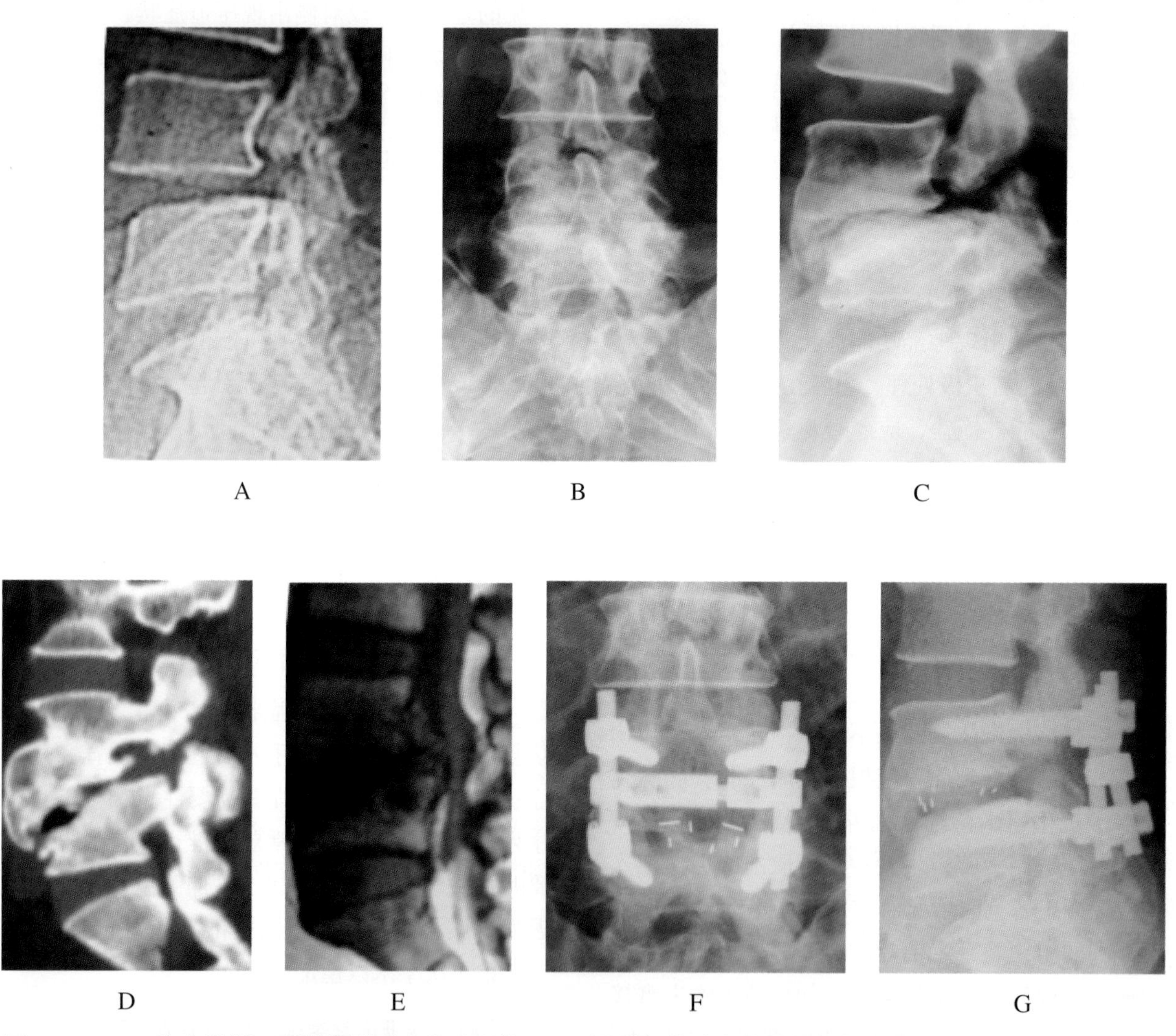

图 4-8-5-1-1 临床举例 腰椎滑脱融合失败翻修；$L_{4\sim5}$ 滑脱行前路自体髂骨椎间植骨融合术，术后植骨未融合，滑脱加重；翻修行后路减压、复位、椎弓根内固定及椎间融合器置入术（A~G）

A. 第一次手术前腰椎侧位 X 线片；B、C. 第一次手术后，椎间植骨未融合，滑脱加重达 II 度；D、E. 术后 CT 及 MR 提示植骨未融合、$L_{4\sim5}$ 椎管狭窄；F、G. 经后路翻修术、术后腰椎正、侧位 X 线片示滑脱已明显改善

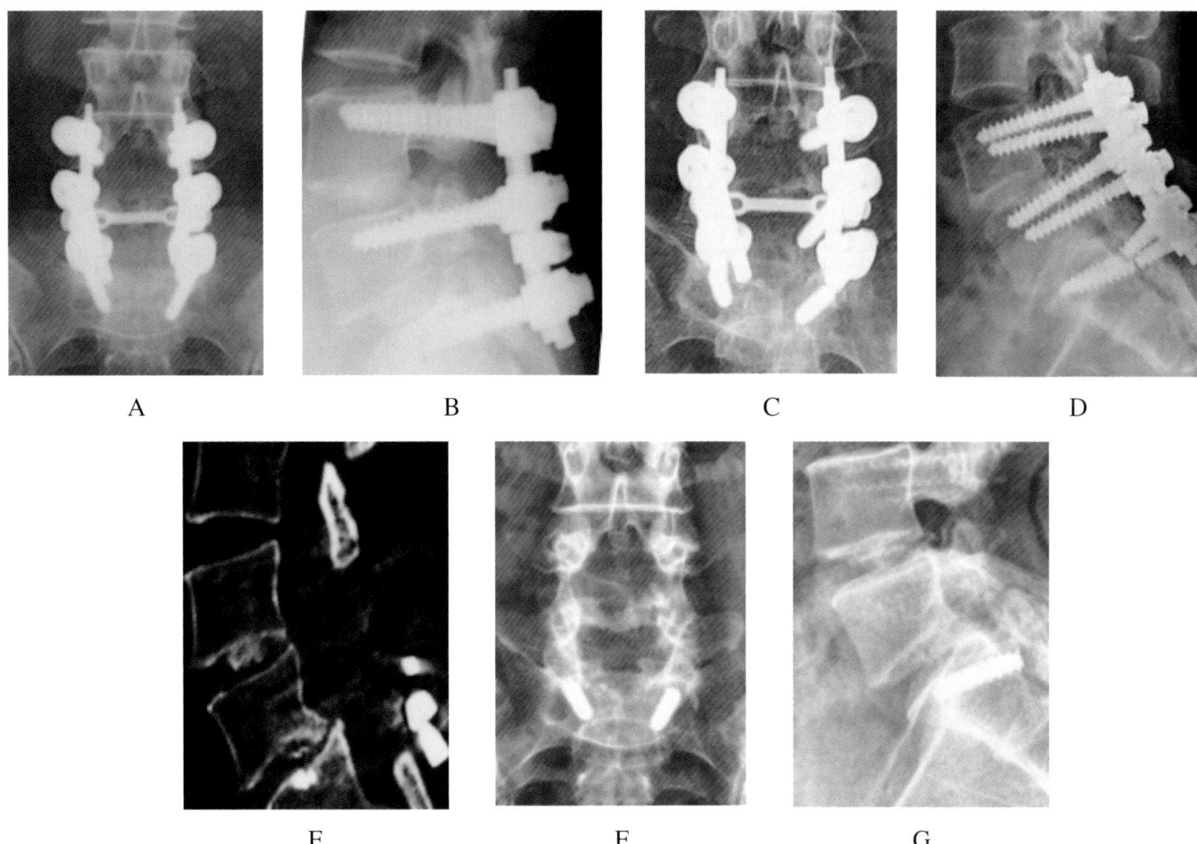

图4-8-5-1-2 临床举例 腰椎滑脱融合术后内固定物断裂翻修；术后五年外伤后摄片发现S_1椎弓根螺钉断裂，术前CT及翻修手术证实L_5~S_1椎间已骨性融合，手术仅行取出内固定物，椎体内断钉尾未取（A~G）

A、B. $L_{4\sim5}$滑脱后路椎弓根内固定及椎间植骨融合术，术后腰椎正侧位X线片；
C、D. 术后五年，腰部外伤后拍腰椎正侧位片，提示S_1椎弓根螺钉断裂；E. 腰椎三维CT示$L_{4\sim5}$、L_5~S_1椎间隙已融合；
F、G. 后路取出内固定物尾侧，术后腰椎正侧位X线片示椎体内断钉尾存留

（六）术后迟发感染

如果为迟发性感染，治疗主要根据感染的定位，应尽早积极处理，原则与早期感染相同。由于距前次手术时间长，往往植入骨融合不佳或坏死，而宿主骨缺乏。最好的办法是移除疏松的植骨及内固定，然后清除坏死组织，并用新鲜自体骨植骨并加用内固定重建，前提必须是彻底清创，否则会再次失败。

由于血肿引起晚期感染少见，处理主要是彻底清创并估测稳定性，如果仍稳定可保留内固定，并不一定非要取出。如有松动，内固定物应考虑取出。所有钉道应刮除，并清除膜性及坏死组织。如果需要重建，则必须在遵循彻底清创、有效抗感染、充分引流的情况下实施，植骨应选择自体新鲜骨，提高植骨存活率。

四、腰椎滑脱和腰椎畸形翻修术重视术前影像学检查

（一）X线片

翻修手术前动力位屈伸侧位X线必不可少，此既有助于判断腰椎稳定性，又可预测翻修术后腰椎前凸恢复。

（二）CT扫描

为很好鉴别脊髓、蛛网膜下腔、硬膜及骨组织之间的相互关系，可采用脊髓造影后CT成像。这种CT图像能很好地区别骨性边缘、小关节切除范围及神经根位置等，而小关节间隙与椎间隙情况有助于判断前次手术是否已融合。

（三）MR 检查

MR 可以明确脊髓受压状况，而增强 MR 具有椎间盘碎片不能增强而组织可以得到增强的优点，从而得到很好鉴别。

对所有腰椎畸形或腰椎滑脱已行后路手术后而需要翻修的患者，均应行完善的影像学检查，以明确前次手术是否减压充分以及腰椎的稳定性。

五、腰椎滑脱和腰椎畸形翻修术术前准备

由于翻修手术往往较首次手术复杂，因此务必做好充分术前准备。明显的矫形应行脊髓监护。对于腰椎严重不稳或需要做长节段融合，估计手术时间较长者，术前必须进行足够时间的俯卧位训练。对年龄偏大者，还需进行心肺功能检查，了解其代偿能力，并做相应处理。

术前，术者应仔细阅读 X 线片，明确骨性标记有助于安全显露。为减少手术创伤，应准备术中透视。CT 检查有助于确定固定物位置及是否伴有解剖异常，这些因素不仅影响手术操作，还可能影响术后减压和融合效果。

除严重脊髓病变，预防性应用激素务必慎重。如果怀疑感染，应坚持静脉使用抗生素，直到有明确的培养结果。

六、腰椎滑脱和腰椎畸形翻修术后路手术手术技巧

手术入路的设计应遵照脊髓和神经根充分减压并进行稳定的原则，尽量采用原切口，从正常解剖组织向原手术操作区域显露，利用骨性标记作为手术操作起始区，尽可能术中摄片以保证定位准确。如果不需要减压，尽量减少瘢痕组织内操作。对需要融合的区域则应尽量从骨组织上去除瘢痕，以准备充分良好的植骨床。需要减压者，手术要尽量显露硬膜，以确保减压充分及安全（对于瘢痕粘连者应注意不要损伤硬膜囊）。

腰后路翻修手术方法很多，对于单节段者，通常可采用经关节突入路摘除突出髓核，减压神经根。传统植骨方法采用横突间植骨和椎间融合，目前在施行椎板切除术后或涉及多个减压节段时，多采用椎弓根螺钉或椎板钩内固定的方法，以获得即刻稳定，术后无需使用外固定。

观察植骨块或融合器与上下椎体是否已融合，有无假关节形成。如为 Cage 植骨融合，应注意 Cage 有无外露，Cage 内是否有骨长入。根据术前评价并结合术中观察，决定是否需要取出植骨块或 Cage。在某些翻修情况下，如植骨块或 Cage 已获牢固融合而临床症状确由相邻节段的继发性退变引起者，则无需取出。未获骨性融合的植骨块较易取出，但应注意轻柔操作，切忌向椎管方向提拉，以防损伤脊髓或神经根。Cage 的取出则十分困难，即使未获牢固骨性融合，其增生的纤维、瘢痕组织仍然坚韧，应充分松解 Cage 周围组织后方能将其完整取出。这需要术者经验丰富，术野暴露充分，操作视野清晰，同时要备有精巧而耐用的手术器械。

七、腰椎滑脱和腰椎畸形翻修术后路手术并发症

（一）脑脊液漏

任何翻修手术，显露应从正常硬膜向瘢痕粘连区域，这样可以预防手术医师突然进入硬膜外区域操作而不能发现。如果一旦发现脑脊液漏，则应术中立即进行修补。修补方法同一般手术

（二）神经功能恶化

腰椎后路翻修手术难度较大，尤其需要扩大减压者，即使手术指征正确，术后仍可能出现神经功能恶化。有学者报道，即使治疗方法妥当，术后症状恶化率也在 4.5%，必须引起高度重视。

（三）内固定或移植骨断裂伴不稳

术中必须仔细操作，使内植入物固定确切，同时充分有效植骨，达到远期融合之目的，以将内固定和植骨失败率降低到最低程度。

第二节 腰椎畸形、滑脱症翻修术临床举例

［例 1］图 4-8-5-2-1 女性，53 岁，因腰痛伴双下肢间歇性跛行四年，近日加重、伴大小便无力三月入院。术前 X 线片示 L_5 双侧峡部裂，向前 Ⅰ 度滑脱。行腰椎后路减压 + 椎间 Cage 植骨融合术。术后症状无缓解并逐渐加重，行 CT 及 MR 检查，发现 Cage 脱入椎管，致马尾神经受压。半年后二次手术，术中见 Cage 脱入椎管，周围瘢痕组织粘连，硬膜囊受压。行扩大减压，小心取出融合器，更换大一型号的 Cage，并以椎弓根螺钉固定，锁紧螺钉前两连接棒轻度加压，卡紧融合器并恢复腰椎前凸。二次术后三个月症状缓解。

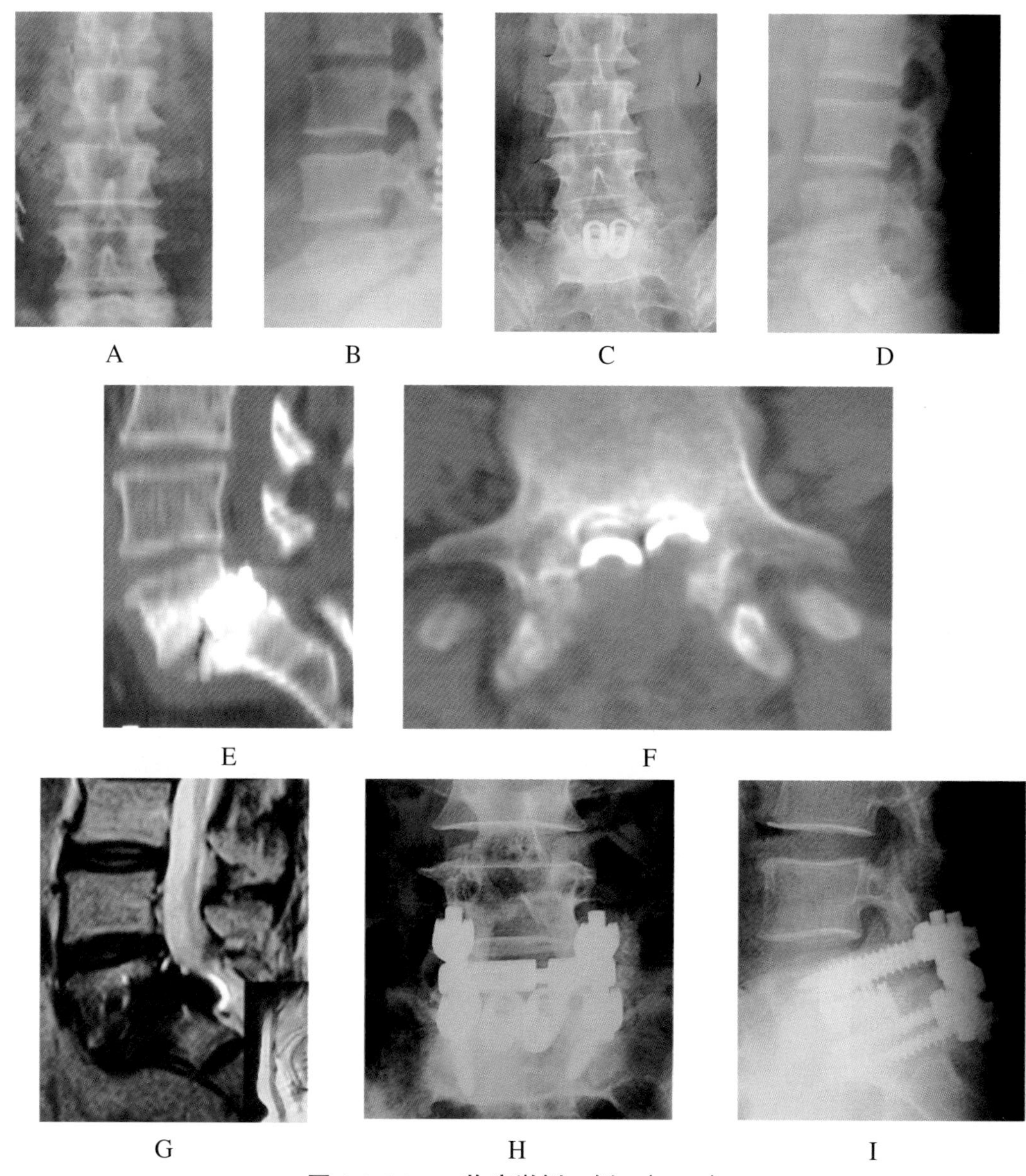

图 4-8-5-2-1 临床举例 例 1（A~I）

A、B. 第一次手术前正侧位 X 线；C、D. 第一次术后正侧位 X 线片；E、F. 第一次术后 CT 矢状位及横断面片；G. 第一次术后 MR 矢状位 T_2 加权像；H、I. 第二次术后正侧位 X 线片

［例 2］图 4-8-5-2-2　男性，43 岁，因腰背部酸痛三年，诊断为 L_5~S_1 滑脱症行腰椎后路复位及内固定术。术后患者出现右下肢疼痛，经激素脱水等治疗略见好转，三个月后行 CT 扫描发现右侧 L_5 螺钉进入椎管。因患者椎板间植骨已基本融合，再次手术时取出椎弓根螺钉，见 L_5~S_1 间隙稳定性尚可，术后症状消除。

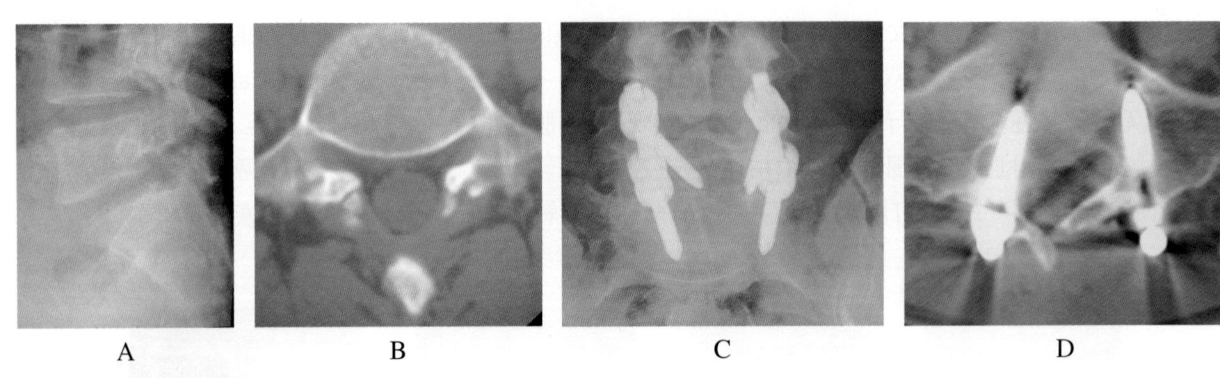

A　　B　　C　　D

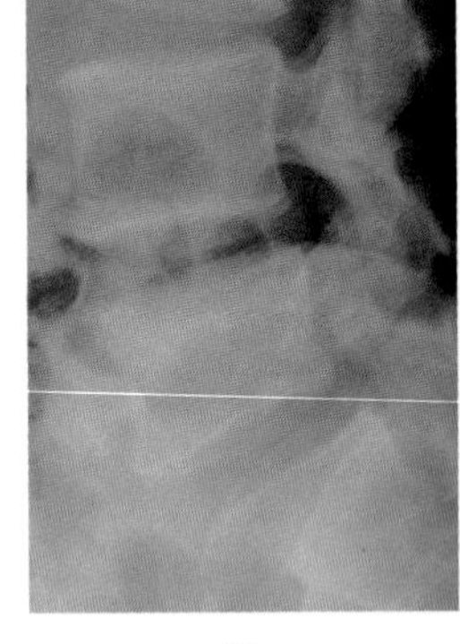

E

图 4-8-5-2-2　临床举例　例 2（A~E）

A. 侧位 X 线片显示 L_5~S_1 滑移，L_5 椎弓根峡部断裂；B. CT 扫描水平位片显示椎管内未见明显占位；
C、D. 行椎弓根螺钉固定，术后 CT 片显示 L_5 椎弓根螺钉偏内，并进入椎管；E. 二次手术取出内固定（术后片显示植骨已融合）

［例 3］图 4-8-5-2-3　女性，43 岁，因腰痛伴双下肢疼痛就诊，经影像学检查诊断为 L_5 椎弓峡部断裂。首次手术行减压、椎弓根螺钉内固定术，术后患者症状改善满意；但 7 年后再次出现腰痛及双下肢跛行症状并逐渐加重，术后 X 线片显示 L_5 再次滑移，连接棒断裂。再次手术更换内固定并行椎体间 Cage 融合术。

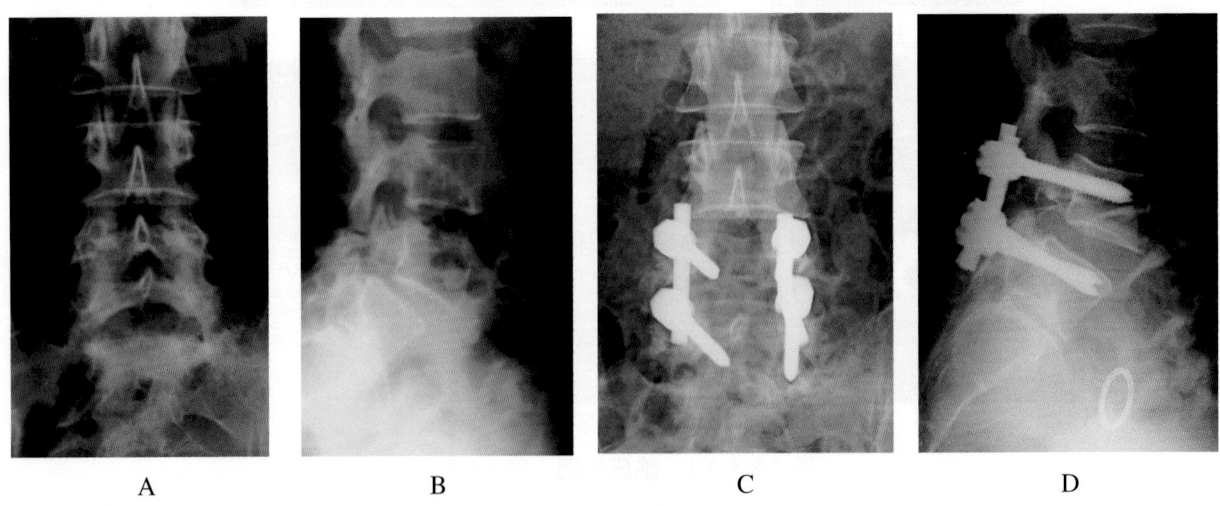

A　　B　　C　　D

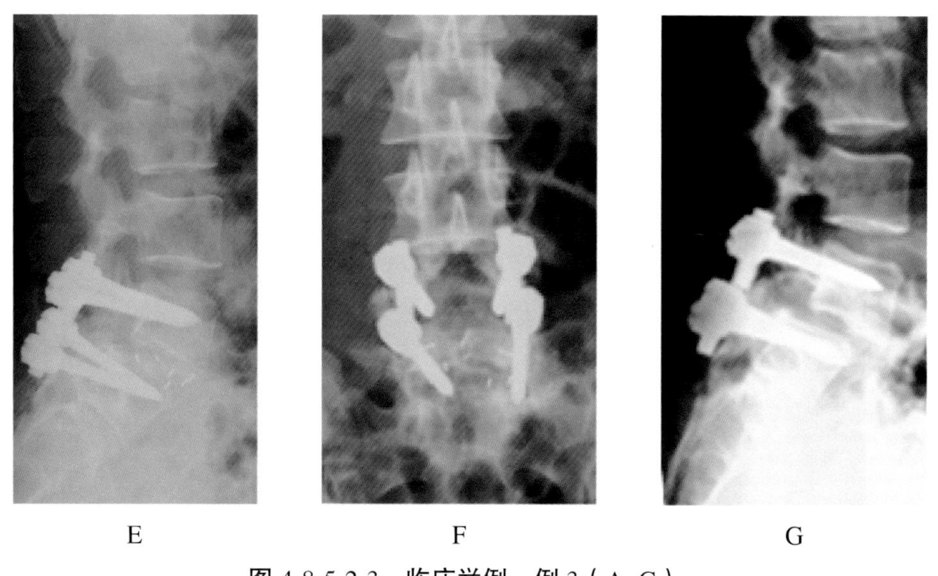

E　　F　　G

图 4-8-5-2-3　临床举例　例 3（A~G）

A、B. 第一次术前 X 线正侧位片；C、D. 第一次术后 X 线正侧位片示滑脱复位；
E. 第二次术前 X 线侧位片示连接棒断裂，滑脱进一步加重；F、G. 第二次术后 X 线正侧位片

［例 4］图 4-8-5-2-4　女性，50 岁，因“腰椎滑脱症术后腰背部酸痛十年，加重伴间歇性跛行四年”而入院。缘于十年前无明显原因出现腰背部酸痛，在当地医院拍片示 L_3~L_4、L_4~L_5 滑脱症，予以后路减压，自体髂骨植骨融合，国产 Steffee 钢板螺钉内固定术。术后一年取出内固定，腰背部酸痛症状有所缓解。近四年来，腰背部酸痛逐渐加重，并出现间歇性跛行，X 线示 L_3~L_4、L_4~L_5 滑脱明显加重，腰椎呈后凸畸形，因而再次入院行翻修手术。术中见右 L_4 椎弓根断裂，予以重新减压，暴露椎弓根，解除神经根压迫，L_3~S_1 椎弓根螺钉固定，基本恢复腰椎力线。减压后用大量骨粒植于双侧横突间。

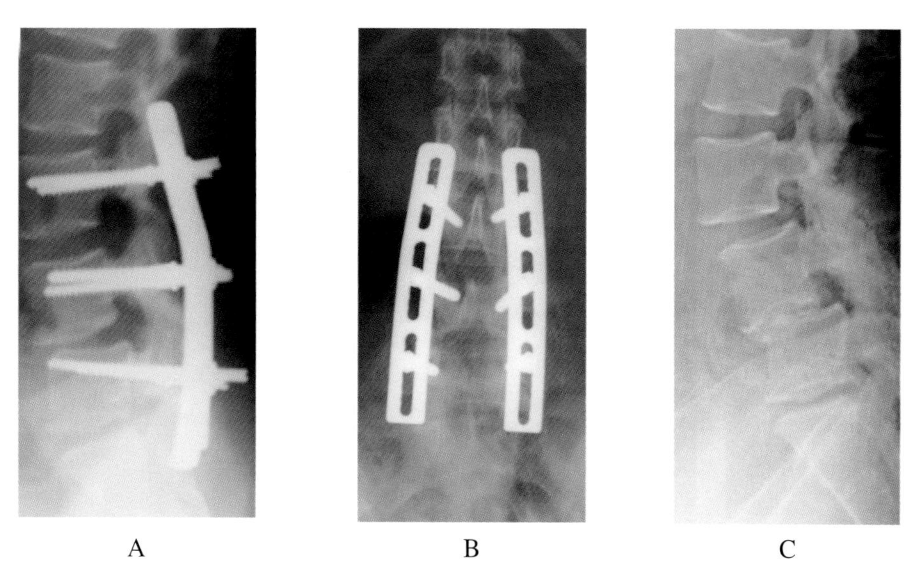

A　　B　　C

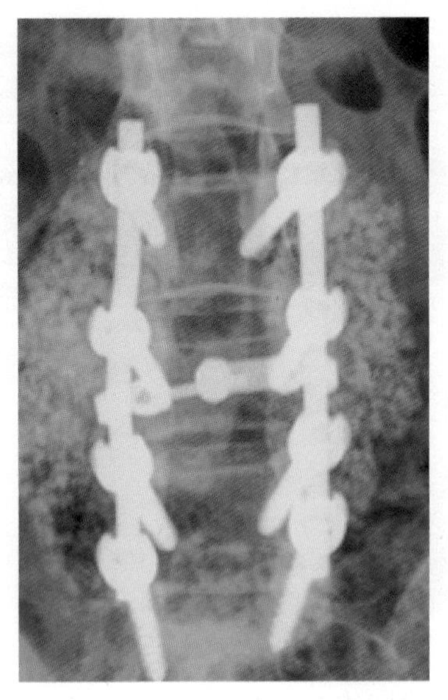
D

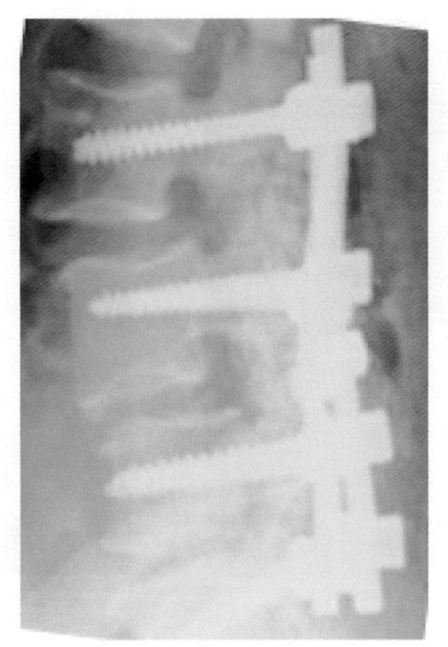
E

图 4-8-5-2-4 临床举例 例 4（A~E）

A、B. 第一次术后正侧位片；C. 第二次手术取出内固定后侧位片；
D、E. 第三次手术行长节段椎弓根螺钉固定 + 横突间植骨融合术后正侧位 X 线片

［例 5］图 4-8-5-2-5 女性，52 岁，因“腰椎滑脱症术后九年，腰痛伴左下肢酸胀疼痛、间歇性跛性半年”而入院。患者于九年前无明显原因出现左下肢放射痛，弯腰受限，不能搬重物，在当地医院 CT 检查示 L_4~L_5 滑脱症，予以前路经腹膜外 L_4~L_5 椎间自体髂骨植骨融合术，术后卧床三个月后下地活动，无腰腿酸痛、麻木症状。近半年来，患者行走后感觉腰部酸痛逐渐加重，并出现左下肢疼痛、麻木。X 线示 L_4~L_5 滑脱明显加重、椎间隙变窄，腰椎 MR 示 L_4~L_5 椎管狭窄。因而再次入院行翻修手术，行后路椎弓根螺钉复位、减压、固定椎间融合术。术后患者症状改善明显。

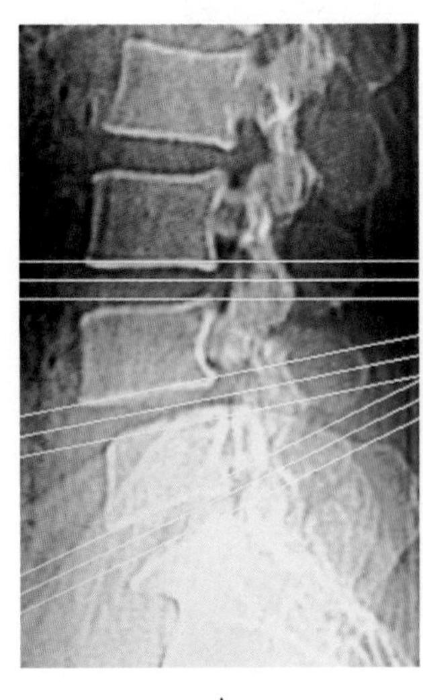
A

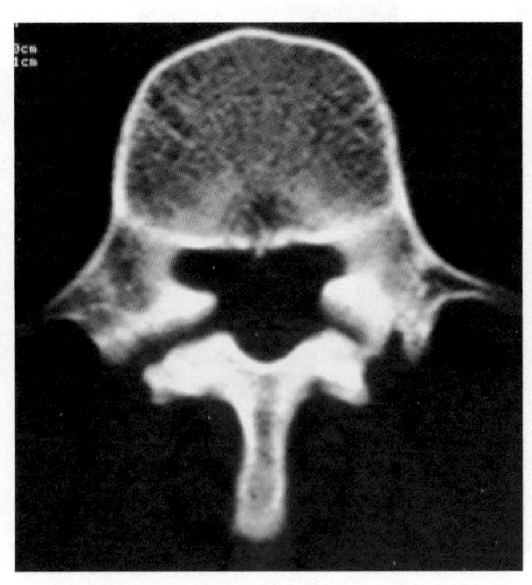
B

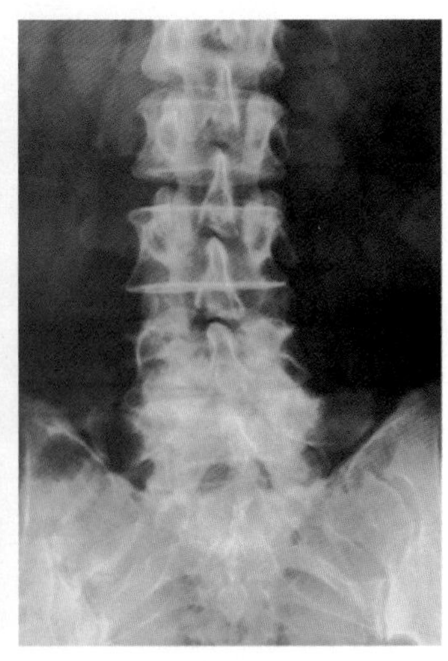
C

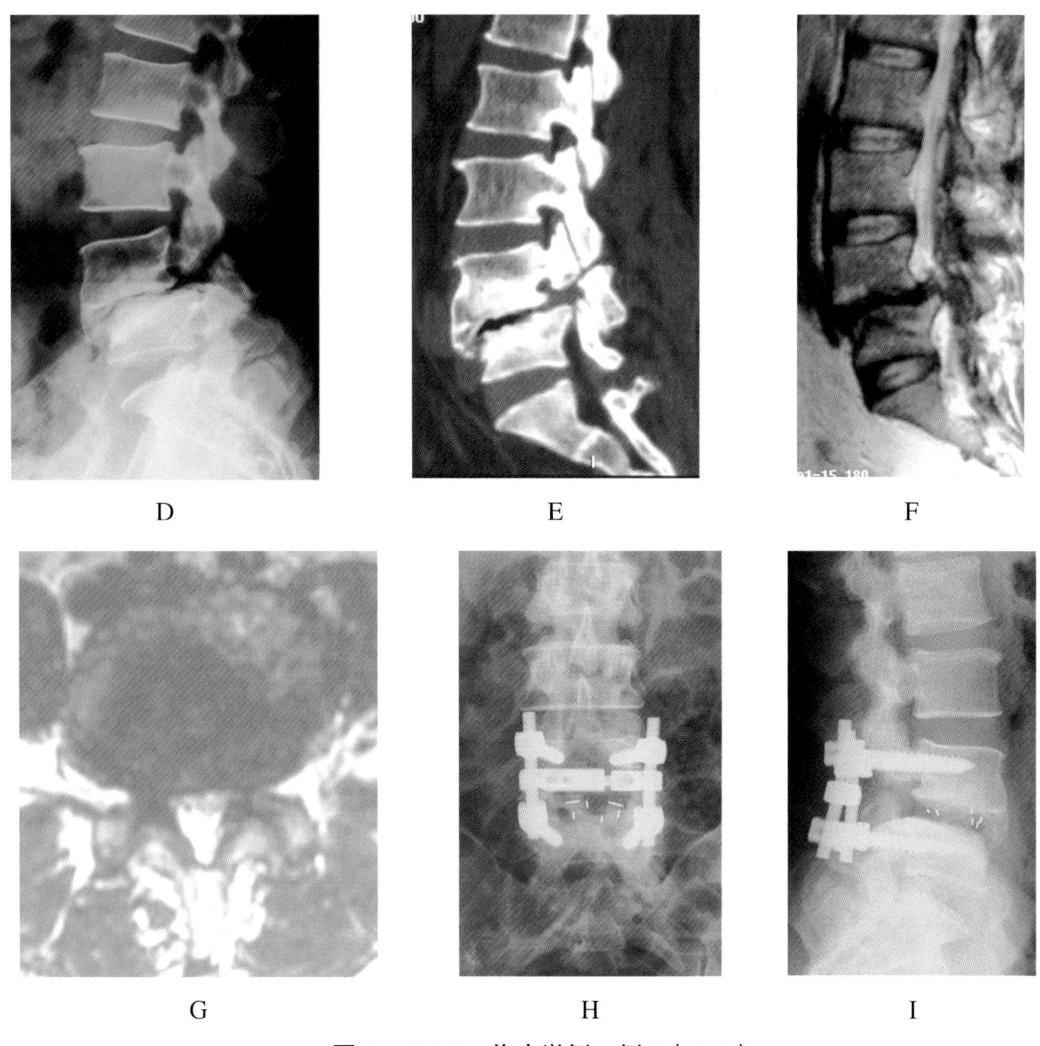

图 4-8-5-2-5　临床举例　例 5（A~I）

A. 初次手术前腰椎 CT 定位片示 L4~L5 轻度滑脱；B. 腰椎 CT 示 L4 双侧峡部裂；C、D. 翻修术前腰椎正侧位片；E. 翻修术前腰椎 CT 三维重建示 L4~L5 椎间隙变窄，椎间植骨失败，L4 双侧峡部裂；F、G. 翻修术前腰椎 MR 矢状位及水平位片；H、I. 翻修术后腰椎正侧位片

［例 6］图 4-8-5-2-6　女性，38 岁，L_5~S_1 滑脱术后断棒再次行翻修术。

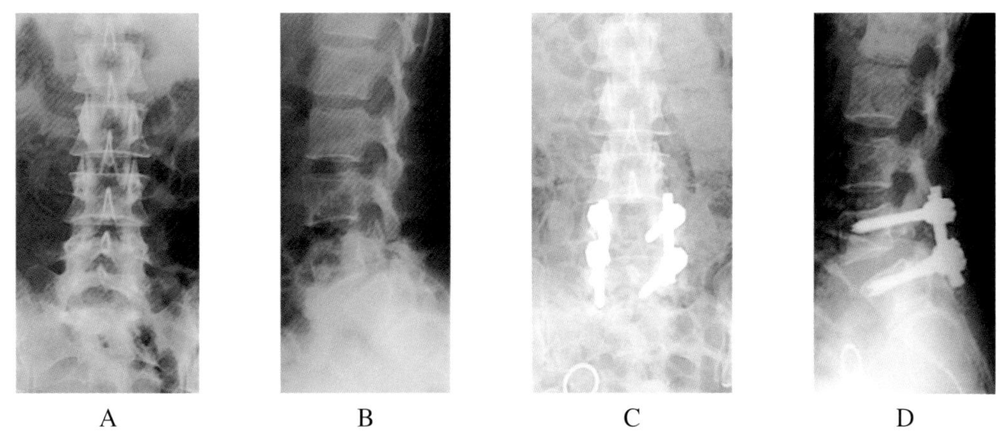

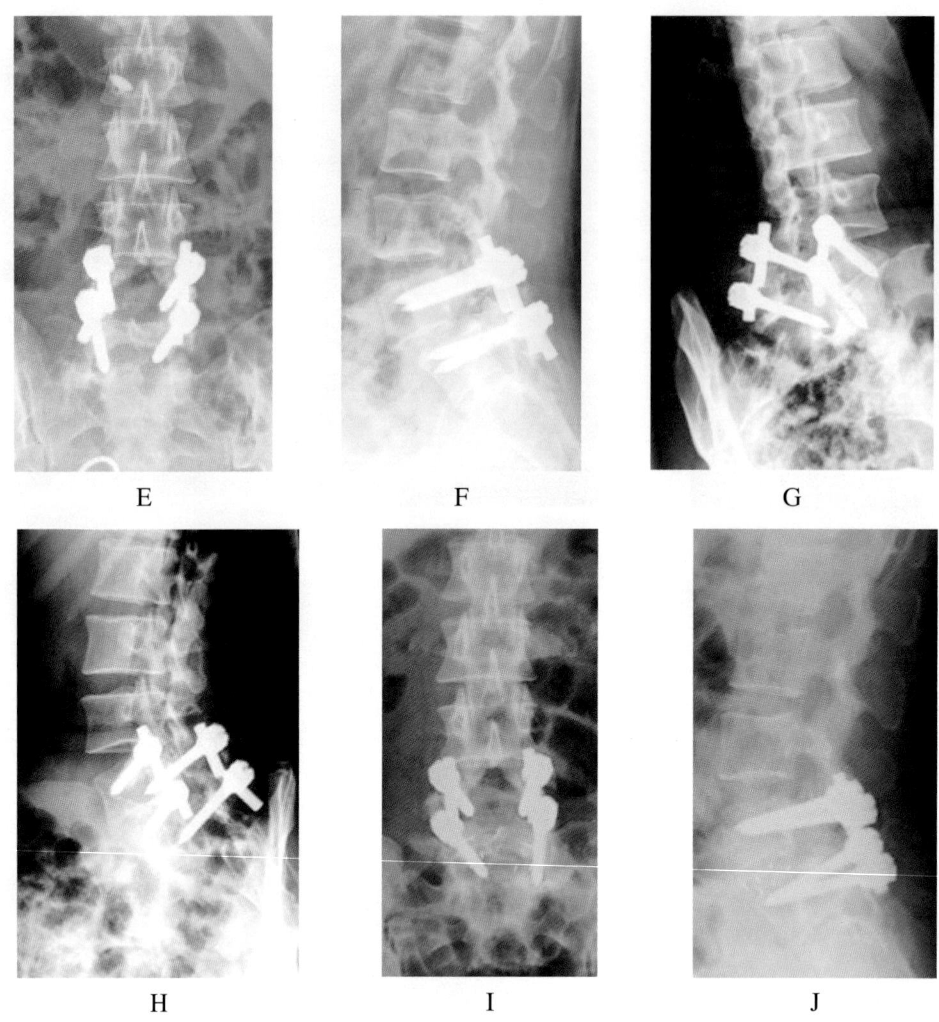

图 4-8-5-2-6　临床举例　例 6（A~J）

A、B. 第一次术前正侧位 X 线片；C、D. 首次开放复位固定后，显示复位满意；E~H. 一年后正侧位及左右斜位 X 线片发现连接棒从下方断裂，L_5 向前滑移；I~J. 再次手术，更换内固定后正侧位 X 线片

（赵　杰　陈德玉　袁　文　倪　斌　谢幼专　马　辉　赵　鑫　赵长清　李　华　赵定麟）

参考文献

1. 陈志明，赵杰，金根洋等．复发性腰椎间盘突出症的手术治疗 [J]. 中华外科杂志 ,2007,45(16)
2. 陈志明，赵杰，连小峰等．复发性腰椎间盘突出症的影像学分析及临床意义 [J]. 中国脊柱脊髓杂志 ,2007,17(1)
3. 倪斌．钛网在脊柱外科的应用及钛网下陷的诊治，脊柱外科杂志 2008 年 6 卷 6 期
4. 饶书诚，宋跃明．脊柱外科手术学（第三版）. 北京：人民卫生出版社，2006
5. 赵定麟．现代骨科学．北京：科学出版社，2004
6. 赵定麟．现代脊柱外科学．上海：上海世界图书出版公司，2006
7. 宗军，吴建新，叶晓健等．经椎间孔椎间融合术治疗腰椎间盘再突出 [J]. 脊柱外科杂志 ,2009,07(2)
8. Bostan B, Esenkaya I, Gunes T.[A biomechanical comparison of polymethylmethacrylate-reinforced and expansive pedicle screws in pedicle-screw revisions]Acta Orthop Traumatol Turc. 2009 May-Jul;43(3):272-6.
9. Chen Z, Zhao J, Xu H, Liu A, Yuan J, Wang C. Technical factors related to the incidence of adjacent superior segment facet joint violation after transpedicular instrumentation in the lumbar spine. Eur Spine J. 2008;17(11):1476-80.
10. Gahr P, Tschöke SK, Haschtmann D, Heyde CE.Multiple revisions of a L2 burst fracture in a suicide jumper: a retrospective analysis of what went wrong. Eur Spine J. 2009 Jul;18(7):927-34; discussion 935-7.
11. Jun Shu, Wei-Qiang Li, Bo Pu,etal.Treatment of severe degenerative scoliosis with combined anterior and posterior operation. SICOT Shanghai Congress 2007
12. Lattig F.Bone cement augmentation in the prevention of adjacent segment failure after multilevel adult deformity fusion.J Spinal Disord Tech. 2009 Aug;22(6):439-43.
13. Lee SH, Kang BU, Jeon SH, Park JD, Maeng DH, Choi YG, Choi WC. Revision surgery of the lumbar spine: anterior lumbar interbody fusion followed by percutaneous pedicle screw fixation. J Neurosurg Spine. 2006 Sep;5(3):228-33.
14. Nian-Yu Wan, Qing-Lei Xu, Yan-Hu Gong.The reason analysis of revision operation for lumbar disc herniation resection. SICOT Shanghai Congress 2007
15. Ploumis A, Wu C, Mehbod A, Fischer G, Faundez A, Wu W, Transfeldt E. Revision of transforaminal lumbar interbody fusion using anterior lumbar interbody fusion: a biomechanical study in nonosteoporotic bone. J Neurosurg Spine. 2010 Jan;12(1):82-7.
16. Selznick LA, Shamji MF, Isaacs RE. Minimally invasive interbody fusion for revision lumbar surgery: technical feasibility and safety. J Spinal Disord Tech. 2009 May;22(3):207-13.
17. Waits C, Burton D, McIff T.Cement augmentation of pedicle screw fixation using novel cannulated cement insertion device.Spine (Phila Pa 1976). 2009 Jun 15;34(14):E478-83.

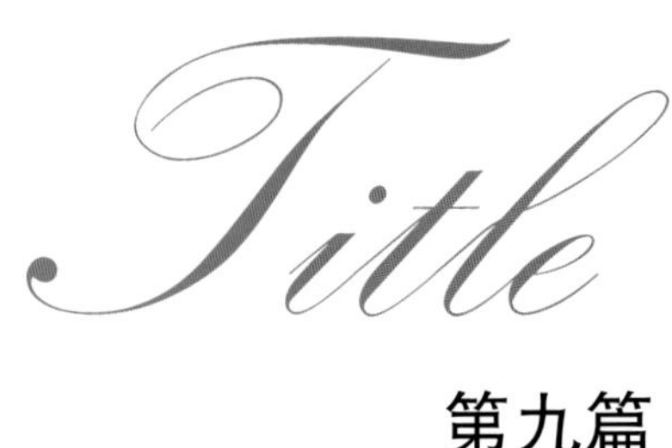

第九篇

颈、胸、腰椎手术其他并发症

第一章　与手术直接相关的并发症　1986

第二章　与内固定相关并发症　2009

第三章　影响全身重要器官组织的并发症　2026

第一章　与手术直接相关的并发症

第一节　脊柱脊髓手术体位的并发症及其对策

一、脊柱脊髓手术体位的并发症概述

近年来脊柱外科和脊髓外科有了飞跃的发展，自 MR 应用于临床及显微外科手术技术的进步，以及术中电生理学的监控，使严重的脊柱畸形，外伤后的脊柱不稳定以及髓内肿瘤病变等手术的安全性增加，加之手术技巧的纯熟和医疗器械的进步，可以使脊柱脊髓疾患的诊断与手术成功率大为提高，但脊柱脊髓外科的手术不同于其他外科手术，手术时间长，手术体位变化多（俯卧位、侧卧位、仰卧位），往往术中要变换体位，对此稍不注意，即发生并发症。

二、脊柱脊髓手术体位及其并发症基本概况

脊柱脊髓手术进路的位置有高有低，差异很大，由于手术分前路、后路以及左右侧路等，因而手术体位不同，但必须遵守以原则。

1. 手术体位要确保手术的顺利进行；

2. 手术野展开容易；

3. 体位不应增加术者及助手术中的负担；

4. 对患者呼吸、循环系统影响小，便于术中管理，急剧变化时体位可相应变化；

5. 对胸、腹部压迫小的体位，以减少椎静脉丛血流增加及因硬膜外静脉丛怒张而引起的术中出血；

6. 不产生术后并发症的体位（血流障碍、神经麻痹等）；

7. 术中 X 线摄影方便；

8. 颈椎、腰椎后路手术时减少脊柱的前凸，以便于手术的展开与操作。

三、颈椎后路手术

（一）手术体位

适用于肿瘤摘除、空洞症的引流、风湿和外伤、寰枢椎脱位等后方固定，后纵韧带骨化及脊髓型颈椎病的椎管扩大成形，外伤及肿瘤的内固定术等，采取 Scoville 坐位手术为最佳，坐位时颈部的静脉压下降，脑外科比骨科医师更喜爱这种手术体位（图 4-9-1-1-1）。

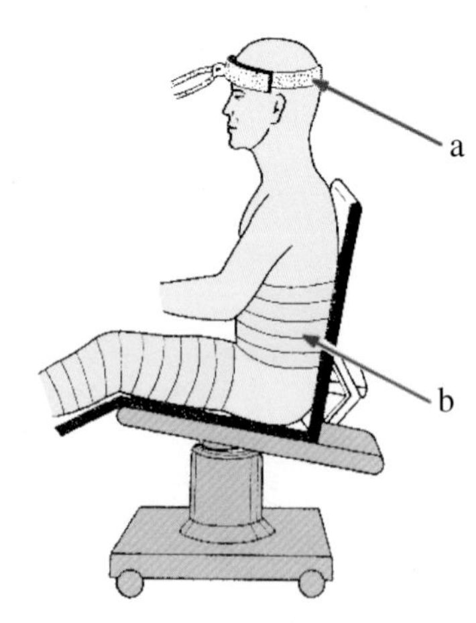

图 4-9-1-1-1　Scoville 体位示意图

颈椎后路手术 Scoville 坐位的手术体位

a. 头颅固定器；b. 弹性绷带

骨科患者一般采取俯卧位，为减少颈椎前弯而使头部前屈，为避免胸部受压则用海绵及毛巾、卷状枕等置于躯干下方两侧，膝直角屈曲制动器固定，以防止脱落。

头部用U形海绵垫起并用Mayfield型头固定器固定，即稳定又能避免对颜面的压迫。

（二）并发症

坐位与空气栓塞：坐位手术出血少，静脉压低，有术中空气栓塞的危险性，要有应对急剧血压下降的措施，空气栓塞的预防要早期发现，食管内放置听诊器以听取心音，测定气管内 CO_2 浓度，中心静脉压测定并留置导管，以及在胸腔内压持续增高、输液量增加、换气时呼气终末压增高等情况时予以注意。两下肢及腹部弹性绷带包扎以防止上半身静脉压下降。

头部固定以减少颈椎前弯，长时间头部重量对颜面，特别是对眼球的直接压迫有造成失明的危险，要特别予以注意，以U形海绵垫保护，术中麻醉师要及时检查避免颊部及突出的颌骨部出现压迫性皮肤坏死，在使用Mayfield型头颅固定器固定时可伤及颞动脉，对小儿亦可造成颅骨骨折及颅内出血。

四、颈椎前路手术

（一）手术体位

前路适合于颈椎间盘突出、颈椎病、颈椎肿瘤、颈椎爆裂骨折及骨折脱位、结核及脊椎炎症等。取仰卧位，为使手术部位稳定于项下置以1~2kg的沙袋，保持颈部在中间位至稍后伸位，头部稍向手术侧或对侧旋转。C_2~C_3、C_3~C_5 的上中部颈椎手术时下颌部对手术的展开稍有不便，此时肩下毛巾垫高以增强颈部后伸，向头侧牵引，手术台的头侧稍高，足侧稍低，以减少静脉系统的血液，两上肢置躯干两侧、肘关节伸展位固定。

（二）并发症

过伸位脊髓麻痹：脊髓型颈椎病患者在颈椎过伸位时则压迫加重，因此术前影像学上有严重压迫及有脊髓症状的病例，术中必须注意体位，此时应取中间位，对短颈患者在牵引下颌的情况下可轻度伸展。

五、胸椎后路手术

（一）手术体位

适于后纵韧带、黄韧带骨化，脊髓肿瘤及空洞症，侧弯及外伤等，硬膜内及脊髓减压，脊柱矫形的器械内固定等手术。

患者取俯卧位，为了不妨碍呼吸及静脉反流将其置于Hall架及海绵卷上，以减轻对胸部、腹部的压迫，两上肢置于前方，避免因压迫而发生上肢血流及周围神经的障碍。

（二）并发症

呼吸障碍：仰卧位较俯卧位对胸廓运动的抑制轻，对高龄者要特别注意，不同的手术体位架对肺活量及氧的消耗量有所不同，要选择三点及四点支撑躯干的体位架，Hall架对胸廓运动影响小，较为适用。

压迫性损害：手术台及手放置处的压迫可造成周围神经的损害，在有压迫的部位垫以柔软的海绵进行保护，特别是肘部的尺神经、上臂的桡神经以及腋窝部腋神经，以防止上肢的血行障碍及神经麻痹。髂骨外侧部压迫，可引起股外侧皮神经的麻木及烧灼痛、感觉障碍等，由于股外侧皮神经走行常有变异，因而发生率亦高。

六、胸椎前路手术

（一）手术体位

适于胸间盘突出、脊髓型胸椎病、胸椎肿瘤、胸椎结核等炎症性病变、胸椎爆裂骨折等脊椎外伤和重度脊柱侧弯等。

患者侧卧位，上、中部胸椎 ($T_{4\text{~}6}$) 手术侧上肢及肩胛骨充分向前上方上举，下部胸椎（$T_{10\text{~}12}$）手术侧上肢举向前方，手术对侧躯干下至腋窝边缘垫以软枕，为展开术野，同高部位下方置入大枕，折叠式手术台向手术侧弯起。

（二）并发症

【侧卧位产生的肺不张】

长时间侧卧位手术，手术侧及无侵袭的对侧都可有肺不张的变化，这多是麻醉科术中管理的问题，此乃因左右肺野换气不均，以及痰的闭塞而引起肺不张，加之手术侧出血浸润到对侧等亦有关，术后多在数日内即能改善，但要加强呼吸训练以及咳痰、吸痰、吸氧等，频繁血气及胸片检查是必要的。

【腋窝部血管、神经的压迫】

长时间靠下侧的腋窝部受到身体重量的压迫可产生血流障碍及神经损害，该部要以软枕垫起以减轻压迫。

脊柱侧弯手术侧为凸侧时要注意调整手术台以避免造成医源性侧弯。

七、腰椎后路手术

（一）手术体位

适用于间盘突出、间盘病变、脊椎滑脱、椎管狭窄、马尾肿瘤、脊椎肿瘤、脊椎外伤、侧弯等减压、切除、矫形器械内固定等。适合于腰椎后路手术时使用体位架的种类最多，目前以 Hall 架为主流，特别是椎间盘的后路手术。

适合于腰椎后路手术的体位支架（图 4-9-1-1-2）有以下几种。

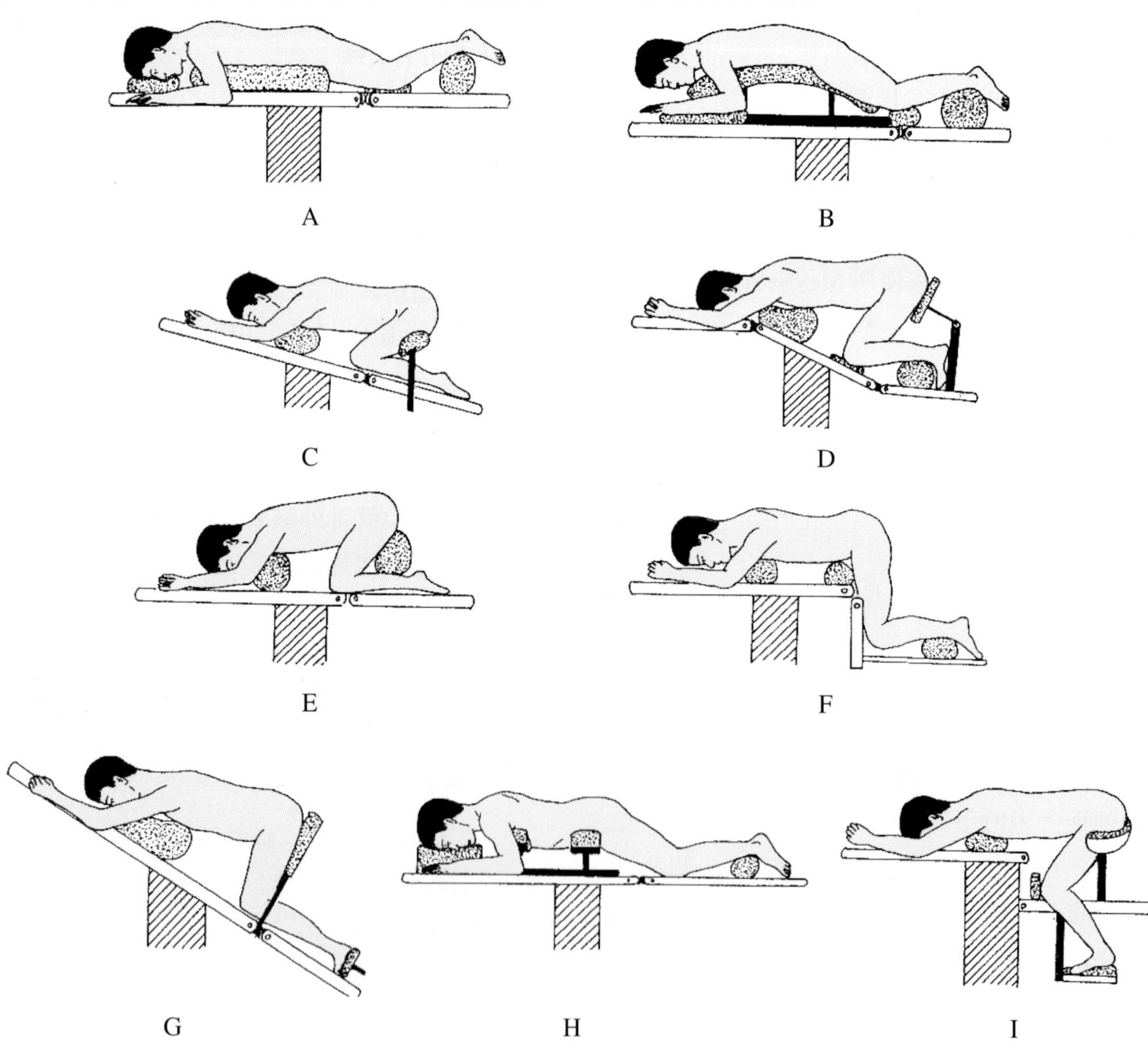

图 4-9-1-1-2　腰椎后路手术体位架示意图（A~I）

A. Roll Sponge-Frame 体位；B.Mackay-Frame 体位；C. Tuck 体位；D.Mohammedan-Praying 体位；E. Knee-Chest 体位；F. Georgia-Prone 体位；G. Hastings-Frame 体位；H. Hall-Frame 体位；I. 浜野式手术体位

1. 棉卷海绵卷支架体位 (Roll Sponge-Frame)；

2. Mackay 架体位 (Mackay，1956)；

3. Tuck 体位 (Ecker，1949)；

4. Mohammedan 祈祷体位 (Lipton，1950)；

5. Georgia- 俯伏位 (Smith，1961)；

6. Hastings 架体位 (Hastings，1969)；

7. Hall 架体位 (Hall 及 Relton 研制)，适用于脊柱侧弯手术，躯干以四点支持，可去除腹压并减少对呼吸的影响，是目前脊柱后路手术使用最广的体位，它可减少脊柱旁肌肉的紧张，适宜于长时间的手术，但由于腰椎的前弯减少不利于椎弓间的开大，对间盘手术有些影响。

（二）并发症

腹压性术中出血：脊椎静脉系统血管壁薄，没有瓣膜，安静时低压状态下血液可以流动，对腹压升高极为敏感而影响下腔静脉的回流而使硬膜外静脉丛怒张，使手术的出血量加大，特别是器械内固定手术时间长，充分减轻腹压以减少出血量最为关键。

屈曲位的血流障碍：膝与髋关节强力屈曲多可产生下肢麻木，长时间在这一体位手术，屈曲部由于压迫而血流障碍，小腿肌肉缺氧、缺血，有因释放肌红蛋白而发生急性肾功能不全的报道，这种体位要严格选择，只适宜于短时间手术的病例。

手术体位引起神经根紧张：腰前屈，髋关节屈曲的 Mohammedan 祈祷位因牵拉坐骨神经而造成神经根紧张，对间盘突出展开与牵动神经时应特别注意。

八、腰椎前路手术

（一）手术体位

适用于椎间盘突出、脊椎滑脱、脊椎结核及炎症性疾患、脊椎肿瘤、脊椎外伤等。仰卧行脊椎滑脱手术时要减少腰骶部的前凸，膝下垫枕保持膝轻度屈曲位，两上肢置于躯干两侧。

（二）并发症

膝屈曲位腘窝部压迫致腓神经麻痹，膝下垫以软垫。脊柱脊髓外科可因手术体位而产生并发症，而手术体位对手术野的展开和出血量，手术时间以及最终的手术结果都将产生影响，因此手术体位与手术适应证及手术技术同样重要。

第二节 头–骨盆骨性牵引的并发症

一、头–骨盆牵引并发症概述

1958 年 Hodgson AR 报道头 - 骨盆牵引后，翌年 Perr、Nickel 对颈椎不稳定病例施行了“Halo”头环牵引，以后对脊柱疾患广泛利用了头 – 骨盆牵引，至今头 - 骨盆牵引在治疗高度，使脊柱畸形以及不稳定脊柱变为稳定脊柱已成为强而有力的有效装置，同时在安装、维持管理以及护理上的并发症，亦需予以重视。

二、头–骨盆骨性牵引优点及其适应证

僵直性脊柱畸形时，使用头 - 骨盆（Halo-Pelvic）骨性牵引装置可以获得坚强的脊柱外固定，其对脊柱的直接牵引力可使畸形缓慢得到矫正并维持其疗效。

（一）可下地行走

患者可在安装 Halo-Pelvic 情况下步行，在

清醒状态下的术前、术中、脊椎固定后的畸形矫正，在头盆牵引过程中可矫正骨盆倾斜及躯干与骨盆偏离重心线，对呼吸功能障碍者，可避免术后卧床及躯干石膏对胸部扩张的限制。

（二）矫正畸形

维持矫正畸形的装置和对结核性龟背的治疗，特别适应于下位胸椎及胸腰椎移行部，亦适应于先天性后凸、高度后侧弯、神经纤维瘤的高度后侧弯畸形的矫正，高度脊柱滑脱及脊椎骨折脱位的复位及固定，多椎间椎板切除，椎体恶性肿瘤脊柱不稳定的矫正与维持。

三、头–骨盆骨性牵引器械脊柱牵引并发症

（一）神经受损

主要有：

1. 臂丛神经麻痹（C_5、C_6、T_1）；
2. 脑神经麻痹（Ⅵ、Ⅸ、Ⅻ）。

以上两种并发症为牵引中的严重并发症，脊柱急速的伸长力使脊髓被纵向伸展力所牵拉对脊髓造成危险，特别是全麻下施以强力矫正力是危险和禁忌的，是造成截瘫的重要因素。术前脊髓造影观察脊髓实质有否异常，特别是后凸病例及先天性疾病病例要明确脊髓的受压部位，特别是脊椎结核临床上尚不明其上位神经障碍是否系脊髓造影的狭窄部位压迫、而采取缓慢牵引是必要的和安全的。在缓慢牵引过程中，注意患者每日的神经学检查和疼痛等的耐受情况是很重要的。在脊髓受到强力牵引下进行手术，有发生截瘫的高度危险，手术中必须将二根或四根拉杆同时缓慢地延长。

Hodgson 对三例高度后凸畸形牵引中一例产生神经症状，数日后引起 C_5~C_7 运动瘫（感觉正常），当延伸棒缩短四周后运动瘫完全恢复。二例颈胸部后弯病例出现右侧喉返神经麻痹，延伸棒缩回 13mm 数周后缓慢恢复。三例外展神经麻痹引起斜视，牵引终止后十周恢复。

Nickel 报道一例牵引致 C_7~T_1 运动瘫病例，一年后手功能完全恢复。脊柱牵引可造成脑神经损伤及截瘫并发症，因此在牵引过程中必须每天进行神经学检查与记录（表 4-9-1-2-1）。

表 4-9-1-2-1 头–盆牵引中的临床检查项目

检查项目	异常发现
长径路征（Long Trect Sign）的检查	1. 下肢的肌力低下 2. 踝或膝阵挛的出现 3. 感觉障碍的出现
脑神经检查	1. 眼球运动的障碍（外展神经麻痹） 2. 腭反射的障碍（舌咽神经） 3. 爆发性咳嗽发作（迷走神经） 4. 语言障碍（舌咽神经及迷走神经） 5. 舌运动障碍（舌下神经麻痹，舌不能向前直伸）
臂丛神经检查	1. 肩外展障碍（C_4、C_5） 2. 屈肘障碍（C_5、C_6） 3. 握力低下（C_7、C_8、T_1） 4. 指尖端感觉障碍（C_6、$C_{7\sim8}$）
头颅及骨盆固定部钉的检查	1. 感染 2. 钉松动 3. 疼痛（头痛、腹痛、腹肌紧张、钉局部痛，下肢痛等）
所谓牵引综合征的检查	1. 恶心及呕吐 2. 腹部膨胀及腹痛 3. 频脉及呼吸加快
其他并发症的检查	寰枢椎半脱位或齿突的缺血坏死（项部疼痛）

何种程度的畸形矫正力会出现神经症状，这很重要。采取长时间缓慢的矫正力，柔软性伸长，出现功能异常的程度会最小。一次大力量的延伸，由于急剧超越神经延伸的界限会引起 Saunderland 神经障碍，Ⅵ、Ⅸ、Ⅹ、Ⅻ脑神经，臂丛 C_5、C_6 神经及其他神经根易受损。Rozario 报道Ⅴ、Ⅸ、Ⅹ脑神经障碍系急速延伸所致，其原因为延伸时引起神经的血液供给障碍，结果引起一过性麻痹，早期终止牵引，一般于 8~10 周即可得到改善，由此得出脑神经及脊髓神经的牵引障碍如能早期发现并早期处理，其恢复预后可以是良好的，一般麻痹的肌肉可在六周内恢复，Saunderland 麻痹有报道持续 17~60d。Seddon 报道轻度伸延引起的障碍临床上与神经功能麻痹（Neurapraxia）难以区别。运动神经完全麻痹而感觉障碍轻者恢复快，并能完全恢复。

麻痹持续期间的不同，与障碍的程度及原因有关，要进行详细的神经学评价并强调对患者管理的重要性，截瘫持续者要考虑脊髓前动脉综合征，Kitahara 报道一例牵引中一过性下肢痉挛性不全瘫，一例左侧外展神经不全麻痹引起斜视，一例臂丛麻痹，一例高度后凸者行顶椎楔形截骨术后持续牵引中出现左外展神经麻痹，将伸长棒缩短 4mm，三个月后完全恢复。二例高度强硬双弯的病例，牵引开始后左外展神经麻痹出现斜视，放松牵引则症状缓解，在此位置行 Harrington 手术，术后轻度左眼球外展受限，一个月后完全消失。臂丛麻痹病例，颈胸椎移行部高度先天性侧弯牵引后凹侧上肢运动全部不全瘫，感觉正常，伸长棒缩短 4mm，数月后完全恢复。另一例女性，15 岁，130º 后凸病例，外院 Halo-Pelvic 牵引中出现躯干披肩式感觉分离，下肢腱反射亢进，去掉牵引装置行脊髓造影，迟延性 CT 脊髓造影中发现下部颈髓有一小的瘘管，椎动脉造影 PICA 走行异常。系 Arnord-chiari 畸形伴脊髓空洞症，行后头下减压再度安装 Halo-Pelvic 牵引后症状加重，楔形切骨后牵引，Cobb 角矫正 60º，最后以 Harrington 栓结术神经症状加重。

最近影像学诊断，MR 术前包括头颈移行部脊髓的详细检查是必须的，如此可避免一些少数的神经并发症，矫正的界限和神经并发症的发生要早期检查，这极为重要，为此医师要每天进行上下肢腱反射、感觉的检查及肌力的测定，项部疼痛病例颈椎 X 线有否牵引性半脱位的检查也是必要的（表 4-9-1-2-1），Halo-Pelvic 牵引中患者按表 4-9-1-2-2，每天早晚自己按表格进行检查，护理人员及家属亦要对并发症的预防进行检查。

表 4-9-1-2-2　头-盆牵引患者自己检查记录表

提　　问	回　　答
1. 脚能动吗？	
2. 脚的感觉有减退吗？	
3. 大小便时有什么改变吗？	
4. 看到的物体是两个吗？	
（眼上下左右能动吗？看到的物体重叠吗？）	
5. 有没有喝水时不顺畅？	
6. 舌的动作是否和往常一样？	
（说话、吃食物有无不便？）	
7. 张嘴动作如何？	
8. 手、腕、肘、肩能否活动？	
9. 手有没有感觉减退？	
10. 力量有无改变？	
11. 钉刺入部有无隐痛？	
（1）脚活动时痛吗？	
（2）躯体活动时痛吗？	
（3）头痛否？	
12. 有无腹痛？	

注：接受骨盆牵引的患者每日早、晚按照上表所问自行检查记录，如发现异常则与医生、护士联系

（二）颈椎的变化（C_1~C_2 齿突关节面）

O′Brien1973 年报道 100 例颈椎出现的问题，生理前弯减少，寰枢椎间加大，后头骨与 C_2 下端间距加大，三例寰枢椎半脱位。颈椎变性样变化，特别是颈椎后方的关节面，当 Halo-Pelvic 去掉三年半后 50% 还可见到，三个月以上长时间强力牵引严重僵直的高龄组最为多见。1975 年 Tredwell 报道齿状突上端无菌性坏死 94 例中有 13 例，为 14%，四例活动受限，与牵引有关，其原因为尖韧带，翼韧带因过度牵引造成血行障碍而损伤。牵引中项部疼痛考虑为寰枢半脱位者两例，停止牵引后减轻，其他病例亦有去掉牵引装置后短期内出现项部痛者，保守治疗多在二周内减轻。Halo-Pelvic 牵引三个月以上者，去掉后经过三年随访约 30 例颈椎无变化，此系香港组病例，可能与年龄低、安装时间短有关。

（三）肠系膜上动脉综合征

侧弯矫正中伴随消化道并发症，Evarts 报告腰椎高度前凸病例发生急性十二指肠梗阻 3 例，日本佐佐木报道 13 例，后者 11 例中 4 例为 Halo-Pelvic 安装后引起的，诱因为体重轻瘦型者脊柱牵引腰椎前凸、腹壁弱、主动脉与肠系膜上动脉分支部角度小，十二指肠狭窄闭塞引起症状持续的嗳气、呕吐、腹部胀满感，心窝部压痛，早期发现、早期治疗最为重要。治疗包括放松牵引，禁食，鼻腔吸引，洗胃，输液，纠正电解质，频繁变换体位极为重要。对瘦型体质、内脏下垂、食后呕吐等既往史者，腰椎前凸加大，顶椎 T_9~T_{12} 的胸椎弯曲，胸腰椎弯曲的病例，安装 Halo-Pelvic 时要有能引起 SMA 综合征的可能，特别是在其后的侧弯矫正时要十分注意。

（四）骨质疏松

O′-Brien 报道，安装 Halo-Pelvic 后，头与骨盆 X 线上发现穿针部出现骨质缺损，而日本千叶大学采用 3~4 枚短螺钉在髂骨翼上直角刺入则无此并发症，截瘫患者要注意其骨盆及脊柱的骨质疏松问题。

四、骨盆钉与头颅钉并发症

肠管、腹膜损伤系骨盆环固定时使用骨盆针所致，在伊利诺伊州大学曾发生少数病例。肠管损伤及髂腰肌痉挛亦有报道，骨盆倾斜强的病例及以前腹部脏器做过手术等病例穿针时要慎重，千叶大学的螺钉则无此危险。

螺钉缓慢的局部感染及螺钉刺入部化脓者发生较多，螺钉刺入处更换部位是必要的，穿钉部尚无发生骨髓炎病例，正确安装颅骨骨钉后，每天要观察局部，消毒、清洁、缓慢检查螺钉，经常注意患者主诉，螺钉感染和变松使局部疼痛及皮肤硬结、肿胀，此时有必要再检查，必要时更换部位，螺旋再固定，做细菌培养和药敏感试验，局部及全身应用抗生素。

五、其他并发症

（一）意外死亡

O′-Brien 报道因呼吸不全、肺炎、肠梗阻等 4 例 Halo-Pelvic 安装后引发意外死亡病例，提示全身处理的重要性。

（二）高度驼背畸形病例

有皮肤切口部坏死可能，特别是头颅 – 股骨牵引情况下强制仰卧位，驼背大的情况下要特别注意应频繁变换体位，以预防并发症。

（三）精神、心理问题

事前向患者及家属说明，护理服务上的配合以及精神心理方面的支持，这对长时间头盆牵引者是不可缺少的。

（四）防止单开门的关门及双开门的塌落

由于栓系而使脊髓向后移动的程度事先都要有所预测，前角前方的狭窄率达 40% 以上时，颈椎后凸则成为危险的因素，椎间孔起始部周围的骨化、韧带增厚、纤维组织增生的存在亦是最危险的因素。

六、治疗

前方减压后上臂外侧出现疼痛时，行颈椎牵引以保持颈椎排列的对线，疼痛持续数日则为麻痹的前驱症状，轻度麻痹则采取术后疗法以阻止其进一步发展。

后方减压后脊髓向后移动引起的麻痹处理较为困难，颈椎牵引时要减少前凸。

术后出现麻痹时是否追加手术，要判断其发生的原因及肌力低下的程度，有无椎管扩大成形的植骨脱落或移位及椎间孔入孔部狭窄，对肌力试验不够 3 级的病例，有必要行再次固定或椎间孔开大术，其手术效果较等待要好。

亦有 OPLL 前方减压外侧骨化灶因神经根牵引而上浮缓慢者，骨化灶完全分离上浮一般需要 6 周。

第三节　术中血管、神经并发症

一、术中血管、神经并发症概述

近年来由于影像诊断技术的进步和电生理检查的临床应用，使脊柱外科领域能更加准确严密地选出手术适应证，再加上内固定器械的改进及手术操作的飞速进步，使术后效果得到很大提高。但是虽然严格选出适应证，又使用了正确的手术方法，术中仍然会出现神经和血管的并发症，这是个很大的问题。

引起术中并发症的原因有以下情况：

1. 疾病本身的特殊性；
2. 患者的个体情况；
3. 手术操作中的问题；
4. 术者的注意力度不够等。

二、脊柱畸形后路内置物手术术中并发症

后路器械内固定时出现的术中并发症大致可分为两类，即放置内置物时发生的和矫正脊柱畸形时发生的。对于后者所用的系统究竟是以位置不正，移位以及“扭转位”中的何者为主要原因进行矫正、这就有注意点上的差别。但是，通用的预防方法是术前充分掌握骨结构和神经方面的状态，并在术中矫正畸形时掌握脊髓的功能状态。例如，在诊断为原发性侧弯者中，有时利用 CT、脊髓造影和 MR 等查出有先天性骨发育异常和脊髓空洞症等神经异常，可以说术前准确的诊断是预防并发症的最好方法。矫正脊柱畸形时仅用脊髓监测法就能掌握脊髓功能。虽然在现阶段还有假阳性和假阴性的情况，需要进行慎重的评价，但是可以说它是在矫正畸形时就能了解神经功能的唯一方法。唤醒试验（Wakeup Test）并不能作为出现麻痹的预报。

另一方面，在放置矫正器械时也能发生各种神经障碍。在使用 Harrington 系统时，使上位钩对准椎弓根的方向是非常重要的。看准下一位椎体的上关节突软骨面的左右幅度，注意避免使钩冲向椎管侧或关节外侧。在插入时如不在意，引起下关节突骨折，使钩向内方滑脱移位而进入椎管。下关节突较薄时，其下缘的切除幅度可稍稍大一些，将锐钩打入能碰到椎弓根的程度是很重要的。使用带有翼（Flange）的钩也是一法。

在椎弓间使用下位钩时要注意保存该椎间的棘间韧带正中部。钩不易插入时常将该部切除，但是在伸延时将此椎间过度开大，有时会损伤神经根，引起疼痛、麻木感和肌力降低，在这一点上使用 Cotrel-Dubousset 和 ISOLA 系统较好，因为用多椎弓根钉能分散矫正畸形时所带来的外力，但是这与兼用椎弓切除的操作技术不同，必须全部插入螺钉，因此，要在 X 线控制下慎重地进行操作。Luque SSI 的问题是椎板下拴结（结扎）术（Sublaminar Wiring）能引起神经损伤，但是对于一部分成人僵直性侧弯和麻痹性侧弯还是适用的，Harrington 加节段性椎板下拴结术现在仍然常

作为简便的矫正固定法而使用，更在侧弯以外的脊椎肿瘤及类风湿病引起的上部颈椎不稳定等较大范围内应用，因此应该学会更安全的钢丝插入法。

椎板下拴结术对脊髓来说在拉出时要比插入时更为危险。椎管在椎弓的上缘处最窄，为了顺利地通过此处，在切除棘突间的黄韧带时，事先把椎弓上缘正中部咬掉是很重要的。在插入钢丝后的其他手术过程中，有时因钢丝袢被推动而压迫脊髓，有时需要将钢丝短时间地暂停。如果一两次插入钢丝时出现下肢刺激症状，就应放弃椎弓下拴结术，换用 Drummond 钢丝等的棘突拴结术则较为安全。在 CD 法和 ISOLA 法钩的使用上，其注意点基本上与 Harrington 法相同。

在使用这些内固定器械后路手术时，为防止错误地把电通到神经组织上，特别要注意电刀的使用，努力做到将充分吸引后的部位加以凝固后再切开。给椎弓、关节突和横突做皮质剥离（脱）术（Decortication）时，要注意已有脊柱畸形的解剖学结构上的变化，例如在胸椎的顶椎凸侧如果横突间开大，其韧带的保持能力就减弱，因而胸膜容易破裂，如出现这种情况则需开胸处理。在顶椎凹侧，脊髓明显地向椎弓根偏位，皮质剥除术时的骨碎片嵌入椎管内就容易引起脊髓损伤，应予充分注意。

三、脊柱先天性侧凸矫正术术中并发症

在给幼儿和少年的先天性侧凸做经后路手术时，术前常不能充分掌握椎弓缺损的情况，有因使用骨膜剥离子和电刀而引起神经损伤的可能性。计算机放射照相术（Computed Radiography）所照射的剂量少，也能得到与历来的断层照相相同的信息，但是为了手术的安全，还是要利用 CT 进行详细的分析。对于术野内骨性连接的不清晰部分不可用骨膜剥离子，代以尖端较钝的剪刀，将骨膜下切开暴露也是一种方法。先天性侧弯经前路手术时，与骨结构异常（骨发育异常）的同时也常看到肋间动静脉走行异常，自左侧暴露 T_9~T_{12} 时，阻断流向脊髓血循环中枢侧的可能性很大，应予特别注意。

四、颈椎手术前路入路术中并发症

在沿胸锁乳突肌前缘进行暴露时，如能将在其深层横走的血管处理得当，就能很容易地到达椎体前面。但是颈静脉的走行和粗细是各式各样的，而且在颈椎外伤时出现明显的曲张。要把分支出来的小静脉仔细结扎而止血。颈静脉损伤虽然少见，但损伤时要用血管夹将其上下夹住，仔细地做好连续缝合。颈动脉鞘受到长时间压迫时能引起脑血栓和脑缺血，术中松开一两次牵开器就不会出现问题。将牵开器的平片放在两侧颈长肌的下面来暴露椎体前面，要选用尖端钝的牵开器，多齿型牵开器的钩易损伤食管、咽部和气管等。

将颈长肌下面过多地向外侧暴露时，有时能损伤位于其前外侧的交感神经干，严重时能引起 Horner 综合征。向椎体外侧部扩展暴露时也会发生同样情况。颈长肌下面有椎前静脉丛，是非常容易出血的部位，在可视范围内用电刀止血，不充分时可用氧化纤维素绵或用止血用粉末（氧化纤维素）进行压迫止血，这样可以预防损伤交感神经干。经前路进行脊髓彻底减压的病例在不断增多，有的甚至需要咬除最大幅度达 2cm 才会露出侧方的椎动脉。术前利用 CT 大体上可以知道椎动脉在脊柱内的位置，但在术中利用 X 线照片确认正在切除的外侧缘也能预防损伤，在这个位置损伤了椎动脉，其缝合是极为困难的。通常椎动脉是在 C_6 水平进入颈椎横突孔，再通过肋横突孔而上行，但在颈椎下部其走行常有例外。在展露前外侧部时，如不注意操作，就有损伤此椎动脉的可能。为了防止因椎动脉例外型可能招致的损伤，可以利用椎动脉造影，但是最近利用 MR 的前额断面像能简便地得到所需资料，可说是有效的辅助诊断方法。使用金刚石钻头能在接近脊髓的位置切除骨刺和后纵韧带骨化，但不能忽视因高速旋转引起的发热问题，这对神经组织有不良影响。为了预防，要避免在一个部位进行长时间持续性钻进，也可使用转动次数少的电钻。

为了防止术后的肉芽组织形成而增加粘连，

可在插入移植骨之前将术中放在硬膜表面的氧化纤维素和止血海绵充分冲洗掉。如果自后纵韧带或硬膜表面持续出血，可用双极电凝进行充分止血。将氧化纤维素或止血海绵做成栓剂对椎管侧的出血进行压迫止血，可能出现出血和血肿重新压迫脊髓的情况，因此不应使用此法。

关闭手术切口时，如果仍有颈长肌下层的出血，可将两侧颈长肌的三四个地方轻轻拉近加以缝合，这有压迫止血的效果，一定要使用引流管。Mochida 曾有一例患者由于咽后壁发生术后血肿而引起呼吸道堵塞，而且在去掉 Halo-Vest 时又费了不少事，所以患者就陷入了严重的呼吸障碍。即使是使用引流管，也必须再次强调，关闭手术创口之前一定要进行充分的止血。在显露上部颈椎的前面时，迷走神经的分支喉上神经与甲状腺上动脉并行，且比较细，容易受到损伤，这将成为声音嘶哑和发声障碍的原因，因此要将甲状腺上动脉充分剥离后再行结扎。

五、颈椎后侧入路术中并发症

在做各种椎管扩大术时，制作两侧沟槽的部位非常重要，过多偏在外侧则增加出血，而且对神经根也有危险。自椎弓向关节部移行处的椎弓下缘上有一中间变细（蜂腰状）的部分，这是很好的指标。用金刚石钻头来完成椎弓内板的切开，但是粘连显著时有划破硬膜的危险，因此要小心地进行操作。在与硬膜粘连显著的病例，开大椎弓时有时能把硬膜囊本身向后方牵拉，这是很危险的。要用神经剥离器或小剥离子一点一点地剥离的同时进行扩大。硬膜的破损部要在水密封中进行缝合，为了预防脑脊液漏，要仔细地缝合肌层和皮下组织，这是基本的要求。在外侧部不易缝合，或者硬膜很薄容易再破损时，用纤维蛋白胶覆盖，再用人工硬膜或软组织片覆盖。

六、腰椎后方入路术中并发症

（一）Love 法

术中并发症首先是对神经根的直接损伤。用“面朝上”的 Glisson 钳切除肥大的黄韧带时，会拉掉粘连在黄韧带下面的神经根，原则上应该在沿着神经根走行的方向，朝向尾侧使用 Glisson 钳。在“面朝上”使用 Glisson 钳时，必须事先充分肯定黄韧带与神经根和硬膜囊没有粘连。

由于影像诊断的进步，已使术野的展露更有选择性。但是椎间盘突出向椎管内的病例，或者突出较大时，就要切除部分椎弓以确保有足够的视野。椎管狭窄时，如果要将神经根拉向内侧就有神经根拉钩损伤神经的可能。

细心地切除椎管外侧部的黄韧带，使神经孔变得宽松些甚为重要。

一般认为利用脊髓造影可在腰骶部发现有 0.4% 到 4% 概率的神经根畸形。这种神经根畸形有时用 CT 脊髓造影也能作出诊断，但是硬膜囊过粗时即使使用 MR 也不易判断出来，如果不做前额断层或斜位断层照相，也不易判断清楚。因此对于有腰骶椎骨性异常的病例一定要做 MRI 和 CT 脊髓造影。

用 Love 法时，如果只切除突出部分的髓核的方法，则不易发生椎体前方的血管损害，但是如果有吸引器不能控制的出血，应怀疑有椎间盘前方的主动脉和静脉的损伤，如伴有急剧的血压下降，要在充分充填压迫椎间的基础上，立即开腹手术，用血管夹夹住上下两端，将损伤部彻底缝合。

（二）椎弓切除术（退行性狭窄）

基本注意事项与 Love 法同，狭窄显著时，要小心仔细地处理硬膜和神经根。特别是在外侧型狭窄有神经根与周围组织粘连时，要用金刚石钻头将周围的骨削薄，最后用 Glisson 钳像削纸那样削骨则较安全。对于粘连显著的老年病例不要以获得神经根的可动性为目标，只要做到相对的减压即可，这样能防止出现新的病痛。

（三）后路腰椎椎间固定术（Posterior Lumbar Interbody Fusion, PLIF）

在 PLIF 操作中，尤其在插入植骨块时容易损伤这些椎间头侧的神经根。为了插入骨块，有时将尾侧的神经根和硬膜囊向内侧牵拉过度，因而引起头侧的神经根与硬膜囊的分支处断裂，这在向椎间的侧方显露不足时容易发生，如果将上关节突切除到椎弓根位置的附近，一直切除到椎间盘的外侧部，就能防止插入骨块时将硬膜囊向内侧牵拉过度。为了使移植骨融合，需要充分切除软骨终板，使用长柄骨剥离器和锐匙用手切除，在几乎所有的病例都能达到目的。尽可能不使用凿子和锤，以免损伤血管。

（四）关于椎弓根钉固定

用开口器将椎弓根后方的骨皮质做锐性穿孔，然后将探针慢慢插入内腔的松质骨，用钻等锐性器械插入是危险的。在椎弓根内插入标记，并用双方向 X 线照片加以肯定。此时在椎弓根后方的骨皮质使用能准确认出的标记，就能防止误刺到内侧和外侧。神经根是通过椎弓根的尾侧内方，因此螺钉的刺入部位不应在椎弓根的内下方，在侧面则以水平方向或稍稍向上刺入较为安全。在 S_1 的椎弓根处，如果 L_5~S_1 关节的退行性变化显著，就会有稍向尾侧刺入的倾向，这容易损伤 S_1 神经根。L_5 椎体的横断面形状多种多样，尤其在有变移椎体（过渡椎体）的倾向时，甚至有椎体前后径短的病例，这种病例由于穿通前方骨皮质引起血管损伤的危险性很大，螺钉的长度和刺入方向要利用 CT 测定来决定。对于退行性滑脱移位或分离性滑脱移位利用椎弓根钉系统进行复位时，有时因椎体后方的骨刺夹住神经根而引起新的神经损伤。要在充分研究术野中的神经根与骨性成分的关系之后再决定是否适合做复位手术。

七、腰椎前路固定术术中并发症

一般是从左侧腹膜外进入向椎体前外侧展露术野，通常是不会切断输尿管的，但是也有被牵开器的尖端夹住而受到损伤的。如确认纵走的索状物且有蠕动时即可判定它是输尿管。术中突然出现血尿时，要松开牵开钩，检查腹膜后面的输尿管，这种暴露术野的方法有损伤左髂总静脉的可能。此静脉常自 L_4~L_5 椎间的前方左侧斜走，将它拉向内下方展露术野时，此静脉就形成锐角而走行，容易发生损伤。多次在同一部位使用剥离用的纱布推挤也容易损伤静脉的外层，椎体前面的骨刺过大时与静脉的粘连也显著，这些都应充分注意。L_4~L_5 前方骨刺显著时，剥离时可以引起髂总静脉撕裂，为了防止这种形式的静脉损伤，应从更末梢的部位开始细心地剥离和显露，注意避免使拉向内侧的髂总静脉变成锐角走行，这对防止血栓性静脉炎也很重要。如果损伤了静脉，要进行充分的压迫止血，血止不住时，用血管夹夹住损伤部位的两端，在充分剥离上下两侧之后进行缝合。在静脉的可动性不良的状态下进行缝合，就更容易发生静脉撕裂。在展露 L_4~L_5 椎间隙时，由于交感神经节在椎体前面的外侧纵向走行，所以要避免在此部位使用电刀，应做钝性剥离。在展露 L_5~S_1 椎间隙时，有时会损伤椎体前面的腹下神经丛，据说这是导致射精功能障碍的原因。在结扎骶中动静脉之后，要用钝器显露椎体前面的软组织，不可使用电刀。用骨剥离器和锐匙细心地削除软骨终板。为了防止后方的硬膜损伤以及削除椎体过多可能发生的移植骨融合不良，除了在椎体上下面出现骨硬化的病例以外，不得使用骨凿。在做经腹膜外进入时很少引起肠管损伤，重要的是要防止发生术后麻痹性肠梗阻，可在术中松开牵开钩 1~2 次以及给予肠管蠕动促进剂等。

八、胸腰段脊柱前路术中并发症

基本的方法是避开膈肌附着部，经胸膜外而接近脊椎的手术操作。虽然是开胸手术，术后的处理却比较容易，尤其胸膜薄时做开胸法是合理的。在爆裂骨折经前路减压时，自前侧方处理脊髓，对脊髓来说还是安全的。在使用刺入椎体的螺钉时，根据椎间盘的充分切除和显露能够决定防止对侧血管损伤的最合适的螺钉长度。

每个手术病例都有它不同的“形象”，这种认识是非常重要的。器械装置的操作技术最近有了长足的进步，不够熟练的术者会使术中损伤有所增加，对此应该加强对专科医生的培养。

第四节 脊椎手术后脑脊液漏

一、脊椎手术后脑脊液漏概述

1950 年 Winkler 等报道了腰椎椎弓切除术后的二例假性脑脊膜膨出，Pagni 等认为本病作为术后的并发症并不少见，而称之为假性脑脊膜膨出（Meningocele spurius）。Miller 等则称之为外科手术后脑脊膜假性囊肿（Post Surgical Meningeal Pseudocysts），并且指出腰椎椎弓切除术后，如果并发假性脑脊膜膨出，则腰痛得不到改善且出现头痛，因此术中如出现脑脊液的漏出，就应仔细地封闭硬膜来预防假性脑脊膜膨出的发生。脑脊液漏（CSF-Fistula）是在脊髓的蛛网膜下腔与硬膜外腔、肌层和皮下组织之间产生通道，并在这些腔内有脑脊液积留（图 4-9-1-4-1），从而引起占位病变效应（Mass Effect），或者皮肤缝口裂开，漏出脑脊液，一旦感染就很可能并发致命性的脑脊髓膜炎的这一严重并发症。

二、脊椎手术后脑脊液漏发生率

Eismont 等报告在 220 例脊椎手术后有五例（2.3%）发生脑脊液漏需要做第二次手术。Kato 等在过去 10 年中做了脊椎脊髓手术 323 例，其中有五例（1.5%）因发生脑脊液漏而需要做第二次手术，都是并发于经后路入路的手术患者（表 4-9-1-4-1）。其中，在术中做硬膜切开的共 41 例，发生术后脑脊液漏的为二例（4.9%），这是 Chiari 畸形和脊髓空洞症患者，术后自硬膜缝合处漏出脑脊液。有 282 例虽然未做硬膜切开，但术后也有三例（1.1%）发生了脑脊液漏，这三例都是由于钻（Drill）损伤了硬膜而发生的。这五例经第二次打开手术创口，在目视下封闭漏口而治愈。

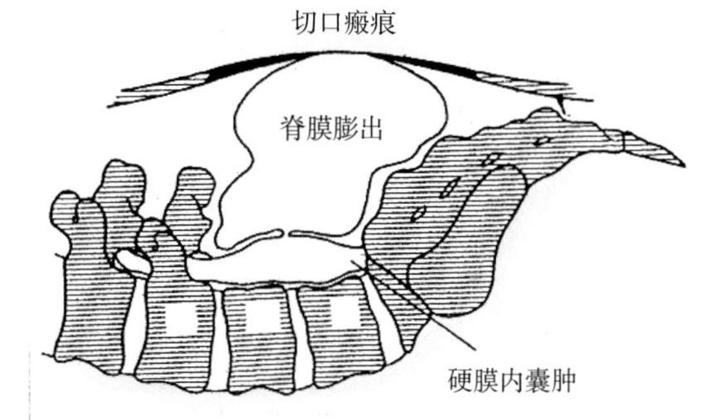

图 4-9-1-4-1 术后脊膜膨出示意图

表 4-9-1-4-1 脊椎脊髓手术与脑脊液漏的发生率（Kato 统计）

手术部位	前路手术		后路手术		小计
	切开硬膜	未切开硬膜	切开硬膜	未切开硬膜	
颅颈椎段	0	3	11（1）	0	14（1）
颈椎	0	131	7	59（1）	197（1）
胸椎	0	3	12（1）	20	35（1）
胸腰椎段	0	1	8	1（1）	10（1）
腰椎	0	1	3	14（1）	18（1）
腰骶椎	0	0	0	49	49
合计	0	139	41（2）	143（3）	323（5）

注：括号内数字为脑脊液漏病例数。

三、脊椎手术后脑脊液漏局部解剖复习

脊椎脊髓手术时，如果只在脊椎上操作，则不需要打开硬膜，但有时由于钻或凿子等的错误操作而损伤硬膜。脊髓肿瘤等硬膜内病变时，则需要切开硬膜进行手术操作。因此，熟悉脊髓硬膜的解剖特点对做手术是非常重要的。

脊髓是被其周围的软膜、蛛网膜和硬膜覆盖着，脊髓的硬膜是起始于枕骨大孔而伸展到 S_2，它与脑的硬膜不同，脑的硬膜除了存在于静脉窦的部分以外，均由内外两层紧紧贴在一起的膜所形成的，而脊髓硬膜的两层是完全分开的，外层附在椎管的内面形成骨膜，内层则包围着脊髓，两层之间构成硬膜外腔，属于淋巴腔，内中充满疏松的结缔组织、静脉丛和少数动脉。内层与蛛网膜之间形成硬膜下腔，其中仅有很少的静脉和细的结缔组织。包绕着通过椎间孔的神经根的硬膜略为膨胀，形成脑脊膜袖（Meningeal Sleeve），它是内层的延续。在硬膜外腔的外围，其腹侧有后纵韧带，其背侧有黄韧带覆盖，其周围的脂肪组织覆盖在腹部者量多，在颈部者量最少。

四、容易并发脑脊液漏的手术操作及其预防措施

如上所述，脊髓的硬膜要比脑的硬膜为薄，容易发生撕裂（Tear），所以在使用钻或凿子等时必须十分小心。尤其是颈部硬膜上面的脂肪组织少，包围着神经根的脑脊膜袖的硬膜周围又没有后纵韧带和黄韧带，所以在这个部位的手术操作更要慎重，例如在使用高速旋转钻接近硬膜旁的骨皮质时，要迅速地把钻的尖端由钢棒（Steel Bar）换成金刚石棒（Diamond Bar）则较为安全。为了防止术后发生脑脊液漏，最重要的是要把术中出血限制在最小量，要经常保持术野干燥。尤其要对硬膜外腔的静脉丛使用明胶海绵和氧化纤维素（Oxycel）等仔细地止血。要使用放大镜或手术用显微镜准确地把光源射入术野，努力做到即使发生硬膜撕裂也能确认其缺损部位。病变在硬膜内，需要切开硬膜时，蛛网膜的切开要在正中位用锐器进行，关闭切口时也用 9/0 尼龙丝缝合蛛网膜，对防止脑脊液漏非常有用，这与脑神经外科做颅后窝手术时关闭颅腔是相同的。尤其在颅颈段经后路手术时应尽力做到缝合蛛网膜。当然要对硬膜做细密的连续缝合，这种手技有连续性紧密硬膜缝合术和单纯性缝合加用一片脂肪移植片等方法（图 4-9-1-4-2）。硬膜缝合完后，可用倒转的特伦德伦伯格位（Reverse Trendelenburg Position，垂头仰卧位）和瓦尔萨尔瓦手法（Valsalva Maneuver）确定有无脑脊液漏。在硬膜外操作中如果发生硬膜撕裂，简单地仅用明胶海绵或纤维蛋白凝胶等覆盖硬膜缺损处，得不到预防脑脊液漏的效果。缝合关闭硬膜撕裂部分是预防脑脊液漏的原则，但有时由于术野的关系并不一定都能缝合。如果在神经根附近的外侧硬膜发生破损，就必须施行使用肌肉片或脂肪片从硬膜内侧进行封闭的方法（图 4-9-1-4-3）。

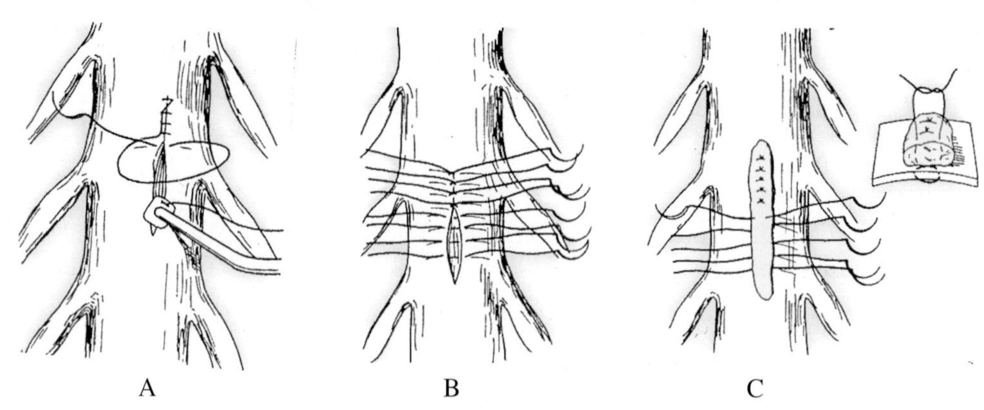

图 4-9-1-4-2　硬膜切开部的各种缝合方法（A~C）

A. 连续紧密缝合；B. 间断缝合；C. 打结时加一片脂肪片

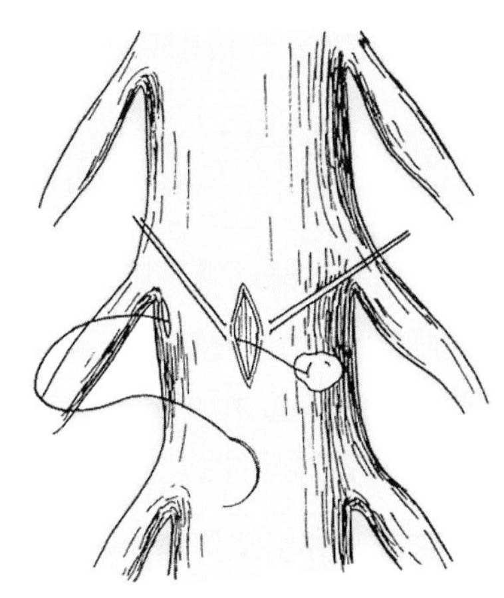

图 4-9-1-4-3 用肌瓣等闭合硬膜示意图
神经根附近硬膜破损用肌肉片或脂肪片从硬膜内封闭之方式

最容易引起脑脊液漏的手术操作是通过口腔的颈前路手术法，采用此法时手术野不仅窄而且深，不易缝合硬膜，但使用肌膜封闭硬膜缺损部再加以缝合，同时兼用脊髓引流（Spinal Drainage），这对预防脑脊液漏有效，运用在深部的血管吻合技术，使用肌膜等将硬膜缺损暂时缝合关闭也绝不是不可能的。

五、脑脊液漏术后早期诊断及治疗

通过术后对手术部位的严密观察，脑脊液漏（假性脑脊膜膨出）的诊断还是容易做出的。但是在早期只根据手术部位的情况是不易做出诊断的，如果患者述说术前未曾有过的神经根性疼痛，就应怀疑该神经根近旁有脑脊液漏，应使用 CT 扫描、MR、脊髓造影等进行检查，一般能够确诊。

脊椎手术后并发的早期假性脑脊膜膨出的治疗曾试用许多方法，但都没有肯定的效果。也有反复经皮穿刺排液，同时压迫手术创口的方法，但感染的危险性很大，并不值得推广。自手术切口漏出脑脊液时，即使再次缝合皮下组织和皮肤，只要不封闭漏孔，脑脊液就会反复积留。一般最常用的方法是脑脊液引流。手术中切开硬膜或者钻等刺破了硬膜时，用前述方法修复破损部分后，手术后立即从腰部向蛛网膜下腔插入导管，持续引流脑脊液。导管留置期间要卧床休息，理想的脑脊液流出量为每天 100 ~ 200ml，留置时间一般定为 5~10d。在拔出导管的前一两天先封闭导管，肯定脑脊液漏已被封闭后再拔出导管。引流时脑脊液流出过多，则出现头痛、恶心、呕吐和神经根激惹症状等，此时可调整排液袋的高度减少排液量，或者拔出导管就能改善症状。引流一周左右症状仍无改善的征兆时，不可徒劳地延长引流时间，要再次切开，缝合和关闭漏孔。形成假性脑脊膜膨出时，打开囊肿就能比较容易地查出漏孔，如硬膜缺损部分是一般的刺破，可把周边的结缔组织包括在内进行缝合。但是，如缺损较大，则采用周围的肌膜或股四头肌肌膜做肌膜瓣闭锁，基本上可以治愈脑脊液漏。如术中能完全缝合关闭硬膜，则不留置引流管，只对封闭不够理想而又未查出漏孔部位的患者施行脊髓引流。也有报道使用硅制导管要比使用聚四氟乙烯和聚乙烯制导管（由于碎屑或纽结等）引起的故障少。

术后脑脊液漏是重要的并发症，尽管如此，却有受到忽视的倾向。只要是参加过脊椎脊髓手术的外科医生，都会有一些痛苦的经验。一旦并发本病就要推迟下床活动，甚至需要再做手术，给患者精神上和肉体上带来很大痛苦，并且大大延长康复过程，因此在手术过程中要最大限度地预防此并发症的发生，一旦发生就要尽快地给予处理。

六、术后脊液漏经皮蛛网膜下腔引流术病例选择

（一）概述

术后脊髓漏是脊膜炎及创口感染的原因，也是术后危险的并发症，关键在于预防，但无论怎样注意有时也是不可避免的。现就其处置的方法——经皮蛛网膜下腔引流做一介绍。

经皮蛛网膜下腔引流是将硬膜外引流管经皮插入腰椎部蛛网膜下腔，持续排出脑脊液，使从伤口部脊髓液漏出减少，以利于创口部软组织的修复。

（二）手术适应证及时机

【术后早期】

1. 脊椎后路手术　术后持续吸引引流拔除后，从创口持续有脑脊液漏出，且漏出量多时，颈椎、胸椎部以及腰椎部、腰骶部手术时则由上位腰椎部施行本法。

2. 脊椎前路手术　颈、腰椎手术时少有脑脊液漏，临床上很少成为问题，不适宜使用本法。胸椎的开胸手术中，由胸椎引流同时，可在腰椎部并用本法，以减少由胸腔引流中脑脊液的排出量。胸腔引流拔去后留置 3~4 天蛛网膜下腔引流，使胸腔内脑脊液储留在最小限度。

【合并脊膜炎】

多次的棉布交换（换药）与预防性使用抗生素。在脑脊液漏的保守治疗中会发生脊膜炎，此时创口部仍持续有脑脊液漏出时适宜本法，并进而追加抗生素的脊髓腔内使用。由脊膜炎发病致脑脊液漏停止时，不行经皮蛛网膜下腔引流而行腰椎穿刺脊髓腔内注入抗生素的办法。

【术后创口修复后的假性脊膜瘤】

创口愈合后脑脊液仍持续贮留，形成假性脊膜瘤时多数情况下可等待其自然消退，穿刺排液无效时，也可等待其自然消退。但有时假性脊膜瘤在术后瘫痪加重或出现新的神经障碍时则应行外科修复。

【术后发生脊液漏高危病例的预防】

在硬膜内脊髓肿瘤的多次手术及硬膜修复时，对术后易发生脊液漏的高危病例要采取预防措施。

（三）必须的物品及器具

为预防逆行性感染，一定要使用一次性制品

1. 一次性 17 号 Tuohy 针（硬膜外穿刺针）；

2. 一次性持续硬膜外插管；

3. 一次性脑室吸引装置　脑室引流装置，完全密闭式，由已灭菌的一次性包与管构成，与持续硬膜外吸引管连接，管子中间有一处逆流防止瓣，管子中间有采取脑脊液及注入用三通活塞；

4. 小缝合包　持续硬膜外导管固定于皮肤；

5. 一次性小引流管　密闭持续硬膜外引流管。

七、经皮蛛网膜下腔引流术实际操作技术

（一）Tuohy 针的蛛网膜下腔穿刺

颈、胸椎部手术中由腰椎部，腰骶椎部手术中由上位腰椎部棘突间，用 Tuohy 针穿刺蛛网膜下腔，穿刺与普通的腰穿同。

（二）持续硬膜外引流管插入蛛网膜下腔

穿刺 Tuohy 针确认脑脊液流出通畅后，将持续硬膜外引流管插入蛛网膜下腔。由插入长度减去 Tuohy 长度值即为进入蛛网膜下腔内的长度。常要进入蛛网膜下腔 5cm 以上。引流管插入与手术创部相反的头尾侧方向。

（三）持续硬膜外引流管的皮肤固定

用细线将持续硬膜外引流管固定于皮肤，在引流管穿刺部位与皮肤固定部位将一次性小引流管固定住，用棉纱盖上保护。

（四）持续硬膜外引流管及脑室引流套装的管与引流袋相连接

引流袋放在床下，以便重力吸引，故床要尽可能高，以引流袋高度来调节引流量。

（五）脊髓液排液量的调节与引流留置时间

第一天排液量的目标为 300~350ml, 第二天以后每日量为 100~200ml。低颅压致头痛、呕吐持续时，提高袋的高度以减少排液量。脑脊液每小时排液量变动不大，每 6h 对排液量进行调节。引流留置期间到第四天仍安全，第五天以后则发生逆行性的感染率增高。Tokuhashi 病例则以两周为最长，原则上以五天为准。引流留置期间卧床安静，可侧卧及将床抬高至 60°，引流期间每日补液量为 500~1000ml，尤以低颅压致头痛、呕吐时可补 5% 葡萄糖液，从引流日起预防性静脉点滴抗生素 2~3d。同时连续每天或隔日查血常规、血沉、电解质、脑脊液中细胞数、蛋白及细菌培养。一旦出现逆行感染症状，要尽早脊髓腔内使用抗生素并拔去引流管，如仍需引流及则从别的部位

重新插入。

通常在行本引流术后第二天起创口部脊液漏出停止，如引流 2~3d 后创口部脑脊液漏出仍不停止或硬膜修复仍不充分，应考虑直接追加硬膜修补，在直接硬膜修补术后 3~4d 仍需持续蛛网膜下腔引流。

（六）蛛网膜下腔引流的拔除

拔除引流后覆盖上厚纱布，如拔除后出现低颅压致头痛、呕吐时，可每天输入 5% 葡萄糖生理盐水 500~1000ml。

（七）并发脊膜炎时

行蛛网膜下腔引流及脊膜腔内抗生素注入时，要考虑致病菌的敏感性及神经组织的毒性，故耐药性及神经毒性小的硫酸庆大霉素较常使用。将硫酸庆大霉素 4~5mg 溶于盐水 2~5ml，由脑室引流套装的三通活塞缓慢注入。使用次数重症时 1~2 次 /d，连续三天，症状减轻后隔日一次使用 2~3d，重症者同时使用免疫球蛋白。必要时行气管内插管进行生命管理，连日检查血常规、血沉、电解质、脑脊液细胞数、蛋白及细菌培养。

（八）疗效

经皮蛛网膜下腔引流术，不论术后脑脊液漏的病情如何以及时间的长短，都是有效的，但要充分注意逆行感染的危险性，因而要慎重进行。酌情投予广谱抗生素，亦可配合高压氧疗法。

第五节　胸椎手术术后并发气胸和乳糜胸

胸椎椎体本身具有病因的疾病是经前路直接手术的适应证，为了达到手术的目的，一般常用开胸法通过胸廓入路。但是胸椎被胸腔内重要脏器和组织所包围，所以伴有术后发生严重的并发症的危险。在胸椎前方做手术时，必须熟知其局部解剖，手术操作要小心谨慎，以防止并发症的发生。一旦发生就要迅速做出诊断，并给予适当的处理。

一、气胸病理形态

胸膜腔是由胸膜的壁层和脏层构成的密闭腔，其内压正常时为负压。气胸是指胸膜腔内有空气积留的状态。根据其发生原因大体上分为自发性气胸和外伤性气胸。手术后气胸属于外伤性，空气是由胸膜的脏层或壁层两种经路进去的。在胸椎前方手术时常常是由于损伤了壁层胸膜而使外界的空气进入胸膜腔内。损伤脏层胸膜后由肺进来空气所形成的术后气胸，是因损伤了肺组织而发生的。脊椎结核和脊椎肿瘤如与肺组织有高度粘连，其病灶清除和根治手术则可引起术后气胸。麻醉中肺部的压迫损伤也能成为病因。偶尔也有老年人或并发肺内病变患者发生的术后气胸。

二、气胸症状与判定

（一）临床症状

由于肺萎陷的程度不同，有的没有症状，有的有胸痛和呼吸困难，严重的则出现呼吸循环障碍、紫绀，甚至休克。

（二）诊断

诊断术后气胸时 X 线照相是必不可少的，在 X 线照片上可看到肺萎陷和胸膜腔内的空气影像。典型的是相当于萎陷肺外缘的弓状胸膜影与其周围缺少肺纹理的无血管区，彼此间界限分明。肺萎陷程度轻时常没有症状，仅靠听诊和叩诊不易诊断出来。有进行性呼吸循环障碍时，确诊有无张力性气胸是左右生死的关键。

张力性气胸时病侧肺完全萎陷，纵隔明显地向对侧移位。

三、气胸治疗

气胸的治疗原则是将胸膜腔内压转为负压，使萎陷的肺脏能再次膨胀。术后气胸的肺萎陷程度多较轻，保持安静、留置胸膜腔导管引流等保守疗法就能使之改善。对胸椎病变采取开胸手术经胸膜外进入法治疗时，即使没发现有胸膜损伤，术后也要放置胸膜腔引流管进行排气，并利用胸部X线照片确认肺的膨胀，这点非常重要。发现有肺组织损伤时要放置胸膜腔引流管，利用水瓶密封或负压进行持续性吸引，以待穿孔之处自然闭锁。虽然使用胸膜腔持续引流，但空气漏出连续一周以上，肺脏仍然得不到充分膨胀，或者是血气胸持续出血等时，应开胸缝合，关闭空气漏出和出血部位。

四、乳糜胸相关解剖和生理

胸导管始于 L_1 乃至 L_2 平面的乳糜池，自腹主动脉的背侧稍稍偏右而上行。穿过横膈的主动脉裂孔进入胸腔，夹在胸主动脉和奇静脉之间自胸椎前右方上行，在气管分支稍下方的 T_5 水平向左侧交叉，通过主动脉弓的背侧自食管的左侧上行，到达 T_1 乃至 C_7 之后，自左锁骨下动脉和左颈总动脉之间向腹侧转回，在左颈内静脉和左锁骨下静脉的分支处开口于静脉（图 4-9-1-5-1）。但是在胸导管起始的乳糜池到其终端的形态和走行上也有不少异型和重复型。

胸导管壁肌每隔 10~15s 收缩一次，这是乳糜流动的最重要的动力，另外如肠管运动、腹压与胸腔内压差等也与乳糜流动有关。胸导管的内压一般是 0.98~1.96kpa（10~20cmH_2O），在闭塞时可达 4.9kpa 50cmH_2O。乳糜的流量可因摄取食物和水分而增加。人的乳糜流量是 14~110ml/h，24h 可达 2500ml。胸导管损伤时每天能吸引出 2~3L 的乳糜液。乳糜的性状呈乳白色外观，加入乙醚后变为透明。乳糜含有 0.4~6g/dL 的脂肪，食入脂肪的 60%~70% 都通过胸导管。乳糜还含有蛋白、糖、尿素氮、电解质和酶等。淋巴细胞数是 400~6800/ml。

五、乳糜胸病理特点

乳糜胸是指乳糜自胸导管流入胸膜腔而积留的状态。乳糜胸根据其发生原因可分为外伤性及非外伤性者，但以外伤性为多见。多发生在食管、心脏、大血管和肺等的开胸手术之后，也有并发于胸部外伤和胸椎外伤的。随着胸椎外科开

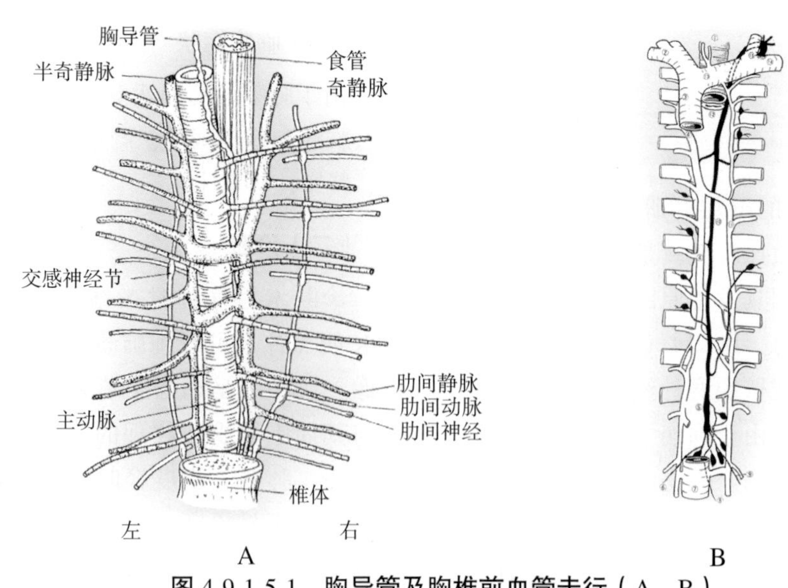

图 4-9-1-5-1　胸导管及胸椎前血管走行（A、B）

胸手术的增加，术后乳糜胸的发生也时有报道。Fujimura 在胸椎开胸手术 320 例中有一例术后乳糜胸，在胸椎损伤 91 例中发现二例外伤性乳糜胸，中国康复研究中心胸椎损伤病例中曾发生一例。从胸导管的走行来讲，在低位胸导管损伤时乳糜胸多发生在右侧，高位胸导管损伤时多发生左侧，但因有异型走行，故不能一概而论。

六、乳糜胸症状与诊断

（一）临床症状

乳糜胸多在术后一周左右发病，其症状与胸腔积液时相同。乳糜漏出快而有大量积留时，则引起呼吸急促、心动过速和呼吸困难等症状，如拖延治疗，则将发生反常呼吸、紫绀和休克等。大量积液的症状是由肺膨胀不全、纵隔偏移和体循环血量减少等引起的，乳糜漏出如长期持续则将发生营养障碍。

（二）诊断

早期发病时根据胸膜腔引流排出液体的性状能比较容易地做出诊断，但是如果没有考虑到乳糜胸就可能延误诊断。X 线照片有胸水积留影像及胸腔穿刺液体证明为乳糜就可确诊。乳糜呈乳白色或为乳白红褐色，无臭，在显微镜下可查出淋巴细胞和苏丹（Sudan）Ⅳ染色阳性的大量脂肪细胞，加入乙醚则变为透明。乳糜中的脂肪多为中性脂肪，要比血中的中性脂肪值高，用胸导管造影能查出乳糜溢出部位。

七、乳糜胸治疗

乳糜胸的治疗原则是使肺再次膨胀，制止乳糜漏出及改善因丢失乳糜所引起的营养障碍。术后乳糜胸的治疗方针是首先用保守治疗以期乳糜漏出部位的修复，但对于保守治疗无治愈倾向、全身状态有恶化倾向者，以及肺膨胀不全无改善等病例应考虑手术治疗。保守疗法基本上是排除胸膜腔内积留的乳糜和消除乳糜丢失对营养的影响。在胸膜腔留置引流管，用 -0.98~1.47kpa-10~-15cmH_2O 负压进行持续性吸引，以期通过肺重新膨胀来关闭死腔，通过胸膜的粘连来修复胸导管的漏液部位。导管引流使胸膜腔变为负压，这会增加乳糜的漏出量，但是为使肺重新膨胀，还是要坚持低压持续吸引。为了利用胸膜粘连来促进乳糜漏出部位的修复，可将四环素、Broncasma Berna 等溶于生理盐水，自引流管注入胸膜腔内。由于乳糜的漏出能丢失很多蛋白、脂肪、糖和电解质等而发生营养不良，所以调整营养是必不可少的。食入脂肪时能加大乳糜的流量，为了减少乳糜流量，应以低脂肪、高蛋白和高碳水化合物的饮食为主。中链甘油三酯乳能不经胸导管而直接被门脉系统所吸收，故能减少乳糜的流量，而口服又能达到补给热量和脂肪的目的，应推荐给乳幼儿使用。但目前一般都避免进食而广泛地采用中心静脉营养法。如果乳糜漏出部位得到修复，排液量就很快减少。如 X 线照片上出现肺膨胀且不再排出液体时可拔掉引流管。

手术治疗时应慎重选择适应证和术式。Selle 等将以下情况定为手术适应证，即成人排出乳糜液在 1500ml/d 以上和小儿在 100ml × 年龄 /d 以上，并持续排出五天以上、乳糜排出两周以上而排出量不见减少者及营养障碍明显者。Robinson 则认为乳糜排出在成人为 500ml/d，在小儿为 100ml × 年龄 /d，且持续排出 2~3 周以上时应做手术，如乳糜胸为多房性或乳糜中含有纤维蛋白凝块时应早期手术。术式则采用开胸手术，如能查出乳糜漏出部位，则将其结扎，如不能查出时，则在横膈上面将胸导管结扎。

八、胸导管损伤致乳糜胸典型病例介绍

男性，50 岁，工人。于 1990 年 2 月 4 日因交通事故致 T_9、T_{10} 骨折脱位，右第 8~10 肋骨骨折，血胸，T_{10} 脊髓损伤（完全性），伤后六天转入中国康复研究中心，检查：见 T_{10}、T_{11} 以下温、痛、触觉消失，双下肢肌力 0 级，下腹部肌肉及腰方肌 0 级，下腹壁反射消失，双足下垂，球海绵体反射及肛门反射阳性，膝腱及跟腱反射消失，

Babinski 征阴性。CT 为 T_{10} 爆裂骨折及椎板、右肋椎关节、右椎弓根与横突骨折，椎管内骨折块压迫脊髓。入院后连续五天胸腔穿刺共抽出 1660ml 血性液体，于入院后第九日行 T_9、T_{10} 椎板切除减压，脊髓探查，Luque 棒固定。术后 14 天胸片见右侧胸腔大量积液，B 超发现胸腔积液已包裹并分隔，4、5 肋间腋后线距胸壁 6cm 处有液腔。胸穿液乳糜试验阳性，被确诊为右 T_9、T_{10} 胸导管损伤，乳糜胸，两天内又抽出 1080ml 乳糜胸水。

4 月 7 日（伤后两个月）全麻下行右侧开胸，术中吸出乳糜胸水 500ml，于 T_8~T_{10} 之间有一张力较高的囊肿（10cm × 4cm × 4cm），切开囊肿，找到破裂之胸导管，将其双重结扎并以荷包缝合两次，同时行 T_9-T_{10} 椎间植骨。术后右肺膨胀良好。术后两周已能坐轮椅离床活动。

第六节　髂骨取骨部位并发长期疼痛的病因及防治

一、髂骨取骨并发症概述

在各种脊椎疾病时，患病脊柱的不稳定性常常成为疼痛和神经障碍的原因。对此广泛使用的手术疗法是脊椎固定术。在这种脊椎固定术中原则上是要使用移植骨的，一般是使用自体骨。自体骨的采用部位有髂骨、腓骨和肋骨等，但是经前路固定脊椎时多自髂骨的前方部位取骨，而经后（侧）路固定时多自髂骨的后方部分取骨。有关髂骨取骨后的并发症中，以取骨处的疼痛最为多见，据称术后持续 3 个月以上的采骨处疼痛者多达 15%~30%。

二、髂骨前部取骨后取骨部位疼痛概况及原因

（一）概况

经前路脊椎固定术所用的支撑性移植骨要有较大的力学强度，因此，一般都使用自髂前上棘采取的全层骨片。再有胸椎和腰椎的外伤或退行性疾病做经前路神经减压之后，或者切除脊椎肿瘤之后经前路再建脊柱时缺损较大，需要大量的移植骨，而且要从髂前上棘采取较大的全层骨片。

（二）原因

自髂骨前部分取骨后疼痛的原因大致有二：即由手术操作引起的和取骨本身的结果。

【手术操作引起的取骨部位疼痛的原因】

1. 有痛性瘢痕；
2. 神经损伤：股外侧皮神经和髂腹股沟神经等的损伤；
3. 臀中、小肌的功能不全等。

【取骨本身引起的取骨部位疼痛的原因】

1. 骨缺损引起的术后变形；
2. 残存的髂嵴（尤其是髂前上棘）发生骨折，主要是在采取全层骨片时发生问题。

三、取骨处疼痛预防和治疗

术后取骨处疼痛的对策以预防其发生最为重要。运用正确的操作进行取骨就能防止因手术操作引起的术后取骨部位的疼痛。其关键是第一要在髂嵴下两横指处与髂嵴平行做皮肤切开。手术书所写是在髂嵴上做皮肤切开，这样的皮肤切开能形成术后疼痛性瘢痕，由于与衣服和床等的摩擦而容易产生疼痛，因此，应避免使用这种皮肤切开。其次是应注意髂嵴的暴露范围，即不要暴露髂前上棘 3cm 以内的部位，这是因为在髂前上棘附近取骨能发生直接损伤或瘢痕引起的绞窄，从而导致发生股外侧皮神经麻痹的危险，此神经自 L_2 及 L_3 神经根分出后，即沿腰大肌外侧缘下行，通过髂肌的表面，通常是在髂前上棘的内侧通过

腹股沟韧带下面（图 4-9-1-6-1）。必须经常想到此神经约有 10% 的走行异常，即在髂前上棘约 2cm 侧方横穿髂嵴之上。第三是为暴露髂嵴而剥离臀小肌和腹肌群时，必须在骨膜下进行。这在防止出血和血肿形成上很重要。在剥离后进行暴露时，必须注意不可用力牵引肌肉，以免引起因压迫导致的神经损伤。最后是关闭手术创口时要严密缝合肌层和筋膜。肌层如不能充分覆盖残存的髂嵴时，容易残留术后压痛。如果肌层的缝合不够充分，术后会发生臀中、小肌功能障碍，因而引起步行时疼痛。为了正确地再缝合肌层，也需要在骨膜下进行剥离。

股外侧皮神经损伤症状：感觉异常性大腿外侧痛，其疼痛、麻木感和刺痛样（火辣辣的）感觉异常，不需要特殊治疗，一般多在三个月内自然缓解。在髂前上棘附近的压痛部位注射局麻药或类固醇也有效。偶尔也有严重的症状持久不愈，此时则需要做股外侧皮神经的神经剥离或神经瘤切除。

取骨本身引起的取骨部位疼痛主要发生在采取全层骨片之后。残存髂嵴的骨折是由缝匠肌和阔筋膜张肌的牵引力所引起的疲劳骨折。如前所述，如能在髂前上棘 3cm 以外的髂嵴部位取骨，就能防止这种骨折的发生。如果有骨缺损引起的术后变形，就会经常出现压痛和不适感，也常遗留下步行时疼痛以及穿衣卧床等引起的疼痛。因此要做骨黏合剂的充填，以及利用人工骨再建骨缺损部分。在再建髂嵴骨缺损部分时可使用含有磷灰石和硅灰石的玻璃烤瓷所制成的人工骨。这是具有机体活性的烤瓷，有着良好的机体亲和性，它比羟基磷灰石能更快、更牢固地与骨直接结合。而且还有骨传导性能，在其周围发生旺盛的骨质新生。它比人的皮质骨具有更大的机械性强度。这种人工骨在许多单位的临床试用中都收到极为良好的近期效果。Asarlo 等术后观察两年以上的 50 例中有 96% 获得良好髂骨重建的外观，没有

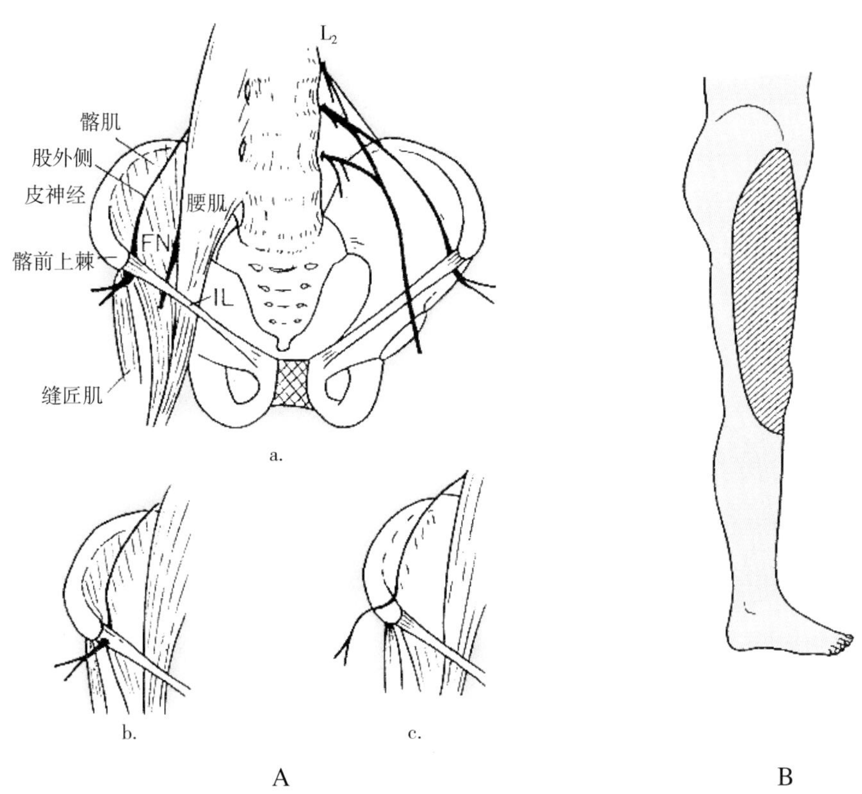

图 4-9-1-6-1　股外侧皮神经示意图（A、B）

A. 股外侧皮神经正常走行及其变异：a. 正常走行；b. 走行于腹股沟韧带内；c. 走行于髂骨翼上；B. 股外侧皮神经感觉支支配区

自发痛。90% 的患者没有压痛，94% 的患者没有异物感。有压痛及异物感的患者其程度也很轻，且不影响日常生活。X 线检查时只有 2% 的病例在人工骨与髂骨之间有 1mm 以上的透明带。相反，在 96% 的病例可以看到人工骨周围有中等程度以上的骨质新生。未发生人工骨的移动和脱位，完全没有出现人工骨引起的局部红热等并发症。髂骨人工骨对于防止取骨处疼痛以及髂嵴缺损的再建是有良好效果的。

四、髂骨后部取骨后疼痛概况与原因

（一）概况

一般在俯卧位下经后路进行脊椎固定时，为了得到足够量的移植用松质骨，常在髂嵴的后部分取骨，主要是采取半层骨片和松质骨，取骨本身很少引起取骨部位疼痛，其最主要的原因是臀上皮神经的损伤。

（二）原因

因手术操作引起取骨部位疼痛的原因有两方面。

1. 疼痛性瘢痕；
2. 臀上皮神经损伤。

与髂骨的前部取骨时相比较，疼痛性瘢痕较为少见，但有时在术后的外固定（着装支具或支架）期间发生疼痛。臀上皮神经是 $L_{1\sim3}$ 神经后支的外侧支，分布在臀部上方的皮肤。因此在损伤此神经时就在臀部上方发生广泛的疼痛或感觉异常。取骨本身引起的取骨部位疼痛的原因有骶髂关节损伤等。

五、髂骨后部取骨后疼痛预防和治疗

与髂骨前部取骨相同，预防术后取骨部位疼痛是最好的对策。与髂骨前部相比，虽然发生频率较低，但为了防止疼痛性瘢痕的发生，也应该把皮肤切开放在后部髂嵴的稍下方进行。为了避免损伤臀上皮神经，不可把皮肤切开，自髂后上棘向侧方延伸到 8cm 以上（图 4-9-1-6-2）。必须在骨膜下自髂嵴剥离臀大肌，这不仅是为了防止出血以及能够牢固地再缝合臀大肌，也是为了防止损伤臀上皮神经。对于臀上皮神经损伤引起的疼痛和感觉异常，局部注射局麻药和类固醇制剂有效，对于无效的病例有时需要切除神经瘤。取骨时如过度波及内侧或远位，则有损伤骶髂关节和坐骨切迹的危险。这就会引起骨盆不稳定，继发骶髂关节的变性、耻骨的疲劳骨折以及耻骨联合的半脱位，从而成为发生疼痛的原因。在暴露骶髂关节时特别要注意避免损伤长、短骶髂韧带，

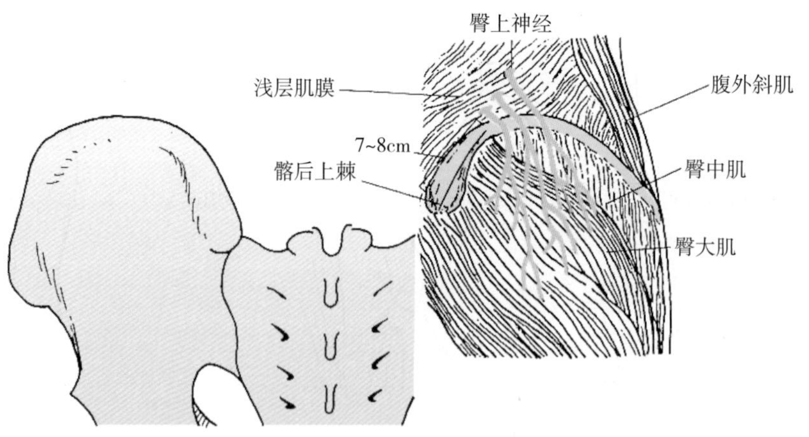

图 4-9-1-6-2　臀上神经示意图

臀上神经的走行，切皮延至髂后上棘外侧 7~8cm 处有损伤臀上神经的危险

保守疗法无效时可做骶髂关节固定术。

无论是从髂骨的前部或后部取骨，都要掌握其正确的解剖结构，并运用准确的手术操作进行取骨。从髂骨的前部取骨时要注意不可损伤股外侧皮神经，从髂骨后部取骨时不可损伤臀上皮神经。从髂嵴的前部采取全层骨片后进行骨缺损部再建时，从防止取骨处疼痛等来说，使用人工骨是有效的。

第七节 术后深部静脉血栓并发症的防治

一、DVT并发症防治概述及发生率

在髂总静脉乃至股静脉所发生的下肢深部静脉血栓（DVT）有引起致命性肺栓塞的危险，而且也能遗留慢性下肢静脉循环障碍，是手术后严重的并发症之一。

本病的发生率可因手术部位、手术方法、术后疗法以及诊断方法的不同而有差异。Tubiana 等报道在整个脊椎的各种手术中发生频率为 4.4%，佐佐木等报道腰椎手术时为 3.3%，Kostuik 等报道成人侧凸手术时为 2.8%。Takahata 等调查脊椎各部位手术整个为 0.8%，腰椎手术时为 1%。

二、发生DVT危险因素

关于 DVT 的发病原因在 19 世纪中期已由 Virchow 提出以下三点：

1. 血行瘀滞；
2. 血管内壁的损伤；
3. 血液性状的变化。

其后也大都集中上述三点上。根据此观点来讲，在脊椎外科中，俯卧位使用支架 (Frame) 时对静脉的压迫，仰卧位时在术中对深部静脉的压挤操作，以及术后卧床休息等都能成为发生 DVT 的诱因。

DVT 多发生在左侧，这种左右之差的原因有人作如下解释（图 4-9-1-7-1）。1965 年 Coekett 等人根据静脉造影所见指出左髂总静脉受到右髂总动脉的压迫，称之为髂部压迫综合征（Iliac Compression Syndrome,ICS）。Takahata 等在腰椎前方固定术前所做的静脉造影中，也发现约有半数病例出现 ICS。在静脉造影上可以认为 ICS 是发生 DVT 的危险因素。

根据 Coon 的流行病学调查，DVT 发生的危

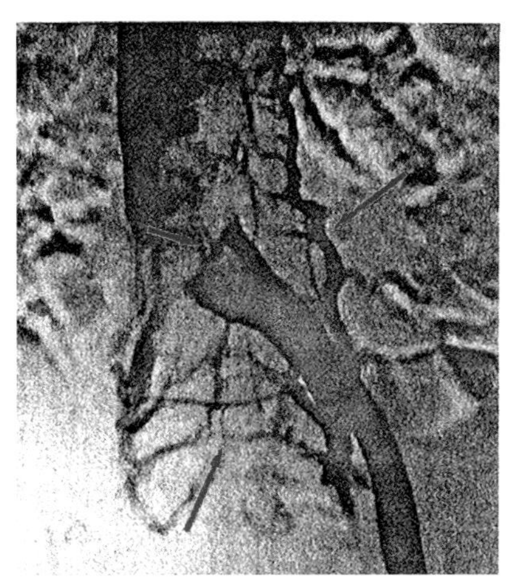

A

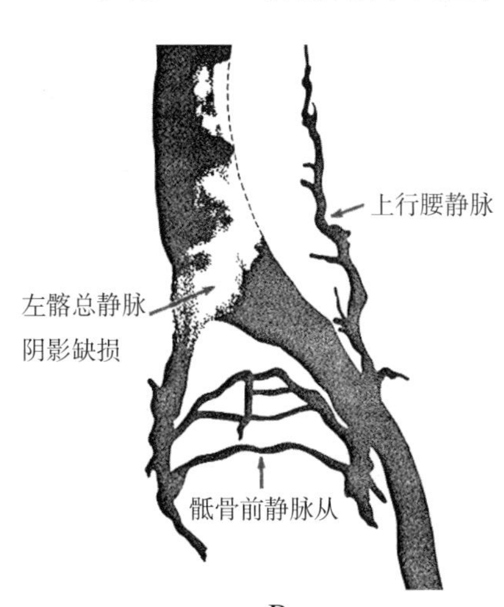

B

图 4-9-1-7-1 髂部压迫综合征（A、B）

A. 髂部压迫综合征（Iliac Compression Syndrome，ICS）静脉造影显示被右髂总动脉所压迫的左髂总静脉出现缺损影和扁平化引起横径扩大；B. 腰升静脉和骶前静脉丛等侧支循环显影

险程度在有血栓病史者增高3~4倍，有心脏病的并发症者增高3.5倍，有恶性肿瘤者增高2~3倍，有静脉曲张者增高2倍，肥胖患者则增高1.5~2倍。老年人的危险程度也要增高。

三、DVT诊断

DVT的临床症状一般是在术后第二至三周出现，伴有肿胀的下肢胀满感和疲劳感及自腹股沟到大腿上部的疼痛等，同时也有体温升高的。

临床检查有Hohman征（伸直病肢、将踝关节背屈时出现腓肠肌（小腿肚）疼痛）和Lowenberg征（在小腿处缠上血压计，升至100 ~ 150mm/Hg时小腿以下部位出现疼痛）等，但一般认为临床症状和临床检查出现假阳性和假阴性很多，其50%以上是不可靠的。现在所用的最灵敏的方法是^{125}I-纤维蛋白原吸收试验，是损伤较少的良好诊断法。但如是底数（Backgrownd）计数高的组织，即主动脉、膀胱、水肿和血肿等时就出现假阳性，这是其缺点。另一方面，静脉造影是个可靠的检查方法，但是损伤较大，很难用于全部病例，而且碘过敏患者又不能使用。实际上出现临床症状的患者用静脉造影是能确定诊断的。

四、DVT预防方法

作为物理方法最重要的是在术中要尽可能地防止对深部静脉的损伤和血流瘀滞，因此要把暴露部位限制在最小限度，而且要在较短时间内完成保护性操作。术后要尽量防止静脉瘀血，首先是要尽力做到早期下床活动，使用内固定器械者可以早期离床活动。穿弹力长袜或用弹力绷带，在床上进行下肢的主动运动，尤其要做左下肢主动运动（因此，原则上要自右髂骨取骨）。注意避免在下肢静滴。

利用药物预防时可给予抗凝血药（肝素、华法林）低分子右旋糖酐、抗血小板凝聚药（Aspirin、Ticlopidine或Cilostasol等），但是在临床上还没有肯定的给药方法。抗凝血药有加大术后出血量以及诱发出血性疾病等危险，故以抗血小板凝集药为首选药物，对于DVT高危险率的患者再给予抗凝血药。

五、DVT治疗

为了防止血栓的发展，可给予抗凝血药和抗血小板凝集药。如果在症状发生后两天以内，可试用纤维蛋白溶解药尿激酶。血管外科的手术有血栓切除术和分流术（架桥术、分流术）等。对于下肢的处理和预防方法一样，要使用弹力绷带或弹力长袜，训练下肢的主动运动等都很重要。要经常想到有发生肺栓塞的危险，进行胸部X线检查、血液气体分析、心电图以及肺闪烁扫描等，可疑时要利用肺动脉造影进行诊断。

第二章　与内固定相关并发症

第一节　脊椎固定术对相邻椎节的不良影响

一、脊椎固定术对相邻椎节影响概述

众所周知，脊椎固定是广泛应用于颈椎和腰椎疾病治疗的方法之一，特别是经前路减压兼固定术是经常用于治疗颈椎病和颈椎间盘突出症等颈椎疾病的手术方法。最近也常用椎弓根螺钉的固定术治疗腰椎退行性疾病。但是在使用脊椎固定术时，从长期来看，一直让人担心的是对固定椎体的邻接椎体的不良影响以及成为某些症状的原因。但是关于这些情况的报道却意外的少。

二、颈椎固定术后对邻接椎体的影响

Satomi 等报道了六例患者，他们在做了经前路颈椎固定术后，由于固定的椎体对邻接椎体的影响而成为新的病因，又做了第二次手术。这种病例在庆应大学医院 22 年间所做的经前路颈椎减压兼固定术（ASF）216 例中发生三例，其发生频率为 1.4%，另外三例是在其他医院做的第一次手术，迄今所经历的六例，其中男 4 名，女 2 名，初次手术时的年龄是 36~50 岁，平均为 43 岁，较为年轻。初次手术前的神经症状是神经根病一例和脊髓病五例，术前颈髓病的 JOA Score（日本整形外科学会治疗成绩评分标准）是 4~14 分，平均为 9 分。术前的影像诊断是颈椎病三例，颈间盘脱出三例。各个病例的椎管都变窄，椎管前后径在 12mm 以下者有三例。

由于当时对椎管狭窄的概念薄弱，所以第一次手术时全部病例做的都是经前路颈椎减压兼固定术（ASF），固定一个椎间隙者二例、两个椎间隙者三例、三个椎间隙者一例。初次手术后的症状改善为 33%~82%，平均改善率为 60%。但是以后经过 4~17 年，平均 10 年间，症状再次恶化，遂第二次住院。此时的 JOA Score 为 8~12 分，平均为 9 分。影像诊断查出的病变部位是第一次 ASF 的邻接椎间，即固定 C_5~C_6 和 C_6~C_7 的二例的上一椎间隙 C_4~C_5、固定 C_4~C_5 和 C_5~C_6 一例的下一椎间隙 C_6~C_7，固定 C_2~C_3、C_3~C_4 和 C_4~C_5 的一例的下二个椎间隙 C_5~C_6 和 C_6~C_7 以及固定 C_5~C_6 二例的上一椎间隙 C_4~C_5 和下一椎间隙 C_6~C_7，此二例中的一例 C_7~T_1 也有病变，计三个椎间隙。各个病例都标记有椎间狭窄、后方骨刺或椎间盘向后方膨出。第二次手术时又都做了 ASF。第二次手术后的症状改善率为平均 66.7%。比较第二次手术后和初次手术前的症状时，症状改善率只停留在 55.5%，但是考虑到经过时间平均为 13 年这一事实，也就不能否定长年的影响。

测定各个病例的第二次手术前各椎间的移动范围时，发现固定两个椎间以上的病例，其上或下的某一椎间的移动以及固定一个椎间隙的病例，其上下两椎间的移动都比其他椎间为大。其中三例在椎间盘造影上看到造影剂流到硬膜外，遂诊断为椎间盘突出。另有二例在初次手术后仍

继续来门诊看病，经过定期 X 线照相检查发现，一例固定椎体的上一椎间的移动范围和另一例固定椎体下一椎间的移动范围都明确地看出逐渐增大，显示出这种增大与这些椎间的新的病因之间有着密切关联。

三、腰椎固定术后对邻接椎体的影响

对青壮年人的椎间盘突出等做腰椎固定术后，在 X 线照片上出现固定椎体的邻接椎体椎间隙变窄，发生骨刺，不稳定性加大，以及出现滑脱移位等变化，是问题的所在。对年龄较大的患者做椎体滑脱移位等的固定术时，发生椎管狭窄是主要问题。但是很少因为这些病需要做第二次手术。

Satomi 等经历过二例在固定椎间的上一位椎间发生了滑脱移位和三例发生了椎管狭窄。其中有三例是退行性滑脱移位和一例是分离性滑脱移位。从第一次手术到第二次手术的经过时间是 12~22 年，平均为 15 年，经过的时间是非常之长。

四、脊椎固定术对相邻椎节影响发生机制及处理对策

随着手术器械、麻醉以及手术操作等的进步，近年来广泛地开展了脊椎手术。但是手术后症状完全没有好转，或者一时得到改善而后又恶化，都不得不再次手术的情况并不少见。这些手术效果不良的原因可以是经前路颈椎手术时有由于移植骨滑脱移位等手术操作引起的术后早期并发症，或是因为不重视椎管狭窄导致症状改善不够充分的病例等。经后路颈椎手术时，由于手术中的 C_5 或 C_6 神经根障碍引起的肩胛带肌力降低等手术后的神经并发症，以及颈椎后凸加大引起的长期术后症状恶化等。

腰椎手术后的问题有看错手术部位，突出的椎间盘没有切净而有残留以及发生静脉血栓等术后的早期问题。此外还有突出的复发、椎间盘病的进展以及发生椎管狭窄等术后的长期问题。

颈椎和腰椎的固定术都能对邻接椎体有不良影响。Satomi 等所报道的六例经前路颈椎固定后引起邻接椎体的新退变，但是一般认为颈椎的椎间固定术后，其上下椎间的移动范围增加是一种生理性代偿作用。大熊根据颈椎病 67 例的 X 线测量认为固定一个椎间隙者其邻接椎间不出现移动范围的增加，但是在固定两个或三个椎间隙的病例中，固定上一位颈椎者在其下一位椎间，固定下一位颈椎者则在其上一位椎间出现移动范围加大。Satomi 所报道的病例特点是固定一个椎体者，其上下多数椎间出现移动范围加大，固定二个椎间以上者，其上下的某一邻接椎间出现移动范围逐渐加大的情况。因此在预防上，对于已做完固定术症状有所改善的患者，也要让他们定期来院检查，每隔 1~2 年照一次 X 线相片，检查有无移动范围突然增大的椎间隙，如有这样的椎间隙，可暂时安装颈部支具观察经过，固定椎体的邻接椎间移动范围加大而成为颈髓病的新病因，常常是椎管狭窄的患者。因此椎管横径在 13mm 以下的患者即使病变在前方，也要认真研究经前路颈椎减压兼固定术（ASF）是否合适。尤其是椎管横径在 12mm 以下者，应该选用经后路和经前路分两个阶段的减压术。从这一点来看，并发椎管狭窄的病例做了减压兼固定很担心以后会不会出现由椎管狭窄而引起的症状再次恶化。

关于经前路颈椎固定后的邻接椎间的特殊问题，松本等人曾报告做了 C_5~C_6 的 ASF 之后 9 年，患者感觉在吞咽时咽喉有不适感，这是由于邻节椎间前方出现骨肥厚（Hyperostosis）所引起的所谓 Forestier 病。

腰椎固定术后由于对邻接椎间的影响而需要再次手术的病例报道较为少见。在欧美各国不同的报道间有很大差异，也有像 Brodsky 所报道的那样，在固定术后发生较多的是椎管狭窄。但是要想到这可能与 1980 年以前的初次手术的患者在脊髓造影时所用的油剂造影剂有关。

在日本做椎间盘的固定术很少发生上述问题，宫本报道了对手术时平均年龄为 30 岁的腰椎椎间盘突出手术后 30 年后的随访，发现 L_4~L_5

固定的邻节椎间 L_3~L_4 和 L_5~S_1 椎间的全腰椎可动范围的比例增大，并举出观察经过中症状恶化的原因有 X 线查出的固定椎体的上一位椎间隙变窄、向后方滑脱移位以及前后不稳定等，而且还发现二例在固定椎体的下一位椎间发生新的椎间盘突出。但是饮岛等人报道 72 例术后平均三年两个月的短期观察和藤井等人报道 26 例术后平均 11 年的长期观察，均称邻接椎间的变窄以及椎间可动范围的增大对以后的手术效果无何影响。给青壮年做腰椎固定时，与颈椎同样不可避免地要发生固定椎的邻接椎间的活动范围增大，但是这种增大很少成为症状再次恶化的直接原因。初次手术经过长时间以后的腰椎退行性变化的进行，也就是固定椎的邻接椎间的椎弓、黄韧带和椎间关节的所引起的椎管狭窄是今后值得注意的问题，为了预防椎管狭窄的发生，和颈椎手术时同样要慎重地选择初次手术的适应证与决定固定的范围，同时还要进行术后的长期观察经过。

第二节　腰椎退行性病变器械内固定并发症

一、腰椎退行性病变器械内固定并发症概述

脊柱外科由于采用器械内固定而提高手术的效果，但是由于手术操作复杂，对患者的损伤也大，手术并发症比以往增多，这是应该认真对待的。详细掌握术前的患者状态和在充分考虑器械内固定优缺点的基础上决定手术的适应证，这应该是防止并发症发生的起点。进一步要注意的是手术操作要熟练、术中要谨慎准确地进行操作，术后要细心观察患者，不可漏掉任何细微的异常现象，一旦发现某些异常，就要迅速做出诊断和妥善处理。对待术后并发症最好的方法是，从开始就要把这种症状的原因想成是最严重的病因来进行诊断。

二、腰椎退行性病变器械内固定并发症分类

（一）术中并发症

马尾神经和神经根的损伤、硬膜损伤、血管损伤、大量出血、椎弓骨折、螺钉滑脱、植入骨的折断。

（二）术后并发症

【早期（术后未满三周）】

呼吸系统并发症、神经根痛、肠麻痹、瘫痪、胃溃疡、深部静脉血栓、手术创口感染、尿路感染、痴呆、植骨脱落或移动。

【后期（术后三周以上）】

手术创口感染、假关节、输血性肝炎、腰部紧迫感、植骨骨折、植骨脱落或移位。

三、腰椎退行性病变器械内固定并发症发生率

由美国脊柱有关学会代表成立的委员会从文献调查开始，对使用椎弓根钉脊椎固定术的可行性和实用性进行了彻底的调查，并发表了有关报道，可以说这份是目前可靠性最大的报道，他在文献调查中选用了 1984 年以后有关椎弓根钉的论文 101 篇，分为回顾性研究 66 篇，预期性研究 25 篇和其他论文 10 篇。

对于并发症的回顾性调查，探讨了 Davne 等人使用椎弓根钉的 486 例，其中感染发生率为 2.6%、神经并发症 1.1%，螺钉插入困难 8.1%、螺钉断裂 4.3% 等并发症。Esses 等人列举了美国脊柱学会会员所做的椎弓根钉 617 例，术中并发症有螺钉滑脱 5.2%，椎弓骨折 2.3%，术后并发感染发生率为 4.2%，螺钉断裂 2.9%，一过性神经症状 2.4%，持续性神经功能丧失 2.3% 等并发症。同时报道了初次手术的并发症发生率为 7.8%，而多次手术的发生率为 44.7%，两者差别很大。

对于并发症的预期性调查，Steffee 等人报

道了使用 VSP system 的 250 例患者，并发症有感染 4.0%，螺钉断裂 2.5%，血肿 1.2%，下肢疼痛和肌力降低 1.2% 等。在各种疾病之中，腰椎手术失败综合征的手术成绩优良者为 80.2%，骨融合者为 91.5%，比以往文献调查结果显著地良好的多。

调查了在 1990 年 1 月至 1991 年 12 月两年间所做的使用椎弓根钉的脊椎固定术患者，调查对象是退行性脊椎滑脱症 2633 例（其中使用椎弓根钉组 2177 例，非使用组 456 例），脊椎骨折 807 例（其中椎弓根钉使用组 586 例、非使用组 221 例）。滑脱症的骨融合率在椎弓根钉使用组为 89.1%，非使用组为 70.4%，有显著性差异。临床检查各项目结果也是椎弓根钉使用组良好，并发症有 3.5% 的一过性神经症状和 2.6% 的感染，非使用组的并发症分别为 2.7% 和 2.4%，和使用组无大差别。由植骨引起的螺钉断裂和松动分别为 2.6% 和 2.8%，对临床检查结果几乎没有影响。这个调查结论的值得注目之处是椎弓根钉法的优点超过其缺点。

四、腰椎退行性病变器械内固定并发症与术式相关性

Suzuki 等在过去的二十一年中，对腰椎不稳定、退行性脊椎滑脱症和椎管狭窄等腰椎的退行性疾病 177 例做了后路器械内固定术。

术式分别为 Zielke 椎弓螺钉法 43 例、Galveston 法 16 例和 VSP Steffee 法 118 例。其并发症发生的情况如下。

（一）Galveston 法

术后随访期间为 2~12 年，平均为 5.2 年。全部病例（16 例）都做了三个椎间隙以上的固定术。手术的平均时间为 4h，平均出血量为 1479ml。平均改善率为 66.2%。并发症有钢丝断裂四例，肝炎、假关节各一例。

（二）Zielke 椎弓根钉法

术后随访期间为 2~8 年，平均为 5.1 年。全部病例（43 例）都使用了 PLIF，一个椎间隙固定者 19 例，二个椎间隙固定者 8 例，三个椎间以上固定者为 16 例。二个椎间以下的手术时间平均为 195min，平均出血量为 399ml。三个椎间以上的手术时间平均为 315min，平均出血量为 1132ml。平均改善率为 88.1%。并发症有神经根激惹二例，连接杆断裂六例，椎弓根钉折断一例，假关节和感染各一例。

（三）VSP Steffee 法

术后随访时间为 1 年 6 个月到 6 年 4 个月，平均为 3 年 6 个月。施行固定的椎间数是一个椎间 63 例，两个椎间 34 例，三个椎间 11 例，四个椎间为 10 例。全部患者都做了 PLIF，对 91 例的椎体间衬垫使用了羟磷灰石块或者使用了 Brantigan 1/F 支架的 PLIF 夹层法，改善率为 92.9%。并发症有感染 8 例，假关节三例，神经根激惹症状三例（术中发现二例），丙型肝炎一例，腰椎前弯减少者一例，肺梗死一例，取骨部位疼痛一例。

五、预防并发症对策之一：明确手术适应证

预防并发症首先要从准确地决定手术适应证开始。手术并发症起因于患者本身并不少见，重要的是要充分掌握详细的术前病情和患者状态。尤其是老年人常在多个椎间发生变性疾病，其固定范围广手术损伤也大，所以决定手术适应证更要多加思索。对于患者呼吸循环系统疾病、糖尿病、恶性肿瘤等病史的患者，术前要充分评估骨质疏松的程度、日常活动能力以及社会和精神因素等，在充分研究后再做出手术的决定。

六、预防并发症对策之二：明确引发术中并发症因素

（一）与插入椎弓根钉有关问题

椎弓根钉插入位置和方向不够准确，在插入螺钉当时就能多少看出一些来，但是只要熟知椎弓根的解剖位置，开始就不会搞错插入部位。在

插入螺钉前一定要用探针（Feeler）确认在整个椎弓根周围都保留有骨皮质是很重要的。为了预防椎弓骨折，一定要避免使用粗螺钉强行插入。一般在 L_4~L_5 椎弓根使用 6.5~5.5mm 直径的螺钉就已够用，不会发生固定上的问题。给骨质疏松患者插入螺钉仍然发生松动而得不到固定力时，可将羟磷灰石碎片用纤维蛋白糊浆连成念珠状，从椎弓根充填之后再用螺钉固定，能得到良好的椎弓根钉固定。

（二）预防神经损伤

神经损伤的发生，如果椎弓根钉的插入没有问题，几乎都是在制作 PLIF 的移植骨槽或插入植骨块时所引起。在防止损伤神经根上，Suzuki 等用圆形神经根牵开器非常有用。神经根牵开器的使用关键是要使角的部分不触碰神经根而准确地插进去，还要定期地放松其紧张程度。损伤了硬膜而漏出脑脊液时要缝合硬膜，为了防止脑脊液再漏出，可用纤维蛋白糊浆将粉末明胶片贴在缝合部位上。

（三）防止大量出血

对软组织徐徐流出的血液及椎弓根部和取骨部的小动脉出血置之不顾，最终将导致大量出血。要用骨蜡及压迫止血，要确定出血部位后再进行彻底止血。

（四）其他

手术体位不当可致失明和股神经麻痹等，因此要充分注意手术时的体位。术者在术中不能看清患者头部的位置，而且又是复杂的手术，不能不专心手术，因此就必须时刻提醒麻醉医师请他协助认清患者的头位。使用体位支架时如果髋关节为屈曲位，在成人可因腹股沟的压迫而有发生股神经麻痹的可能，因此手术时的体位应该是在下肢放一个大的枕头，使髋关节保持伸展位。

七、积极防治术后各种并发症

（一）呼吸道并发症

由于腰椎退行性疾病，患者很多都是老年人，首先要想到呼吸和循环系统的疾病。要注意全麻后发生的肺不张和肺炎。要尽早开始转换患者的体位，训练患者做深呼吸，要设法促进排痰。肺梗死的发生率虽然很低，但是一旦发病就很严重，观察患者时要经常想到这个病，突然出现的胸痛或呼吸困难首先要想到这个问题，并尽快予以检查和处理。

（二）手术创口感染

多为 60 岁以上的老年人，原有糖尿病者，固定两个椎间以上者，这些都是感染的危险因素。60 岁以上的糖尿病患者做手术时应规定只限做一个椎节的固定，使用器械装置的多椎节固定是禁止的。感染的病原菌对多种药物会有抗药性，引起术后感染的患者本身因素很大，在充分掌握病情和病史的基础上，认真探讨手术的适应证和术式可以说是预防感染的第一步。手术时要保持植骨绝对无菌，尽量缩短手术时间，减少出血量，做好术中的冲洗，更要使手术组人员了解和掌握每年感染的发生率，一般地说不应超过 2%，如果增加到 2% 以上，要彻底查明原因。

感染的早期诊断是很重要的，其早期症状常有疼痛、发热和身体倦怠等。尤应注意术后六天以后的发热和疼痛，要仔细检查手术创面的情况和有无腰部压痛等。CRP（C 反应蛋白）应在刚做完手术和术后第四天、第六天进行检查，以后则每周检查一次。CRP 在术后一周内呈高值，这对诊断无何意义，一般在二周以后逐渐降低，至术后三周恢复正常。因此如果有 38℃以上的弛张热，一度降低的 CRP 值复又升高，就应怀疑发生了术后感染，要查清上述症状。手术创面外表像似干燥，但如有一部分湿润，再有发热和 CRP 值升高，最好立即打开手术创口。怀疑有脊椎器械装置固定的感染时，千万不要只使用抗生素，因为一直使用抗生素无效才发生感染，要记住搔刮、灌流等显效较慢，使病情稳定需要一定时间。

感染可能性大时要立即清创，如果有脓，要迅速镜检，并做细菌培养和药物敏感性检查，同时要持续灌流，此方法的要点是要密封不漏入空气、滤过器要不断地更换，以防碎屑堵塞，通路如果堵塞，要换为体内用硅制导管。灌流液要用含 1%~2% 的聚烯吡酮碘（Povidon Iodine）的溶液。查明病原菌时要用强力的抗生素，开始化学疗法，CRP 转为阴性后还要继续治疗 2~3 周。原则上应以杀菌性抗生素作为首选药物，但是对于耐药性金葡菌（MRSA）要防止轻率地使用万古霉素。

（三）假关节和螺钉断裂

椎间植骨仅用自体骨时，有时发生移植骨被压破的现象。为防止假关节的发生，Suzuki 使用自体骨的同时又使用了兼有椎体间垫片（Spacer）的 PLIF 夹层法，在采用本法之前假关节的发生率为 6%（3/50 例）。在采用本法之后，其发生率仅为 0.9%(1/111 例)，其他病例的骨融合均良好。如老年人和多椎间固定时移植骨似稍嫌不够，在施行 PLIF（腰椎后侧方固定）时使用自体骨的同时兼用羟磷灰石碎片。

（四）椎体间移植骨及 Cage 等滑脱和移位

PLIF（后侧方腰椎内固定）的移植骨向椎管方向脱落或移位，这是很严重的问题。其对策是要使移植骨槽有足够的深度，并一直做到椎体前缘，移植骨的长度一般规定为 20mm，尽可能插入足够的深度。用在椎体间置入物（Cage），其对椎体的接触面呈锯齿状，这对防止脱落和移动极为有用。最近市售的致密体的羟磷灰石块，其接触面为沟状，这只是增加了接触面积，但不一定实用。

（五）输血并发症

输血后感染丙型肝炎和亲人类 T- 淋巴细胞病毒Ⅲ型（HTL V~ Ⅲ型）的检出率约为 85%，应该尽可能地避免输异体血。估计一下术中和术后的可能出血量，充分利用患者自身的储存血，必要时可使用术中出血回收装置和术后出血回收装置。

（六）其他

术后出现麻痹性肠梗阻的并不少见，有的也许受了止疼用吗啡的影响。要经常变换体位和早日下床活动，同时给予前列腺素。

八、注意其他并发症

为了防止深部静脉血栓要做下肢运动和下肢的弹性绷带压迫。可能时早期拔掉导尿管以防发生尿路感染。早期起床活动当然是必要的，一般术后让患者卧床休息 2~3 周，之后开始训练起立和步行。出现老年性痴呆症状时立即使用斜床开始训练起立达到 30º，就容易解决问题。不宜移动患者时可在早晨给予安定（Diazepam）2mg、盐酸异丙嗪（Promethazine Hydrochloride）25mg 和硝基安定（Nitrazepam）10mg 口服，睡前用一个小时静脉滴入氟哌啶醇（Haloperidol）5mg，这样给药一周左右，就能保持术后安静并能早期转换为斜床训练。

不仅使用器械装置（Instrumentation）的手术，任何手术要想完全不发生并发症几乎是不可能的，严密观察术前和术后的患者就可能做出并发症的早期诊断，进而提高手术的效果。

腰椎退行性疾病的病情很复杂，患者年龄也是从青少年到老年，范围很大，治疗的目的就是要把并发症的危险降低到最小程度，合理地去掉症状的病因，以期获得长期稳定的症状改善。不需要做器械装置的病例固然不少，但是事实上也存在着不使用器械装置就得不到较好效果的疾病。器械装置的手术操作很复杂，要求有较高的知识和技术为了使用器械装置能获得较好疗效，必须再次强调，掌握术前的症状及手术适应证的决定和术前术后的管理，要精通器械装置的优点和存在的问题，处理每个病例都应该下大工夫并有所创新，要熟知可能发生的并发症等。

第三节　脊椎（移）植骨和内固定术后并发症

一、脊椎植骨和内固定术后并发症概述

近年来在脊椎外科领域有着广泛而惊人的进步，手术效果也有显著的提高。但是不可能完全消灭并发症的发生，因此对其预防和处理应予足够的关心。一般地说在脊椎固定术后的并发症中发生移植骨或内固定器械的滑脱与移位并不少见，一般认为发生移植骨滑脱移位既有患者术后保持安静的问题，也有外固定方法上的问题。在发生内固定器械滑脱移位的原因上，除上述两点外，手术操作上的问题也是很重要的原因。

二、移植骨滑脱移位概况

目前最常用的脊椎固定法是椎体的固定和腰椎后侧方固定。在后侧方固定时只要注意不使移植的小骨片落进椎管内，就不会在移植骨滑脱移动上出现大的问题，但是在椎体固定术时，不仅发生移植骨的滑脱移动的可能性大，而且很严重，所以其处理办法也是极为重要的。

三、颈椎前路固定术

颈椎的活动性大，在预防移植骨的脱位上最重要的是保持术后的安静和做好外固定。在中下部颈椎固定时极少出现移植骨的完全滑脱移位，但是也有不少病例出现或多或少的脱位倾向。一般固定一个椎间时基本上是不出现滑脱移位的，但是固定两个椎隙间以上时，固定的椎间隙越多，就越容易出现滑脱移位，所以要充分注意其预防。

（一）术中的对策

移植骨的骨槽（骨床）要有足够的深度。移植骨应使用能预防被压坏的有三面骨皮质的骨块。有人提倡为了预防滑脱移位可将移植骨制成后方长的台形，但是制作技术繁杂，而且还有容易发生后凸畸形的缺点。不过这种方法对于利用腓骨做三个椎间以上的固定时很是实用。Suzuki将移植骨制成长方体，深度为10mm，插得不浅也不深，插入后将颈长肌充分缝合。

（二）保持术后安静

中下部颈椎固定时，颈椎的旋转运动不会引起多大问题，但是颈椎的前后屈（尤其后屈）时，容易诱发移植骨的滑脱移位。术后护理为了确保呼吸道通畅，常采取不用枕头的后屈位，对此应予充分注意。最好在术后用毛巾做成薄矮的枕头，以免颈椎过度伸展。在保持术后安静上患者方面的问题较多，对于不能保持安静的患者不仅要装用Halo-Vest，也可以考虑使用颈椎内固定。如果老年患者在术后出现一过性痴呆而不能保持安静时，最好在术后5~6d内使用足够的安定剂，并在早期开始使用斜床将身体抬起至20º左右的斜位。

（三）外固定

做两个椎间以内的固定术时只用带有颌托的聚乙烯围领即可。自手术后第二天开始允许在不戴支具的情况下将身体抬起斜位至20º，一周后允许戴着用支具的情况下将身体抬起斜位至30º。四周后允许起坐、站立和步行。吃饭时要拿掉围领，因为戴着围领咀嚼时头部形成过度伸展位。

在做三个椎间以上的固定时为了早期离床活动，应安装 Halo-Vest。如果患者能严格遵守术后安静的指示和戴用支具，那么上述方法是能奏效的。

四、经前路腰椎固定术概况

腰椎的活动性小，一般不出现在下部腰段移植骨的滑脱移位，但是在胸腰段和上部腰椎固定时就要充分注意移植骨的滑脱移位，尤其对外伤时的椎体固定，别说从前方减压固定两个椎间隙，就是固定一个椎间隙时也要防止移植骨向椎管内滑脱移位。

对腰椎退行性疾病经前路固定时假关节的形成要比滑脱移位更成问题，对它的处理也能起到预防滑脱的作用。井上曾报道，不遵守术后保持安静指示的患者在术后第十三天突然起立行走而引起移植骨向前方滑脱移位。这种患者并不少见，术前就要考虑患者是否能保持安静的问题，对于可能不会保持安静的患者事先就要想出恰如其分的对策，但仍然是有一定的限度。

五、腰前路施术术中对策

如众所周知，为了获得良好的骨融合，重要的是要熟习移植骨槽的制作、移植骨的形状以及插入方法等的技术操作。移植骨槽要有足够的深度。外伤患者在做经前路减压和两个椎间固定时，要做成移植骨槽以防移植骨向椎管内滑脱移位。

在做正中切开经前路腰椎固定术时，移植骨要深入 26mm，插到移植骨前面距离椎体前壁 5mm 以上为止。在做 L_5~S_1 椎间固定时，为了适合腰骶角将移植骨做成其前面比后面长的台形，就能得到良好的骨融合。为了预防假关节形成和移植骨滑脱移位以及早期下床，有人主张使用 AO 螺钉固定。

六、腰前路手术术后处理与外固定

腰椎与颈椎不同，卧床中变换体位时就出现旋转，因此一定要注意不可扭转身体。使用器械内固定的目的是为了让患者早日下床活动，但固定两个以内的椎间时，即使是外伤患者也不需要器械内固定，但其前提是要在术后做好石膏固定。很多是在立位做腰围式石膏固定，但它几乎没有什么固定能力，而且在 L_5~S_1 固定时形成假关节的危险性很大。在术后 10d 着用特氟纶制成的腰围就能很快地站立和步行，从而能早日下床活动。外伤病例如果是前柱和中柱两柱损伤时，使用上述的骨移植法和这种外固定，可以不用器械内固定，如果是三柱损伤则需要用某些器械内固定。没有特氟纶制成的腰围只在立位做石膏固定时，就要制成能充分包住臀部并充分勒紧腰部的石膏腰围。对脊椎分离及脊椎滑脱做 L_5~S_1 椎间固定时要增加固定到一侧的大腿中部。这种做法要比使用器械内固定的手术略好一些。

七、腰椎经后路进入椎体固定术（PLIF）

与前方固定相比，做 PLIF 术时移植骨容易放置浅，滑脱移位的可能性加大，而且是向椎管内滑脱移动，所以问题就比较严重。其对策是移植骨槽（床）要有足够的深度，并将骨槽做到椎体前缘，移植骨的长度做成 20mm，并要尽量深地插进去。不兼用器械内固定时，要做上述的石膏固定。至于椎间衬垫（Spacer）可使用碳素纤维制的椎间内置物（Cage），它和椎体的接触面要做成锯齿状，这对预防滑脱移位极为有用，应予推广。

八、内固定器械滑脱移位

（一）概况

随便乱动的患者不管使用具有多大固定能力的内固定器械也会发生滑脱移位或断裂。但是器械内固定的失败可以说几乎都是由于手术操作上有问题而发生的。必须熟悉各种内固定器械的原理、原则和操作方法。

（二）上部钩的滑脱移位

使用 Harrington 装置时术后如果取过大的前

屈位就会发生上部钩的滑脱移位，因此要做外固定。并用椎板下钢丝固定术时可不做石膏固定，但是为了加强手术的效果，术后四个月应使用支具保护。不合理的伸延力或者未使用连杆而过度后凸时就会发生椎弓骨折和关节突骨折，因而常引起钩的滑脱移位。再有连杆上部处于易向外方偏位的弯曲时，如果从下位开始向上方做椎板下钢丝固定，会引起钩的向外转位。做椎板下钢丝固定时最好是先拴结下一位椎弓，然后再从上往下逐次拴结，或者是上下交替拴结。为了防止钩的外侧转位，最好是把拴结棘突的钢丝拴结在钩上，在做 ISOLA 法时也完全可以这样做。在 CD 法时出现钩的滑脱移位几乎都是由于椎弓钩的安装不良所引起的。椎弓钩的安装和 Harrington 钩的安装时的感觉完全不同。安装要按照椎弓螺钉法的要领，确认椎弓的位置，用色素做上记号，下关节突的切除范围要比 Harrington 安装时做得大些，要深切体会放置双叉钩时所产生的“咯嗒”一下的感觉。

（三）下位钩的滑脱移位

在制作钩的安装部位时，如果用 Glisson 钳将关节突间部分咬掉过多，术后会发生骨折并能引起下位钩的滑脱移位。所以要严加注意以避免过多地咬掉关节突间部分。

（四）连杆的滑脱移位

给外伤或肿瘤患者做 Harrington 器械固定时常发生连杆的滑脱移位，这很明显是技术上的失败。不仅要用伸延连杆（Dishouction Rod），同时还要用压缩装置。使用椎弓下钢丝固定法虽然能解决滑脱移位的问题，但是必须记住针对外伤的矫正原理是利用伸延连杆和给予压缩力，这个方法即使是在能使用爪（Claw）的 ISOLA 法时也应同样使用此法。

移植骨的滑脱移位是由于：骨移植的技术操作、保持术后的制动及外固定法的处理不当而发生的。在不使用器械内固定时，术后最容易发生的就是对保持制动理解不够的缘故。另一方面医师对上述三点的熟习程度如何对手术成绩也有很大影响。内固定器械的滑脱移位第一来自手术操作，第二来自患者方面，其失败几乎都是由于技术操作不当，而内固定器械本身的问题较小。无论具有多么强的固定能力的内固定器械，也有时由于并发症的影响不得不拔掉的情况。此时则需要做到严格的石膏固定。因此要强调脊椎固定术的最基本的手术技术要领是要熟知术后的石膏固定的重要意义。

第四节　脊柱脊髓术后感染

一、脊柱脊髓术后感染概述

脊柱脊髓手术的术后感染并发症，除特定的疾病和手术方法之外，发生率较低，约在 1% 左右，但近年来由于内置物手术的增加则为 1%~2.8%。一旦发生感染，还要考虑脊柱的稳定性和支持功能，因而增加了治疗的难度。又因出现了 MRSA 及对标准的抗生素均有抵抗的抗万古霉素肠球菌（VREF）等，因而感染仍然是难以解决的并发症之一。

脊柱手术时期其手术创口深且接近重要的神经系统，因此术后感染的发现常常较晚，而且还有陷入严重状态的危险。要经常想到感染的可能性，从术前和术中开始就注意其预防处理。防患于未然最为重要。万一术后怀疑有感染的可能，就要迅速而准确地做出诊断，并进行有效治疗。为此有必要掌握其术后感染的特点。

二、脊柱术后感染发生率

脊柱手术时，由于术者充分认识到术后感染

的危险性，事先就采取了充分清洗手术创口和给予抗生素等必要的预防措施，因此，脊柱手术的术后感染较为少见，大约是 0.9%~1.0% 左右。但是由于患者的全身状态和原有疾病使感染率受到很大影响，金属内置物的使用则更增加了感染率。患有风湿性疾病时，其基础就是免疫异常，再使用类固醇等免疫抑制药，以及全身状态不佳等时，很容易感染，而且一旦感染就给治疗增加很大困难。此外，老年人以及有营养不良、免疫缺陷、呼吸功能不全、肾功能不全、肝功能不全和恶性肿瘤等并发症时，术后感染的发生率也高，正因如此，就要求要有从术前到术后的妥善对策和管理（表 4-9-2-4-1）。

表 4-9-2-4-1 促进感染的因素

患者方面的因素	手术方面的因素
年龄大（老年），营养不良，肥胖，风湿病，糖尿病，免疫缺陷，激素类治疗，呼吸、肝、肾功能不全，恶性肿瘤，脊髓损伤，其他部位的感染，酒精中毒，压疮，长期的术前住院等	无菌操作出现漏洞 使用内置物、发生血肿或死腔、 手术室的空调有问题 带菌的辅助人员频繁出入手术室

众所周知，使用内置物也是术后感染一个很大的因素。最近有报道称未使用内置物的颈椎和腰椎经后路减压术（椎弓切除术和椎弓成形术）的感染率极低，为 0.0%~0.7%，未使用内置物的脊椎固定术的感染率也低，约为 0.9%~4.6%（平均 2%），但使用内置物的病例则高至 1.3%~12.0%（平均 7%），由于使用异物使术后感染率明显增高。也有报道称使用骨黏固剂甲基丙烯酸甲酯能使多形核粒细胞的游走作用和吞噬作用明显降低，对其使用要充分注意。

颈椎前方固定的感染率为 0.3%~3%，Ohata 等行颈椎病前路固定术 526 例中有 2 例（0.4%）。腰间盘切除术的感染率在行预防性抗生素的情况下为 0.7%~0.8%，间盘显微外科切除时较标准的间盘切除的感染率高，Leung 报道为 5%，Stolke 为 1.4%（同系列的标准间盘切除时为 0.5%），显微外科切除时需防止残留间盘的感染。椎间盘切除后的骨移植使感染率增高，Wright 称约为 2.5 倍，而 Horwitz 等称为 10 倍。关于给予抗生素预防感染的效果，Horwitz 等称由术前开始者有效率为 0.6%，未给予者为 9.3%，因此，预防性抗生素的给予是绝对不可少的。

脊柱侧凸术中未使用内置物者感染率为 0.9%~4.6%，而使用内置物者为 6%~12.9%，Lonstein 等人报道，经后路固定术后的感染率在轻症组（Cobb 角平均为 72º）为 2%，而在较重组（Cobb 角平均为 95º）则为 8%，侧弯越重感染率也越高。Swanks 等人报道麻痹性侧弯的术后感染率为 25%。这也可能由于脊髓损伤患者并发压疮或尿路感染等，从而成为术后感染的门户。Hansebout 等报道，用甲基丙烯酸树脂于转移性脊柱肿瘤等手术时，感染率约为 0.1%。

关于营养状态 Jensen 等认为，体重减少 10 磅以上，血清白蛋白在 3.4g/dl 以下，末梢淋巴细胞 1.500/mm^3 以下者，其感染更大。转铁蛋白 150mg/dl 以下，皮肤试验过敏，上肢周径为正常 80% 以下的任何一种情况，应延期手术，要进行中心静脉营养或肠道营养。

肥胖患者要进行适当减肥及体疗，体重减少能降低对脊柱的负荷，症状有时亦可改善。脂肪组织血运不佳，在过剩的皮下脂肪部位手术时要避免感染，并仔细闭合创口。糖尿病如血糖控制良好，并不是使感染增大的因素，但控制不佳，尤其糖尿病性酮症酸中毒是感染的危险因素，要待正常化后再手术。

其他部位的感染要在术前事前治疗，Nelson 等发现 7 例术后感染的四例术前有尿路感染，其中三例尿路的致病菌与感染部致病菌一致。盆腔与脊柱旁静脉丛无静脉瓣，由 Batson 静脉丛相通，因而血行性细菌播散易呈双向性。其他部位的感染未治愈情况下手术时要预防性使用该致病菌敏感的抗生素。

已知术前的住院期间与手术创口感染率有关，据 Cruse 等称，手术头一天入院者的感染率为 1.1%，每延长一周增加一倍。有报道在 ICU 住上二周以内即会带有院内细菌，即在术前已保持有抗抗生素的细菌，具有感染危险因素的病例应尽量缩短术前住院时间。

放疗、肾上腺皮质功能低下及合并恶性肿瘤者都会使术后感染发生率增加。放疗能延迟创口的愈合，所以要在术后 2~3 周之后再进行。术前已照射者，切口应避开照射术野或等 6~12 周后再手术，如不能等候时要使患者及家属充分理解感染这一并发症之后再行手术，并采取整形外科的方法。

三、脊柱术后感染分类

（一）浅表感染

是皮肤和皮下组织的感染，未超越肌膜的深部。根据发热的同时出现以手术创口为中心的局部红、肿、热、疼乃至排脓，能够比较容易地做出诊断。偶尔也有发展为深部感染的，但浅表感染对抗生素反应良好，在临床上很少成为严重的问题。

（二）深部感染

深部感染是肌膜以下的感染，在临床上是个很大的问题。脊柱手术时可能发生下列感染：

脑脊膜炎；

脓肿、脓毒血症；

骨髓炎、椎间盘炎；

食管瘘、纵隔炎等；

尿路感染，或者因术后肺不张以及排痰困难引起的肺炎等，远隔部位的感染也能发生。

【脑脊膜炎】

急性化脓性脑脊膜炎的预后极为严重，需要紧急治疗。20 世纪 70 年代前半期的死亡率高达 26%，由于化学疗法的进步已降至 8%~10%，但是仍有 10%~30% 的脑神经障碍和脑积水等后遗症。本病有剧烈头痛并伴有 39℃以上高热，出现意识不清以及颈项强直、Kernig 征阳性等脑膜刺激症状。腰椎穿刺时要防止发生脑疝，在肯定没有乳头水肿和脑占位症状后再采取脑脊液，进行细菌培养等检查。要选用敏感的抗生素，大剂量地静脉给药，在病原菌未明确时应使用广谱抗生素。

在施行经口腔的上部颈椎手术进路时，要在术前服用双氯双胍己烷锭剂，用聚烯吡酮碘含漱治疗龋齿和鼻窦炎，重要的是专心致志地预防感染。

在鉴别诊断上可有其他原因引起的脑膜炎，但要注意与原田病相鉴别。一般认为原田病是亲黑素细胞（Melanocyte）性自身免疫性疾病，出现脑膜炎的病例很多，Fuchigami 报道一例 49 岁的男性患者，经前路颈椎固定术后，有 38° ~39℃的发热，抗生素无效，出现颈项强直、头痛等脑膜刺激症状，持续一个多月。患者在手术前一年多就有毛发的脱落和变白，并有白斑，但因无眼葡萄膜炎，未能确诊为原田病。此次以手术损伤为契机而以自身免疫性脑膜炎发病，深感此病在鉴别诊断上的重要性。

【脓肿和脓毒血症】

出现伴有恶寒战的发热，注意局部炎症症状的同时还要注意颈前部的肿胀或髂腰肌的肿胀等。做血培养鉴定病原菌，但不能检出者并不少见。在使用内置物的病例发生术后感染时，要尽快地进行手术创口的清洗和持续引流。只要未发生骨髓炎就不需要取出植入物。与炎症症状的同时出现神经根疼、肌力降低以及麻痹等时，要考虑到硬膜外脓肿，尽快地利用 MR、CT 等进行诊断，并做减压、清洗等处理。如果麻痹完全出现，预后极为不良，因此要在神经功能障碍较轻期间（发病后 36h 以内）进行手术治疗。

【骨髓炎和椎间盘炎】

腰椎椎弓切除后发生椎间盘炎者甚少，但是如果在术后两周以后，出现轻度发热且有逐渐加重的腰痛时，必须考虑本病。大部分病例能以保守疗法治愈，但发展为骨髓炎时要做经前路固定术。

【食管瘘和纵隔炎】

不充分注意使用自动拉钩）或气钻会损伤食管，因此要慎重操作。爱护性地使用尖端钝的牵开钩，避免漫不经心的压迫是能够防止食管瘘和纵隔炎的。第二次手术的患者由于粘连容易损伤食管，一旦发生食管瘘和纵隔炎，给予抗生素的同时要禁食 1 个月左右。

脊柱术后感染的病原菌以金葡菌最多见，其他则有皮肤葡萄球菌、链球菌、大肠杆菌以及铜绿假单胞菌等。近年来随着抗生素的发展，主要病原菌也发生了变化，一般认为对甲氧苄青霉素有抗药性的金葡菌（CMRSA）最为难治。

四、脊柱脊髓术后感染诊断

（一）术后到发病的间隔时间

一般在术后一周仍有发热时就应考虑有感染存在。脊柱手术后有 37.5℃以上高热和有未满 37.5℃的低热，血沉值 58mm/h 以上，CRP 2.1mg/dl 以上，白细胞数 7200/mm^3 以上时，应考虑已有感染，要结合查体所见，仔细地观察临床经过。回顾过去的文献报道多在术后两周内发病，也有术后感染是在术后数年才发病的，有着种种不同的间隔时间。

（二）临床症状

发热和手术创口疼痛是必发症状。发热多为 38℃以上的弛张热，但也有持续在 37℃左右低热的。疼痛也是有剧烈的和轻微的。特别是腰椎的椎间盘炎时常常是一接触病床就要跳起来那样的剧烈疼痛，体动时疼痛和夜间疼痛明显。内固定术后的椎间盘炎，其疼痛是轻微的。较多的病例常缺少局部症状，但是也有手术创口肿胀、发红和排脓的。有报道称由于脓肿压迫神经组织使神经症状恶化并出现脊髓症状的，亦有因脓毒血症引起肾功衰竭的病例。

（三）检验所见

一般认为脊椎手术时，血沉值是在术后第四天达最高值，两周时接近正常值，C- 反应蛋白值是在术后 2~3d 达最高值，术后两周降至正常值。术后感染的病例其血沉值明显加快，C- 反应蛋白（CRP）值也明显增加，也常有白细胞增多。但是血沉值也有在两周以上不恢复正常的病例，所以它不适于作为感染的指标，而二周以后的高 CRP 值却可以作为术后感染的参考指标。

（四）X 线检查所见

椎间盘炎时常在第二周出现椎间腔狭窄，第六周出现椎体边缘不整。兼用器械装置的病例容易发生器械松动，兼用椎弓根钉的椎体炎容易在它的周围出现骨质溶解现象。

（五）其他影像诊断

X 线断层照相容易发现轻微的变化，它能早期发现椎骨破坏和椎体边缘不整等。MR 的 T_1 加权像为低信号，T_2 加权像为高信号，显示出均等的影像，对于了解脓肿范围和压迫硬膜等情况很有用处。但是兼用金属内置物时影像诊断有一定困难，CT 也是如此。

五、脊柱脊髓术后感染预防

（一）术前预防措施

术后感染的危险因素有老年人、营养不良、肥胖、糖尿病、免疫异常、类固醇治疗、尿路感染以及长期疗养者等。对于这类患者要从术前开始保持手术部位的清洁，以减少感染机会。术前给予抗生素，术中维持能抑制细菌的最小浓度。术后感染的病原菌以金葡菌多见，故应使用第一代或第二代的向骨髓渗透性较好的头孢菌素类及环孢菌素类。

预防性抗生素的投予，即术前开始使用抗生素，Horwitz 等报道，腰椎间盘突出椎弓切除的感染率，术前投予者为 0.6%，术后开始投予者为 2.7%，Keller 等报道，放置内置物术前投予者为零，术后投予者为 6%。几乎所有抗生素均能向骨移行，但向椎间盘的移行尚不清楚，因此，椎间盘内的操作时，术中以抗生素冲洗是必要的。

（二）术中预防措施

术后感染的途径有术中感染和血源性感染。前者是手术室中漂浮的细菌、手术器械的污染以及术者的污染等，后者是尿路感染通过 Batson 静脉丛传播来的感染和来自上呼吸道的感染等。预防术中感染就要完成术野的充分消毒，缩短手术时间，术中彻底的止血、清洗，以及基本的无菌操作。要避免手术室中人数过多，以免增加落下来的细菌。在器械装置等异物上面形成生物膜时能降低抗生素的渗透和白细胞的吞噬作用及杀菌活性，所以细菌感染的危险性也加大，要充分防止器械装置的污染。

（三）术后预防措施

术后给药以不超过 48h 为准。长期给予抗生素不仅有药物本身的副作用，且可产生耐药菌，要严格选择适应证。选择抗生素时要多考虑术前的住院期间及有否其他部位的感染。一般的脊椎手术时，CRP 值在术后两周恢复正常，因此必须在术后两周进行血液检查。如 CRP 为高值应怀疑有感染存在，也要充分注意手术伤口有无发红和渗出液等。

对于术后感染最重要的是早期发现和妥善的处理，对于深部感染清创术和持续灌洗极为有效。但是作为常识来说是没有比预防更好的良药。预防性地给予抗生素有明显的抑制术后感染的作用，要在术前和术中使用，仅在术后给予抗生素没有多大预防意义。要考虑抗生素的敏感性和细菌的抗药性，一定要避免轻率地在术后长期使用抗生素。

脊椎手术的术后感染率虽低，但是一旦发生深部感染，就很难治愈，就可能像脑膜炎那样留下后遗症，对预后影响很大。预防性地给予抗生素，对预防术后感染虽然十分有效，但自出现抗药性金葡菌（MRSA）等对多种抗生素有抗药性的细菌以来，问题就比较严重。MRSA 感染对米诺霉素、氟氮呃唑、头孢菌素 V 和万古霉素(VCM) 等有敏感性，值得联合使用。目前临床分离出的 MRSA 中尚未出现对 VCM 的耐药菌，所以一般认为 VCM 是重症 MRSA 感染时的救命药物。感染的预防最为重要，要充分掌握患者术前的全身状态，治疗尿路感染、呼吸道感染和龋齿等。通过术中电灼等充分止血和无菌手术巾的使用，术中的充分清洗，以及严格的无菌操作来抑制术后感染。万一发生术后感染，要尽快地做出诊断、检出病原菌。病原菌未确定时使用广谱抗生素，已确定时要用敏感性高的药物，要不失时机地对应做的手术后治疗做出正确判断。

脊椎手术的术后感染率虽然低为 1% 左右，但是一旦发生感染就有陷入危险状态的可能，因此应该慎重对待。

六、脊柱脊髓术后感染治疗

怀疑有术后感染时尽快让患者卧床休息并开始静滴抗生素。一般活检也常常不能判定病原菌，此时最好使用金葡菌敏感的广谱抗生素。对于给药时间尚有不同意见，有主张静脉给药直到 CRP 阴性，然后继续口服四周。以后，X 线检查出现骨硬化和骨新生时就可以用支架背心，并允许起床步行。

手术的适应证是在保守治疗无效、神经症状加重、形成脓肿以及有糖尿病和类固醇治疗史等危险因素的病例。椎间盘炎时利用活检环钻进行椎间盘的活检和冲洗是有效的方法。也有报道经前路进行椎间盘搔刮和骨移植的病例。对于经后路固定术后的脓肿要进行充分的切开、清创和冲洗术，并安放持续性灌洗，此时要彻底切除腐骨和坏死组织、移植骨不足时要补做骨移植。选用金属内置物时除了骨已愈合之外，不应拔掉，否则就出现需要矫正的变形，和加大不稳定性，使病情较术前加重，将引起严重后果。持续灌洗的冲洗液量和使用方法有各种报道，一般规定每天量为 3000ml，并将氨基糖苷类抗生素溶于冲洗液内使用。灌流时间定为直到冲洗液细菌培养阴性为止，约为 2~3 周。

深部感染要开创清除感染灶，硬膜如被脂肪组织或止血海绵等覆盖时要予以除掉，移植骨不一定要除掉，但在脓汁中的骨片、腐骨，以及对脊柱固定无作用的骨要除掉。病灶清除后，一次性闭锁。此时要留置吸引及洗涤用管两支，或各层置大的吸引管。

金属内固定器械如对脊柱支撑有重要作用者，最好不去掉。留置金属制内固定物不取出而感染治愈的报道亦不少。

七、脊柱术后感染时高压氧疗法

（一）概述

高压氧疗法作为骨干骨髓炎的一种治疗方法已被应用于临床，而脊柱手术后感染几乎均为椎体的感染，呈骨髓炎状态。

高压氧是一种损伤非常低的治疗方法，适应于间盘术后及激光术后感染，高压氧疗法与抗生素并用可使感染平稳下来，但使用内置物且有MRSA感染时，本法则处于其他疗法的辅助位置，一般多采用灌洗并去掉内置物，行外固定等。

（二）作用机制

提高低氧状态感染局部组织的氧分压，增加活性氧的生成，使妨碍细菌活性的自由基增加，并提高抗生素的活性。特别是对术后的MRSA感染，使用高压氧和利用纯氧的环境可使其增殖受到抑制。

（三）方法

大致有两种，一种为一人用治疗装置，第二种为多人用治疗装置。第一种是用纯氧加压，患者直接吸入纯氧，而第二种是用空气加压，患者通过面罩吸入纯氧。对疑似感染的患者，尽早制定本法的治疗计划，并取得患者的同意，本法副作用少，但亦需签署同意书。一般采取每天一次，20~30d为一疗程。用15min缓慢加压，到两个气压时可维持60min，用20min减压，操作在医师指导下由技师观察，共95min结束。

（四）安全标准及管理

要求按高压氧环境医学会制定的安全标准进行管理，已有高压氧治疗引发火灾的报道，要多次确认未带火柴及打火机。

（五）疗效

脊柱术后感染病况多种多样，且多延误诊断，尤其在并用金属内置物时影像学上难以及时判断，骨扫描亦难以确定诊断，CT能确认脓肿，MR只能对钛制内置物的病况做出判断。据Konishi报道，对12例脊柱术后感染病例行高压氧疗法有效，其中有二例MRSA感染及激光间盘汽化、金属内置物感染等病例。

八、脊柱金属内置物术后感染持续灌洗术

脊柱金属内置物手术在坚强内固定与矫正畸形方面具有其独特的优越性，因而近年来被广泛应用于临床。由于其手术复杂则增加了术后感染的危险性。无论怎样严密注意，也难免以糖尿病为代表的患者方面出现的危险因素及其感染。一旦发生术后感染，则需早期开始确切治疗，延迟治疗则治愈困难。

（一）适应证

为能在术后早期发现早期诊断，严密观察患者极为重要，患者精神不振、倦怠、无食欲，或极少自觉症状也是诊断的要点，尤其术后第六天以后的发热，手术创口部位的疼痛重新出现，均要注意。出现38℃以上弛张热时首先要疑为感染，然后检查确认手术创口的状态，周围压痛及肿胀等。术后一周内血液检查CRP（C-反应蛋白）、白细胞计数均为高值，以后下降至正常值则无助于诊断，但暂时下降后又重新上升时则应疑为感染。

C-反应蛋白、白细胞增高而无手术创口异常所见，亦无疼痛和肿胀时可用22号针穿刺确认有否渗出液潴留，采到的少许渗出液要立即送检确认有否细菌，以确定诊断。

疑为金属内置物术后感染时，不应乱用抗生素，反而要停止正在使用的抗生素，说明其已无效而发病，要确认热型及创口状态，如疑为重症感染时可立即在手术室局麻下开创检查。术前用

药为度冷丁 50~70mg，基本上局麻即可手术，如见有脓，则迅速镜检确定细菌，查药敏，同时行病灶清除，持续灌洗术。一旦感染明确，感染灶范围广泛时则施行全麻。

（二）必要的物品、器具

【Nelaton 导尿管（20、24F）】

将持续灌洗的管用较硬的 Nelaton 导尿管，使用时切开两端，管子间连接之差为 4F，分别将外径与内径相连接。硅管的管壁弱易屈曲，加上负压时内腔易闭锁，故不适宜做灌洗之用。感染灶深而广时用 24F Nelaton 管，浅而窄时用 20F 管。

【带有三个活塞的点滴调节器】

灌洗管堵塞时可从侧方加压，因此必须有三个活塞。

【输血调节器】

将流出侧管子与输血调节器的过滤部作为灌洗用过滤部来使用，由此可使碎屑停留于滤过器内而使管子不易堵塞。

【气球囊】

在闭锁腔内持续灌洗，排出液回收于气球囊内。

（三）实际操作

【彻底清除感染灶】

展开手术创口时必须明确到达感染灶的深度，但亦必须避免将浅层感染扩展到深部，首先检查浅层如发现肌层缝合不全，有肌肉变性时说明已有深层感染时再向深层展开。

要彻底清除感染灶，不仅是贮脓的周围软组织，已变性的肌肉组织也会成为日后的感染灶，亦应尽可能切除，暴露在脓汁里的骨片也要全部摘出。

金属内置物周围清除不充分时，要用小刮匙等尽可能将其清除，或用纱布从钩、棒、钢丝下通过搔刮周围的软组织等，应彻底清除感染组织。

【灌洗管的放置（图 4-9-2-4-1）】

深层感染则用 24F Nelaton 管置于肌层下，浅层则于皮下置 20F 管。创口内放置的灌洗管用咬骨钳剪成螺旋状的大孔。一般采取左右两根管，两管间的距离应尽量分开，如两管间距太近则灌洗液的流动易偏于单侧，为使不发生灌洗液停滞，则要按图样式平行放置。灌洗管流入侧用 24F Nelaton 管，在管腔内插入 20F 管，将其与点滴管的三通相接。流出侧将 24F 管与 20F 管相接，24F 管作为连接管与灌洗用过滤器相接。并且输血调节器的管子切断后与灌洗用滤过器相接，再与气囊袋相接。若有碎屑贮留，则仅交换过滤器即可。一旦管子连接完毕，即可闭合创口，以生理盐水充满，创口内完全是一闭锁腔，确认空气密闭。

通常深层每管每日以生理盐水量为 3000ml 冲洗，浅层则为 2000ml，将抗生素加入灌洗液中无效，而加入 5%~10% 聚烯吡酚碘液则有效。

【灌洗管的交换】

施行长期持续灌洗后，常有碎屑堵塞管子，产生灌流液漏，这不仅达不到实际的灌洗，也有合并其他细菌感染的危险，故应一周一次在床边进行身体内部灌洗管的交换。

患者取俯卧位，用带孔的四角巾覆盖于灌洗管的出入部，事前备好相同口径的 Nelaton 管，

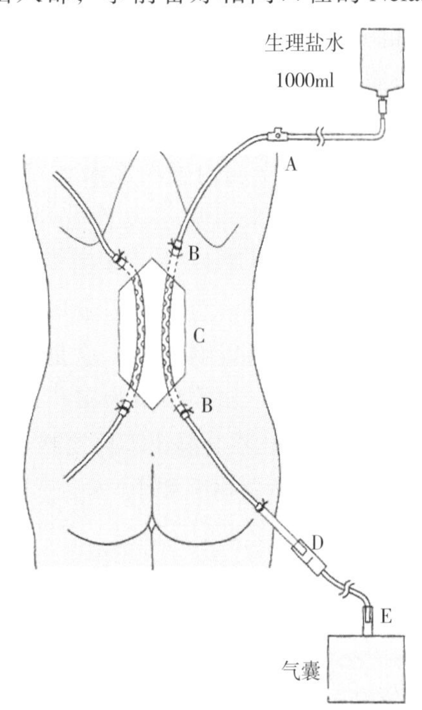

图 4-9-2-4-1　灌洗设置的模式图

A. 将其与三向管相接；B. 在灌洗管内插入 20F 管；C. 灌洗管剪成螺旋状大孔；D. 24F 管与过滤器相接；E. 输血调节器管与滤过器相接再与气囊袋相接

用咬骨钳开孔，将体内灌洗管流入侧埋于创口内的一部分拔出，用止血钳固定后，将新准备的新管子与断端之间缝合两针。然后从流出侧拔出旧管，则灌洗管的交换完成。

【持续灌洗时的注意事项】

为取得良好的持续灌洗效果，在灌洗管内要常常充满灌洗液并提高其密闭性。将两管放置在同一层内，灌洗液流动仅偏于一侧时，约每两小时交替将流出侧的管子用止血钳夹住，可向一个方向冲洗。

总之，灌洗液应呈流动状态，管子周围堵塞出现漏时，应尽早进行灌洗管的交换。

【判定拔管的时间】

每周做二次 C- 反应蛋白变化的检查及灌洗液培养，长期灌洗有可能混入其他细菌，故要定期检查。灌洗液培养一周以上阴性，CRP 正常时可拔除灌洗管，在充分吸引使创口内无灌洗液的情况下，从流出侧将管拔掉。

有效抗生素在 C- 反应蛋白正常后使用二周是必要的。

Tezuka 等从 1993 年 9 月至 2000 年 12 月行脊柱金属内置物手术 159 例中有 3 例（1.9%）发生术后感染，其中 MRSA、表皮葡萄球菌、大肠菌各一例，非金属内置物手术 21 例中 2 例（0.8%），从外院转来术后迟发性感染者 4 例，MRSA 2 例，腰椎硬膜外脓肿 2 例，共 13 例，用上述持续灌洗法而治愈，全部金属内置物手术后的病例均未将内置物除掉，这是因为致病菌不是多药耐药菌，如致病菌为多药耐药菌时不除去内植物则病灶不会静止不再发展。

在行脊柱金属内置物手术时，术后感染是不可避免的，致病菌不是多药耐药菌时，应早期发现并确切的进行持续灌洗，不去掉金属内置物而能治愈。

九、腰椎后方金属内置物术后创口感染的开放砂糖疗法

（一）概况

近来，针对金属内置物术后创口感染的密闭式持续灌洗疗法的高成功率已成为治疗的第一选择，但存有灌洗管易堵塞、出血量增加及移动受限等缺点。

历史上（公元前）埃及在创口治疗中曾使用蜂蜜，1980 年 Herszage 等报道对胸部外科感染 120 例使用砂糖疗法，99.2% 成功。以后有些国家的学者对其进行了跟踪尝试。针对脊柱金属内置物术后创口感染，1997 年 Nicolakis 等对其进行了首次报道。有关砂糖（蔗糖）对感染创口的作用，由 Chirife 及 Ambrose 等进行研究并明确其机制为：

1. 砂糖浆具有高渗透压性，通过降低细菌增殖中所必须的水活性环境的降低，而阻止了细菌的发育；

2. 创口在高渗透压环境下炎性水肿减轻，而使成纤维细胞激活，促进创口治愈。

（二）适应证及适应期

砂糖疗法的优点在于简洁，不需特殊器具，患者不受拘束。病例应是十天内早期感染的病例，但术后感染的早期诊断并不太容易，术后发热的热型、血沉值、CRP 值作为参考，但最终需治疗者的临床判断。术后早期感染对策的关键在于外科处置，一旦疑似为感染，即行穿刺抽吸并做细菌培养。

（三）感染创口的处理

在手术室无菌条件下打开创口，术后早期感染不可去除金属内固定物及植骨，早期去掉金属内固定物会招致更糟的结果。在移植骨母床与植骨之间可有良好的肉芽组织形成，去掉碎屑有阻止细菌发育的作用。首先要判断感染灶是否已被及到肌膜上浅层或肌膜下深层，如疑有肌膜下感染，则应立即去除肌膜缝线，全部创口拆线，去除所有坏死组织，大量生理盐水或酸性水冲洗，在开创状态下充填砂糖，术后五天内开放砂糖疗法非常有效，可在三周内期待二期愈合。

开放砂糖疗法的最佳时期应是术后五天内早期感染的病例。过五天后，闭创则要 2~3 个月，故在五天以后病例选择密闭式持续灌洗疗法。但在持续密闭灌洗疗法失败及坏死组织广泛创口闭

合困难时，则为植皮术的适应证。开放砂糖疗法不成功时，可再度清创而行密闭持续灌洗法。治疗中如金属内固定物已覆盖肉芽组织，确认为无菌创口可予以闭创缝合。

（四）注意事项

1. 使用的砂糖应是纯度高的，冰糖的纯度更高，创口大时砂糖立即成为糖浆，可将冰糖打碎与砂糖混用。对砂糖不需特别消毒。实际上市场上出售的冰糖用起来方便。

2. 处置时用生理盐水或酸性水将感染创口冲洗干净，切除坏死组织及不良肉芽组织后填充砂糖。一天可换药三次。

3. 冲洗创口时不可用碘剂及抗生素，但全身使用敏感性的抗生素还是必要的。

4. 深部感染病例至少要使用六周抗生素。Furuse 等使用砂糖疗法治疗 7 例腰椎金属内置物术后感染病例，1 例为 MRSA 感染，余为表皮葡萄球菌，浅层 2 例，深层 5 例。

5. 浅层 2 例及术后五天的 2 例均于四周内创口闭合治愈，7~10d 开始治疗的 3 例，治愈时间为 60~90d，全部病例均未去掉金属内置物。

6. 脊柱金属内置物术后感染的砂糖疗法简便安全，可不去掉金属内固定物，是控制感染的有效手段之一，感染的早期诊断与彻底清创是保证本法成功的关键。

第三章　影响全身重要器官组织的并发症

第一节　脊柱术后精神并发症处理

一、脊柱术后精神并发症处理概述

脊髓损伤患者由于突然发生悲剧性病变以及重返社会工作的困难，从急性期开始直到康复训练时期，出现各种各样的精神症状。术后精神症状是急性期精神症状的一部分，其中由于手术损伤以及手术对患者的心理影响，很容易出现精神症状。

二、脊柱术后精神紊乱分类

在急救现场所看到的精神症状（表 4-9-3-1-1），是任何疾病所共有的，脊髓损伤患者在急性期出现的精神症状也属于这些症状，但在不同时期，其精神症状则略有所不同（表 4-9-3-1-2），这对脊髓损伤的精神管理和监护颇为重要。

表 4-9-3-1-1　急救时所看到的精神症状

急救时所看到的精神症状
A. 收容住院前既有精神症状的病例
1. 收容住院的动机是因有精神症状
2. 收容住院的动机并非由于有精神症状
B. 收容住院后出现精神症状的病例
1. 急性期：不安状态、异常行动
2. 恢复期
精神因素内因　不安状态、抑郁状态、躁狂状态、疑病（Hypochondria）、衰退状态、异常行动、幻觉妄想状态、潜在性精神病表面化（CCU 依赖综合征）等
精神因素外因　痴呆状态、谵妄状态、脱瘾综合征、治疗药物引起的精神症状、ICU 综合征等

表 4-9-3-1-2　不同时期出现的精神症状

时　期	精　神　状　态	情　况　因　素
入　院	神经官能症状态 潜在性精神障碍的表面化 夜间谵妄 脱瘾综合征	自觉症状、环境的变化，经济问题、老年人、酒精依赖及其他
即将手术前	神经官能症样状态	手术、手术失败、对死的恐怖、羞耻心及其他
出　院	神经官能症样状态 潜在的精神病表面化 术后精神障碍的遗留	手术评价上的差异、对重返社会感到不安及其他

（一）谵妄

是以轻度意识障碍为基础引起的意识的变态，加上不安、兴奋、幻觉和妄想等而出现的杂乱无章的行动和自言自语的状态。多在住院后 2~3d 到数周间发生。一旦出现谵妄，患者就不能与治疗合作，也不能保持安静，非常妨碍治疗。脊髓损伤患者由于受伤引起的疼痛和感觉异常，以及随之而来的失眠，由于颈部不能转动使视野受到极大限制，以及由于重症监护病室（ICU）的管理阻断了感觉来源，以及对突然受伤和瘫痪的精神上的不安等都是容易发生谵妄的状态，此外发热、感染和电解质失衡等也能成为谵妄的原因。如表 4-9-3-1-3 所示，脱瘾症状也能引起谵妄，因此在患者住院时要问清有关饮酒和常用药物的病史。

表 4-9-3-1-3　脊柱术后精神紊乱鉴别表

表　现	发　病　因　素	发　病　时　期	症　状	意　识　水　平
ICU 综合征	主要是环境因素和身体因素	经过收容住院后的 2~3d 意识清晰期之后	主要是谵妄状态	降低
脱瘾之症状	术前的药物成瘾	如为酒瘾，戒酒后 2~3d 后发病	主要为谵妄状态和某些体征（如自主神经症状等）	降低
精神性反应	精神因素（环境因素、社会因素、疼痛等）	对麻醉觉醒后的周围情况和将来有了把握之后	主要是神经官能症样状态	清楚
潜在的精神障碍表面化	内因衰老	同上，或者是在麻醉刚醒过来就发病	精神分裂症 躁狂抑郁型精神病，痴呆	清楚

（二）抑郁状态

抑郁状态的出现要比谵妄稍晚，是在患者本身对自己的状况有一定程度的认识的阶段出现的。其症状有失眠、食欲不振、情绪抑郁和烦躁不安等，有时诉说许多症状，有时又完全没有任何症状。患者一陷入抑郁状态就失去对治疗的愿望，或者给康复训练带来困难，或者出现压疮。

三、脊柱术后精神症状处理

在急救现场对精神方面的处理分以下几个阶段。第一阶段：进行“尽心的护理”；第二阶段：进行“更为尽心的护理，有时给予安眠药”；第三阶段：“给予精神增强剂”；第四阶段：“与精神科医生协商。”

“尽心的护理”并不只限于对脊髓损伤患者，是对任何患者都应该做到的。是以治疗患者的心理的心情来进行的，要倾听患者所说的一切，并耐心地加以说明。尤其是脊髓损伤患者由于突然发生的四肢瘫痪及其带来的异常感觉以及住在公共监护室（CCU）治疗，以前毫无这类经验，因此引起极为强烈的不安，这就需要“更为尽心的护理和照顾”。术前应对患者详细说明手术的目的和方法，以免患者对手术期望过高或有不安心理。

患有抑郁状态和谵妄的患者较为常见，需要使用精神增强药的情况也较多。所用药物以苯二氮卓类较为安全，尤其对于不安和抑郁以三唑安定更为适宜。强安定药 (Major Tranqnilizer) 和抗忧郁药（Antidepressant）所具有的抗胆碱作用是使脊髓损伤并发的神经源性膀胱障碍恶化的原因之一，对于未留置膀胱导管的患者要特别注意。这些药物具有 α- 肾上腺素能神经的阻断作用，对有交感神经障碍的患者能引起严重的低血压，所以尤应注意。使用氟哌啶醇治疗谵妄是比较安全的。在抗抑郁药物中，据说去甲丙咪嗪的抗胆碱作用较弱，去甲丙咪嗪和去甲替林的 α- 肾上腺素能神经的阻断作用较弱。

一般应注意上述各点对脊髓损伤患者的精神方面进行管理，如果仍然得不到较好的处理应该与精神专科医生进行协商。

第二节　脊柱术后消化及呼吸系统并发症及其防治

一、脊柱术后并发症概述

在骨科领域中，脊椎脊髓外科亦被称为大外科（Major Surgery），其手术难度高、损伤也大，近年由于麻醉学和手术技术的进步，老年人和高危险率 (Poor Risk) 的患者也在积极地进行手术治疗，因此，遇到各种术后并发症的机会也随之增多。

二、脊柱术后消化道并发症

（一）肠梗阻

在做腰椎前方固定术，使用经侧方进入法时本病虽然少见，但如使用正中切开经下部腰椎或经腰骶椎进入时，虽在腹膜外，但由于长时间压迫肠管，就有发生术后麻痹性肠梗阻的可能，应予注意。在腰椎前方固定术后，到出现排气前应禁食，持续静脉点滴，并预防性地给予新斯的明、前列腺素 F_{2a}（Dinoprost）等肠管蠕动促进药，对于腰椎前方固定术以外的腰椎手术患者，如长期被迫卧床也要充分予以注意。有阑尾炎、肠梗阻等病史的患者，其术后治疗常发生困难，甚至需要插入肠梗阻导管（Ileus Tube）。因此，有腹部手术病史者应予注意。本病的治疗几乎都可利用禁食，静脉点滴给予肠管蠕动促进药，插入胃管中，灌肠以及肛门插管等保守疗法可以改善。

（二）肝炎及肝功能障碍

预防输血后肝炎当然要避免输血，因此，在推测有出血可能时要积极准备输患者自体血，同时把术中出血量控制在最小限度，并采用低血压麻醉。肝功能障碍可能是由于对麻醉或手术的应激反应以及药物等所引起。在大多数情况下，通过停止使用病因性药物、保持安静，并给予保肝药等可以得到解决。

（三）胃十二指肠溃疡

在做脊椎脊髓手术时，为了预防术后发生脊髓水肿常给予类固醇类药物，因此原则上要预防性地给予抗溃疡药。为了早期发现溃疡病，要检查大便隐血试验。怀疑有溃疡病时，只要没有其他问题，就要做胃镜检查，尽力做出正确诊断。在内镜下确定有出血时，应经胃管给予止血药和抗溃疡药，并进行静脉点滴。

（四）腹壁疝

经正中切开做腰椎前方固定术后，经过较长时间有发生腹壁疝的可能。牢固地缝合腹直肌前鞘能预防本病，也需尽可能完全缝合后鞘和腹膜。在治疗上，由于肌肉缩短，致缝合困难，有时要做整形外科修补术。

三、脊柱术后呼吸道并发症

（一）肺不张、支气管炎和肺炎

老年人并发呼吸道疾病时，重症病例有转变为多脏器病变的危险，因此要注意预防。要经常考虑到通过术前、术中和术后对呼吸道内的清理（Toiletting），肺部的物理疗法以纤维支气管镜下排除呼吸道内浓稠分泌物等为重。术后卧床时间不仅与出现精神障碍有关，也与发生呼吸道并发症有关，所以在术后早期就要变换体位、早期练习起坐等。

（二）血胸、气胸

施行胸椎和胸腰段经前路固定术时，必须检查肺功能和有无肺部疾病，大谷提倡肺功能低下者（肺活量在正常值的40%以下，P_aO_2在正常值的60%以下）应在术前积极地进行呼吸功能的物理疗法。术中要多次充气，使肺膨胀，关闭胸腔时的止血、胸膜腔冲洗和留置持续性吸引管等都很重要。拔掉吸引管后，要进行胸部听诊、胸部X线片照相和血液气体检查以及检查肺脏的膨胀情况和有无渗出物积留等也很重要。还要进行术后的呼吸运动指导。

（三）肺栓塞

是严重的术后并发症之一，曾有过脊椎手术后因肺栓塞而死亡的病例报道。这与预防深部静脉血栓相同，从术中开始就使用外科弹力长袜（Surgical Stocking）和抗小板疗法（给予阿司匹林等药），术后早期开始下肢运动。有人认为手术体位支架使腹压升高以及对股静脉的压迫等也能引起下肢血栓，应予注意。最近有报道称根据侧弯手术后凝血因子的探讨，认为在术后第十天常规进行血小板计数和纤维蛋白原的检查及血液气体分析是很有意义，如果发现异常，应怀疑有肺栓塞，并进一步做细致的检查。

Asatsuma行脊柱脊髓手术919例中，其中需要治疗的消化道并发症38例，呼吸道并发症9例，计47例（5.1%）。其中男性37例，女性10例，平均年龄为52.5岁，65岁以上的老年人为15例。消化道并发症有肝功能障碍14例，肠梗阻11例、胃肠炎5例，输血后肝炎3例，胃十二指肠溃疡四例和胆囊炎1例。呼吸道并发症有支气管炎和肺炎6例，肺梗死2例和肺不张1例。

全部病例均用保守治疗。11例肠梗阻患者中，8例发生在腰椎手术后，但只有2例是发生在经腹膜外的经前路腰椎固定术之后，其中一例过去曾发生数次肠梗阻，另一例则有阑尾炎病史，9例是经禁食、静脉点滴和给予肠管蠕动促进药而得到好转，另2例使用了梗阻导管。

14例的肝功能障碍可能是由于对手术的应激反应和使用抗生素等药物所引起的，在停止使用病因性药物和给予保肝药之后，都得到了改善。四例发生胃十二指肠溃疡，可能都是由应激反应引起的，其中一例有胃溃疡病史。

并发支气管炎和肺炎的六例中发生在颈椎手术后竟有四例之多，其中一例死亡。一例肺不张是发生在经前路胸椎固定术之后，经过再次插入胸膜腔导管而得到改善。2例肺栓塞病人经给氧和肝素疗法也没发生大的问题。

在919例手术患者中发生了消化道并发症38例（4.1%）和呼吸道并发症9例（1.0%）。为了防止这些并发症的发生，术前要研究病史并进行充分的术前检查，术中和术后正确的预防性措施是极为重要的。

第三节　脊柱术后泌尿系统并发症及其对策

一、与留置导尿管有关的问题

外伤性脊髓损伤的急性期出现脊髓休克性膀胱，需要做无菌性尿引流，应该施行无菌性间歇性导尿或者封闭式无菌性导尿等方法。但是在脊柱外科手术适应证中，并发神经源性膀胱障碍的病例并不少见，轻易地长期留置导尿管不仅能成为难治性尿路感染的契机，也容易诱发带有感觉障碍的尿道皮肤瘘等尿道损伤以及前列腺炎和附睾炎等输精系统的逆行性感染。清洗导尿管虽然有助于排除沉淀物和解除堵塞，但也常成为尿路感染的契机，不能轻易地施行。总之应尽可能地早期拔掉导尿管。

二、排尿障碍及其对策

外伤性脊髓损伤和非外伤性脊柱脊髓疾病都能引起排尿障碍。安藤等人在研究 1417 例患者中查出脊髓疾病的 58% 有尿路症状以及 53% 有膀胱功能异常。脊柱疾病的 17% 有尿路症状以及 16% 有膀胱功能异常。Shinno 等对非外伤性脊柱脊髓疾病的 119 名患者研究，发现 92% 有某些尿路症状以及 66% 有排尿困难。另外在做过尿动力学检查的患者中，患脊髓疾病者有 58%、患脊柱疾病者有 48% 出现某些异常变化。另一方面也有报道称在分析并发于腰椎疾病的神经源性膀胱功能障碍时，发现术后有过半数的患者直到术后三个月排尿参数才正常化，但是术后早期拔掉导尿管时出现膀胱功能障碍的病例并不少见，高压排尿和膀胱过度伸展都能与膀胱壁血行障碍以及膀胱壁的神经损伤和易感染性等连接起来，因而引起去神经性和低顺应性 (Compliance) 膀胱，发生尿路废用的危险。在这一点上，间歇性自我导尿的低压排尿和排除残尿作用，能防止尿路感染并促进膀胱功能的恢复，是个很好的方法。

三、尿失禁及其对策

神经源性膀胱功能障碍引起尿失禁者并不少见，Shinno 等发现在非外伤性脊柱脊髓病例中有 19% 出现尿失禁。尿失禁的机制并不尽同，有因排尿肌的无抑制性收缩引起的，有因低顺应性膀胱引起的，也有因尿道括约肌功能障碍引起的及因残尿过多引起的溢出性尿失禁等。应在尿动力学检查的基础上，进行适宜的药物疗法和间歇性导尿。

四、尿路结石

脊髓损伤或脊柱手术后卧床休息导致骨脱钙，从而容易引起高钙血症和高钙尿，再并发神经源性膀胱障碍，以及伴有膀胱输尿管返流的残尿和尿潴留、尿路感染，这些有形成尿路结石的危险。Bibai Rousai 医院在 1989 年以静脉肾盂造影(IVP)为主所做的定期检查脊髓损伤 273 例中，有结石病史者 58 例，查出结石 63 次。按损伤部位来分，颈髓病例的 31.8%、胸髓病例的 19.7%、腰骶髓病例的 21.1% 有结石病史，虽无明显差异，但以颈髓病例有结石病史为多。这可能与卧床的程度以及留置导尿管的病例多少有关。受伤后的时间与结石部位有关，伤后未满一年者以膀胱结石多见，且以感染性结石为主，硫酸铵镁结石多见，但肾输尿管结石中也有少数钙结石。另一方面，在病程长的病例肾输尿管结石增多，并发膀胱输尿管反流的病例也增加，结石成分也几乎都是感染性结石。根据这些事实，必须对早期的高钙尿和整个病程中的尿路感染及尿潴留加以妥善处理，对后者则以间歇性导尿为重点，对高钙尿可给予噻嗪类利尿药，并限制钠的摄入。

妥善的尿路管理可以减少许多泌尿系症状，但应与泌尿科医生密切合作。

第四节 脊柱术后并发肺栓塞及早期治疗

一、脊柱术后并发肺栓塞概述

脊柱外科术后肺栓塞的发生率及其危险因素已相当明确，尽管有各种预防对策，仍会致死，因此是一种严重的术后并发症。

一旦术后发生可疑时，在确定诊断之前应优先进行抗凝剂及溶栓剂的早期治疗，这对预后是极为重要的。

二、急性肺血栓栓塞治疗方法分类

治疗分为：

1. 低氧血症、右心衰、休克等呼吸循环动态的改善；

2. 血栓溶解及去除为目的的抗凝法及溶栓法，导管的血栓吸引破碎疗法，外科血栓摘出术；

3. 下腔大静脉滤过器等预防复发。

脊柱外科应以 1 与 2 为中心的早期治疗，药物治疗的有关知识见表 4-9-3-4-1。

表 4-9-3-4-1 急性肺血栓栓塞的药物治疗

血压低下及休克时	抗凝疗法	血栓溶解疗法
· 多巴酚丁胺 1~5 μ g/kg/min 持续静滴 · 多巴胺 1~5 μ g/kg/min 持续静滴	· 肝素 5000~10000U 溶于 20ml 生理盐水中静滴，确诊后 10000~20000 U /d 持续静滴（约一周）。然后用华法林 1~4mg，每日 1~2 次内服（三个月以上）	· 人的尿激酶或组织培养的尿激酶，24~96 万 U / d 持续静滴或每天一次，4~6h 静滴（3~7d） · 阿替普酶 29~43.5 万 U /kg 或组织型纤维蛋白溶酶原激活剂 Tisokinasel1 440 万 U 的总量，将总量的 10% 用 1~2min 静推，余下 90% 用 1h 静点滴

三、呼吸循环管理

血压下降或休克时用多巴胺或多巴酚丁胺 1~5 μ g/（kg · min）持续静滴，维持血压。多巴酚丁胺有肺血管扩张作用，为首选药。对于要成为急性肺心病时使用洋地黄及利尿剂是必要的。呼吸处于过换气状态，PCO_2 不增加时行氧充分吸入。

四、抗凝疗法

（一）目的

主要在于：

1. 阻止肺动脉内继发血栓的增长；

2. 血栓游离使肺血管及支气管挛缩并引起神经液性因子分泌的抑制。

3. 阻止栓塞源深静脉血栓的进展及新血栓的形成。

（二）肝素

是阻止形成血栓主因的凝固因素活化的优秀抗凝剂，不论轻重首选未分馏肝素（Unfractionated Heparin，UFH），疑为本病只要不是禁忌，将 0.5~1 万 U 肝素溶于 20ml 盐水，静推。以后 1d 用 1~2 万 U，一周后改为华法林。使用肝素时应调整 APTT（活性化部分凝血致活酶时间）至对照值的 1.5~2 倍。肝素血中半衰期为 1~2h，副作用的出血及 APTT 出现异常延长时停药。紧急时使用中和肝素的硫酸鱼精蛋白（肝素 1000U 用

1.0~1.5ml，一次不超过 5ml，用 10min 静滴）。

（三）低分子肝素（LMWH）

欧美有关低分子肝素对本病有效的报道不少，LMWH 比 UFH 的半衰期约长二倍，出血危险少，凝血时间及 APTT 延长作用弱，用药时不需监测凝血功能，将 8200~18400 U 以一天一次皮下注射，可获得与肝素同样效果，问题是医疗费用大。但在脊柱术后早期并发本病时，为避免出血及血肿所致的神经瘫很有作用。

（四）华法林

其抗凝作用是由 Vit K 的拮抗作用而妨碍在肝中维生素 K 依赖性凝固因素（Ⅱ、Ⅶ、Ⅸ、Ⅹ）蛋白的合成，并使凝固因素浓度下降。在这一点上与阻止血栓形成主因的凝固因素的活性化肝素不同。用一周左右肝素然后改用华法林，一天内分 1~2 次口服 1~4mg，调节凝血酶原时间 20%~35% 及凝血酶活动度测定试剂 10%~25% 来决定维持量。最低三个月内存有复发因素的病例可继续几年或较长期服用，但合并用药可使华法林作用增强或减弱，应予以注意。副作用与肝素同样为出血。华法林半衰期长达 35~45h，停药后 48~72h 方可达到安全范围，出血时可静注维生素 K_1 10~20mg。

五、溶栓疗法

（一）概述

目的是溶解肺动脉血栓，急性期可收到改善血运动态的效果，副作用为出血，美国食品、药品管理局已提示尿激酶、t-PA 的合适用量，但是全部药剂在颅内或脊髓术后两个月内为禁忌。本病依其重症程度与手术侵袭范围可与内科医师协商并慎重用药。

（二）尿激酶（UK）

主要是使血流中的纤维蛋白溶酶原活化而溶解血栓，人的尿激酶与组织培养的尿激酶有同样效果，通常为 24~96 万 U/d，每 4~6h 一次静滴，持续 3~7d，重症患者增量要与内科医师合作，用药期间每天要测定血中的纤维蛋白原，注意出血倾向。

（三）t–PA（组织型血浆蛋白溶酶原活化剂）

t-PA 与纤维有亲和力，直接作用于血栓，将血栓形成过程中摄入的纤维蛋白溶酶原活化后溶解血栓。对急性心肌梗死用 Alteplase 29~43.5 万 U/kg，Tisokinase 总量为 1440 万 U，将使用量的 10% 在 1~2min 内静推，余下的 90% 用 1h 静滴，与 UK 一样，颅内及脊髓术后两个月内禁用，骨科医师不应单独使用。

在作用机制上，t-PA 有比 UK 更好的血栓溶解能力，减少血浆纤维蛋白原的作用小，与 UK 相比，出血少，但如加量，亦可使出血倾向加重。

六、下腔静脉支架

确切抗凝可预防大部分病例的复发，为防急性期复发，应尽早进行下肢深静脉血栓的检查，在下肢深静脉及下腔静脉有游离浮动型血栓时，抗凝疗法应禁忌，预料抗凝会复发及复发后会致死的病例则为下腔静脉插入支架的适应证，尤其在行血栓溶解疗法时，有促进深静脉血栓游离的危险，要特别注意。

近年来为防止病后的复发，支架使用的适应证在扩大，对术前有高危因素的病例行预防性使用。永久性支架在慢性期中有深静脉血栓复发、支架移动及下腔静脉血栓等并发症的可能，因而临时性下腔静脉支架的使用正在增加。

血栓摘出术后肺的溶纤系统活跃，因此对抗凝疗法及溶栓疗法非常有效，用这些药物治疗约 90% 可以救命，但临床症状及血运动态的改善则需几个小时，在此期间，循环明显恶化的病例可行导管血栓摘出术。

（周天健　李建军）

参 考 文 献

1. 陈德玉．颈椎伤病诊治新技术，北京：科学技术文献出版社，2003
2. 饶志诚，宋跃明．脊柱外科手术学（第三版）．北京：人民卫生出版社，2006
3. 赵定麟，王义生．疑难骨科学．北京：科学技术文献出版社，2008
4. 赵定麟．现代脊柱外科学，上海：上海世界图书出版社公司，2006
5. 赵定麟．关于颈椎病若干临床问题的经验与建议 [J]. 中华外科杂志，2008,46（5）
6. Bowen RE, Gardner S, Scaduto AA.Efficacy of intraoperative cell salvage systems in pediatric idiopathic scoliosis patients undergoing posterior spinal fusion with segmental spinal instrumentation.Spine (Phila Pa 1976). 2010 Jan 15;35(2):246–51.
7. Cagli S, Isik HS, Zileli M.Cervical screw missing secondary to delayed esophageal fistula: case report.Turk Neurosurg. 2009 Oct;19(4):437–40.
8. Cahill KS, Dunn I, Gunnarsson T, Proctor MR.Lumbar microdiscectomy in pediatric patients: a large single–institution series.J Neurosurg Spine. 2010 Feb;12(2):165–70.
9. Cloyd JM, Acosta FL Jr, Cloyd C, Ames CP.Effects of age on perioperative complications of extensive multilevel thoracolumbar spinal fusion surgery.J Neurosurg Spine. 2010 Apr;12(4):402–8.
10. Crocker M, Jones TL, Rich P.The clinical value of early postoperative MRI after lumbar spine surgery.Br J Neurosurg. 2010 Feb;24(1):46–50.
11. Dean Q, Jiefu S, Jie W, Yunxing S.Minimally invasive technique of triple anterior screw fixation for an acute combination atlas–axis fracture: case report and literature review.Spinal Cord. 2010 Feb;48(2):174–7. Epub 2009 Aug 25.
12. Emery SE, Akhavan S, Miller.Steroids and risk factors for airway compromise in multilevel cervical corpectomy patients: a prospective, randomized, double–blind study. Spine (Phila Pa 1976). 2009 Feb 1;34(3):229–32.
13. Etame AB, Wang AC, Than KD, La Marca F, Park P .Outcomes after surgery for cervical spine deformity: review of the literature.Neurosurg Focus. 2010 Mar;28(3):E14. Review.
14. Fu KM, Smith JS, Polly DW Jr.Morbidity and mortality in the surgical treatment of 10,329 adults with degenerative lumbar stenosis.J Neurosurg Spine. 2010 May;12(5):443–6.
15. Gan M, Yang H, Zhou F, Zou J.Kyphoplasty for the treatment of painful osteoporotic thoracolumbar burst fractures.Orthopedics. 2010 Feb 1;33(2):88–92. doi: 10.3928/01477447–20100104–17.
16. Heary RF, Karimi RJ.Correction of lumbar coronal plane deformity using unilateral cage placement.Neurosurg Focus. 2010 Mar;28(3):E10.
17. Hwang JH, Modi HN, Yang JH, Kim SJ, Lee SH.Short segment pedicle screw fixation for unstable T11–L2 fractures: with or without fusion? A three–year follow–up study.Acta Orthop Belg. 2009 Dec;75(6):822–7.
18. Jun Shu, Wei–Qiang Li, Bo Pu,etal.Treatment of severe degenerative scoliosis with combined anterior and posterior operation. SICOT Shanghai Congress 2007
19. Kamerlink JR, Errico T, Xavier S.Major intraoperative neurologic monitoring deficits in consecutive pediatric and adult spinal deformity patients at one institution.Spine (Phila Pa 1976). 2010 Jan 15;35(2):240–5.
20. Kau RL, Kim N, Hinni ML, Patel NP.Repair of esophageal perforation due to anterior cervical spine instrumentation.Laryngoscope. 2010 Apr;120(4):739–42.
21. Kelly MP, Mok JM, Berven S.Dynamic constructs for spinal fusion: an evidence–based review.Orthop Clin North Am. 2010 Apr;41(2):203–15. Review.
22. Kim KH, Lee SH, Lee DY.Anterior bone cement augmentation in anterior lumbar interbody fusion and percutaneous pedicle screw fixation in patients with osteoporosis.J Neurosurg Spine. 2010 May;12(5):525–32.
23. Lakicević G, Ostojić L, Splavski B.Comparative outcome analyses of differently surgical approaches to lumbar disc herniation.Coll Antropol. 2009 Dec;33 Suppl 2:79–84.
24. Liao X, Yang Q, Zhang J, Shen C.[Anterolateral approach for treatment of thoracolumbar disc protrusion], Zhongguo Xiu Fu Chong Jian Wai Ke Za Zhi. 2009 Dec;23(12):1418–21.
25. Nataraj A.Admission and acute complication rate for outpatient lumbar microdiscectomy.Can J Neurol Sci. 2010 Jan;37(1):1.
26. Puentedura EJ, Brooksby CL, Wallmann HW, Landers MR.Rehabilitation following lumbosacral percutaneous nucleoplasty: a case report.J Orthop Sports Phys Ther. 2010 Apr;40(4):214–24.
27. Qin W, Quan Z, Ou Y, Jiang D.[Transpedicle screw fixation in upper cervical spine for treating atlantoaxial instability and dislocation]Zhongguo Xiu Fu Chong Jian Wai Ke Za Zhi. 2010 Feb;24(2):202–5.
28. Sansur CA, Early S, Reibel J, Arlet V.Pharyngocutaneous fistula after anterior cervical spine surgery.Eur Spine J. 2009 May;18(5):586–91. Epub 2009 Mar 28.
29. Sasani M, Sasani H, Ozer AF.Bilateral late remote cerebellar hemorrhage as a complication of a lumbo–peritoneal shunt applied after spinal arteriovenous malformation surgery.J Spinal Cord Med. 2010;33(1):77–9.
30. Song X, Wang K, Zhang G.[Flavectomy of cervical vertebrae in treating cervical spinal canal stenosis]Zhongguo Xiu Fu Chong Jian Wai Ke Za Zhi. 2010 Feb;24(2):197–201.
31. Tani S, Homma T, Uchikado H.New surgical technique to secure the bone strut during anterior cervical corpectomy and fusion: kusabi fixation technique––technical note.Neurol Med Chir (Tokyo). 2010 Jan;50(1):83–6; discussion 86.
32. Upadhyaya CD, Berven S, Mumaneni PV.Spondylolisthesis following a pedicle subtraction osteotomy. Case report.Neurosurg Focus. 2010 Mar;28(3):E16.
33. Vander Have KL, Caird MS.Burst fractures of the thoracic and lumbar spine in children and adolescents.J Pediatr Orthop. 2009 Oct–Nov;29(7):713–9.
34. Wang MY, Mummaneni PV.Minimally invasive surgery for thoracolumbar spinal deformity: initial clinical experience with clinical and radiographic outcomes.Neurosurg Focus. 2010
35. Xu RM, Zhu YZ, Ma WH, Wu JM.[The prevention and treatment of cerebrospinal fluid leakage following cervical spine surgery]Zhongguo Gu Shang. 2010 Jan;23(1):20–2.
36. Zhang XS, Wang Y, Zhang YG.[Modified posterior closing wedge osteotomy in patients of posttraumatic thoracic lumbar kyphosis]Zhonghua Wai Ke Za Zhi. 2009 Sep 15;47(18):1383–6.
37. Zhuo–Jing Luo.Degeneraive lumbar scoliosis. SICOT Shanghai Congress 2007

索 引
Index

西文及西文字母开头的名词索引

A

Abbott 2096
Abdel-Wanis 2308
Abdullah 1778
Aboulafia 2692，2700
ABP 监测 234
Abumi 66
AcroMed I/ F Cage 71
Adamkiewicz 大根动脉 979，2236，2406，2412
Adams 1861
Adamson 1257
Adam 前屈试验 2168
Adson 征 1078，2118
Adulkasem 2738
Ahrens 74
Akiniside 2635
Alajouanine 2414
Albee 2297
Albee 法 1864
Albers Schonberg 病 3008
Albisinni 1926
Albright 2881
Albrignh 2876
Alcock 管 2672
Allen 2335，2336
Almgard 2450
Ambrose 2024
Ambrose Pare 4
Amevo 51
Amipaque 2955
Amis 2326
Anda 1939
Anderson 2422
Ankylosingspondylitis，AS 353
Ann 1804
Annular Release 1804
Antoni 2528
Anzai 2769
AO 67
AO 的综合分类法 675
AO 分型 314
AO 钛板 68，740
AO 系统 753
AO 组织 665
Appofix 65
Arce 1628
Arch 微型钢板固定 1397
ARDS 252
Arey 2042
Arima 2450，2451，2452
Arlet 2241，2242
Arnold 984，2348
Arnold-Chiari 畸形 126，2052，2348
Arnold-Chiari 畸形分型 2053
Arnold-Chiari 畸形合并脊髓空洞 MR 表现 2053
Aronson 2350
Arseni 1619
ArthroCare 2000 射频消融仪 1256
Asarlo 2005
Asatsuma 2029
Ascani 2180
Aspirin 2986
AVM 分类 2410
Awwad 1619

B

B_{12} 缺乏 125
Babinski 征 103，324
Back 技术 1916
Bagby 71
Bagby Basket 71
Bailey 1676
BAK 745
Balmer 2352
Barbeau 分类 2354
Barbinski 2355
Barker 245
Barr 329
Barraque 2096
Barthel 指数 685
Batson 静脉丛 2018
Beadle 2941
Bechterew 征 1740
Beckman 2041
Beck 肌营养不良（Becker Muscular Dystropy） 2362
Beck 综合征 30
Beevor 征 2535
Benati 2450
Bence-Jones 蛋白 2504
Bending 位 X 线片 2236，2239
Bending 相 2187
Bending 像 2169
Bennet 2986
Berbard Marfan 2320
Berlin 2321
Bernsen 2447
Bertagnoli 1839
Beta 2219
Betz 2246
B.hler 62，67，664，691
Bibai Rousai 医院 2030
Birch 2323，2324，2326，2327
Blackwood 984
Blount 2182，2211
Blume 1789
Blumenthal 2781
Bohlman 1269
Bonnet 2335
Bonnett 2336，2353
Borges 821
Boston 支具 5，2182
Brackett 4
Bradbury 721
Bradford 4，328，2357
Bradford & Garcia 2941
Brailsford 弓形线 1898
Breig 656
Brent 2041
Briffl 1003，1004
Bright 2399
Brink 2991
Broaddus 2660
Brodsky 1270
Broncasma Berna 2003
Brooks 64，546，2450
Brooks 法 64
Brooks 钢丝或钛缆 568
Brooks 内固定法 2087
Brooks 手术 527
Brooks 术式 567
Broom 1778
Brown 2360
Brown-Sequard 型脊髓前动脉综合征 2424
Bryan 73
Bryan 人工椎间盘置换术 73
Buke 1257
Bullard 喉镜下插管 253
Bunnell 2168
Burke 978
Burton 等 358
Buschke-Ollendorff 综合征 3014

C

C_{1-2} 脱位伴脊髓空洞症手术前后 2393
C_1、C_2 假关节形成 563
C_1 侧块螺钉固定术 520
C_1 骨环爆裂骨折 511
C_1 脊神经 184
C_1 之前弓与后弓双侧骨折 511
C_{2-3} 椎体间融合术 551
C_2 脊神经 184
C_2 下缘钻头钻孔 2069
C_2 椎弓根螺钉内固定术 551
C_2 椎弓骨折 60
C_3 脊神经 185
C_4 脊神经 185
C_5 脊神经 185
C_5 脊神经根的病理解剖特点 1569
C_5 脊神经根麻痹 1569
C_5 神经根的易损性 1559
C_5 神经麻痹 1558
C_5 神经麻痹临床症状 1558
C_5 神经麻痹预防 1559
C_5 神经麻痹症状特点 1559
C_5 神经麻痹治疗 1560
C_5 瘫痪 995
C_5 瘫痪征 994
C_6 脊神经 185
C_6 椎板减压术 5
C_7 脊神经 185
C_8 脊神经 185
Cage 技术使用不当 1265
Cage 植入 641
Calve 53
Calvert 2311
Campanacci 2498，2668，2685，2688，2689，2697
Campbell 2178
Carlson 2180
Carter 2665，2698
Cartesian 三维坐标 48
Caspar 67，68，1781，2096
Caspar 钛板 68
CD 器械 753
Cervifix 系统 2074
CESPACE 1455
Chaddock 征 103，324
Chaglassian 2311
Chamberlain 线 1087，2054
Chance 骨折 63，668，699，700，2888
Charcot-Marie-Tooth 患者 2330，2333
Charite 73
Charite Ⅲ型 78
CharitTM 假体 74
Charleston 5
Charleston 和 Providence 侧方弯曲支具 2182
Charleston 支具 5，2182
Charnley-Mueller 股骨假体 2684
Chen 2364
Cheshir 978
Cheshire 979
Chest Binder 4
Cheung 2165
Chiari 2348
Chiari 畸形 543，2174
Chiari 畸形（伴脊髓空洞）一般临床特征 2348
Chiari 畸形手术并发症 2350
Chirife 2024
Chi-Square test 1387
Chiu 1628
Choueka 65
CHTF 745
CHTF 固定术 551
Chu 2167
Clausen 68
Clean Intermittent Catheterization，CIC 822
Cloward 67，1789，1864
Cloward & Bucy 2941
Cobb 角 2162
Cobb 角测量法 2171
Cobb 角和肋椎角差（RVAD，Rib-Vertebral Angle Difference） 2174
Cobb 氏法 2170
Cobot 763
Cochrane 2447
Codman 67
Codman 口腔撑开器 2068
Codman 瘤 2479
Coe 67
Coflex 系统 77
Coflex 植入术 77
Cohen 2042
COL6A1 2773
Colonna 2363
Cone 546
Confunctioning of Flexion and Extension 77
Connectin32 基因 2365
Connexin43 特异 SiRNA 干扰后骨化组细胞表达骨钙素 2787
Connexin43 在成骨分化中的作用 2786
Connexin43 在后纵韧带组织细胞中的表达 2787
Connexin43 在颈椎后纵韧带骨化中的作用 2787
Conradi-Hunermann 型斑点状软骨发育不良（Chondrodysplasia Punctata，Conradi-Hunermann Type） 2342
Conte 2941
Contrel 68
cooke 骨穿刺针 543
Coon 2007
Cotrel 2186，2213，2335
Craig 2316
Cramer 984
CRASH PLAN 114
Crawford 2309，2312，2316
Crede 手法 822
CSLP 68
CT 监测下的经皮穿刺 546
CT 三维重建图像 654
Cunningham 73
Cushing 5，2532
CVP 监测 234
C- 臂 X 线机透视 1169
C 反应蛋白（CRP） 137

D

Daher 2365
Dandy-Walker 畸形 2056
Daniel Friedrich 2635
Daphlin 2490
Darins 1006
DASCOR 人工髓核 74
Daudon 2324
David 2237
Da-Vinci 体位 1838
Davison 综合征 30
Davne 2011
DCP 钛板 740
Degenerative Cervical Spine（颈椎退变） 1058
Degenerative Disc Disease（退变性椎间盘症） 1058
Deletis 2238

Denis 62，314，664，668，673
Denis 三柱模式 831
Dennis 三柱伤情分类 668
Dennis 损伤机制分类 668
Deramand 2893
DeWald 2323
Dewar 固定技术 614
Dewar 技术 602，603
Deyo 1939
DIAM 系统 77
Dichiro 2406，2410，2414
Di Chiro 2441
Dick 240，2450
Dickman 1628
Dickson 2162
Dick 技术 766
Diodrast 161
Djindjian 2406，2410，2414，2441，2450，2451
Dmitrie 73
Doherty 67
Donald Munro 820
Donnelly 821
Doppman 2450
Douglass 2665，2697，2698
Down 综合征 565
Drummond 2186
DSA 2468
DSA 检查 556
DSA 血管造影 2663
Dubois 1883，75
Dubousser 68
Dubousset 2183，2186，2213，2331，2335，2336
Duchateau 2988
Duchenne 肌营养不良（Duchenne Muscular Dystropy） 2332，2361
Duchenne 肌营养不良伴脊柱侧凸 2363
Ducker 2447
Dunn 型钛板 741
Dupont 2159
Durrani 2311
Dvorak 49
DVT 预防 2008
DVT 诊断 2008
DVT 治疗 2008
Dwyer-Hall 744
Dwyer 系统 2252
Dynesys（Zim-mer）腰椎动态稳定系统 1773
Dynesys 动态平衡系统 75
Dynesys 系统临床应用 1774

E

Eastell 分型 2894
Ecker 1989
Eclipse 矫形术 2236，2246
Eclipse 中空螺钉 2244
Edwards 548
Edwin Smith 外科学手稿 717
Ehlers-Danlos 综合征 2320
Eie.N &Wehn.P 1830
Eilber 2665
Eisenberg 2328
Elksnis 2425
Elsberg 2414
Elsberg-Dyke 曲线 2518
Emans 2178
Emery 2447
Emery 54
EMIVATS（Enlarged Manipulation Incision of Video-Assisted Thoracoscopic Surgery） 2252
EMI-VATS 操作技术 2257
EMI-VATS 脊柱侧弯矫形切口选择 2257
EMI-VATS 技术 800
ENA 抗体 140
ENA 自身抗体谱 140
Enneking 2665，2668，2684
Enneking 分期 2465
Enneking 外科分期 2471
epoire 2450
Epstein 985，1376，1778，1926，1929，1972
Epstein NE 2769
Erb' 点 125
Errico 65
Esses 2011
ETCO2 增加常见的四种情况 233
Ewing's 肉瘤 2469

F

Fahey 2324
Fajcrsztajn 征 1740
Farey 1270
Fasano 2993
Feber 征 96
Feil 2105
Feinberg 161
Feldman 2450，2660
Ferguson 2335，2336
Ferguson 法 2170
Ferguson 像 2170
Fessler 1628
Fiesci 2425
Finby 2324
Finzi 2483
Fleisch 2781
Fogelholm 2460，2527
Foix 2414
Foix-Alajouanine 综合征 2415，2442
Foo 2423，2444
Forestier 病（老年性关节强直性骨肥厚） 2917
Fortund 2403
Fourestier 1883
Fournier 1777
Fraenke 1676
Frank Eismont 2232
Frankel 821
Fraser 1842
Freeland 114
Fribourg 2901
Fridman 1003
Friedreich 共济失调（Friedreich Ataxia） 2329，2354
Friedreich 共济失调伴脊柱侧凸 2354
Friedreich 共济失调伴脊柱侧凸病因 2354
Friedreich 共济失调伴脊柱侧凸临床表现与诊断 2355
Friedreich 共济失调伴脊柱侧凸治疗 2355
Friedreich 共济失调症 1087
Friedrich 共济失调性脊柱侧凸 2356
Frohse 弓 206
Fuchigami 2019
Fujimura 2003
Funasaki 2311
Furuse 2025
F- 波 135
F- 波潜伏期 136

G

Gabrielle 2320
Gaenslen 96
Galen 4
Galesko 2362
Galibert 1012，2893

Galland　53
Gallie　64
Gallie 法　64
Gallie 手术　529
Gallie 术式　566
Gallie 钛缆法　64
Gallie 钛缆技术稳定　65
Galveston 骨盆固定　2332
Galveston 骨盆固定术　2336
Galveston 技术　2630
Garcin　2060
Gelform（止血海绵）2451
Gelled　2660
Gelpi　810
Geoffroy　2355
George　2394
Georgia–Prone 体位　1988
Georgia 一俯伏位　1989
Ghent 标准　2321
Giacobetti　1003
Gillespie　2175
Gill 滑脱减压复位　2328
Glah　1778
Glanzman　2492
Glisson 带　1135
Glisson 带牵引　526
Glisson 钳　1995
Glisson 氏带　514，536
Glisson 氏带牵引　1135
Goald　1781
Godec　824
Goffin　73
Goldner　2999
Goldstein 手术　2186
Gonzales　2096
Gordon 征　103，324
Gore　1058
Gould　2308
Gradinger　2692，2700
Graf　75，2213
Graf 固定术　75
Graf 韧带成形术　75
Green　5，2155
Greenberg 分型　2076
Grob　66，2074
Grossi　2237
Grubb　68
Grunterberg　2630
gR 拮抗剂　719
Gucker　2335
Guerit　2238
Guillain–Barr é 综合征　132，135，136
Guinto　341
Gupta　2174，2175
Guttmann　820

H

Ha1o – 颅骨牵引　468
Ha1o – 头环 – 骨盆固定装置　526
Hajek　65
Halifix　65
Halifix 椎板夹　65
Hall　1989
Hall–Frame 体位　1988
Hall 技术　2280
Hall 架体位　1989
Halo–Vest　542
Halo–Vest 架　546
Halo–Vest 支架外固定　543
Halo– 骨盆牵引　2338
Halo– 环颅骨牵引　543
Halo– 环外固定　566
Halo 颅环 – 股骨牵引　2338
Halo– 牵引　2364
Halo– 牵引装置　1144
“Halo” 头环牵引　1989
Halo– 支具　558，562，604
Halo 支具外固定　64
Halo– 重力牵引　2338
Halo– 装置　518
Hams　2252
Hangman 骨折　60
Hangman 骨折　616
Hanley　64
Hansebout　2018
Hanson　821
Harinaut　2988
Harkens　2328
Harms　1789，2068，2219
Harms Mesh Cage　71
Haroun　2357
Harrington　240，843，2186，2213，2325，2335，2690
Harrington 分型　2465
Harrington 复位内固定　2328
Harrington 系统　2186
Harris　2692
Harrop　2902
Harvell　64
Hastings　1989
Hastings–Frame 体位　1988
Hastings 架体位　1989
Hasue　1778
Haughton　2955
Hawes　2133
Hayashi　2421
Hecquer　2213
Hekste　2660
Hekster　2450
Hemmy　2450
Hensinger　2365
Herbiniaux　1892
Herring　2326，2327
Herszage　2024
Hibbs　2297
Hibbs 法　1864
Hibbs 脊柱后路融合术　1867
Hippocrates　4，820
Hirabayashi　1376，1377，1399
Hiral　2450
HLA – B27　140，353，355
HLA–B27 基因　355
HLA–B27 血清抗体　353
HLA – DR2.3　140
Hodgson　1989，2301
Hoffer　2991
Hoffmann 反射　714
Hoffmann 征　103，324
Hohman 征　2008
Holds Worth　314
Holdsworth　62，664
Holdsworth 的分类　62
Holm　2714
Holmgren　2096
Homma　995
Hongo　55
Hoogland　1795，1796
Hopf　2312
Hopkins　1883
Hoppenfeld’s　98
Hoppenstead 踝阵挛试验　2188
Horikoshi T　2772
Horner 征　1097
Horner 综合征　104
Horsely　5，2533
Horwitz　2018，2020
Hosono　1402
Houghton　5
Hounsfield　152
Hsu　2312
Hubert　2356

Hughens 985
Huvos 2490
HydraFlex 人工髓核 74
HydraFlex 装置 74
H- 反射 136
H- 反射潜伏期延长 136
H 形脊柱后路植骨融合术 1867
H 型骨块撑开植骨术 647
H 型植骨 64

I

IAR 的异常轨迹 53
IAR 分布 53
ICR 小鼠 335
Ikard 1628
Inni 1027
IntroMed Cage 1461
Iopamilon300 2451
Iron Corset 4
Ishimor 2450
ISOLA 钉棒系统固定 2631
Izumi 1927
I 形钛板 741
I 型胶原 C 末端（C-telopeptide of collagen I） 2548

J

Jackson 1062，1778，2444，2448，2475
Jackson 压头试验 94
Jacobson 2096，2491
Jaffe 2483，2496
Jaffe-Lichtenstein 病 2486
James 2173
Jansen 型干骺发育不良（Metaphyseal Dysplasia, Jansen Type） 2342
Janus 2347
Jean-Andre Venel 4
Jefferson 骨折 512
Jellinger 2425，2533
Jensen 2018
Jeszensky 1789
John Regan 2232
Johnson 2665，2684
Johnston 2251
Joseph 2324，2326，2327
Joseph S. Barr 1726
Jules Guerin 5
Junghams 1892
Jurymast 4

K

Kaga 2771
Kahanovitz 2175
Kai 2238
Kalff 67
Kambara 1372
Kambin 1796
Kambin 安全三角 1796
Kambin 安全三角及相邻解剖 1797
Kambin 三角 28，1796
Kamimura 2219
Kanada 1662
Kanaty 1883
Kanavel 2097
Kandziora 2068
Kaneda 70，739，2252
Kaneda 钛板 739
Kanogi 1778
Karasawa 2415
Karbowski 2347
Kato 1997
Katz 2182
Kaufer 62
Kawaguchi 1413，1929，1930，2775
Kelling 1883
Kelly 664
Kelsey 1058
Kemohan 2528
Kenji Hannai 1643，1647
Kerrison 咬骨钳 799，1784，2099
Kerrson 钳 1839
Kettleson 5，2182
Key 孔手术 646
Kilian 1892
King 763，2189
King-Steelquist 半骨盆切除术 2673
Kinkaldy-Willis 1676
Kitahama 1804
Kitahara 1991
Kiyoshi 328
Klippel 2105
Klippel-Feil 综合征 2052，2061，2105
K ü mmell 病 786
Knee-Chest 体位 1988
Kneisl 2476
Kniest 发育不良（Kniest's Dysplasia） 2341，2343
Knowles 75
Koizum 1372
Koizumi 2769
Kokubun 2317
Kolanczyk 2316
Koshizuka 2778，2781
Kostuik 851，2007
Kostuik-Harrington 技术 744
Kotani 66
Koyama 2438，2440，2444，2445
Koyanagi 1407，1409
Kozak 54
KP 存在问题 2902
KP 临床疗效 2901
Krayenbuhl 2441
Kugelberg-Welander 病 2359
Kuklo 2219
Kume 2425
Kurihara 1926，1929
Kurosa 1401
Kuslich 71
Kusuzari 2687
Kyphosis 4

L

L_1~L_3 脊神经 188
$L_{3\sim4}$ 118
L_3 横突 21
$L_{4\sim5}$ 118
L_4 脊神经 188
L_5 脊神经 189
Labelle 2330，2335
Lampe 328
Lamy 2159
Landreneau 2252
Lane 2901
Lange 6
Langerhans 细胞 2483
Langlais 2690
LaRocca 360
Laschinger 2237
Lasegue 征 98
Laseque 征 1741
Lecat 2528
LeDelliou 2324
Le Double 1431
Lee 1929
Lemmomas（神经膜瘤） 2528
Lenke1 AN 型表现和治疗 2194
Lenke1 型 2194
Lenke 2189，2219

Lenke2 型　2196
Lenke3 型　2197
Lenke4 型　2198
Lenke5 型　2198
Lenke6 型　2199
Lenke 分型 1~6 型　2191
Lenke 分型步骤　2190
Lenke 分型概述　2189
Lenke 分型研究进展　2189
Lepoire　2447
Leptin　2772
Leroy Abbott　67
Leung　2018
Levine　548
Levy　2422，2484
Lewis Sayre　4
Lewonowski　2174
Lindblom　161
Lio　1929
Lipton　1989
Lisch 结节（虹膜错构瘤）2306
Logistic 回归模型　1387
Lonstein　2018
Lonstein　2175，2180，2208，2211，2330，2335，2338，2352，2353，2362，5559
Lonstein　5
Lordosis　4
Lowe　2167
Lowenberg 征　2008
Lowery　876
Lowey　68
Ludwig Guttmann　820
Lumbar Disc Herniation，LDH　329
Luque　240
Luque Trolley 技术　2175
Luque 技术　2175，2352
Luschka　16
Luschka’s 关节遗迹　1860
Luschka 关节　16
Lussenhop　2450

M

MaAfee　1628
MAC　222
Mac Gowan　2941
Mack　1628，2252
Mackay　1989
Mackay-Frame 体位　1988
Mackay 架体位　1989
MacKusick　2320
Macnab　329
Macnab 分型　329
Macquarrie　2447
Madigan　2329，2352
Magerl　66，876，2074
Magerl 法　65，66，529
Magerl 分型　314
Magerl 和 Andrew　763
Magie 微导管系统　2661
Mahvi　1884
Makin　2324，2327
Malcolm　32
Malgaigne　5
Mallory　2528
Mannherz　2175
Manning　2323，2324，2325，2327，2363
Mardjetako　2179，2185
Marfanoid 综合征（类马凡氏综合征）2320
Marfan 综合征　2320
Marfan 综合征伴发脊柱侧凸　2323
Marfan 综合征伴发脊柱畸形　2323
Marfan 综合征脊柱侧凸　2320
Marfan 综合征脊柱侧凸的治疗　2324
Marfan 综合征脊柱侧凸发病机制　2320
Marfan 综合征脊柱侧凸发病率　2320
Marfan 综合征脊柱侧凸非手术治疗　2324
Marfan 综合征脊柱侧凸基本概念　2320
Marfan 综合征脊柱侧凸临床表现　2321
Marfan 综合征脊柱侧凸手术治疗　2325
Marfan 综合征脊柱侧凸影像学特征　2322
Marfan 综合征脊柱侧凸诊断标准　2322
Marie-strümpell 病　2911
Marlex 网　2672
Maroteaux　2159
Marray　2941
Martin　54
Masahiko　1646
Masterson　2665，2697，2698
Mastquart 技术　1789
Mathews　876
Mathis　2901
Mau　2173
Maxmore　1796，1798
Maxmore 穿刺理念　1798
Maxmore 技术　1798，1801
Mayer　866，2363，2734
Mayfield 骨钳　2074
Mayfield 型头固定器　1987
Mayo 医院　3019
McAfee　2252，2738
McCarthy　2177
McCord　2631
McCormack　664
McCormick　2438
McCulloch　1781
McDonald　721
McGowen　984
McGraw 术式　546
McGregor 线　2054
McKusick　2325
McMaster　2162
Mcmaster　2925
MED（Microendoscopic Discectomy）1257
MED 颈前路减压植骨内固定术　1257
Mehta　2174
Melzak　978，979
Mery　2323
Mesrobian　2325
Metrx　1258
Metrx 颈前路手术　1258
Meylaerts　2237
Mican　1628
Michael Mack　2232
Micro-CT　2887
Middiefon　1619
Milkwaukee 支具　2943
Milwaukee　5，2324
Milwaukee 支具　2174，2175，2182，2325，2333，2344，2353
Mimatsu　2775
Mixter　329，546，1726
Miyamato　2774，2775
Miyasaka　2413
Miz　60
Müller　2692
Mnaymneh　2689，2689，2690
Mochida　1995
Modulation　2311
Moe　5，2182，2301，2325
Moe 技术　2280

Moe 手术　2186
Mofidi　72
Mohammedan-Praying 体位　1988
Mohammedan 祈祷体位　1989
Monad　2988
Montesano　65
Moreau　2167
Morel　2174
Morio　1646
Morisu　2773
Moss-Miami 固定　2252
Motor Evoked Potential，MEP　123
Moulopoulos　2505
MRC 磁共振检查　2887
Mubarak　2362
Mumtord　318
Musya　2773
Mylen　2096
M 反应　133

N

Nachemson　1826，2180
Nagashima　2769
Nagata　2417，2443
Naiman　2423
Nakagawa　2238
Nakagkwa　2238
Nakanishi　67，2769
Naphziger 试验　95
Nasca　2138
Nelson　2018
Neurinoma（神经鞘瘤）　2528
Neurman　2781
Neurofibromaosis（神经纤维瘤）　2528
Newman　1892
Newman 滑脱分变法　1899
Newton　2242，2450，2451
NF-1 手术治疗典型病例一　2313
NF-1 手术治疗概述　2313
NF1 型　2635
NF2 型　2635
NgR　718
Nicolakis　2024
Nicoll　62
Nieder　2691
Nielsen　2692
Niemeyer　2242
Nijland　2317
Nittner　2539
Nitze　1883
Nogo-A 抗体　719
Nogo 蛋白　718
Nordwall　2357
Npp1（Npps，Ectonucleotide Prophosphatase / Phosphodiesterase Ⅰ）　2781
Npp1 基因多态性位点实验组与对照组比较　2783
Npp1 基因多态性与骨化患者年龄、骨化椎节数、骨化厚度的相关性　2783
NPPS 基因　2778
Npps 基因多态性　2778，2781
Npps 基因多态性在汉族人群中与颈椎后纵韧带骨化发病率　2781

O

Obenchain　1883
O'Brien　1992，2338
O'Connor　2668，2690，2697，2698，2700
Odom　2403
Ohata　2018
Ohmomo　2448
Ohmono　2445
Ohtsuka　1646，2162
Okada　1926，1929
Okazaki　2773
Olcok 管　213
OLF 病理特点　1432
OLF 病理学检查　1660
OLF 病因学　1432，1655
OLF 发病机制　1656
OLF 非手术治疗　1437
OLF 鉴别诊断　1436
OLF 解剖学特点　1654
OLF 临床特点　1433
OLF 手术治疗　1437
OLF 遗传和种族差异　1654
OLF 影像学检查　1656
OLF 影像学特点　1434
OLF 预后　1439
Ollivier　4
Ommaya　2417
Omnipak300　2451
Omnipaque　2955
Omnipaque 非离子碘造影剂　152
Ono　2769
OPLL 病理解剖特点　1373
OPLL 病因学　1373
OPLL 发病率　1373
OPLL 分型　1375
OPLL 概述　1372
OPLL 历史简介　1372
OPLL 临床症状特点　1374
OPLL 演化型（OPLL in Evolution, OEV）　1376
OPLL 一般特点　1372
Oppenheimer　2769
Oppenheim 征　6，103，324
OP 的主要症状　1008
O'Reilly　2714
Orion　67，68
Orion 钛板　68
Oswestry　72
Oswestry 功能障碍指数　74
Ouellet　2177
Owen　2238
Ozaki　2476

P

P100 绝对潜伏期　127
P100 潜伏期　127
Pagni　1997
Palmar　2159
Palrick 试验　96
Pantazis　1930
Parisini　2312
Paris 石膏　4
Parker　1676
Parker　2738
Patell　2450
Patton　2042
Pavlov 比值　1387
Pavon　2363
PCA 的特点　237
PCA 设置的预定指标　237
PDN 植入　1850
PECT（正电子发射计算机断层成像 single photon positive emission computed tomography）　2463
PEEK　76
Peek 材料　641
Pening　984
Penning　51
Penta　1842
Perdriolle　2162
Perdriotle　2210
Pereon　2238
Perlman　2133
Perlstein　2714
PET-CT（Positron Emission Tomography-CT，正电子发射型计算机断层显像）　2548

Pfirrmann MR 分类 1837
Philip 2357
Phillips 73，77
Pia 2445
Picetti 2232，2236，2246
Piedallu 征 2949
Pimenta 1257
PMMA 复合物 788
Polgar 1431，2769
Ponseti 2209
Pornmer 2876
pQCT（Peripheral Quantitative Computed Tomography） 2886
Pratt 2177
Price 2182
Providence 5
Providence 支具 5，2182
Pruijs 2337
PTH 免疫试验 3018
Pullicino 1006
PUMC 分型 2206
Pyeritz 2328

Q

QCT（Quantitative Computed Tomography） 2886
Queckenstedt 试验 157

R

Radzikowski 征 1740
R.Allen 717
Ramirez 1938
Regan 1628，2252
Reiter 综合征 2917
Relton 1989
Remes 2344
Rengachary 2399
Resnick 2769
Rhenoencephalography 122
RHO（Rashomologue）拮抗剂 719
Riddick 2359
Riffaud 2528
Ring 2450
Risser 2172
Risser – Cotrel 2330
Risser 征 2172
Risser 征、侧弯大小与侧弯进展概率关系 2180
Robert 1892
Robin 2323，2324，2327
Robinson 67，546，1158，2003
Robles 2450
Roges 1628
Roh 1257
Rojas 1789
Roll Sponge–Frame 体位 1988
ROM 59
Romberg 征 104
Ronald Blackman 2232
R–on–T 性室早 231
Rosch 2450
Rosenbluth 2450
Rosenthal 1628，1628，2329
Rossolimo 征 103
Rowe 2182
Royarigi 986
Roy–Camille 65，68，763
Roy–Camille 技术 766
Russe 2692
Russel Hibbs 2186
Russell 2528
Russell Albee 6

S

S_1 脊神经 189
S_2、S_3、S_4 213
Saal 329
Sakou 2771
Sakuara 1401
Salke 灭活疫苗 2985
Samani 77
Samdani 2178
Samsa 982
Sanders 2179
Sandhu 72
Santa Casa 撑开器 2302
Sarondo–Ferre 后侧组半骨盆切除术 2674
Sarondo–Ferre 前侧组半骨盆切除术 2674
Satomi 1266，1278，1399，2009，2010
Savine 2323
Savini 2324，2327，2328
Scheuermann 2941
Scheuermann 病 2531
Scheuermann 氏病 2327
Scheuermann 氏病驼背畸形 2942
Schmidt 2211
Schmid 型干骺发育不良（Metaphyseal Dysplasia,Schmid Type） 2342
Schmit 2182
Schmorl 161，2490，2941
Schmorl 结节 54，1732，2942
Schober 试验 354
Schollner 技术 1916
Schulte 68
Schwab 718
Schwannomas（雪旺细胞瘤） 2528
Schwann's 鞘 2576
SCI 后痉挛性膀胱 825
Scoliosis 4
Scott 2447
Scott 技术 1916
Scoville 坐位 1986
Scremin 2421
Seeman 66
Seldinger 168，2451
Selle 2003
Semm 1883
Senegas 75，76
SEP 术中监测脊髓功能 2254
Severy 61
Sextan 椎弓根内固定系统 70
Shapiro 2359
shatzker 1676
Sherrington 2993
Shilla 生长棒 2175，2177
Shingyouchi 2774
Shinno 2030
Shlesinger 1676
Shmorl 1726
Shufflebarger 2213，2311
Sicard 169
Siepe 1841
Simon 2330，2352
Simth 62，67
S.L.Guttmann 717
Sloff 2528
Slot 撑开器 2302
Slowik 2533
Smith 1158，1989，2362
Smith–Petersen 2921
Smith–Robinson 技术 1269
Smith–Robinson 椎体间融合术 657
Smit 72
Sofamor–Danek 2074
Sokoloff 2450
Somatosensory Evoked Potential，SEP 123
SPECT（单光子发射型计算机断层

成像 single photon emission computed tomography） 2463
Spinal Cord Injury，SCI 320
SpineCath 导管 1844
Spine Tech 67
SPO2 监测 234
Stagnara 2331
Stagnara 像 2170
Starkman 2399，2400
Steel 2665
Steffee 2011
Steinberg 征 2321
Stener 2630
Stenzl 822
Stephenson 2668，2685，2687
Stern 2328
Stickler 发育不良（Stickler's Dysplasia） 2341
Stoke-Mandeville 脊柱脊髓中心 717
Stoke Mandeville 医院 820
Stolke 2018
Stoll 75
Stout 2528
Strontium Ranelate（SR） 2890
Stryker Cage 1462
Stryker 产品 766
Sucato 2241
Suerez 2096
Sumito 1676
Sutterlin 67
Suzuki 1372，2012，2013
Swanks 2018
SynCage 71
Synframe 支架技术 1789
Synthes 2074

T

T_1 脊神经 187
T_2~T_{12} 脊神经 187
Tadavarthy 2450
Takahata 2007
Takaso 2177，2362
Tamura 1928
Tanaka 2773
Taylor 77，77，984，2328
Teflon 导管 2661
TESSYS（Transforaminal Endoscopic Spine System）技术 1796
TESSYS 技术（Thomas Hoogland Endoscopic Spine System ,THESSYS） 1795
Texas Scottish Rite Instrumentation 系统 753
Tezuka 2024
TFAS 全关节突关节成形术 78
TFC 745
TGF-β1 在 OPLL 发生过程中的作用 2790
Theron 2451
THESSYS 技术 1800
Thisted 1938
Thomasen 2925
Thomas sign 771
Thomas 征 98
Thometz 2330，2352
Tinel 征 204
Tinel 征阳性 205
Tiptoe Walking of Yoshimura，twy 2776
TLDR 1836
TLDR 具体病例选择 1837
TLDR 手术禁忌证 1836
TLDR 手术适应证 1836
TLSO 2353
TNAP（Tissue Nonspecific Alkaline Phosphatase, 组织非特异性碱性磷酸酶） 2781
Tohmeh 2900
Tokuhashi 评分 2465
Tokuhashi 2000
Tolo 2175
Tomita 分型 2465
Tomita 脊柱转移肿瘤分期 2551
Tomita 评分 2465
TOPLL 后路手术 1645
TOPLL 手术基本原则 1645
TOPS 后路小关节置换系统 78
Topter 2490
Tracker 微导管 2661
Travaglini 2941
Traynelis 68，467
Trendelenburg 2665，2684
Tribus 655
TRP/ 磷酸盐清除率 3018
Tsou 315
TSRH 系统 2252
Tsukahara ? 2772
Tsukimoto 1372，2768，2769
Tsung-Jen Huang 2738
Tubiana 2007
Tuck 体位 1988，1989
Tuli 2252
Tuohy 针 2000
Turnbuckle 石膏 6
Turner 综合征 2361
tww 小鼠（Tiptoe Walking，ttw） 2776
Ueta 984

U

Ullmann 线 1899
U 形钉技术 744
"U" 形结构 77
U 形凿法 1183

V

Vaccaro 315，665，1003
Vadier 2317
Vanderpool 2371
Van Landingham 2941
Van Mameren 51
Van Ooij 1839
Van Savage 822
Van Schrick 2301
VATS/EMI-VATS 797
VATS（Video-Assisted Thoracoscopic Surgery） 2252
VATS 技术 798
VATS 手术 797
VATS 锁孔选择 2254
VEPTR 技术 2177，2326
Verbiest 1676，1677
Vermont 植入物 753
Verocag 2528
Vesalius 1726
Vidal 2162
Virchow-Robin 间隙 2528
Visual Analogue ScaleVAS 240
Vitamin A 2773
Vitamin D 抵抗的低磷酸性佝偻病（Vitamin D-Resistant Hypophosphatemic Rickets） 2774
VI 型胶原 α1 链编码基因（collagen 6A1 gene，COL6A1） 2772
Volkman 5
Volpau 5
Von Bechterew 病 2911
Von Hippel-Lindau's 病 2522
Von Reckinghausen 2306
Von Reckinghausen 氏病 2306
Von Recklinghausen 2528，2635
Von Rokitansky 2301

"V" 形骨片 812

W

Waldron 2133
Walker 征 2321
Wallenberg 综合征 1003
Wallis 动态稳定系统 76
Wallis 系统 75
Wang 2301
Ward 2317
Watson-Jones 664
WBB 分期 2465
WBB 手术分期 2471
Weinstein 2180, 2209
Weishaupt 分类 1837
Weiss 1929
Weller 1003
White 49
White Sides 62
Whitesides 664
Wilcoxon rank sum test 1387
Wilde 2311
Wilkins 2403
Williamos 1781
Williams 2356
Wilmington 支具 5, 2182
Wilson 876, 1781, 2041
Wiltberger 1158
Windhager 2692, 2700
WING Cage 71
Winkelman 2688
Winkler 1997
Winter 5, 2175, 2211, 2301, 2312, 2313, 2323, 2327, 2328, 2336, 2366
Wisconsin 系统 2186
Witlse 分型 350
Wolff 定律 1185, 2889
Wolter 673
Wolter 三级四等份分类法 673
Wood 1619
Woodward 2155
Words 三角 1009
Wretblad 2941
Wright 531, 2018
Wyburn-Mason 2414
Wynne-Davies 2173

X

X 染色体遗传的迟发性脊椎骨骺发育不良（X - Linked Spondyloepiphyseal Dysplasia Tarda） 2343
X 线检查 6
X 线片示胫骨皮层骨破坏 2308
X 线片示椎体扇贝型改变 2308
X 线评估参数 2171
X 线摄片定位法 1169
X 线张口位摄片 34

Y

Yamaguchi 2769
Yamaura 1389
Yamazaki 1401
Yanagi 2425, 2769
Yasargil 1781
Yasargil 2096, 2406, 2414, 2417, 2441
Yeoman 征 98
YESS (Yeung Endoscopy Spine System, YESS) 技术 1796
YESS 技术 (Yeung Endoscopy Spine System, YESS) 1795
Yeung 1795
Yokoi 1372
Yonezawa 2317
Yoslow 2365
Yuan Syracus 741

Z

ZCQ（Zurich Claudication Questionnaire） 78
ZCQ 功能原始值 78
ZCQ 原始值 78
Zdeblick 656, 1884
Zephir 67
Zielke 2187, 2252
Zollinger-Ellison 综合征 3018
Z-plate 70
Z-plate 钛板 741
Zucherman 76, 1884
Zucker 大鼠 2772
Zucker 肥胖大鼠（Zucker Fatty Rat, zfr） 2776
Zucker 肥胖大鼠（Zucker Fatty Rat, zfr) 肥胖综合征 2777
"Z" 字形切断肌腱延长术 2970
"Z" 字型切口 205

中文专业名词及短语索引

A

阿法迪三（α-D3） 1010
阿法骨化醇 2990
阿仑膦酸盐（alendronate, ALN） 2891
阿片类药物瑞米芬太尼 220
阿片受体激动剂 222
阿片受体拮抗剂 250, 722
阿曲库铵（Atracurine, 卡肌宁） 224
阿曲库铵（卡肌宁） 223
阿斯匹林 1030
阿托品 222
安定（Diazepam） 221
安定镇静类药 221
安氟烷（Enflurane） 223
安全带损伤 63
安全带型损伤 62, 671
安全带遇急刹车 699
安全三角工作区 28
按法 337
按脊髓受损的程度分类 679
按摩理筋 326
按摩疗法 1147
按受损脊髓神经的解剖部位分类 681
八珍汤 316

B

巴比妥类 222
拔罐法 340
白介素（Interleukin, IL） 719
白色念珠菌病（Candidiasisalbicans） 2758
白质 26, 27
白质后连合 27
白质前连合 27
扳法 337
扳机点排尿 822, 824
斑驳状脆骨病 3013
斑点状软骨发育不良（Chondrodysplasia Punctata） 2342
板状腹 115
板状腰 86
半持续性牵引 1136
半膈穿透损伤 2260
半骨盆截肢手术侧卧位 2673
半骨盆切除术（Jaboulay 截肢术）

2665
半骨盆置换术后伤口感染 2698
半腱肌 109
半抗原 220
半流体性黏聚体 57
半膜肌 109
半奇静脉 168
半视野刺激 126
半视野图形翻转 126
半体重量牵引 1137
半通道（Hemichannels） 2786
半透膜 22
半脱位 608
半完整型颈肋 2116
半卧位牵引 1136
半限制型假体 73
半椎板切除椎管成形术 1334
半椎体畸形 148
半椎体畸形 MR 所见 2124
半椎体畸形伴胸椎后凸 2141
半椎体畸形后路畸形椎切除 2140
半椎体畸形切除 + 内固定术 2299
半椎体切除术 2298
伴不全性脊髓损伤者 604
伴齿状突骨折的寰枢椎后脱位 540
伴齿状突骨折的寰枢椎前脱位 535
伴甲状腺下动脉 634
伴明显移位骨折脱位者 727
伴完全性脊髓损伤者 606
浜野式手术体位 1988
膀胱逼尿肌 827
膀胱功能障碍 711
膀胱功能障碍对脊髓损伤患者的影响 820
膀胱结石 715
膀胱尿道的结构性手术 822
膀胱压 827
棒 – 钛缆（钢丝）固定 564
棒 – 钛缆结构 564
孢子丝菌病（Sporotrichosis） 2758
保持呼吸道通畅 527，604，1023
保持良好的睡眠体位 1153
保持椎节韧带的完整 640
保护后纵韧带完整 1344
保护脊髓 15
保留棘突之胸腰椎后路 758
保留正常骨质 640
保留终板的手术方式 54
保守治疗 5
保肢与截肢之争 2665
报警式颈围 1144
报警式颈围的设计 1144
抱膝滚腰法 352
暴力分型 665
暴力加剧瞬间 64
暴露棘突、椎板 638
暴露伤（病）节椎体 737
爆裂骨折 62，664
爆裂型骨折 668，677
“杯口”样压迹 158
北美脊柱协会（NASS） 2232
备急千金要方 348
背部压痛点 91
背侧根 28
背侧脊髓动脉（dorsal spinal artery） 2406
背长肌 108
背根 26
背核 26
背畸形 86
背景资料 2248
被动性平衡 57
被雷电击伤史 991
被迫体位 85
本体感觉神经传导通路 125
本体觉 27
本周蛋白 3018
苯二氮类药（Benzodiazepines） 221
逼尿肌成形术 822
逼尿肌压力 827
鼻饲管营养 559
比目鱼肌 111
吡啉啶 2548
必要的外固定 658，856
闭合腹部切口 748
闭合切口 767
闭合性创伤 116
闭合性颈部损伤 1019
闭孔神经 109，195
闭孔神经干 211
闭目站立试验 104
痹痉痿学说 327
痹、痉、痿证 312
痹证 312，327，331，333，350
痹证—顽痹 358
避开喉返神经 1167
避免 Cage 滑出 1228，1583
避免被迫体位 1154
避免不良的睡眠体位 1153
避免腹膜损伤 2272
避免淋巴管损伤 2272
避免牵拉硬膜囊 620
避免手术入路意外损伤 2272
避免向椎管方向加压 640
避免远达效应 835
避免增加腹压的因素 1830
臂丛牵拉伤 1563
臂丛牵拉试验 94，193
臂丛伤 114
臂丛神经根 198
臂丛神经受累 1077
臂丛神经损伤 125
臂丛损伤 125，192
扁平颅底 121
扁平颅底 2049，2052
变形（Deformation） 2038
变形类畸形 2039
辨形感觉 27
表面麻醉 221
表皮样囊肿 2405
表皮样囊肿和皮样囊肿 2541
憋气试验 227
髌阵挛 324
冰水降温保护脊髓 620
并发症防治 2259
病变节段数量因素 1575
病程的演变 83
病毒学因素 2533
病理反射 103，714
病理干扰相 132
病理骨折性腰椎滑脱 350
病理畸形 153
病理性爆裂型骨折 845
病理性束颤 131
病例介绍 2260
病例选择 2252
病情差异 240
病情估计 241
病史回顾 225
病史搜集 81
病态窦房结综合征 231
病灶残留和复发 2741
拨法 337
波及脊椎之感染 1000
波间潜伏期 125，128
波形变异 127
波形翻转 127
波形分裂 127
波形离散 135
剥离肋骨骨膜程序 2270
播散性凝集性骨病 3013
搏动性血流 122
薄壁静脉 25

薄束　27，30
薄束核　124
薄束与楔束受损　178
补肾活血汤　316，319
补体　137
补体结合试验　2762
补阳还五汤　321，334，351，352
补益肝肾　326
不对称梳式拉钩　809
不可代替常规平片　153
不可无枕　1154
不可吸收性固体栓塞剂　2661
不全性梗阻　121
不全性四肢瘫型　985
不全性损伤　708
不全性瘫痪　605
不随意反射性排尿　182
不通则痛　348
不同部位损伤运动受累特点　687
不同内固定方式的固定强度　564
不同年龄组和不同 Cobb 角的脊柱侧凸进展概率　2180
不完全型颈肋　2116
不完全性脊髓火器损伤的处理　999
不完全性脊髓伤　512
不完全性脊髓损伤　679
不完全性损伤　596
不稳定型　592
不稳定型骨盆骨折　115
不稳定型骨折　673
不稳定型胸腰椎损伤的治疗　696
不稳定性损伤　115
不宜单纯选用后路减压术　716
不宜同时施术病例　648
布比卡因（Bupivacaine）　220，221
布郎氏（Brown-Sequard）征　1375
布氏病（Brucellosis）　2761
布氏杆菌脊柱炎　2761
布氏杆菌脊柱炎病理解剖改变　2761
布氏杆菌脊柱炎病源学　2761
布氏杆菌脊柱炎临床症状特点　2762
布氏杆菌脊柱炎影像学特点　2762
布氏杆菌脊柱炎诊断　2762
布氏杆菌脊柱炎治疗　2763
布氏杆菌凝集试验（试管法）　2762
步态　87
步态不稳及蹒跚者　85
步态蹒跚　324
步行情况与腰痛诊断之关系　85
部分翻修病例的严重后凸畸形　2185
部分时间佩带支具（Part-Time Bracing）　2175
部分损伤　592
部分胸锁乳突肌切除术　2114

C

采取有效之康复措施预防各种并发 715
采用骨水泥强化螺钉　68
踩棉花样感觉　324
残疾（Disability）　1592
残留神经根症状患者翻修术的注意事项　1269
残留型颈肋　2116
残损（Impairment）　1592
残余电位　125
残余尿　827
残障（Handicap）　1592
草帽形　20
侧壁减压　812
侧角　26
侧块　17
侧块螺钉　602
侧块螺钉钛板　65
侧块钛板螺钉技术　602，603
侧脑室　116
侧前方切除椎间盘　745
侧屈暴力　63，665
侧屈（弯）　92
侧索　27
侧索硬化症　121
侧凸进展与首诊时 Risser 征及度数的相关性　2208
侧弯畸形　86
侧卧位　638
侧向弯曲的脊柱楔形截骨术　2921
侧隐窝　21
侧隐窝入路　1798
侧隐窝狭窄卡压神经根　21
测量　92
插管切勿过线　2453
插管时颈椎过伸所致脊髓损伤　993
插入导针　1013
插入电位　130
插入电位活动消失　131
插入电位活动增加　131
插入工作套管　1013
插入套管扩张（大）穿刺孔　543
插入椎体钉　1169
产后性腰痛　85
产前诊断（Prenatal Diagnosis）　2044
长期重体力劳动者　85
长期坐位工作者　85
长时限宽脉冲　133
长效局麻药　221
肠鸣音　115
肠破裂　116
肠系膜上动脉综合征　5559
常规监测　229
常规经典的椎间隙刮匙减压法　1220
常规颈椎间盘切除术操作程序　1171
常规心电图检查　226
常规腰椎前路手术　1876
常规椎板切除减压　760
常规椎板切除减压术　758
常见脊柱畸形　2347
常见脊柱手术的麻醉　243
常见之腰椎间盘突出症之临床表现 1742
常用的保肝治疗　228
常用麻醉药　220
常用麻醉药物　221
超短波　215，222
超强度反弹”（Rebound Hyperintensity） 2438
超声波　2884
超声波检查　115
超声波检查的引导　116
超声心动图　226
超限活动量之训练　702
车辆急刹车　615
车辆追尾事故　615
彻底清洗术野放置引流　767
陈德玉　1058，1197，1239，1319，1467
陈德玉颈前路切骨手术技巧与施术要点　1344
陈德玉颈前路直接切除 OPLL 技术 1392
陈德玉牵引拉钩　1197
陈德玉术式　1389
陈旧性齿突骨折　543
陈旧性齿突骨折伴寰椎移位经口腔显微手术　2102
陈旧性寰枢　539
陈思聪　1237
陈中伟　2096
晨僵　354
撑开 – 压缩机制　1454
撑开 – 压缩张力带　1454
撑开植骨　642
成骨不全（Osteogenesis Imperfecta）

2345
成骨不全性脊柱侧凸　2346
成骨不全性脊柱侧凸畸形　2345
成骨不全性脊柱侧凸畸形——分型　2346
成骨不全性脊柱侧凸畸形概述　2345
成骨不全性脊柱侧凸畸形临床难题　2347
成骨不全性脊柱侧凸畸形诊断　2345
成骨不全性脊柱侧凸畸形治疗　2347
成骨功能指标　1009
成骨细胞（Osteoblast，OB）　2877
成骨性转移瘤　3014
成人脊柱侧凸畸形矫正术　2263
成人脊柱侧凸前路松解术　2263
成人脊柱侧凸前路松解术病例选择　2265
成人脊柱侧凸前路松解术临床经验简介　2268
成人脊柱侧凸前路松解术手术步骤　2265
成人脊柱侧凸前路松解术手术可能发生的意外　2267
成人脊柱侧凸前路松解术术前准备　2265
成人脊柱梅毒　2757
成人胸腰椎脊柱侧凸前路松解术　2273
成人胸腰椎脊柱侧凸前路松解术手术经验简介　2276
成人胸腰椎脊柱侧凸前路松解术手术入路过程　2274
成人胸腰椎脊柱侧凸前路松解术手术入路意外　2276
成人胸腰椎脊柱侧凸前路松解术手术入路应用解剖　2273
成人胸腰椎脊柱侧凸前路松解术体位　2274
成人胸椎脊柱侧凸前路松解术临床经验简介　2271
成人胸椎脊柱侧凸前路松解术手术入路应用解剖　2268
成人腰椎脊柱侧凸前路松解术　2271
成人腰椎脊柱侧凸前路松解术手术入路过程　2272
成人腰椎脊柱侧凸前路松解术体位　2271
成人腰椎脊柱侧凸前路松解术腰椎入路应用解剖　2271
成体干细胞　721
成纤维细胞生长因子受体（FGFR3）　2341
呈马凡氏综合征伴前凸型胸椎侧凸施术前后　2327
池氏钉固定　804
池永龙　2252
弛缓性瘫　710
迟发性颈髓损伤　631
迟发性症状　991
迟（缓）发性瘫痪　706
迟缓性瘫痪　249
迟来病例　715
持续牵引　611
持续性不稳　655
持续性牵引　1136
持续性正压呼吸（PPB）　983
持续硬膜外引流管　2000
尺侧腕屈肌　203
尺侧腕屈肌腱转移术　2975
尺动脉　205
尺管综合征　204，205
尺、桡侧腕屈肌腱转移术　2976
尺神经　205
尺神经干　203
尺神经炎　1074
尺神经移位　204
齿骨　18
齿尖韧带　524
齿突　18
齿突不连　518
齿突骨折发生率　18
齿突骨折前路齿突螺钉固定失败的翻修手术　566
齿突尖　18
齿突尖部骨折　517
齿突尖韧带　34，59，517，535
齿突尖撕脱骨折　60
齿突结核伴寰椎前脱位施术前后　2722
齿突螺钉固定失败翻修方式　566
齿突为垂直轴　34
齿状韧带　25，58
齿状突　535
齿状突不连的判定　518
齿状突发育不良　1034，2061
齿状突发育不全　535
齿状突发育不全分型之二　2077
齿状突发育不全分型之三　2077
齿状突发育不全分型之一　2076
齿状突分离　1035，2049
齿状突分离畸形的 CT 扫描图像识别　2079
齿状突分离畸形行寰枢椎经关节间螺钉内固定加 Gallie 法寰枢椎融合术　2090
齿状突分离畸形行寰枢椎椎弓根螺钉内固定术　2092
齿状突骨骺闭合时间　535
齿状突骨折　59，516，518，535
齿状突骨折伴寰枢后脱位　616
齿状突骨折双钉固定术　2070
齿状突固定术　1041
齿状突和枢椎椎体分离 CT 扫描　2078
齿状突基底部　535
齿状突畸形　1034，523
齿状突畸形 Greenberg 分型　2078
齿状突螺钉固定技术　67
齿状突内固定术　2067
齿状突切除术　2068
齿状突缺如　1034，2050，2061
齿状突缺失型侧位 X 线片所见　2077
齿状突缺损　535
齿状突升高程度测量　2055
齿状突腰部骨折　517
耻骨炎（Osteitis Pubis）　2952
耻骨炎的病因　2952
耻骨炎的临床表现　2952
耻骨炎的治疗　2952
充分的术前准备　562
充分认识出血量大　241
充分有效植骨　655
充气式经腹膜后腹腔镜结核病灶清除手术 2739
充气式经腹膜后腹腔镜手术　870
充气式颈围　601
充气式支架牵引　1137
充填剂　2901
充盈不全　170
冲击式椎板咬骨钳误伤　1534
冲洗时压力过大所致的脊髓损伤　1537
抽换脑脊液　167
出生前诊断（Antenatal Diagnosis）　2044
除痹止痛　332
除去关节软骨　2278
处理横突孔前壁时应先行松解　1539
处理小斜角肌　2121
触电性脊髓损伤　991
穿刺部位选择　156
穿刺椎弓定位　880
传导速度减慢　135

传导载荷 15
传导阻滞 231
传入纤维 28
传统手术入路与小切口下保护膈肌的手术入路比较 2251
传统腰椎间盘切除后路术式 1760
床边试验 96
床单撕裂患者坠落伤 1527
创口污染度 115
创伤性上颈椎脱位 563
创伤性枢椎前脱位 60
创伤性炎性反应 29
创伤性腰椎滑脱 350
垂体后叶素 118
垂头仰卧位 1998
垂腕 192
垂直平分线的交点 51
垂直型压缩性骨折 603
垂直压缩暴力 317
垂直压缩型 590
垂足步态 87
纯感觉分枝 133
磁共振成像 153
雌二醇 1010
雌激素 1010
雌激素（Estrogen） 2877，2890
雌激素受体（Estrogen Receptor，ER）基因 2880
雌激素替代（ERT） 2890
次侧弯（代偿性侧弯或继发性侧弯） 2170
次全环状减压术 807
刺激尺神经 123，126
刺激电极 136
刺激腓神经 124
刺激胫神经 123，126
刺激期 2529
刺激视野大小 127
刺激正中神经 123
刺灸法 322
刺络放血法 340
丛性臂痛 192
丛性神经臂痛的原因 192
丛性痛 195
粗隆下截骨 + 内固定 2984
粗隆下截骨线 2983
促进感染的因素 2018
促进神经元自身再生能力 718
促进髓核还纳 1757
促进髓核溶解 1757
猝倒 324，1097
脆弱性骨硬化 3013
搓颈 326
挫灭液化之脊髓组织 763
错构学说 2528

D

大成汤 315
大出血 1022
大剂量糖皮质激 250
大静脉出血 1024
大块髂骨植骨与钛板固定 2631
大理石骨病（Marble Bone Disease） 3008
大偻 358
大脑内侧裂深部感觉皮层区 124
大脑瘫痪 2714
大脑瘫痪（脑瘫）（Cerebral Palsy） 2352
大外科（Major Surgery） 2028
大网膜移植术 715
大小便失禁 214
大血管出血的急救 1024
大鱼际肌 107
大圆肌 207
大重量牵引 1137
代谢性障碍合并脊柱侧凸 2163
丹参 626
丹溪心法 359
单侧脱位 611
单侧小关节脱位 50
单侧椎动脉结扎 556
单纯的压缩载荷 54
单纯脊膜膨出或神经症状轻微的类型 2147
单纯颈椎畸形 2108
单纯静脉麻醉 222
单纯上颈神经根压迫症 2059
单纯剩余半椎体 2138
单纯楔形半椎体 2138
单纯型寰椎骨折 514
单纯性寰枢椎脱位 523
单纯性寰椎复位加内固定术 527
单纯性寰椎脱位 541
单纯性颈椎损伤 591
单纯性勒伤 1020
单纯性双侧脱位 611
单纯性压缩骨折 592
单纯腰椎后路植骨融合术 1904
单次给药剂量（Blous Dose） 238
单肺通气 243
单杆拉钩 810
单核苷酸多态性（Single Nucleotide Polymorphisms, SNPs） 2772
单核苷酸多态性与颈椎后纵韧带骨化术后进展的相关性 2784
单极针电极 129
单开门式椎管成形术 1396
单开门术 646
单能量光子吸收测定法（Single Photo Absorptiometry，SPA） 2883
单皮质螺钉 68
单瘫 2991，2992
单纤维针电极 129
单眼视觉诱发电位 127
单元性偶发性室性早搏 230
胆绞痛 199
蛋白电泳 3018
蛋白多糖 22
蛋白同化激素 2892
蛋白质 2879
蛋白质定量 120
当代脊柱脊髓损伤治疗的进展 717
当今治疗理念的转变 694
当前临床 AVM 的分类 2410
导管插入失败 167
导管溶栓 1004
导管术检查 116
导管选用内腔大者 2452
导尿术 115，822
导引 312
导针损伤内脏 885
导致变形的机械压抑因素 2039
盗流（steal） 2442
邓强 319
低分子肝素（LMWH） 2032
低颅凹症经口腔显微手术治疗 2103
低热伴脊柱节段性疼痛者 82
低碳酸血症 252
低特异性 126
低位爆裂型骨折 842
低温麻醉 221
低血磷性佝偻病（Hypophosphatemic Rickets） 2777
低血压反应 1005
低血压所致脊髓损害 993
低压吸引 1537
低压性偏头痛 118
低压性头痛 118
低氧血症 244，250，252
涤纶带 76
骶部畸形 2143

骶丛痛误诊为根性痛及干性痛者 195
骶动脉 31
骶骨 22，148
骶骨定制型假体重建 2632
骶骨骨巨细胞瘤（Giant Cell Tumor） 2627
骶骨骨巨细胞瘤刮除术 2628
骶骨骨巨细胞瘤人工骶椎置换术 2628
骶骨骨巨细胞瘤治疗 2628
骶骨骨巨细胞瘤肿瘤根治切除术 2628
骶骨骨巨细胞瘤肿瘤切除术 2628
骶骨后方皮肤坏死 2697
骶骨脊索瘤 2625，2626
骶骨脊索瘤 X 线所见 2522
骶骨脊索瘤病理 2625
骶骨脊索瘤辅助检查 2626
骶骨脊索瘤概述与病因 2625
骶骨脊索瘤临床表现 2626
骶骨脊索瘤诊断 2626
骶骨脊索瘤治疗 2627
骶骨岬 22
骶骨角 22
骶骨巨细胞瘤临床表现 2627
骶骨巨细胞瘤影像学检查 2627
骶骨前后路联合重建 2632
骶骨异体骨重建 2633
骶骨肿瘤 2625
骶骨肿瘤的手术切除 2630
骶骨肿瘤前后联合入路途径 2629
骶骨肿瘤切除 2676
骶骨肿瘤术前准备 2629
骶骨肿瘤外科治疗 2629
骶骨肿瘤外科治疗策略 2630
骶管内囊肿 2401
骶后孔 22
骶棘肌 57，108
骶孔 148
骶髂部脂肪疝的概述 2951
骶髂部脂肪疝的临床表现 2951
骶髂部脂肪疝的诊断 2951
骶髂部脂肪疝的治疗 2951
骶髂关节 22
骶髂关节加压试验 2949
骶髂关节结核 2949
骶髂关节结核病灶清除术操作步骤 2729
骶髂关节叩诊 92
骶髂关节压痛点 91
骶髂关节炎 353，2912
骶神经根切断的数量 823
骶神经前根电刺激排尿术 829
骶尾间隙 22
骶尾椎 22，151
骶尾椎融合 2143
骶翼深度 22
骶正中嵴 22
骶椎 22
骶椎发育不良 2151
骶椎结核 2709
骶椎腰化 148，2143
骶椎肿瘤翻修术 2650
地氟烷（Desflurane） 223
地塞米松 170
地西泮（安定） 157
第 1 骶脊神经根病变综合征 1751
第 1 腰脊神经 214
第 1 蚓状肌 202
第 3、第 4 脑室 116
第 3 横突压痛点 91
第 3 腰椎横突 148
第 3 腰椎横突肥大 148
第 3 腰椎横突过长畸形 2148
第 3 腰椎椎间盘在不同活动情况时负荷量 1827
第 5 腰脊神经根病变综合征 1751
第 5 腰椎横突肥大 148
第二代 Wallis 76
第三代 TARP 钢板及螺钉 2071
第三代环锯 1180
“第三届全国颈椎病专题座谈会”纪要 1159
第三届全国颈椎病专题座谈会纪要的标准 1067
第四脑室极度扩大 2056
第一例脊椎肿瘤切除术 5
第一与第二峰 122
癫痫 129
典型软骨发育不良（Classic Achondroplasia） 2341
点穴 326
点穴理筋法 326
点状骨病 3013
碘过敏试验 167
电刺激 2996
电接触史 991
电解质失衡学说 717
电生理检查 562，853
电视辅助的胸腔镜手术（Video-Assisted Thoracoscopic Surgery，VATS） 797
电视－胸腔镜下（VATS/EMI-VATS）胸椎侧弯松解、矫正及内固定术 2252
电位波幅降低 135
电位发放频率 131
电针 339
电针夹脊穴 360
电子计算机体层扫描（CT） 116
电子计算机体层摄影（CT） 151，152
垫枕法 316
垫枕疗法 319
调低步态 87
调理气血 334，347
调整桌面（或工作台）高度 1134
调制骨水泥 793
跌打养营汤 315，316
丁卡因 220，221
钉板系统 67
钉子滑出 771
钉子折断 771
顶盖脊髓束 27
顶椎 2170
定量超声测量（QUS） 1009
定期改变头颈部体位 1133
定期远视 1133
定位错误 868
定位诊断 1750
丢失率 6
冬眠麻醉 221
动静脉畸形 126，201
动静脉瘘 116，201，1003
动、静脉瘘 2412
动力试验 119
动力性侧位片 145，149
动力性峰载 55
动力性摄片 149
动力性载荷 54
动力椎弓根螺钉稳定技术 79
动脉冠 31
动脉瘤夹 1004
动脉瘤样骨囊肿 2484，2498
动脉瘤样骨囊肿病理 2484
动脉瘤样骨囊肿临床表现 2485
动脉瘤样骨囊肿影像学检查 2485
动脉瘤样骨囊肿诊断 2485
动脉瘤样骨囊肿治疗 2485
动脉栓塞术（Arterial Embolization） 2450
动脉性出血 1024

动脉硬化症　1100
动脉粥样硬化　30
动态心电图　226
动物接种　121
豆钩韧带　204
豆骨与钩骨融合　205
窦－椎神经　29
窦椎神经　29，624
窦椎神经分布　29
督脉　312
督脉损伤　312
独活寄生汤　333，348，351，352
Ⅱ度房室传导阻滞　231
Ⅰ度房室传导阻滞　231
Ⅲ度房室传导阻滞　232
端椎　2170
短棘波　132
短节段 Luque 固定术　646
短颈合并脊髓受压症状者　2108
短颈畸形概述　2105
短颈畸形临床特点　2105
短颈畸形外观　2106
短颈畸形影像学特点　2106
短颈畸形预后　2110
短颈畸形诊断　2107
短颈畸形治疗　2108
短颈畸形致病原因　2105
短颈及短腰畸形　86
短腰畸形　2150
短腰畸形病理解剖　2150
短腰畸形检查　2150
短腰畸形诊断　2151
短腰畸形治疗　2151
短暂的昏迷　624
短暂性脑缺血　129
短肢型侏儒　2343
Ⅷ段椎动脉　525
Ⅴ－Ⅱ段椎动脉及脊神经根损伤　1566
Ⅴ－Ⅲ段椎动脉损伤　1563，1566
锻炼胸廓周围肌肉　4
对氨柳酸（PAS）　2717
对病变性质的判定　154
对病变椎节致压物务必彻底减压　1580
对病程较长、脊髓有液化灶者应及早处理　1588
对不稳定型脊柱骨折的分度　673
对称性充盈　170
对骨化、挛缩之后纵韧带需小心切除　1344
对骨盆内闭孔神经切断术的评估　2998
对骨质疏松病例内固定尤应小心　1229
对脊髓前角灰质炎后遗症的治疗　2969
对脊髓有液化灶者应及早处理　1234
对脊椎伤剂选择　156
对颈脊神经根的损伤　1539
对颈前路钛板生物力学研究　67
对内脏器官早期缺血性坏死的判定　154
对牵引试验反应　1069
对切口张力稍许过大者　768
对去极化肌松药的异常反应　251
对上肢与手功能重建的评估　2999
对神经减压要彻底　562
对手术疗法应慎重　515
对四肢软组织伤患的诊断　154
对跳跃式致压病变可酌情处理　1233，　1587
对选择性脊神经后根切断术（SPR）　2998
对严重损伤　1023
对椎节狭窄者可采取撑开措施　1230，1587
蹲伏姿势（Crouching Posture）　2998
多次复发、多次翻修的严重型腰椎椎多节段椎间盘突出症　1763
多发性半椎体　2139
多发性半椎体合并一侧融合　2139
多发性骨骺发育不良（Multiple Epiphyseal Dysplasia 2）　2342
多发性肌炎　138，140
多发性神经纤维瘤病（Neurofibromatosis）　2528
多发性硬化　126，127，129，132
多发性硬化症　1088
多方向截骨　2926
多干性疼痛　195
多个互补性脊柱侧凸　2202
多肌炎　140
多节段椎弓楔形截骨术　2923
多节段椎体压缩骨折　2894
多卡因　220
多裂肌萎缩　21
多突触传导通路　136
多源性室性早搏　231
多灶性运动神经病　135
多轴运动　34

E

额（颞）－乳突导联　122
恶性高热　224
恶性骨肿瘤外科分期　2667
恶性交通事故　597
恶性肿瘤　643
腭孔线　2054
恩氟烷　223
儿茶酚胺血流动力学　224
儿麻后期综合征（Post Polio Syndrome，PPS）　2986
儿麻后期综合征的康复　2986
儿麻后期综合征的康复计划　2987
儿麻后期综合征的临床表现　2986
儿麻矫治的术后康复　2985
儿童爆裂型骨折　842
儿童腰部伸展试验　96
二腹肌沟线（Fischgold 线）　2054
二甲基亚砜　2423
二膦酸盐类　2891
二维投照 X 线法　49
二烯吗啡　239
二氧化碳分压　252
二柱理论　314
二桌复位法　313

F

发病间隔　83
发夹（hairpin）　2442
发生于椎管内的神经纤维瘤　2635
发音障碍　84，1097
发育成熟后侧弯（大于 30°）进展的危险因素　2180
发育性颈椎椎管狭窄　191，1062
发育性腰椎管狭窄症　1752
发育性腰椎椎管狭窄者　159
发育性椎管狭小的解剖学特点　1678
发育性椎管狭窄因素　1575
发育性椎管狭窄症　1677
发育异常（Dysplasia）　2038
发育异常类畸形　2040
翻修融合术　563
翻修术的确认　560
翻修术前准备　1365
反常呼吸　250
反冲（recoil）说　983
反磁性（Diamagnitic）　2437
反复发作性持续性室速　231
反弓状刮匙　810

反射 101
反射弧 28
反射消失 324
反射性膀胱 712
反应波 125
范中旗 348
方波脉冲 133
防己黄芪汤 334
防御反射性质 28
防止侧弯进展 5
防止“断面观” 153
防止对手术处震动 474
防止钙化的腹主动脉撕裂 2923
防止假关节 835
防治血栓 1029
房室传导阻滞 355
房性早搏 230
纺锤形膨大 28
放射性核素骨显像（Bone Scintigraphy） 2463，2648，2887
放射性核素检查 2713
放射性神经丛病变 132
放射性铊（Radio Thallium Scan Tl） 3018
放射性同位素脊髓血管造影 167
放射性同位素扫描 2518
放射性显像剂的种类 171
放射治疗 2492
放射治疗的分类 2465
放置球囊 1013
放置引流 767
放置引流管 747
飞燕点水练功法 316
“飞燕式”锻炼 341
非弹性阻力 57
非挥发性的麻醉药 222
非结构性侧凸 2162
非金属类椎间融合器 72
非聚醚醚酮材料 1456
非去极化 223
非去极化肌松药 224
非融合性脊椎置换术 78
非头皮参考电极 123
非外伤性硬膜外出血血肿自然治愈的报告 2448
非稳定型 590
非限制型假体 73
非营养不良性脊柱侧凸治疗 2311
肥达氏（Widal）反应 2764
肥大性脊柱炎 MR 矢状位所见 2936
肥大性脊椎炎 CTM 所见 2936
肥大性脊椎炎 X 线片所见 2936
肥大性脊椎炎病因学 2934
肥大性脊椎炎非手术疗法的选择 2939
肥大性脊椎炎鉴别诊断 2937
肥大性脊椎炎临床特点 2935
肥大性脊椎炎手术疗法 2940
肥大性脊椎炎体征特点 2935
肥大性脊椎炎影像学特点 2935
肥大性脊椎炎诊断 2937
肥大性脊椎炎治疗目的 2939
肥大性（增生性）脊椎炎 2934
肥大性（增生性）脊椎炎的病因 2934
腓肠肌 111，136
腓肠肌与 110
腓骨长肌 189
腓骨长肌腱转移术 2980
腓骨短肌 189
腓骨肌群 113
腓浅及腓深神经 113
肺不张 804
肺部间质性病变 140
肺部坠积性肺炎 606
肺动脉栓塞 242
肺功能 227
肺呼气训练 2221
肺扩张不全 2250
肺扩张训练 2221
肺泡膜损伤 250
肺上沟瘤 192
肺栓塞 250，252，789
肺水肿 250，252
肺水肿的发生率 250
肺损伤 2241
肺损伤 2267
肺心病（Cor pulmonale） 2165
肺淤血 250
肺脏损伤 804
废用因素 2879
分化不良 2539
分解组合式支具桃核承气汤 319
分离暴力 548，665
分离膈肌至侧方弓状韧带处 2275
分离棘突 2277
分离脊神经后根 2996
分离颈长肌时误伤 1539
分离麻醉 222
分离内脏鞘与血管神经鞘间隙 1167
分离松解椎体前筋膜 1169
分离性感觉障碍的特征 2427
分离椎旁肌 639
分裂（Cleft） 2038
分裂类畸形 2040
分娩前后之病因 2714
分娩史 83
分子生物学技术 721
芬太尼 222，236
吩噻嗪类（Phenothiazines） 221
粉笔样骨（Chalky Bone） 3008
风寒痹阻证 351
风寒湿三气杂至，合而为痹也 312
风寒湿型 326
风湿热 137
风湿性病变 82
风湿性疾病概要 138
封闭疗法 1147
封顶效应 222
蜂腰状狭窄征影像 159
缝隙连接 Cx43 在颈椎后纵韧带骨化进展中的信号传递作用 2786
缝隙连接（Gap Junction） 2786
缝隙连接蛋白 Connexin43 2786
缝隙连接蛋白及其作用机制 2786
氟骨症（Fluorosis） 3003
氟骨症 X 线表现 3004
氟骨症病因学 3003
氟骨症鉴别诊断 3006
氟骨症临床表现 3004
氟骨症内科治疗 3007
氟骨症外科手术治疗 3007
氟骨症形成机制 3003
氟骨症预防 3007
氟骨症诊断 3005
氟哌啶 221
氟哌利多 236，239
氟烷 223
氟制剂 2892
氟中毒 350
浮棘 148，2149
浮棘切除 2148
浮棘型 2146
浮棘型隐性脊椎裂 2146
福善美（阿仑膦酸） 1010
俯卧位骶骨切除术术区 2677
附件及椎体骨母细胞瘤 2616
附件切除 2471
附件型结核 2709
附着于横突的肌肉 1002
复方三七片 319
复合芬太尼 223
复合感觉 27

复合肌肉动作电位（CMAP） 2238
复合脊髓动静脉畸形（complex SAVM/AVF） 2418
复合神经动作电位（CNAP） 135
复合手术 627
复合性肌肉动作电位（CMAP） 133
复合因素所致的狭窄 350
复位不佳 653
复元活血汤 315
复元通气散 316
复杂性枕颈畸形 563
复杂严重型侧凸手术治疗 2282
复杂严重型脊柱侧凸 2282
复杂严重型脊柱侧凸临床举例 2282
复杂严重型脊柱侧凸之手术治疗 2282
副交感神经的过度反射 252
副韧带断裂 524
副神经 26，207
副神经干 207
副小指屈肌 205
腹壁反射 102，324，714
腹壁反射 – 脊髓 – 膀胱人工发射弧 826
腹壁 – 脊髓 – 膀胱 824
腹壁软组织挫伤 114
腹部加压器具 822
腹部腰椎解剖 2264
腹部脏器 115
腹侧根 28
腹根 26
腹股沟 214
腹股沟部淋巴腺炎 211
腹股沟韧带 209，215
腹股沟外环 214
腹股沟中点 210
腹肌和腰肌 57
腹膜刺激征 115
腹膜刺激症状 115
腹膜后血肿 115，320
腹膜破裂 2741
腹前肌群 108
腹腔积液 116
腹腔镜辅助腹膜后小切口前路椎体切除 871
腹腔镜辅助腹膜后小切口腰椎结核病灶清除及重建手术 2739，2740
腹腔镜前路腰椎融合术病例选择 1884
腹腔镜下腰椎骨折手术技术 870
腹腔镜下腰椎间融合技术 1883
腹腔镜下腰椎结核前路手术技术 2738
腹腔探查 116
腹压 827
腹针疗法 359
覆膜 34

G

改变劳动及休闲方式 1831
改良 Brooks 法 64
改良 Dick 固定器 752
改良的 Dewar 技术 603
改良的 Gallie 术式 529
改良的 Galveston 技术 2632
改良哈氏棒技术 744
改善腰椎解剖关系 854
改善椎动脉损伤后脑血运状态 1004
钙调蛋白（Calmodulin, CaM） 2167
钙尔奇 D 2890
钙拮抗剂（verapamil） 2423
钙拮抗药 722
钙离子拮抗剂 226
钙磷代谢 2774
钙缺乏 2878
钙制剂 2890
干细胞移植 721
干性臂痛 192
干性定位症状 195
干性痛 194
干性痛及丛性痛 191
干燥综合征（SS） 138，140
肝癌脊柱转移 2620
肝功能障碍 227
肝肾不足 326，359
肝肾不足证 356
肝肾亏虚证 331，333，335
肝素 1029
肝脏疾病 227
肝浊音区 115
感觉分离 708
感觉神经传导速度 133
感觉神经传导速度测定 133
感觉神经的细纤维 220
感觉性共济失调 30，178
感觉障碍 99
感染后蛛网膜囊肿 2400
感染性神经病 125
感染性椎间盘炎 2750
感染性椎间盘炎病理解剖 2750
感染性椎间盘炎病因学 2750
感染性椎间盘炎的 X 线 2752
感染性椎间盘炎鉴别诊断 2753
感染性椎间盘炎临床特点 2751
感染性椎间盘炎影像学改变 2752
感染性椎间盘炎预后 2754
感染性椎间盘炎诊断 2752
感染性椎间盘炎治疗 2753
冈上肌 200
冈下肌 200
冈下窝 200
肛肌处 217
肛门反射 102，214，709，714
肛门反射出现 680
肛门口感觉残留 681
肛门括约肌 218
肛门外括约肌 213
肛门指诊 115，195，211，218
肛尾神经 217
钢棒 6
钢棒（Steel Bar） 1998
钢丝对植骨块的嵌蚀及松动 565
钢丝固定 6
高钾型周期性麻痹 132
高肩症的 Woodward 改良肩胛骨下移术 2156
高空作业 696
高灵敏性 126
高龄患者 595
高龄脊髓损伤 980
高龄脊柱、脊髓损伤者特点 980
高频电疗 2892
高渗（或低渗）液静脉内注射试验 628
高速动力性试验 54
高速公路 548
高速公路交通事故 60
高速公路意外 696
高速磨钻 799
高速磨钻技术所致误伤 1532
高台跳水 608
高台跳水意外 548
高碳酸血症 244，252
高危险率（Poor Risk） 2028
高位骶骨肿瘤切除后稳定性重建 2631
高位脊髓神经损伤 558
高位颈脊髓病 545
高位颈髓 515
高位颈髓损伤 466，523，548，555
高位颈椎结核 248
高信号（high intensity） 980

高血压 226
高血压治疗方案 226
高压氧治疗 250
割痕 86
葛振山 319
膈肌 105
膈下逐淤汤 315
各段椎节的数量 143
各类脊柱畸形治疗 2039
各种常见疾患与肥大性脊椎炎鉴别诊断 2938
各种疾患脊髓受累断面概况 179
各种入路 6
各种神经损伤的鉴别 686
根动脉 30，31
根间隙 29
根据棘突特点定位 639
根痛程度 1740
根型颈椎病 1079
根型颈椎病发病机理 1071
根型颈椎病非手术疗法 1079
根型颈椎病鉴别诊断 1074
根型颈椎病临床特点 1071
根型颈椎病影像学检查 1073
根型颈椎病预后 1079
根型颈椎病诊断标准 1071
根型颈椎病治疗原则 1079
根性臂痛 192
根性放射痛 183
根性肌力障碍 324
根性牵拉痛 192
根性撕裂 170
根性损伤 170
根性痛 178，194，324
根性痛误诊为干性痛及丛性痛者 196
根性原因所引起的臂痛 191
根袖处病变 169
根最大动脉（Adamkiesicz 动脉）1241
跟腱反射减弱 189
跟腱延长术 2972
跟膝胫试验 104
更年期女性慢性腰痛 85
梗死率低 1005
弓间韧带 16，23
弓间植骨钛缆固定法 64
功能独立性测定标准（Functional Independence Measure，FIM）685
功能独立性评定 685
功能锻炼 317，340，357
功能活动 92
功能康复 562
功能性辅助性用具的使用 2989
攻丝 746
供血量 1005
供应脊髓的血循环 30
肱动脉逆行插管 164
肱二头肌 106
肱二头肌长头腱转移术 2975
肱二头肌反射 101
肱二头肌腱延长术 2971
肱骨内上髁 204
肱骨外科颈 207
肱骨外上髁 206
肱静脉 168
肱桡肌 107
肱桡肌反射 101
肱三头肌 106
肱三头肌反射 101，181
宫本 2451
“拱桥式”锻炼 340
拱石（Keystone）1455
共轭特征 52
共轭现象 50
共济失调步态 87
共济失调型脑瘫 2991
共济失调症 1087
共济失调之判定 104
共济运动反射 27
共同读片 160
沟动脉 30，31
沟动脉缺血症候群 2432
沟环与椎动脉发病之关系 2082
沟静脉 32
钩骨 205
钩突 16
钩突切除术 1207
钩椎关节 16，146
钩椎关节病 1204
钩椎关节孔扩大术 1207
钩椎关节增生 624
钩椎韧带 16
孤儿病毒（ECHO）2966
孤立性骨囊肿 2486
孤立性骨囊肿病理 2486
孤立性骨囊肿临床表现 2486
孤立性骨囊肿影像学表现 2486
孤立性骨囊肿治疗 2486
箍环型 808
股二头肌 109
股二头肌腱和半腱肌腱转移术 2978
股骨头静脉造影技术 167
股骨头无菌性坏死 211，213
股内收肌 109
股内收肌群 188
股三角 209
股神经 108，109，195
股神经松解术 211
股神经损伤 2741
股四头肌 109，188
股外侧皮神经 2005
股外侧皮神经干 215
股直肌腱延长术 2972
骨斑点症 3013
骨斑点症病理 3013
骨斑点症合并症 3014
骨斑点症鉴别诊断 3013
骨斑点症临床举例 3014
骨斑点症预后 3014
骨斑点症诊断 3013
骨斑点症治疗 3014
骨保护素（OPG）2885
骨代谢血生化指标 2885
骨的传递速度（SOS）1009
骨的透光度增加 2886
骨肥厚（Hyperostosis）2010
骨钙素 2548
骨钙素（BGP）2884
骨骼创面渗血 1542
骨骼肌松弛剂 224
骨骼肌松弛药 223
骨骼生长期 4
骨钩结构 1894
骨关节病（Osteoarthrosis）2934
骨含量（BMD）68
骨横径（BW，cm）2883
骨化性肌炎 715
骨活化剂 2890
骨畸形 318
骨间肌 107
骨间肌萎缩 324
骨间掌侧神经卡压综合征 203
骨减压病 3014
骨碱性磷酸酶 2548
骨巨细胞瘤 2466，2627
骨块滑出 1545
骨块嵌入器 642
骨矿分布曲线 2883
骨矿含量（BMC，g/m）2883
骨量的 X 线及超声检测 1009
骨量检测 1009
骨量评估 2883

骨密度（BMD，g/cm^2） 2883
骨密度（Bone Mineral Density, BMD） 2166
骨密度（Bone Mineral Density，BMD） 2883
骨密度学说 2308
骨母细胞瘤 2476，2498
骨盆 115
骨盆大体解剖 2654
骨盆的后倾训练 340
骨盆钉与头颅钉并发症 1992
骨盆骨折 115，215
骨盆固定术 2336
骨盆和骨盆周围肿瘤的症状特点 2656
骨盆内闭孔神经切断术 2999
骨盆内血管造影 2657
骨盆前倾 57
骨盆切除术后的重建 2684
骨盆切除术式视病情而定 2684
骨盆切除四大重建方式 2684
骨盆切除问题的提出 2684
骨盆切除重建术势在必行 2684
骨盆神经的离心性纤维 712
骨盆手术术前准备 2669
骨盆血管的造影方法 2662
骨盆血管造影表现 2662
骨盆血管造影之解剖学基础 2661
骨盆肿瘤 2654
骨盆肿瘤病理检查 2659
骨盆肿瘤的发病率 2655
骨盆肿瘤的临床 2658
骨盆肿瘤的临床表现 2656
骨盆肿瘤发病部位的比例 2656
骨盆肿瘤各种影像学检查 2656
骨盆肿瘤切除后骨融合术 2688
骨盆肿瘤切除容易引发伤口问题 2682
骨盆肿瘤手术疗法 2665
骨盆肿瘤术后并发症 2697
骨盆肿瘤术后腹壁疝和切口疝 2699
骨盆肿瘤术后感染 2698
骨盆肿瘤术后泌尿系统并发症 2699
骨盆肿瘤术后切口皮瓣坏死 2697
骨盆肿瘤术后神经损伤 2698
骨盆肿瘤术后血管损伤 2699
骨盆肿瘤术后血栓栓塞 2699
骨盆肿瘤术后阳痿 2699
骨盆肿瘤术前栓塞 2660
骨盆肿瘤术前栓塞的进展 2660
骨盆肿瘤外科分区 2670
骨盆肿瘤在骨肿瘤中所占比例 2655
骨盆重建手术并发症 2700
骨盆重建术临床举例 2693
骨盆转移性恶性肿瘤 2691
骨桥蛋白（Osteopontin，OPN） 2776
骨－韧带复合体 831
骨－韧带结构 21
骨软骨发育不良（Osteochondrodysplasia） 2341，2342
骨、软骨发育不良性脊柱侧凸 2341
骨、软骨发育不良性脊柱侧凸临床表现 2342
骨、软骨发育不良性脊柱侧凸遗传学基础 2341
骨软骨营养不良合并脊柱侧凸 2163
骨扫描检查 562，853
骨水泥灌注技术 1015
骨水泥渗漏 789，885
骨髓瘤 2467
骨髓水肿（Marrow Edema） 2894
骨萎缩 566
骨吸收抑制剂 1010，2890
骨吸收指标 2884
骨小梁断裂征 143
骨小梁与骨皮质的改变 2886
骨形成促进剂 2892
骨形成指标 2884
骨形态发生蛋白（Bone Morphogenetic Protein，BMP） 2775
骨性结构 5
骨性融合的支架结构 72
骨性突起 16
骨样骨瘤及成骨细胞瘤 2466
骨应力 2889
骨折减压和固定 867
骨折术后感染 2746
骨折脱位 314
骨折脱位型 671
骨折线 143
骨折愈合延迟 518
骨质疏松 28，565
骨质疏松性脊柱压缩性骨折（Osteoporotic Vertebral Compression Fracture，OVCF） 1010
骨质疏松症 782，1008
骨质疏松症（Osteoporosis，OP） 2876
骨质疏松症病因学分类 2881
骨质疏松症辅助检查 2883
骨质疏松症症状 2882
骨质疏松症致压缩骨折 2895
骨赘 145，152
骨阻挡（滞）术（Bone Block Operation） 2984
固定棒植入 881
固定气管导管 243
固定性半脱位 566
固定性寰枢椎半脱位 566
固定椎节以临床症状为主 1770
顾云伍 319
刮匙技术所致误伤 1534
刮匙头部滑向椎管 1535
刮匙头反弹 1535
关闭肋间切口 748
关节固定术 2982
关节畸形 715
关节囊水肿 611
关节囊撕裂 613
关节突 17
关节突发育畸形及内聚 20
关节突骨折 23
关节突骨折 628，629
关节突畸形 2149
关元 340
观察深部变化 151
观察小关节改变 151
观察早期变化 151
冠心病 226
冠状动脉环 31
冠状动脉缺血性心脏病 226
冠状动脉硬化性心脏病 226
冠状缝处 184
冠状面失代偿 2230
冠状韧带 16
冠状位 151
惯性矩 56
灌洗设置 2023
光过敏性皮炎 140
光线疗法 2892
广泛的运动神经阻滞 239
广泛性脆性骨质硬化症（Osteosclerosis Generalisata Fragilis） 3008
鲑鱼降钙素 1010
滚法 337
郭友仁 821
国际高血压联盟 (ISH) 226
国际骨质疏松日（International Osteoporosis Day） 2876
国际脑电图协会 125
国际腰椎研究会（ISSLS） 330
国人颈椎椎管矢径标准值 1319

国人颈椎椎管矢状径的标准值　1318
国人椎弓根的宽度与高度　763
过长型颈肋部分切除　2121
过度牵引　553
过敏试验　156，164
过强电流　133
过伸复位法　317
过伸体位复位法　319
过伸性损伤　631
过氧化物歧化酶　2423

H

哈氏棒　68
含软骨细胞　54
含漱液清洗口腔　558
韩风岳　321
寒冷地区　216
寒湿痹阻　359
寒湿痹阻证　356
寒湿证　331，332，334
汉族人群中 Npps 基因多态性与颈椎后纵韧带骨化发病率　2782
合并钩椎关节损伤　603
合并急性颈椎间盘突出症者　2108
合并脊髓损伤的胸腰椎骨折　704，751
合并颈椎病、黄韧带或后纵韧带钙化等继发性椎管狭窄者　1327
合并严重颅脑损　626
合并椎间盘突出之爆裂性骨折　848
合并椎间盘突出之腰椎不稳症后路减压 + 椎间隙融合术　1869
合理的外固定　562
何慕舜　70
荷兰的乌得勒支（Utreeht）　2953
核磁共振（MR）　116
核磁共振显像系统 (Nuc1ear Magnetic Resonance lmaging System ，NMR)　153
核苷焦磷酸酶（Nucleotide Pyrophosphatase，NPPs）　2772
核苷酸焦磷酸酶（Necleotide Pyrophophatase，NPPS）　2776，2778
核苷酸焦磷酸酶也称 PDNP（Phosphodiesterase Nucleotide Pyrophosphatase-Ⅰ）　2777
核苷酸焦磷酸酶影响韧带钙化（骨化）机制　2779
核素扫描　2468
核糖核酸（RNA）　138
核脱出者　158
颌颈部毛囊炎　1554
颌 - 胸石膏　551，1146
颌 - 胸支架　1143
贺亮　319
褐色色素　2306
横韧带　518
横韧带断裂　523
横韧带完全断裂　59
横突　16，18
横突骨折　592，695
横突过长　18
横突间韧带　23，56
横突孔　16，17
红核脊髓束　27
红细胞增多　227
侯铁胜　1239
喉返神经　606，634
喉返神经损伤　1528
喉和气管损伤　1022
喉和气管损伤的处理　1025
喉上动脉　634
喉上神经　555
喉上神经损伤　1530
喉头痉挛　1541
喉头水肿　246
后半环型沟环　2081
后部结构的作用　55
后部韧带复合体　62
后部张力 Banding 系统（棘上韧带、棘间韧带和棘突）　1782
后侧半椎体　2139
后方滑脱说　984
后方减压术 C5 神经根损伤机制　1558
后方皮瓣法半骨盆截肢术（King-Steelquist 半骨盆切除术）　2675
后方韧带复合体　677
后方入路植骨融合术　542
后方小关节囊肿切除 + 椎弓根钉固定术　2961
后根　24，28
后根动脉　31
后根及后角受损　178
后弓　17
后寰枕膜　33，34
后脊髓损伤（Syndrome of Postrior Spinal Cord Injury）　679
后角　26
后角边缘核　26
后角固有核　26
后角后索软化体征　30
后角细胞　26
后路动态固定系统　75
后路翻修手术的并发症　1365
后路脊柱矫形融合术　2184
后路矫形棒于肋骨下胸膜外　2226
后路平移矫形技术　2212
后路器械矫形融合　2298
后路去旋转矫正技术　2212
后路融合　6
后路伤椎次全切除 + 钛网植骨椎间融合法　69
后路手术　836
后路胸椎内固定　68
后路腰椎椎体间融合术（Posterior Lumbar Interbody Fusion，PLIF）　1789
后路正中切口　754
后内侧组　26
后旁正中沟　26
后期并发症　838
后期稳定　835
后伸扳法　338
后索　27
后索障碍　2431
后凸　4
后凸畸形　653
后凸畸形矫正术的生物力学原则　2943
后凸型脊柱侧凸的生物力学特征　2227
后凸型脊柱侧凸的手术原则　2227
后凸型脊柱侧凸的支撑区域选择　2227
后外侧沟　24，26
后外侧组　26
后正中沟　24，26
后柱　62，668
后柱的压缩骨折　64
后纵韧带　16，22，23
后纵韧带（Posterior Longitudinal Ligament，PLL）　329
后纵韧带断裂　631
后纵韧带钙化　145
后纵韧带钩　1197
后纵韧带骨化灶摘出顺序错误　993
后纵韧带骨化症　191
后纵韧带骨化症（Ossification of Posterior Longitudinal Ligament，OPLL）　2768

后纵韧带骨化症的诊断 1380
后纵韧带后突出型（Transligamentous Extrusion） 329
后纵韧带后型（Transligamentous Extrusion） 330
后纵韧带连续性中断 603
后纵韧带起自枢椎 56
后纵韧带下突出型（Subligamentous Extrusion） 329
后纵韧带下型（Subligamentous Extrusion） 330
后纵韧带组织细胞体外组织块培养法 2788
呼气 CO_2 减少常见的三种情况 233
呼吸道梗阻 1021
呼吸道护理 559
呼吸道受压 1022
呼吸功能不全 559，612
呼吸功能监测 232
呼吸功能下降 2883
呼吸功能障碍 711
呼吸机辅助呼吸 2221
呼吸机应用 468
呼吸困难 1413
呼吸系疾病的术前处理 227
呼吸系统疾病 226
呼吸系统疾病对手术麻醉的危险 227
呼吸系统疾病术前评估的依据 227
呼吸性碱中毒 983
呼吸抑制 221，238
呼吸状态 114
蝴蝶椎体畸形 2142
琥珀胆碱 223，224
滑动入路 868
滑膜关节 16，23
化脓性感染 117
化脓性脊柱炎 2745
化脓性脊柱炎病理解剖特点 2745
化脓性脊柱炎病因学 2745
化脓性脊柱炎分型 2747
化脓性脊柱炎鉴别 2749
化脓性脊柱炎临床症状特点 2747
化脓性脊柱炎影像学检查 2748
化脓性脊柱炎与腰椎结核的鉴别 2715
化脓性脊柱炎诊断 2749
化脓性脊柱炎治疗 2750
化学致畸因子 2043
踝反射 102
踝关节稳（固）定术 2981
踝阵挛 324
环杓肌 634
环甲肌 634
环甲膜穿刺或切开术 1024
环境致畸原的种类 2043
环锯法（或经黄韧带）切除椎间盘 1772
环锯技术所致误伤 1533
γ 环路 2994
环丝氨酸（CS） 2717
环跳穴 194
环形或箱形融合器 71
环 - 枕畸形 121
环椎 17
寰齿关节间隙 524
寰齿后关节 17，34
寰齿前关节囊 34
寰枢关节 33，34，49
寰 - 枢关节 466
寰枢关节 511
寰枢关节不稳 1034
寰枢关节的三维六种运动方式 59
寰枢关节间的韧带 34
寰枢关节囊 18
寰枢关节融合失败的原因 565
寰枢关节脱位 34，516，535
寰 - 枢关节先天畸形性脱位 2060
寰 - 枢关节先天畸形性脱位病因 2060
寰 - 枢关节先天畸形性脱位诊断 2061
寰 - 枢关节先天畸形性脱位治疗原则 2061
寰枢关节先天畸形性外伤脱位 2061
寰枢横韧带横断面 2075
寰枢间 49
寰枢外侧关节 18，34
寰枢椎不稳 545，2344
寰枢椎不稳 Apofix 内固定 2088
寰枢椎不稳 Gallie 法内固定术 2086
寰枢椎不稳定 542
寰枢椎侧块关节植骨融合 545
寰枢椎翻修融合术 565
寰枢椎翻修手术的术前评价 566
寰枢椎后部骨性结构状况 566
寰 - 枢椎后弓间植骨融合术 2062
寰枢椎后路融合翻修术式 566
寰枢椎后路融合术 2084
寰枢椎后路融合术适应证 2084
寰枢椎后路融合术手术方法的选择 2084
寰枢椎后路融合术手术前准备 2084
寰枢椎活动度 566
寰枢椎间关节植骨融合术 537
寰枢椎经关节间隙螺钉内固定术（Magerl 法） 2089
寰枢椎经关节螺钉或枢椎椎弓根加寰椎椎板钩内固定术（钉钩技术） 2085，2093
寰枢椎经关节螺钉内固定术（Magerl 技术） 2085
寰枢椎内固定方式 568
寰 - 枢椎前路融合术 2067，2068 2069
寰枢椎融合 Brooks 法固定 2086
寰枢椎融合 Gallie 法固定 2085
寰枢椎融合失败的发生率 565
寰枢椎融合术 520
寰枢椎融合术融合失败的原因 565
寰枢椎融合椎板钩加压内固定 2087
寰枢椎脱位及骨折脱位 523
寰枢椎先天性脱位 2061
寰枢椎旋转固定性脱位 543
寰 - 枢椎植骨融合术 1040
寰 - 枢椎椎弓根螺钉技术 529
寰枢椎椎弓根螺钉内固定术 2085，2091
寰枕关节 18，33，48
寰枕关节半脱位 355
寰枕关节囊 18
寰枕后膜 17
寰枕前膜 17
寰枕融合 543
寰枕外侧韧带 34
寰椎 17
寰椎侧块骨折 512
寰椎侧块螺钉枢椎椎弓根螺钉内固定术（Harms 技术） 2085，2090
寰椎的运动 49
寰椎沟环的发生学 2081
寰椎沟环畸形 2081
寰椎沟环畸形病因 2081
寰椎沟环畸形鉴别诊断 2083
寰椎沟环畸形临床特点 2082
寰椎沟环畸形诊断 2082
寰椎沟环畸形治疗原则 2083
寰椎沟环切除（开）术 2083
寰椎沟环切除术 2095
寰椎骨折 59
寰椎横韧带 34，512，523
寰椎横韧带的解剖 49
寰椎横韧带断裂 512，523，524

寰椎横韧带损伤　59
寰椎横突　34
寰椎后弓不完整　566
寰椎后弓的状况　566
寰椎后弓骨折　512
寰椎后弓切除　473，546
寰椎后弓切除术　566
寰椎后弓切除＋枕颈融合术　1040
寰椎后弓上缘　33
寰椎前弓粉碎性骨折　512
寰椎前后弓双骨折　512
寰椎前结节　516
寰椎前脱位　523
寰椎十字韧带　34
寰椎与枕骨呈内翻式融合　2058
寰椎与枕骨大孔外翻式融合　2058
寰椎枕骨化　1035
寰椎椎动脉沟环的分型　2081
缓慢性心率失常　231
唤醒试验　221，244，633
唤醒试验（Wakeup Test）　1993
唤醒试验（Wake-Up Test）　2188
患者自控镇痛（Patient Controlled Analgesia，PCA）　237
患者自控镇痛（PCA）装置　236
患者自我评估　561，852
患肢制动　207
黄聪仁　1628
黄帝内经　312，323，350，353，358
黄芪桂枝五物汤　326
黄韧带　16，23，56
黄韧带大体解剖　1431
黄韧带钙（骨）化症　645
黄韧带骨化症（Osiification of Ligament Flavum, OLF）　1431，2768
黄韧带向椎管内突出说　984
黄子毅　319
磺脲类　229
灰质　26
灰质连合　26
挥鞭性损伤　615
挥鞭样损伤　60，61
恢复脊髓休克　250
恢复伤节高度及列线　855
恢复施术椎节的高度与曲度　1579
恢复细胞外钙　250
恢复有效的椎管容积　655
恢复与增加椎节的高度　1455
恢复椎管形态　715
恢复椎管原有形态　835
恢复椎节的高度和椎管形态　835
恢复椎节的高度与曲度　1225
恢复椎节高度与曲度　1247
恢复椎节正常解剖状态　835
会阴神经　213
喙肩韧带　200
昏迷　129
婚姻史　83
混合神经　123
混合型颈椎病　325，1104
混合型颈椎病鉴别诊断　1106
混合型颈椎病特点　1104
混合型颈椎病诊断标准　1104
混合型颈椎病治疗特点　1106
混合型脑瘫　2991
混合性结缔组织病（MCTD）　138，140
活动幅度　52
活动后疼痛加剧者　84
活动性出血　868，2250
活化素（Activins）　2775
活血通络　326
火炕　1132
火器性脊髓损伤的处理　999
火器性损伤　646
或齿状突骨折　512
或前骨间神经炎　202
获得稳定（to Achieve Stability）　2181
霍纳氏综合征（Horner' Syndrome）　1531

J

机会性霉菌病（Opportanistic Mycosis）　2758
机械牵引装置　1137
机械通气　250
肌病性运动单位电位　132
肌电图　129
肌电图记录分析　130
肌电图检查　129
肌电图信号　130
肌或肌腱移植术　2974
肌腱、筋膜切断及延长术　2970
肌腱、阔筋膜移植或缝线代替的肌腱延长术　2970
肌腱移位术　207
肌力　101
肌力为保持体位的必需条件　56
肌皮神经　106，123，185
肌皮神经刺激　126
肌强直发放　132
肌强直样发放　132
肌肉不平衡　4
肌肉的活动性　56
肌肉的协同作用　56
肌肉松弛药　234
肌肉酸痛　2986
肌肉萎缩　202
肌松　223
肌松监测　234
肌松效应　223
肌萎缩　28
肌萎缩型脊髓侧索硬化症　1085
肌萎缩性侧索硬化症　121
肌萎缩征　324
肌无力　324
肌细胞膜电位　132
肌纤维膜电位　131
肌营养不良伴脊柱侧凸　2361
肌营养不良伴脊柱侧凸病因　2361
肌营养不良伴脊柱侧凸临床表现　2362
肌营养不良伴脊柱侧凸治疗　2362
肌营养不良步态　87
肌源性疾病　129
肌张力　101
肌张力升高　324
肌张力增高　324
肌阵挛　223
鸡尾酒式疗法　723
积极开展科普教育　1156，1602
积极治疗咽喉部炎症　1156，1603
基本监测　229
基底动脉环　30
基底节病变步态　87
基因治疗　721
基因治疗的基本过程　2045
基质金属蛋白酶　341
基质小泡（matrix vesicle）　2779
畸形（Malformation）　2038，2462
畸形无改善　560
畸形形成　558
畸形性骨炎 (Pagets 病）　350
畸形学（Teratology）　2038
激素替代（HRT）　2890
极外侧间隙（Far Lateral Space）　1777
极外侧型腰椎间盘突出症临床解剖特点　1777
极外侧型腰椎间盘突出症诊断　1779
极外侧型腰椎间盘症非手术治疗　1780
极外侧型腰椎间盘症手术治疗　1780

极外侧型（最外侧型）腰椎间盘突出症（Far Lateral Lumbar Disc Herniation 或 Extreme Lateral Lumbar Disc Herniation） 1777
急刹车 61，548
急性肺血栓栓塞的药物治疗 2031
急性肺血栓栓塞治疗方法分类 2031
急性脊髓灰质炎（Poliomyelitis） 2363
急性脊髓损伤 320
急性颈部软组织损伤 1019
急性葡萄膜炎 355
急性期蛋白 137
急性肾功能衰竭 251
急性失神经支配 132
急性髓核突出 121
急性椎间盘突出症 594
急性椎间盘突症 191
急性椎间盘脱出症 619
急诊行气管切开 545
棘肌 108
棘间韧带 23，56
棘上韧带 23，56
棘突 17
棘突根部结扎 + 棒固定术 646
棘突骨折 592，695
棘突畸形 2149
棘突间“U”形固定装置 77
棘突间撑开系统（Interspinous Process，ISP） 75
棘突连线 87
棘突旁压痛点 91
棘突漂浮（悬吊式）及黄韧带椎管成形术 1343
棘突切除 21
棘突钛缆结扎术 609
棘突压痛点 91
几丁糖对 OPLL 进展的抑制作用及其机制 2790
几丁糖对颈椎后纵韧带骨化进展的抑制作用 2789
几丁糖及其主要作用 2789
脊肌萎缩症（Spinal Muscular Atropy） 2358
脊肌萎缩症伴脊柱侧凸 2358，2361
脊肌萎缩症伴脊柱侧凸病因 2358
脊肌萎缩症伴脊柱侧凸分型 2359
脊肌萎缩症伴脊柱侧凸临床表现 2359
脊肌萎缩症伴脊柱侧凸治疗 2359
脊梁 312
脊膜后丛 29
脊膜脊髓膨出型 2145
脊膜脊髓膨出型脊椎裂横断面观 2145
脊膜瘤 158
脊膜瘤（Meningioma） 2532
脊膜瘤 MR 所见 2533
脊膜瘤病理 2535
脊膜瘤病因 2533
脊膜瘤好发部位 2533
脊膜瘤鉴别诊断 2537
脊膜瘤演变过程 2533
脊膜瘤影像学检查 2536
脊膜瘤诊断 2537
脊膜瘤治疗 2538
脊膜膨出型 2145
脊膜膨出型脊椎裂 2145
脊膜膨出型脊椎裂横断面观 2145
脊膜前丛 29
脊膜束 29
脊膜支 29
脊脑膜返回神经支 29
脊（脑）膜瘤 2532
脊神经 16，28，29
脊神经刺激 135
脊神经的被膜 29
脊神经干 29
脊神经根 28
脊神经根的定位 184
脊神经根的定位症状 194
脊神经根及脊髓损伤节段定位 180
脊神经根受累时根性痛的放射部位 180
脊神经根受累性质、相应部位及命名 180
脊神经根受损部位及相应表现 180
脊神经根损伤 163，555
脊神经根通道 21
脊神经根造影术 169，170
脊神经根之包膜 28
脊神经后根切断 2996
脊神经后根丝 26
脊神经节 26，28
脊神经牵拉试验 324
脊髓 AVM 分类及分型 2411
脊髓 AVM 外科手术病例的选择 2416
脊髓 AVM 血管内手术适应证的界定 2418
脊髓 I 号方 321
脊髓半侧损伤 (Brown Sequard Syndrome） 679
脊髓半切损害 178
脊髓半切征候群 178
脊髓本身继发性改变 1575
脊髓不全性损伤 709
脊髓不全性损伤之治疗 715
脊髓部分受压期 2529，2534
脊髓部分受压期临床表现 2515
脊髓侧索损伤（Syndrome of Lateral Spinal Cord Injury） 680
脊髓肠源性囊肿（Spinal Enterogenous Cyst） 2403
脊髓肠源性囊肿病理及分类 2403
脊髓肠源性囊肿病因 2403
脊髓肠源性囊肿辅助检查 2404
脊髓肠源性囊肿概述 2403
脊髓肠源性囊肿鉴别诊断 2404
脊髓肠源性囊肿临床特点 2403
脊髓肠源性囊肿诊断 2404
脊髓肠源性囊肿治疗 2405
脊髓出血（Hematomyelia） 2437
脊髓出血性病变 2437
脊髓出血性病变出血 MR 信号的变化 2437
脊髓出血性病变概况 2437
脊髓出血性病变临床举例 2440
脊髓出血性病变治疗 2440
脊髓刺激期 2534，2966
脊髓大体解剖 25
脊髓的被膜 25
脊髓的沟裂 26
脊髓的固定作用 29
脊髓的灌注压 250
脊髓的混合神经 126
脊髓的静脉回流 2408
脊髓的“钳式”压迫 545
脊髓的生物力学 57
脊髓的生物力学特性 57
脊髓的外观 24
脊髓的血管 2428
脊髓的血循系统概况 2406
脊髓的循环 2428
脊髓的营养动脉 2407
脊髓的载荷变形曲线 57
脊髓的折叠与展开机理 57
脊髓动静脉畸形 2418
脊髓动静脉畸形（AVM） 2406
脊髓动静脉畸形（AVM）的分类 2410
脊髓动静脉畸形的分类 2441
脊髓动静脉畸形的人工栓塞术 2415

脊髓动静脉畸形的手术治疗　2414
脊髓动静脉畸形与周边构造关系　2409
脊髓动静脉血管畸形　2406
脊髓动静脉血管瘤　166
脊髓动脉　30
脊髓动脉的动静脉瘘　2418
脊髓动脉系　2406
脊髓发育畸形　2394
脊髓反射功能　689
脊髓反应　167
脊髓概述　24
脊髓根动脉缺血症　2432
脊髓梗死　1005，2428，2430
脊髓梗死 MR 所见　1005
脊髓梗死病因　1005
脊髓梗死治疗　1006
脊髓功能状态　123
脊髓Ⅱ号方　321
脊髓Ⅲ号方　321
脊髓横断瘫痪型　1375
脊髓横断性损伤　606
脊髓后动脉　30
脊髓后动脉综合征　2428，2430，2431
脊髓后动脉综合征概述　2428
脊髓后动脉综合征临床举例　2431
脊髓后角　123
脊髓后角的突触电活动　124
脊髓后角的突触电位　123
脊髓后正中静脉　32
脊髓灰质炎（Poliomyelitis）2985
脊髓灰质炎伴脊柱侧凸　2363
脊髓灰质炎伴脊柱侧凸病因　2363
脊髓灰质炎伴脊柱侧凸分型　2363
脊髓灰质炎伴脊柱侧凸临床表现　2363
脊髓灰质炎伴脊柱侧凸治疗　2364
脊髓灰质炎后伴脊柱侧凸　2331，2338
脊髓灰质炎后伴胸腰侧凸　2337
脊髓灰质炎后脊柱侧凸施术前后　2364
脊髓灰质炎后遗症术后康复　2985
脊髓灰质炎脊柱融合术　5
脊髓或神经根受残留组织压迫　1268
脊髓积水（Hydromyelia）2169，2386
脊髓畸形　2386
脊髓脊膜脊神经根的 AVM/AVF　2416
脊髓继发损伤的机制　250
脊髓胶质瘤概述　2539
脊髓胶质瘤诊断要点　2541
脊髓进行性肌萎缩症　121
脊髓静脉系　2408
脊髓静脉异常　2408
脊髓镜检查适应证　1818
脊髓镜应用　1818
脊髓空洞（Syringomyelia）2356
脊髓空洞分流　2350
脊髓空洞和 Chiari 畸形伴发脊柱侧凸　2358
脊髓空洞性脊柱侧凸　2175
脊髓空洞引流术　2389
脊髓空洞症　121，126，191，543，619，1087，2526
脊髓空洞症伴脊柱侧凸　2356
脊髓空洞症伴脊柱侧凸病因　2356
脊髓空洞症伴脊柱侧凸临床表现　2356
脊髓空洞症伴脊柱侧凸治疗　2357
脊髓痨　1088
脊髓免疫细胞疗法（ProCord）719
脊髓内病变　126
脊髓内部结构　26
脊髓内肿瘤　2512，2520
脊髓排尿中枢　182
脊髓牵拉性断裂前临界状态　553
脊髓牵拉性损伤　631
脊髓牵引说　984
脊髓前动脉　30
脊髓前动脉闭塞综合征　30
脊髓前动脉分布　30
脊髓前动脉栓塞　31
脊髓前动脉血栓形成　30
脊髓前动脉综合征　30
脊髓前动脉综合征（Anterior Spinal Artery Syndrome）2424
脊髓前动脉综合征的 MR 检查　2428
脊髓前动脉综合征的诊断标准　2426
脊髓前后动脉灌流区域　2429
脊髓前角大运动细胞　27
脊髓前角灰质炎　2966
脊髓前角灰质炎的病理特点　2966
脊髓前角灰质炎的病因学　2966
脊髓前角灰质炎的临床表现　2967
脊髓前角灰质炎各期处理原则　2969
脊髓前角灰质炎后遗症常用之术式　2970
脊髓前角灰质炎临床处理　2969
脊髓前角灰质炎应以预防为主　2969
脊髓前角灰质炎诊断　2969
脊髓前角灰质炎之临床特点　2966
脊髓前静脉　32
脊髓前正中静脉　32
脊髓前中央动脉　166
脊髓前中央动脉解剖学特点　1241
脊髓前中央动脉受压型　1108
脊髓前中央动脉受压症候群　613
脊髓前中央动脉症候群　600，1241
脊髓前（中央）动脉综合征　2423
脊髓前中央动脉综合征 MR 所见　2425
脊髓前中央动脉综合征病理　2425
脊髓前中央动脉综合征发病原因　2423
脊髓前中央动脉综合征概述　2423
脊髓前中央动脉综合征临床特征　2424
脊髓前中央动脉综合征诊断　2426
脊髓前中央动脉综合征治疗　2428
脊髓切开　999
脊髓丘脑束　27
脊髓丘脑束受损　178
脊髓全长的静脉　32
脊髓全切（横）断损害　178
脊髓缺血　2514
脊髓缺血的监测　2422
脊髓缺血概况　2421
脊髓缺血时的代谢　2422
脊髓缺血性病变　2421
脊髓软化　561
脊髓伤　114
脊髓神经损伤　804，2251
脊髓神经损伤的分类　679
脊髓神经之感觉平面　683
脊髓神经灼伤　1255
脊髓受损　617
脊髓受损平面的临床判定　683
脊髓受压　2514
脊髓受压者手术治疗　2303
脊髓拴系（Tethered Cord）2169
脊髓髓内出血　2438
脊髓损伤　167，320，704，717，820，874，1565，2242，2267
脊髓损伤膀胱功能障碍类型　821
脊髓损伤的基本治疗　714
脊髓损伤的康复治疗　704
脊髓损伤的临床表现　706
脊髓损伤的临床经过　709
脊髓损伤的神经功能分级　684
脊髓损伤的神经学特征　709

脊髓损伤后膀胱功能重建技术 820
脊髓损伤后膀胱功能重建目标 821
脊髓损伤后并发症 250
脊髓损伤后液化和囊性变 654
脊髓损伤年发病率 717
脊髓损伤手术麻醉 251
脊髓损伤治疗 250
脊髓提供保护 56
脊髓脱水疗法 527，620
脊髓外前静脉 32
脊髓外硬脊膜内肿瘤 2511，2520，2522
脊髓完全受压期 2530，2534
脊髓完全损伤 179，709
脊髓完全性损伤者 726
脊髓完全性损伤之治疗 715
脊髓萎缩 561
脊髓系列方 321
脊髓小脑变性 125
脊髓小脑后束 27
脊髓小脑前束 27
脊髓小脑束 27，178
脊髓小脑通路 124
脊髓型颈椎 121
脊髓型颈椎病 121，324，1081，1085
脊髓型颈椎病发病机制 1081
脊髓型颈椎病非手术疗法 1090
脊髓型颈椎病临床特点 1082
脊髓型颈椎病手术疗法 1090
脊髓型颈椎病影像学改变 1084
脊髓型颈椎病预后 1091
脊髓型颈椎病诊断标准 1081
脊髓型颈椎病治疗原则 1090
脊髓性瘫痪期临床表现 2517
脊髓休克 249，679，709
脊髓休克定义 709
脊髓休克期 709
脊髓血供 30
脊髓血供范围 2407
脊髓血管的解剖及循环动态 2421
脊髓血管畸形 121，169
脊髓血管畸形的治疗 2414
脊髓血管畸形发病机制 2409
脊髓血管畸形诊断 2413
脊髓血管解剖复习 2406
脊髓血管母细胞瘤 166，2541
脊髓压迫症 121
脊髓延髓空洞症 2386
脊髓延髓空洞症病因 2386
脊髓延髓空洞症分型 2386
脊髓延髓空洞症鉴别诊断 2388
脊髓延髓空洞症临床举例 2390
脊髓延髓空洞症临床特点 2387
脊髓延髓空洞症诊断 2387
脊髓延髓空洞症治疗原则 2389
脊髓炎综合征（Foix-Alajouanine Syndrome） 1818
脊髓液排液量的调节 2000
脊髓移位 159
脊髓引流（Spinal Drainage） 1818，1999
脊髓硬膜外出血 2444
脊髓硬膜外出血病理改变 2445
脊髓硬膜外出血的水平及其原因 2446
脊髓硬膜外出血发病原因 2444
脊髓硬膜外出血临床举例 2449
脊髓硬膜外出血临床症状 2445
脊髓硬膜外出血流行病学 2444
脊髓硬膜外出血一般诊断 2446
脊髓硬膜外出血影像学诊断 2446
脊髓硬膜外出血原因 2445
脊髓硬膜外出血治疗 2447
脊髓诱发电位（ESP） 2422
脊髓诱发电位仪 633
脊髓与脊髓血管畸形 2385
脊髓与马尾压迫症 121
脊髓圆锥栓系综合征（Tethered Cord Syndrome，TCS） 2394
脊髓圆锥栓系综合征病因学 2394
脊髓圆锥栓系综合征分型 2394
脊髓圆锥栓系综合征概述 2394
脊髓圆锥栓系综合征鉴别诊断 2397
脊髓圆锥栓系综合征胚胎解剖学因素 2394
脊髓圆锥栓系综合征诊断 2395
脊髓圆锥栓系综合征治疗原则 2398
脊髓圆锥栓系综合征终丝切断术 2398
脊髓造影 116，153，167，169，979
脊髓造影明确致压囊肿所在位置 2401
脊髓造影术 151
脊髓造影椎管内肿瘤的鉴别 2519
脊髓粘连性蛛网膜炎 2526
脊髓震荡 679
脊髓中央管型 1375
脊髓中央管症候群 613，615
脊髓肿瘤 121，158
脊髓肿瘤 CT 扫描检查 2519
脊髓肿瘤 MR 检查 2520
脊髓肿瘤 X 线平片检查 2518
脊髓肿瘤病理特点分类 2513
脊髓肿瘤的分布 2510
脊髓肿瘤的基本概念 2510
脊髓肿瘤的临床表现 2515
脊髓肿瘤的影像学检查 2518
脊髓肿瘤的诊断 2523
脊髓肿瘤发病机制 2514
脊髓肿瘤发生率 2510
脊髓肿瘤横位诊断 2524
脊髓肿瘤脊髓造影检查 2519
脊髓肿瘤鉴别诊断 2525
脊髓肿瘤临床表现概述 2515
脊髓肿瘤平面纵位诊断 2524
脊髓肿瘤起源分类 2513
脊髓肿瘤神经刺激期临床表现 2515
脊髓肿瘤生长部位分类 2514
脊髓肿瘤预后 2526
脊髓肿瘤在椎管内分布 2510
脊髓轴线 58
脊髓蛛网膜囊肿（Spinal Arachnoid Cyst） 2399
脊髓蛛网膜囊肿病理 2400
脊髓蛛网膜囊肿病因 2399
脊髓蛛网膜囊肿辅助检查 2401
脊髓蛛网膜囊肿概述 2399
脊髓蛛网膜囊肿鉴别诊断 2402
脊髓蛛网膜囊肿临床表现 2400
脊髓蛛网膜囊肿诊断 2402
脊髓蛛网膜囊肿治疗原则 2402
脊髓蛛网膜下出血（Subarachnoid Hemorrhage：Sah） 2441
脊髓蛛网膜下腔 25
脊髓蛛网膜炎 2404，2541
脊髓自动调节功能 250
脊髓综合征 631
脊索瘤（Chordoma） 2467，2469，2498，2625
脊蛛网膜粘 121
脊柱 X 线平片检查 142
脊柱包囊虫病与脊柱转移性肿瘤之鉴别 2760
脊柱包囊虫感染性疾患 2759
脊柱包囊虫感染性疾患感染途径 2759
脊柱包囊虫疾患病理解剖所见 2760
脊柱包囊虫疾患临床症状 2760
脊柱包囊虫疾患诊断 2760
脊柱包囊虫疾患治疗 2761
脊柱侧后凸伴脊髓受压 2312
脊柱侧凸 4，2347

脊柱侧凸 X 线评估参数　2171
脊柱侧凸伴发 Chiari 畸形　2348
脊柱侧凸伴发 Chiari 畸形的治疗策略　2349
脊柱侧凸伴发 Chiari 畸形临床特点　2348
脊柱侧凸伴发 Chiari 畸形枕颈手术中的临床问题　2350
脊柱侧凸和侧后凸　2343
脊柱侧凸畸形矫正术的麻醉　243
脊柱侧凸角度 Ferguson 测量法　2171
脊柱侧凸前后路联合松解矫形术　2276
脊柱侧凸前后路联合松解矫形术手术经验简介　2281
脊柱侧凸前后路联合松解矫形术手术入路过程　2277
脊柱侧凸前后路联合松解矫形术体位　2276
脊柱侧凸手术的疗效　2351
脊柱侧凸弯度测量　2170
脊柱侧凸微创治疗基本概念　2232
脊柱侧凸微创治疗技术　2232
脊柱侧凸微创治疗简介　2232
脊柱侧凸微创治疗麻醉　2236
脊柱侧凸微创治疗术前准备　2236
脊柱侧凸微创治疗术中监护　2236
脊柱侧凸胸腔镜手术器械　2238
脊柱侧凸胸腔镜下前方施术手术适应证　2239
脊柱侧凸胸腔镜下前方施术锁孔选择　2239
脊柱侧凸胸腔镜下前方松解手术　2238
脊柱侧凸胸腔镜下手术并发症　2241
脊柱侧凸胸腔镜下手术疗效评估　2242
脊柱侧凸旋转度的测定　2170
脊柱侧弯 X 线摄像检查　2253
脊柱侧弯矫形的基本原则　2183
脊柱侧卧位手法　338
脊柱常见恶性肿瘤　2502
脊柱创伤手术指征　248
脊柱的材料特性　59
脊柱的负荷　1831
脊柱的韧带　56
脊柱的三柱理论　314
脊柱的生物力学　53
脊柱的运动方式　48
脊柱多发性转移瘤　2618
脊柱恶性淋巴瘤辅助检查　2507
脊柱恶性淋巴瘤治疗　2507
脊柱非融合技术的生物力学　73
脊柱感染　790
脊柱骨巨细胞瘤　2496
脊柱骨巨细胞瘤病理　2496
脊柱骨巨细胞瘤辅助检查　2497
脊柱骨巨细胞瘤鉴别诊断　2498
脊柱骨巨细胞瘤临床表现　2497
脊柱骨巨细胞瘤预后　2499
脊柱骨巨细胞瘤诊断　2498
脊柱骨巨细胞瘤治疗　2498
脊柱骨母细胞瘤　2476
脊柱骨母细胞瘤病理　2476
脊柱骨母细胞瘤辅助检查　2477
脊柱骨母细胞瘤临床表现　2477
脊柱骨母细胞瘤诊断　2477
脊柱骨母细胞瘤治疗　2477
脊柱骨软骨瘤　2478，2531
脊柱骨软骨瘤病理　2478
脊柱骨软骨瘤辅助检查　2478
脊柱骨软骨瘤临床表现　2478
脊柱骨软骨瘤治疗　2479
脊柱骨髓瘤　2504
脊柱骨髓瘤病理　2504
脊柱骨髓瘤辅助检查　2504
脊柱骨髓瘤临床表现　2504
脊柱骨髓瘤治疗　2506
脊柱骨样骨瘤　2475
脊柱骨样骨瘤病理　2475
脊柱骨样骨瘤辅助检查　2475
脊柱骨样骨瘤临床表现　2475
脊柱骨样骨瘤诊断　2476
脊柱骨样骨瘤治疗　2476
脊柱骨与软骨良性肿瘤　2475
脊柱骨折后的稳定与否主要因素　673
脊柱骨质疏松症　2876
脊柱骨质疏松症病因　2877
脊柱骨质疏松症发生率　2876
脊柱骨质疏松症概况　2876
脊柱骨质疏松症鉴别诊断　2888
脊柱骨质疏松症临床举例　2904
脊柱骨质疏松症危害性　2876
脊柱骨质疏松症诊断　2888
脊柱骨质疏松症治疗方法　2889
脊柱骨质疏松症治疗原则　2889
脊柱Ⅱ号方　348
脊柱后路横突间融合术　1867
脊柱后路棘突正中劈开植骨融合术　1868
脊柱后路小关节植骨融合术　1869
脊柱后路椎体间植骨融合术　1870
脊柱后伸位手法　338
脊柱后凸整复常用方法　2946
脊柱化脓性感染　2745
脊柱畸形　4
脊柱畸形治疗　2343
脊柱急症创伤手术的麻醉　248
脊柱脊髓火器伤　995
脊柱脊髓火器伤的并发症　1000
脊柱脊髓清创术的要点　998
脊柱脊髓伤　114，116
脊柱脊髓神经损伤的分类定位　679
脊柱脊髓手术体位的并发症　1986
脊柱脊髓术后感染　2017
脊柱脊髓术后感染治疗　2021
脊柱僵硬　354
脊柱矫形后的失代偿　2230
脊柱矫形后假关节　5559
脊柱结核　6，2706
脊柱结核病（Potts 病）　6
脊柱结核病理改变　2707
脊柱结核病理特点　2707
脊柱结核病因学　2706
脊柱结核常见手术　2718
脊柱结核的基本治疗　2716
脊柱结核概述　2706
脊柱结核后路病灶清除及融合术　2730
脊柱结核基本疗法　2716
脊柱结核脊髓减压术　2732
脊柱结核鉴别诊断　2714
脊柱结核康复治疗　2733
脊柱结核联合手术　2732
脊柱结核临床表现　2710
脊柱结核前路融合术　2732
脊柱结核全身与病变局部的制动　2716
脊柱结核实验室检查　2711
脊柱结核手术的麻醉　247
脊柱结核手术后处理　2733
脊柱结核手术治疗病例的选择　2717
脊柱结核药物疗法　2717
脊柱结核影像学检查　2711
脊柱结核预后　2733
脊柱结核诊断　2714
脊柱结核治疗概述　2716
脊柱结核治愈标准　2733
脊柱截骨术内固定方法改进　2926
脊柱截骨术原理　2921
脊柱金属内置物术后感染持续灌洗术　2022

脊柱良、恶性肿瘤鉴别 2463
脊柱瘤样病变 2483
脊柱梅毒 2757
脊柱内固定的“金标准” 68
脊柱前后路联合手术施术前后 2732
脊柱前柱的损害 54
脊柱韧带骨化病 2768
脊柱韧带骨化病的相关基因 2771
脊柱韧带骨化病相关的动物模型 2776
脊柱韧带骨化病相关的细胞因子 2775
脊柱韧带骨化病与代谢紊乱 2773
脊柱韧带及其病变 2768
脊柱融合 6
脊柱融合术对身高的影响 2179
脊柱软骨肉瘤 2502
脊柱软骨肉瘤病理 2502
脊柱软骨肉瘤辅助检查 2503
脊柱软骨肉瘤临床表现 2502
脊柱软骨肉瘤治疗 2503
脊柱伤患病例常规临床检查 86
脊柱伤患病例的特殊试验检查 94
脊柱生物力学与其功能解剖特点 53
脊柱术后并发肺栓塞 2031
脊柱术后感染发生率 2017
脊柱术后感染分类 2019
脊柱术后感染时高压氧疗法 2022
脊柱术后精神并发症处理 2026
脊柱术后精神紊乱分类 2026
脊柱术后泌尿系统并发症 2029
脊柱术后消化及呼吸系统并发症及其防治 2028
脊柱损伤程度及稳定性判断 315
脊柱损伤的生物力学 59
脊柱损伤机理 55
脊柱钛板螺栓固定 757
脊柱体层摄影 151
脊柱外科常见病例的体格检查 85
脊柱外科患者术后疼痛的处理 235
脊柱外科技术 220
脊柱外科局部检查 85
脊柱外科麻醉 224
脊柱外科麻醉术中监测 229
脊柱外科手术 220
脊柱外科手术麻醉 220
脊柱外科手术特点 240
脊柱外科手术中的诱发电位监测 234
脊柱外科术后镇痛的方法 237
脊柱外科择期手术的麻醉 240
脊柱外组织挛缩导致脊柱侧凸 2163
脊柱弯曲（Bending）像 2169
脊柱微创技术 220
脊柱稳定性重建 2473
脊柱先天发育性畸形 2038，2041
脊柱先天发育性畸形发病原因的发育性因素 2043
脊柱先天发育性畸形发病原因的环境因素 2042
脊柱先天发育性畸形发病原因的遗传因素 2042
脊柱先天发育性畸形发生的基本概况 2041
脊柱先天发育性畸形概述 2038
脊柱先天发育性畸形胚胎发生学分类 2038
脊柱先天发育性畸形在胚胎发育方面致畸因素 2042
脊柱先天发育性畸形在致畸机制方面的研究与分类 2041
脊柱楔形截骨术 2921
脊柱胸腰段转移癌 2619
脊柱旋转动作 57
脊柱血管瘤 2490
脊柱血管瘤发病率 2490
脊柱血管瘤辅助检查 2491
脊柱血管瘤骨水泥注入疗法 2493
脊柱血管瘤临床表现 2490
脊柱血管造影 164
脊柱雅司 2757，2758
脊柱炎症性疾病 2705
脊柱一般检查 86
脊柱有限元生物力学模型 55
脊柱与脊髓的定位 176
脊柱与脊髓的节段差数 176
脊柱原发恶性肿瘤的治疗原则 2468
脊柱原发性良性肿瘤和瘤样病变的治疗原则 2468
脊柱肿瘤 2460
脊柱肿瘤病理检查 2463
脊柱肿瘤的放射治疗 2469
脊柱肿瘤的手术分期 2471
脊柱肿瘤的手术适应证 2465
脊柱肿瘤的手术治疗 2470
脊柱肿瘤的手术治疗目的 2465
脊柱肿瘤的微创治疗 2469
脊柱肿瘤的药物治疗 2469
脊柱肿瘤的诊断 2461
脊柱肿瘤翻修术 2645
脊柱肿瘤翻修术病例选择 2647
脊柱肿瘤翻修术的基本原则与要求 2646
脊柱肿瘤翻修术的实施 2649
脊柱肿瘤翻修术的特殊性与难度 2646
脊柱肿瘤翻修术临床举例 2650
脊柱肿瘤翻修术术前全面了解病情 2647
脊柱肿瘤翻修术术前影像学评估 2648
脊柱肿瘤翻修术术前自身状况评估 2647
脊柱肿瘤放射治疗 2465
脊柱肿瘤分类 2460
脊柱肿瘤概述 2468
脊柱肿瘤化学治疗 2465
脊柱肿瘤鉴别诊断 2463
脊柱肿瘤临床表现 2461
脊柱肿瘤实验室检查 2462
脊柱肿瘤手术的麻醉 246
脊柱肿瘤手术临床举例 2576
脊柱肿瘤外科治疗 2464
脊柱肿瘤影像学检查 2462
脊柱肿瘤治疗 2464
脊柱肿瘤治疗的基本要求 2464
脊柱肿瘤治疗原则 2464，2468
脊柱转移瘤 2617
脊柱转移瘤 MR 所见 2547
脊柱转移瘤的治疗原则 2469
脊柱转移瘤分型 2547
脊柱转移瘤基本概念 2617
脊柱转移瘤临床举例 2617
脊柱转移性肿瘤 2545
脊柱转移性肿瘤病理 2545
脊柱转移性肿瘤临床表现 2546
脊柱转移肿瘤病理组织活检 2548
脊柱转移肿瘤放射治疗 2551
脊柱转移肿瘤临床举例 2552
脊柱转移肿瘤实验室检查 2548
脊柱转移肿瘤外科治疗 2549
脊柱转移肿瘤影像学表现 2546
脊柱转移肿瘤诊断 2548
脊柱转移肿瘤治疗 2549
脊柱转移肿瘤综合治疗 2551
脊柱椎节前路病灶清除术 2718
脊椎骨骺干骺发育不良（Spondyloepimetaphyseal Dysplasia）2343
脊椎骨折的清创 998
脊椎固定术对相邻椎节的不良影响 2009
脊椎滑脱（Spondylolisthesis） 1892，

1893
脊椎滑脱症　350
脊椎、脊髓的栓塞术　2450
脊椎、脊髓栓塞术的手术技巧　2451
脊椎、脊髓栓塞术临床举例　2453
脊椎、脊髓栓塞术临床判定　2454
脊椎、脊髓栓塞术手术要点　2452
脊椎结核　2526
脊椎静脉造影　167
脊椎韧带骨化病发病机制　2770
脊椎手术后脑脊液漏　1997
脊椎特发性弥漫性肥大性关节炎（DISH）　1373
脊椎退变所致的狭窄　350
脊椎退变性疾病　2537
脊椎峡部不连　20
脊椎血管瘤的诊断　2492
脊椎血管瘤治疗　2492
脊椎植骨和内固定术后并发症　2015
脊椎椎管狭窄率测量　1377
计算机放射照相术（Computed Radiography）　1994
计算机辅助半骨盆假体的设计与制作　2695
记忆合金颈椎人工椎间盘　1479
记忆合金颈椎椎体间人工关节　1472
记忆力减退　1097
技术进步促使保肢可行　2665
既往外伤史　84
继发性高血压　226
继发性骨质疏松症　2881
继发性骨质疏松症（Secondary Osteoporosis）　2893
继发性脊髓肿瘤　2513
继发性颈椎不稳症　1034
继发性损伤　717
继发性脱髓鞘病变　136
继发性腰椎椎管狭窄　1682
继发性粘连性脊蛛网膜炎　1088
继发性、粘连性蛛网膜炎　157，161，167
继发性粘连性蛛网膜炎　2953
继发性粘连性蛛网膜炎的病因　2953
继发性粘连性蛛网膜炎的病因学　2954
继发性粘连性蛛网膜炎的鉴别诊断　2957
继发性粘连性蛛网膜炎的预后　2957
继发性粘连性蛛网膜炎的诊断　2956
继发性粘连性蛛网膜炎的治疗　2957
继发性、粘连性蛛网膜炎者　1327
继发性椎管狭窄　145
加强康复治疗　856
加强手上功夫的训练　1535
加强吸收震荡的能力　48
加入脊髓前、后动脉的根动脉　2407
加速速率　59
加速椎间盘进行性退变　561
加压钩钉植骨固定　1917
加压螺钉技术　1916
加压排尿　822
夹心椎征象　3008
家庭生活与工作岗位中的预防　1153，1598
家庭中应避免潮湿及寒冷　1154
家族史　83
家族性神经纤维瘤　2640
家族性神经纤维瘤典型病例　2640
家族性血磷酸盐低下性佝偻（Familial Hypophosphatemic Rickets）　1373
家族性自主神经机能异常症（Riley - Day Syndrome）　2365
家族性自主神经机能异常症伴脊柱侧凸　2365
家族性自主神经机能异常症伴脊柱侧凸病因　2365
家族性自主神经机能异常症伴脊柱侧凸临床表现　2365
家族性自主神经机能异常症伴脊柱侧凸治疗 2365
甲杓肌　634
甲基丙烯酸-2-羟基乙酯（2-Hydroxyethylmethacrylate，HEMA）　2662
甲泼尼龙（Methylprednisolone，MP）　722
甲状肋颈干　31
甲状旁腺功能低下症　2777
甲状旁腺功能亢进（HPT）性骨质疏松症　3016
甲状旁腺功能亢进性骨质疏松症 X 线表现　3018
甲状旁腺功能亢进性骨质疏松症患病率　3016
甲状旁腺功能亢进性骨质疏松症临床表现　3016
甲状旁腺功能亢进性骨质疏松症临床举例　3019
甲状旁腺功能亢进性骨质疏松症实验室检查　3017
甲状旁腺功能亢进性骨质疏松症诊断　3018
甲状旁腺功能亢进性骨质疏松症治疗　3018
甲状旁腺或甲状腺损伤　1531
甲状旁腺激素（Parathyroid Hormone，PTH）　2878
甲状旁腺激素（PTH）　2892
甲状旁腺激素受体（PTHR）　2341
甲状软骨　634
甲状腺功能亢进（甲亢）　226
甲状腺机能低下　203
甲状腺瘤　165
甲状腺上动脉　634
甲状腺素（Thyroid Hormone，HT）　2878
甲状腺下动脉　636
甲状腺中静脉　634，636
胛背神经　198
钾外流　132
假关节（Pseudarthrosis）　6，562，1413
假关节形成　148
假关节形成　535，559，653，1571，1574
假关节形成翻修术　1270
假性半脱位　146，149
假性动脉瘤　201，1003，1004
假性脑脊膜膨出　1999
假性脑瘤　128
假性软骨发育不良（Pseudoachondroplasia）　2342
假阳性　159，160
坚持正常体位及姿势　2918
间充质病变合并脊柱侧凸　2163
间断性牵引　1136
间断正压呼吸（IPPB）　983
间接减压　834
间接叩诊　92
间歇性尿失禁症　182
肩部撞击综合征　200
肩关节固定术　2982
肩关节植骨 + 内固定融合术　2983
肩关节周围炎　1078
肩胛背神经干　197
肩胛骨牵拉试验　200
肩胛腱固定术　207
肩胛上横韧带　200
肩胛上切迹　200
肩胛上神经干　200
肩胛上窝　200
肩胛舌骨肌　198
肩胛提肌　207
肩胛胸椎融合　207

肩锁关节　200
肩袖损伤　200
肩周炎　200
监测有创动脉压（ABP）　233
兼顾伴发伤　249
“剪刀型”步态　87
剪力型脱位　2889
剪切力　73
减少幻梦　223
减压不充分为主要原因　1264
减压彻底　1225
减压彻底、稳妥固定　715
减压后脊髓缺血再灌注损伤　994
减压性椎板切除 + 放疗联合应用　2492
减压 + 枕颈融合术　515
减张切开　768
简单小叶　27
简易分型颈椎病中某些类型的争论　1107
简易自制颈围　1143
碱性成纤维细胞生长因子（b Fibroblast Growth Factor，bFGF）　2776
碱性碱酸酶（AKP）　2884，3018
健步虎潜丸　316
健脊复髓汤　321
健康人的筛选试验　241
健肢抬高试验　1740
渐进性肌无力　2986
腱反射活　324
腱 - 脊髓 - 膀胱　824
“腱 - 脊髓 - 膀胱”人工反射弧重建　824
腱鞘囊肿　204
姜宏　312，348
浆细胞骨髓瘤　2605
僵硬型脑瘫　2991
蒋大介　2400
蒋晶飞　320
降低生活质量　820
降低体温　250
降钙素　1010
降钙素（Calcitonin，CT）　2877，2891
降压药物　226
交叉池　25
交感神经　217
交感神经节　29
交感神经节后纤维　624
交感神经链的损伤　2242
交感神经伤　104
交感神经型颈椎病　325
交感神经症状　192
交感型颈椎病　1107
交界性心律　231
胶冻样髓核　54
胶体金试验　121
胶原蛋白基因　2772
胶原纤维束　22，54
胶原性疾病　137
胶质瘤　159
胶质母细胞瘤 CT 扫描所见　2540
胶质纤维酸性蛋白（Glial Fibrillary Acidic Protein，GFAP）　2529
角膜反射　714
绞死　1020
绞刑　60
矫形失败率　6
矫正丢失　2229，2242
矫正度丢失　2220
矫正畸形（to Gain Correction）　2181
矫正严重侧凸时的主要并发症　2228
脚间池　25
接触棘突　2150
接骨丹　315
接骨七厘片　315
接头后小直肌　33
节间束　27
拮抗肌　56
结肠下段损伤　115
结缔组织病　137
结缔组织生长因子 /Hcs24（Connective Tissue Growth Factor, CTGF/Hcs24）　2775
结构特性　59
结构性脊柱侧凸　2162
结核病灶清除　868
结核杆菌到达椎体的途径　2706
结核患者同位素检查　2714
结核性脊柱炎　2917
结核性脓肿　2709
结（联）合非融合技术　78
结扎血管的线头脱落　1542
结扎止血　556
截断、牵开棘突　758
截骨平面上移　2925
截骨术　2983
截瘫　2992
截瘫　4
截肢并发症　2700
截肢与骨盆重建手术并发症　2700
解放军总医院　2660
介入微创治疗颈椎外科技术　1253
戒烟　216，561
界面固定　644，745
界面固定（Interface fixation）　1454
界面固定融合术　1183
界面固定植入物　745
界面内固定的临床应用　1457
界面内固定时攻丝或植入物旋入过深　1538
界面内固定用于脊柱外科的基本原理　1454
金大地　67
金尔力（国产鲑鱼降钙素）　1010
金刚石棒（Diamond Bar）　1998
金匮要略　334
金属类椎间融合器　72
金属疲劳断裂　1478，1548
紧急情况下可就地处理　1542
紧急状态处置　603
尽可能减少融合范围（to Fuse as Few Segments as Possible）　2181
尽早处理　714
尽早施行脊髓减压术　250
进钉点及角度方向　646
进入椎体前方　729
进行全身详细、系统的体格检查　225
进行性骨干发育不良　2158
进行性骨干发育不良病因　2158
进行性骨干发育不良临床表现　2158
进行性骨干发育不良诊断　2158
进行性骨干发育不良治疗　2159
进行性脊肌萎缩症　1086
进行性脊髓损害　751
进行性神经性腓骨肌萎缩（Charcot-Marie-Tooth Disease）　2364
进行性神经性腓骨肌萎缩伴脊柱侧凸　2364
进行性神经性腓骨肌萎缩伴脊柱侧凸病因　2364
进行性神经性腓骨肌萎缩伴脊柱侧凸临床表现　2365
进行性神经性腓骨肌萎缩伴脊柱侧凸治疗　2365
进展性发育不良（Metatropic Dysplasia）　2343
进展性脊柱侧凸的影像学特征　2310
近端刺激点　133
近端潜伏期（DL）　133
近端嵌压综合征　135

近接闭合（Proximal Occlusion） 2415
近年来对截骨矫正术术式的改良 2925
经鼻插管 242
经鼻盲探气管插管 254
经侧后方切口达胸椎前方之结核病灶清除术 2723
经第 9 肋进入胸腰段 2274
经腹膜外前路腰椎间盘摘除术 1775
经腹膜外腰椎椎节切除及人工椎间盘植入术 1776
经腹腔镜腰椎椎体间 BAK 融合术 1885
经腹直肌切口 735
经股动脉插管 2452
经股动脉或其分支逆行插管 164
经关节间隙侧块螺钉固定术 569
经关节螺钉固定 69
经关节螺钉内固定 64
经关节突间隙侧块螺钉固定 566
经关节突入路行腰后路椎体间融合术（TLIF） 1909
经甲状—舌骨间前方入路病灶清除术 2720
经颈前路切口 248
经口插管 242
经口齿状突单钉或双钉内固定术 2068
经口齿状突肿瘤切除术 2069
经口腔或切开下颌骨的上颈椎前路手术 2067
经口腔径路切口 248
经口腔入路脓肿切开引流术 2068
经口腔途径病灶清除术 2719
经口腔行齿状突切除术 2067
经口腔咽后壁入路 2067
经口腔枕颈部显微技术 2096
经口腔枕颈部显微技术并发症防治 2101
经口腔枕颈部显微技术病例选择 2097
经口腔枕颈部显微技术概述 2096
经口腔枕颈部显微技术临床举例 2102
经口腔枕颈部显微技术手术方法 2097
经口腔枕颈部显微技术术后处理 2100
经口入路 2720，555
经口入路寰－枢前方软组织松解术 2057
经口咽前路寰枢椎复位钛板（Transoral Atlantoaxial Reduction Plate, TARP）内固定术 2068
经口植骨 2721
经络 312
经皮成形术的术后处理 789
经皮穿刺寰枢椎侧块关节植骨融合术 542
经皮激光颈椎间盘汽化减压术 1253
经皮激光腰椎间盘汽化减压术 1814
经皮颈椎间盘切除术操作程序 1176
经皮颈椎间盘髓核成形术 1255
经皮内镜椎间盘切除术（Percutaneous Endoscopic Lumbar Discectomy，PELD） 1795
经皮球囊扩张成形术 2893
经皮球囊扩张成形术手术病例选择 2893
经皮球囊扩张成形术术前准备 2895
经皮球囊扩张成形术治疗骨质疏松性脊柱骨折 2893
经皮球囊扩张后凸成形术（Kyphoplasty，KP） 2893
经皮髓核成形术（Nucleoplasty） 1253
经皮髓核摘除 162
经皮胸腰椎骨折椎弓根螺钉内固定术 876
经皮腰椎间盘切除术（Percutaneous Lu-mbar Discectomy） 1776
经皮腰椎间盘髓核成形术 1809
经皮蛛网膜下腔引流术 1999
经皮椎弓根穿刺技术 1014
经皮椎弓根螺钉内固定 877
经皮椎间盘内电热疗术（Intradiscal Electrothermal Annuloplasty，IDET） 1253
经皮椎体成形术（Vertebroplasty，VP） 2893
经伤椎短节段 6 钉固定 69
经锁骨上横切口病灶清除术 2719
经胸腹联合入路 838
经胸入路显露施术椎节前侧方 733
经胸手术操作步骤 727
经胸锁乳突肌斜形切口病灶清除术 2718
经胸锁乳突肌斜形切口病灶清除术 2719
经胸外后侧切口 727
经胸椎后路环形减压术 1646
经血液途径播散 2750
经椎弓根的椎弓椎体楔形脊柱截骨术 2924
经椎间孔腰椎椎体间融合术（Transforaminal Lumbar Interbody Fusion, TLIF） 1789
经椎间隙单节段深部潜式切骨减压术 1209
经组织学证明非外伤性脊髓硬膜出血的原因 2446
晶、胶体比例 253
精确修整植骨块 658，855
精神症状 1097
精索 214
井上 2425
颈臂部的根性痛 191
颈部表浅的撕裂伤 1023
颈部常见的软组织损伤 1019
颈部常用的石膏 1146
颈部创伤急救中的处理次序 1023
颈部创伤密切观察下的非手术疗法 1026
颈部大血肿 1023
颈部的固定与制动为非手术疗法的首选 1135
颈部的制动、牵引与固定 619
颈部的制动与固定 1134
颈部的制动与固定概述 1134
颈部的制动与固定基本原理 1134
颈部的制动与固定临床意义 1135
颈部动脉损伤处理 1027
颈部分区 1018
颈部各组织器官损伤的处理 1025
颈部畸形 2105
颈部静脉损伤 1028
颈部勒伤 1020
颈部气管伤 114
颈部牵引手法 326
颈部牵引支架 1143
颈部切口感染 1554
颈部取自然体位 167
颈部软组织损伤 1018
颈部神经损伤 1022
颈部神经损伤的处理 1025
颈部石膏 1145
颈部索沟 1021
颈部腺体损伤的处理 1026
颈部血管损伤 1027，1530
颈部血管造影 1023
颈部制动 1023
颈部制动与固定方式之一：牵引疗法 1135

颈部肿瘤 MR 矢状位观　2535
颈长肌　16
颈长肌创面渗血　1542
颈丛或臂丛损伤　1531
颈丛阻滞　246
颈动静脉瘘　1028
颈动脉窦反射　548
颈动脉结节　17
颈动脉结扎术　1028
颈段大根动脉受阻所致脊髓综合征　2433
颈段及上胸段梗阻　120
颈段脊膜瘤　2535
颈段脊神经的定位　184
颈段脊髓空洞症 MR 矢状位　2388
颈段脊髓前中央动脉症候群治疗　1246
颈段脊髓受损节段定位　181
颈段脊髓压迫　126
颈横动脉　198
颈后路减压 +H 形植骨 + 钛缆固定术　609
颈后路开放复位　645
颈后路枕颈融合术螺钉－钛板内固定技术　2072
颈环　5
颈脊神经垂直切面后方观　2996
颈脊神经根损伤　1565
颈脊神经根张力试验　94
颈夹肌　184
颈肩部压痛点　91
颈静脉移植术　1027
颈肋　18
颈肋畸形　2115
颈肋畸形发病机制病理解剖状态　2115
颈肋畸形及胸廓出口综合征病理解剖特点　2116
颈肋畸形及胸廓出口综合征鉴别诊断　2118
颈肋畸形及胸廓出口综合征临床特点　2117
颈肋畸形及胸廓出口综合征诊断　2118
颈肋畸形及胸廓出口综合征治疗原则　2118
颈肋畸形受压机制　2119
颈肋切除　2119
颈肋切除术　2120
颈内动脉描记　122
颈内—颈外动脉吻合术　1027
颈内静脉　25，119
颈膨大　24，31
颈前部皮肤疤痕直线性挛缩　1556
颈前路陈德玉切骨减压技术　1197
颈前路手术病例的选择　639
颈上段　181
颈上区　1018
颈深部血肿　559，1541，1567
颈深动脉　31，168
颈神经　28
颈神经深、浅丛阻滞　246
颈升动脉　31
颈髓的前角细胞　28
颈髓高位损伤　523
颈髓挥鞭性损伤　631
颈髓压迫合并脑神经症状　2059
颈髓压迫合并小脑症状　2059
颈痛、徒手牵引后加剧者　82
颈痛、徒手向上牵引后症状缓解或消失者　82
颈外动脉　1028
颈外静脉　168，207
颈外三角区　207
颈下段　181
颈下区　1018
颈项部　18
颈型颈椎病　323，1068
颈型颈椎病发病机理　1067
颈型颈椎病鉴别诊断　1069
颈型颈椎病临床特点　1068
颈型颈椎病预后　1070
颈型颈椎病诊断标准　1067
颈型颈椎病治疗原则　1070
颈胸段交感神经阻滞　250
颈胸段主侧凸　2202
颈胸角　637
颈胸石膏　562
颈咽间隙　518
颈腰段前凸　2942
颈腰综合征　196
颈腰综合征非手术疗法　1712
颈腰综合征患者影像学检查　1710
颈腰综合征鉴别诊断　1711
颈腰综合征手术疗法　1712
颈腰综合征术后处理　1713
颈腰综合征预后　1713
颈腰综合征诊断　1710
颈腰综合征治疗　1712
颈源性心绞痛　1006
颈源性心绞痛诊断要点　1006
颈源性心绞痛治疗　1006
颈源性眼球震颤　628
颈中段　181
颈中区　1018
颈椎　15
颈椎 OPLL 伴脊髓损伤临床特点　1409
颈椎 OPLL 的 Ranawat 分类系统　1379
颈椎 OPLL 非手术疗法　1383
颈椎 OPLL 合并椎间不稳诊断　1406
颈椎 OPLL 合并椎间盘突出症手术方式　1403
颈椎 OPLL 合并椎间盘突出症诊断　1402
颈椎 OPLL 鉴别诊断　1381
颈椎 OPLL 手术疗法　1384
颈椎 OPLL 手术疗效及预后　1384
颈椎 OPLL 行颈后路椎板切除减压侧块螺钉固定术　2785
颈椎 OPLL 治疗概述　1383
颈椎按摩　1151
颈椎半脱位　60
颈椎半椎板切除术　1331
颈椎半椎体畸形　2124
颈椎半椎体畸形的影像学表现　2125
颈椎半椎体畸形预后　2125
颈椎半椎体畸形诊断　2124
颈椎半椎体畸形治疗　2125
颈椎爆裂性骨折　639
颈椎病　4，323
颈椎病常用的非手术疗法　1127
颈椎病的病理解剖学　1059
颈椎病的发病机制　1062
颈椎病的非手术疗法　1125
颈椎病的概况　1058
颈椎病的康复疗法　1149
颈椎病的手法与物理疗法　1593
颈椎病的手术疗法　1158
颈椎病的心理疗法　1153
颈椎病的预防　1153，1598
颈椎病的运动疗法　1152
颈椎病的运动与心理疗法　1596
颈椎病定义　1058
颈椎病发病的主要因素　1062
颈椎病翻修术的原因　1265
颈椎病翻修术术式选择　1268
颈椎病翻修术之基本概念　1264
颈椎病非手术疗法的基本概念　1125
颈椎病非手术疗法基本要求　1126
颈椎病非手术疗法临床意义　1125
颈椎病非手术疗法实施过程中症状或

体征加重的原因 1128
颈椎病康复疗法 1592
颈椎病康复疗法的临床意义 1592
颈椎病前路减压术后再次手术的指征 1266
颈椎病前路手术病例选择 1158
颈椎病前路手术概述 1158
颈椎病手术疗法的概述 1158
颈椎病手术疗法的基本原则（2008） 1159
颈椎病术后翻修原因 1265
颈椎病术后需再手术 1278
颈椎病术后中药治疗 328
颈椎病再手术病例处理基本原则 1278
颈椎病再手术原因 1278
颈椎病灶清除术 2718
颈椎病自然转归史 1058
颈椎不稳 512，1571
颈椎不稳定（失稳）型 1108
颈椎不稳症 1034
颈椎侧块及椎弓根技术 646
颈椎常规双侧椎板切除 1335
颈椎成角畸形 559，1571
颈椎承载轴向载荷 55
颈椎多椎节开槽减压术 1202
颈椎发育性椎管狭窄者 1327
颈椎非融合技术 1472
颈椎根部或胸廓处血管伤 1028
颈椎骨折伴脊髓完全损伤 655
颈椎骨折伴椎体间脱位 640
颈椎骨折脱位 591
颈椎管内巨大骨软骨瘤 2589
颈椎过伸性 598
颈椎过伸性损伤 61，540，615
颈椎横突骨折 628
颈椎后侧入路术中并发症 1995
颈椎后方入路 637
颈椎后路 H 型（形）植骨块撑开植骨术 602
颈椎后路“Z”字成形术 1343
颈椎后路翻修术 1362
颈椎后路翻修术的手术技巧 1365
颈椎后路翻修术概述 1362
颈椎后路翻修术手术疗法 1365
颈椎后路复位固定术 520
颈椎后路减压术 645
颈椎后路扩大性椎板切除 1338
颈椎后路手术 645
颈椎后路手术暴露过程中的损伤 1561
颈椎后路手术并发症 1561
颈椎后路手术并发症概述 1561
颈椎后路手术的实施 644
颈椎后路手术晚期翻修术 1363
颈椎后路手术显露椎管后损伤 1564
颈椎后凸的形成 2126
颈椎后凸畸形 2125
颈椎后凸畸形保守治疗 2129
颈椎后凸畸形常见致畸原因 2127
颈椎后凸畸形分类 2128
颈椎后凸畸形概述 2125
颈椎后凸畸形前路矫正植骨融合内固定术 2132
颈椎后凸畸形生物力学基础 2125
颈椎后凸畸形外科治疗 2129
颈椎后凸畸形诊断 2128
颈椎后脱位 613
颈椎后纵韧带骨化的影像学表现 1378
颈椎后纵韧带骨化合并椎间不稳的手术疗法 1406
颈椎后纵韧带骨化症（Cervical Ossification of Posterior Longitudinal Ligament, COPLL） 2769
颈椎后纵韧带骨化症（OPLL） 1372
颈椎后纵韧带骨化症（Ossification of the Posterior Longitudinal Ligament, OPLL） 1372
颈椎后纵韧带骨化症伴脊髓损伤的临床特点 1408
颈椎后纵韧带骨化症的后路手术疗法 1396
颈椎后纵韧带骨化症的前路手术疗法 1389
颈椎后纵韧带骨化症的治疗 1383
颈椎后纵韧带骨化症合并椎间盘突出手术治疗 1402
颈椎后纵韧带骨化症手术并发症 1411
颈椎黄韧带骨化症（OLF） 1431
颈椎黄韧带骨化症（OLF）概述 1431
颈椎黄韧带骨化症的临床 1433
颈椎黄韧带骨化症的诊断 1436
颈椎黄韧带骨化症的治疗 1437
颈椎活动的共轭特征 50
颈椎活动范围 92
颈椎活动型后凸畸形的翻修术 1271
颈椎及颈胸段多发性畸形 2108
颈椎急性椎间盘突（脱）出 640
颈椎棘突骨折 628
颈椎棘突结扎固定术 603
颈椎脊神经根造影 170
颈椎脊髓前中央动脉症候群鉴别诊断 1245
颈椎脊髓前中央动脉症候群临床特点 1243
颈椎脊髓前中央动脉症候群诊断 1244
颈椎脊柱隐裂的影像学表现 2136
颈椎脊椎裂 2135
颈椎间盘切除术 1170
颈椎间盘切除术病例选择 1170
颈椎间盘突出 200
颈椎僵硬型后凸畸形的翻修手术 1271
颈椎结核中立侧位 X 线片 2712
颈椎截骨术 2926
颈椎截骨术的应用 2317
颈椎内固定之种类 644
颈椎前方半脱位 608
颈椎前后路同时（期）施术 648
颈椎前路侧前方减压术 1204
颈椎前路传统的融合技术 1451
颈椎前路减压数年后对椎管后方致压病变的影响 1235
颈椎前路减压数年后对椎管后方致压病变的影响 1590
颈椎前路界面内固定融合术 1454
颈椎前路经一个椎节同时行双椎节或三椎节的潜式减压术 1213
颈椎前路经椎间隙（单节段）潜式切骨减压术 1209
颈椎前路施术的基本要求 1579
颈椎前路手术暴露过程中并发（症）伤 1528
颈椎前路手术并发症 1526
颈椎前路手术后后（晚）期并发 1547
颈椎前路手术后早期并发症 1540
颈椎前路手术麻醉 0062
颈椎前路手术切口选择 1164
颈椎前路手术入路 1162
颈椎前路手术施术要求 1225
颈椎前路手术实施 639
颈椎前路手术术前并发症 1526
颈椎前路手术体位 1163
颈椎前路钛（钢）板的松动 1548
颈椎前路直视下切骨减压术 1185
颈椎前路直视下切骨减压术磨钻法 1193
颈椎前路直视下切骨减压术适应证

1185
颈椎前路直视下切骨减压术术 1186
颈椎前路直视下切骨减压术凿刮法 1189
颈椎前路椎体间关节融合术 1177
颈椎前路椎体间融合术概述 1177
颈椎前路椎体间融合术手术适应证 1177
颈椎前路椎体间融合术特种器械 1177
颈椎曲线之改变 144
颈椎人工颈椎间盘置换技术 73
颈椎人工椎间盘 73，1479
颈椎人工椎间盘现状 1485
颈椎人工椎体 643
颈椎融合技术 1450
颈椎伤病患者的病史搜集 83
颈椎伸屈位 51
颈椎失稳 49
颈椎失稳型 1108
颈椎矢状径值与发病关系 1319
颈椎手术的麻醉 245
颈椎手术的麻醉选择 245
颈椎手术前路入路术中并发症 1994
颈椎手术前损伤概况 1526
颈椎手术时椎动脉损伤 1003
颈椎手术中局部骨块利用技术 1452
颈椎术后不稳和畸形的原因 1271
颈椎损伤 59
颈椎损伤病例后路或前后路同时翻修术 658
颈椎损伤患者气管插管 254
颈椎损伤气道处理 253
颈椎钛板螺钉固定术 551
颈椎退行性变 191
颈椎外伤 4
颈椎完全性损伤 606
颈椎稳定性 254
颈椎先天融合（短颈）畸形 2105
颈椎先天性融合畸形侧位 X 线片 2107
颈椎先天性融合畸形影像学所见 2106
颈椎相邻节段的退变 1270
颈椎相邻节段退变的原因 1270
颈椎相邻节段退变翻修术基本原则 1270
颈椎小关节脱位 61
颈椎旋转运动的标准化数据 50
颈椎旋转运动中心 51
颈椎摇晃（或旋转）法 326
颈椎应保持良好 1129
颈椎运动范围 48
颈椎中柱受损 598
颈椎肿瘤翻修术 2650
颈椎肿瘤切除术后不稳 2649
颈椎柱状骨条椎节植骨融合术 1453
颈椎椎板切除植骨融合内固定术 1400
颈椎椎弓裂 2133
颈椎椎弓裂病因 2133
颈椎椎弓裂临床表现 2133
颈椎椎弓裂治疗 2134
颈椎椎骨上切迹 16
颈椎椎骨下切迹 16
颈椎椎管成形术 1396
颈椎椎管内淋巴瘤 2591
颈椎椎管狭窄 606
颈椎椎管狭窄症病因学 1316
颈椎椎管狭窄症的治疗 1325
颈椎椎管狭窄症非手术疗法 1325
颈椎椎管狭窄症概述 1316
颈椎椎管狭窄症各种常用的术式 1331
颈椎椎管狭窄症鉴别诊断 1323
颈椎椎管狭窄症具体病例选择 1327
颈椎椎管狭窄症临床症状 1321
颈椎椎管狭窄症手术疗法 1325
颈椎椎管狭窄症手术疗法概述 1327
颈椎椎管狭窄症诊断依据 1322
颈椎椎间盘穿刺及造影技术 163
颈椎椎间盘突出症 1048
颈椎椎间盘突出症病因学 1048
颈椎椎间盘突出症非手术疗法 1052
颈椎椎间盘突出症概述 1048
颈椎椎间盘突出症鉴别诊断 1052
颈椎椎间盘突出症临床表现 1048
颈椎椎间盘突出症手术疗法 1053
颈椎椎间盘突出症诊断 1051
颈椎椎间盘突出症治疗 1052
颈椎椎间盘退行性变 1059
颈椎椎间隙改变 145
颈椎椎节骨折脱位 596
颈椎椎节局部旋转植骨术 1452
颈椎椎节融合固定术 644
颈椎椎体扁平畸形 2135
颈椎椎体次全切术 1193
颈椎椎体次全切术概述 1193
颈椎椎体次全切术术式 1194
颈椎椎体次全切术特种器械 1193
颈椎椎体的横径 15
颈椎椎体结核 2709
颈椎椎体全切术 643
颈椎椎体全切术术式 1197
颈椎椎体楔形、压缩性骨折 600
颈椎椎体肿瘤 643
颈椎综合征《The Cervical Syndrom》 1062
颈总动脉 634
颈总动脉和颈内动脉损伤 1028
颈总动脉或颈内动脉对端吻合术 1027
胫后肌 113
胫后肌腱和腓骨长肌腱转移术 2981
胫后肌腱转移术 2979
胫前肌 110，189
胫神经 109，110，111，113
痉挛步态 87
痉挛期 709
痉挛瘫 709
痉挛型脑瘫 2714，2991
痉挛性膀胱 821
痉挛性脑瘫病因 2714
痉挛性脑瘫的基本概况 2714
痉挛性脑瘫临床类型 2991
痉挛性脑瘫选择性脊神经后根切断术 2993
痉证 312，327，332，333
静脉全身麻醉药 222
静吸复合麻醉 223
静息电位 130
纠正与改变工作中的不良体位 1133
灸法 340
酒精中毒 129，202
局部出血 790
局部封闭 207
局部封闭疗法 1148
局部感染 558
局部感染蔓延 2750
局部浸润麻醉 220，242，246，469
局部麻醉 166
局部麻醉药 220
局部蔓延 2706
局部旋转植骨 1188
局部旋转植骨手术步骤 1453
局部植骨技术 1916
局部状态 86
局麻注射针头误伤 1561
局限性病灶 143
局限性骨质增生症 3013
巨大高位骶骨骨巨细胞瘤的切除和重建 2696
巨大骨软骨瘤 CT 横断位所见 2478

巨大脊索瘤切除后重建术　2632
拒绝或难以步行者　85
聚甲基丙烯酸甲酯（Polymethyl-methacrylate，PMMA）　2893
聚醚醚酮（PEEK）　76
聚醚醚酮（Peek-Optima）　1455
聚醚醚酮材料优点　1456
聚碳酸酯聚氨酯（PCU）　78
聚碳酸酯型聚氨酯套管　75
聚乙烯醇（IVALON）　2451
蠲痹止痛　332，333
绝对潜伏期　125，127，128
绝对手术适应证　633
绝对卧床休息　783
绝经后骨质疏松症　2881
菌苗特异性脱敏疗法　2763

K

卡那霉素（KM）　2717
咖啡牛奶斑　2306
开窗　6
开窗入路　868
开放复位固定术　756
开放复位 + 椎弓根钛板螺钉固定术　614
开放复位椎节融合术　641
开放性创伤　115
开放性颈部损伤　1019
开放性气胸　115
开孔器　516
开门入路　868
“凯时”之药理作用　1577
康复疗法对颈椎病的治疗作用　1592
康复疗法对颈椎病治疗作用的原理　1150
抗 D ‘E 多肽抗体　140
抗 DM － 53 抗体　140
抗 Jo － 1 抗体　140
抗 RA54 抗体　140
抗 Scl － 70 抗体　140
抗 Sm 抗体　140
抗 SSA 抗体　140
抗 SSB 抗体　140
抗 U1RNP 抗体　140
抗胆碱药　223
抗骨折能力　2889
抗核抗体（ANA）　137，138
抗核抗体分类　138
抗核抗体谱　138
抗核糖体核糖核蛋白抗体（rRNP）　140
抗核糖体抗体　138，140
抗焦虑作用　221
抗精神病作用　221
抗精神失常药　221
抗菌素雾化呼吸道　558
抗链球菌溶血素“O”试验　137
抗凝疗法　1004
抗其他细胞浆抗体　137
抗细胞表面抗原抗体　138
抗细胞内抗原的抗体　137
抗细胞外抗原抗体　138
抗线粒体抗体　137
抗休克　1024
抗血小板凝集的药物治疗　1004
抗氧化剂　722
抗中性粒细胞胞浆抗体　137
抗组蛋白抗体　138
可撑开型人工钛肋技术（Vertical Expandable Prosthetic Titanium Rib，VEPTR）　2175
可持续监测心排量（CO）　220
可复位性脱位　566
可扩张球囊（Inflatable Bone Tamp，IBT）　2897
可扩张球囊骨捣棒（Inflatable Bone Tamp，IBT）　2893
可屈性（Fexible）脊髓内镜　1818
可脱性球囊　2661
可吸收型 Cage　72
可吸收性固体栓塞剂　2661
可折叠性　57
克服受损神经元外环境迟发性抑制轴突生长机制　720
克萨奇病毒（Coxsackie）　2966
空调环境下工作者　85
空壳　71
空心螺钉　70
控制呼吸　222
控制哮喘　227
控制性低血压　233
控制性低血压时的监测　233
控制性降压　244
口服降糖药　229
口述分级评分法　239
口咽部净化处理　558
口咽部炎症　558
叩诊　92
块状病变（Masslesion）　2439
快速撑开　638
快速检查　114
快速全身查体　997
髋关节疾患　211
髋关节切除成形术（Resection Hip Arthroplasty）　2687
髋过伸试验　98
髋臼部肿瘤切除鞍形假体置换术　2694
髋臼部肿瘤切除股骨头旷置术　2694
髋臼加盖术　2984
髋臼旷置、融合与重建概述　2686
髋臼切除 > 1/3 或后部髋臼被切除则需重建　2693
髋臼肿瘤切除后骨盆假体重建　2686
髋臼肿瘤切除后髋臼重建　2687
髋臼肿瘤切除后旷置术　2686
髋臼周围的原发恶性骨肿瘤　2691
髋、膝关节挛缩治疗　2998
旷置　2687
矿化类制剂　2890
奎氏试验　119
奎氏试验（Queckenstedts Test）　118
扩大操作口的胸腔镜下脊柱前路手术　1633
扩大操作口镜下手术临床应用　1639
扩大操作口镜下手术器械　1633
扩大操作口镜下手术适应证　1633
扩大性椎板切除减压术　760
扩大椎管的塌陷　995
扩张球囊抬高塌陷椎体终板 X 线片所见　2894
括约肌功能障碍　324
阔筋膜　215
阔筋膜移植修复（替代）指深屈肌腱术　2977
阔筋膜张肌　57

L

蜡油样骨病　3013
阑尾切除术　215
老龄化社会　83
老年骨质疏松症　1008
老年骨质疏松症伴脊柱骨折　1008
老年骨质疏松症的预防　1009
老年骨质疏松椎体压缩骨折的经皮椎体后凸成形术（PKP）　1012
老年患者　81
老年人传染性单核细胞增多症　138
老年性骨质疏松症　2881
老年性强直性脊椎骨肥厚病（Forestier's Disease）　2768

老年性强直性脊椎骨肥厚病（Forestier 病、Ankylosing Skeletal Hyperostosis） 2769
勒死 1020
雷诺昔芬 1010
肋骨骨折 114，790
肋骨框架具有以下三种生物力学功能 56
肋骨小头向椎管内脱位 2310
肋间动脉 31
肋间静脉（后脊支） 168
肋间入路 868
肋间神经 - 脊神经吻合术 715
肋间神经 - 脊髓吻合术 715
肋间神经痛 804
肋 - 锁间隙局部解剖 2123
肋锁综合征 2122
肋头关节 19
肋椎关节 56
类 Marfan 综合征伴发脊柱侧凸 2324
类风湿关节炎 140
类风湿性关节炎 204，358，2917
类风湿性关节炎继发的颈椎畸形 563
类风湿因子 138
类固醇（prednisolone） 2428
累及脊髓前中央动脉病理解剖和病理生理因素 1243
冷沉淀素（Cryopre Cipitate） 1568
冷光源 1883
离子透入 215
梨状肌 213
梨状肌痉挛 98
梨状肌压痛点 91
黎明起床前腰痛复现者 84
李朝旭 319
李国栋 1239
李良业 348
李强 319
李元明 348
理筋手法 337
理脾 347
力臂长费力 1831
力臂短省力 1832
力矩 57
力求减少外伤的强度 1155
力求减少外伤强度 1601
立毛肌的收缩 28
立体感觉 27
利多卡因（Lidocaine） 221
利多卡因注射试验 200
利福平（RFP） 2717
利尿药 226
利维爱 2890
利维爱（Livial） 1010
利用杠杆力学的原理操作刮匙去切除骨赘 1535
例椎管内肿瘤的部位（纵位）分布 2513
连合核 27
连接蛋白（Connexin，Cx） 2786
连接椎弓根之间的韧带 23
连接椎体之间的韧带 23
连接子（Connexons） 2786
连续摄片 162，165
连续硬膜外麻醉 242
联合腹侧方骶骨位体位 2677
联合关节 33，34
联合去极化 132
联锁（Interdigitating）细胞 2529
链霉素（SM） 2717
链条状结构 15
良性进展型婴儿型 2175
两侧之齿状韧带张力过大 763
两柱理论 62
量化统计 78
“疗效变坏”（Deterioration） 1572
疗效评估 2248
邻节退变加剧引发同类病变 1954
邻近骨折 Adjacent Fractures 2902
邻近节段的退变 562
邻近节段退变 1265
邻近椎节的退变 1556
林如高正骨经验 316
临证指南医案 349
淋巴管损伤 1531，2242
淋巴结活检 207
淋巴结肿大 192
淋巴瘤 2512
淋巴路 2706
灵枢・本藏 349
铃木 1373
刘戴生 1240
刘华新 347
刘晓光 1646
刘植珊 2692
刘忠军 1257
留置胸腔引流管 747
流动压力 54
流行性眩晕 1100
硫酸软骨素 22
硫酸软骨素蛋白聚糖（Chondroitin Sulfate Proteoglycans，CSPG） 719
六个自由度 48
六氢吡啶 222
六味地黄丸 316，326，356
咯血 114
龙马自来丹 321
笼状融合器 71
隆突 18
隆椎 18
卢耀明 319
颅磁刺激诱发 MEP（tcMEP）监测 245
颅底凹陷 543，566，2049，2060
颅底凹陷征颈椎屈伸位 X 线所见 2054
颅底凹陷症 2052
颅底凹陷症 MR 及 X 线所见 2055
颅底凹陷症 X 线与 CT 扫描对比观察 2055
颅底凹陷症伴颈椎屈曲畸形 2057
颅底凹陷症病因 2052
颅底凹陷症概述 2052
颅底凹陷症鉴别诊断 2055
颅底凹陷症临床症状 2053
颅底凹陷症影像学检查 2054
颅底凹陷症诊断 2055
颅底凹陷症枕骨大孔后缘与寰椎后弓切除减压 2056
颅底凹陷症治疗 2055
颅底扁平 566
颅底骨折 466
颅底角测量法 2049
颅底内陷 2347
颅骨骨牵引 526
颅骨牵引 515，536，601，1141
颅后窝及寰椎后弓减压术 1041
颅后窝及寰椎后弓切除减压术（枕肌下减压术） 2066
颅脑神经伤 114
颅脑损伤 512
颅内高压 118
颅内高压症 117
颅内血肿 116
颅内压增高 128
颅内肿瘤 1100
颅神经 207
颅神经检查 104
颅椎连接部（Craniovertebral Junction） 2048
鲁格氏棒 68
吕国华 1884，2252

吕士才　1239
氯胺酮（Ketamine）222
氯丙嗪　221
氯化钙　2890
氯化物　121
罗钙全（钙三醇）2890
螺钉定位错误　804，2259
螺钉拧入椎间隙　1536
螺钉 + 钛板固定系统　752
螺钉脱出　2260
螺旋杆式颌 - 胸支架　114

M

麻醉的病死率　224
麻醉方法的选择　242
麻醉方法与麻醉药的选择　225
麻醉辅助用药　223
麻醉过程中脊髓损伤　993
麻醉期间心电监测　230
麻醉前访视　225
麻醉前检查　224
麻醉前用药　221
麻醉深度的术中监护　125
麻醉性镇痛药　222
麻醉致死　224
马丹散　321
马凡氏综合征 MR 横断面　2322
马凡氏综合征伴脊柱侧凸施术前后　2326
马尾部肿瘤　1753
马尾段　183
马尾神经损伤　681
马尾损伤的处理　999
马彦旭　348
吗啡　236
麦氏手术切口　735
麦氏腰背痛　329
脉搏波指示连续心排量监测（PICCO，Pulse Indicator Continuous Cardiac Output）220
脉络丛　119
脉粥样硬化　122
鳗鱼降钙素　1010
慢性肺部感染　140
慢性肝功能不全　228
慢性颈部软组织损伤　1020
慢性劳损　1062
慢性劳损性肩颈胸背部筋膜纤维炎　2962
慢性劳损性肩颈胸背部筋膜纤维炎的病理解剖特点　2963
慢性劳损性肩颈胸背部筋膜纤维炎的非手术疗法　2964
慢性劳损性肩颈胸背部筋膜纤维炎的鉴别诊断　2964
慢性劳损性肩颈胸背部筋膜纤维炎的临床特点　2963
慢性劳损性肩颈胸背部筋膜纤维炎的手术疗法　2965
慢性劳损性肩颈胸背部筋膜纤维炎的诊断　2964
慢性劳损性肩颈胸背部筋膜纤维炎的治疗基本原则　2964
慢性劳损性肩颈胸背部筋膜纤维炎之发病机理　2962
慢性劳损性肩颈胸背部筋膜炎　2964
慢性肾衰患者麻醉　228
慢性失神经支配　132
慢性炎性脱髓鞘多发性神经病　135
慢性阻塞性肺病（COPD）227
盲端　25
矛盾性尿闭　182
霉菌性脊柱炎　2758
霉菌性脊柱炎病理解剖　2758
霉菌性脊柱炎病因学　2758
霉菌性脊柱炎临床症状特点　2759
霉菌性脊柱炎影像学特点　2759
霉菌性脊柱炎诊断与鉴别诊断　2759
霉菌性脊柱炎治疗　2759
美国 FDA　2902
美国创伤学会　253
美国的基本麻醉监测项目　229
美国的脊柱创伤研究会（the Spine Trauma Study Group，STSG）676
美国国立急性脊髓损伤研究会（National Acute Spinal Cord Injury Study，NASCIS）722
美国脊髓损伤学会 (ASIA) 分级　684
美国脊柱侧凸研究学会的神经肌肉性脊柱侧凸分类　2163
美国脊柱创伤委员会　315
美国矫形外科学会（AAOS）330
美国麻醉学会（ASA）225
门冬氨酸钙　2890
猛刹车　690
孟祥奇　319
咪唑安定　221，252
弥漫型颈椎病　1204
弥漫型硬皮病（PSS）140
弥漫性浓缩性骨病　3013
弥漫性特发性骨肥厚症（Diffuse Idiopathic Skeletal Hyperostosis，DISH）2768
弥漫性特发性骨肥厚症（Diffuse Idiopathic Skeletal Hyperostosis，DISH）2769
迷路症状　1097
迷走神经　602，606，634
迷走神经损伤　1530
米库溴铵（美维松）223
密盖息（鲑鱼降钙素）1010
棉卷海绵卷支架体位（Roll Sponge-Frame）1989
免疫调节　719
免疫反应　137
免疫复合物疾病　137
免疫球蛋白　137，357
免疫学方法测定　121
免疫因子　2879
面额部皮肤压迫性坏死　1563
明胶海绵　25
明胶海绵充填　1172
明胶海绵止血　642
缪勒氏管抑制质（Mullerian Inhibitor Substance，MIS）2775
膜结构异常　132
莫氏Ⅱ型和Ⅲ度房室传导阻滞　232
木板床　1132
木僵状态　222
目鱼肌　110
募集状态　130，132

N

拿筋　326
拿小物品困难　202
纳洛酮备用　239
耐心测试　166
南京鼓楼医院脊柱外科　2232
难题处理与应变措施　1225
囊泡引发的矿物质沉积之始动连续过程　2780
脑白质不良　126
脑白质营养不良　125
脑部的 Brodman Ⅳ 区　2991
脑电图　628
脑电阻图　122
脑干梗死　129
脑干和皮层电位　123
脑干胶质瘤　132
脑干内肿瘤　129
脑干损伤　466

脑干听觉诱发电位 123，128
脑干网状结构 27
脑干、小脑梗死 1003
脑干血供 129
脑干肿瘤 129
脑梗塞 129
脑梗死 129
脑脊膜膨出（Meningocele spurius）1997
脑脊膜袖（Meningeal Sleeve）1998
脑脊液 25，157，557
脑脊液初压 118
脑脊液蛋白电泳 121
脑脊液蛋白含量增高 2517
脑脊液的采集 117
脑脊液动力学检查 119
脑脊液检查 116，2517
脑脊液漏 557，558，1000，1412，1540，1546
脑脊液漏（CSF-Fistula）1997
脑脊液漏术后早期诊断 1999
脑脊液实验室检查 120
脑膜或硬膜内皮瘤（meningioma 或 duraendothelioma）2532
脑膜炎 129
脑缺血 18
脑缺血的原因 1003
脑疝 117，118
脑死亡 129
脑损伤 466
脑瘫 2714
脑瘫伴脊柱侧凸 2352，2354
脑瘫伴脊柱侧凸发病原因 2352
脑瘫伴脊柱侧凸临床表现 2352
脑瘫伴脊柱侧凸治疗 2352
脑瘫的术后康复 2997
脑瘫患儿手术前康复 2997
脑瘫类型与手术方法的评估 2997
脑瘫术后康复 3001
脑血流图 122
脑延髓池穿刺 156
脑源性神经营养因子（Brain Derived Neurotrophy Factor，BDNF）718
脑蛛网膜下腔 116
脑阻抗图 122
内侧细胞群 26
内侧纵束 27
内耳疾患 1100
内骨盆切除分型 2668
内骨盆切除术 2668
内固定滑落断裂 558
内固定失败 559，874
内固定物刺伤 1543
内固定物松脱 804，869
内固定物折断 885
内固定应以安全稳定为主 644
内经 320
内经·灵枢 349
内镜辅助 220
内窥镜检查 116，1023
内皮瘤（endothelioma）2532
内源性感染 2758
内脏觉 27
内脏鞘 635
内植物松动、滑脱 653
能量支持 559
尼尔雌醇 1010
倪斌 1239
逆向性刺激 134
逆行性健忘 624
年龄 81
年迈者 693
黏蛋白（Proteoglosis）1059
黏蛋白样物质 54
鸟苷三磷酸酶（Guanosine Triphosphatase，GTPase）719
尿 cAMP 3018
尿道外括约肌去神经改变 827
尿钙、磷、镁 2885
尿钙排泄 3018
尿流动力学 827
尿路感染 251
尿路感染 527，715
尿羟脯氨酸（HOP）2884
尿羟赖氨酸糖苷（HOLG）2884
尿素 121
尿中胶原吡啶交联（PYr）2885
尿潴留 239，251，324
镍钛记忆合金 1456
扭曲变形性发育不良（Diatrophic Dysplasia）2342

O

欧乃派克（Omnipaque）2662
偶发性室早之好发因素 230
藕节 66

P

排便排尿功能障碍 1084
排尿量为 827
哌替啶（Pethidine）222
潘浩 328
潘氏（Pandy’s）试验 120
潘月勤 319
攀门拽伸法 317
盘内技术（Intradiscal Technique）1795
盘外技术（Intracanal Technique）1795
判定腰椎手术失败原因 1949
泮库溴铵（Pancuronine，本可松）224
泮库溴铵（本可松）223
泡沫塑料床垫 1132
胚卵干细胞 721
胚胎发育堕落说 2400
胚胎干细胞 715，721
胚胎期脑脊液流向反常说 2400
胚胎细胞移植 720
配穴 340
盆腔内疾患 85
盆腔内肿瘤 214
盆腔系统检查 195
盆腔炎 196
盆腔脏器 115
盆腔肿瘤 196
硼替佐米 Bortezomib 2506
膨出型（Bulging）330
膨大的脊神经节 25
膨隆（Bulge）1736
劈开下颌骨入路 2067
皮瓣转移 768
皮层脊髓前束 27
皮层诱发电位 123
皮肤挫裂伤 512
皮肤划纹试验 104
皮肤－脊髓中枢－膀胱 824
皮肤瘙痒 239
皮肤压迫坏死 1571
皮肌炎 138，140
皮下气肿 114
皮下浅在病变型神经纤维瘤 2637
皮下浅在病变型神经纤维瘤典型病例 2637
皮样囊肿 2405
皮质脊髓侧束 27
皮质类固醇（Corticosteroid，CS）2878
疲倦 2986
偏盲 128
偏瘫 2992
偏头痛 1097

“漂浮”装置　76
频发性室性早搏　231
平喘药物　227
平衡性半椎体　2139
平衡性半椎体畸形　2139
平均叠加技术　123
平林　1339
平台期（Plateau）1572
平行暴力　666
平移暴力　64
平移运动（线性运动）48
评述 TLDR 手术疗法　1842
破骨细胞（Osteoclast，OC）2977
破骨细胞功能指标　1009
破骨细胞抑制因子（Osteoclast Inhibitory Factor，OCIF）2885
扑动与颤动　232
葡萄糖酸钙　2890
普济本事方　334
普鲁卡因　220，221
普鲁卡因过敏试验　164
普通毫针　339
普通颈椎　15
普通钛板　741
普通型颈椎牵引支架　1143

Q

七氟烷（Sevoflurane）223
其他感觉　100
其他因素　2043
奇静脉　168
奇静脉损伤　1531
奇神经节　22
奇异性尿闭　182
棋盘格大小　127
气垫床及水床　1132
气管插管麻醉　469
气管内插管　1023
气管内插管全身麻醉　246
气管内麻醉　242
气管切开　253，515
气管切开术　1024
气管损伤　1529
气海　340
气囊式颌 - 胸支架　1144
气体造影的影像分析　159
气胸　114
气虚血瘀证　351
气血　312
气血亏虚　326
气滞血瘀　326，359
气钻杆的前端脱落致伤　994
气钻杆前端的损伤　994
汽化减压　1256
起病原因　83
起止点疾病（Enthesopathy）2768
器械固定　836
器械直接损伤 994
器械轴向牵引　4
器械坠入椎间隙误伤脊髓　1537
髂部压迫综合征（Iliac Compression Syndrome,ICS）2007
髂腹股沟神经干　214
髂骨动脉瘤样骨囊肿切除自体腓骨移植钛板内固定术　2686
髂骨后部取骨后疼痛概况与原因　2006
髂骨后部取骨后疼痛预防和治疗　2006
髂骨切取术误伤　215
髂骨取骨部位并发长期疼痛　2004
髂骨翼同心环状征　3008
髂骨致密性骨炎发病机理　2950
髂骨致密性骨炎临床表现　2951
髂骨致密性骨炎影像学检查　2951
髂骨致密性骨炎诊断　2951
髂骨致密性骨炎治疗　2951
髂骨致密性髂骨炎（Osteitis Condensans Ilii）2950
髂骨重建　2685
髂嵴骨骺移动（Excursion of Iliac Apophyses）2172
髂嵴取骨部残留痛　1555
髂肋肌　108
髂内动脉第 1 分支　31
髂外动脉　31
髂腰部炎症　211
髂腰肌　108，188
髂腰肌炎症　211
牵伸试验　49
牵引床　4
牵引复位　611
牵引复位法　316，319
牵引过程中的手法　338
牵引过伸按压法　313
牵引过伸按压复位法　317
牵引双下肢腰痛减轻者　82
牵引下施术　640
牵引性骨刺（Traction Spur）1859
牵引重量过大所致脊髓或脊神经根损伤　1527
牵张反射　28，136，339
牵正散　333
“铅笔样”改变　2309
前半环型沟环　2082
前侧孔　25
前方皮瓣法半骨盆截肢术　2675
前方皮瓣方法覆盖半骨盆截肢术　2676
前方手术 C_5 神经根损伤机制　1558
前方支撑融合时的入路选择　2227
前根　24，26，28
前根动脉　31
前弓　17
前骨间神经卡压综合征　201，202
前后路联合　645
前后路施术先后顺序的选择　649
前后路同时施术　726
前后路同时手术　836
前寰枢膜　34
前寰枕膜　33
前脊髓损伤 (Syndrome of AnteriorSpinal Cord Injury）679
前胶原Ⅰ C 末端前肽（Procollagen I Carboxy-Terminal Propeptide）2548
前胶原Ⅰ N 末端前肽（Procollagen I N-Terminal Propeptide）2548
前角　26
前结节　17
前列环素（Prostacyclin，PGI2）722
前列腺癌腰椎骨转移施术前后　2550
前列腺炎　217
前路腹膜外手术入路　733
前路及前后路翻修手术技术要求　656
前路脊柱矫形融合术　2184
前路减压操作　657
前路减压术　716
前路减压术实施中的要点　640
前路经腹膜外入路　733
前路经皮颈椎椎间盘切除　1176
前路经胸腔手术入路　727
前路经椎间隙减压植骨融合内固定术　1389
前路手术　836
前路手术术后假关节形成翻修手术的治疗原则　1270
前路松解术　2222
前路支撑性融合术　2224
前路椎体次全切除减压植骨融合内固定术　1392
前内侧组　26

前屈 92
前屈旋颈试验 94
前屈状态下持续牵引 611
前视路病变 126
前索 27
前庭脊髓束 27
前庭外侧核 27
前庭症状 1097
前凸 4
前凸消失 144
前凸型胸椎脊柱侧凸的矫形原理 2216
前外侧沟 24，26
前外侧静脉 32
前外侧组 26
前斜角肌加压试验 95
前斜角肌切断 2120
前斜角肌征候群 104
前胸壁畸形 2165
前瞻性的随机性研究 78
前正中静脉干 32
前正中裂 24，26
前正中裂沟 30
前正中旁切口 734
前柱 62，668
前柱的张力性破坏 64
前纵韧带 17，22，23
前纵韧带的强度 56
前纵韧带撕 595
钳夹（Pincer） 992，993
潜伏期 133
潜伏期测量 133
潜行切除邻近之骨性致压物 1215
浅部感染 558
浅层纤维 23
浅反射 102，714
浅感觉 27
浅感觉障碍 30
嵌入式（Interclay） 2689
强的松激发试验 3018
强直性骶髂关节炎 2949
强直性骶髂关节炎 X 线正位片所见 2950
强直性肌营养不良 132
强直性脊柱炎 140，353，358，539
强直性脊柱炎（Ankylosing Spondylitis） 2911
强直性脊柱炎常见受累关节 2912
强直性脊柱炎的治疗 2918
强直性脊柱炎发病机制 2911
强直性脊柱炎鉴别诊断 2917
强直性脊柱炎科普教育 2918
强直性脊柱炎临床举例 2927
强直性脊柱炎临床特点 2912
强直性脊柱炎流行病学 2911
强直性脊柱炎麻醉选择 2920
强直性脊柱炎实验室检查 2914
强直性脊柱炎手术病例选择 2919
强直性脊柱炎手术疗法 2919
强直性脊柱炎术前准备 2919
强直性脊柱炎体疗 2918
强直性脊柱炎物理治疗 2918
强直性脊柱炎影像学改变 2914
强直性脊柱炎诊断 2916
强直性脊柱炎治疗原则 2917
羟基磷灰石沉积的刺激机制 2780
羟基磷灰石沉积的机制 2779
羟基磷灰石沉积的抑制机制 2780
羟基磷灰石放射状积聚形成 2780
桥池 25
切除病变椎节 780
切除骨化之后纵韧带时应慎之又慎 1535
切除过长之横突 2149
切除横突孔前壁时误伤 1539
切除后壁骨质 812
切除后弓后部骨质 473
切除后弓前部骨质 473
切除棘突 21
切除颈肋或过长的横突 2120
切除肋骨畸形 5
切除两侧小关节内侧壁 761
切除致压骨 812
切除致压肋骨 2123
切除椎板探查椎管 999
切除椎管侧前方骨质 737
切除椎管前壁骨质 812
切除椎管前方致压骨 641
切除椎节后方骨赘及脱出之髓核 1480
切除椎体 642
切除椎体后缘致压骨 642
切除椎体前部 642
切断背阔肌 727
切断骶棘肌 811
切断小斜角肌 2121
切断之血管进行双重结扎 1530
切断椎横血管暴露椎体 2257
切断椎旁肌 5
切骨减压过程中手术工具（器械）引起的损伤概况 1532
切忌采用手法操作 609
切忌高枕 1153
切开第一肋骨骨膜 2123
切开肋骨骨膜 2270
切开囊壁减压引流 2405
切开胸膜暴露椎横血管 2257
切开咽后壁行病灶清除术 2721
切开硬膜探查脊髓 999
切开椎节摘除髓核 1480
切开椎旁筋膜 639
切口感染 558，1570
切口裂开 1571
切口皮瓣坏死 2697
切口牵开器 809
切口微创化 1228，1580
切取髂骨植入 543
切取枕骨骨瓣 473
切勿过度栓塞 2453
侵蚀破坏 2514
亲脂性芬太尼 239
青少年特发性脊柱侧凸 2201，2207
青少年特发性脊柱侧凸的后路手术 2212
青少年特发性脊柱侧凸非手术疗法之支具治疗 2211
青少年特发性脊柱侧凸分型 2202
青少年特发性脊柱侧凸概述 2201
青少年特发性脊柱侧凸骨骼因素 2208
青少年特发性脊柱侧凸临床分类 2201
青少年特发性脊柱侧凸年龄因素 2207
青少年特发性脊柱侧凸手术 2212
青少年特发性脊柱侧凸椎体的旋转 2209
青少年特发性脊柱侧凸自然史 2207
青少年型特发性脊柱侧凸 2179
青少年型特发性脊柱侧凸治疗 2179
青壮年患者 81
轻度脑瘫伴脊柱侧凸 2334
轻型过伸性损伤 595
轻重量牵引 1137
氢化可的松 357
清肝凉筋 347
清洁灌肠后摄片 211
清洁性间歇导尿（CIC） 821，822
清热利湿 332
清洗术野 767
清醒插管 469
清醒下气管插管 254
丘脑－皮质束 123

邱勇　2246，2252
球孢子病（Coccidioidomycosis）　2758
球海绵体反射　681
球囊成形术　786
球囊导管闭塞椎动脉　1004
球囊后凸成形术　796
球囊加压　1013
球囊扩张的压力　2900
球囊扩张椎体后凸成形技术　791
球囊扩张椎体后凸成形术　793
区域阻滞　220
区域阻滞麻醉　241
曲马多　236
曲霉菌病（Aspergillosis）　2758
曲轴现象（Crankshaft Effect）　2175
曲轴现象（Crankshaft Phenomenon）　2187
屈反射　28
屈颈试验　95，194，1084
屈拇长肌　111
屈曲暴力　62，665
屈曲分离暴力　63，64
屈曲扭转暴力　64
屈曲牵拉法　337
屈曲—牵张骨折　314
屈曲牵张型骨折　2888
屈曲牵张性骨折　699
屈曲型　590
屈曲性损伤　61
屈曲旋转型骨折并脱位　2889
屈曲压缩暴力　668
屈曲压缩性损伤　615
屈腕试验（Phalen 征）　203
屈趾长肌　111
祛除外邪　348
祛风散寒除湿　333
躯干部肌力检查　108
躯干旋转角度（Angle of Trunk Rotation，ATR）　2168
躯体感觉诱发电位　123
取出前次手术内植物　657，855
取自体髂骨的颈椎融合术　1451
去除骨皮质诸方式　2280
去除小关节软骨面　2279
去极化　223
去极化型肌松药　223
去神经 – 肌肉接头　133
全程处理高血压　226
全环型沟环　2081
全脊柱截骨术　2925
全脊柱切除术（Vertebral Column Resection，VCR）　2226
全脊椎切除　2472
全脊椎切除截骨术（Vertebral Column Resection, VCR）　2336
全脊椎（体）切除术　2471，2472
全脊椎（体）切除术并发症　2472
全麻时反复插管　1541
全面的影像学检查　715
全面系统的检查　114
全身麻醉加经鼻气管插管　248
全视野刺激　126
全视野棋盘格翻转刺激　128
全视野图形翻转　126
全小关节切除术　1781
缺血时间　1005
缺血型（Ischemic Form）　1683
确定受损椎节　637
确认脊柱侧凸类型　2190
饶书城　744
桡反射　181
桡骨颈　206
桡骨小头　206
桡骨小头脱位　206
桡管　206
桡管狭窄　206
桡管压迫试验　206
桡管综合征　206
绕齿突做旋转运动　34

R

人 XI 型胶原链编码基因【（The Human. alpha.2（XI）Collagen，COL11A2）】　2772
人工膀胱反射弧重建术　824
人工关节恢复原形　1475
人工关节植入前变形处理　1475
人工假体重建骨盆　2690
人工全髋关节翻修　2691
人工栓塞术　2410
人工髓核假体　74
人工髓核假体置换术　74
人工髓核置换术治疗腰椎间盘突出症　1847
人工小关节置换　78
人工支持结构　720
人工椎间盘滑出　1553
人工椎间盘植入　641，1173
人工椎间盘植入过深　1538
人工椎间盘置换　73
人工椎体　644
人工椎体撑开　780
人工椎体构造　779
人工椎体倾斜或滑入椎管　1538
人工椎体手术方法　780
人工椎体型号与配套工具　780
人工椎体植入术　609，779
人工椎体植入术概述　779
人工椎体置入　780
人类 Npps 基因及其编码的核苷酸焦磷酸酶　2778
人类基因治疗（Human Gene Therapy）　2045
人体倒三角形力学结构　1823
人体的三维图像　152
人体脊髓组织移植　721
人体生理曲线演变过程　1825
人为控制性排尿　824
人造橡胶复合物　76
韧带附着端病（Enthesopathy）　2911
韧带骨化病临床目前认知　2771
韧带骨赘（Syndesmophyte）　2911
韧带 – 椎间盘间隙的出现　1060
韧带组织　23
日本人病　1372
容积传导　133
容量指导　220
容易并发脑脊液漏的手术　1998
溶核手术后复发者　1955
溶血性链球菌　137
溶组织酶治疗技术　162
融合　2687
融合区域的正确选择　2193
融合术内固定方式　563
融合椎节骨质增生　1574
揉法　37
乳糜胸　804，2002
乳糜胸病理特点　2002
乳糜胸症状　2003
乳糜胸治疗　2003
乳酸钙　2890
乳突　20
乳突连线（Metzger 线）　2054
入侵式感染　2750
褥疮　527，606，715
软骨板　22
软骨低分子基质蛋白（COMP）　2341
软骨发育不全（Achondroplasia）　1316
软骨发育不全性（Achondroplasia）腰椎椎管狭窄症　1680
软骨发育低下（Hypochondroplasia）　2341

软骨面　22
软骨母细胞瘤　2479
软骨母细胞瘤病理　2479
软骨母细胞瘤辅助检查　2480
软骨母细胞瘤临床表现　2480
软骨母细胞瘤治疗　2480
软骨肉瘤　2615，2627
软骨素酶 ABC(Chondroitinase ABC，ChABC)　719
软骨素酶 ABC—分子刀　719
软骨细胞　22
软骨细胞成熟的连续过程　2779
软骨形成低下（Hypochondrogenesis）2341
软骨终板　53
软脊膜　25
软脊膜丛　31
软脊膜动脉　30
软脊膜静脉丛　32
软膜细胞起源学说　2528
软组织分离器械　2238
瑞米芬太尼（Remifentanyl）222

S

三苯氧胺　1010
三点固定原理　4
三点支撑法　316，317
三关节融合固定术　2982
三角肌　106，185
三角肌萎缩　208
三角形的横突　18
三头肌　207
三维矫形　2186
三维有限元分析　55
三维重建旋转运动　50
三叶草形　20
三阴交　340
三种臂痛临床特点　192
三种形式的终板骨折　54
三柱固定　2177
三柱理论　62
三柱损伤　600
散瘀止痛　327
沙袋加压　558
沙样瘤（psammoma）2532
山丘型　807
闪光刺激　126
疝修补术　215
扇形切除　2471
扇状注射药物　215
伤病的全貌　83
伤道易变位　1022
伤害性感受器（Nociceptive Receptors）1932
伤寒性脊柱炎　2764
伤寒性脊柱炎病理解剖改变　2764
伤寒性脊柱炎病因学　2764
伤寒性脊柱炎临床症状　2764
伤寒性脊柱炎诊断　2764
伤寒性脊柱炎治疗　2764
伤后的初期处理　83
伤后的早期改变　83
伤后即刻性症状　991
伤后症状变化　83
伤椎可否进钉　766
伤椎强化　881
上臂丛麻痹　193
上臂麻痹　193
上关节凹　33
上关节突　1
上关节突增生变形　22
上海长征医院　1197，1204，1344
上颈段病损　181
上颈髓损伤　181
上颈椎不稳　146
上颈椎不稳的因素　1034
上颈椎不稳症　1034，1036
上颈椎不稳症非手术疗法　1039
上颈椎不稳症鉴别诊断　1039
上颈椎不稳症临床主要特点　1037
上颈椎不稳症手术疗法　1040
上颈椎不稳症影像学特点　1037
上颈椎不稳症预后判定　1041
上颈椎不稳症诊断　1038
上颈椎不稳症治疗　1039
上颈椎动力性不稳　1038
上颈椎翻修手术　560，561
上颈椎翻修术的基本概念　559
上颈椎翻修术的基本原则　562
上颈椎翻修术原因　560
上颈椎骨骼特点　33
上颈椎骨折　466
上颈椎连接　33
上颈椎器质性不稳　1038
上颈椎软骨肉瘤　2467
上颈椎手术并发症　555
上颈椎术后并发症　558
上颈椎肿瘤　563
上皮瘤（epitthelioma）2532
上丘　27
上神经元受损　103
上神经元性瘫痪　177，181
上神经元与下神经元所致瘫痪的鉴别　686
上升角　122
上下石膏床　469
上行束　27
上行纤维　123
上行性颈椎病　624
上胸椎的锁孔选择　2239
上胸椎屈伸活动　52
上肢干性神经痛　197
上肢后伸试验　95
上肢及颈肩部肌力检查　105
上肢躯体感觉诱发电位　123
上肢伸举试验　101
上肢神经干伤病所引起的臂痛　191
上肢瘫痪症状重于下肢　617
上肢体感诱发电位　125
少儿型特发性脊柱侧凸　2175
少儿型特发性脊柱侧凸特点　2175
少儿型特发性脊柱侧凸诊断　2175
少儿型特发性脊柱侧凸治疗　2175
少突胶质细胞髓鞘糖蛋白（Oligodendrocyte Myelin Glycoprotein，OMP）718
舌下神经　555
舌下神经损伤　1530
舌状肌瓣延长术　2970
设计合理用具　1831
涉及脊柱骨折稳定性之分类　673
伸长肌　110
伸反射　28
伸展分离暴力　64
伸展型　590
伸展型骨折　671，699
伸展载荷　60
伸直型胸腰椎骨折　317
伸趾长肌　110
身长变短、脊柱变形　2882
身痛逐淤汤　356
深部 X 线照射　2492
深部定点拉钩　810
深部感染　558
深部静脉血栓（DVT）982，2007
深部脓肿形成　558
深部血栓形成　715
深层纤维　23
深度指示器的直角凿切骨　1177
深反射　101，714
深感觉　27
深感觉障碍　30

深呼吸　4
深及椎管内之感染　1000
深静脉栓塞　606
神经安定类药　236
神经传导功能　125
神经传导速度　133
神经传导速度测定　133，203
神经传导速度异常　135
神经丛学说　2528
神经分支　107
神经根病变　126
神经根或脊髓损伤　869
神经根松解　199
神经根型　1375
神经根型颈椎病　324
神经功能改善率（Improvement Rate, IR）1387
神经功能恢复停滞不前者　751
神经功能障碍　1412，2462
神经肌肉疾患　242
神经肌肉型脊柱侧凸　2163
神经肌肉性侧凸畸形　2333
神经肌肉性侧凸畸形非手术治疗　2333，2333
神经肌肉性脊柱侧凸　2329
神经肌肉性脊柱侧凸病因　2329
神经肌肉性脊柱侧凸临床表现　2329
神经胶质瘤（Gliomas）2537，2539
神经胶质瘤病理　2539
神经胶质瘤病因　2539
神经胶质瘤的诊断　2541
神经胶质瘤鉴别诊断　2541
神经胶质瘤临床表现　2540
神经胶质瘤临床举例　2542
神经胶质瘤影像学检查　2540
神经胶质瘤治疗　2542
神经节苷脂 GM1　722
神经卡压　205
神经梅毒　121
神经鞘瘤（Nerve Sheath Tumor）2528，2531，2537，2576
神经鞘瘤病理变化　2529
神经鞘瘤发生机理　2528
神经鞘瘤辅助检查　2530
神经鞘瘤各期临床症状　2529
神经鞘瘤鉴别诊断　2531
神经鞘瘤临床表现　2529
神经鞘瘤手术疗法　2532
神经鞘瘤治疗基本原则　2532
神经鞘细胞（Schwann 细胞）2306
神经切断术　215
神经上皮瘤（neuroepithelioma）2532
神经上皮肿瘤（Neuroepithelial Tumors）2539
神经生长因子 (Nerve Growth Factor, NGF)　718，722
神经生理监测（SEP 和 MEP）244
神经生物学　123
神经松解术　201，215
神经损伤　555
神经外膜松解术　198
神经外胚层肿瘤（Neuroedotermalutumer）2539
神经系统病变的体感诱发电位　125
神经系统检查　99
神经纤维瘤（Neurofibromatosis, NF）158，2635
神经纤维瘤病（Neurofbromatosis）2306
神经纤维瘤病伴发脊柱侧凸（NF-1）之手术治疗　2313
神经纤维瘤病伴颈胸段脊柱侧凸　2310
神经纤维瘤病伴颈椎后凸畸形病因学　2316
神经纤维瘤病伴颈椎后凸畸形的外科治疗　2316
神经纤维瘤病伴颈椎后凸畸形发病率　2316
神经纤维瘤病伴颈椎后凸畸形概述　2316
神经纤维瘤病伴颈椎后凸畸形临床表现　2317
神经纤维瘤病伴颈椎后凸畸形临床举例　2318
神经纤维瘤病伴颈椎后凸畸形手术指征　2317
神经纤维瘤病侧凸　2306
神经纤维瘤病侧凸病理改变　2308
神经纤维瘤病侧凸概述　2306
神经纤维瘤病侧凸临床表现　2306
神经纤维瘤病侧凸影像学改变　2309
神经纤维瘤病侧凸治疗　2311
神经纤维瘤病合并脊柱侧凸　2163
神经纤维瘤病周围型诊断标准　2306
神经纤维瘤侧凸手术并发症　2313
神经纤维瘤侧凸术后处理　2313
神经纤维瘤蛋白　2308
神经纤维瘤的分型　2635
神经性病变的运动单位电位　132
神经性关节炎（Charcot 关节）2757
神经性疾病　129
神经营养因子 -3（Neurotrophy Factor-3，NTF-3）718
神经营养因子 -4（Neurotrophy Factor-4，NTF-4）718
神经元性瘫痪　177
神经重叠支配　126
神经轴索的再生　125
神经轴突芽生　132
沈凌　348
沈强　73
肾动脉狭窄　226
肾功能不良患者　228
肾绞痛　3017
肾气亏虚证　351
肾气丸　351，356
肾上腺皮质激素　2423
肾托复位法　313
肾虚证　331
肾阳亏虚证　355，356
渗透压　117
生长激素（Growth Hormone，GH）与胰岛素（Insulin）2878
生长因子在韧带骨化过程中的作用　1656
生骨节（Sclerotome）2048
生活能力之分级　685，686
生活习惯　2879
生理性侧屈　50
生命体征　114
生命支持（Advanced trauma life support，ATLS）253
生蠕动效应　54
生物型可吸收颈椎前路钉板系统　1280
生物致畸因子　2043
声带肌　634
声幅衰减（BUA）1009
声音嘶哑　1413
绳状体尾背侧部　30
圣济总录　359
圣愈汤　351
盛永华　319
失代偿　2220
失神经电位　131，208
施杞　348
施术椎节定位　1169
施术椎节相邻节段退变的加剧　1574
施万（雪旺）细胞　720
湿热　331
湿热痹阻证　355，356
湿热证　332，334

石膏床 1146
石膏颈围 1146
石骨症（osteopetrosis） 3008，3014
石骨症病因 3008
石骨症典型病例 3009
石骨症放射线表现 3008
石骨症鉴别诊断 3009
石骨症临床表现 3008
石骨症实验室检查 3008
石骨症诊断 3009
石骨症治疗 3009
石氏伤科“以气为主，以血为先” 348
石炭酸试验 120
实质或空腔脏器损伤 116
拾物试验 96
食管瘘（漏） 557，1543
食管损伤 557，1529
食管型颈椎病发病机理 1102
食管型颈椎病鉴别诊断 1103
食管型颈椎病临床特点 1102
食管型颈椎病影像学改变 1103
食管型颈椎病预后 1104
食管型颈椎病治疗原则 1103
食管修补 557
食管修补或空肠吻合术 1544
食管压迫型颈椎病 1102
食管压迫型颈椎病诊断标准 1102
食管造影 1023
史氏（Stookey's）试验 120
矢状径 15，151
矢状面失平衡 2230
世界卫生组织（WHO） 226
世界卫生组织的诊断标准 2888
世医得效方 313，317
试验穿刺 116
视黄素 X 受体（β Retinoic X Receptor β，RXRβb） 2773
视交叉后病变 127
视交叉旁病变 126
视觉传导通路 126
视觉模拟评分 74
视觉模拟评分法 240
视觉通路的肿瘤 127
视觉诱发电位 123，126，127
视力测定 104
视力障碍 325，1097
视敏度 127
视频喉镜 220，253，254
视频喉镜下气管插管 254
视神经炎 127
视神经炎急性期 127
视网膜动脉血栓形成 1563
视野障碍 127
适用人工椎间盘的病例选择 1485
室管膜瘤 2520，2539
室管膜瘤 MR 所见 2521
室上性 ECG 异常 230
室性 ECG 异常 230
室性扑动和颤动 232
嗜铬细胞瘤 226，2452
嗜酒的影响 1576
嗜酸性粒细胞 2483
嗜酸性肉芽肿 2466，2483
嗜酸性肉芽肿病理 2483
嗜酸性肉芽肿辅助检查 2483
嗜酸性肉芽肿临床表现 2483
嗜酸性肉芽肿诊断 2483
嗜酸性肉芽肿治疗 2484
手不离胸 1537
手部肌肉萎缩 84
手部缺血 2118
手法轻柔 612
手内肌萎缩 205
手上功夫（Hand Work） 1212，1535
手术 537，603
手术安危的术前评估 224
手术后脑脊膜假性囊肿（Post Surgical Meningeal Pseudocysts） 1997
手术器具所致的脊髓损伤 993
手术前全身准备 225
手术入路选择 634
手术入路选择不当 1572
手术失败 560，852
手术时强调固定与减压并重 716
手术时围观者太多 1554
手术探查 116
手术探查的指征 1025
手术探查时机 249
手术体位对麻醉的要求 240
手术与麻醉时机 224
手腕部骨龄 2172
手腕中部加压试验（叩击腕管） 1078
手摇钻 516
手指钝性分离 636
手足徐动型脑瘫 2991
手足徐动型脑瘫脊髓型颈椎手术评估 3000
首次手术减压不彻底 1265
首例保肢术起自 1978 年 steel 医师 2665
首例颈椎椎板减压术 5
首起症状的特点 83
α-受体兴奋药（新福林或多巴胺） 253
β-受体阻滞剂 226
瘦素（Leptin） 2167，2885
瘦素受体基因（Leptin Receptor Gene） 2772
瘦素-下丘脑-交感神经系统 2167
枢轴 18
枢椎 18
枢椎齿状突发育畸形 2075
枢椎齿状突发育畸形病因及病理 2075
枢椎齿状突发育畸形分型 2076
枢椎齿状突发育畸形概述 2075
枢椎齿状突发育畸形临床表现 2079
枢椎齿状突发育畸形诊断依据 2079
枢椎齿状突发育畸形治疗原则 2080
枢椎齿状突骨折 516
枢椎齿状突切除减压术 556
枢椎与枕骨间的韧带 34
枢椎椎板螺钉内固定术 2085，2094
枢椎椎板切除 545
枢椎椎弓根钉的进针点 516
枢椎椎弓根骨折 548
枢椎椎弓根骨折致伤机制 548
枢椎椎弓骨折 60
枢椎椎弓骨折的诊断 550
梳齿状阴影 159
舒芬太尼 236
舒筋活络 333
疏肝柔筋 347
疏松的髓周网（Perimedullary Mesh） 2400
疏通经络 327
术后并发症 558
术后常用的镇痛药物 236
术后急性疼痛的处理 236
术后脊液漏经皮蛛网膜下腔引流术 1999
术后精神失常 982
术后颈部活动过多 1548
术后深部静脉血栓并发症 2007
术后疼痛对机体的危害 235
术后疼痛对心理的影响 235
术后头颈部劳损 1575
术后血肿或碎骨块致压的翻修 1957
术后镇痛 222
术后镇痛效果的评价 239
术后症状与手术的关系 560

术后制动　1029
术前对病情需进行综合评价　654
术前麻醉访视　241
术前判定欠周全　852
术前评价指标　852
术前气管切开　559
术前栓塞术　2454
术前栓塞肿瘤动脉的时间　2663
术前损伤的防治措施　1527
术前行精心保肝治疗　228
术前治疗糖尿病的标准　228
术前治疗糖尿病的目的　228
术式操作不到位　1573
术式选择不当　1572
术野大出血　1562
术者技术优势　649
术中保持头颈部的稳定　1535
术中并发症　555，838
术中对各种技术　1225
术中对骨质疏松病例内固定尤应小心　1586
术中对脊髓不应牵拉　1565
术中对施术椎节未行融合固定　1573
术中发生脊髓损伤　993
术中发现钛板长度不足时的处理　1229
术中发现钛板长度不足时的处理　1584
术中辅助麻醉　222
术中患者突然骚动　1535
术中脊髓功能的监测　244
术中监测　243
术中监护　837
术中颈椎过伸　993
术中拉钩牵拉过久　1541
术中切勿仰伸　620
术中射频消融　1810
术中食道损伤　1543
术中吸引器应由第一助手在可视下操作　1536
术中血管、神经并发症　1993
术中诱发电位监测　2920
术中椎节判定失误并导致多节段椎间隙感染　2754
束颤电位　131
束带感　178
数字减影技术　628
数字减影血管造影（Digital Subtraction Angiography，DSA）　2629
数字减影血管造影（DSA）　2463
栓塞术并发症　2454
栓塞术的基本概念　2450
栓塞术临床应用　2450
栓塞物　2452
栓塞物质应易于通过导管内腔　2453
栓塞性静脉炎　527
双侧 P100 绝对潜伏期　127
双侧骶棘肌状态　91
双侧颈静脉加压试验　95
双侧椎弓根骨折　548
双肺充气　748
双胍类　229
双踝悬吊法　317
双踝悬吊复位法　313
双开门术　646
双膦酸盐　1010
双能 X 线测量法（Dual X-ray Absorptiometry，DXA）　1009
双能 X 线吸收测定法（Dual Energy X-ray Absorptiometry，DEXA）　2884
双能量光子吸收测量法（Dual Photo Absorptiometry，DPA）　2883
双皮质固定　65
双皮质螺钉　68
双腔气管导管　243
双手持匙　1344
双塑料片撑开式颈围　1143
双相纤颤电位　131
双香豆素　1029
双（正中）开门式椎管成形术　1342
双桌复位法　317
水平暴力　666
水平面失代偿　2230
水平位旋转手法切骨　1228
水平移位　57
睡眠、工作与生活体位　1129
睡眠时呼吸暂停　250
睡眠性窒息　559，1540，1566
顺苯磺酸阿曲库铵　224
顺苯磺酸阿曲库铵（顺阿曲库铵）　224
顺向传导　123
顺向性传导　133
瞬时旋转中心　51，52，53
司琼类止吐药物　239
丝锥攻丝　516
锶制剂　2890
撕裂（Tear）　1998
撕脱性骨折　548
死亡率　540
四边孔　207
四边孔综合征　207
四点跪位　360
四点支撑法　316，317
四妙散　333，356
四头带（Glisson 氏带）牵引　1052，1137
四物汤　316
四肢关节伤　116
四肢腱反射　324
四肢痉挛性瘫痪　613
四肢麻木　324
四肢瘫　2993
四肢瘫痪率　540
寺山　1373
松角　2450
松解颈深筋膜　1166
松质骨能量吸收的机理　55
苏丹（Sudan）　2003
素问・痹论　353
素问・痹论篇第四十三　359
素问・长刺节论篇　353
素问・调经论　347
素问・骨空论　353
素问・经脉别论　347
素问・脉要精微论　343
素问・逆调论　353
素问・痿论　347
素问・五脏生成论　349
素问・五脏生成篇　347
塑料简易颈围　1143
酸碱平衡　117
酸性成纤维细胞生长因子（aFGF）　720
随机对照研究　318
随意运动纤维　27
髓复康　321
髓核　22，53
髓核变性　630
髓核后突型　807
髓核切除术　640
髓核突出（Herniation）　158，1736
髓核突出行溶核术后椎间隙感染　2751
髓核突出之转归过程　1736
髓核退变形态矢状位观　1730
髓核脱出（Prolapsus）　1736
髓核脱入硬膜囊内　1763
髓磷脂生长抑制物　718
髓内动静脉畸形（AVM）　2412
髓内肿瘤　159，167，1089，2514
髓内肿瘤样症状　30

髓鞘碱性蛋白（Myelin Basic Protein，MBP） 2529
髓鞘相关糖蛋白（MAG） 718
髓外硬膜下肿瘤 2514
髓外肿瘤 167，1089
孙树椿 348
孙思邈 333，348
孙文学 319
损伤本身并发症 837
损伤程度 83，115
损伤后蛛网膜囊肿 2400
损伤机制复位的法则 316
损伤性狭窄 350
损伤性血肿 160
梭形充盈缺损 159
羧甲基几丁质（Carboxymethylchitin）2790
缩肛反射 115
索状纤维软骨组织 23
锁定时间（Lockout Time LT） 238
锁定钛板稳定植骨块 1546
锁骨上窝 192，207
锁骨上窝饱满感 2117
锁骨上窝处大体解剖 2119
锁骨上窝加压试验 2117
锁骨下动脉 634
锁骨下动脉损伤 1028
锁骨下窝 192
锁孔装置 2238
锁扣（Clamp） 2074
锁时关系 123
胎儿脑组织移植术 715
胎生性（Inborn） 2041

T

钛 76
钛板钩 65
钛（钢）板螺钉棘突固定术 647
钛（钢）板松脱 1553
钛合金 1456
钛合金融合器 72
钛缆、钢丝断裂 565
钛缆（钢丝）固定术 2084
钛缆（钢丝）技术 64
钛缆固定手术的禁忌证 566
钛缆或钢丝固定融合术 566
钛缆棘突结扎术 647
钛“三明治” 78
钛网滑入椎管 1538
钛网 + 钛板 644
钛制棘突间撑开器 75
瘫痪部位的判定 166
瘫痪类型 985
痰湿阻络 326
弹力长袜（Surgical Stocking） 2029
弹性变形 58
弹性模量 72
弹性膜层 23
弹性纤维隔 23
弹性阻力 57
探查锁肋间隙 2123
探查椎管及蛛网膜下腔 726
探针（Feeler） 2013
碳素纤维 72
碳素纤维 Cage 72
碳酸钙 2890
唐荣川 347
糖代谢 2774
糖尿病 129，202，228
糖尿病分型 228
糖尿病患者的术前谁备 228
桃核承气汤 319
桃仁承气汤 315
特定类型椎间盘突出症诊断 1749
特发性侧凸前路矫正术概述 2219
特发性骨质疏松症 2881
特发性脊柱侧凸 5，2162
特发性脊柱侧凸 Lenke 分型标准 2189
特发性脊柱侧凸 X 线测量 2170
特发性脊柱侧凸病理 2164
特发性脊柱侧凸病史 2168
特发性脊柱侧凸病因 2165
特发性脊柱侧凸成熟度的鉴定 2172
特发性脊柱侧凸传统开放前路矫形手术 2220
特发性脊柱侧凸传统开放前路矫形手术并发症 2220
特发性脊柱侧凸传统开放前路矫形手术技术 2220
特发性脊柱侧凸的非手术治疗 2181
特发性脊柱侧凸的矫形术 2186
特发性脊柱侧凸的诊断 2168
特发性脊柱侧凸的治疗 2181
特发性脊柱侧凸的治疗目的 2181
特发性脊柱侧凸的治疗原则 2181
特发性脊柱侧凸肺功能检查 2172
特发性脊柱侧凸分类 2162
特发性脊柱侧凸分类（型） 2173
特发性脊柱侧凸后路矫形手术 2186
特发性脊柱侧凸可矫正度的评估 2183
特发性脊柱侧凸扩大操作口腔镜辅助下矫形术 2262
特发性脊柱侧凸前路矫形固定融合范围选择 2200
特发性脊柱侧凸前路矫形手术 2187
特发性脊柱侧凸融合范围选择 2187
特发性脊柱侧凸实验室检查 2172
特发性脊柱侧凸手术矫形基本原理 2183
特发性脊柱侧凸手术入路 2184
特发性脊柱侧凸手术治疗的基本要求 2183
特发性脊柱侧凸体检 2168
特发性脊柱侧凸胸腔镜下矫形术 2261
特发性脊椎侧凸植骨融合 2185
特发性胸椎侧凸胸腔镜下矫形术 2243
特发性胸椎侧凸胸腔镜下矫形术并发症 2246
特发性胸椎侧凸胸腔镜下矫形术疗效评估 2246
特发性胸椎侧凸胸腔镜下矫形术适应证 2243
特发性胸椎侧凸胸腔镜下矫形术手术操作 2244
特发性胸椎侧凸胸腔镜下矫形术锁孔选择 2244
特发性血小板减少紫癜（ITP） 2444
特殊基因的检测 140
特殊疾病听觉诱发电位的改变 129
特殊颈椎 17
特殊类型椎体爆裂性骨折 842
疼痛的特点 82
疼痛均为伤害性刺激 235
腾喜龙 224
梯度回波（Gradient-Echo） 2439
梯形变 146，149
梯形铲 810
梯形凿 810
提肛肌 213
提高平均动脉压 250
提睾反射 102，324，714
提升骨块减压 640
提携角 204
体表标志判定 176
体表诱发电位（SEP） 244
体层摄影 151
体感诱发电位（SEP） 124，234，

2237，2419，2422
体能训练 2221
体外遥控式生长棒 2175，2177
体位性低血压 559
体位性晕眩 1100
体位与节段入路选择 2269
体温的改变 251
体温调节中枢受损 251
体温监测 233
体型与腰部肌肉负荷之关系 1829
体育锻炼 4
体育疗法 1148
剃刀背畸形 2165
田村 2421
填充骨水泥 1013
填塞加压止血法 1024
跳跃式胸腰段爆裂骨折 846
铁床 1132
铁制背心 4
听神经瘤 128
听神经瘤检测 128
停止球囊扩张指标 1015
通道成型 1013
通道扩张 220
通瘀续筋 347
同时或先后出现四肢神经症状者 82
同时减压 993
同心环状 54
同芯针电极 129
同种异体骨移植物 76
痛痹 312
痛风 202
头高位 167
头－骨盆骨性牵引器械脊柱牵引并发症 1990
头后小肌 17
头环－骨盆（或肩胸部）牵引装置 1142
头夹肌 184
头、颈部加压试验 192
头－颈－胸石膏 514，518，526，541，558，601，604，611，619，1146
头－颈－胸支架 1143
头颈自我徒手牵引疗法 1139
头颅固定 468
头颅牵引弓牵引 1137
头面部挫伤 115
头皮电位 125
头下斜肌 184
透明软骨 22
透视下操作 166
凸侧骨骺阻滞术 2177，2298
凸起型（Protrusion） 329
突变 57
突出型（Protrusion） 330
突触耽搁 133
突触后电位 123
突触前电位 123
图形翻转 126
图形翻转刺激 126
屠开元 1158
团块效应（mass effect） 2442
推扳疗法 1147
推床上跌伤 1527
推法 337
推拿 312
推拿疗法 1147
腿股风 358
退变后期－椎节失稳后恢复 1043
退变型（Degeneration） 330
退变性骶髂关节炎 2948
退变性骶髂关节炎的治疗 2950
退变性骶髂关节炎概述 2948
退变性骶髂关节炎鉴别诊断 2949
退变性骶髂关节炎临床表现 2949
退变性骶髂关节炎诊断 2949
退变性脊柱侧凸临床举例 2377
退变性脊柱侧弯正侧位 X 线片 2376
退变性下腰椎不稳症 1855
退变性下腰椎不稳症传统治疗 1863
退变性下腰椎不稳症的治疗 1863
退变性下腰椎不稳症概述 1856
退变性下腰椎不稳症临床症状 1858
退变性下腰椎不稳症体征 1858
退变性下腰椎不稳症腰椎后路手术 1864
退变性下腰椎不稳症影像学特点 1859
退变性下腰椎不稳症诊断 1862
退变性下腰椎不稳症之腰椎前路手术 1876
退变性腰椎滑脱前路及前后路手术疗法 1912
退变性腰椎滑脱症 1902
退变性腰椎滑脱症病理学特征 1894
退变性腰椎滑脱症定义 1892
退变性腰椎滑脱症非手术疗法 1902
退变性腰椎滑脱症分型 1895
退变性腰椎滑脱症概述 1892
退变性腰椎滑脱症后路手术疗法 1904
退变性腰椎滑脱症解剖学特征 1893
退变性腰椎滑脱症临床表现 1897
退变性腰椎滑脱症影像学改变 1898
退变性腰椎滑脱症诱发因素 1894
退变性腰椎滑脱症诊断 1900
退变性腰椎滑脱症治疗概述 1902
退变性腰椎滑脱症致病因素 1893
退变早期椎节呈现轻度不稳 1042
退变增生肥厚的后纵韧带（Hypertrophy of the Posterior Longitudinal Ligament, HPLL） 1390
退变中期－椎节明显失稳 1042
退行性肌无力 2372
退行性脊柱侧凸 2371
退行性脊柱侧凸病因学 2371
退行性脊柱侧凸的 X 线分类 2376
退行性脊柱侧凸发病机制 2371
退行性脊柱侧凸分型 2372
退行性脊柱侧凸临床表现 2375
退行性脊柱侧凸手术并发症 2374
退行性脊柱侧凸影像学特征 2376
退行性脊椎骨关节病 2526
退行性腰椎滑脱 350
褪黑素（Melatonin） 2167
吞咽困难 1413
臀部纤维织炎 216
臀部着地跌倒 217
臀大肌 109
臀上神经 109，195
臀上神经出口压痛点 91
臀下神经 109
臀中肌 57
臀中肌和臀小肌 109
托马氏征 98，211
脱水 604
脱水剂 469
脱水疗法 816
脱水消肿药物 342
脱髓鞘和神经轴突病变 136
脱髓鞘疾病 125，126，129
驼背的矫正手术种类 2920
驼背畸形 354
椭圆形关节 33
唾液腺损伤 1026

W

蛙嘴式肩关节固定术 2983
瓦伦贝尔格综合征（Wallenberg's Syndrome） 1539
袜套样麻痹型 1375

外侧沟 24
外侧细胞群 26
外侧椎弓根间室（Lateral Interpedicular Compartment） 1777
外前侧切口 729
外伤后继发性蛛网膜炎 645
外伤后力争早期诊断 1602
外伤其他情况 83
外伤史 82
外伤性动脉瘤 116
外伤性胸或腰椎椎间盘突（脱）出症 745
外伤性血气胸的急救 1024
外伤性椎动脉型颈椎病 624
外伤性椎弓崩裂伴滑脱 745
外伤性椎节不稳症 745
外生骨疣 2478
外周神经 720
弯曲变形 56
弯曲力矩 62
弯腰旋转扳法 337
弯凿 810
弯折（Buckle） 1432
豌豆骨 205
豌豆骨尺侧 204
完全脱位型 466
完全型脊椎裂 2146
完全性横行骨折 62
完全性脊髓损伤 115，512，680，708，751
完全性脊髓性损害 181
完全性失神经支配 132
完全性四肢瘫 985
完全性瘫痪 183，605
完全性与不全性脊髓损伤之鉴别 687
完全阻塞曲线 121
完整切除骨性和非骨性致压物 855
完整型颈肋 2116
晚发消退型婴儿型 2175
晚期病例 715
“万科”（Velcade） 2506
腕背屈试验 1078
腕部叩击试验（Tinel 征） 203
腕管内脂肪瘤 202
腕管症候群 1078
腕管周围处骨折 202
腕管综合征 191，201，202，203
腕管综合症 561
腕横韧带 202，204
腕横韧带切开腕管减压术 203
尪痹 358
汪良能 1239
王冰 2738
王清任 334
王小斌 319
王拥军 348
网状脊髓束 27
危亦林 313，317
威胁生命的颈部创伤 1023
微泵推注 223
微创（Less Invasive）横切口 1165
微创 TLIF 在腰椎手术中应用 1789
微创脊柱外科 220
微侵袭 220
微细骨折（Microfracture） 1857
微纤维胶元（Microfibrillar Collagen，MFC） 2662
微型磨钻加角度刮匙联合法 1220
微型磨钻减压法 1220
微循环 357
为聚醚醚酮 76
围手术期处理 224
围术期再梗塞率 224
桅杆式 4
维持颈椎生理前凸和椎间高度 656
维持颈椎正常曲度之生物力学 2126
维持尿量 253
维持平衡（to Maintain Balance） 2181
维持水电解质平衡 559
维持椎节稳定为治疗的先决条件 716
维库溴铵（Vecuronine，万可松） 224
维库溴铵（万可松） 223
维生素 2879
维生素 B_{12} 缺乏 129
维生素 D 及钙补充 1010
维生素 D 受体（Vitamin D Receptor，VDR）基因 2880
维生素缺乏 565
未分类的神经肌肉性脊柱侧凸 2335
未分馏肝素（Unfractionated Heparin，UFH） 2031
位置性脱位 566
尾巴 22
尾骨 22
尾神经丛 217
尾椎 22
胃癌术后八年 T_7 椎体转移瘤 2621
胃肠减压 115
胃复安 239
萎证 312，327，334，358
温肝暖筋 347
温经散寒 332
温针灸 339
瘟疫论 315
纹状骨病 3014
吻合型隐性脊椎裂 2146
吻棘 148，2149
吻棘型 2146
稳定型 590，592
稳定型骨折 673
稳定型胸腰椎损伤的治疗 690
稳定型压缩性骨折 601
我国第一届骨质疏松会议 2888
卧床持续牵引 601
卧床牵引 1136
卧位加压 558
乌头汤 356
无创血压监测 234
无骨损伤的颈髓损伤 983
无机钙 2890
无脊髓神经症状者 553
无脊髓损伤 604
无交感兴奋现象 223
无截瘫胸腰椎爆裂骨折 318
无紧张性膀胱 712
无名指指浅屈肌腱转移术 2977
无明显骨折脱位的脊髓损伤 630
无明显骨折脱位型颈髓损伤 983
无任何原因突然腰痛 85
无神经损伤的爆裂型骨折 842
无髓纤维 29
无症状的终板炎 MR 表现 1852
吴德升 1239
吴谦 313
吴振昌 319
吴祖尧 1158
五点口述分级评分法 239
五点支撑法 316，317
物理致畸因子 2043
误入椎节间隙 770
误伤脊髓 163
误伤脊髓、脊神经根或马尾 770
误伤血管 770
误伤腰大肌或髂腰肌 770
误伤椎动脉 473
误吸 1022

X

西地黄 612

吸入性全身麻醉药 223
吸收能量来保护脊髓 56
吸吮征 114
吸烟的影响 1576
吸引器头不可直接贴于硬膜上吸引 1565
吸引器头端套上导尿管 1536
吸引器头对脊髓的损伤 1536
吸引器头远离硬膜壁 1537
希波克拉底 329
希波克拉底时代 717
希莫氏结节（Schmorl-Nodules） 22
息风止痉 333
膝反射 102
席梦思床垫 1132
系统的康复治疗 658
系统康复治疗 856
系统性红斑狼疮（SLE） 138，140
细胞凋亡学说 717
细胞毒性药物 565
细胞间细胞粘附分子（Intercellular Cell Adhesion Molecule，ICAM） 719
细胞间隙连接通讯（Gap Junction Intercellular Communication，GJIC） 2786
细胞内钾转移 252
细胞因子 2879
细胞转移技术 721
细菌性脑膜炎 118
峡部 20
峡部病变性腰椎滑脱 350
狭长头颅（Dolichocephaly） 2322
下臂丛麻痹 193
下部附加根动脉 31
下部附加根动脉阻塞脊髓综合征 2435
下部附加前根脊髓动脉缺血症候群 2435
下腹神经的离心性纤维 712
下关节突 17
下颌下腺损伤 1026
下颈段 590
下颈髓损伤 181
下颈椎病理性骨折 631
下颈椎病理性损伤 631
下颈椎不稳症 1034，1042
下颈椎不稳症解剖学基础 1042
下颈椎不稳症临床特点 1043
下颈椎不稳症影像学特点 1043
下颈椎不稳症预后 1047
下颈椎不稳症诊断与鉴别诊断 1044
下颈椎不稳症治疗 1044
下颈椎不稳症致病因素 1042
下颈椎常见各型骨折脱位的诊断 600
下颈椎创伤术后病例翻修术 653
下颈椎的伸屈运动 49
下颈椎的旋转运动 49
下颈椎旁星状神经节 104
下颈椎前方半脱位 608
下颈椎手术之并发症发生率 555
下颈椎损伤 590
下颈椎损伤的手术疗法 633
下颈椎椎板骨折 629
下颈椎椎弓根骨折 616
下腔静脉 168
下腔静脉损伤 873
下行束 27
下胸椎的锁孔选择 2240
下腰部生物力学特点 1825
下腰椎各种手术切口 1876
下腰椎退变患者的病史特点 84
下腰椎椎弓根钉 + 局部植骨融合术 1872
下运动神经元性瘫痪 181
下肢白质传导通路 126
下肢抖法 337
下肢肌力检查 109
下肢内旋试验 98
下肢体感诱发电位 125
下肢外旋试验 98
下肢旋转试验 194
仙授理方续断秘方 315
先试以非手术疗法 715
先天半椎体侧凸畸形分类 2295
先天半椎体侧凸畸形概述 2295
先天半椎体所致脊柱侧凸畸形的治疗 2297
先天发育不良性腰椎滑脱 350
先天发育性高位肩胛骨 2153
先天发育性高位肩胛骨病理 2153
先天发育性高位肩胛骨病因 2153
先天发育性高位肩胛骨临床表现 2154
先天发育性高位肩胛骨影像学改变 2154
先天发育性高位肩胛骨诊断与鉴别诊断 2155
先天发育性高位肩胛骨治疗 2155
先天发育性和遗传性畸形 2037
先天发育性畸形产前诊断的步骤 2045
先天发育性畸形的手术治疗 2046
先天发育性畸形的预防 2044
先天发育性畸形的治疗 2045
先天发育性畸形基因治疗过程与前景 2045
先天发育性畸形脊柱外科治疗基本要求 2046
先天发育性畸形遗传咨询 2044
先天发育性腰椎椎管狭窄症 2151
先天发育性与继发性颈腰综合征 1706
先天发育性与继发性颈腰综合征基本概念 1706
先天发育性与继发性颈腰综合征临床特点 1708
先天发育性与继发性颈腰综合征影像学特点 1709
先天发育性椎管狭窄症 1679
先天性半侧大肥治疗 2158
先天性半侧肥大 2157
先天性半侧肥大病因 2157
先天性半侧肥大分类 2157
先天性半侧肥大临床表现 2157
先天性半侧肥大诊断 2158
先天性半椎体所致的脊柱侧凸畸形 2295
先天性半椎体所致脊柱侧凸 2295
先天性齿突不连 543，545
先天性齿状突发育不全 518
先天性短颈畸形 1035
先天性多关节挛缩症（Arthrogryposis） 2366
先天性多关节挛缩症伴脊柱侧凸 2366
先天性多关节挛缩症伴脊柱侧凸病因 2366
先天性多关节挛缩症伴脊柱侧凸临床表现 2366
先天性多关节挛缩症伴脊柱侧凸治疗 2366
先天性多关节挛缩症（家族性）脊柱侧凸施术前后 2367
先天性发育异常 1034
先天性副肌强直 132
先天性高位肩胛症 2154
先天性骨硬化症（Congenital Osteosclerosis） 3008
先天性寰椎枕骨融合 2052
先天性肌强直 132
先天性肌缺如（Congenital Absence Of

Mus-cles） 2160
先天性肌缺如病因 2160
先天性肌缺如临床表现 2160
先天性肌缺如诊断 2160
先天性肌缺如治疗 2160
先天性畸形（Congenital Malformation） 2038
先天性脊柱侧凸 4
先天性脊柱侧凸（Congenital Scoliosis, CS） 4，2162，2166
先天性脊柱后凸畸形 2301
先天性脊柱后凸畸形分型 2301
先天性脊柱后凸畸形概述 2301
先天性脊柱后凸畸形手术疗法 2302
先天性脊柱梅毒 2757
先天性脊椎骨骺发育不良（Spondyloepiphyseal Dysplasia Congenita） 2341
先天性颈椎融合病（Klippel-Feil Syndrome） 467
先天性峡部崩裂（Spondylolysis） 1893
先天性斜颈 2110
先天性斜颈发病原因 2110
先天性斜颈鉴别诊断 2112
先天性斜颈临床特点 2111
先天性斜颈外观 2111
先天性斜颈诊断 2111
先天性斜颈治疗原则 2112
先天性心脏传导阻滞 140
先天性腰椎融合 148
先天性异常（Congenital Abnormaly） 2038
先天性异常的胚胎发生学分类 2039
先天性枕骨寰椎融合 2049
先天性肘外翻 204
先天性蛛网膜囊肿 2400
纤颤电位 131
纤维蛋白渗出 29
纤维蛋白原 357
纤维环 22，53
纤维结构不良 2486
纤维结构不良（Fibrous dysplasia） 2486
纤维结构不良病理 2487
纤维结构不良辅助检查 2487
纤维结构不良临床表现 2487
纤维结构不良治疗 2487
纤维母细胞 54
纤维软骨 22
纤维软骨组织 22
纤维性囊性骨炎（Osteitis Fibrosa Cystica） 3017
纤维异样增殖症 2486
纤维支气管镜 220，254
纤维支气管镜引导下气管插管 254
纤维织炎 354
酰胺类 220
显露横突尖及小关节 2277
显露硬膜囊壁 761
显露、游离后弓 473
显露椎动脉的方法 1003
显露椎体前方 635，1166
显微镜下经颈椎前路手（Microsurgery of the Cervical Spine） 1257
显性纯合子（Fa/Fa） 2777
显性脊椎裂 2145
限制型假体 73
限制性片段长度多态性（restriction fragment length polymorphism, RFLP） 2772
线圈 2451
线性关系（Linear Relationship） 1059
腺体的分泌 28
相对潜伏期 128
相对手术适应证 633
相邻后凸节段矫正设计 2130
向颈段脊髓供血之根动脉缺血症候群 2433
向心性纤维 712
向胸腰段脊髓供血的大根动脉缺血症候群 2434
项强 312
项韧带 17，23
项韧带未行缝合所致颈部畸形 1563
消除受损神经元生长环境中早期阻碍轴突生长的抑制因子 718
消髓化核 334
消髓化核汤 335，336，349
小儿或青少年患者 81
小儿脊髓损伤 978
小儿脊髓损伤的特征 978
小儿麻痹后遗症 2970
小关节不对称 55
小关节单侧或双侧交锁 645
小关节的不对称退变 2372
小关节交锁 756
小关节交锁复位失败 757
小关节角度的聚变 55
小关节囊韧带 56
小关节内植骨融合 2280
小关节切除（开）术 1780
小关节突骨折 594
小关节载荷影响脊柱骨折的发生 55
小林氏 2425
小脑萎缩伴脊柱侧凸 2330
小脑下脚 27
小脑延髓池 25，118
小脑延髓池穿刺 118
小脑蚓 27
小切口不切开膈肌的胸腰椎前方暴露 2250
小切口减压 881
小切口开胸入路 866
小切口胸膜外入路 867
小切口胸腰椎侧凸前路矫形手术 2250
小入路 220
小斜肌周边关系 2121
小斜角肌起点和止点解剖关系 2121
小鱼际肌 107
小圆肌 207
小针刀 340
小指深屈肌 203
小指展肌 135，205
笑气 223
楔束 27，30
楔形骨折 317
楔形切除小关节处骨质 811
楔形压缩骨折 62
斜扳手法 1933
斜板推腰法 338
斜方肌 105，200
斜方肌劳损 198
斜角肌 197
斜角肌切断减压术 2119
斜颈术后制式固定帽 2114
斜位片 149
心包堵塞 116
心包炎 355
心房颤动 232
心房扑动 232
心肺功能状态 241
心肌缺血 232
心绞痛 199
心理疗法 1149
心室扑动 232
心血管功能紊乱 251
心脏扩大 355
心脏舒张期 122
新生儿狼疮综合征 140
新生儿腰骶部皮肤赘生物 2395
新生干细胞 721

新斯的明　224
新鲜骨折　317
兴奋性氨基酸学说　717
星母细胞瘤　2539
星形细胞瘤　2520，2539
星形细胞瘤 MR 所见　2521
星形细胞瘤的大体形态　2539
星形细胞瘤的组织学形态　2539
行为疼痛测定法　239
行血气　349
行椎间盘切除减压技术（Transforaminal Endoscopic Spinal Surgery, TESS）1795
行走方式（Tiptoe Walking）2777
Ⅰ型交联 N 末端肽（NTX）2885
Ⅰ型前胶原氨基端前肽（PINP）2884
Ⅰ型前胶原羧基端前肽（PICP）2884
Ⅰ型原发性 OP　1008
Ⅱ型原发性 OP　1008
醒髓汤　321
幸运损伤　596
幸运性骨折脱位　596
幸运性下颈椎损伤　629
性功能减退　214
性激素　2877
胸背部痛、伴拾物试验阳性者　82
胸部垫板　4
胸长神经　199
胸长神经干　199
胸长神经干松解术　199
胸大肌转移术　2974
胸带　4
胸导管　2002
胸导管及胸椎前血管走行　2002
胸导管损伤　1026，2220，2267
胸导管损伤致乳糜胸典型病例介绍　2003
胸段大根动脉受阻脊髓综合征　2434
胸段骨性结构的稳定性　19
胸段骨折合并不全性脊髓损伤的处理　716
胸段脊膜瘤　2535
胸段脊神经根的定位　187
胸段脊髓　182
胸段脊髓受损节段定位　182
胸段脊柱的解剖特点　2232
胸段脊柱瞬时旋转中心　52
胸段神经鞘瘤 MR 所见　2531
胸段椎管内脊髓占全长 60% 以上　1608
胸腹后路手术　751
胸腹前路手术　737
胸－腹腔镜联合骨折减压复位内固定术　870
胸腹腔镜联合结核病灶清除术　2739
胸骨柄后方肿块（瘤）1100
胸廓出口综合征　198，204，2115
胸廓出口综合征（Thoracic Outlet Synd-rome，TOS）2115
胸廓出口综合征发病机制　2115
胸廓扩张度　354
胸肋关节凹　19
胸膜损伤　1531
胸腔闭式引流　116
胸腔出口局部体征　1078
胸腔出口狭窄症　192
胸腔出口综合征　126，203
胸腔出口综合症　561
胸腔镜操作入口　2223
胸腔镜辅助的前路矫形术　2184
胸腔镜辅助下小切口脊柱侧凸前路矫形手术　2249
胸腔镜辅助下小切口胸椎侧凸前路矫形术　2248
胸腔镜下 VATS/EMI-VATS 胸椎间盘摘除术　1628
胸腔镜下 VATS/EMI-VATS 胸椎间盘摘除术并发症防治　1631
胸腔镜下 VATS/EMI-VATS 胸椎间盘摘除术病例选择　1628
胸腔镜下 VATS/EMI-VATS 胸椎间盘摘除术操作注意事项　1630
胸腔镜下 VATS/EMI-VATS 胸椎间盘摘除术临床举例　1631
胸腔镜下 VATS/EMI-VATS 胸椎间盘摘除术手术步骤　1629
胸腔镜下 VATS/EMI-VATS 胸椎间盘摘除术术后处理　1631
胸腔镜下脊柱侧凸前方松解术　2222
胸腔镜下脊柱侧凸前路矫形手术　2244，2247
胸腔镜下脊柱侧凸前路矫形手术时螺钉植入位置　2245
胸腔镜下脊柱侧凸前路松解手术　2241
胸腔镜下手术操作　2240
胸腔镜下胸椎侧凸 Eclipse 矫形术　2232
胸腔镜下胸椎侧凸前路矫形术及胸腔镜辅助下小切口胸椎侧凸前路矫形术　2220
胸腔镜下右侧上胸椎解剖　2233
胸腔镜下右侧下胸椎解剖　2234
胸腔镜下右侧中胸椎解剖　2234
胸腔镜下左侧上胸椎解剖　2235
胸腔镜下左侧中下胸椎解剖　2235
胸腔（廓）出口狭窄征候群　18
胸腔脏器伤　114
胸锁乳突肌　105，197，207
胸锁乳突肌腱切断术　2112
胸锁乳突肌全切术　2114
胸锁乳突肌延长术　2114
胸腰骶段脊椎裂　2144
胸腰骶段脊椎裂病因学　2144
胸腰骶段脊椎裂分类　2145
胸腰骶段显性脊椎裂诊断与治疗　2147
胸腰骶段移行（脊）椎畸形　2142
胸腰骶段移行椎畸形分型　2143
胸腰骶段移行椎畸形鉴别诊断　2143
胸腰骶段移行椎畸形症状学　2143
胸腰骶段移行椎畸形治疗　2144
胸腰骶段隐性脊椎裂诊断与治疗　2147
胸腰骶段椎体纵裂　2142
胸腰段半椎体畸形　2138
胸腰段半椎体畸形分型　2138
胸腰段半椎体畸形临床症状特点　2139
胸腰段半椎体畸形诊断　2140
胸腰段半椎体畸形治疗　2140
胸腰段创伤前路微创外科技术　866
胸腰段大体解剖　2273
胸腰段多发之半椎体畸形　2139
胸腰段骨折伴不全性脊髓损伤的处理　716
胸、腰段脊神经根管造影　170
胸腰段脊髓　182
胸、腰段脊柱脊髓伤　664
胸腰段脊柱前路术中并发症　1996
胸腰段结核寒性脓疡流注部位　2712
胸腰段结核后期 X 线侧位片　2711
胸腰段结核前路显微外科技术　2734
胸腰段前方入路　866
胸、腰段肿瘤翻修术　2650
胸腰段椎管内囊肿　2592
胸腰段椎体结核　2709
胸、腰及腰骶部畸形　2138
胸腰髓损伤　681
胸腰椎爆裂骨折　834
胸腰椎爆裂型骨折的处理　831

胸腰椎病变 766
胸腰椎病理骨折的临床症状 783
胸腰椎病理性骨折 779
胸腰椎病理性骨折病因 782
胸腰椎病理性骨折治疗 783
胸腰椎不稳定型骨折 751
胸腰椎侧后方椎管次环状减压术 767
胸腰椎侧位 X 线片示氟骨症韧带钙化 3004
胸腰椎陈旧性骨折手术疗法 767
胸腰椎骨折 313，317
胸腰椎骨折固定器械 319
胸腰椎骨折截瘫前路减压手术 870
胸腰椎骨折脱位后方手术 751
胸腰椎骨折脱位手术的基本概念 724
胸腰椎骨折脱位之手术疗法 724
胸腰椎后路常规椎板切除减压术 758
胸腰椎后凸 2344
胸腰椎内固定 68
胸腰椎前路手术入路 727
胸腰椎前路手术特点 724
胸腰椎损伤并发症 851
胸腰椎损伤的治疗原则 690
胸腰椎损伤分型及评分系统（Thoracolumbar Injury Classification and Severity Score，TLICS） 315，676
胸腰椎损伤后路常用术式 756
胸腰椎损伤机制 664
胸腰椎损伤评分系统（Thoracolumbar Injury Severity Score，TLISS） 676
胸腰椎损伤术后并发症 851
胸腰椎损伤晚期病例的处理 807
胸腰椎腰椎后路手术特点 725
胸腰椎椎弓根钉技术 763
胸腰椎椎管次全环状减压术 716
胸腰椎椎体单纯性、楔形压缩性骨折 690
胸腰椎椎体严重楔形压缩骨折 697
胸椎 18
胸椎半椎体畸形 MR 冠状位所见 2139
胸椎的棘突 19
胸椎动脉瘤样骨囊肿 2608
胸椎关节突 19
胸椎后路松解融合术 2280
胸椎后纵韧带骨化症（TOPLL） 1643
胸椎后纵韧带骨化症概述 1643
胸椎后纵韧带骨化症手术疗法 1645
胸椎黄韧带骨化症（Ossification of Ligamenta Flava，OLF） 1654，1671
胸椎黄韧带骨化症后路减压范围横断面 1663
胸椎黄韧带骨化症临床表现 1656
胸椎黄韧带骨化症诊断 1661
胸椎疾病手术麻醉 247
胸椎结核 2709
胸椎结核 X 线正位片 2712
胸椎局部解剖 2263
胸椎前路内固定 70
胸椎浅层大体解剖 2268
胸椎矢状面修正型 2192，2193
胸椎手术术后并发气胸 2001
胸椎腰化 148，2143
胸椎椎板切除及椎管扩大减压术 1613
胸椎椎管内恶性淋巴瘤 2588
胸椎椎管狭窄症病理解剖特点 1608
胸椎椎管狭窄症发病机理 1609
胸椎椎管狭窄症非手术疗法 1613
胸椎椎管狭窄症分型 1612
胸椎椎管狭窄症概述 1608
胸椎椎管狭窄症基本概念 1608
胸椎椎管狭窄症鉴别诊断 1612
胸椎椎管狭窄症临床表现 1609
胸椎椎管狭窄症术式简介 1613
胸椎椎管狭窄症诊断 1611
胸椎椎管狭窄症治疗基本原则 1613
胸椎椎间盘后突 716
胸椎椎间盘突出症非手术疗法 1623
胸椎椎间盘突出症分型 1620
胸椎椎间盘突出症概述 1619
胸椎椎间盘突出症基本概念 1619
胸椎椎间盘突出症鉴别诊断 1622
胸椎椎间盘突出症临床症状特点 1621
胸椎椎间盘突出症手术疗法 1623
胸椎椎间盘突出症预后 1625
胸椎椎间盘突出症诊断 1621
胸椎椎间盘突出症治疗 1623
胸椎椎旁解剖 2264
雄激素 2892
雄激素（Androgen） 2877
休门氏病 2934
休门氏病（Scheuermann）概述 2941
休门氏病非手术治疗 2943
休门氏病临床表现 2941
休门氏病手术治疗 2943
休门氏病诊断 2942
休门氏病之 X 线影像学特征 2942
休门氏病之自然史 2941
休门氏病治疗 2943
休息后疼痛明显减轻者 84
修复损伤之马尾神经 716
修复轴突细胞膜来恢复冲动传导 719
溴 -LSD 2423
需同时行枕颈段减压术者 563
嗅鞘细胞（Olfactory Ensheathing Cells，OECs） 720
嗅细胞 715
宣痹汤 333
悬吊牵引（Traction）像 2169
旋紧螺孔 556
旋颈试验 95，628
旋前圆肌综合征 201，203
旋转 92
旋转半脱位 523
旋转暴力 665
旋转负荷 73
旋转手法切骨 1344
旋转运动（角度运动） 48
旋转中心 73
旋转轴心 73
选用细长的神经外科吸引器头 1536
选择安全造影剂 166
选择防滑设计产品 1583
选择防滑移设计产品 1228
选择口径合适的导管 166
选择性骶神经根前根切断术 823
选择性骶神经根切断术 822
选择性动脉栓塞（Selective Arterial Embolization，SAE） 2660
选择性后根切断术出院后的康复训练 2996
选择性后根切断术手术并发症 2996
选择性后根切断术手术适应证 2995
选择性后根切断术手术要点 2995
选择性肌松解术 3001
选择性脊神经后根切断术（Selective Posterior Rhizotomy SPR） 2993
选择性脊髓动脉造影 166
选择性脊髓动脉造影检查 2519
选择性静脉造影 168
选择性造影 166
选择有效的手术方式 562
学习曲线（Learning Curve） 2097
雪旺细胞 720
血沉 137
血管闭塞性疾患 166
血管充盈 166

血管畸形　166
血管畸形病理　2409
血管紧张素受体 II 抑制剂（ARB）226
血管紧张素转换酶 I 抑制剂（ACEI 类）226
血管痉挛的处理　1029
血管空气栓塞　1563
血管瘤　2466
血管膜　25
血管伤口缝合术　1027
血管生长因子（Angiopoietin-1）2776
血管栓塞　556
血管栓塞的副作用　2664
血管损伤　556，1022，2741
血管网织细胞瘤　2522
血管源性间歇性跛行和神经源性间歇性跛行鉴别　1689
血管运动纤维　29
血管造影　116，2629
血和则经脉流行　349
血红蛋白　227
血钾急剧升高导致心跳骤停　251
血浆抗酒石酸盐酸性磷酸酶（TRAP）2884
血磷水平　2879
血流动力学　224，230
血流动力学稳定　252
血流缺失（Flow Void）1818
血路传播　2706
血脑屏障　220
血能积之，亦能化为痰水　347
血、尿骨矿物质成分的检测　2885
血尿酸　137
血清标记抗体　140
血清康华反应　121
血清镁　2885
血清胃泌素　1018
血清无机磷　2885
血清阴性关节炎　138
血清总补体活性　137
血清总钙　2885
血容量急剧下降　1562
血栓素　1568
血栓烷 A2（Thromboxane A2，TXA2）722
血栓性静脉炎　715
血细胞压积　227
血胸　114
血压监测　234
血液回收技术　243
血胰岛素样生长因子 1（Insulin-Like Growth Factor-1，IGF-1）2159
血瘀证　332
血肿　114
血肿形成　994，1060
熏蒸　356
循环呈兴奋作用　222
循环功能紊乱　251
循环免疫复合物（CIC）137
循环阻力监测　220
循经推拿法　352
蕈状型　808

Y

压颈试验（Quelkenstedt's Sign）2517
压力传感器　5
压力曲线　119，121
压迫性病变　126
压迫止血　556
压缩暴力　62，665
压缩性骨折　314，677
压缩应力　62
压缩载荷　54，55
压痛点　194
压痛点封闭　198
压应力导致的终板骨折　54
芽生菌病（Blastomyosis）2758
哑铃形神经鞘瘤　1004
哑铃型肿瘤　2511
亚急性联合变性　125
咽和颈段食道损伤的处理　1025
咽和颈段食管损伤　1022
咽喉部粘膜损伤　254
咽后部慢性炎症　523
咽升动脉　556
延长麻醉作用　223
延髓　515
延髓-脊髓损伤　631
严格掌握截肢手术适应证　2666
严力生　1239，1461
严力生颈前路深部切骨减压术式　1221
严重弹性差的脊柱侧凸　2185
严重的高血钾　252
严重肝功能不全　228
严重脊柱侧凸畸形手术疗法临床结果　2228
严重脊柱侧凸畸形手术治疗　2227
严重脊柱侧凸畸形治疗　2221
严重脊柱侧凸畸形治疗术前的前期准备性手术　2222
严重脊柱后凸矫形术后呼吸功能异常　5559
严重型脊柱侧凸畸形凹侧胸廓抬高术　2226
严重型脊柱侧凸畸形后路矫正术原则　2225
严重型脊柱侧凸畸形矫正方法　2225
严重型脊柱侧凸畸形融合水平选择　2225
严重型脊柱侧凸畸形凸侧胸廓成形术　2226
严重型颈部创伤　1021
严重型颈部创伤临床表现　1021
严重型颈椎椎管狭窄症前路减压 + 融合术　1344
严重旋转畸形　2185
严重之不全瘫　616
眼源性眩晕　1100
阳和汤　352
杨操　2252
杨东岳　2096
杨克勤　1158
杨氏家藏方　333
仰伸　92
仰卧位腰背肌锻炼法　318
氧化苦参碱　357
氧化纤维素（Oxycel）1998
氧化亚氮（Nitrous Oxide）223
氧气注入　117
腰背肌锻炼自身复位法　316
腰背肌功能锻炼　317，319
腰部垫枕法　316
腰部后伸受限　1683
腰部回旋运动　340
腰部前屈后伸运动　340
腰部伸展加压试验　96
腰部斜扳法　337
腰部症状先于颈部症状者　83
腰穿无脑脊液　2517
腰大肌　148
腰骶部脊神经垂直切面后面观　2995
腰骶部叩击试验　195
腰骶部皮肤烟灼样病变　2395
腰骶部小关节囊肿　2960
腰骶部小关节囊肿的诊断　2960
腰骶部小关节囊肿的治疗　2960
腰骶部小关节囊肿手术要领　2960
腰骶部脂肪疝　2951
腰骶池　116

腰骶段根性痛、干性痛及丛性痛 94
腰骶段根性痛、干性痛及丛性痛症状特点 194
腰骶段脊膜瘤 2535
腰骶段脊膜瘤 MR 所见 2536
腰骶段脊髓受损节段定位 182
腰骶关节 22
腰骶关节劳损 2917
腰骶间隙 22
腰骶角 22
腰骶膨大 31
腰骶膨大段 182
腰骶椎不发育 2151
腰骶椎节无病变者 1767
腰动脉 31
腰段大根动脉受阻脊髓综合征 2434
腰段骨折合并马尾损伤的处理特点 716
腰段脊膜瘤 MR 所见 2536
腰段脊神经根的定位 188
腰段继发性粘连性蛛网膜炎 1754
腰段水成像（MRS）技术 1746
腰段下位脊髓、圆锥及马尾神经损伤之临床鉴别 687
腰后路手术适应证 1760
腰后路手术术中疑难病例处理 1762
腰肌筋膜炎 1755
腰肌压痛点 91
腰髋后伸法 338
腰膨大 24
腰三角区压痛点 91
腰升静脉 168
腰痛情况与诊断之关系 84
腰痛、卧床后缓解或消失者 82
腰腿痛、咳嗽时加剧者 82
腰腿痛、腰部前屈时加重者 82
腰腿痛、腰椎仰伸时加剧者 82
腰椎 20
腰椎 IAR 位置 53
腰椎 MR 矢状位显示脊髓圆锥栓系 2397
腰椎保留小关节的椎管扩大减压术 1691
腰椎不稳发病机制 1857
腰椎不稳症 149
腰椎穿刺 117
腰椎穿刺法 117，156
腰椎的活动度 149
腰椎的棘突 21
腰椎的椎体 20
腰椎骶化 148，2143
腰椎翻修手术方案选择 1950
腰椎翻修术 1948
腰椎翻修术并发症处理 1951
腰椎翻修术概述 1948
腰椎翻修术手术入路的选择 1950
腰椎翻修术手术指征 1950
腰椎翻修术术前全面体格检查 1949
腰椎翻修术术前需详细询问病史 1948
腰椎翻修术术前针对性影像学检查 1949
腰椎翻修术术中应遵循的原则 1950
腰椎非营养不良性脊柱侧凸 2309
腰椎高位椎间盘突（脱）出症 1763
腰椎骨折后经皮椎体成形技术 786
腰椎固定术后对邻接椎体的影响 2010
腰椎关节突 23
腰椎关节突滑膜囊肿 1755
腰椎管内肿瘤伴 L5~S1 椎间盘突出 2590
腰椎管狭窄伴后凸畸形椎弓根截骨矫形术 1694
腰椎管狭窄症 349
腰椎管狭窄症病理演变过程 1678
腰椎管狭窄症的发病机理 1678
腰椎管狭窄症非手术疗法 1689
腰椎寒性脓肿正位 X 线片 2713
腰椎后方金属内置物术后创口感染的开放砂糖疗法 2024
腰椎后方入路术中并发症 1995
腰椎后路传统植骨融合术 1867
腰椎后路非融合术 1773
腰椎后路环锯法切除椎间盘 1772
腰椎后路减压、复位及椎弓根螺钉固定术 1906
腰椎后路手术术中致病因素处理 1765
腰椎后路显微外科技术 1781
腰椎后路椎体间融合术（Posterior Lumbar Interbody Fusion，PLIF）1864
腰椎后路椎体间融合植骨内固定术（PLIF） 1907
腰椎后纵韧带骨化症 1926
腰椎后纵韧带骨化症发病率 1926
腰椎后纵韧带骨化症概述 1926
腰椎后纵韧带骨化症鉴别诊断 1927
腰椎后纵韧带骨化症临床特点 1926
腰椎后纵韧带骨化症外科治疗 1928
腰椎后纵韧带骨化症影像学检查 1926
腰椎滑脱 Meyerding 分度 350
腰椎滑脱和腰椎畸形翻修术后翻修术指征 1972
腰椎滑脱和腰椎畸形翻修术晚期翻修手术指征 1973
腰椎滑脱症 349
腰椎滑脱症的诊断线路 1901
腰椎滑脱症和畸形术后病例翻修手术 1972
腰椎滑脱症和畸形在手速基本概况 1972
腰椎化脓性感染的 MR 表现 2749
腰椎黄韧带骨化症 1929
腰椎黄韧带骨化症发病率 1929
腰椎黄韧带骨化症临床特点 1930
腰椎黄韧带骨化症外科治疗 1930
腰椎黄韧带骨化症影像学检查 1930
腰椎活动范围 92
腰椎间盘 1~2 节切除术后并发症的发生率 1939
腰椎间盘侧型 169
腰椎间盘的不对称退变 2371
腰椎间盘钙化 CT 横断面观 1745
腰椎间盘突出与脊柱结核的鉴别 2715
腰椎间盘突出症 329
腰椎间盘突出症 CT 扫描 1744
腰椎间盘突出症病理改变 1728
腰椎间盘突出症定义 1726
腰椎间盘突出症发病率 1726
腰椎间盘突出症发病诱因 1728
腰椎间盘突出症发病主因 1727
腰椎间盘突出症非手术疗法 1756
腰椎间盘突出症分型 1731
腰椎间盘突出症概述 1726
腰椎间盘突出症后路手术 1760
腰椎间盘突出症鉴别诊断 1752
腰椎间盘突出症临床表现 1737
腰椎间盘突出症手术病例选择 1758
腰椎间盘突出症特殊体征 1740
腰椎间盘突出症一般体征 1738
腰椎间盘突出症影像学检查 1742
腰椎间盘突出症诊断 1749
腰椎间盘突出症之手术疗法 1758
腰椎间盘突出症中央型 1732
腰椎间盘突（脱）出症 167，1726
腰椎间盘纤维骨化时的处理 2922
腰椎间盘源性腰痛其他疗法 1844
腰椎结核 1755，2709

腰椎结核 MR　2713
腰椎经皮椎间盘内电热疗法　1844
腰椎开窗减压切除术　1780
腰椎前后联合入路手术　1915
腰椎前路非融合技术并发症　1839
腰椎前路非融合技术操作步骤　1837
腰椎前路固定术术中并发症　1996
腰椎前路人工椎间盘植入　1883
腰椎前路手术　1775
腰椎前路髓核摘除术　1878
腰椎前路椎节融合器（Cage）技术　1882
腰椎前路椎体间融合术　1912
腰椎屈伸运动的瞬时旋转轴（IAR）　53
腰椎人工髓核或椎间融合器植入术后滑出再手术　1957
腰椎人工椎间盘技术　73
腰椎韧带骨化症　1926
腰椎融合器（Telamon）　1864
腰椎入路应用解剖　2271
腰椎上皮源性恶性肿瘤　2607
腰椎神经鞘瘤 MR 所见　2531
腰椎失稳　20
腰椎手术并发肠梗阻　1944
腰椎手术并发马尾综合征　1945
腰椎手术并发症　1938
腰椎手术并发症发生率　1938
腰椎手术并发症基本概况　1938
腰椎手术的麻醉　248
腰椎手术发热反应及感染　1942
腰椎手术过程中所致并发症　1939
腰椎手术脊髓或马尾伤　1940
腰椎手术内固定失败　1941
腰椎手术髂骨取骨所致并发症　1942
腰椎手术失败综合征　358
腰椎手术失败综合征（Failed Back urgery Syndrome，FBSS）　358
腰椎手术体位性失血（休克）　1941
腰椎手术血管脏器伤　1940
腰椎手术压迫疮与褥疮　1941
腰椎手术硬膜损伤　1941
腰椎双节段椎弓根钉技术　1915
腰椎退变疾患再手术基本概况　1962
腰椎退变性疾患再手术实施　1963
腰椎退变性小关节损伤性关节炎　1934
腰椎退变性小关节损伤性关节炎病因学　1934
腰椎退变性小关节损伤性关节炎概述　1934
腰椎退变性小关节损伤性关节炎影像学检查　1935
腰椎退变性小关节损伤性关节炎诊断　1935
腰椎退变性小关节损伤性关节炎症状与体征　1934
腰椎退变性小关节损伤性关节炎治疗　1935
腰椎退行性病变器械内固定并发症　2011
腰椎退行性疾病术后再手术　1962
腰椎峡部裂　20
腰椎小关节（Lumbar Facet Joint）　1932，2958
腰椎小关节不稳症　1932
腰椎小关节不稳症病因学　1932
腰椎小关节不稳症概述　1932
腰椎小关节不稳症临床症状　1933
腰椎小关节不稳症影像学检查　1933
腰椎小关节不稳症诊断　1933
腰椎小关节不稳症治疗　1933
腰椎小关节疾病　1932
腰椎小关节紊乱　1755
腰椎小关节炎性不稳症　2958
腰椎小关节炎性不稳症的病因学　2958
腰椎小关节炎性不稳症的临床症状　2958
腰椎小关节炎性不稳症的影像学检查　2959
腰椎小关节炎性不稳症的诊断　2959
腰椎小关节炎性不稳症的治疗　2959
腰椎斜位片　1899
腰椎胸化　148
腰椎修正型　2192
腰椎运动学　52
腰椎增生性（肥大性）脊椎炎　1754
腰椎之生理弯曲　147
腰椎椎弓崩裂　1755，1900
腰椎椎管狭窄术后效果不佳　1959
腰椎椎管狭窄症病理解剖特点　1682
腰椎椎管狭窄症定义　1676
腰椎椎管狭窄症发病机制　1677
腰椎椎管狭窄症概述　1676
腰椎椎管狭窄症鉴别诊断　1688
腰椎椎管狭窄症手术疗法　1689
腰椎椎管狭窄症主要分类　1679
腰椎椎间盘穿刺　162
腰椎椎间盘突出症分型　1733
腰椎椎间盘源性疾病（Degenerative Disc Disease，DDD）　1752，1822，1829
腰椎椎间盘源性腰痛非手术疗法　1829
腰椎椎间盘源性腰痛鉴别诊断　1829
腰椎椎间盘源性腰痛预防　1829
腰椎椎间盘源性腰痛诊断　1829
腰椎综合征临床举例　1713
药代动力学　222
药敏试验　121
药物性狼疮　138
药物治疗　722
药物致畸因子　2043
药物中毒性眩晕　1100
叶启彬　753
叶晓健　1239
夜间穿戴支具（Part-Time Night Brace）　2182
夜间疼痛更剧　84
液性栓塞剂　2661
腋部大体解剖　2122
腋神经　106，185
腋神经干　207
腋神经支配　185
腋下支具　5
一侧性偏头痛　628
一侧性偏头痛　84
一侧阴部神经切断　214
一过性发热　790
一期实施三种手术治疗重度僵直性脊柱侧后凸成角畸形　2291
一氧化氮合酶抑制剂　722
医疗器械市场　5
医林改错　315，316，321，334
医学发明　315
医用不锈钢　1456
医用几丁糖　2789
医源性脊髓损伤　992
医源性狭窄　350
医宗金鉴·正骨心法要旨　313，316
依降钙素（国产鳗鱼降钙素）　1010
依据骨折稳定程度之分类　673
依赖性　222
依托咪酯（Etomidate）　223
依托醚酯　252
胰岛素生长因子 -1（IGF-1）　2885
胰岛素指数（Insulinogenic Index）　2774
胰岛素治疗　229
胰岛素治疗的适应证　229
胰腺癌　154
胰腺炎　154

移动性浊音 115
移行椎体的发生 2142
移植骨插入过深 993
移植术 720
遗传外观类畸形 2040
遗传性神经病 125
遗传因素 2880
遗传咨询（Genetic Consulting） 2044
乙胺丁醇（EMB） 2717
乙硫异烟胺（TH-1314） 2717
以猝倒起病者 83
以感觉障碍起病者 83
以高热伴脊柱节段性疼痛为主诉者 82
以脊柱畸形为主者 82
以临床为主 152
以前额部头痛起病者 84
以疼痛为主者 82
以夜间痛更剧为特色 2461
以运动障碍为首次症状者 83
以椎节后缘为支点的楔形截骨术 2920
以椎节前缘为支点的楔形截骨术 2920
以椎节中部为支点的楔形截骨术 2920
以椎体前缘为支点的楔形截骨术 2920
异丙酚（Propofol） 223
异丙嗪 221，237
异丙氧黄酮（CT-80） 2891
异常呼吸 114
异常肌电图 131
异常募集状态 132
异常气味刺激喉头 1541
异常运动单位电位 132
异氟烷（Isoflurane） 223
异位骨化疾病（Ectopic Ossification） 2768
异物的处理 999
异物感 218
异烟肼（INH） 2717
抑制素（Inhibins） 2775
抑制细胞外信号调节激酶（Extracellular Signal-Regulated Kinase，ERK） 2774
易于发现骨折 151
易造成脊髓完全性损伤 716
益盖宁（鳗鱼降钙素） 1010
益气利水 334
益气养血 326
意识丧失 466，467
翼状肩胛 2154
翼状肩胛（重型）外观 2155
翼状韧带 34，49，59，517，518，524，535
因继发性不稳症的翻修 1956
因腰椎间盘疾患再施术病例 1952
因腰椎椎管狭窄症再手术病例 1959
因镇痛药物而发生的副反应 238
阴部内动脉 213
阴部神经为随意神经 712
阴部（生殖股）神经干 213
阴茎海绵体反射（BCK） 709
阴茎（阴蒂）背神经 214
阴囊（或阴唇）后神经 213
阴中求阳 333
银质针热疗法 359
引颈试验 94
引流瓶 748
引流条（管）缝扎固定 767
蚓状肌 205
隐匿型冠心病 226
隐球菌病（Cryptococosis） 2758
隐性纯合子（fa/fa） 2777
隐性基因（fa） 2777
隐性脊椎裂 2049，2146
隐性椎裂 148
应用解剖 2263
婴儿急性脊肌萎缩症（Werdnig-Hoffmann 病） 2359
婴儿慢性脊肌萎缩症 2359
婴儿型及少儿型脊柱侧弯的手术选择 2175
婴儿型特发性脊柱侧凸 2173
婴儿型特发性脊柱侧凸发病机制 2173
婴儿型特发性脊柱侧凸特点 2173
婴儿型特发性脊柱侧凸诊断 2174
婴儿型特发性脊柱侧凸治疗 2174
鹰嘴棘突 2149
营养不良 565
营养不良性脊柱侧凸治疗 2312
营养疗法 2892
营养生长因子 322
营养因素 2878
营养作用 28
影响颈椎 OPLL 患者疗效的相关因素 1387
影响颈椎病前路手术疗效因素概况 1264
影响全身重要器官组织的并发症 2026
影像分析 162，163，170
影像判定 165
影像显示颈椎退变的特点 1122
影像学导航 220
影像学显示颈椎退变而无临床症状者 1122
影像异常部位 159
硬腭 - 枕大孔线 1087
硬脊膜 25
硬脊膜扩张学说 2308
硬脊膜内和硬脊膜外肿瘤的鉴别 2525
硬脊膜内、脊髓外肿瘤 2511
硬脊膜撕裂 2242，2267
硬脊膜外静脉瘀血 120
硬脊膜外肿瘤 2511，2520，2522
硬膜 AVM 及第 8 肋间动脉造影 2411
硬膜 AVM 型 2412
硬膜安全剪 1616
硬膜囊移位 159
硬膜内 AVM/AVF 2417
硬膜破裂 1540
硬膜上血管扩张 160
硬膜撕裂 556
硬膜撕裂伤 804
硬膜损伤 1564
硬膜外出血 631
硬膜外封闭疗法 1148
硬膜外间隙 25
硬膜外麻醉 170
硬膜外腔神经阻滞 221
硬膜外显影技术 169
硬膜外造影 169
硬膜外肿瘤 159，2512，2514
硬膜外阻滞药 221
硬脑膜 25
硬皮病 138，140
永久改善 5
永久性人工呼吸机依赖现象 467
用力肺活量（Forced Vital Capacity） 2179
用力肺活量（Forced Vital Capacity, FVC） 2362
用磨钻头磨除椎弓根 802
用双手托扶头部 523
用于颈椎前路手术界面内固定的材料 1455
用椎板咬骨钳切除椎管前方深部骨赘 1220

优势损伤 1861
优维显（Ultravist） 2662
游标卡尺 543
游离齿状突 2078，2080
游离突出型（Sequestration） 330
游离型 330
游离型腰椎间盘脱出症 CTM 1745
游泳是轻松而快乐的全身运动 2989
有机钙 2890
有间歇性跛行者 85
有目的的选用影像学技术 598
有无异物存留 115
有限元模型 55
有限元模型分析 77
右归丸合二仙汤 333
右美托咪定 224
右旋糖酐 1029
幼儿颈髓损伤 631
诱发电位 123
诱发电位的临床应用 125
瘀结化热 359
瘀血痹阻证 355，356
瘀血证 331
盂肱关节 200
盂肱关节结节样囊肿 200
盂肱关节炎 200
盂氏骨折 206
俞穴 312
与肱骨外上髁炎 207
郁滞 312
预防爆裂型骨折侧凸畸形的进一步发展 835
预防并发症及肢体功能锻炼 620
预防工作中不良体位 1154，1599
预防脊髓缺血 250
预防球囊破裂 1015
预防缺氧 223
预弯钛（钢）板 658
愈合不良 535
元通气散 315
袁文 59，1239
原超 348
原发恶性骨肿瘤 2467
原发良性骨肿瘤 2466
原发Ⅰ型、Ⅱ型骨质疏松症鉴别 2881
原发性高血压病 226
原发性骨质疏松症 2881
原发性脊髓肿瘤 2513
原发性脊柱肿瘤 2460，2466
原发性脊柱肿瘤的症状 2461
原发性脊柱肿瘤分类 2466
原发性脊柱肿瘤辅助检查 2468
原发性脊柱肿瘤概述 2466
原发性脊柱肿瘤临床表现 2468
原发性醛固酮增多症 226
原发性损伤 717
原发性腰椎椎管狭窄 1682
原发性椎体附件肿瘤基本概念 2614
原发性椎体附件肿瘤临床举例 2614
原发性椎体肿瘤基本概念 2593
原发性椎体肿瘤临床举例 2593
原位固定融合术 553
圆形钢质的“塞子” 75
圆柱形融合器 71
圆柱状鸟笼式 Cage 1461
圆锥部脊髓受损综合征 182
圆锥部脊髓损伤 821
圆锥和马尾肿瘤的鉴别要点 2524
圆锥上脊髓损伤 821
圆锥损伤 681
猿状手 192
远场电位 123
远端刺激点 133
远端潜伏期（PL） 133
远端潜伏期延长 135
月经史 83
孕激素 2890
孕激素（Progestogen） 2877
运动单位电位 130
运动的传导 27
运动功能障碍 684
运动疗法 2892
运动神经病 135
运动神经传导速度测定 133
运动神经元 131
运动神经元疾病 2538
运动神经元疾患 121
运动意外 615
运动诱发电位 123，234，245
运动诱发电位（MEP） 2237
运动障碍 100
运动轴突传导功能 135

Z

杂病源流犀烛 312，323，353
杂合子（Fa/fa） 2777
载荷 62
载荷－长度曲线 58
载荷大小 59
载荷形式 59
再除去骨皮质 2279
再次穿刺 116
再发性椎间盘突出症 1952
再灌流破坏（reperfusion injury） 2422
再生相关基因（Regeneration Association Gene，RAG） 718
再生治疗策略 717
再手术病例处理基本原则 1266
再手术目的 853
暂缓手术病例 633
暂时性肋间神经痛 2250
暂时性下肢轻瘫 2260
脏腑 312
脏器的痛、胀感觉 27
凿骨开窗 759，812
早发型脊柱侧凸（EOS） 2177
早发型侵及脊柱之神经纤维瘤 2315
早发型侵及脊柱之神经纤维瘤典型病例 2315
早期彻底清创 1001
早期发现的青少年型 2175
早期翻修术病例选择 1362
早期后纵韧带骨化（EOPLL） 1390
早期后纵韧带骨化（OPLL in Evolution，OEV） 2769
早期稳定 835
早日重返社会 604
造影方法 156，166
造影后并发症 161
造影剂比重 156
造影剂反应 163
造影剂分流征 159
造影剂过敏 169
造影剂用量 166
增加植入物的稳定性 1583
增加植入物稳定性 1228
增生性骨关节炎 2917
增生性脊柱炎 82
增殖细胞核抗原（Proliferating Cell Nuclear Antigen，PNCA） 2776
摘除髓核 1172
粘连束带 763
粘连性脊髓蛛网膜炎 121
粘连性蛛网膜炎 29，117，159，191
粘连性蛛网膜炎之病理改变与分期 2955
占位性病变 160
站姿 86
张宏 2252
张力较大切口 768
张力性气胸 114

张文林 1239
张文明 1204，1344，1452
张应力 62
掌按法 337
掌侧固有神经 202
掌侧总神经 202
掌长肌 205
掌短肌 204
掌骨指数（Metacarpal Index） 2322
掌腱膜 204
掌颏反射 103
障碍指数 72
赵定麟 330，1058，1158，1204，1237，1319，1344，1452，1461，1467，1879
赵杰 1239，1467
赵氏分型 330
阵发性室上性心动过速 230
针刺肛门周围皮肤 680
针电极移动 132
针灸 312，322，339
诊断不明之脊髓病变 117
诊断错误 1572
诊断上主次判定不当 1572
枕大孔 160，469
枕大孔病变 126
枕大孔后缘 33
枕大孔减压 2350
枕大孔扩大术 2066
枕大孔前缘 33
枕大孔区（高颈段）脊膜瘤 2534
枕大孔区肿瘤 MR 所见 2534
枕大神经 512
枕大神经痛 516
枕骨粗隆部 469
枕骨大粗隆 535
枕骨大孔区综合征 2059
枕骨的咽结节 23，56
枕骨骨瓣 471
枕骨骨瓣翻转枕颈融合术 469
枕骨骨瓣翻转自体髂骨移植枕颈融合术 2071，2072
枕骨 - 寰椎间不稳 566
枕骨 - 寰椎解剖状况 566
枕骨 - 寰椎先天性融合 2060
枕骨 - 寰椎先天性融合畸形 2058
枕骨 - 寰椎先天性融合畸形病理变化 2058
枕骨 - 寰椎先天性融合畸形病理解剖 2058
枕骨 - 寰椎先天性融合畸形临床表现 2059
枕骨 - 寰椎先天性融合畸形诊断 2059
枕骨 - 寰椎先天性融合畸形治疗原则 2060
枕骨结节 118
枕骨颈静脉突 34
枕骨髁 17，33
枕骨髁骨折 467
枕骨 - 枢椎融合术 566，569
枕寰部损伤 466
枕寰关节半脱位 467
枕寰关节或寰枢关节的左右不对称 2049
枕寰失稳型 467
枕 - 寰 - 枢椎融合 2062
枕寰先天融合 MR 表现 2059
枕颈不稳 467，1034
枕颈部持续性疼痛 560
枕颈部畸形 2047
枕颈部畸形及枕颈钉棒技术融合术 2074
枕颈部减压与融合术 563
枕颈部异常 145
枕颈段畸形发生学 2048
枕颈段畸形概述 2048
枕颈段畸形临床举例 2050
枕颈段畸形治疗基本原则 2050
枕颈段畸形种类 2049
枕颈段肿瘤 160
枕颈翻修融合术 563
枕颈翻修融合术内固定的术式 563
枕颈复合体 60
枕颈关节 466
枕颈关节失稳 563
枕颈（寰）关节损伤 466
枕颈（寰）关节损伤之预后 474
枕颈畸形伴颅底凹陷及 C1 枕骨化后路手术 2064
枕颈畸形手术中注意事项 2095
枕颈鲁氏棒内固定术 472
枕颈内固定系统 472
枕颈融合钉棒内固定术 2073
枕颈融合（减压）术 563
枕颈融合术 473，539，541，1040，2072
枕颈钛板或鲁氏棒内固定术 469
枕头不宜放在头顶部 1154
枕外粗隆 118
枕外嵴 23
枕外隆凸 23
枕下神经 17
枕椎 2049
震动吸收 78
整个终板骨折 54
正常肌电图 130
正常脑血流图 122
正常影像 158
正常状态胸椎椎管内黄韧带走向 1609
正常椎弓根间距最高值 2519
正骨 312
正节段性后凸畸形 835
正清风痛宁 357
正确装置引流管（条） 767
正体类要 316
正相波 131
正相电位 133
正中孔 25
正中旁切口 755
正中神经激发试验 202
郑燕平 1257
症状的演变 84
症状性脊柱侧凸 2175
症状演变与各种疗法的关系 84
支持结构 720
支持疗法 1001
支点弯曲像（Fulcrum Bending Radiograph） 2169
支架式牵引 1140
支具治疗 4，5
支配内脏活动 28
肢体肌肉痉挛 161
肢体弯曲性发育不良（Campomelic Dysplasia） 2342
肢体下坠试验 101
肢体型神经纤维瘤 2639
肢体型神经纤维瘤典型病例 2639
肢体型神经纤维瘤治疗 2639
肢体（尤以手部）功能重建 620
脂肪瘤 204，2522，2541
直肠下神经 214
直接暴力型 591
直接、彻底地去除颈脊髓致压物 655
直接观察脊髓受损程度及范围 726
直接喉镜经口 253
直接喉镜经口插管 253
直接 + 间接减压 834
直接减压 834
直接叩诊 92
直立颈 86

直立体位　23
直立位全脊柱正侧位像　2169
直立性低血压　221
直流电脉冲　133
直视下减压　724
直视下开放复位　551
直腿抬高法　338
直腿抬高加强试验（Bragard 征）1741
直腿抬高试验　98
直腰旋转扳法　337
职业　81
植骨不融合　1265
植骨材料　559
植骨 + 长时间外固定枕颈融合术　564
植骨后延迟愈合　559
植骨及内固定相关并发症　1413
植骨及内植物操作不当致失败的翻修　1955
植骨 + 经关节间隙侧块螺钉内固定　567
植骨块被吸收　1553
植骨块边缘附加骨钉　1546
植骨块刺伤　1543
植骨块对脊髓的损伤　1537
植骨块骨折　1546
植骨块滑出　1553
植骨块滑脱　1544，1568
植骨块嵌入椎节过深　642
植骨块松动和吸收　2741
植骨块移位　1265
植骨融合　855
植骨融合失败　558
植骨吸收及假关节　874
植骨重建　2689
植骨柱嵌满关节间隙　545
植骨 + 椎板夹固定　567
植入骨融合术失败　559
植入物变位　1573
植入物失效　1570
植物神经检查　104
植物神经症状　1084
跖反射　102
止痛机理　2901
指鼻试验　104
指端刺激　126
指屈反射　181
指套上带血　115
指压止血法　1024
酯类　220
治骨手法　337
治疗颈椎病的手法　1150
致畸原（Teratogen）2041
致密性骨发育障碍（Pycnodysostosis）2159
致密性骨发育障碍病因　2159
致密性骨发育障碍临床表现　2159
致密性骨发育障碍诊断　2160
致密性骨发育障碍治疗　2160
致命性室性心律失常　231
致死性发育不良（Thanatophoric Dysplasia）2341
致死性心律失常　231
致压骨残留　1573
痔疮　217
置入椎体螺钉的解剖标记　2246
中间神经元　26
中间细胞群　26
中介核　27
中枢波幅　126
中枢的边缘系统（海马、杏仁核）221
中枢神经系统疾病　126
中枢型（Neurofbromatosis-2，NF-2）2306
中枢性排尿障碍　181，182
中效局麻药　221
中心核　76
中胸椎的锁孔选择　2240
中央管　26
中央管症候群者　613
中央管（椎管）内受挤压症状　1683
中央灰质受损　178
中央嵴　148
中央型脊髓损伤 (Syndrome of Central Spinal Cord Injury）680
中央型腰椎间盘突出症的临床表现　1742
中野　1339
中野升　1879
中医病证诊断疗效标准　351
中医药治疗胸腰椎骨折临床研究进展　318
中止内固定　556
中止酗酒　216
中轴骨　15
中柱　62，668
终板　22
终板骨折　54
终板四周骨折　54
终丝发育变异　2394
肿块　2461
肿瘤包绕血管征（Arterial Encasemen）2662
肿瘤边缘邻近的动脉局限性变细　2662
肿瘤复发伴神经功能损害　2649
肿瘤坏死因子（Tumor Necrosis Factor-Alpha，TNF-α）2776，2885
肿瘤局部血循环增加　2662
肿瘤破坏学说　2308
肿瘤切除　868
肿瘤外科分期　2666
肿瘤外科分期的意义　2666
肿瘤外科分期概述　2666
肿瘤外科分期类型　2667
肿瘤细胞的污染　2472
肿瘤性质决定疼痛特点　2461
肿瘤异常血管　2662
肿瘤在脊髓的高度或平面分类　2514
重比重溶液　221
重搏波　122
重复给药　223
重复记录　126
重建膀胱功能　827
重建即刻稳定　656
重建颈椎生理曲度　657
重建腰椎生理曲度　855
重建中柱之生物力学结构　724
重建椎节的稳定　716
重量　83
重视并注意预防头颈部外伤　1155，1601
重视残留之脊髓功能的保护　1001
重视辅加外固定　644
重视临床　598
重视肾功能的保护　251
重视枕头　1129
重手法推拿　523
重吸收（Resorption）341
重吸收机制　341
重型过伸性损伤　596
重型颈椎损伤　466
重症糖尿病　228
周身性致密性骨炎　3013
周围大关节炎症　354
周围混合神经传导速度　123
周围神经病变　125
周围神经传导功能　135
周围神经炎　1088，192
周围型（Neurofbromatosis-1，NF-1）2306

周围性排尿障碍　182，183
周围性瘫痪征　182
周跃　1257
轴索损害　126
轴突内环磷腺苷（Cyclic Adenosine Monophosphate，cAMP）718
轴向拔出负荷　69
轴向旋转　57
轴向压缩力　62
轴向压缩载荷　60
轴性痛　1413
轴性旋转　50
肘关节风湿　204
肘管综合征　204
肘外翻　204
朱诚　1158
朱锋　2309
朱泽章　2211
诸病源候论？虚牢髀枢痛候　353
诸斜角肌与臂丛神经的解剖关系　2121
诸阳之海　312
蛛网膜　25
蛛网膜背侧隔　25
蛛网膜的小梁形成（Trabe-Culation）1818
蛛网膜颗粒　119
蛛网膜囊肿　2404
蛛网膜下池　25
蛛网膜下腔　116，118，119，161，557
蛛网膜下腔出血　121，2441
蛛网膜下腔出血人工栓塞术　2443
蛛网膜下腔出血手术疗法　2444
蛛网膜下腔出血影像学诊断　2442
蛛网膜下腔出血诊断　2442
蛛网膜下腔出血症状　2441
蛛网膜下腔出血治疗原则　2443
蛛网膜下腔感染　117，118
蛛网膜下腔梗阻　121
蛛网膜下腔梗阻征　120
蛛网膜下腔切开探查术　761
蛛网膜下腔探查术　1615，646
蛛网膜下腔阻滞　221
蛛网膜炎不同分期之病理特点　2953
蛛网膜炎各期的病理特点　2954
蛛网膜粘连　160，631
逐痰通络　334
主侧弯（原发侧弯）2170
主刀与助手默契配合　1258
主动脉瓣关闭不全　355
主动脉弓　634
主动脉炎　355
主峰角　122
主诉特点　82
主穴　340
主要椎管内肿瘤分类　2527
属强效麻醉性镇痛药　222
助燃　223
注意保护椎节后方的保护屏障　2268
注意纠正在日常生活与家务劳动中的不良体位　1134
注意劳动方式　1831
注意两便及性功能状态　716
注意倾斜所引起的假象　153
注意日常生活体位　1154
注意枕头的位置　1153
著痹　312
爪（Claw）2017
爪形手　192，204
转化生长因子（Transforming Growth Factor-β，TGF-β）2775
转移瘤　2467，2513，2522
转移生长因子 β（TGF-β）2881
转移性脊柱肿瘤　2460
转移性肿瘤治疗之新概念　2550
追尾撞车　61
椎板　16
椎板畸形　2150
椎板及侧块骨母细胞瘤　2614
椎板夹　65
椎板夹复位固定法　529
椎板夹固定技术　2084
椎板夹技术　647
椎板扩大减压 + 根管减压术　645
椎板扩大切除减压 + 根管减压术　602，611
椎板塌陷性骨折　644
椎板、小关节植骨融合术　647
椎板支持钛板　1340
椎动脉　16，515
椎动脉闭塞试验　1004
椎动脉闭塞致脑缺血的症状　1003
椎动脉侧前方减压术　627
椎动脉的降支　30
椎动脉的误伤　1538
椎动脉的有关解剖　1002
椎动脉第 2 段　31
椎动脉第 3 段　146
椎动脉供血不全　165
椎动脉供血不全者　122
椎动脉沟　17，28
椎动脉减压术　164
椎动脉解离性动脉瘤　1006
椎动脉痉挛　624
椎动脉扭曲试验　95
椎动脉损伤　18，556，1002
椎动脉损伤致脑缺血的治疗　1004
椎动脉型颈椎病　1094，1095，1101，1245
椎动脉型颈椎病　324
椎动脉型颈椎病鉴别诊断　1100
椎动脉型颈椎病影像学改变　1099
椎动脉型颈椎病诊断标准　1094
椎动脉造影　122，325，628
椎动脉周围的静脉丛出血　1004
椎弓　16
椎弓板　16
椎弓断裂者　644
椎弓根　16
椎弓根部为明显应力集中区　55
椎弓根钉　646
椎弓根钉技术不足之处　764
椎弓根钉技术的实施　766
椎弓根钉技术的主要优点　764
椎弓根钉进入根管　1955
椎弓根钉伤及或刺激腰大肌　1955
椎弓根钉选择　766
椎弓根技术　726
椎弓根间距的连线　2518
椎弓根间距离增宽　2518
椎弓根螺钉　602
椎弓根螺钉弹性固定系统　75
椎弓根螺钉固定　514
椎弓根螺钉固定系统　752
椎弓根螺钉松脱　884
椎弓根内固定　758
椎弓根深度　22
椎弓根峡部　20
椎弓根峡部骨折　702
椎弓根峡部纵轴的延长线　516
椎弓根钻孔点的定位　766
椎弓进行加载的生物力学试验　55
椎弓螺钉植入　880
椎弓峡部　548
椎弓峡部植骨融合固定术　1904
椎骨附件畸形　2148
椎骨间的连接　22
椎骨融合畸形　2151
椎管比值　145
椎管部分阻塞　119
椎管成形术　646

椎管成形术联合短节段侧块螺钉固定技术　647
椎管穿刺　118
椎管次全环状减压术　809
椎管锉刀　810
椎管动脉（spinal canal artery）　2415
椎管管腔的横径　148
椎管和（或）根管狭窄　21
椎管扩大成形术时的脊髓嵌卡　994
椎管扩大术后再次狭窄　995
椎管内病变　117
椎管内感染　156
椎管内脊膜瘤　2531，2543
椎管内有骨块（片）存留　751
椎管内造影　117
椎管内脂肪瘤病理　2543
椎管内脂肪瘤临床症状　2543
椎管内脂肪瘤影像学检查　2543
椎管内脂肪瘤预后　2544
椎管内脂肪瘤诊断　2543
椎管内脂肪瘤治疗　2544
椎管内肿瘤　191，2460，2527，2576
椎管内肿瘤分类　2527
椎管前方减压　738
椎管全般性狭窄　808
椎管矢状径　145
椎管探查　1769
椎管探查术　645
椎管通畅无阻　119
椎管完全阻塞　119
椎管狭窄　121，145，167
椎管狭窄说　984
椎管狭窄症（Vertebral Canal Stenosis）1676
椎管异物存留的处理　999
椎管之有效间隙　523
椎－基底动脉供血不全　624
椎－基底动脉供血不全症状　1097
椎－基底动脉描记　122
椎基底动脉缺血　1003
椎间关节　23
椎间静脉　168
椎间孔　16，21，28
椎间孔的楔形脊柱截骨术　2924
椎间孔分离试验　94
椎间孔挤压试验　94
椎间孔内（Intraforaminal）突出型与椎间孔外（Extraforaminal）突出型　1778
椎间盘　22，53
椎间盘病变切除　868
椎间盘的主要生物力学功能　53
椎间盘镜（Microendoscopic Discectomy，MED）　1795
椎间盘膨出（Bulging）、椎间盘突出（Protrusion，Herniation）　1682
椎间盘切除术　6
椎间盘损伤说　984
椎间盘突出　4
椎间盘突出胸腔镜下摘除术　1633
椎间盘突出症（Disc Herniation，DH）1253
椎间盘脱出（Prolapse）　1683
椎间盘（隙）裂开　62
椎间盘纤维环　16
椎间盘炎　1255
椎间盘源性疼痛（Discogenic Pain，DP）　1253
椎间盘造影　1747
椎间盘摘除术后再突出椎管造影　1747
椎间融合器系统　71
椎间融合手术　73
椎间隙　147
椎间隙感染　163
椎间隙骨缺损　1553
椎间隙破裂　613
椎节不稳　994
椎节不稳定征　600
椎节撑开器　642
椎节撑开融合术　627
椎节的列线　143
椎节定位标志　18
椎节定位错误　1573，1939
椎节定位判断错误　1563
椎节骨折脱位　701
椎节固定　641
椎节后部骨结构　55
椎节后方的压缩暴力　548
椎节节段（肋间）血管损伤　2267
椎节内植骨　738
椎节前缘撕脱骨折　598
椎节切除应避开血管　1881
椎节韧带骨化显示强直性脊柱炎竹节状融合　2915
椎节融合固定术　1769
椎节融合术　606
椎节退变时腰椎峡部的剪力作用　1893
椎节严重不稳伴有发作性神经症状　614
椎节严重不稳需后路探查　645
椎节与脊髓平面之关系　683
椎节植骨　738
椎节植骨融合处骨块塌陷与下沉　1575
椎静脉　16
椎静脉损伤　1540
椎内静脉丛　25，167
椎旁肌　639
椎旁肋骨隆起畸形（Paravertebral Rib Hump）　2168
椎旁压痛　194
椎前筋膜　207
椎前阴影　598
椎前阴影增宽　618
椎体爆裂骨折伴后部韧带结构损伤　655
椎体爆裂性（粉碎性）骨折　594
椎体爆裂性骨折　603
椎体爆（炸）裂性骨折　696
椎体边缘骨刺形成　1061
椎体边缘骨折　592
椎体边缘骨质增生　146
椎体边缘型结核　2707
椎体边缘型结核 MR 所见　2707
椎体撑开器　658
椎体成形术　2493
椎体成形术（Percutaneous Vertebroplasty，PVP）　1011
椎体承载轴向压缩力　55
椎体次全切除术时切骨范围不应过宽　1539
椎体次全切或全切时误伤　1539
椎体动脉瘤样骨囊肿　2604
椎体粉碎性、爆裂性骨折　596
椎体附件骨母细胞瘤　2477
椎体复位　872
椎体复位球囊扩张技术　1015
椎体骨巨细胞瘤　2469
椎体海绵状血管瘤　2613
椎体骺环发育　2172
椎体后方脱位引起不稳定说　984
椎体后凸成形术（Percutaneous Kyphoplasty，PKP）　1011
椎体后凸成形术主要手术适应证　1012
椎体后缘撑开器　658
椎体后缘致压物　166
椎体化脓性感染多从椎间隙炎症逐渐发展形成　2746
椎体及附件动脉瘤样骨囊肿 CT 横断位所见　2485

椎体及附件骨巨细胞瘤 2497
椎体及附件骨巨细胞瘤切除内固定重建术后中立侧位 X 线片 2498
椎体及附件浆细胞瘤 2505
椎体脊索瘤 2612
椎体间关节脱位 701
椎体间植骨 872
椎体结核的解剖学特点 2706
椎体结核腹膜后病灶清除、植骨融合及内固定术 2743
椎体结核腹膜后前路病灶清除、植骨融合及内固定术 2742
椎体劈裂 2260
椎体前下缘小的撕脱骨折 61
椎体前型（骨膜下型）结核 2708
椎体前阴影 144，524
椎体前缘型结核 2709
椎体切除 2471
椎体切除和硬脊膜前方减压 872
椎体切除时大出血 874
椎体切除椎节缩短术 2399
椎体矢状径 145
椎体嗜酸性肉芽肿 2605
椎体嗜酸性肉芽肿 X 线断层扫描所见 2484
椎体稳定性重建 868
椎体先天性融合 145
椎体腺癌转移施术前后 2550
椎体向前滑脱 20
椎体旋转的测量法（Nash–Moe 法） 2171
椎体血管瘤 CT 横断位所见 2492
椎体血管瘤 MR 所见 2492
椎体血管瘤 X 线所见 2491
椎体血管瘤伴病理性骨折 2603
椎体血管瘤伴脊髓变性 2610
椎体压缩性骨折 592，640
椎体中心型结核 2708
椎体肿瘤 782，2593
椎体肿瘤与腰椎结核的鉴别 2715
椎体转移瘤骨质破坏 X 线所见 2518
椎体转移性肿瘤伴颈椎病 2622
椎体纵裂畸形 2142
椎体钻孔 1013
椎外静脉丛 167
椎缘型 807
锥体束征 196，1082
锥体外系 222
坠积性肺炎 469，527，715
准确定位 99
准确判定其程度 99
姿势不良 4
姿势调节 27
姿势型（Postural Form） 1683
滋肝养筋 347
子宫圆韧带 214
“自动滑移型”生长棒 2175
自发电位活动 131
自发性吸收（Spontaneous Resorption） 329
自发性消退（Spontaneous Regression） 341
自律性膀胱 711，824
自然侧位片 144
自身抗体 137
自身免疫性疾病 138，140
自体骨块移植 71
自体胫骨 6
自体胫骨或自体腓骨的颈椎融合术 1452
自体局部凿骨及椎节植骨融合术 1879
自体髂骨植骨 641
自体输血法 243
自刎 1027
自旋回波（Spin Echo）法 2438
自由基清除剂 722，2423
自由基学说 717
自愈疗法 2492
自主呼吸消失 466，467
自主神经症状 1097
纵向可撑开型人工钛肋技术 2177
纵向可撑开型人工钛肋技术（Vertical Expandable Prosthetic Titanium Rib, VEPTR） 2177
总体反射（mass reflex） 709
总血清钙 3017
综合疗法 604
棕棚 1132
足底反射 681
足底麻木 195
足踝四关节固定术 2982
足霉肿病（Mycotoma） 2758
足三里 340
足上功夫（Foot Work） 1535
足受血而能步 349
足下垂 189
足趾腱膜切断延长术 2973
β – 阻断剂 + 利尿剂 226
阻断轴突生长的抑制分子 718
阻抗力增加 122
阻抗脉波 122
阻抗脉搏波 122
阻滞麻醉 215
阻滞椎（Bloc Vertebra） 2163
组织降解酶 341
组织相容性 72
组织移植 322
钻取骨质 543
钻头法 1183
钻头或螺钉拧入椎管 1535
最大肺活量（Forced Vital Capacity） 2165
最大尿流率 827
最大限度、合理的骨融合 562
最大用药量 238
最大主应力产生的部位 55
最低有效血药浓度 237
左归丸合二至丸 333
左旋多聚乳酸（PLLA） 72
左右对比 99
作业疗法 2986
坐骨大孔 217
坐骨棘 213
坐骨神经 109
坐骨神经出口狭窄症 196
坐骨神经出口压痛点 91
坐骨神经干性痛误诊为根性痛者 195
坐骨神经盆腔出口 98
坐骨神经盆腔出口狭窄症 1753
坐骨神经痛 98
坐骨神经痛发病率 55
坐骨神经炎 196
坐骨与耻骨截除术后的重建 2693
坐骨直肠窝 213
坐位牵引 1136

其　他

1,25 二羟维生素 $D_3[1,25\text{-}(OH)_2D_3]$ 2878
1/4 截肢术 2279，2665
（2008）关于“颈椎病非手术治疗问题” 1128
2008 年上海“第三届全国颈椎病研讨会”所定之标准 685
“4”字试验 96
5– 羟色胺拮抗药（cyproheptadine ^{60}Co 治疗 2492
α 1 链 C 末端（C–telopeptide of an α 1 chain） 2548
α 2– 肾上腺素能受体激动药 236
μ CT 2887